TROIS TRAITÉS D'ANATOMIE ARABES.

TROIS TRAITÉS D'ANATOMIE ARABES

PAR

MUHAMMED IBN ZAKARIYYĀ AL-RĀZĪ
ʿALI IBN AL-ʿABBĀS

ET

ʿALI IBN SĪNĀ.

TEXTE INÉDIT DE DEUX TRAITÉS.

TRADUCTION

DE

P. DE KONING

Docteur en Médecine.

LIBRAIRIE ET IMPRIMERIE
CI-DEVANT
E. J. BRILL — LEIDE.
1903.

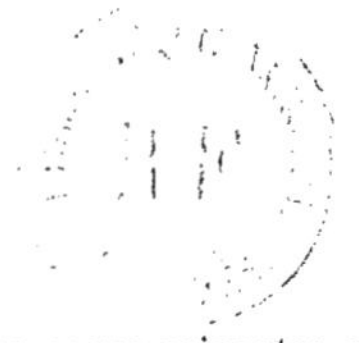

PRÉFACE.

Les pages suivantes contiennent le texte inédit et la traduction des chapitres traitant d'anatomie qui se trouvent dans le Livre *al-Manṣūrī* de Razès et dans le Livre royal (*al-malakī*) de ʿAli ibn al-ʿAbbās, et la traduction seule des chapitres du Canon d'Avicenne dont le texte a été déjà imprimé.

Les mss. dont je me suis servi sont les suivants. Pour le livre *al-Manṣūrī* de Razès:

> nᵒ 2866 (Catal. des mss. arabes par Slane) de la Bibliothèque nationale de Paris.

Pour le Livre royal de ʿAli ibn al-ʿAbbās:

> nᵒ 94ᵃ des mss. orientaux du Legatum Warnerianum de la Bibliothèque de l'Université de Leyde.

> nᵒ 6262 (Catal. des mss. arabes par Ahlwart) de la Bibliothèque royale de Berlin.

> nᵒ 2871 (Catal. des mss. arabes par Slane) de la Bibliothèque nationale de Paris.

Pour les chapitres du Canon d'Avicenne je me suis servi du texte imprimé à Būlāq, 1294 de l'hégire, comparé avec le nᵒ 63 des mss. orient. de Leyde, lequel contient le premier, et le nᵒ 7 qui contient le troisième livre du Canon. La traduction des chapitres du Canon d'Avicenne est accompagnée d'un grand nombre de passages correspondants de Galien et d'Oribase, placés en regard, pour lesquels je me suis servi de l'édition de Galien par Kuehn (Lips. 1821—33), des Œuvres [choisies] de Galien, traduits par M. Daremberg (Paris 1854—56. 2 vol.) et des Œuvres d'Oribase. Texte et traduction par les docteurs Bussemaker et Daremberg (Paris 1851—76. 6 vol.). A la fin se trouvent quelques notes plus détaillées et un glossaire.

Parmi les fautes d'impression il y en a une, celle de page 514, où, à mon regret, par l'omission de quelques mots, j'ai fait dire l'auteur le contraire de ce qu'il dit dans le texte. J'ai corrigé cette faute dans les Corrections et additions.

La traduction est littérale autant que possible. Pour la transcription des mots arabes j'ai suivi le système adopté au dixième Congrès international des Orientalistes à Genève en 1894.

Grâce à l'obligeance très appréciée des directions du Legatum Wagnerianum, de la Bibliothèque nationale de Paris et de la Bibliothèque royale de Berlin, j'ai pu me servir ici à loisir de ces manuscrits. Je leur présente mes remercîments.

J'ai une grande dette de reconnaissance envers M. de Goeje qui s'est intéressé à mon ouvrage et qui a bien voulu m'assister de nouveau de ses grandes connaissances pendant tout le temps de la composition de ce livre. Je lui adresse ici mes remercîments les plus sincères.

Haarlem 1903.

TABLE DES MATIÈRES.

Page

CORRECTIONS ET ADDITIONS.

Page 15 note 1 ligne 5 lisez *malaires*.

  „   21 ligne 2/3 lisez fausses côtes au lieu de côtes postérieures.

  „   21 ligne 25 lisez les phalanges dont.

  „   27 „ 15 „ on peut.

  „   35 „ 32 „ la vingt-et-unième.

  „   37 „ 1 „ *(grands nerfs sciatiques)*.

  „   49 „ 11 „ certains.

  „   „ „ 16 „ *de l'os sphénoïde*.

  „   50 „ 10 جوبة. Le glossaire sur le Livre *al-Manṣūrī de Razès* par Ibn al-Hashshā (n° 331 des mss. orient. de Leyde, fol. 155 v. l. 5) a جوبة: الوهدة هي جوبة بين الجبلين استعارها لنقرة العين في المقالة الاولى.

Page 71 note 1 lisez Chez l'homme la vésicule biliaire etc.

  „   91 ligne 3. Les quatre humeurs sont le sang, la pituite, la bile jaune et la bile noire. Les éléments éloignés (الأستقصات البعيدة) sont le feu, l'air, l'eau et la terre.

Page 95 dernière ligne lisez *pneuma*.

Page 106 ligne 6 lisez الزند au lieu de العضد.

  „   107 „ 12 „ réunie à l'extrémité du *zand* inférieur *(apophyse styloïde du cubitus)*. Conf. p. 139 ligne 13.

Page 113 ligne 29 lisez *lambdoïde*.

  „   161 „ 11 „ *nerf*.

  „   203 note 2 ligne 16 lisez ils restent.

  „   205 ligne 25 lisez qu'elle.

  „   209 note 1 ligne 4 lisez T. III.

  „   245 „ 1 „ „ „ βλέφαρον.

  „   247 ligne 26 lisez ἀρύταινα.

  „   263 „ 23 „ ait.

  „   285 note 2 ligne 5 lisez disions-nous.

  „   337 Chap. 20 ligne 12 biffez les mots entre crochets.

  „   397 ligne 1 premier mot biffez ma.

  „   437 note 8 ligne 8 lisez ὁμοίωσις.

  „   „ „ „ „ dernière ligne lisez p. 143.

  „   452 ligne 9 et 10 lisez *sanāsin*.

  „   484 dernier mot lisez protectrices.

  „   490 ligne 19 lisez *al-khilf* au lieu de postérieurs.

  „   491 note 9 ligne 4 lisez traduction.

  „   494 ligne 20 à la fin lisez lieu de craindre.

  „   502 „ 15 lisez état.

  „   504 „ 14 „ saisissant.

  „   509 n. 10 et 11 lisez *qaṣabat*, de même p. 677 n. 2.

Page 514 ligne 33 lisez composé de parties plus nombreuses et de plus petites dimensions, tandis que la sustentation se fait le mieux par un instrument composé de
parties moins nombreuses et de plus grandes dimensions.

Page 523 note 1 ligne 25 lisez attolentis.

„ 528 ligne :8 lisez prennent.

„ 543 note 7 lisez حجاب (ḥidjāb).

„ 634 „ 4 a. f. lisez dans la profondeur.

„ 637 „ 2 ligne 20 biffez la virgule après grande.

„ 642 ligne 9 lisez *musculaires*.

„ 653 note 7 ligne 2 lisez à tort.

„ 663 „ 6 „ 7. Je crois que la leçon d'Oribase (χρειάν, usage) est préférable
à celle de Galien (χροιάν, couleur).

Page 664 l. 18 lisez *(iris + chorioïde)*.

„ 679 note 9 ligne 7 lisez jaune.

„ 694 dernière ligne lisez graduellement.

„ 715 note 9. Chez l'homme le conduit de la vésicule biliaire *(canal cystique)* se
réunit au canal venant du foie *(canal hépatique)* pour former avec lui le *canal cholédoque*
qui s'ouvre dans l'intestin duodénum.

„Pour arriver dans le diverticule annexé au conduit excréteur du foie, la bile ne passe
pas, chez tous les vertébrés, par le canal cholédoque. Chez un grand nombre d'entre eux,
elle est apportée dans la vésicule par des conduits qui proviennent, soit des lobules de
la glande, soit du canal hépatique ou de l'une de ses racines, et qui s'abouchent, tantôt
dans la vésicule et tantôt dans son canal excréteur: ce sont les *conduits hépato-cystiques*".
(Sappey, Traité d'anat. descript.; 3e ed. Paris 1876—79. T. IV p. 362).

Page 736 l. 29 lisez uretère 9) et rein 10).

„ 737 lisez 8), 9), 10) devant les 3 dernières notes.

„ 738 chap. de la vessie l. 14 lisez créée.

„ 741 note 8 ligne 7 lisez en dessous.

„ 756 ligne 14 lisez *orifices*.

„ 758 dernière ligne lisez tôt.

„ 770 „ „ „ *prostatique*.

„ 772 ligne 30 lisez *orifices*.

„ 775 note 4 ligne 6 lisez baisse.

„ 786 ligne antépénultième biffez pas.

„ 792 „ 8 lisez que les parties.

„ 800 Note N ligne 32 lisez ῥαγοειδής.

„ 801 Note O ligne 10 ajoutez un point et virgule après éclatante.

„ 802 ligne pénultième lisez devenu.

„ 806 „ antépénultième lisez mélancolique.

„ 815 جداول *(djadāwil)*. *Mésentères* ajoutez *Veines mésaraïques* p. 779 note 7.

„ 816 l. 4 de la traduction lisez ch. 20.

„   „ حجاب ajoutez 543 note 7 où il faut lire حاجاب *(ḥidjāb)* au lieu de
حاجز.

„   „ lisez حالب au lieu de حالت.

TROIS TRAITÉS D'ANATOMIE ARABES.

الكتاب الموسوم بالمنصوري في الطب لمحمد
ابن زكرياء الرازي.

المقالة الاولى جمل وجوامع احتيج الى تقديمها في صدر هذه المقالة.

ان الخالق عزّ وجلّ جعل العظام عمد البدن ودعائمه ولانّه قد يحتاج ان يتحرّك في وقت دون وقت جزء من البدن دون جزء ثم يجعل ما في البدن منه عظمـا واحـدا بـل عظامـا كثيرة وهيّأ شكل a كلّ واحد منها بالشكل الموافق لما اريد به ووصل منها ما يحتاج الى ان يتحرّك في بعض الاحوال معا و[في] b بعضها فـرادى بشيء انبته من احـد طرفي العظمين ووصله بالطرف الاخر ويسمّى هذا الشيء الرباط وهو جسم ابيض صلب عديم الحسّ وجعل لاحـد طرفـى العظمين زوائـد وفي الاخـرى نقرا موافقة لدخول هـذه الزوائـد وتمكّنها فيها فالتأمت بهذه الهيئة بين العظام مفاصل وصارت للاعضاء من اجل المفاصل ان يتحرّك منها بعض دون بعض ومن اجل الربط الواصلة بين العظام ان يتحرّك منها كعظم واحـد فانّا اذا اردنا ان نحرّك جملة اليد حرّكناها من حيث مفصل الكتف حركة واحدة كحالة لو كان ما فيها من العظام عظمـا واحدا من غير ان يعوقنا ويمنعنا من ذلك مفصل المرفق ولا مفصل الرسغ ولا مفصل الاصابع واذا اردنا ان نحرّك منها جزءا دون جزء فعلنا ذلك بالمفصل c

---

a) Ms. (de Paris) وشكلا.   b) Les mots placés entre crochets manquent dans le ms.   c) Ms. بفصل.

LE LIVRE INTITULÉ AL-MANṢŪRĪ SUR LA MÉDECINE PAR
MUḤAMMED IBN ZAKARIYYĀ AL-RAZĪ [1]).

Première section.

Considérations générales préliminaires nécessaires au commencement de cette section.

Le Créateur, qui est puissant et grand, a créé les os pour être les soutiens et les supports du corps. Puisqu'il est nécessaire qu'une partie du corps à l'exclusion d'une autre se meuve à un certain moment, il n'a pas créé les os du corps comme un seul os, au contraire il en a créé un grand nombre, et il a donné à chacun d'eux la forme qui convient pour la fonction à laquelle il est destiné. Ceux des os qui devaient se mouvoir ensemble en certaines circonstances, séparément en d'autres, il les a réunis par une chose qu'il a fait croître d'une des extrémités des deux os et qu'il a reliée à l'autre extrémité. Cette chose s'appelle le ligament; c'est un corps blanc, dur, dépourvu de sensibilité. Il a créé pour l'une des extrémités des deux os des apophyses et dans l'autre des cavités adaptées à l'emboîtement de ces apophyses et à leur établissement; par cet arrangement il se forme entre les os des articulations. C'est à cause des articulations qu'une des parties du corps peut se mouvoir à l'exclusion d'une autre, et c'est à cause des ligaments qui réunissent les os, que quelques-unes des parties peuvent se mouvoir comme un seul os. En effet, quand nous voulons mouvoir le bras entier, nous le mouvons là où se trouve l'articulation de l'épaule, d'un seul mouvement, comme si les os qui se trouvent dans le bras étaient un seul os, sans que l'articulation du coude ni celle du carpe, ni celles des doigts soient un obstacle et nous empêchent de faire ce mouvement. Quand nous voulons mouvoir une partie du bras à l'exclusion d'une autre, nous le faisons par

---

[1]) Dixième siècle de notre ère.

المهيّأ له فقد تمّ *a* بهذا التدبير للحيوان ضربا *b* للحركة اعني انكليّة وللجزويّة يستعمل منهما ايّها شاء بحسب ما تدعو اليه للحاجة ومن اجل ان العظام ليس لها ان تتحرّك بذاتها بل تتحرّك على سبيل الانفعال وصل بها من مبدأ للحسّ والحركة وينبوعهما *c* الّذى هو الدماغ وصولا وهذه الوصول هى العصب وليس تتّصل بالعظام مفردة لكن بعد الاختلاط منها باللحم والرباط وذلك انّ العصبة لو اتّصلت مفردة بعضو عظيم لكانت امّا ان لا تقدر ان تحرّكه بتّة وامّا ان يكون *d* تحريكها له تحريكا ضعيفا ومن اجل ذلك ينقسم العصبة قبل بلوغها العضو الّذى اريد تحريكه بها وينتسج فيما بين تلك الاقسام من اللحم وشظايا من الرباط فيتكون من جميع ذلك شىء يسمّى عضلا ويكون عظم للجسم المسمّى عضلا بمقدار العضو الّذى اريد تحريكه ووضعه فى الجهة الّتى يراد ان يتحرّك اليها ذلك العضو. ثمّ ينبت من الطرف الّذى يلى العضو المحرّك من طرفى العضلة شىء يسمّى وترا وهو جسم مركّب من اعصب للجارى الى ذلك العضو ومن الربط النابتة من العظام قد خلص من اللحم الّذى كان منتسجا بينهما عند وسط العضلة *e* فيمرّ حتّى يتّصل من العضو الّذى يريد تحريكه بطرفه الاسفل فيلتأم بهذا التدبير نّ قليل تشنّج *f* العضلة نحو اصلها يجذب الوتر جذبا قويّا وان العضو يتحرّك بكلّيّته لانّ الوتر متّصل منه بطرفه الاسفل وجعل الله عزّ وجلّ الدماغ عنصر للحسّ والحركة الاراديّة وانبت منها اعصابا تتّصل بالاعضاء فتعطيها *g* ضروب للحسّ والحركة ونحن ذاكرون منابت الاعصاب عند ذكرنا التشريح للعصب ولمّا كان اسافل البدن وما بعد عن الدماغ يحتاج الى ان ينال *h* للحسّ والحركة وكان نزول العصب اليها من الدماغ بعيد المسلك غير حريز ولا وثيق جعل البارى عزّ وجلّ فى اسفل القحف ثقبا واخرج منها شيئا شبيها من الدماغ وهو النخاع

---

a) Ms. نم. *b)* Ms. ضّر فى. *c)* Ms. P وينبوعها. *d)* Ms. نكون.

e) Ce mot est illisible dans le ms. à cause d'une tache d'encre. *f)* Ms. P نسبّح.

g) Ms. فيعطيها. *h)* Ms. يغال. *i)* Ms. فيها.

l'articulation disposée à cet effet. De cet arrangement résultent pour l'animal les deux espèces de mouvement, j'entends le mouvement général et le mouvement partiel: il se sert de celui des deux mouvements qu'il veut, selon le besoin. Puisque les os n'ont pas la propriété de se mouvoir spontanément, mais qu'ils se meuvent sous une certaine influence exercée sur eux, Dieu les a liés par des liens au principe et à la source de la perception et du mouvement, c'est-à-dire à l'encéphale. Ces liens sont les nerfs, et ils ne se réunissent pas aux os isolément, mais après s'être mêlés à la chair et aux ligaments. En effet, si le nerf se réunissait isolément à une partie du corps de grand volume, il serait tout à fait incapable de là mouvoir, ou bien le mouvement qu'il lui imprimait serait un mouvement faible. Pour cette raison le nerf se divise, avant qu'il atteigne la partie qu'il a l'intention de mouvoir. Entre ces divisions il a été tissé de la chair et des fibres du ligament, et de tout cela se forme quelque chose appelée muscle. Le volume du corps appelé muscle correspond à celui de la partie qu'il est destiné de mouvoir, et sa position correspond à la direction dans laquelle cette partie doit se mouvoir. Ensuite le Créateur a fait croître de celle des deux extrémités du muscle laquelle se trouve près de la partie qui doit être mise en mouvement, quelque chose appelée tendon. C'est un corps composé du nerf qui arrive de cette partie et des ligaments qui croissent des os, sans être mêlé à la chair qui est tissée entre ces deux au milieu du muscle. Le tendon se continue, jusqu'à ce qu'il arrive à la partie qu'il a l'intention de mouvoir de son extrémité inférieure. Par cet arrangement il arrive qu'une petite contraction du muscle dirigée vers son commencement, attire le tendon d'une manière rigoureuse, et que la partie se meut dans son entier, parce que le tendon y est réuni par son extrémité inférieure. Dieu, qui est puissant et grand, a créé l'encéphale comme le principe de la sensibilité et du mouvement volontaire; il en a fait croître des nerfs qui arrivent aux parties du corps et leur donnent les différentes espèces de sensibilité et de mouvement. Nous parlerons des endroits où naissent les nerfs, quand nous parlerons de l'anatomie des nerfs. Puisque les parties inférieures du corps et les parties qui sont éloignées de l'encéphale devaient recevoir la sensibilité et le mouvement, et que le nerf en descendant vers elles ferait un long trajet sans être protégé ni assuré, le Créateur, qui est puissant et grand, a créé un trou à la partie inférieure du crâne, et il en a fait sortir quelque chose de l'encéphale,

وحقنه لشرفه بحرز الظهر والسناس كما حصّن الدماغ بالقحـف واجـراه فى

طـول البـدن وهـو محتـقـن موقّى فاذبين منه متى قارب وحاذى عضوّا ما عصبا

يخرج من ثقوب فى الحرز ويتّصل بتلك الاعضاء فيعطيها الحسّ والحركة فان

حدث على الدماغ حادثة عظيمة فقد البدن كلّه الحسّ والحركة وان حدث

على النخاع فقدت الاعضاء الّتى يجيئها a العصب من ذلك الموضع وما دونها

الحسّ والحركة وذلـك انّ الدماغ بمنزلة عين وينبوع للحسّ والحركة الاراديّـة

والنخاع بمنزلة نهـر عظيم يجرى منه والاعصاب النابتـة مـن النخاع بمنزلة

جداول تأخـذ من ذلك النهر فمتى حدث على العين نفسها حادثة كان فى

ذلك ضرر عظيم عامّ ومتى حدث على بعض الجداول حادثة كان الضرر فى

المواضع النى تجيئها b تلك الجداول ومن اجل ذلك صار العلم بمواضع مخارج

الاعصاب والاعضاء الّتى تجيئها b نافعا فى المداواة والمعالجة كما ذكـر ذلك

الفاضل جالينوس وذلـك انّ رجـلا سقط عن دابّته فنكّت بعض فقاراته حجرا

فحدث على الرجل بعد مدّة عسر حـركة فى بعض اصابعه من يـده وكان

الاطبّاء يصمدون تلك الاصابع ويضعون عليها الادوية ولا يتبيّن لها اثر ناجح

فأخذ جالينوس تلك الادوية باعيانها فوضعها على موضع تلـك الفقارات الّتى

منها يخرج العصب الى تلـك الاصابع فنجحت فى اسرع وقـت . واوّل مبـادى

الاعصاب الخارجـة من الدماغ والنخاع تكـون ليّنة شبيهة بالدماغ والنخاع ثـمّ

---

a) Ms. دحميها .   b) Ms. تحتتها .

c'est-à-dire la moëlle épinière. A cause de sa noblesse, il l'a fortifiée par les vertèbres du dos et les apophyses épineuses, comme il a fortifié l'encéphale par le crâne. Il l'a fait passer, fortifiée et gardée, le long du corps; quand elle se trouve près de et en face de quelque organe, il en a fait croître des nerfs qui sortent par des trous des vertèbres et qui arrivent à ces organes, leur procurant la sensibilité et le mouvement. S'il arrive à l'encéphale quelque accident grave, le corps entier perd la sensibilité et le mouvement, et s'il arrive un accident à la moëlle épinière, ce sont les parties auxquelles arrivent les nerfs de cet endroit [lésé] et celles situées au-dessous qui perdent la sensibilité et le mouvement. En effet, l'encéphale est comme la source et l'origine de la sensibilité et du mouvement volontaire, la moëlle épinière est comme un grand fleuve qui en découle, et les nerfs qui naissent de la moëlle épinière sont comme les canaux qui proviennent de ce fleuve. Quand il arrive quelque accident à la source même, il en résulte un dommage grave et général, et quand il arrive quelque accident à un des canaux, le dommage se fait sentir aux endroits auxquels vont ces canaux. Pour cette raison la connaissance des endroits où sortent les nerfs, et des parties auxquelles ils arrivent est utile dans le traitement d'une maladie et l'administration des remèdes, comme le raconte l'éminent Galien dans l'exemple suivant. Un homme tomba de sa monture et quelques-unes de ses vertèbres heurtèrent contre une pierre. Après quelque temps cet homme éprouva un gêne dans le mouvement de quelques-uns des doigts de sa main. Les médecins appliquèrent des emplâtres et des médicaments sur ces doigts, mais ils ne produisirent aucune trace de succès. Alors Galien prit ces mêmes médicaments et les plaça sur l'endroit de ces vertèbres d'où sort le nerf qui se rend à ces doigts, et ils guérirent rapidement [1]). Les commencements des nerfs qui sortent de l'encé-

---

1) „Le sophiste Pausanias, originaire de Syrie, et venu à Rome, avait les deux petits doigts et la moitié du doigt du milieu de la main gauche, dont la sensibilité, émoussée d'abord, s'était plus tard perdue complètement, les médecins l'ayant mal soigné. Quand je le vis, je l'interrogeai sur tout ce qui lui était arrivé antérieurement, et j'appris, entre autres détails, que, sur la route, étant tombé de sa voiture ($\tau o \tilde{v}$ $\dot{o} \chi \acute{\eta} \mu \alpha \tau o \varsigma$ $\dot{\epsilon} \varkappa \pi \epsilon \sigma \acute{o} \nu \tau \alpha$), il avait reçu un coup à la naissance du dos; que la partie frappée avait été promptement guérie, tandis que peu à peu la lésion de la sensibilité des doigts avait augmenté. J'ordonnai que les médicaments qu'on lui posait aux doigts lui fussent appliqués sur la partie frappée, et de cette façon il guérit rapidement." (Gal. De locis affectis. Lib. III c. 14; ed. Kühn T. VIII p. 213; Daremberg. Œuvres de Galien. Paris 1854/56 T. II p. 581). Le même cas est raconté plus amplement: De loc. affect. Lib. I c. 6; o. c. T. VIII p. 56; Daremb. o. c. T. II p. 499.

انّها تصلب متى تباعدت منها حتّى تصير عصبا ثمّ النوع وجملة منافع
الاعصاب [a] انّها الآلة والطريق الّذى يتناهى وينفذ فيه الحسّ والحركة الى
الاعضاء ولذلك [b] ان شقّت او قطعت عرضا بطل عن العضو الّذى تجيبه [c] امّا
للحسّ وامّا للحركة وامّا كلّهما وان شقّ النخاع او بتر عرضا بطل عن الاعضاء
الّتى منبت عصبها دون ذلك القطع للحسّ وللحركة البتّة فان وقع القطع فى
طول النخاع لم يضرّ ذلك وكذلك ان وقع فى طول العصبة وامّا الواقع منه
بالعرض فانّه يبطل به الفعل بقدر امعان القطع وفى الجانب الّذى يقع فيه.
فامّا الدماغ فمع انّه ينبوع للحسّ وللحركة الاراديّة وهو ايضا على رأى جالينوس
معدن التخيّل والفكر والذكر ويكون التخيّل منه بالبطنين المقدّمين والفكر
بالبطن الاوسط والذكر بالبطن المؤخّر وجعل للخالق عزّ وجلّ القلب معدنا
وينبوعا للحرارة الغريزيّة ومنه يكتنسب سائر البدن وينال للحرارة فى الشرايين
الّتى تنبت منه وتتّصل بالاعضاء فلى عضو عدم الشرايين الّتى تجيبه [d] خدر
وعسرت حركته وحسّه ثمّ انّه يفقدهما البتّة ويبرد ويصير فى حكم الاموات
وذلك ان العضل والاعصاب والدماغ نفسه تحتاج فى ان تبقى على طباعها
الّذى يتمّ به فعلها الى مقدارها من الحرارة فمن اجل ذلك وصل بها شرايين
وهذه المنفعة الّتى ينالها للجسد من القلب هى المنفعة الاولى الّتى يفضل بها
الحيوان على النبات وامّا المنفعة الّتى ينالها من الدماغ فالمنفعة الثانية الّتى
بها الكمال اليه اجرى [e] وهو كان الغرض وامّا المنفعة الّتى ينالها من الكبد

---

a) Ms. الاعضاء.   b) Ms. كذلك.   c) Ms. تحمها.   d) Ms. تحته.
e) Ms. واليه اخرى.

phale et de la moëlle épinière sont mous, semblables à l'encéphale
et à la moëlle épinière, ensuite ils durcissent en s'éloignant de ces
organes, jusqu'à ce qu'ils deviennent un nerf complet. L'ensemble
des utilités des nerfs c'est qu'ils sont l'organe et le chemin par lesquels la sensibilité et le mouvement parviennent et sont transmis
aux parties du corps. Pour cette raison, si les nerfs sont serrés ou
coupés transversalement, la partie à laquelle ils arrivent perdra la
sensibilité, ou le mouvement, ou bien tous les deux. Si la moëlle
épinière est serrée ou coupée transversalement, la sensibilité et le
mouvement des organes dont le nerf prend son origine au-dessous
de l'endroit coupé seront complètement abolis. Si la moëlle épinière
est coupée longitudinalement, cela ne nuira pas, et de même si le
nerf est coupé longitudinalement, mais s'il est coupé transversalement
la fonction est abolie en raison de la profondeur de l'incision, et au
côté où l'incision se trouve.

L'encéphale, outre qu'il est la source de la sensibilité et du mouvement, est encore, selon l'opinion de Galien, le siège [1]) de l'imagination, de la pensée et de la mémoire [2]). L'imagination réside dans les
deux ventricules antérieurs (*latéraux*) de l'encéphale, la pensée dans
le ventricule moyen et la mémoire dans le ventricule postérieur (*quatrième ventricule*). Le Créateur, qui est puissant et grand, a créé le
cœur comme le siège et la source de la chaleur naturelle, et les
autres parties du corps entier l'obtiennent de lui; elles reçoivent
la chaleur au moyen des artères qui naissent du cœur et arrivent
aux parties du corps. Pour cette raison une partie du corps venant
à perdre les artères qui lui arrivent, s'engourdit, son mouvement
devient difficile et sa sensibilité émoussée, ensuite elle les perd tous
les deux complètement, elle se refroidit, et devient comme morte.
En effet, les muscles, les nerfs et l'encéphale lui-même, pour conserver la qualité dont résulte leur action, ont besoin de leur mesure
déterminée de chaleur, et c'est en vue de cela que leur arrivent des
artères. Cette utilité que le corps reçoit du cœur est la première
utilité par laquelle l'animal est supérieur aux plantes; l'utilité qu'il
reçoit de l'encéphale est la deuxième utilité qui lui amène la per-

---

1) Littéralement: la mine, le gîte d'origine.

2) „Pour nous, raisonnant d'après les faits évidents que révèle la dissection, il parais-
sait conforme á la raison (εὔλογον) que l'âme même résidât dans le corps de l'encéphale
dans lequel se produit le raisonnement et se conserve le souvenir des images sensibles."
(Gal. De loc. affect. Lib. III c. 9; o. c. T. VIII p. 174; Daremb. o. c. T. II p. 561).

فشىء يعمّه والنبات وذاك انّه انّما ينال منه الاغتذاء والنمّو ومن اجل ان
القلب يحتاج لبقائه على طباعه الى تنسّم هـواء ابرد منه واخـراج ما يسخّن
فى تجاويفه من الهواء سخونة مفرطة خلقت آلات النفس اعنى الصدر والرئـة
وجعل بينها وبين القلب وصلة ومجارى ينفذ فيها ما ينشق فيها ما من الهواء[a]
على ما نحن ذاكروه عند ذكرنا هذه الاعضاء. وجعل الكبد اصلا ومولّد الدم
ووصل منه العروق بالاعضاء ليسقى كلّ عضو ويوزع الدم عليها بقدر حاجتها
اليه فيكون بذلك غذاءها وبقاء ما يبقى بحاله ونماء ما ينمى منها وذلك انّ
الشىء انّما يبقى بحاله امّا لانّه لا ينفش ولا يتحلّل منه شىء كالكلّل فى
الحجارة نحو الياقوت والذهب والزجاج وامّا لانّه يخلف عنه بدلا ممّا يتحلّل
وينفش منه كماء البحر الّذى ينفش منه كلّ يوم ويتحلّل شىء كثير وينصبّ
فيه من الاودية بدلا ممّا يتحلّل فتكون صورته ابدا محفوظة على حالة متقاربة
ولمّا كانت ابدان الحيوان مركّبة من الجواهر الّتى يتحلّل لم يمكن ان ينمى
ولا ان يبقى بحالها الّا باغتذاء ولمّا كان[b] ما يغتذى به ليس من نوع ما
يتحلّل منها احتيج ان يكون لها عضو يحيل ما يغتذى به الى مثل الجوهر
الّذى يحلّل منها ولانّ ما يغتذى به ايضا ليس يستحيل عن اخره بل انّما
يستحيل ويتشبّه بها منه طائفة ويبقى الباقى فضلا غير قابل للاستحالة
والتشبّه بالّذى تحلّل منه وكانت هذه الفصول ان بقيت فى ابدانها اورثتها
ضروب الاسقام اعدّت لدفعها[c] واخراجها عن البدن آلات ومنافذ ولانّ
العمل فى الغذاء يكون فى ثلاثة اماكن صارت اجناس الفصول ثلاثة احدها
فضل الهضم الكائن فى المعدة والامعاء وهـو النجو والاخير فصل الهضم الكائن

fection, et c'ètait l'intention [du Crèateur]. L'utilité qui lui est fournie par le foie est une chose commune à l'animal et aux plantes, et c'est qu'il reçoit de cet organe la nutrition et la croissance. Le cœur, pour conserver sa qualité innée, devant respirer un air plus froid que lui, et faire sortir l'air chauffé excessivement dans ses cavités, il a été créé les organes de la respiration, je veux dire la poitrine et le poumon, et il a été fait entre eux et le cœur une connexion et des conduits par lesquels passe l'air aspiré dans ces organes, comme nous l'exposerons quand nous parlerons de ces organes. Le foie a été fait comme le principe et l'organe générateur du sang, et c'est de lui qu'arrivent les veines aux parties du corps pour arroser chaque partie; le sang est réparti sur elles selon leur besoin, et de là résulte la nutrition de ces parties, la stabilité des parties qui restent dans la même condition, et la croissance de celles qui croissent. En effet, une chose reste dans la même condition, soit parce qu'il ne s'en dissipe, ni ne s'en dissout aucune partie, comme c'est le cas dans les pierres, par exemple la jacinthe, l'or et le verre, soit parce qu'il reçoit quelque chose en échange de la partie qui en est dissoute et dissipée, comme l'eau de la mer dont se dissipe et se dissout chaque jour une grande partie, et dans laquelle coule l'eau des rivières en échange de ce qui en est dissipé, de sorte que son extérieur reste toujours dans la même condition. Les corps des animaux étant composés de substances qui se dissolvent, ils ne pourraient ni croître, ni rester dans la même condition, que par la nutrition, et la substance dont ils se nourrissent n'étant pas de la même espèce que celle qui s'est dissoute, il est nécessaire qu'ils possèdent un organe qui transforme la matière dont ils se nourrissent en une substance semblable à celle qui s'est dissoute. Mais les matières dont ils se nourrissent ne sont non plus transformées totalement, il n'en est transformé et assimilé aux substances qu'une partie, et il en reste quelque chose comme une superfluité qui ne peut plus être transformée et assimilée aux substances dissoutes. Ces superfluités, quand elles restent dans les corps des animaux, sont les causes de toutes sortes de maladies. Pour cette raison il a été disposé des organes et des passages pour les éloigner et les faire sortir du corps. L'élaboration de la nourriture se faisant à trois endroits, il y a trois espèces de superfluités. L'une d'elles est le résidu de la digestion qui a lieu dans l'estomac et les intestins: ce sont les matières fécales. La deuxième est le résidu de la digestion qui se fait dans le foie pendant la formation du sang:

فى الكبد عند تولّد الدم وهو المرار الاصفر والاسود والبول ويخرج هذه عن
الدم الى المرارة والطحال والكليتين على ما نحن ذاكروه بشرح ابلغ حيث
نذكر هيئة هذه الاعضاء وفضل الهضم الثالث الكائن فى الاعضاء عند تشبّه
الدم الّذى يوزع عليها بها وهو العرق والوسخ ونحوهما من الفضول السائلة
من الاعضاء كالمخاط والرمص وما اشبههما. فالبدن اربعة ضروب من الاعضاء
ثلاثة منها رئيسة وللحاجة اليها فى بقاء الحيوة اضطراريّة وهى آلات الغذاء وهى
المعدة والكبد وجدّاولها العروق والطرق اليها كالفم والمرىء ومنها كالامعاء
والدبر وآلات للحرارة الغريزيّة وحفظها واولها القلب والشرايين ثمّ الرئة والصدر
وسائر ما يعين على التنفّس ممّا نحن ذاكروه فى موضعه ومنها آلات للحسّ
وللحركة والافعال العقليّة وهى الدماغ والنخاع والعصب والعضل والاوتار ونحوها
ممّا يحتاج اليها فى المعونة على تمام العقل واحد هذه الآلات من كلّ نوع
منها هو الفاعل الرئيس وسائرها كالخدم والاعوان له على فعله فرئيس آلات
الغذاء الكبد ورئيس آلات للحرارة النختيّة[a] القلب ورئيس آلات للحسّ وللحركة
والافعال العقليّة الدماغ وكلّ واحد منها مشتبك بالاخر محتاج اليه فانّه لولا
الكبد وامداده لسائر الاعضاء بالغذاء لانحلّت وانفشت ولولا ما يتّصل بالكبد
من حرارة القلب لم يبق له جوهره الّذى يتمّ به فعله ولولا تسخين الدماغ
بالشرايين واغذاء الكبد بالعروق الصاعدة اليه لم يسلم للدماغ طباعه الّذى
يكون به فعله ولولا تحريك الدماغ بالعضل الصدر لم يكن تنفّس ولم يبق فى
القلب جوهره فى ابداننا. وامّا النوع الرابع من الاعضاء فهى آلات التناسل
وهى الارحام والذكر والانثيان واوعية المنى[b] وليست للحاجة اليها اضطراريّة

---

a) Ms. السحجيّة.   b) Ms. المنى والغطر. La traduction latine a : matrix, virga,
testiculi et vasa spermatis. (Abubetri Rhazae Maomethi .... opera exquisitiora .... per Gerardum Toletanum medicum Cremonensem, Andream Vesalium Bruxellensem, Albanum Torinum Vitoduranum latinitate donata etc.
Basil. in officina Henrichi Petri s. a.).

ce sont la bile jaune, la bile noire et l'urine. Ces matières sortent du sang pour aller à la vésicule biliaire, à la rate et aux reins, comme nous raconterons dans une exposition plus détaillée, là où nous parlerons de la disposition de ces parties. La troisième est le résidu de la troisième digestion, qui a lieu dans les parties du corps [mêmes], pendant que le sang qui est reparti sur elles est assimilé à ces parties : ce sont la sueur, les saletés et les autres superfluités qui s'écoulent des parties, comme la morve, la chassie et autres. Le corps a quatre espèces de parties. Trois de ces espèces sont les parties principales du corps ; elles sont absolument nécessaires pour la conservation de la vie ; ce sont les organes de la nutrition : l'estomac, le foie et ses conduits, les veines, et les voies qui mènent à ces organes, comme la bouche et l'œsophage, et encore les intestins et l'anus. En second lieu, les organes de la chaleur naturelle et les parties qui les gardent. Les premiers de ces organes sont le cœur et les artères, ensuite le poumon, la poitrine et tout ce qui seconde la respiration, dont nous parlerons en temps et lieu. Ensuite les organes de la perception, du mouvement et des fonctions intellectuelles, ce sont l'encéphale, la moëlle épinière, les nerfs, les muscles et autres nécessaires pour aider à rendre l'intellect parfait. Pour chaque espèce de ces organes il y en a un qui est l'agent principal, tandis que les autres sont comme ses serviteurs et ses aides dans sa fonction. L'organe principal des organes de la nutrition est le foie, celui des organes de la chaleur naturelle, le cœur, et celui des organes de la perception, du mouvement et des fonctions intellectuelles, l'encéphale. Chacune des parties est en connexion avec l'autre et en a besoin, car si le foie ne procurait pas de nourriture aux autres parties, elles se dissolveraient et se dissiperaient ; s'il n'arrivait pas un partie de la chaleur du cœur au foie, il ne lui resterait pas la substance par laquelle s'opère son action ; si l'encéphale n'était pas chauffé au moyen des artères et qu'il n'était pas nourri par le foie au moyen des veines qui remontent à lui, il ne conserverait pas la qualité innée par laquelle s'opère son action ; si l'encéphale ne mettait pas en mouvement les muscles de la poitrine, la respiration n'aurait pas lieu, et il ne nous resterait pas de substance dans le cœur pour son action. La quatrième espèce d'organes sont les organes de la génération, ce sont la matrice, la verge, les testicules et les conduits du sperme. Ils ne sont pas absolument nécessaires pour la conservation de la vie de l'individu, mais ils sont absolument nécessaires pour la

فى بقاء حياة الشخص الواحد لكنها اضطرارية فى بقاء النوع وذلك ان الخالق
جلّ ذكره لمّا ركب جثة الانسان من اجسام متحلّلة غير دائمة البقاء والثبات
لم يمكن ان يبقى الشخص الواحد دائما فلمّا هيّأ آلات التناسل كان فى
استعمالها بقاء النوع بحاله. فهذه جمل وجوامع من احوال الاعضاء ومنافعها
ونحن ذاكروها منذ الآن ذكرا اوسع واكثر تفصيلا على انا لا نلم الاختيار
والاختصار فى جميع كتابنا هذا اذ لم نجعله كتاب استقصاء واتساع بل كتاب
ايجاز واختصار.

[الباب الثانى] فى هيئة العظام.

القحف الطبيعىّ مستدير الّا انّه ليس بصحيح الاستدارة وفيه ثقب كثيرة
يخرج منها اعصاب كثيرة ويدخل فيها عروق وشرايين وله نتوّ فى مقدّمه ناحية
الجبهة وفى مؤّخره واقتصار ناحية الاذنين واعظم ثقب فيه الّذى من اسفل عند
نقرة القفا وهو مخرج النخاع وهو مؤلّف من قطع كثيرة وملتقى هذه القطع
يسمّى الشؤون ويتّصل به اللحى الاعلى وهو الّذى فيه الخدّان والاسنان[a]
العليا وهو ايضا قطع كثيرة يتّصل بعضها ببعض بدروز. ثمّ اللحى الاسفل
وهو الّذى فيه الاسنان السفلى الّا انّه لا يتّصل به اتصال التحام وركز بل
اتصال مفصل وذلك ان اللحى الاسفل احتيج منه الى حركة ويسمّى موضع

---

a) Ms. الخدّان وارنات والاسنان. La traduction latine a: in qua maxillae
et dentes.

conservation de l'espèce. En effet le Créateur, dont le nom est grand, ayant composé le corps de l'homme de substances qui se dissolvent et ne sont pas d'une durée et d'une existence éternelles, il est impossible que l'individu soit permanent. Mais puisque le Créateur a préparé les organes de la génération, c'est par leur emploi que l'espèce se conserve dans la même condition.

Voilà les considérations générales sur les conditions et les utilités des parties. Dès à présent nous en donnerons une exposition plus ample et plus détaillée, mais nous ne manquerons pas de faire un choix et d'être succincts dans notre livre, ne l'ayant pas composé comme un livre complet et détaillé, mais comme un livre concis et compendieux.

Deuxième Chapitre. De la disposition des os.

Le crâne naturel est rond, mais il ne l'est pas parfaitement. Dans le crâne il y a un grand nombre de trous d'où sortent un grand nombre de nerfs et par lesquels entrent des veines et des artères. Il a une protubérance à sa partie antérieure, du côté du front, et à sa partie postérieure, et il est raccourci (aplati) du côté des oreilles. Le plus grand des trous du crâne est celui situé en bas près du creux de la nuque: c'est l'endroit par où sort la moëlle épinière. Le crâne est composé de plusieurs pièces, et les endroits où ces pièces se rencontrent s'appellent les sutures. Au crâne se joint la mâchoire supérieure; c'est l'os dans lequel se trouvent les joues (*pommettes*) et les dents supérieures; elle est aussi composée de plusieurs pièces, réunies les unes aux autres par des sutures [1]). Ensuite la mâchoire inférieure; c'est l'os qui contient les dents inférieures. Elle n'est pas réunie au crâne par une réunion solide et fixe, mais au moyen d'une articulation, parce que la mâchoire inférieure devait être à même de se mouvoir. L'endroit de sa jonction avec le crâne s'appelle

---

[1]) „ ..... les os de la mâchoire supérieure sont au nombre de neuf: deux pour le nez (*os propres du nez*), un troisième en avant de ceux-ci (*os intermaxillaire chez les animaux*) qui renferme, disions-nous, les incisives; de chaque côté les os des joues [τῶν μήλων; le texte de Kühn a τῶν μύλων: des dents molaires] (*os maxillaire sup.*) où sont enchâssées toutes les autres dents; au-dessus de ceux-ci les deux os (*molaires ou jugaux*), voisins de l'excroissance antérieure qui constitue le zygoma (*arcade zygomatique*) et situés au bas de la cavité des yeux; les deux derniers près des conduits qui s'ouvrent du nez dans la bouche (*os palatins*)". (Gal. De usu part. Lib. XI c. 20; o. c. T. III p. 936; Daremberg, o. c. T. I p. 705).

اتصاله بـ الزرفين وهو اعنى اللحى الاسفل مركب بسوى الاسنان من عظمين بينهما شقان فى وسط الذقن. وتحت القحف من ناحية خلف فيما بينه وبين اللحى الاعلى [عظم] مركز قد ملأ الخلل الحادث من بين a اشكال هذه العظام ويسمى الوتد. فجميع عظام الراس اذا عدّت على ما ينبغى خلا الاسنان ثلاثة وعشرون عظما منها ستة تخص القحف واربعة عشر اللحى الاعلى واثنان اللحى الاسفل وواحد هو الوتد والاسنان ستّ عشرة سنّا فى كلّ لحى منها ثنيتان ورباعيتان ونابان وخمسة اضراس يمنة وخمسة اضراس يسرة وربّما نقصت الاضراس فكانت اربعة واصول الاضراس الّتى فى الفكّ الاعلى ثلاثة وربّما كانت اربعة وامّا الّتى فى الفكّ الاسفل فلها b اصلان وامّا سائر الاسنان فانّما لها اصل واحد فيكون جملة عظام الرأس خمسة وخمسون عظما. ويتّصل بالرأس عند الثقب الاعظم وهو مخرج النخاع للخرزة الاولى من خرز العنق وهى سبعة خرزات فيها ثقب من الجانبين يخرج منها اعصاب الى الجانب الايمن والى الجانب الايسر من البدن ويتلو هذه الخرزات c خرز الظهر وهى سبعة عشر خرزة اثنا عشرة منها تنسب الى انّها خرز الصدر وذلك ان حدّ الصدر الاسفل ينتهى عند قبالتها وخمسة منها خرز القطن فتكون جميع الخرز من لدن منبت النخاع d الى جنب عظم العجز اربعة وعشرون وربّما زادت ونقصت واحدة فى الندرة ويتّصل بالخرز من هذا الموضع عظم العجز وهو مؤلّف من ثلاثة اجزاء تشبه الخرز ويتّصل بـ من اسفله عظم العصعص وهو

---

a) Ms. تعبى.   b) Ms. فهى.   c) Ms. الخرزة.   d) Ms. الدماغ.

le *zirfīn* [1]), et elle, je veux dire la mâchoire inférieure, se compose, outre des dents, de deux os entre lesquels il y a deux fissures (*lisez une fissure*) au milieu du menton. Au-dessous du crâne, du côté postérieur, il y a un os implanté entre lui et la mâchoire supérieure; il remplit l'interstice qui résulte de la différence des formes de ces os et s'appelle la cheville (*os sphénoïde*). Le total des os de la tête, quand ils sont comptés comme il faut, les dents exceptées, est de vingt-trois os. Il y en a six qui sont propres au crâne, quatorze pour la mâchoire supérieure, deux pour la mâchoire inférieure et un os unique, la cheville. Il y a seize dents dans chaque mâchoire: deux incisives internes, deux incisives externes, deux canines, cinq molaires à droite et cinq molaires à gauche. Parfois le nombre des molaires est moindre et il n'y en a que quatre. Les racines des molaires qui se trouvent dans la mâchoire supérieure sont au nombre de trois, mais parfois il y en a quatre. Les molaires qui se trouvent dans la mâchoire inférieure ont deux racines, tandis que les autres dents n'en ont qu'une seule. Le total des os de la tête est de cinquante-cinq.

A la tête, près du plus grand trou, — endroit d'où sort la moëlle épinière —, se réunit la première des vertèbres du cou. Les vertèbres du cou sont au nombre de sept. Des deux côtés ces vertèbres présentent des trous par lesquels sortent des nerfs qui se rendent au côté droit et au côté gauche du corps. A ces vertèbres succèdent les vertèbres du dos qui sont au nombre de dix-sept. Douze de ces vertèbres s'appellent les vertèbres de la poitrine, c'est que la limite inférieure de la poitrine se trouve en face d'elles. Cinq de ces vertèbres du dos sont les vertèbres des lombes. Le total des vertèbres depuis l'endroit où naît la moëlle épinière jusqu'à l'os sacrum est de vingt-quatre vertèbres, et parfois, mais rarement, il y en a une de plus ou de moins. Aux vertèbres de cet endroit (*vertèbres des lombes*) se réunit l'os sacrum, composé de trois parties semblables à des vertèbres [2]). A l'extrémité inférieure de cet os se réunit l'os coccyx,

---

1) زرفين [*zirfīn*], *boucle, anneau.* 1⁰ anulus in iugamento portae aut cistae, simil., in quem catenam claudendi caussa immittunt. 2⁰ pars serae vel pessuli qua ianua clauditur. (Vullers Lexicon Persico-latinum T. II p. 129). C'est encore *chapiteau de pilastre* (Dozy Supplément aux dict. arabes T. I p. 587). La traduction latine (Abubetri Rhazae Maomethi..... opera exquisitiora ....per Gerardum Toletanum medicum Cremonensem, Andream Vesalium Bruxellensem, Albanum Torinum Vitoduranum latinitate donata etc. Basileae in officina Henrichi Petri s. a. p. 11) a: in loco qui Zephin Arabice, hoc est sustentatio, vocatur.

2) Chez plusieurs singes et chez les carnassiers (Gegenbaur. Vergleich. Anat.) le sacrum résulte de la coalescence de trois vertèbres; chez l'homme de cinq vertèbres.

ايضا مؤلّف من ثلاثة اجزاء والثالث منها بالحقيقة العصعص كانّه غضروف عظمى ويخرج من ملتقى كلّ خرزتين من هذه فى كلّ واحد من الجانبين عصبة تمرّ وتنقسم فى ذلك للجانب من البدن ويخرج من طرف العصعص عصبة فردة تنقسم فى المواضع التى هناك. فامّا من الجانبين فانّه يتّصل به اعنى بعظم العجز عظما للخاصرتين من كلّ جانب واحد وفيهما حقّ الورك الذى فيه يدخل راس الفخذ المسمّى الرمّانة رمّانة الفخذ وهذه هيئة العظام والخرز التى فى مؤخّر [البدن] من لدن منبت النخاع الى منتهى العصعص. فلنرجع الآن ونذكر هيئة العظام الاخر التى من دون الرقبة فنقول انّ دون الرقبة من العظام ممّا لم نذكرها بعدُ الترقوتان وعظم الكتف وعظام الصدر وعظام اليد وعظام العانة وعظام الرجل. فالترقوة عظم محدّب للخارج مقعر الباطن يتّصل احد رأسيه[a] مع المنكب ورأس العضد والطرف الاخر يتّصل باعلى الصدر حيث نقرة الحلق. وامّا الكتف فانّه من حيث هو موضوع على الظهر عريض ويتّصل به رأس غضروفى ومن حيث يقارب الترقوة يستدير وبه هاهنا نقرة يدخل فيها رأس العضد. وامّا عظام الصدر فهى القصّ[b] فهو مؤلّف من سبعة اعظم وفى طرفه غضروف وابتداءه من حيث نقرة الحلق وانتهاءه اسفل من الشدى بقليل حيث اضيق موضع من المواضع التى تنجسّ من البطن ليّنة المغمز لا عظم تحتتها والاضلاع وهى من كلّ جانب اثنا عشر عصلا محدّبة اطولها اوسطها سبع منها متّصل احد طرفيها من خلف بخرز الظهر ومن قدّام باحد عظام القصّ برؤس غضروفيّة وخمس منها تنقطع دون الاتّصال بالقصّ واذا غمز على

---

a) Ms. راسه.   b) Ms. والقصّ.   وامّا عظام الصدر والقصّ.

composé aussi de trois parties [1]) dont la troisième est réellement le coccyx, qui est pour ainsi dire un cartilage osseux. Du lieu de rencontre de chaque deux de ces vertèbres et sur chaque côté, sort un nerf qui poursuit sa route et se divise dans ce côté du corps, et de l'extrémité du coccyx sort un nerf impair qui se distribue dans les endroits (parties) qui se trouvent là. Des deux côtés s'unissent à lui, je veux dire à l'os sacrum, les deux os des flancs (*os de la hanche*), un de chaque côté. Dans ces os se trouve la boîte de la hanche (*cavité cotyloïde; acétabule*) dans laquelle entre la tête du fémur appelée la grenade, c'est-à-dire la grenade du fémur. Voilà la disposition des os et des vertèbres situés par derrière, depuis l'endroit où naît la moëlle épinière jusqu'à l'extrémité du coccyx.

Retournons à présent pour parler de la disposition des autres os situés au-dessous du cou. Nous disons donc que parmi les os situés au-dessous du cou, et dont nous n'avons pas encore parlé, il y a les deux clavicules, l'omoplate, les os de la poitrine, les os du membre supérieur, les os pubis et les os du membre inférieur. La clavicule est un os convexe à l'extérieur, concave à l'intérieur. L'un de ses bouts est réuni à l'épaule et à la tête de l'humérus, et l'autre bout est réuni au plus haut point de la poitrine, là où se trouve le creux de la gorge (*fossette sus-sternale*). Quant à l'omoplate, elle est large là où elle est placée sur le dos et il s'y joint un bout cartilagineux, et là où elle est près de la clavicule elle est arrondie, et à cet endroit elle possède une cavité (*cav. glénoïde*) dans laquelle entre la tête de l'humérus. Quant aux os de la poitrine, ce sont d'abord le sternum ; il est composé de sept os [2]), et à son bout se trouve un cartilage (*appendice xyphoïde*). Il commence à l'endroit du creux de la gorge (*fossette sus-sternale*), et il se termine un peu au-dessous de la mamelle, là où se trouve le plus rétréci des endroits du ventre qui se présentent mous quand on les palpe, et au-dessous desquels il n'y a pas d'os. Les autres os du thorax sont les côtes. Il y en a douze de chaque côté; elles sont convexes, et la côte moyenne est la plus longue. Par derrière sept des côtes sont réunies par l'une de leurs extrémités aux vertèbres dorsales, et par devant elles sont réunies à un des os du sternum au moyen de bouts cartilagineux. Cinq autres

---

[1]) Le coccyx du magot se compose de trois vertèbres, celui de l'homme de quatre ou cinq. (Broca Mémoires d'anthropologie, Paris 1877 p. 35).

[2]) Le sternum du magot est composé de sept pièces (Broca Mémoires d'anthropologie p. 41).

اطرافها وجدت تنغمز الى داخل وتسمّى ضلوع الخلف . وما دون رأس القصّ
من البطن فكلّه ليّن المغمز الى ان ينتهى الى الموضع a الّذى فيه العظم
المسمّى عظم العانة . فلنذكر الآن عظام اليد وعظام الرجل فأوّل عظام اليد
العضد وهو عظم واحد منحدب من خارج مقعّر من داخل له رأس يدخل
فى نقرة الكتف بمقدار قد اعدّ وسوّى له فهذا احد طرفيه والطرف الثانى
عند المرفق وفيه حزّ b شبيه بالبكرة يدخل فيها رأس [الزند] الاسفل ونقرة
اخرى يدخل فيها طرف الزند الاعلى والزندان وطولهما من المرفق الى الرسغ
احدهما اصغر ويسمّى الزند الاعلى والاخر اكبر ويسمّى الزند الاسفل ولهما فى
طرفيهما اللّذين يليان الرسغ مفصل . والرسغ مركّب من ثمانية اعظم منضودة
فى صفين وهى عظام صلبة صلدة عديمة المخّ متفنّنة c الشكل تفتّنا d يلتأم
من اجتماعها هيئة e موافقة لها ينبغى ان يكون عليها الرسغ ويتلو الرسغ
المشط وهو مركّب من اربعة اعظم تتّصل باعظم الرسغ باربطة موثّقة ويتّصل
بعظم المشط السلاميات وهى فى كلّ اصبع ثلاث يتّصل بعضها ببعض بمفاصل
موثّقة بربط . فيكون جملة عظام اليد ثلاثون عظاما عظم العضد وعظما الزندين
وثمانية اعظم الرسغ واربعة اعظم المشط وخمسة عشر عظم الاصابع الخمس الّا
ان السلامية الاولى من الابهام تتّصل بطرف الزند الاعلى وبمفصل واسع سلس
لانّه يحتاج الى حركة واسعة ليلقى به الاصابع الاربع . فامّا عظام الرجل فأوّله
عظم الفخذ وهو عظم واحد محدّب للخارج اخمص الداخل له طرف مستدير

---

a) Ms. المواضع .   b) Ms. جمز .   c) Ms. متفنّنة .   d) Ms. تفتّنا .
e) Ms. اجتماعهما فيه .

se terminent sans s'unir au sternum; quand on presse leurs extrémités, on sentira qu'elles s'enfoncent, et elles s'appellent les côtes
postérieures (*côtes asternales ou fausses côtes*). La partie du ventre
située au-dessous de l'extrémité inférieure du sternum est toute molle
au toucher, jusqu'à ce qu'elle se termine à l'endroit où se trouve
l'os appelé l'os du pubis.

Parlons à présent des os du membre supérieur et inférieur. Le
premier os du membre supérieur est l'humérus. C'est un seul os
convexe en dehors et concave en dedans. Il a une tête qui entre
dans la cavité de l'omoplate, en tant que celle-ci est disposée et
égalisée pour elle, et c'est l'une de ses deux extrémités. L'autre bout
se trouve au coude, et il présente une échancrure semblable à une
poulie (*trochlée*) dans laquelle entre l'extrémité du *zand* [1] inférieur
(*cubitus*) et une autre cavité (*facette articulaire de la petite tête*) dans
laquelle entre l'extrémité du *zand* supérieur (*radius*). Quant aux deux
zand, ils s'étendent du coude jusqu'au carpe. L'un deux est plus petit
et s'appelle le *zand* supérieur (*radius*); l'autre est plus grand et s'appelle le *zand* inférieur (*cubitus*). Tous les deux présentent une articulation dans leurs extrémités qui touchent au carpe. Le carpe est
composé de huit os disposés sur deux rangs. Ce sont des os solides
et durs, sans moëlle, et de forme différente. De la réunion de ces os
résulte une disposition convenable pour le carpe. Le carpe est suivi
du peigne (*métacarpe*) qui est composé de quatre os réunis aux os
du carpe par des ligaments solides. Aux os du métacarpe sont réunies
les phalanges en dont il y en a trois dans chaque doigt, réunies les
unes aux autres par des articulations raffermies par des ligaments.
Le total des os du membre supérieur est de trente os: l'humérus,
les deux os des *zand*, les huit os du carpe, les quatre os du métacarpe et les quinze os des cinq doigts, mais la première phalange
du pouce (*premier os métacarpien des modernes*) est réunie à l'extrémité du radius (*lisez* à un des os du carpe [*trapèze*]) par une articulation large dont le mouvement est facile, parce que le pouce
devait avoir un mouvement de grande étendue, afin que par là il
pût rencontrer les quatre doigts.

Quant aux os du membre inférieur, le premier en est l'os du fémur.
C'est un seul os, convexe en dehors, concave en dedans. A sa partie

---

1) Le *zand* est un briquet consistant en deux morceaux de bois qui frottés l'un contre
l'autre donnent du feu.

فى اعلاه يسمّى رمّانة الفخذ يدخل فى النقرة المسمّاة حُقّ الورك ويحدث فيما بينهما اوّل مفاصل الرجل وله من ناحية السفلى طرف يدخل فى نقرة الزند الاعظم من زندى الساق وحدّ الزنديـن من لـدن الركبة الى عظـم الكعب والاعظم منهما يسمّى الزند الاسفل وهـو مع ذلك اطول والاصغر يسمّى الزند الاعلى وطرفا الزنـد يلتقيان مـع الكعب متحـدّث a فيما بينهما المفصـل الثالث من مفاصل الرجل وعلى مقصل الركبة عظم مطبق عليه مستدير فيه غضروفيّـة يسمّى عـين الركبة والرجـا وبالاصق الكعب أمّا من قـدّام فعظم يسمّى العظم الزورقى وامّا من اسفله فعظم العقـب ويتّصل بهذين رسغ الرجل وهو مؤلّف من ثلاثة اعظم يلتأم منها شكل موافـق للهيئة الّتى احتيـج اليها فى هذا الموضع ثمّ يتّصل بهذه مشط القدم وهو مركّب من خمسة اعظم ثمّ سلاميات الاصابع وهى ثلاثة لكلّ واحـد منها خـلا منها الابهام فانّ له سلاميتين فيكون مبلغ جميع عظام الرجـل تسعة وعشرون عظما عظم الفخذ وعظما الساق والكعب والعقب والعظم الزورقى والثلاثة الاعظـم الّتى يلتأم منها [رسغ الرجـل والخمسة الاعظم يلتـأم منها] مشط الرجل واربعة عشـر سلامية وعين الركبة. ومبلغ جملة العظـام اذا عـدّت على ما فصّلهـا جالينوس مائتى عظـام وثمانية واربعون عظما سوى العظم الّـذى فى الحنجرة ويسمّى العظم الشبيه باللام فى كتاب اليونانيّين والعظم الّذى فى القلب الّـذى يقول بعـض المشرّحين أنـه غضروف والعظام الصغار الّتى قـد حشيت بها خـلـل المفاصـل وتسمّى السمسمانيّة.

[الباب] الثالث فى العضل.

العضل اذا عُـدّ وفصـل على راى جالينوس بلـغ جملة ما فى البدن منها خمسمائـة وتسعة وعشريـن عضلة ونحـن ذاكـرون من ذلك بمقدار ما

---

supérieure il présente une extrémité arrondie, appelée la grenade du fémur (*tête du fémur*), qui entre dans la cavité appelée la boîte de la hanche (*cav. cotyloïde*). Entre ces deux parties se forme la première articulation du membre inférieur. A sa partie inférieure le fémur présente une extrémité qui entre dans la cavité du plus volumineux des deux *zand* de la jambe (*cavités glénoïdes du tibia*). Les deux *zand* s'étendent depuis le genou jusqu'à l'astragale. Le plus volumineux d'eux s'appelle le *zand* inférieur (*tibia*); il est en même temps plus long. Le plus petit s'appelle le *zand* supérieur (*péroné*). Les deux extrémités des *zand* rencontrent l'astragale et il se forme entre ces parties la troisième articulation du membre inférieur. Sur l'articulation du genou se trouve un os rond, un peu cartilagineux, qui couvre l'articulation; il s'appelle l'œil du genou (*rotule*) et meule. L'astragale se joint, par devant à l'os appelé os scaphoïde, en bas au calcanéum. A ces deux os est réuni le tarse du pied qui se compose de trois os (*lisez* quatre os [*les trois cunéiformes et le cuboïde*]), de l'arrangement desquels résulte une forme qui convient à la disposition nécessaire dans cet endroit. A ces os est réuni à son tour le peigne du pied (*métatarse*) qui est composé de cinq os. Ensuite les phalanges des orteils: trois pour chacun d'eux, le gros orteil excepté, car celui-ci ne possède que deux phalanges. Le total des os du membre inférieur est de vingt-neuf (*lisez* trente) os: l'os du fémur, les deux os de la jambe, l'astragale, le calcanéum, l'os scaphoïde, les trois (*lisez* quatre) os dont se compose [le tarse du pied, les cinq os dont se compose] le peigne (*métatarse*) du pied, quatorze phalanges et l'œil du genou (*rotule*). Le total des os du corps, quand on les compte séparément d'après la méthode de Galien, se monte à 248 os, outre l'os qui se trouve dans le larynx et qui s'appelle l'os qui ressemble à la lettre L de l'écriture des Grecs (*os lambdoïde ou hyoïde*), l'os qui se trouve dans le cœur et qui au dire de quelques anatomistes est un cartilage, et les petits os qui remplissent les interstices des articulations et s'appellent les os sésamoïdes.

Troisième Chapitre. Des muscles.

Le total des muscles qui se trouvent dans le corps, quand on les compte séparément d'après la méthode de Galien, se monte à 529. Nous en parlerons dans une mesure qui répond au but et au dessein

يليق بغرض كتابنا هذا وقصده . فنقول ان العضل مركّب من لحم وعصب
وربط وأنّها آلة للحركات الارادّية وتختلف اشكالها بحسب مواضعها وللحاجـة
اليها وأكـثر العـضـل لا a يـزال لحمـيّة الى ان ينتهى الى طرفهـا الاسفل
ثمّ ينبت من هـذا الطرف لجسم المسمّى الوتـر ويمـرّ حتى يتّصل من العضو
الّذى يحرّكه بالطرف الاسفل منه ويكـون تحريكه لد بان ينقلص وينجذب نحـو
اصله فيمتدّ لذلك جملة ذلـك العضو الى لجهة الّتى فيها تلك العضلة والعضل
الـّذى يحـرّك عضـوا كبيرا اعظم واضخم وينبت منه امّا وتـر وامّا اوتار تتّصل
بالعضو الّذى يحرّكه وربّما تفاوتت عدّة عضل على تحريك عضو واحد والّذى
يحرّك عضوا صغيرا يكـون ايضا صغيرا لطيفا كالعضل الّـذى فى الفخذ الّـذى
يحرّك b جملة الساق فانّه عضل له مقدار كثير من العظم والعضل الّـذى يحرّك
الاجفان العليا صغار جدّا لطاف وليس لها وتـر وكلّ عضو يحرّك حركة ارادّية
فان له عضلة بها يكون حركته فان كان يتحرّك الى جهـات متضادّة كانـت له
عضلات متضادّات الوضع يجذبه كلّ واحـد منها الى تأحينها عند كون تلـك
للحركة وتمسك المتضادّة لها عن فعلها فان عملـت العضلة المتضادّة c فى الموضع
فى وقـت واحـد استوى العضو وتمـدّد وقام مثـال ذلـك ان الكـف اذا مدّها
العضل الموضوع فى باطن الساعد انثنى وان مـدّه العضل الموضوع d فى [ظاهر]
الساعد انقلب الى خلـف وان مدّتـه جميعا استوى وقام بينهما وآتى للبدن
من الحركات e الارادّية حركة جلـدة لجبهة وحركة العين والشفتين واللسـان
وللحنجرة وحركة الخدّين وطرف الانـف والفكّ f وحركة الرأس والعنق وحركة

---

a) Ms. واكثر العضل لا يحتاج ولا . La traduction latine a: Plures autem
ex eis ita ut carne sunt circumvoluti protenduntur, usque etc.   b) Ms.
يحرّكه . c) Ms. المتضادتات .   d) Après الموضوع le ms. a encore: كفّ فى .
والقلب f) Ms. .   e) Ms. والّذى للبدن والحركات . او فى ظهرها او .

de notre livre. Nous disons donc que les muscles sont composés de chair, de nerfs et de ligaments. Ils sont les organes pour les mouvements volontaires, et leurs formes sont différentes selon les endroits où ils se trouvent et les actions pour lesquelles ils sont nécessaires. La plupart des muscles restent charnus, jusqu'à ce qu'ils atteignent leur extrémité inférieure; ensuite il naît de cette extrémité un corps appelé tendon qui poursuit sa route, jusqu'à ce qu'il arrive à la partie qu'il meut de son extrémité inférieure. Il lui imprime le mouvement, parce qu'il se contracte et qu'il est tiré vers son commencement, de sorte que par là toute cette partie est entrainée vers le côté où se trouve ce muscle. Les muscles qui meuvent une partie volumineuse sont grands et volumineux, et il naît du muscle un seul tendon ou plusieurs tendons arrivant à la partie qu'il doit mettre en mouvement. Parfois il y a un grand nombre de muscles pour mouvoir une seule partie. Les muscles qui meuvent une partie de petit volume sont eux-mêmes petits et minces. Par exemple le muscle situé sur le fémur est un muscle très grand, et les muscles qui meuvent les paupières supérieures sont très petits et très minces et n'ont pas de tendon. Chaque partie douée d'un mouvement volontaire possède un muscle par lequel ce mouvement a lieu. Si la partie se meut vers des côtés opposés, elle a des muscles placés les uns opposés aux autres dont chacun la tire vers son côté quand ce mouvement a lieu, tandis que le muscle opposé s'abstient d'agir. Mais si le muscle placé du côté opposé agit en même temps, la partie demeure dans une position intermédiaire, elle s'étend, mais elle reste à sa place. Par exemple, quand la main est tirée par les muscles situés sur la face interne (*antérieure*) de l'avant-bras, elle est fléchie [en avant], et si elle est tirée par les muscles situés [1]) sur [la face dorsale de] l'avant-bras, elle est fléchie en arrière. Si ces muscles la tirent à la fois, elle demeure immobile dans une position intermédiaire. Les mouvements volontaires qui ont lieu dans le corps sont: le mouvement de la peau du front, celui de l'œil, des lèvres, de la langue, du larynx, des joues, de l'extrémité du nez, de la mâchoire, de la tête et du cou, de l'omoplate, de l'articulation entre l'humérus et l'omoplate, de l'articulation entre l'humérus et l'avant-bras, de l'arti-

---

[1]) Après „situés" ms. P. a encore: „dans la paume ou sur le dos de la main, ou bien". Les muscles situés dans la main même ne peuvent pas fléchir la main en arrière. Ces mots manquent dans la traduction latine.

الكتف وحركة مفصل العضد مع الكتف وحركة مفصل العضد مع الساعد وحركة مفصل الساعد مع الرسغ وحركة جملة a الاصابع وكل واحد من مفاصلها وحركة الاعضاء التى فى الحلق وحركة الصدر للتنفس وحركة القصيب وحركة المثانة فى غلقها b على البول وحركة طرف المعى المستقيم فى منعه خروج الثفل وحركة مراق البطن وحركة مفصل الورك والفخذ وحركة مفصل الفخذ والساق وحركة مفصل الساق والقدم وحركة اصابع القدم ولكل واحد من هذه الحركات عضل موافق فى الشكل والعظم والوضع تكون به هذه الحركات وان نحن ذكرناها بتفصيل طال به كتابنا هذا من غير ان يكون فى ذلك كثير نفع لانه ليس يمكن ان يتصور فى النفس بالكلام من حال العضل ما يمكن ان يتصور لها من حال العظام والعصب والشرايين بل يحتاج فى ذلك الى مشاهدة ودربة بالغة. من اجل ذلك نحن مختصرون على عدّ عضل الاعضاء فقط. فنقول ان فى الوجه من العضل خمس باربعين عضلة اربع وعشرون منها لحركات العين واجفانها واثنتا عشرة لحركات الفك وتسع لحركات سائر ما يتحرك من اعضاء الوجه بالارادة منها عضلة مستبطنة لجلد الجبهة [اعانت] على شدة فتح العين وعضلتان تحرّكان طرف الانف وعضلتان يحرّكان الشفة العليا الى فوق وعضلتان تحرّكان الشفة السفلى الى اسفل وعضلتان تحرّكان الخد والعضل التى يحرّك الرأس والعنق وهى ثلاث وعشرون عضلة منها ما يجذب الرأس وحده الى الجهة c التى هى موضوعة فيها ومنها ما يجذب الرأس والعنق ومنها ما يكون d به جذبه الى قدّام ومنها ما يكون [به] جذبه الى خلف ومنها ما يجذبه الى ناحية اليمين ومنها ما يجذبه الى ناحية اليسار. وتسع عضلات لحركة اللسان واثنتان وثلاثون عضلة لحركات الحلق والحنجرة وسبع عضلات لكل كتف فى كل جانب يحرّكه جميع حركاته وثلاث عشرة فى كل ناحية يحرّكن العضد بجميع حركاته واربع عضلات موضوعة على العضد فى كل يد اثنتان موضوعتان من داخل تثنيان e الـذراع واثنتان من

---

culation entre l'avant-bras et le carpe, le mouvement des doigts et de chacune de leurs articulations, celui des parties qui se trouvent dans la gorge, le mouvement de la poitrine pour la respiration, le mouvement de la verge, de la vessie quand elle se ferme pour empêcher la sortie de l'urine, le mouvement de l'extrémité de l'intestin droit pour empêcher la sortie des matières fécales, le mouvement de la paroi du ventre, le mouvement de l'articulation entre la hanche et le fémur, de l'articulation entre le fémur et la jambe, de l'articulation entre la jambe et le pied et le mouvement des doigts du pied. Pour chacun de ces mouvements il y a des muscles de forme, de grandeur et de position convenables, par lesquels ces mouvements ont lieu. Mais si nous en parlions en détail, notre livre deviendrait trop long, sans que cela fût de grande utilité, parce qu'on ne peut pas se former une idée de la disposition des muscles par un discours, comme on peut se former une idée de la disposition des os, des nerfs et des artères. Il est plutôt nécessaire qu'on les examine et qu'on en possède une connaissance pratique suffisante. Pour cette raison nous nous bornerons à l'énumération des muscles des parties du corps.

Nous disons donc qu'il y a dans la face quarante-cinq muscles dont vingt-quatre pour les mouvements de l'œil et des paupières, douze pour les mouvements de la mâchoire et neuf pour les mouvements des autres parties de la face douées de mouvement volontaire. Parmi eux il y a un muscle étendu sous la peau du front qui aide à ouvrir largement l'œil, deux muscles qui meuvent les ailes du nez, deux muscles qui tirent la lèvre supérieure en haut, deux muscles qui tirent la lèvre inférieure en bas, et deux muscles qui meuvent la joue. Les muscles qui meuvent la tête et le cou sont au nombre de vingt-trois. Il y en a qui tirent la tête seule vers le côté où ils sont placés, il y en a d'autres qui tirent la tête et le cou. Il y en a qui tirent la tête en avant, et d'autres en arrière. Il y en a qui la tirent vers le côté droit, et d'autres vers le côté gauche. Il y a neuf muscles pour le mouvement de la langue, trente-deux pour les mouvements de la gorge et du larynx. Sept muscles de chaque côté pour l'omoplate, qui lui impriment tous ses mouvements. Treize muscles de chaque côté impriment à l'humérus tous ses mouvements. Quatre muscles placés sur l'humérus dans chaque bras, dont deux, placés sur la face interne (*antérieure*), fléchissent l'avant-bras, et deux, placés sur la face externe (*dorsale*), l'étendent. Dix-sept muscles sur chaque

خارج تبسطانه a . سبع عشرة عضلة فى كل ساعد عشر منها موضوعة على ظهر الساعد وسبع فى باطنه يكون بها حركة الكف الى داخل والى خارج والى ناحية الابهام والى ناحية للخنصر وتثنى الاصابع الاربع وتبسطها وثمان عشرة عضلة فى الكف فى كل جانب يكون بها ميل الاصابع الى ناحية الابهام والى ناحية للخنصر وقعر الكف . ومئة وسبع عضلات للحركة فى الصدر فمنها ما يقبضه ومنها ما يبسطه وثمان واربعون تحرّك الصلب بجميع حركاته وثمان عضلات ممدودة b على البطن من لدن النقص الى عظم العانة منها بالطول ومنها بالعرض ومنها بالتأريب تقوم c بجميع حركات البطن من الضمّ والعصر وتعين على حركات اخر واربع عضلات للانثيين فى الذكورة واربع عضلات تحرّك الذكر وعضلة تضبط فم المثانة لئلا يخرج البول بغير ارادة واربع عضلات تضبط المقعدة لئلا يخرج النجو بغير ارادة وست وعشرون عضلة لحركات الفخذين d وضعها فوق الفخذين وعشرون لحركة الساقين ووضعها على الفخذيـن وثمان وعشرون لحركة القدم وبعض حركات الاصابع ووضعها على الساقين واثنتان وعشرون لبقيّة حركات اصابع الرجل ووضعها على القدمين .

[الباب] الرابع فى الاعصاب .

الاعصاب تنبت e أما من الدماغ وأما من النخاع والنخاع يخرج من مؤخّر الدماغ ويستجنّ بغشائى الدماغ اللذين سنذكرهما عند ذكرنا تشريح الدماغ وبالحرز الى ان يبلغ الى العظم المسمّى العصعص ويخرج من النخاع عند ملتقى كل خرزتين منه زوج عصب بأخذ احدهما يمنة والاخر يسرة حتى ينتهى الى آخر العصعص فيخرج من اسفله فرد عصب لا مقابل له وكذلك

الحركات d) Ms. يفول . c) Ms. ممدودة . b) Ms. يستبطنانه a) Ms.

للفخدين e) Ms. التى تنبت .

avant-bras, dont dix sont placés sur la face dorsale de l'avant-bras et sept sur la face interne (*antérieure*). Par ces muscles a lieu le mouvement de la main en dedans, en dehors, vers le côté du pouce et vers le côté du petit doigt, la flexion et l'extension des quatre doigts. Dix-huit muscles dans la main, de chaque côté, par lesquels les doigts sont inclinées vers le côté du pouce et vers le côté du petit doigt, et qui rendent la main creuse. Cent-sept muscles pour le mouvement du thorax; il y en a qui le resserrent et il y en a qui le dilatent. Quarante-huit muscles impriment à la colonne vertébrale tous ses mouvements. Il y a huit muscles étendus sur le ventre, depuis le sternum jusqu'à l'os pubis; quelques-uns longitudinalement, d'autres transversalement et d'autres obliquement. Ils se chargent de tous les mouvements du ventre: ils le serrent et le compriment, et ils secondent d'autres mouvements. Quatre muscles pour les testicules chez les mâles, et quatre muscles qui meuvent la verge; un muscle qui maintient l'orifice de la vessie, afin que l'urine ne sorte pas involontairement. Quatre muscles qui maintiennent l'anus, afin que les matières fécales ne sortent pas involontairement. Vingt-six muscles placés au-dessus des cuisses (*c'-à-d. sur l'articulation coxo-fémorale*) pour le mouvement des cuisses. Vingt muscles placés sur les cuisses pour le mouvement des jambes. Vingt-huit muscles placés sur les jambes pour le mouvement du pied et pour quelques mouvements des orteils. Vingt-deux muscles placés sur les pieds pour le reste des mouvements des orteils.

Quatrième Chapitre. Des nerfs.

Les nerfs naissent soit de l'encéphale, soit de la moëlle épinière. La moëlle épinière sort de la partie postérieure de l'encéphale et elle est entourée des deux membranes de l'encéphale, — dont nous parlerons quand nous traiterons de l'anatomie de l'encéphale —, et des vertèbres, jusqu'à ce qu'elle ait atteint l'os appelé coccyx. Au lieu de rencontre de chaque deux vertèbres il sort de la moëlle épinière une paire de nerfs dont l'un s'étend à droite et l'autre à gauche, jusqu'à ce que la moëlle épinière soit parvenue à l'extrémité du coccyx, et de l'extrémité inférieure sort un nerf unique, impair. De même les nerfs sortent de l'encéphale par paires dont l'un des nerfs s'étend à droite et l'autre à gauche.

يخرج العصب من الدماغ ازواجا احدهما a يأخذ الى ناحية اليمين والاخر b
يأخذ الى ناحية اليسار وينشو من الدماغ سبعة ازواج من العصب. الزوج
الاول ينشوان من مقدم الدماغ ويجيان الى العين فيعطيانها حسّ البصر وهاتان
العصبتان مجوفتان واذا نبتتا من الدماغ وبعدتا عنه قليلا اتصلتا واقصى ثقب
كلّ واحد منهما الى صاحبه ثمّ تفترقان ايضا وهما بعدُ داخل القحف ثمّ
تخرجان ويصير كلّ واحد منهما الى العين التى من جانبها. والزوج الثانى ينشو
من خلف منشأ الزوج الاول ويخرج من القحف فى الثقب الّذى فى القعر
من العين ويتفرّق فى عضل العين فيكون به حركاتها. والزوج الثالث منشأه من
خلف الزوج الثانى من حيث ينتهى البطن المقدّم من الدماغ الى البطن
الثانى وسنشرح هيئة هذه البطون فيما بعد ان شاء الله تعالى ويخالط الزوج
الرابع الّذى بعده ثمّ يفارقه وينقسم اربعة اقسام احدها ينزل الى البطن التى
ما دون الحجاب والباقية منها ما يتفرّق فى اماكن من الوجه والفم والانف
ومنها ما يتّصل بالزوج الّذى بعده. والزوج الرابع منشأه من خلف منشأ
الثالث ويتفرّق فى الحنك فيعطيه حسّا خاصّيا له. والزوج الخامس يكون ببعضه
حسّ السمع وببعضه حركة العضل الّذى يحرّك الخدّ. والزوج السادس يصير
بعضه الى الحلق واللسان وبعضه يصير الى العضل الّذى فى ناحية الكتف وما
حواليه وبعضه ينحدر c فى العنق وينشعب منها فى مرورها d شعب يتّصل
بعضها بعضل الحنجرة واذا بلغت الى الصدر انقسمت ايضا فرجع منها بعضها
مصعدا حتى يتّصل بعضل الحنجرة ويتفرّق شىء منها فى غلاف القلب والرئـة

---

a) Ms. احديهما.   *b*) Ms. اخرى.   *c*) Ms. ينحدب.   *d*) Proprement
منه et un peu plus bas فى مروره; بلغ; انقسم. L'auteur ou le copiste aura
pensé à عصبة.

De l'encéphale naissent sept paires de nerfs. La première paire
(*nerfs optiques; 2e paire des modernes*) naît de la partie antérieure de
l'encéphale, et elle arrive à l'œil pour lui donner le sens de la vue.
Ces deux nerfs sont creux, et quand ils sont sortis de l'encéphale et
qu'ils se trouvent à une petite distance de cet organe, ils se réunissent et le conduit de chacun d'eux communique avec celui de l'autre.
Ensuite ils se séparent de nouveau, pendant qu'ils se trouvent encore
à l'intérieur du crâne, puis ils sortent du crâne et chacun d'eux
arrive à l'œil situé de son côté. La deuxième paire (*n. oculo-moteurs
communs; 3e paire des modernes*) naît derrière l'endroit où naît la
première paire; elle sort du crâne par le trou qui se trouve dans la
cavité de l'œil (*fente sphénoïdale* [*fissura orbitalis sup.*]); elle se distribue
dans les muscles de l'œil, et c'est par cette paire qu'ont lieu les mouvements de l'œil. La troisième paire (*n. trijumeaux; 5e paire des
modernes*) naît derrière la deuxième, à l'endroit où le ventricule antérieur de l'encéphale aboutit au deuxième ventricule, et nous expliquerons plus tard la disposition de ces ventricules, s'il plaît à Dieu
qui est élevé. Cette paire se mêle à la quatrième paire (*n. palatins
des trijumeaux*) qui la suit, ensuite elle s'en sépare et se divise en
quatre branches dont l'une descend aux parties du ventre situées
au-dessous du diaphragme (*n. grand sympathique regardé comme une
partie des trijumeaux*). Une partie du reste se distribue dans les
endroits (la région) de la face, de la bouche et du nez, une autre
partie se réunit à la paire suivante. La quatrième paire (*n. palatins
des trijumeaux*) naît derrière l'endroit où naît la troisième (*n. trijumeaux*), se distribue dans le palais et lui donne la sensibilité qui lui
est propre. Par une partie de la cinquième paire (*n. faciaux et n.
acoustiques; 7e et 8e paires des modernes*) s'opère l'audition, par une
autre partie a lieu le mouvement des muscles qui meuvent les joues.
De la sixième paire (*n. glosso-pharyngiens, pneumogastriques et spinaux
ou accessoires du nerf vague; 9e, 10e et 11e p. des modernes*), une partie
(*n. glosso-pharyngien*) se rend au pharynx (*rameau pharyngien*) et à
la langue (*br. linguales*); une autre partie (*n. spinal ou accessoire du
nerf vague*) se rend aux muscles situés dans la région de l'omoplate
(*m. trapèze*) et aux parties environnantes; une autre partie (*n. pneumogastrique*) descend par le cou, et pendant ce trajet il s'en détache
des branches dont quelques-unes arrivent aux muscles du larynx (*n.
laryngés sup.*). Quand le nerf a atteint la poitrine il se divise de
nouveau, et quelques-unes de ces divisions retournent en montant,

والمرىء وما جاورها ويمرّ الباقى وهو اكثره حتّى ينفذ للحجاب ويتّصل بفـم المعدة منه اكثره ويتّصل الباقى بغشاء الكبد والطحال وسائر الاحشاء ويتّصل به هناك بعض اقسام الزوج الثالث. والزوج السابع يبتدىء من مؤخّـر الدماغ حيث منشأ النخـاع ويتفرّق فى عصل اللسان والحنجـرة. وينشو من النخـاع احد وثلاثون زوجا من العصب وفرد لا مقابل له سبعة ازواج منها يخرج ممّا بين خرز العنق واثنا عشر زوجا من خرز الظهر الى حيث يقابل مـن الظهر الصدر وخمسة ازواج من خرز القطن وهـو اسفل الظهر وثلاثة من عظم العجز وثلاثة من عظم العصعص وفرد لا مقابل له يخرج من طرف عظم العصعص من وسطه. فالزوج الاوّل يخرج من الثقب الـذى فى الفقارة الاولى من فقار العنق ويصعد حتّى يتفرّق فى عصل الرأس. والثانى يخـرج من a الثقب الملتأم فيما بين الفقارة الاولى والثانية ويتّصل بجلدة الرأس فيعطيها حسّ اللمس وبعصل العنق وبعصل الحدّ فيعطيها الحركة. والزوج الثالث مخرجـه من الثقب الملتأم فيما بين الفقارة الثانية والثالثة وينقسم قسمين فبعضه يصير الى العصل المحرّك للحدّ وبعضه يتفرّق فى العصل الـذى بين الكتفين. والـزوج الرابع منشأه ممّا بين الفقارة الثالثة والرابعة وينقسم قسمين فيتفرّق احدهما فى العصل الـذى فى الظهر والاخر يأخذ الى قدّام ويتفرّق فى العصل الموضوع بحذائه تحتنه وفوقه. والخامس يخرج فيما بين الفقارة الرابعة والخامسة وينقسم اقساما بعضها يصيـر الى الحجاب وبعضها الى العصل الـذى يحرّك الرأس والرقبة وبعضها الى العصل الكتف. والسادس منشأه ما بين الفقارة الخامسة والسادسة والسابع ما بين

---

a) Ms. من ما بين.

jusqu'à ce qu'elles arrivent aux muscles du larynx (*n. laryngés inf. ou n. récurrents*). Il s'en distribue aussi quelque chose dans l'enveloppe du cœur, dans le poumon, l'œsophage et les parties voisines. Le reste, et c'est la plus grande partie du nerf, poursuit sa route jusqu'à ce qu'il passe à travers le diaphragme. Alors la plus grande partie arrive à l'orifice de l'estomac, tandis que le reste parvient à l'enveloppe du foie, de la rate et des autres viscères; à ces endroits se réunissent à lui quelques branches de la troisième paire (*c.-à-d. du nerf grand sympathique regardé comme une partie des n. trijumeaux*). La septième paire (*n. grands hypoglosses; 12e p. des modernes*) commence à la partie postérieure de l'encéphale, à l'endroit où naît la moëlle épinière. Elle se distribue dans les muscles de la langue (*branches terminales*) et du larynx (*branche descendante*).

De la moëlle épinière naissent trente et une paires de nerfs et un nerf unique, impair. Sept (*lisez* huit) de ces paires sortent entre les vertèbres du cou; douze paires sortent des vertèbres du dos, où la poitrine est placée en face du dos; cinq paires sortent des vertèbres des lombes, et c'est la partie inférieure du dos; trois paires sortent de l'os sacrum et trois de l'os coccyx, tandis que le nerf unique, impair sort au milieu de l'extrémité inférieure du coccyx.

La première paire sort par le trou qui se trouve dans la première vertèbre cervicale; elle remonte jusqu'à ce qu'elle se distribue dans les muscles de la tête. La deuxième paire sort par le trou ménagé entre la première et la deuxième vertèbre; elle arrive à la peau de la tête à laquelle elle donne le sens du tact, aux muscles du cou et aux muscles de la joue auxquels elle procure le mouvement. La troisième paire sort par le trou ménagé entre la deuxième et la troisième vertèbre; elle se divise en deux branches dont l'une se rend aux muscles qui meuvent la joue, et l'autre se distribue dans les muscles situés entre les omoplates. La quatrième paire naît (sort) entre la troisième et la quatrième vertèbre et se divise en deux branches dont l'une se distribue dans les muscles placés sur le dos, tandis que l'autre se porte en avant et se distribue dans les muscles situés en face, au-dessous et au-dessus d'elle. La cinquième paire sort entre la quatrième et la cinquième vertèbre et se divise en plusieurs parties: une partie se rend au diaphragme (*n. phrénique*), une autre aux muscles qui meuvent la tête et le cou, et une autre aux muscles de l'omoplate. La sixième paire naît (sort) entre la cinquième et la sixième vertèbre, la septième paire entre la sixième et la septième

السادسة والسابعة والثامن ما بين السابعة والثامنة وهى آخـر فقار العنق .
وينقسم العصب الخـارج من هـذه كلّها بعض فى عـضل الرأس والرقبة وبعض فى
عضل الصلب وفى الحجاب خلا الزوج الثامن فانّـه لا يأتى للحجـاب منه شىء
وبعضها يصير الى العضد a والى الـذراع والى الكفّ فيتّصل من الزوج السادس
بعض بعضل الكتف ويحرّك العضد وبعـض ينبل اعلى العضـد للحسّ و[بعـض]
السابع وبعض السادس يصير الى بعض العضل الّذى فى العضد ويكون به حركة
الذراع وبعض ينفرّق فى جلد العضد الباقى وينيله للحسّ وبعض من الـزوج
الثامن ينبتّ فى جلدة الـذراع b فيعطيها للحسّ وبعضه يصير فى عضل الـذراع
ويحرّك الكفّ . والزوج التاسع يخرج فيما بين للخرزة الثامنة والتاسعة وهى c أوّل
خرز الظهر وينقسم بعضه فى العضل الّـذى فيما بين الاضلاع وبعضه فى عضـل
الصلب وبعضه ينزل الى الكـفّ وينبتّ فيه فينيله الحسّ وبعض للحركة . والزوج
العاشر يخرج ممّا بين للخرزة التاسعة والعاشرة ويصير منه جزء الى جلد العضد
فيعطيه للحسّ وباقيه ينقسم فيأخـذ منه قسم الى قـدّام ويتفرّق فى العضـل
الّـذى فيما بين الاضلاع والعضل المنبسط على الصدر والاخـر ينفرّق فى عضل
الظهر والكتف وعلى نحـو هـذا يكون خروج العصب وتفرّقه الى الـزوج التاسـع
عشر . والـزوج العشرون d وهـو أوّل العصب الخـارج من خـرز القطن يخرج ممّا
بـين الفقارة التاسعة عشر والعشريـن وعلى هـذا القياس الى ان يخرج خمسة
ازواج من بين هذه للخرز ويصير بعضها الى قـدّام فيتفرّق فى العضل الّذى على
البطن وبعض يتفرّق فى العضل الّـذى على المتن ويخالط الثلاثـة e ازواج العليا
منه عصب ينحدر من الدماغ والزوجان الآذان تحت هـذه الثلاثة f ينحدر

---

a) Ms. العضل .   b) Ms. الدماغ .   c) Ms. وهو .   d) Ms. العشرين .

e) Ms. الثالثة .   f) Ms. الثلث .

vertèbre, et la huitième paire entre la septième et la huitième vertèbre, et c'est la dernière des vertèbres cervicales (*lisez* la première des vertèbres dorsales). Une partie des nerfs qui sortent de toutes ces vertèbres se divise dans les muscles de la tête et du cou, et une autre partie dans les muscles de la colonne vertébrale et dans le diaphragme, à l'exception de la huitième paire, car il n'en arrive rien au diaphragme. Une autre partie se rend au bras, à l'avant-bras et à la main (*plexus brachial*). Une partie de la sixième paire parvient aux muscles de l'omoplate et fait mouvoir le bras; une autre partie procure la sensibilité aux parties supérieures du bras. [Une partie de] la septième paire et une partie de la sixième se rendent à quelques-uns des muscles situés sur le bras, et c'est par elles qu'a lieu le mouvement de l'avant-bras; une autre partie se distribue dans la peau du reste du bras et lui procure la sensibilité. Une partie de la huitième paire se distribue dans la peau de l'avant-bras et lui donne la sensibilité; une autre partie se rend aux muscles de l'avant-bras et fait mouvoir la main. La neuvième paire sort entre la huitième et la neuvième vertèbre, et c'est la première (*lisez* deuxième) des vertèbres dorsales; une partie se divise dans les muscles situés entre les côtes, une autre partie dans les muscles de la colonne vertébrale; une autre descend à la main, s'y distribue et lui procure la sensibilité et une partie des mouvements. La dixième paire sort ·entre la neuvième et la dixième vertèbre; une partie se rend à la peau du bras pour lui donner la sensibilité; le reste se divise, une partie se porte en avant ·et se distribue dans les muscles situés entre les côtes (*n. intercostaux*) et dans les muscles qui revêtent la poitrine, et l'autre partie se distribue dans les muscles du dos et de l'omoplate. C'est de cette manière que se fait la sortie et la distribution des nerfs jusqu'à la dix-neuvième (*lisez* vingtième) paire. La vingtième (*lisez* vingt-et-unième) paire, et c'est le premier des nerfs qui sortent des vertèbres lombaires, sort entre la dix-neuvième et la vingtième (*lisez* la vingtième et le vingt-et-unième) vertèbre et ainsi de suite d'une manière analogue, jusqu'à ce qu'il sorte cinq paires entre ces vertèbres. Une partie de [chacune de] ces paires se dirige en avant pour se distribuer dans les muscles placés sur le ventre, et une autre partie se distribue dans les muscles situés sur la [face antérieure de] la partie lombaire de la colonne vertébrale (*muscles psoas*). Aux trois paires supérieures se mêlent des nerfs qui descendent de l'encéphale (*n. grand sympathique*). Des deux paires situées au-dessous de ces trois

منها شعب كبار الى اللسان حتّى تبلغ طرف القدم. والزوج الخامس والعشرون a
وهو أوّل العصب الخارج من عظم العجز يخرج من العظم الأوّل من عظام العجز
يخرج الثانى b من الثانى والثالث من الثالث وكلّها يخالط العصب الخارج
من اسفل الظهر وينزل منها الى الرجلين ايضا شىء كثير. وأمّا الثلاثة d
الخارجة من اسفل البطن من عظم العصعص والفرد فكلّها ينبث فى القضيب وفى
عضل المقعدة والمثانة وفى العضل الموضوع بقرب هذه المواضع.

[الباب] الخامس فى العروق.

انّ العروق كلّها تنبت من جانب الكبد المحدّب والكبد مقعّرة الباطن
محدّبة الخارج فيطلع من موضع بحدّبها e عرق عظيم واذا طلع لم يمرّ كبير
شىء حتّى ينقسم قسمين احدهما وهو الاعظم منهما f بأخذ الى اسافل البدن
ليسقى جميع الاعضاء الّتى تستقبله هناك والثانى بأخذ الى اعلاه ليسقى
الاعضاء العالية وهذا القسم الاعلى يمرّ حتّى يلاصق الحجاب وينقسم منه
هناك عرقان ينفرّقان فى الحجاب ليغذواه ثمّ ينفذ g الحجاب فاذا نفذه h
انقسمت منه عروق دقيقة واتصلت بالغشاء الّذى يقسم الصدر بنصفين
ويغلاف القلب والغدّة الّتى تسمّى التوثة وتفرّقت فيها وانا ذاكر هذه الاعضاء
فيما بعد. ثمّ تتشعّب منه شعبة عظيمة تتّصل بالاذن اليمنى من اذنى
القلب وتنقسم هذه الشعبة ثلاثة اقسام احدها يدخل الى التجويف الايمن
من تجويفى القلب وهو اعظم هذه الاقسام والثانى يستدير حول القلب من
ظاهره وينبث فيه كلّه والثالث يتصل بالناحية السفلى من الصدر ويغذو
ماء هناك من الاجسام واذا جاوز القلب [يمرّ] على استقامة الى ان يحاذى

---

a) Ms. والعشرين .   b) Ms. من الثانى .   c) Ms. الطرف .   d) Ms.
الثالث .   e) Ms. بجذبها .   f) Ms. منها .   g) Ms. ينفذان .   h) Ms.
نفذاه .   i) Ms. ها .

paires descendent de grandes branches vers la jambe (*n. cruraux*), jusqu'à ce qu'elles atteignent l'extrémité du pied. La vingt-cinquième (*lisez* vingt-sixième) paire, et c'est le premier nerf qui sort de l'os sacrum, sort du premier des os du sacrum, le deuxième nerf sort du deuxième os et le troisième du troisième os. Tous ces nerfs se mêlent aux nerfs qui sortent de l'extrémité inférieure du dos (*nerfs lombaires*), et il en descend aussi une grande portion aux jambes. Les trois paires qui, à la partie inférieure du ventre, sortent de l'os coccyx et le nerf unique, se distribuent tous dans la verge, dans les muscles de l'anus et de la vessie, et dans les muscles situés près de ces endroits.

Cinquième Chapitre. Des veines.

Toutes les veines naissent de la face convexe du foie, le foie étant concave du côté intérieur, convexe du côté extérieur. De sa face convexe monte une grande veine. Quand cette veine, en montant, n'a parcouru qu'une petite distance, elle se divise en deux portions dont l'une, la plus grande (*v. cave inférieure* [*postér.*] *sans la partie thoracique chez les animaux*), se dirige aux endroits inférieurs du corps, pour arroser toutes les parties du corps qui se présentent à elle dans ces endroits, tandis que l'autre se dirige aux endroits supérieurs, pour arroser les parties supérieures du corps.

I. Cette portion supérieure (*v. cave sup.* [*antér.*] *avec la partie thoracique de la v. cave inf.* [*post.*] *chez les animaux*) poursuit sa route, jusqu'à ce qu'elle se trouve tout près du diaphragme. A cet endroit il s'en détache deux veines qui se distribuent dans le diaphragme pour le nourrir (*v. diaphragmatiques*). Ensuite elle passe par le diaphragme; quand elle l'a passé, il s'en détache des veines ténues qui arrivent à la membrane qui divise le thorax en deux moitiés (*v. médiastines*), à l'enveloppe du cœur (*v. péricardiques*) et à la glande appelée la *mûre* (*v. thymiques*), et s'y distribuent. Nous parlerons plus tard de ces parties. Ensuite il s'en détache une branche considérable qui parvient à l'oreillette droite du cœur. Cette branche se divise en trois portions dont l'une entre dans la cavité droite du cœur, et c'est la plus grande de ces divisions. La deuxième entoure le cœur à l'extérieur (*v. coronaire*) et se distribue dans le cœur entier. La troisième portion arrive à la région inférieure du thorax et nourrit les parties qui se trouvent à cet endroit (*v. azygos*).

النرقوتين وينقسم منه فى سلكه هذا شعب صغار فى كلّ واحدة من الجانبين
تسقى [ما] بجانبيها ويقرب منها وتخرج منها شعب صغار الى خارج فتسقى
العصل الخارج المحاذى لتلك الاعضاء الداخلة وعند محاذاته للابط يخرج منه
الى خارج شعبة عظيمة تأتى اليد من ناحية الابط وهو المسمّى الباسليق.
فاذا حاذى a من النرقوتين b الوسط منهما موضع اللبّة انقسم قسمين فصار
احدهما الى ناحية اليمين والاخر الى ناحية اليسار وانقسم كلّ واحد من
هذين القسمين الى قسمين فركب احد القسمين الكتف وجاء الى اليد
من الجانب الوحشىّ وهو العرق المسمّى القيفال وانقسم الثانى قسمين فى كلّ
جانب ثمّ احدهما غائرا مصعّدا فى العنق حتى يدخل القحف ويسقى
ما هناك من اعضاء الدماغ واغشيته وفى مروره فى العنق الى ان يدخل الدماغ
ينشعب منه شعب صغار تسقى ما فى العنق من الاعضاء الداخلة ويسمّى
هذا القسم السوداج الغائر واما الثانى فيمرّ مصعّدا فى الظاهر حتى ينقسم فى
الوجه والرأس والعين والانف ويسقى جميع هذه الاعضاء وهو الوداج الظاهر.
وينشعب من العرق c الكتفىّ فى مروره بالعضد شعب صغار حتى تسقى ظاهر
العضد وينشعب من الابطىّ شعب صغار تسقى باطنه واذا قارب العرق الكتفىّ
والعرق الابطىّ مفصل المرفق انقسما فاحد اقسام العرق الكتفىّ يمازج قسما
من العرق الابطىّ d فيكون منهما عند المرفق العرق المسمّى الاكحل والقسم
الثانى من اقسام العرق الكتفىّ يمتدّ فى ظاهر الساعد ويركب بعد ذلك
الزند الاعلى وهو المسمّى حبل الذراع وقسم من العرق الابطىّ وهو الاسفل

Quand elle (*la veine cave sup.*) a dépassé le cœur, elle poursuit sa route dans une direction droite, jusqu'à ce qu'elle soit arrivée au niveau des clavicules. Pendant ce trajet il s'en détache de petites branches, à chacun des deux côtés, lesquelles arrosent les parties situées en face et près d'elles, et desquelles sortent de petites branches se rendant à l'extérieur, pour arroser les muscles externes situés en face de ces parties internes (*v. mammaires int.? v. intercostales supérieures qui s'ouvrent dans les troncs brachio-céphaliques?*). Quand la veine est parvenue au niveau de l'aisselle, il en sort une branche considérable qui arrive au membre supérieur du côté de l'aisselle, et c'est la veine appelée veine basilique.

Quand la veine [cave] se trouve au niveau du milieu des deux clavicules, à l'endroit de la fossette jugulaire, elle se divise en deux parties (*troncs brachio-céphaliques*) dont l'une se dirige à droite et l'autre à gauche. Chacune de ces parties se divise à son tour en deux branches dont l'une monte sur l'épaule et arrive au membre supérieur du côté extérieur, et c'est la veine appelée veine céphalique. L'autre branche se divise en deux parties, à chaque côté; l'une d'elles passe dans la profondeur, montant par le cou, jusqu'à ce qu'elle entre dans le crâne et arrose les parties de l'encéphale qui s'y trouvent et ses membranes. Pendant son trajet par le cou jusqu'à son entrée dans l'encéphale, il s'en détache de petites branches qui arrosent les parties intérieures du cou, et cette partie s'appelle la jugulaire profonde (*interne*). L'autre passe en montant superficiellement pour se diviser dans la face, la tête, l'œil et le nez et pour arroser toutes ces parties, et c'est la jugulaire superficielle (*externe*).

Pendant le trajet de la veine de l'épaule dans le bras il s'en détache de petites veines pour arroser les parties externes du bras, et de la veine de l'aisselle se détachent de petites veines qui arrosent les parties internes du bras. Quand la veine de l'épaule (*v. céphalique*) et la veine de l'aisselle (*v. basilique*) sont arrivées près de l'articulation du coude, elles se divisent; une des branches de la veine de l'épaule (*v. médiane céphalique*) se mêle à une branche de la veine de l'aisselle (*v. médiane basilique*), et de ces deux se forme, près du pli du coude, la veine appelée la veine noire (*v. médiane*). La deuxième branche de la veine de l'épaule s'étend dans la partie externe de l'avant-bras et passe, après cela, par-dessus le *sand* supérieur (*radius*), et c'est la veine appelée la corde de l'avant-bras (*v. céphalique du*

مكانا يمرّ فى لجانب الداخل من الساعد حتّى يبلغ رأس الزند الاسفل ويكون
من بعض شعبه العرق الّـذى بين لخنصر والبنصر [وهو] المسمّى الاسيلم. وامّا
القسم الّذى يأخـذ الى اسافل البدن فانّـه يركب خـروز الظهر اخـذا الى اسفل
وينشعب منه أوّلا شعـب تأتى لفائـف الكلى واغشيتها والاجسام الّتى بالقـرب
منها فتسقيها ثمّ ينشعب منه شعبتان عظيمتان تدخـلان تجويف الكلى ثمّ
شعبتان تصيـران الى الانثيين ثمّ ينشعب منه عند كلّ a خـرزة عـرقان يمرّان
فى لجانبين فيسقيان الاعضـاء القريبة منها ما كان منها داخـلا كالرحم والمثانة
وما كان منها خارجا كمراقّ البطن ولخاصرتين حتّى اذا بلغ آخـر لخـرز انقسم
قسمين وأخـذ احدهمـا الى الرجـل اليمنى والاخـر الى الرجل اليسرى وانشعبت
منه شعب تسقى عضل الفخذين منها غائـرة تسقى العضـل الداخـل ومنها
ظاهرة تسقى العضل الظاهر حتّى اذا بلغ مثنى الركبة انقسم ثلاثـة اقسام غمرّ
قسم منها فى الوسـط وسقى بشعب له جميع عضل الساق الداخـل ولخـارج
ومرّ قسم فى لجانب الداخل من الساق حتّى يظهر عند الكعـب الـداخـل
وهو الصافن [و]القسـم الاخـر يمرّ فى لجـانـب الظاهـر من الساق b الى ناحيـة
الكعب لخارجة وهو عرق النسا وينشعب من كلّ واحد من هذين عند بلوغه
القدم شعب تتفرّق فى القدم فتكون الشعب الّتى هى من القدم فى ناحية
لخنصر والبنصر شعب عـرق النسا والّتى فى الابهـام من شعب الصافن. فهذه

---

pouce). Une branche de la veine de l'aisselle (*v. basilique*), et c'est la branche située le plus en bas, passe par le côté intérieur de l'avant-bras, jusqu'à ce qu'elle atteigne l'extrémité du *zand* inférieur (*cubitus*); de quelques-unes de ses branches se forme la veine qui se trouve entre le petit doigt et l'annulaire, et c'est la veine appelée la petite veine salutaire (*v. salvatelle*).

II. La portion [de la veine cave] qui se dirige aux parties inférieures du corps (*v. cave inférieure*), s'appuie sur les vertèbres du dos, se dirigeant en bas, et il s'en détache d'abord des branches qui arrivent aux enveloppes et aux membranes des reins et aux parties voisines, pour les arroser (*v. capsulaires et adipeuses*). Ensuite s'en détachent deux branches considérables qui entrent dans la cavité des reins (*v. rénales*), puis deux branches qui se rendent aux testicules (*v. spermatiques int.*). Ensuite il s'en détache, près de chaque vertèbre, deux veines qui se portent aux deux côtés, pour arroser les parties voisines de la vertèbre situées à l'intérieur, comme la matrice et la vessie (*v. utérines et vésicales qui s'ouvrent dans la v. iliaque int.*) et celles situées à l'extérieur, comme la paroi du ventre (*v. lombaires*), et les deux flancs (*v. iléo-lombaires qui s'ouvrent dans la v. iliaque int.?*). Quand la veine est parvenue au bout des vertèbres, elle se divise en deux branches (*v. iliaques ext.*) dont l'une se dirige au membre inférieur droit et l'autre au membre inférieur gauche. De cette veine (*lisez* de la continuation de cette veine, quand elle passe par la cuisse [*v. fémorale*]) se détachent des branches qui arrosent les muscles de la cuisse, les branches profondes arrosant les muscles internes, les branches superficielles arrosant les muscles superficiels, jusqu'à ce que cette veine, ayant atteint le pli du genou (*jarret*), se divise en trois portions. Une de ces portions passe au milieu (*v. poplitée*) et arrose par des branches qu'elle possède (*v. tibiales*) tous les muscles internes et externes de la jambe; une autre portion passe par le côté interne de la jambe, jusqu'à ce qu'elle paraît près de la malléole interne, et c'est la veine saphène [interne]; la dernière portion, passant par le côté externe de la jambe, se rend à la malléole externe, et c'est la veine *al-nasā* (*v. saphène externe*). De chacune de ces deux [dernières] portions, quand elles ont atteint le pied, se détachent des branches qui se distribuent dans le pied. Les branches situées au pied du côté du petit et du quatrième orteil sont des branches de la veine saphène externe, et celles qui se trouvent dans le gros orteil sont des branches de la veine saphène interne.

جملة العروق الناشيعة من الكبد الساقية جميع اعضاء البدن .

[الباب] السادس فى الشرايين .

منبت الشرايين من القلب من تجويفه الايسر ويخرج من هـذا التجويف
شريانان احدهما اصغر وطبقته ايضا واحـدة وهـو مع هـذا ارق من احـدى
طبقتى سائر الشرايين وهذا الشريان يدخل الى الرئة وينقسم فيها والاخـر اكبر
كثيرا وهـذا حين يطلع ينشعب منه شعبتان فتصيـر احـداهما الى التجويف
الايمن من تجويفى القلب وهى اصغر الشعبتين والاخـرى تستدير حـول القلب
كما يـدور ثمّ تـدخـل اليه وتتفرّق فيه ثمّ ان الباقى من العرق النابـت من
تجويـف القلب الايسر بعـد انشعـاب هاتين الشعبتين مـنـه ينقسم قسمين
فيأخـذ اعظمهما الى اسافـل البـدن ويأخـذ الاخـر a الى الناحيه وهـذا القسم
الآخـذ الى اعلى البـدن ينقسم منـه فى مصعـده من الجانبين شعـب تتّصل
بمـا b يحاذيها مـن الاعضاء فيعطيها للحـرارة الغريزيّة حتّى اذا حـاذى الابط
خرجـت منه شعبة مـع c العرق الابطىّ الى اليـد وتنقسم فيـه كتقسيمه
واتّصلـت منـه شعـب صغـار بالعضل الظاهـر والباطـن من العضد وهـو
مـع ذلك غائـر منـدفن حتّى اذا صار عنـد المرفق صعـد الى فـوق حتّى
ان نبضه يظهـر فى هـذا الموضع فى كثيـر من الابـدان ولم يزل d تحـت
الابـطىّ ملاصقا [بـه] حتّى ينزل عـن المرفق قليلا ثمّ انـه يغوص ايضا

---

a) Ms. الاخرى .   b) Ms. بها .   c) Ms. من .   d) Ms. نزل .

Voilà toutes les veines qui naissent du foie et qui arrosent toutes les parties du corps [1]).

Sixième Chapitre. Des artères.

Les artères naissent de la cavité (*ventricule*) gauche du cœur. De cette cavité sortent deux artères dont l'une est plus petite que l'autre; elle n'a aussi qu'une seule tunique qui d'ailleurs est plus mince qu'une des deux tuniques des autres artères. Cette artère entre dans le poumon et s'y divise (*art. veineuse* [*v. pulmonaire*]). L'autre artère (*a. aorte*) est beaucoup plus grande. Dès que cette artère se montre, il s'en détache deux branches (*a. coronaires*) dont l'une se rend à [la paroi de] la cavité droite des deux cavités du cœur, et c'est la plus petite des deux branches; l'autre entoure circulairement le cœur entier, entre ensuite dans la paroi du cœur et s'y distribue. Ensuite le reste de l'artère née de la cavité gauche du cœur, après que ces deux branches s'en sont détachées, se divise en deux portions (*chez les ruminants*) [2]) dont la plus grande (*aorte postérieure* [*descendante*]) se dirige aux parties inférieures du corps, tandisque l'autre (*aorte antérieure* [*ascendante*]) se dirige aux parties supérieures.

I. De cette portion qui se dirige aux parties supérieures du corps (*aorte ascendante*) se détachent, pendant sa marche ascendante, des deux côtés, des branches qui parviennent aux parties situées en face d'elles, pour leur donner la chaleur naturelle. Quand cette portion se trouve en face de l'aisselle, il en sort [à chaque côté] une branche qui, accompagnant la veine de l'aisselle, se rend au membre supérieur (*art. sousclavière; a. axillaire*) et s'y divise de la même manière que cette veine. De petites branches de cette artère arrivent aux muscles internes et externes du bras (*branches de l'artère humérale*); en même temps elle passe dans la profondeur et reste cachée, jusqu'à ce que, arrivée près [du pli] du coude, elle s'élève, de sorte que son battement est perceptible à cet endroit dans la plupart des corps. Elle reste sous la veine de l'aisselle, à laquelle elle est réunie, jusqu'à ce que, en descendant, elle se soit éloignée un peu du [pli du] coude. Ensuite elle s'enfonce de nouveau dans la profondeur, et il s'en détache des

---

1) Pour le système de la veine porte v. le chapitre du foie. La veine artérieuse (*a. pulmonaire*) est mentionnée dans le chapitre du cœur.

2) V. plus bas la première note du chapitre du Canon d'Avicenne sur l'artère aorte ascendante (Fig. II).

فى العمق وينشعب منه شعب شعرية تتّصل ببعض الساعد الى ان
ينقطع من الساعد مسافة صالحة ثمّ انّه ينقسم قسمين فيأخذ احدهما
الى الرسغ مارًّا على الزند الاعلى وهو العرق الّذى تجسّه الاطبّاء
ويأخذ الاخر الى الرسغ ايضا مارًّا على الزند الاسفل وهو اصغرهما
ويتفرّقان فى الكفّ وربّما ظهر نهما نبض فى ظهر الكفّ . واذا بلغ هـذا
القسم الاعلى موضع اللبّة انقسم قسمين وانقسم [كلّ واحد] من هـذين
القسمين الى قسمين اخرين وجاوره[a] احد هـذين القسمين الوداج الغائـر
ومرّ مصعدا حتّى يدخـل القحف ويتّصل فى مروره منه شعب بالاعضاء
الغائـرة الّتى هناك كما وصفنا فى ذكـر العروق . فاذا دخـل القحـف انقسم
هناك تقسّما عجيبيا وصار منه الشىء المعروف بالشبكة المفروشة تحت
الدماغ وهـو جسم يشبه شباكا كثيرة قـد القى بعضها على بعض ثمّ
انّـه من بعد تقسّمه الى هـذه الشبكة يجتمع ويعود ايضا فيخرج من
هـذه الشبكة عرقان متساويان فى العظم بحالهما[b] قبـل الانقسام اليها[c]
ويدخـلان حينئذ جرم الدماغ فيقسمان فيه . فأمّا القسم الاخر من هـذين[d]
القسمين وهـو اصغرهما فانّـه يصعد الى ظاهر الوجـه والرأس ويتفرّق فيما
هناك فى الوجـه من الاعضاء الظاهرة كتفرّق الوداج الظاهر وقـد يظهر
نبـض هـذا القسم خلـف الاذن وفى الصـدغ وامّا النبض الظاهر عنـد
الوداجين فانّـه نبض القسم العظيم المجاور للوداج الغائـر ويسمّى هـذان
الشريانان[e] شريانى السبات . وامّا القسم النازل من قسمى العرق النابت
من القلـب الى اسافل البدن فانّـه يركـب خرز الظهر نزلا الى اسفل

---

d) Ms. هذه .   c) Ms. اليهما .   b) Ms. بحالها .   a) Ms. جاوز .

e) Ms. هذين الشريانين .

branches fines comme des cheveux qui parviennent aux muscles de l'avant-bras, jusqu'à ce qu'elle ait parcouru une partie assez considérable de l'avant-bras. Ensuite elle se divise en deux branches dont l'une se dirige au carpe, en passant sur le radius, et c'est le vaisseau que tâtent les médecins (*a. radiale*). L'autre se dirige aussi au carpe, en passent sur le cubitus, et c'est la plus petite des deux (*a. cubitale*). Les deux branches se distribuent dans la main, et parfois leur battement est perceptible à la face dorsale de la main.

Quand cette portion supérieure a atteint la fossette jugulaire, elle se divise en deux parties (*les deux artères carotides primitives*), et [chacune] de ces deux parties se divise en deux autres parties (*a. carotides interne et externe*). L'une de ces parties (*a. carotide int.*) accompagne la veine jugulaire profonde (*interne*) et elle avance, en montant, jusqu'à ce qu'elle entre dans le crâne. Pendant son trajet il s'en détache des branches qui parviennent aux parties profondes qui se trouvent à cet endroit, comme nous l'avons décrit en parlant des veines. Entrée dans le crâne elle s'y divise d'une manière merveilleuse, et il s'en forme quelque chose appelée le réseau (*réseau admirable chez les ruminants, le porc*) qui est étendu sous l'encéphale. C'est un corps semblable à plusieurs réseaux jétés l'un sur l'autre. Ensuite, après que cette artère s'est divisée dans ce réseau, les divisions se réunissent et reviennent [à leur disposition antérieure], et il sort de ce réseau deux artères égales en grandeur, comme elles étaient avant leur division dans le réseau. Elles entrent alors dans la substance de l'encéphale et s'y distribuent (*a. cérébrales*). L'autre de ces deux parties (*a. carotide ext.*), et c'est la plus petite, monte à l'extérieur de la face et de la tête, et se distribue dans les parties extérieures de la face, de la même manière que se distribue la veine jugulaire externe. Le battement de cette partie est perceptible derrière l'oreille (*a. occipitale*) et à la tempe (*a. temporale*), tandis que le battement perceptible près des deux veines jugulaires est celui de la partie considérable qui accompagne la veine jugulaire profonde (*a. carotide int.*). Ces deux artères s'appellent les deux artères du sopeur (*carotides*) [1].

II. Celle des deux portions de l'artère naissant du cœur, laquelle descend aux parties inférieures du corps (*aorte descendante*), s'appuie, en descendant, sur les vertèbres du dos. A chaque vertèbre il s'en

---

1) καρωτίδες de καρός. V. la première note du chapitre du Canon d'Avicenne sur les artères soporifères (*carotides*).

وينشعب منه [عند] كل خـرزة شعب يمنة ويسرة تتّصل بالاعضاء المحاذية
لها وأوّل شعبـة تنشعب منه شعبـة تأتى الى الرئة ثمّ شعب تأتى
العضل a الّـذى بين الاضلاع ثمّ شعبتان تأتيان للحجـاب ثمّ شعب تأتى
المعدة والكبد والطحـال والثرب b والامعاء والكلى والارحـام والانثيين والمثانة
والقصيب وشعب تخرج حتّى تتّصل بالعضل للخارج المحـاذى c لهـذه المواضع
حتّى اذا جـاء الى آخـر للخـرز انقسم قسمين واخـذ كلّ واحـد منهما نحـو
احـد الرجلين وانقسما فيهما كتنقسم العروق الّا انّها غائـرات ويظهـر نبضهما
عنـد الاربيتين وعنـد العقـب تحـت الكعبين d [من] الرجـلين e وفى ظهـر
القدمين بانقرب من الوتر العظيم.

[الباب] السابع فى الدماغ.

انّ الدماغ ليس بمصمت لكـن لـه تجاويف وهى على راى جـالينوس اربعة
تجاويـف يفضى بعضها الى بعـض تسمّى بطون الـدماغ اثنـان منهـا فى
مقدّم الـدماغ واحـد f فى وسطه واخـر فى مؤخّـره على هـذا الشكل ٥ ٥٥
عنـد هـذه المجـارى اجسـام مشكّـلة بشكـل موافـق تسدّهـا فى بعـض

---

a) Ms. المفصل. La traduction latine a: musculos.   b) Ms. والنر دره.
La traduction latine a: omentum sive reticulum.   c) Ms. المحاذيه.   d) Ms.
الكتفين.   e) Ms. الراجلين.   f) Ms. واحدة.

détache des branches à droite et à gauche qui arrivent aux parties situées en face de cette vertèbre. La première branche qui s'en détache est une branche qui arrive au poumon (*a. bronchiale*), puis il s'en détache des branches qui arrivent aux muscles situés entre les côtes (*a. intercostales*), ensuite deux branches qui arrivent au diaphragme (*a. diaphragmatiques inf.*), ensuite des branches (*br. du tronc cœliaque*) qui arrivent à l'estomac (*a. gastrique* [*a. coronaire stomachique*]), au foie (*a. hépatique*), à la rate (*a. splénique*), à l'épiploon (*a. gastro-épiploïques*), aux intestins (*a. mésentériques*), aux reins (*a. rénales*), aux matrices [1]) (*a. utéro-ovarienne*), aux testicules (*a. spermatiques*), à la vessie (*a. vésicales de l'art. iliaque int.*), à la verge (*branches de l'art. honteuse int.*), et des branches qui sortent pour parvenir aux muscles externes situés en face de ces endroits (*br. antérieures des art. lombaires*). Quand l'artère est arrivée au bout des vertèbres, elle se divise en deux parties (*a. iliaques ext.*) dont chacune se dirige à un des membres inférieurs, dans lesquels elles (*c.-à-d. leur contination: les art. fémorales*) se divisent de la même manière que se divisent les veines, seulement elles passent dans la profondeur, et leur battement [n'] est perceptible [que] près des aines, près du talon au-dessous des malléoles des deux jambes, et sur le dos des pieds près du grand tendon.

Septième Chapitre. De l'encéphale.

L'encéphale n'est pas massif, mais possède des cavités qui selon l'opinion de Galien sont au nombre de quatre. Elles communiquent les unes avec les autres et s'appellent les ventricules de l'encéphale. Deux de ces ventricules se trouvent dans la partie antérieure de l'encéphale (*ventricules latéraux*), un au milieu (*v. moyen*), et une autre dans la partie postérieure de l'encéphale (*quatrième ventricule*), d'après cette figure ⚇oo. Près de ces conduits [2]) il y a des corps formés d'une manière convenable pour fermer les conduits en certains moments,

---

[1]) „Cette expression *les matrices* (αἱ ὑστέραι), appliquée théoriquement par Galien à l'utérus de la femme, remonte à la plus haute antiquité, et tient à ce que les anciens se figuraient que l'utérus humain était, comme celui des animaux sur qui ils pratiquaient leurs dissections, divisé en *sinus* ou *cornes*. Quand Galien se sert du singulier, il ne faudrait en tirer aucune conséquence, car il s'agit toujours, quoiqu'il en dise, des matrices d'animaux." (Daremberg. Oeuvres de Galien. T. II p. 90 note 1). V. Note C.

[2]) C'-a-d. les communications entre les ventricules.

48

الاحابيين a وتفتّحها فى اخرى وله زيادتان تنصبتان من بطنيه المقدّمين
شبيبتان بكلمتى الثدى تبلغان الى العظم الشميبه بالمصفى وبهاتين
الزائدتين يكون حسّ الشمّ وهذا العظم مثقّب ثقبا كثيرة على غير
استواء بل مشاشىّ وموضعه من القحف حيث ينتهى اليه اقصى الانف .
وللدماغ b غشاءان احدهما صلب غليظ والاخر رقيق والرقيق ملازق
للدماغ ومخالط له فى مواضع والغليظ ملازق للقحف ويلازق الدماغ
فى امكنة منه وهذا الغشاء الصلب مثقّب ثقبا كثيرة فى موضعين
احدهما عند العظم الذى فى اقصى الانف المسمّى المصفى والاخر عند
العظم الذى فى الحنك وهذا العظم ايضا مثقّب ويسيل من العظم المثقّب
الذى فى اقصى الانف فصول البطنين المقدّمين من الدماغ الى الانف
ومن الذى فى الحنك فصول البطن المتوسّط والبطن المتأخّر فيكون بذلك

---

a) Ms. الاحابيين .   b) Ms. اندماغ .

et pour les ouvrir en d'autres [1]). L'encéphale a deux prolongements qui naissent de ses deux ventricules antérieurs et qui ressemblent aux mamelons (*lobules olfactifs ou ethmoïdaux chez les animaux* [2]). Ils parviennent à l'os qui ressemble à un filtre (*os ethmoïde*), et c'est par ces prolongements qu'a lieu l'olfaction. Cet os est percé d'un grand nombre de trous, non pas d'une manière égale, mais plutôt à la manière d'une éponge. Sa place dans le crâne est là où aboutit la partie la plus reculée du nez. L'encéphale a deux enveloppes dont l'une est dure et épaisse (*dure-mère*) et l'autre mince (*pie-mère*). L'enveloppe mince adhère à l'encéphale, auquel elle est mêlée (attachée) à certain endroits. L'enveloppe épaisse adhère au crâne et elle adhère à l'encéphale à quelques endroits [3]). Cette enveloppe dure est percée d'un grand nombre de trous, à deux endroits, dont l'un se trouve près de l'os situé au bout le plus reculé du nez et appelé l'os qui ressemble à un filtre (*os ethmoïde*), tandis que l'autre se trouve près de l'os situé au palais (*corps de os sphénoide; selle turcique ou fosse pituitaire*); cet os est aussi perforé. C'est à travers l'os perforé situé au bout le plus reculé du nez que les superfluités des deux ventricules antérieurs de l'encéphale découlent vers le nez, tandis que les superfluités des ventricules moyen et postérieur découlent à travers l'os situé au palais [4]), et c'est par là qu'on est préservé de

---

1) Les corps auxquels l'auteur attribue ces fonctions sont le ver (*éminence vermiculaire du cervelet*) et les tubercules quadrijumeaux. Avicenne dit: Quand le ver s'étend et se rétrécit, il resserre ces deux éminences (*tub. quadrijumeaux*) jusqu'à ce qu'elles se touchent, de sorte que le canal est bouché, et quand il se contracte, de sorte qu'il devient plus court et plus large, elles s'éloignent l'une de l'autre en laissant un espace entre elles, et le canal s'ouvre. (V. plus bas le chapitre du Canon d'Avicenne sur l'encéphale, près de la fin, la note correspondante et Note L.).

2) „Des trois ventricules de l'encéphale procèdent sept paires de nerfs, outre les apophyses appelées mastoïdiennes (*lobules olfactifs des animaux*). En effet ces apophyses mastoïdiennes, qui sont une partie de la portion antérieure de l'encéphale, s'étendent jusqu'au nez, là où est placé l'os dit ethmoïde dans lequel se trouve le siège du sens olfactif." (Leo. Conspectus medicinae Lib. III c. 1; Ermerins Anecdota graeca. Lugd. Bat. 1840 p. 127).

3) „Mais la mince méninge est [véritablement (Gal.)] l'enveloppe adhérente de l'encéphale. En effet l'épaisse méninge s'écarte de la mince (ἀπὸ αὐτῆς [Oribase]; ἀπ' αὐτοῦ; de l'encéphale [Gal.]), ne s'y rattachant que par les vaisseaux qui la traversent." (Gal. De usu part. Lib. VIII c. 9; ed. Kühn T. III p. 659; Daremberg Œuvres de Galien I, 554; Œuvres d'Oribase. De l'encéphale et des méninges; ed. Bussemaker et Daremberg. Paris 1851—1876. T. III p. 276).

4) Vésale admet quatre conduits de l'os sphénoïde par lesquels découle le pituite de l'encéphale: „Sinus in cuneiformis ossis medio incisus (*selle turcique*), ac glandulam continens, cui pituita ex cerebro defluens instillatur. Ab hoc sinu, qui laevis est, ac planus et quodammodo quadratus, utrinque duo derivantur ductus, sinuum modo exsculpti.

4

السلامة من امراض رديّة. وتحـت الدماغ تحت الغشاء الغليظ النسجـة الشبيهة بالشبكة الّتى تتكـوّن من الشرايين الصاعـدة الى الرأس وهـذه النسجة يخـرج منها عرقان كما ذكرنا فى باب الشرايين فيدخـلان فى الغشاء الصلب ويتّصلان بالدماغ. وامّا منبـت الاعصاب منه فقـد ذكرناها عنـد ذكرنا للعصب.

الباب الثامن فى هيئة العين.

العين مركّبـة من سبع طبقات وثـلاث رطوبات وترتيبها علـى ما اصـف. انّ العصبـة المجسوّفـة الّتى فى اوّل العصـب الخارج من الدماغ تخّرج من القحـف الى قعـر العين وعليها غشاءان عما غشاءا الدماغ فاذا بـرزت من القحـف وصارت فى جوبـة عظم العين فارقـها الغشاء الغليظ وصار لباسا وغشاء علـى بـعـض عـظـم العين لا علـى كآلـه ويسمّى المشـرّحـون هـذا الغشاء الطبقة الصلبة ويفارقها ايضا الغشاء الرقيـق فيصير نباسا وغشاء دون الطبقة الصلبـة ويسمّى الطبقـة المشيميّـة [a] لشبهها بالمشيمة ويعـرض العصبة نفسها ويصير منها غشاء دون هـذين يسمّى الغشاء الشبكى ثـمّ يتكـوّن فى وسـط هـذا الغشاء جسم لّين رطـب فى لـون الزجـاج يسمّى الرطوبـة الزجاجيّـة ويتكـوّن فى وسطه جسم اخر مستديـر الّا ان فيه ادنـى تفرطح شبيه بالجليد فى صفائه ويسمّى الرطوبـة الجليديّـة وتحيط الزجاجيّـة من الجليديّـة بمقدار النصف ويعلو النصف الاخـر جسم شبيه [b] بنسـج العنكبـوت شديـد الصفاء والصقال يسمّى الطبقة العنكبوتيّـة ثـمّ يعلو هـذا الجسم سائل فى لـون بياض البيض ويسمّى الرطوبـة البيضيّـة ويعلو الرطوبـة

---

a) Ms. المسبهة.   b) Ms. شبيهة.

maladies malignes. Au-dessous de l'encéphale et de l'enveloppe épaisse se trouve le tissu semblable à un réseau (*réseau admirable*) formé par les artères qui montent à la tête (*a. carotides*), et de ce tissu proviennent deux artères, comme nous avons exposé dans le chapitre des artères; elles entrent dans l'enveloppe dure et parviennent à l'encéphale. Quant aux origines des nerfs, nous en avons parlé en traitant des nerfs.

Huitième Chapitre. De la disposition de l'œil.

L'œil est composé de sept tuniques et de trois humeurs. La disposition de ces parties est comme je vais la décrire. Le nerf creux (*n. optique*), qui est le premier des nerfs qui sortent de l'encéphale, sort du crâne pour se rendre à la cavité de l'œil. Il est couvert de deux membranes; ce sont les deux enveloppes de l'encéphale. Quand le nerf est sorti du crâne et qu'il est arrivé dans la cavité de l'os de l'œil, l'enveloppe épaisse s'en sépare et devient un revêtement et une membrane pour une partie de l'os (*lises* du globe) de l'œil, mais non pas pour le globe entier, et les anatomistes appellent cette enveloppe la tunique dure (*sclérotique*). L'enveloppe mince se sépare aussi du nerf pour devenir un revêtement et une membrane située au-dessous de la tunique dure; cette membrane s'appelle la tunique chorioïde parce qu'elle ressemble au chorion. Le nerf même s'élargit et devient une membrane située au-dessous de ces deux tuniques; cette membrane s'appelle la membrane rétiforme (*rétine*). Ensuite il se forme au milieu de cette membrane un corps mou et humide, couleur de verre, appelé l'humeur vitrée (*corps vitré*). Au milieu de ce corps se forme un autre corps qui est arrondi, mais un peu aplati. Par sa limpidité il ressemble à la glace et s'appelle l'humeur glaciale (*cristallin*). L'humeur vitrée entoure l'humeur glaciale pour la moitié (*moitié postérieure*). Sur (devant) l'autre moitié est placé un corps qui ressemble à une toile d'araignée, corps très limpide et très lisse, appelée la tunique arachnoïde (*capsule du cristallin [moitié antérieure]*). Sur (devant) ce corps se trouve un liquide qui a la couleur du blanc d'œuf et qui s'appelle l'humeur semblable au blanc d'œuf (*humeur*

. . . . Posterior sinus ad asperum inaequaleque foramen, seu rimam potius (*trou déchiré ant.*) deorsum porrigitur, qua pituita ori palatove potissimum influit, et aër quoque inter spirandum calvariam petit." (Andr. Vesal. Opera omnia Lib. I c. 12; cur. Boerhaave et Albini L. B. 1725 T. I p. 44 avec une figure).

البيضيّة جسم رقيق مخمل الداخـل حيـث يلى البيضيّة a املس الخـارج
ويختلف لونـه فى الابـدان فربّما كان شـديـد السـواد وربّما كان دون ذلك
وفى وسطـه حيـث يحـاذى لجليديّـة ثـقب يتّسع ويضيـق فى حـال دون
حـال بمقدار حـاجـة لجليديّـة الى الضوء فيضيـق عند الضوء الشـديـد
ويتّسع فى الظلمة وهـذا الثقب هـو لحدقـة ويسمّى هـذا الغشـاء [الطبقـة
العنبيّة] ونبات هـذا لجسـم من انغشـاء المسمّى الطبقة المشيميّـة b ويعلو
هـذه الطبقـة ويغشيها جسم كثيـف صلب صافى شبيه صفحـة رقيقـة من
قرن ابيض ويسمّى القرنيّة غيـر انّها تتلوّن بلـون الطبقة الّتى تحتها المسمّاة
العنبيّة c كمـا تلصـق c وراء جـام زجـاج شيما ذا لـون فيخيّل ذلك المكـان
من الزجـاج يكـون ذلك الشىء ويعلمو هـذا لجسـم d ويغشيـه لكـن لا لكلّه
بل الى موضـع سـواد العين جسم ابيـض اللون صلـب يسمّى الملتحم وهـو
بياض العين وذبـاتـه من لجلد الّـذى عـلى القحـف من خـارج ونبات القرنيّـة
من الطبقـة الصلبة ونبات العنبيّـة b من الطبقة المشيميّـة e ونبـات العنكبوتيّـة
من الطبقـة الشبكيّـة .

الباب التاسع فى هيئة الانـف .

مـجرى الانـف اذا عـلا انقسم قسمين فيفضى احـدهما الى اقصى الفـم
ويمّر الاخـر صاعدا حتّى ينتهى الى العظم الشبيـه بالمصفى الموضـوع فى وجـه
زائـدتى الدمـاغ المشبهتين بحلمتى الثدى ويكون بهـذا المجرى الشـمّ وبالاوّل التنقّس
لجارى على العادة لا الكائـن بالفم .

الباب العاشـر فى هيئة الصماخ .

انّ مجرى الاذن فى عظم صلب العظم لحجرى وهـو كثير التعاريج والعطفات

---

a) Ms. البيصنة .   b) Ms. العينيّة .   c) Ms. يلصق .   d) Au lieu de وثبات هذه الطبقة من الصلبة le ms. a: هذا لجسم . Ces mots sont de trop; un peu plus bas on trouve de nouveau: ونبات القرنيّة من الطبقة الصلبة . e) Ms. المشيمة .

aqueuse). Sur (devant) l'humeur semblable au blanc d'œuf se trouve un corps mince, inégal à l'intérieur où il touche cette humeur, et lisse à l'extérieur (*iris*). Sa couleur n'est pas la même dans tous les corps, parfois il est très noir et parfois il l'est moins. Au milieu, en face de l'humeur glaciale, il présente un trou qui tantôt se dilate, tantôt se rétrécit, à mesure que l'humeur glaciale (*cristallin*) a besoin de lumière: il se rétrécit quand la lumière est vive et il se dilate dans l'obscurité. Ce trou est la pupille et cette membrane s'appelle [la tunique semblable à un grain de raisin (*uvée, iris*)]; ce corps (*iris*) naît de la membrane appelée tunique chorioïde. Sur (devant) cette tunique et la couvrant est placé un corps épais, dur et limpide, semblable à une lame mince de corne blanche et appelé la cornée; mais il est coloré par la couleur de la tunique placée au-dessous de lui, appelée la tunique uvée, de même que, si l'on colle derrière une coupe en verre quelque chose de coloré, on s'imagine que cet endroit du verre est cette chose. Ce corps (*cornée*) est couvert, non pas entièrement mais seulement jusqu'à l'endroit du noir de l'œil, par un corps dur, de couleur blanche, appelé la tunique adhérente (*conjonctive*), et c'est le blanc de l'œil; il naît de la peau qui se trouve sur le crâne à l'extérieur [1]). La cornée naît de la tunique dure (*sclérotique*), l'uvée de la tunique chorioïde, et l'arachnoïde (*moitié antér. de la capsule du cristallin*) de la tunique rétiforme (*rétine*).

Neuvième Chapitre. De la disposition du nez.

En montant, le canal du nez se divise en deux branches dont l'une mène à la partie la plus reculée de la bouche, tandis que l'autre poursuit sa route en montant, jusqu'à ce qu'elle aboutisse à l'os semblable à un filtre (*ethmoïde*), situé en face des deux prolongements de l'encéphale semblables aux mamelons (*lobules olfactifs des animaux*); c'est au moyen de ce canal qu'a lieu l'olfaction, tandis que le premier canal sert à la respiration qui a lieu de la manière ordinaire, mais non à celle qui se fait par la bouche.

Dixième Chapitre. De la disposition du canal de l'ouïe.

Le canal de l'oreille se trouve dans la portion dure de l'os pétreux (*os temporal*). Il présente un grand nombre de sinuosités et de détours.

---

1) Il s'agit probablement du péricrâne, comme chez ᶜAli ibn al-ᶜAbbās. V, plus bas le chapitre de l'œil à la fin.

ويمرّ كذلك الى ان يلقى العصبة الخامسة النابتة من الدماغ الّـذى بها يكون السمع.

الباب الحادى عشر فى هيئة اللسان.

اللسان لحم رخو ابيض قد التفّت به عروق صغار كثيرة فيها دم ومن ذلك اتنت حمرة لونه وتحته عروق وشريانات واعصاب كثيرة فوق ما يساحقّه[a] قـدره من العظم وتحته فوهتان يخـرج منهما اللعاب تفضيان الى اللحم الغـددى الرخـو الموضوع عنـد اسلته وهـذا اللحم يسمّى موّلـد اللعاب وهاتان الفوهتـان ساكبتـا اللعاب وبهما يبقى فى اللسان وما حـواليـه النـدوة الطبيعيّة.

الباب الثانى عشر فى هيئة الحلق.

الحلق هـو اقصى الفم يفضى الى مجريين احدهما من قـدّام وهـو الحلقوم ويسمّيه المشرّحون قصبة الرئة والاخـر موضوع من خلـف ناحية القفا على خرز العنق ويسمّى المرىء وفيـه ينفذ الطعـام والشـراب. فامّا الحلقوم فانّمـا يخـرّقه وينفذ فيه ومنه الريح الّذى يدخـل ويخـرج بالتنفس وقـد جعل له صمام يلزمه وينطبق عليـه فى وقت الازدراد لئلا يدخل شىء ممّا يـزرد فيه وان دخل فيه شىء[a] ممّا يوكل او يشرب حدثت فى قصبة الرئة دغـدغـة وحالة مؤذية شبيهة[b] بما يحدث فى الانـف عنـد اجتلاب العطاس بادخـال نخـاعة او ما اشبهها فيه وهاج لذلك سعال شديد حتّى يقـذف ويرمى بما دخل فيها وقد هيّئت هذه الهيئة بغايـة الصواب وذلك ان هـذا المجرى لمّا كان ينفذ الى الرئة وليست الرئة من آلات الغذاء بـل من آلات النفس ولا

---

a) Ms. فى ما شىء كثير. Peut-être l'auteur a-t-il voulu dire: „ne fût-ce qu'une petite quantité". La traduction latine a: cum ipsam aliquid ingreditur.　　b) Ms. شبيه.

De cette manière il poursuit sa route, jusqu'à ce qu'il rencontre le cinquième nerf de l'encéphale *(n. acoustique; 8e des modernes)* par lequel a lieu l'audition.

Onzième Chapitre. De la disposition de la langue.

La langue est une chair molle et blanche enveloppée d'un grand nombre de petits vaisseaux contenant du sang, d'où résulte sa couleur rouge. Au-dessous d'elle il y a des veines, des artères et des nerfs en plus grand nombre que son volume ne l'exige. Au-dessous de la langue il y a deux orifices *(orif. des conduits de Wharton)* d'où sort la salive. Ils mènent à la chair glanduleuse blanche située près de sa pointe, et cette chair s'appelle l'organe générateur de la salive; ces deux orifices s'appellent les déversoirs de la salive, et c'est par eux que la langue et les parties environnantes conservent l'humidité naturelle.

Douzième Chapitre. De la disposition de la gorge (pharynx et larynx).

Le pharynx est la partie la plus reculée de la bouche; il mène à deux conduits dont l'un se trouve devant, c'est le *ḥulqūm (larynx et trachée-artère)* que les anatomistes appellent le tuyau du poumon, tandis que l'autre est situé derrière, du côté de la nuque, sur les vertèbres du cou, et s'appelle l'œsophage; c'est dans ce conduit que pénètrent les aliments et la boisson. L'air qui entre et sort par la respiration pénètre dans la trachée-artère et en sort, en la traversant. Il a été créé pour cet organe un bouchon *(épiglotte)* qui y est attaché et qui s'abaisse sur lui au moment de la déglutition, afin qu'il n'y entre rien de ce qui est avalé. S'il y entre quelque chose des aliments ou de la boisson, il en provient une irritation dans le tuyau du poumon et une disposition pénible, semblable à ce qui a lieu dans le nez quand l'éternûment est excité par l'entrée d'une fibrille ou de quelque chose de pareil. Cette irritation excite une toux violente, jusqu'à ce que tout ce qui est entré soit expectoré et rejeté. Cette disposition [de l'épiglotte] a été arrangée d'une manière extrêmement judicieuse; en effet, puisque ce conduit pénètre dans le poumon, que le poumon n'est pas un des organes de la nutrition, mais de la respiration, qu'il n'a pas d'issue en bas, et que tout ce

لها منفذ من اسفل وكان كلّ ما يقـع فيها يضيـق النفس كان واجبـا ان يحتاط فى ذلك وقد احتيط فيه واحكم غاية الاحكـام حتّى لا يكاد يحدث ذلك الّا فى الندرة وذلك انّه اذا كان الانسان يبتلع ويصيح او يتكلّم ويتنفّس فى حالة واحدة ثمّ لا يزال السعال هائجا حتّى يخرج ذلك منه عـن آخره وقد هيّئ فى هـذا الموضع آلة يكون بها الصوت وذلك ان الصوت انّما يكون من النفس وهو مادّته وهيّئ فى هذه المواضع آلات موافقة لكون الصوت وليس لكون ضرب واحد فقط بل لكون جميع ضروبه. منها العضو المسمّى الحنجـرة وهى مـؤلّفة من ثلاثة غضاريـف تأليفا موافقا لكون الصـوت والعضـل وللجسم الشبيه بلسان المزمار وهو اشرف آلات الصوت والعضل الكثير[a] المعدد المهيّـأ لكون للحركات الّتى يحتاج اليها فى هـذا الموضع فيكون عـن ضـروب تشكّله[b] ضروب الصوت. وهذه الاعضاء اعنى قصبة الرئة والرئة كلّها[a] والصدر كلّه بجميع عضله[c] واغشيته[d] وللحجاب هيّئت من اجل النفس ويكون بعد عـن التنفّس الصوت بالحنجـرة وللجسم الشبيه بلسان المزمار وبعـد ذلك النغـم وللحروف بمعونة اللسان والشفة والاسنان وغيرها ممّا فى الفم.

الباب الثالث عشر فى هيئة الصدر والرئة.

ان تجويـف البطن كلّه من لـدن الترقـوة الى عظم الخاصـرة ينقسـم الى تجويفين عظيمين احدهما فوق تجويف الرئـة والقلب والثانى اسفل تجويـف المعدة والامعاء والكبد والطحـال والمرارة والكلى والمثانـة والارحـام ويفصل بين

---

a) Ms. كلّيا.   b) Ms. يسكله.   c) Ms. عضلة.   d) واغشية.

qui tombe dans ce conduit gêne la respiration, il était nécessaire de prendre soin que cela n'eût pas lieu. Pour cette raison le Créateur y a appliqué ses soins et a arrangé cette partie d'une manière extrêmement judicieuse, de sorte qu'il n'arrive que très rarement que les aliments ou la boisson entrent dans le larynx, et cela seulement quand on avale, crie ou parle, et respire en même temps. Ensuite la toux est sans cesse excitée, jusqu'à ce que les aliments ou la boisson soient éloignés jusqu'à la dernière particule.

A cet endroit *(c.-à-d. à la partie supér. de la trachée-artère)* a été établi un organe par lequel est produite la voix. En effet, la voix est produite par le souffle, qui en est la matière, et c'est dans ces endroits que sont établis des organes propres à la production de la voix, et non pas pour la production d'une seule espèce, mais de toutes les espèces de la voix. Parmi ces organes il y a la partie appelée le larynx qui est composé de trois cartilages d'une manière propre à la production de la voix, les muscles et le corps qui ressemble à la langue *(l'anche)* de la flûte [1]) (γλωττίς *et* γλῶσσα *de Galien: les cordes vocales sup. et inf. et les ventricules qui se trouvent entre les cordes du même côté)*, organe principal de la voix, et le grand nombre de muscles établis pour produire les mouvements nécessaires dans cet endroit; par suite des formes différentes que prend ce corps sont produites les différentes espèces de la voix. Ces parties, je veux dire la trachée-artère et le poumon entiers, le thorax entier avec tous ses muscles et ses membranes et le diaphragme, ont été faites en vue de la respiration, et en outre c'est par suite de la respiration que la voix est produite par le larynx et le corps semblable à la langue de la flûte *(cordes vocales)*. Ensuite les tons et les lettres sont produites à l'aide de la langue, de la lèvre, des dents et des autres parties situées dans la bouche.

Treizième Chapitre. De la disposition du thorax et du poumon.

La cavité entière du corps, depuis la clavicule jusqu'à l'os des îles, est divisée en deux grandes cavités dont l'une, située en haut, contient le poumon et le cœur, et l'autre, située en bas, contient l'estomac, les intestins, le foie, la rate, la vésicule biliaire, les reins,

---

1) La flûte antique (αὐλός) qui ressemblait à la clarinette et au hautbois.

هذين التجويفين العضو الذى يسمّى للحجاب وهذا الحجاب يأخذ من رأس
القصّ ويمرّ بتأريب الى اسفل فى كلّ واحد من الجانبين حتى يتّصل بخرز
الظهر عند الثانية عشر ويصير حاجزًا بين ما فوقه وما تحته ثمّ ينقسم
هذا التجويف الاشرف الى قسمين يفصل بينهما حجاب اخر ويمرّ فى الوسط حتى
يلصق ايضا بخرز الظهر فيكون هيئة التجاويف الثلاثة كهيئة هذا الشكل
[٥٥] ويسمّى هذا التجويف الاعلى كلّه صدر وحدّه من فوق الترقوتان a
ومن اسفل للحجاب القاسم عرضا للبطن . فهذه هيئة الصدر . فامّا الرئة فان
قصبتها تبتدئ من اقصى الفم على ما ذكرنا حتى اذا ما جاءت الى ما دون
الترقوة انقسمت قسمين وينقسم كلّ قسم منها اقساما كثيرة وينتسم واحتشى
حواليها لحم الرئة فصار من جملة هذا القصب المنقسم والعروق التى تجيئها b
واللحم الّذى يحتشى حولها بدن الرئة فنصف الرئة فى تجويف الصدر
الايمن والنصف الاخر فى الايسر . وامّا قصبة الرئة فانّها مؤلّفة من غضاريف
مهيّأة فى شكل الدوائر لكنّها ليست بدوائر تامّة بل مقدار ثلثى دائرة ويصل
بين طرفيها غشاءان يمرّان على خطّ مستقيم كهذا الشكل ⬓ ويصل ما
بين هذه الحلق اغشية ليّنة فامّا الحلق نفسها فصلبة غضروفيّة وحدبة هذه
الحلق تلى ظاهر البدن وتلمس باليد فامّا الموضع المستقيم منها فيلاصق المرىء
وان انت توهّمت انبوبتى قصب شقّ احداهما على الثلث c والزق على ما
شقّ منه كاغذ ثمّ جىء به فضمّ الى d الانبوبة الاخرى والصق بها حيث
هذا الكاغذ كنت قد لاحظت هيئة قصبة الرئة والمرىء فى وضعهما ملاحظة
كاملة . فهذا التجويف الاعلى كلّه انّما هو من اجل التنفّس وذلك ان الصدر

---

a) Ms. النرقونين .   b) Ms. تكتنها .   c) Le ms. a encore والملمس .
Peut-être او الثلثين: ou deux tiers.   d) Ms. الى ذا .

la vessie et les matrices. Ces deux cavités sont séparées par une partie appelée le diaphragme. Ce diaphragme commence à l'extrémité [inférieure] du sternum et se dirige obliquement en bas, aux deux côtés, jusqu'à ce qu'il arrive aux vertèbres du dos près de la douzième vertèbre dorsale, et forme une séparation entre les organes situés au-dessus et au-dessous de lui. Ensuite cette cavité supérieure est divisée en deux parties que sépare une autre cloison *(médiastin)* qui passe au milieu, jusqu'à ce qu'elle s'attache de même aux vertèbres du dos, de sorte que la disposition des trois cavités présente la figure suivante [°o°]. Cette cavité supérieure entière s'appelle le thorax, qui est limité en haut par les clavicules, en bas par le diaphragme qui partage transversalement la cavité du corps. Voilà la disposition du thorax.

Quant au poumon, son tuyau *(trachée-artère)* commence à la partie la plus reculée de la bouche, comme nous l'avons mentionné, jusqu'à ce que, arrivé au-dessous de la clavicule, il se divise en deux branches *(bronches)*, et chacune de ses branches se divise en un grand nombre de branches qui s'entrelacent et autour desquelles est placée, en guise de rembourrage, la chair du poumon. Par tout cela, ces conduits qui se divisent, les veines qui y arrivent et la chair placée autour en guise de rembourrage, est formé le corps du poumon. L'une des moitiés du poumon se trouve dans la cavité droite du thorax et l'autre dans la cavité gauche *(poumon droit et gauche)*. La trachée-artère est composée de cartilages disposés en forme de cercles *(cerceaux cartilagineux)*, mais ce ne sont pas des cercles complets, ils ne forment que deux tiers d'un cercle. Leurs deux bouts sont réunis par deux membranes qui passent en ligne droite, d'après cette figure ⌂ . Les anneaux sont réunis par des membranes molles, tandis que les anneaux mêmes sont durs et cartilagineux. La face convexe de ces anneaux se trouve au côté extérieur du corps et on peut la tâter avec la main, tandis que la partie droite touche l'œsophage. Imaginez-vous deux cannes de roseau ; que de l'une d'elles soit enlevé un tiers et qu'il soit collé un morceau de papier sur la partie qui en est enlevée *(c'est-à-dire sur les deux tiers qui restent)*. Qu'ensuite ce roseau soit pressé contre l'autre roseau [entier] et attaché à lui, là où se trouve ce papier. Alors vous verrez parfaitement la disposition de la trachée-artère et de l'œsophage quant à leur position réciproque. Cette cavité supérieure entière existe à cause de la respiration ; en effet, quand le thorax se dilate, il entraîne

اذا انبسط جـذب الرئـة ويسطها واذا انبسطت الرئـة جذبـت الهـواء من خارج فكان ذلـك احـد جـزءى التنفس وهـو تنشّـق الهـواء ثمّ انّ الصـدر ينقبض a فتنقبض الرئـة ويكـون بانقبـاضها اخـراج النفس وهـو الجـزء الثانى واحتيجى اليها والى تنشّق الهـواء للخارج واخـراجـه بعد ذلـك للترويـج عـن القلب فانّ الهـواء الّـذى يتنشّق يصل منه الى القلب فى المنافـذ الّتـى بينها وبين القلب واذا سخن ذلك الهـواء الّـذى اجتـذب احتيـج الى اخراجـه استبدالا بـه فانقبض الصدر وقبض الرئـة واخرجـه ثمّ عاد فانبسط ويسبط الرئـة فدخلها هـواء اخـر على مثـال الزقاق الّتى ينفخ بها النار فانّهـا اذا انبسطت امتـلأت من الهـواء ثمّ اذا انقبضت انفرغـت عنـه. وقسم الصـدر فى طوله الى تجويفين وجعل فى كلّ تجويـف منـه نصـف الرئـة لكـى b يكـون للتنفس آلتـان فان حـدث عـلى واحـد منهما آفـة او حادثـة قام الاخـر بما يحتاج اليه كالحـال فى العينين وذلـك ان هـذا الفعـل اعـى التنفّـس لشرفـه وشدّة الاضطـرار اليه فى بقـاء الحيوة كان واجبـا ان يحتاط فيه غايـة الاحتياط وقد لعمرى فعل ذلـك بغايـة الاحكام فانّـه كثيرا ما يصيب الصـدر جراحـة نافذة فى c احـد الجانبين فيقوم الجانب الاخـر بالحاجـة الى التنفّس وامّا اذا حدث على الجانبين ذلـك فانّ الحيوان بعـد يعيش بمقدار ما يعيش المخنـوق فقط. وامّا قصبة الرئة فلمّا كانت ملازقـة للمرىء من باطنها وكان المرىء منفذا للطعام والشراب جعل الّـذى يليه منهـا d غشاء ليّنا لينـدفع فى حـال بـلـع الشىء ولا يصبق على المرىء. ولولا كراهيـة خروج هـذا الكتـاب عـن حـدّه ومقداره الّذى قصدت له لذكـرنا هيأت الاعضاء ومنـائعها ذكـرا اوسـع ولكنّـا من اجل ذلك نقتصر وختصر ما امكن.

---

d) Ms. يليها منه.   c) Ms. فى احكام.   b) Ms. لكن.   a) Ms. يقبض.

le poumon et le dilate, et en se dilatant le poumon attire l'air de dehors: c'est une des deux parties de la respiration, c'est-à-dire l'aspiration de l'air. Ensuite le thorax se contracte, alors le poumon se contracte à son tour et par sa contraction fait sortir le souffle: c'est la deuxième partie de la respiration *(l'expiration)*. Le poumon, l'aspiration de l'air extérieur et après cela l'expiration sont nécessaires pour rafraîchir le cœur, car une partie de l'air aspiré parvient au cœur à travers les passages qui se trouvent entre le poumon et le cœur *(branches des veines pulmonaires)*. Quand cet air attiré dans le poumon est devenu chaud, il faut que le poumon l'éloigne, pour recevoir d'autre air en échange; alors le thorax se contracte, comprime le poumon et fait sortir l'air, ensuite le thorax se dilate de nouveau, dilate le poumon dans lequel entre alors un autre air, de la manière des soufflets par lesquels on souffle le feu, car quand ils se dilatent, il se remplissent d'air, ensuite en se contractant ils se vident.

Le thorax est divisé longitudinalement en deux cavités et dans chacune de ses cavités est placée la moitié du poumon, afin qu'il y ait deux organes pour la respiration. S'il arrive à l'un d'eux quelque dommage ou quelque accident, l'autre se charge de sa fonction, comme le font aussi les deux yeux. En effet cette fonction, je veux dire la respiration, étant très importante et absolument nécessaire pour la conservation de la vie, il est nécessaire d'en prendre un soin extrême, et, par ma vie, cela est fait d'une manière extrêmement judicieuse. En effet, parfois le thorax reçoit une blessure qui pénètre dans un des deux côtés, alors l'autre côté se charge de la respiration necessaire; si cela arrive aux deux côtés, l'animal vivra encore, mais seulement tant que vit un animal qui étouffe. La trachée-artère touchant l'œsophage de sa face interne, et l'œsophage étant le passage pour les aliments et les boissons, la partie de la trachée-artère qui touche l'œsophage a été faite d'une membrane molle, afin qu'elle céde au moment qu'on avale quelque chose et afin qu'elle ne rétrécîsse pas l'œsophage. Si je n'avais pas de répugnance que ce livre dépassât la limite et l'étendue que je me suis proposées, nous parlerions amplement des dispositions des parties et de leurs utilités, mais à cause de cela nous nous bornerons et nous nous restreindrons autant que possible.

الباب الرابع عشر فى هيئة القلب .

شكل القلب كشكل صنوبرة مركوسة رأسها المخروط الى اسفل البدن واصلها الى اعاليه وله غلاف من غشاء كثيف يحيط به غير انّه ليس بملتزق به كلّه لكن عند اصله وهو موضوع فى وسط الصدر الّا ان رأسه المخروط يميل الى ناحية اليسار والشريان الكبير انّما ينبت من لجانب الايسر منه فلذلك يتبيّن النبض فى لجانب الايسر منه و[فى القلب بطنان احدهما فى لجانب] الايمن والاخر فى الايسر وعند اصله ومنبته شىء شبيه بالغضروف كانّه قاعدة لجميع القلب ومن البطن الايمن الى الايسر منافذ وللبطن الايمن فوهتان احداهما الّتى منها يدخل العرق النابت[a] من الكبد ويصبّ الدم من هذه الفوهة فى البطن الايمن من بطنى القلب وعلى هذه الفوهة اغشية مشقها[b] من داخل الى خارج لكى[c] يرتدّ وينتحّى للشىء الّذى يدخل القلب والثانية[d] فوهة العرق الّذى يتّصل من هذا التجويف بالرئة وهو عرق غير ضارب الّا ان اغشيته غلاظ[e] ثخان ولذلك يسمّيه المشرّحون العرق الشريانّى لانّ الشرايين اغلظ وائخن واصلب اغشية من العروق وحقّ لها ذلك اذ

---

d) Ms. والثانى . c) Ms. لكن . b) Ms. مشقها . a) Ms. العروق النابتة .
e) Ms. غلاف .

Quatorzième Chapitre. De la disposition du cœur.

La forme du cœur ressemble à celle d'une pomme de pin renversée dont la tête *(pointe)*, en forme de cône, est tournée vers la partie inférieure du corps, et la racine *(base)* vers la partie supérieure. Il a une enveloppe *(péricarde)* formée d'une membrane épaisse qui l'entoure, ne s'attachant pas au cœur entier, mais seulement près de sa base. Le cœur est placé au milieu du thorax, mais sa pointe en forme de cône s'incline vers le côté gauche, et la grande artère *(aorte)* naît du côté gauche. Pour cette raison le battement est perceptible au côté gauche du cœur. [Il y a dans le cœur deux ventricules dont l'un se trouve du côté] droit et l'autre du côté gauche. Près de sa racine *(base)* et de son origine se trouve quelque chose qui ressemble à un cartilage, et qui est comme une base pour le cœur entier *(anneaux fibreux du cœur?)*, et il y a des passages qui mènent du ventricule droit au ventricule gauche *(pertuis supposés dans le cloison inter-ventriculaire [1])*. Le ventricule droit a deux orifices. L'un de ces orifices est celui par lequel entre la veine qui naît du foie *(v. cave)*, et par cet orifice elle verse le sang dans le ventricule droit du cœur. Sur cet orifice se trouvent [trois] membranes *(valvule tricuspide de l'orifice auriculo-ventriculaire droit, considéré comme celui de la veine cave. Conf. Note H.)* qui se ferment de dedans en dehors *(lisez de dehors en dedans)* [2], pour se laisser repousser et pour céder à ce qui entre dans le cœur [3]. Le deuxième orifice est celui de la veine qui de cette cavité parvient au poumon. C'est une veine non battante, mais ses tuniques sont grosses et épaisses. Pour cette raison les anatomistes l'appellent la veine artérieuse *(artère pulmonaire)*, parce que les artères ont des tuniques plus grosses, plus épaisses et plus dures que les veines, et pour cause, car elles se meuvent per-

---

1) „ . . . . . la cloison située au milieu *(cloison inter-ventriculaire)* et les pertuis (διατρήσεις) qui s'y trouvent . . . . . .″ (Gal. De usu part. Lib. VI c. 17; o. c. T. III p. 497; Daremberg o. c. T. I p. 445). „Les petites fosses (βόθυναι) qui apparaissent dans le cœur, surtout dans la cloison située au milieu . . .″ (Gal. Ibid., p. 469; Daremb. p. 444).

2) Galien a: qui s'inclinent de dehors en dedans [ἔξωθεν ἔσω νεύοντες]. (De usu part. Lib. VI c. 14; o. c. T. III p. 477).

3) „Il y a pour toutes ces membranes une utilité commune, qui consiste à s'opposer au retour des matières, et pour chacune une utilité spéciale: les unes font sortir les matières du cœur de manière à ce qu'elles n'y rentrent pas, les autres les y introduisent de façon qu'elles n'en puissent sortir.″ (Gal. De usu part. Lib. VI c. 11; o. c. T. III p. 460; Daremberg o. c. T. I p. 417).

كانت دائمة للحركة مدّة عمر الانسان كلّه [و]فى اخراقها من الخطر اكثر ممّا فى اخراق العروق وعلى الفوهة التى يخرج منها هذا العرق اغشية الآ ان مسقفها a من داخل الى خارج كيما يرتدّ وبتنحّى للذى يخرج من القلب . وفى البطن الايسر فوهتان احداهما فوهة الشريان العظيم الّذى منه ينبت شرايين البدن كلّها وعلى فمه اغشية مسقّقة b من داخل الى خارج لكى c يرتدّ وبتنحّى لما يخرج من القلب من الروح والدم والثالثبة d فوهة الشريان الّذى يتّصل بالرئة وفيه يكسون نفوذ الهواء من الرئة الى القلب وعلى هذه الفوهة غشاءان مسقفهما e من خارج الى داخل لينفتح ويرتدّ f للهواء الّذى يدخل الى القلب . وله زائدتان شببهتان بالاذنين احداهما يمنة والاخرى يسرة . والرئة مجلّلة g للقلب مانعة ان تلقاه عظام الصدر من قدّام .

الباب للخامس عشر فى هيئة المرىء والمعدة .

قد قلنا ان فى اقصى الفم منفذان احدهما منفذ النفس الى الرئة وهو قصبة الرئة والثانى منفذ الطعام والشراب الى المعدة وهو المرىء وهذا المجرى المسمى h المرىء موضوع i خلف على خرز العنق ويمرّ نازلا الى اسفل حتّى ينفذ للحجاب وهو مشدود مع للخرز باغشبة تربطه حتّى اذا نفذ للحجاب اتّسع ويكون هناك العضو المسمّى المعدة k فاذا نفذ للحجاب مال الى للجانب الايسر قليلا فلذلك رأس المعدة مائل الى للجانب الايسر l وان انت توقمت قرعة مستديرة طويلة العنق يتّصل بها من اسفلها عنق اخر كنت قد لاحظت هيئة المعدة والمرىء غير ان المعدة من الّذى يلى الظهر مسطاحة قليلا وأحد رأسيها وهو الاعلى هو المرىء والرأس الاخر هو m ابتداء المعى

---

a) Ms. مسقفها .   b) Ms. مسقّقة .   c) Ms. نكن .   d) Ms. والثانى .

e) Ms. مسقفهما .   f) Ms. يزاد .   g) Ms. متنحّللة .   h) Ms. مسمّاة .

i) Ms. موضع .   k) Le ms. a encore: اتّسع فيكون ذلك .   l) Ms. الايمن .

m) Ms. وهو .

pétuellement pendant toute la vie de l'homme, et la rupture des artères est plus dangereuse que la rupture des veines. Sur l'orifice par lequel sort cette veine se trouvent [de même trois] membranes *(valvules sigmoïdes)*, mais elles se ferment de dedans en dehors, pour se laisser repousser et pour céder à ce qui sort du cœur. Dans le ventricule gauche il y a deux orifices dont l'un est celui de la grande artère *(aorte)* dont naissent les artères du corps entier. Sur son orifice il y a [trois] membranes *(valvules sigmoïdes)* qui se ferment de dedans en dehors pour se laisser repousser et pour céder au pneuma et au sang qui sortent du cœur. Le deuxième orifice est celui de l'artère qui parvient au poumon et par lequel se fait le passage de l'air du poumon au cœur *(artère veineuse [veine pulmonaire])*. Sur cet orifice se trouvent deux membranes *(valvule bicuspide ou mitrale de l'orifice auriculo-ventriculaire gauche, considéré comme celui des veines pulmonaires)* qui se ferment de dehors en dedans, pour s'ouvrir et pour céder à l'air qui entre dans le cœur. Le cœur a deux parties accessoires semblables à des oreilles *(oreillettes)*, l'une à droite et l'autre à gauche. Le poumon couvre le cœur pour empêcher que les os de la poitrine ne le rencontrent par devant.

Quinzième Chapitre. De la disposition de l'œsophage et de l'estomac.

Nous avons dit qu'il y a deux passages dans la partie la plus reculée de la bouche. L'un d'eux est le passage pour le souffle et mène au poumon, c'est la trachée-artère. L'autre est le passage pour les aliments et la boisson et mène à l'estomac, c'est l'œsophage. Ce conduit appelé œsophage est situé par derrière sur les vertèbres cervicales; il poursuit sa route en descendant jusqu'à ce qu'il passe par le diaphragme, et il est réuni aux vertèbres par des membranes qui l'attachent. Quand il a traversé le diaphragme il s'élargit, et à cet endroit se trouve la partie appelée estomac. Quand il a passé par le diaphragme il incline un peu du côté gauche et pour cette raison l'extrémité [supérieure] de l'estomac incline du côté gauche. Si vous vous imaginez une courge arrondie munie d'un col long à laquelle est attaché en bas un autre col, vous verrez la disposition de l'estomac et de l'œsophage, seulement la face de l'estomac située du côté du dos est un peu aplatie. L'une de ses extrémités, l'extrémité supérieure, est l'œsophage, et l'autre est le commencement des

وهي مربوطة مع الفقار ومع غيره من الاحشاء باربطة وثيقة تمسكها a وكذلك
مجتمع الاحشاء قد احكم ربطها ودعائمها بقدر شرفها وشدّة لحاجة البها
ولخوف عليها والمجرى الذي اسفل المعدة يسمّى البوّاب وذلك انّه اذا احتوت
المعدة على الطعام انضمّ وانغلق هذا المنفذ حتّى لا يخرج منه ولا الماء
حتّى يتمّ الهضم او يفسد ثم ينفتح حتّى يصير ما في المعدة الى الامعاء
وهذا الموضع هو أول منبت الامعاء . وجسم المعدة مؤلّف من ثلاث طبقات
احداهما يأخذ ليفها طولا والثانية b يأخذ عرضا والثالثة c ورابا ولها منافع
يطول ذكرها .

الباب السادس عشر في هيئة الامعاء .

للامعاء d طبقتان وعلى الطبقة الداخلة لزوجات قد البستها بمنزلة الترصيص
وجميع الامعاء ستة ثلاثة دقاق وهي اعلى وثلاثة غلاظ وهي اسفل . فأوّل
الدقاق هو المعى المتصل f باسفل المعدة ويسمّى الاثنى عشرى ويتلوه
معى يسمّى الصائم وهذان جميعا منتصبان قائمان ممتدّان في طول البدن
الّا ان الفوهات الّتي تكون بها جذب الغذاء الى الكبد في هذا المعى اكثر
منه في سائر الامعاء وسنذكر هذه الفوهات عند g ذكرنا للكبد . ويتلوه
معى يسمّى الرقيق وهذا المعى ملتفّ تلافيفا كثيرة وسعة هذه الامعاء
الثلاثة كلّها بقدر سعة البوّاب . ويتلوه المعى المعروف بالاعور وهو معى واسع
وليس كمنفذ ومجرى h لكن كأنّه وعاء او كيس لانّ له فما واحدا يدخل

---

a) Ms. تمسكه .   b) Ms. والثاني .   c) Ms. والثالث .   d) Ms. الامعاء .

e) Ms. وهو .   f) Ms. المتصلة .   g) Ms. عند كل .   h) Ms. ومجرى ما .

intestins. L'estomac est attaché aux vertèbres et en outre aux viscères par des ligaments solides qui le maintiennent, et de même tous les viscères sont raffermis par leurs ligaments et leurs soutiens selon leur importance, selon la mesure de leur besoin [pour l'organisme] et la crainte du danger qu'ils courent. Le passage qui se trouve à la partie inférieure de l'estomac s'appelle le portier *(pylore)*. En effet, quand l'estomac s'est emparé des aliments, ce passage se resserre et se ferme de manière que l'eau même n'en peut sortir, jusqu'à ce que la digestion soit achevée ou dérangée; ensuite il s'ouvre, pour que les matières contenues dans l'estomac se rendent aux intestins, et cet endroit est le commencement des intestins. Le corps de l'estomac est composé de trois tuniques; les fibres de la première se dirigent longitudinalement, celles de la seconde transversalement et celles de la troisième obliquement. Elles ont des utilités dont la mention serait trop longue.

Seizième Chapitre. De la disposition des intestins.

Les intestins ont deux tuniques, et sur la tunique interne se trouvent des substances visqueuses qui la couvrent comme une couche d'étamure. Les intestins sont au nombre de six. Trois en sont grêles, ce sont les intestins supérieurs, et trois sont gros, ce sont les intestins inférieurs. Le premier des intestins grêles est celui qui est réuni à la partie inférieure de l'estomac, et il s'appelle l'intestin long de douze [doigts] *(duodénum)* auquel succède un intestin nommé l'intestin qui est à jeun *(jéjunum)*. Ces intestins ont tous les deux une position verticale, s'étendant longitudinalement, mais dans ce deuxième intestin les orifices par lesquels la nourriture est attirée vers le foie sont en plus grand nombre que dans les autres intestins, et nous parlerons de ces orifices quand nous donnerons une description du foie. A cet intestin succède un autre, appelé l'intestin grêle *(iléon)*; cet intestin présente un grand nombre de circonvolutions, et la largeur de tous ces trois intestins correspond à celle du portier *(pylore)*. L'intestin suivant est celui connu sous le nom d'intestin borgne *(cæcum)*. C'est un intestin spacieux qui n'est pas à proprement parler un passage et un canal, c'est plutôt un sac ou une bourse [1]), car il n'a qu'un seul orifice par lequel entrent

---

1) Le cæcum des herbivores forme un sac spacieux et allongé. Chez l'homme ce n'est qu'un petit réservoir dont l'extrémité arrondie offre un mince prolongement *(appendice vermiculaire)* qui ne se trouve que chez lui et les anthropoïdes.

اليد ما ينزل فى وقت ويخرج منه فى اخر من ذلك الفم بعينه وهو موضوع فى الجانب الايمن. ويتلوه القولون وابتداءه من الجانب الايمن ويأخذ فى عرض البطن الى الجانب الايسر. ويتلوه المعى المستقيم ولهذا a المعى تجويف واسع يجتمع فيه الثفل كما يجتمع البول فى المثانة وطرف هذا المعى عو الدبر وعليه العضلة المانعة من خروج الثفل حتى تطلقه الارادة.

الباب السابع عشر فى هيئة الكبد.

الكبد موضوعة فى الجانب الايمن تحت الضلوع العلية من ضلوع الخلف وشكلها هلال لها تقعير فى الجانب الذى يلى المعدة وزوائد [ربما] كانت اربعة وربما كانت خمسة وتحتوى على الجانب الايمن من المعدة وحدبتها b تلى الحجاب وهى مربوطة بارىطة تتصل بالغشاء الذى عليها وينبت من تقعير الكبد قناة تسمى باب الكبد صورتها صورة عرق لكنه لا تحوى دما وتنقسم اقساما ثم تنقسم تلك الاقسام الى اقسام كثيرة جدًا وتأتى منها اقسام يسيرة الى قعر المعدة والاثنى عشرى واقسام كثيرة الى المعى الصائم ثم الى سائر الامعاء حتى تبلغ المعى المستقيم وهذه هى الفوهات التى ذكرناها وفيها ينجذب الغذاء الى الكبد فلا يزال كلما انجذب فى تلك الفوهات يصير من الاضيق الى الاوسع حتى يجتمع فى القناة المسماة باب الكبد ثم ان تلك القناة تنقسم ايضا فى داخل الكبد الى اقسام فى دقة الشعر ويتفرق ما انجذب من الغذاء فيها وينطبخ c بحر الكبد حتى يصير دما وينبت [من] حدبة d الكبد عرق عظيم منه منبت جميع العروق التى فى البدن على ما ذكرنا من الشرح فى تشريح العروق واصل هذا العرق ينقسم فى الكبد الى اقسام

---

a) Ms. عذا. b) Ms. جذبتها. c) Ms. يطباخه. d) Ms. جذبة.

dans certains moments les matières qui descendent, et c'est par ce même orifice qu'elles sortent dans d'autres moments; cet intestin est situé au côté droit. Après lui vient le colon qui commence au côté droit et se dirige à travers le ventre vers le côté gauche. Ensuite vient l'intestin droit *(rectum)*; cet intestin présente une cavité large dans laquelle se rassemblent les matières fécales, comme l'urine se rassemble dans la vessie. L'extrémité de cet intestin est l'anus sur lequel est placé le muscle qui empêche la sortie des matières fécales, jusqu'à ce qu'elles soient évacuées volontairement.

Dix-septième Chapitre. De la disposition du foie.

Le foie est situé au côté droit au-dessous des fausses côtes supérieures et sa forme est celle d'un croissant. Il est concave du côté qui touche à l'estomac, et il possède tantôt quatre, tantôt cinq prolongements qui embrassent le côté droit de l'estomac *(lobes du foie chez certains animaux: carnassiers, singes)*. Sa face convexe se trouve du côté du diaphragme auquel cette face est rattachée par des ligaments *(lig. suspenseur)* réunis à la membrane qui la couvre. De la face concave du foie naît un conduit appelé porte du foie qui a l'apparence d'une veine, mais qui ne contient pas de sang *(veine porte)*. Il se divise en quelques branches qui se divisent ensuite à leur tour en un très grand nombre de branches. Un petit nombre de branches arrive à la face concave de l'estomac *(v. gastrique [v. coronaire stomachique de l'homme])*, au duodénum *(v. duodénale)*, tandis qu'un grand nombre de branches arrive à l'intestin qui est à jeun *(jéjunum)* et ensuite aux autres intestins, jusqu'à ce qu'elles parviennent à l'intestin droit *(v. mésentériques sup. et inf.)*: ce sont les orifices dont nous avons parlé et par lesquels la nourriture est attirée vers le foie. A mesure que la nourriture est attirée dans ces orifices, elle arrive sans cesse des branches étroites dans les branches plus larges, jusqu'à ce qu'elle se rassemble dans le conduit appelé porte du foie. Ensuite ce conduit se divise à son tour dans l'intérieur du foie en des branches fines comme des cheveux, dans lesquelles se distribue la partie de la nourriture qui est attirée pour être cuite par la chaleur du foie, jusqu'à ce qu'elle devienne du sang. De la face convexe du foie naît une grande veine *(v. cave)* dont naissent toutes les veines qui se trouvent dans le corps, comme nous l'avons exposé en détail dans le chapitre de l'anatomie des veines. La racine de cette veine se

فى دقّة الشعر ونلتقى مع الاقسام المنقسمة من المجرى الّذى يسمّى الباب
فيرتفع الدم منها الى اقسام العرق النابت من الحدبة a ثمّ يجتمع من ادقّها
الى اوسعها حتّى يحصل جملة الدم كلّه فى العرق الطالع من حدبة الكبد .

الباب الثامن عشر فى هيئة الطحال .

الطحال مطاول الشكل وهو موضوع فى الجانب الايسر مربوط بـربـاط تتّصل
بالغشاء الّذى عليه ويلزم المعدة من جانب وضلوع للخلف من جانـب اخـر
وينبت منه قناتان احداهما تتّصل بالكبد والاخرى تتّصل بفم المعدة .

الباب التاسع عشر فى هيئة المرارة .

والمرارة موضوعة على الكبد ولها مجريان احدهما يتّصل بتقعير الكبد والاخـر
ينشعب فيتّصل بالامعاء العليا وباسفل المعدة .

الباب العشرون فى هيئة الكلى .

الكليتان موضوعتان عـن جنبتى خرز الصلب بالقرب من الكبـد والكليـة
اليمنى ارفع موضعا ولكلّ واحدة منهما عنقان يتّصل احدهما بالعرق العظيم
الطالع من حدبة الكبد كلّ واحد من جانبه والثانى يمرّ مستفلا b حتّى
يتّصل بالمثانة اتّصالا مجيبا وهما مجريا c البول ويسمّيان d الجالبين e .

---

a) Ms. الجذبة .   b) Ms. مستقبلا .   c) Ms. مجرى .   d) Ms. يسمى
e) Ms. الجالبين .

divise dans le foie en des branches fines comme des cheveux *(v. hépatiques)* qui communiquent avec les branches qui se détachent du conduit appelé la porte, et le sang s'élève de ces branches dans celles de la veine qui naît de la face convexe du foie *(v. hépatiques)*; ensuite il arrive des branches plus fines dans celles qui sont plus larges, jusqu'à ce que tout le sang soit reçu dans la veine qui monte de la face convexe du foie *(v. cave)*.

Dix-huitième Chapitre. De la disposition de la rate.

La rate a une forme oblongue et elle est située au côté gauche rattachée par des ligaments qui se réunissent à la membrane qui la couvre. D'un côté elle est contiguë à l'estomac et de l'autre aux fausses côtes. De la rate naissent deux conduits dont l'un arrive au foie *(v. splénique)* et l'autre à l'orifice de l'estomac *(v. courtes?)*

Dix-neuvième Chapitre. De la disposition de la vésicule biliaire.

La vésicule biliaire est située sur le foie. Elle a deux conduits dont l'un arrive à la face concave du foie; l'autre se divise et arrive aux intestins supérieurs *(canal cholédoque)* et à la partie inférieure de l'estomac [1]).

Vingtième Chapitre. De la disposition des reins.

Les reins sont situés aux deux côtés des vertèbres de la colonne vertébrale près du foie, et le rein droit est situé plus haut [2]). Chaque rein possède deux cols dont l'un *(v. rénale)* arrive à la grande veine qui provient de la face convexe du foie *(v. cave)*, chaque col arrivant à un des côtés de cette veine. L'autre col se dirige en bas jusqu'à ce qu'il se réunisse à la vessie d'une manière merveilleuse: ce sont les deux conduits de l'urine et ils s'appellent les uretères.

---

1) La vésicule biliaire n'a qu'un seul conduit *(canal cystique)* qui se réunit au canal venant du foie *(canal hépatique)* pour former avec lui le *canal cholédoque* qui s'ouvre dans l'intestin duodénum.

2) „Au contraire de ceux de l'homme, c'est le [rein] droit *(des mammifères)* qui est toujours le plus avancé . . ." (Cuvier Leçons d'anat. comp.; 2e éd. T. VIII p. 563).

الباب الحادى والعشرون فى هيئة المثانة .

المثانة وعاء البول ومغيضه وموضعها بين الدبر والعانة وهى مؤلّفة من طبقتين وعلى فمها عضل يضمّه ويمنع خروج البول منه حتى تطلقه الارادة والبول يجيئها من الكلى فى عنقيه اللذين سميناهما الجالبين a واذا بلغ هذان المجريان b الى المثانة خرقا احد طبقتيها ومرّا c فيما بين الطبقتين حتى يبلغا عنق المثانة ثم يخرقان الطبقة الاخرى [و] يفضيان الى تجويف المثانة .

الباب الثانى والعشرون فى جملة من منافع آلات الغذاء .

. انّ الفم قد خصّ مع حسّ اللمس المشترك بحسّ الذوق وذلك ليميّز به الاشياء اللذيذة من الاشياء البشعة لانّ اللذيذة هى الغائيّة والموافقة فى الامر الاكثر [واللسان .... d] يقلب الطعام فى الفم عند المضغ ضروب التقليب الموافقة المحتاج اليها حتى ينطاحن e بالسرويّة كرحا تقلب على اخرى ما يحتاج الى دقّه وطحنه . والاسنان قد هيّئت ثلاثة ضروب منها ما يصلح للقطع وهى الثنايا والرباعيات ومنها ما يصلح لكسر الاشياء وهذه هى الانياب ومنها طواحين وهى الاضراس ومن عجيب الحكمة فى هيئة الاسنان ان الثنايا والرباعيات تماسّ وتلاق بعضها بعضا فى حالة الحاجة اليها وذلك f عند العضّ على الاشياء [وفى غير للحاجة اليها] ينغضر g بعضها عـن بعض ولسو لم يكن كذلك لم يتمّ العض على الاشياء وذلك يكون بجذب الفكّ الى قـدّام حتى تلاق هذه بعضها بعضا وعند المضغ والطاحن h يرجع الفكّ الى مكانه فتدخل

---

a) Ms. الجالبين .   b) Ms. هذين المحريين .   c) Ms. مرّتا .   d) La traduction latine a: Lingua quoque praeter magnum juvamentum quod in loquela formatione tenet. Ces mots manquent dans le ms.   e) Ms. ينطاحن .
f) Ms. وهى .   g) Ms. ينتعضر .   h) Ms. الطاحن .

Vingt-unième Chapitre. De la disposition de la vessie.

La vessie est le réservoir et l'émonctoire de l'urine. Elle est située entre l'anus et le pubis, et elle est composée de deux tuniques. Sur son orifice se trouve un muscle qui le resserre et qui empêche la sortie de l'urine, jusqu'à ce qu'elle soit évacuée volontairement. L'urine lui arrive des reins par les deux conduits que nous avons appelés les uretères. Quand ces deux conduits sont parvenus à la vessie, ils traversent l'une de ses tuniques et passent entre les deux tuniques jusqu'à ce qu'ils aient atteint le col de la vessie, ensuite ils traversent l'autre tunique et s'ouvrent dans la cavité de la vessie.

Vingt-deuxième Chapitre. De l'ensemble des utilités des organes de la nutrition.

Outre du sens du toucher général, la bouche a encore été douée spécialement du sens du goût, et c'est pour qu'elle distinguât par lui les choses agréables d'avec les choses désagréables, parce que les choses agréables sont aussi pour la plupart les plus nutritives et les plus convenables. Pendant la mastication [la langue ....] tourne les aliments dans la bouche de différentes manières convenables et nécessaires, jusqu'à ce qu'ils soient moulus d'une manière égale, comme l'une des meules fait tourner sur l'autre ce qui doit être broyé et moulu. Les dents sont faites en trois genres; il y en a qui sont propres à couper, ce sont les dents incisives internes et externes; il y en a qui sont propres à briser les objets, ce sont les dents canines, et il y a des meules, ce sont les dents molaires. Une preuve de la sagesse merveilleuse avec laquelle les dents ont été disposées, c'est que les incisives internes et externes [des deux mâchoires] se touchent et se rencontrent les unes les autres au moment qu'on a besoin de s'en servir, c'est-à-dire quand on mord quelque chose, [mais quand on n'en a plus besoin], elles s'éloignent les unes des autres. S'il n'en était pas ainsi, on ne pourrait pas bien mordre les objets. Cela a lieu parce que la mâchoire inférieure est tirée en avant jusqu'à ce que les dents se rencontrent les unes les autres, mais pendant la mastication

الثنايا والرباعيات السفلانيّة الى داخـل وتحييد a [عـن] مـوازاة انعاليـة فيتمّ بذلك للاضراس وقوع بعضها على بعض وذلك انّه لا يمكن مـع تـلاق الثنايا والرباعيات الّتى فى اللحى الاعلى والّتى فى اللحى الاسفل ان تتـلاق الاضراس كالحالة عند التنكسير واصول الاضراس اكثـر من اصول سائـر الاسنان بحسب شدّة عملها ودوامه وما كان منها فى انعلو جعلت اصولها اكثر لتعلّقها به. وقـد احكم الامر فى [منع] دخـول شيء ممّا b يــوّكل الى قصبة الرئـة على ما بيّنّاه وذلك انّه فى حالـة البلع يمتـدّ المرىء الى اسفل وينجــذب كذلك c لحنجرة الى فـوق فيازمها طبقيها لزوما محكمـا ويكـون مـرور الشيء الّذى يببع على ظهر هـذا الطبـق حتّى يفضى الى المرىء واذا ورد الطعـام المعدة لـزمتـه المعدة واحتـدت عليه وانغلق البوّاب فـلا يـزال كـذلك حتّى يتمّ الهضـم وبحيط بالمعدة من لجانب الايمن الكبـد ومن لجانـب الايسـر الطبحـال ومـن قـدّام الثرب ومن خلف لحم الصلب فتكـون هــذه كلّها حاقنـة للحرارة فيها وتسخّنها d ايضا فضـل e اسخـان فينطبخ الطعام فيها حتّى يصير شبيبها بعصارة تصلح للنفوذ فى تلك الفوهات الّتى ذكـرناها الى الكبـد وجعلت تلك الفوهات كثيرة لانّها لو كانت واحدة اقتصت الى موضع واحد لغانها ما انحـدر من الغـذاء عن ذلك الموضع وخرج ضياعا فاكثرت هـذه انفوهات ووصلت باكثـر تجاويف الامعاء ليكون ما فات جذبه فى موضع ما اجتذب من فوهـة اخرى.

---

a) Ms. يحد.   b) Ms. منها فيما.   c) Ms. لذلك.   d) Ms. يستخنها.

e) Ms. وتصل.

et le broiement la mâchoire retourne à sa place et les dents incisives inférieures internes et externes se portent en dedans, et s'éloignent de façon qu'elles ne se trouvent plus en face des dents incisives supérieures, et par là les dents molaires peuvent se placer les unes sur les autres. En effet il n'est pas possible que les dents molaires se rencontrent au même moment que les dents incisives internes et externes qui se trouvent dans la mâchoire supérieure rencontrent celles qui se trouvent dans la mâchoire inférieure, comme cela a lieu quand on brise des objets. Les racines des dents molaires sont en plus grand nombre que celles des autres dents en vue de l'intensité et la durée de leur besogne. Les racines des dents molaires qui se trouvent dans la mâchoire supérieure sont faites en plus grand nombre, parce que ces dents sont suspendues à la mâchoire [1]. Le Créateur a pris soin d'une manière judicieuse qu'aucune partie des aliments n'entre dans la trachée-artère, comme nous l'avons exposé. En effet au moment de la déglutition l'œsophage s'étend vers le bas et de même le larynx est tiré en haut, de sorte que son couvercle *(épiglotte)* s'applique à lui d'une manière précise, et l'objet avalé passe sur le dos de ce couvercle, jusqu'à ce qu'il soit arrivé dans l'œsophage. Quand les aliments sont arrivés dans l'estomac, celui-ci s'y attache et se contracte sur eux et le portier *(pylore)* se ferme, et cela continue jusqu'à ce que la digestion soit achevée. L'estomac est entouré au côté droit par le foie, au côté gauche par la rate, par devant par l'épiploon et par derrière par la chair de la colonne vertébrale. Toutes ces parties servent à conserver la chaleur dans l'estomac dont elles augmentent aussi la chaleur, de sorte que les aliments y sont cuits, jusqu'à ce qu'ils deviennent semblables à un suc propre à pénétrer dans le foie par ces orifices dont nous avons parlé. Ces orifices ont été créés en grand nombre, car s'il n'y en avait qu'un seul menant à un seul endroit, la partie de la nourriture qui descend au-delà de cet endroit échapperait à cet orifice et sortirait sans porter aucun fruit. Pour cette raison ces orifices sont faits en grand nombre et réunis à la plupart des cavités des intestins, afin que la matière qui n'est pas attirée à un certain endroit soit attirée par l'orifice d'un autre endroit. Les intestins ont reçu des circonvolutions et des replis,

---

[1] „Les molaires supérieures ont plus de racines parce qu'elles sont suspendues et que la pesanteur les fait incliner du côté opposé à leurs racines. . . ." (Avicenne. Canon. Chapitre des dents).

وجعلت للامعاء استدارات وتلافيف ليطول بقاء ذلك الشيء فيها ويستقصى

جذب ما فيها ولا يبادر بالخروج وينتم هذا الفعل خاصة فى المعى الاعور

فان ما فاته لا يكون قد بقى فيه كبير شىء مما يصلح للغذاء وتكون

العفونة قد غلبت عليه ولان الكبد هو الذى يطبخ هذا الشىء الذى

ينجذب حتى يصير دما احتيج ان يفرق القليل منه فى الكثير من لحم الكبد

فتسرع فيها الاستحالة وتسهل فمن اجل ذلك تنقسم القناة المسماة باب

الكبد الذى اليه يجتمع ما ينجذب من الغذاء الى اقسام دقاق فى تجويف

الكبد ليستحيل الى الدم بسرعة وسهولة ولان غذاء الاعضاء ونماءها يكون

بالدم النقى الموافق وكان يتولد مع تولد الدم فضلتان لا بد منهما كما

يتولد فى جميع ما ينطبخ وينضج احدهما شبه الدردى والعكر والاخر شبه

الطفاوة والرغوة احتيج الى تنقية الدم منها فخلقت منها a المرارة وجعل لها عنق

يجىء حتى يدخل فى تجويف الكبد فتنجذب به المرة الصفراء المتولدة

عند تولد الدم وخلق الطحال وجعل له عنق يجىء الى ما هناك فتنجذب

الفضلة الاخرى التى منها يكون المرة السوداء فيبقى الدم حينئذ نقيا

ليس فيه من المرة الصفراء ولا من السوداء الا بقدر ما يحتاج اليه الا انه

بعد ارق مما يحتاج b اليه الى ان يجتذب منه فضل ما فيه من المائية حتى

يصير من الغلظ الى الحد الموافق لكون اللحم. فخلقت الكليتان ومد من

كل واحد منهما عنق طويل يوصل بالعرق الطالع c من حدبة الكبد ليجتذب

---

c) Ms. بالعروق الطالعة .   b) Ms. والمثانة يحتاج .   a) Ms. فجعلت .

afin que cette matière y séjournât longtemps, que ce qui s'y trouve fût complètement attiré et qu'elle ne sortît pas rapidement. Cet acte *(c.-à-d. l'attraction de la matière par les orifices)* s'achève particulièrement dans l'intestin borgne *(cœcum)*, car dans la matière qui dépasse cet intestin il ne reste pas grand'chose propre à la nutrition, et la putréfaction ne tardera pas à s'en emparer. Le foie étant l'organe qui élabore cette matière attirée pour qu'elle devienne du sang, il est nécessaire qu'une petite quantité de la matière se distribue dans une grande partie de la chair du foie, afin que le changement dans cet organe ait lieu promptement et facilement. Pour cette raison le conduit appelé porte du foie, dans lequel se rassemble la nourriture attirée, se divise en des branches fines dans la cavité *(l'intérieur)* du foie, afin que cette nourriture se convertisse promptement et facilement en sang.

Puisque la nutrition et la croissance des parties se font au moyen du sang pur qui leur convient, et que pendant la formation du sang se forment nécessairement deux superfluités, comme celles qui se forment dans tout ce qui est bouilli et cuit à point, dont l'une ressemble au marc et au sédiment et l'autre à l'écume et à la mousse [1]), il est nécessaire d'en purger le sang. En vue de cela est créée la vésicule biliaire. Elle est munie d'un col qui va entrer dans la cavité du foie, et par ce col est attirée la bile jaune qui se forme pendant la formation du sang. En second lieu est créée la rate; elle est munie d'un col *(v. splénique)* qui arrive aux parties qui se trouvent là (!) *(lisez: au foie)*, et qui attire l'autre superfluité de laquelle provient la bile noire. Alors le sang demeure pur; il ne contient de la bile jaune et noire qu'une certaine quantité nécessaire, mais il est encore plus ténu qu'il ne faut, jusqu'à ce que la superfluité séreuse qui se trouve dans le sang soit attirée, pour qu'il arrive au degré de consistance qui convient à la formation de la chair. C'est en vue de cela que sont créés les deux reins; de chacun d'eux s'étend un col long *(v. rénale)* qui s'unit à la veine qui monte de la face convexe du foie *(v. cave)*, pour attirer la sérosité qui se trouve dans le sang

---

1) „Figurez-vous que le suc versé de l'estomac dans le foie, par suite de la chaleur de ce viscère, bouillonne et fermente comme du vin nouveau ($\gamma\lambda\epsilon\acute{\upsilon}\varkappa\iota\nu\upsilon\nu$) et se transforme en un sang utile. Dans ce bouillonnement les parties féculentes et épaisses du résidu *(bile noire)* se déposent, tandis que les parties ténues et légères surnagent sur le sang comme une écume *(bile jaune)*." (Gal. De usu part. Lib. IV c. 3; o. c. T. III p. 270; Daremberg o. c. T. I p. 282; Oribase, Des forces et des fonctions naturelles; o. c. T. III p. 34.

ما فى الدم من المائيّة قبل ان يرتقى ويسقى الاعضاء فاذا نقى الدم من
هذه الفضلات الثلاث فقد كمل نقاءه وصلح ان تغتذى الاعضاء وتنمو[a]
به نموّا مشاكلا موافقا لها ويعرف عظم المنفعة فى تنقية الدم من هذه
الفضلات عند الحوادث فى هذه الآلات فانّ المرارة اذا لم تجذب المرّة
الصفراء وبقّتها فى الدم حتّى تنفذ الى الاعضاء حدثت صنوف الامراض
الكائنة من المرار الاصفر كاليرقان والبثور والحمرة والنملة والحمّيات الحادّة ونحوها
وان لم تجتذب المرّة السوداء حدثت الامراض السودانيّة كاليرقان والبهق
الاسودين والقوابى والنقرس[b] والماليخوليا والجذام ونحوها وان لم تندفع
المائيّة نحو الكلى حدث الاستسقاءان[c] امّا الزقىّ وامّا اللحمىّ والطبلىّ ولولا
مكان هذه الآلات لكانت هذه الادواء دائمة متّصلة ومن عجيب الحكمة
ايضا فى اجتذاب هذه الفضلات ان عنقا المرارة والطحال يجيئان الى
تقعير الكبد ويجذبان ما يجذبان من هناك فاما عنقا الكليتين فيجيئان الى

---

a) Ms. تنموا .   *b*) Ms. التنقّس . Manque dans la traduction latino.
c) Ms. الاستسقائين .

avant qu'il remonte et arrose les parties du corps. Quand le sang est
purgé de ces trois superfluités, il est complètement pur et propre à
nourrir les parties qui croissent au moyen de ce sang d'une manière
qui leur est propre et leur convient. La grande utilité de la purgation du sang de ces superfluités se connaît aux affections qui
arrivent à ces organes. En effet, quand la vésicule biliaire n'attire
pas la bile jaune et la laisse dans le sang jusqu'à ce qu'elle pénètre
dans les parties, se produisent toutes sortes de maladies causées par
la bile jaune, comme l'ictère, des pustules, l'érysipèle, la fourmi [1]),
des fièvres aiguës et autres semblables. Si la bile noire n'est pas
attirée, se produisent les maladies atrabilaires, comme l'ictère noir,
la morphée noire, les dartres, la goutte [2]), la mélancolie, la lèpre et
autres semblables [3]). Si la sérosité [du sang] n'est pas éloignée vers
les reins, se produisent les deux espèces d'hydropisie, soit l'ascite,
(*hydropisie abdominale*), soit l'anasarque (*hydropisie sous-cutanée générale*) et la tympanite (*météorisme, ballonnement, gonflement du ventre*) [4]).
Si ces organes n'existaient pas, ces maladies dureraient continuellement. C'est encore une preuve de la sagesse merveilleuse avec laquelle
est arrangée l'attraction de ces superfluités, que le col de la vésicule
biliaire et celui de la rate arrivent à la face concave du foie et attirent les matières qu'ils tirent de cet endroit, tandis que les deux

---

1) Le *herpès* de Galien (ἕρπης: *éruptions qui s'étendent en rampant, de* ἕρπω). Par
herpès Galien entend des affections chroniques de la peau, soit superficielles, soit pénétrant dans la profondeur des tissus et les détruisant. Sous le nom d'*érysipèle* (ἐρυσίπελας)
il comprend non seulement l'érysipèle, mais encore d'autres formes de dermatite. (V. Note R.).

2) Je ne suis pas sûr de la leçon de ce mot. Il manque dans la traduction latine.

3) V. les notes du chapitre du Canon sur la rate et Note S.

4) Lisez: . . . . . soit l'anasarque, soit l'ascite et la tympanite. „D'après les modernes
il y a trois espèces d'hydropisie: l'ascite, la tympanite et l'anasarque. D'après Hippocrate
il y en a deux espèces. En effet l'ascite et la tympanite sont de la même espèce, car dans
toutes les deux la nourriture changée en eau se verse entre les intestins et le péritoine,
mais dans l'ascite il y a plus d'eau et moins de pneuma, tandis que dans la tympanite
il y a plus de pneuma et moins d'humeur." (Gal. Introductio s. medicus [liber suspectae
originis] c. 13; o. c. T. XIV p. 746).

„Il y a trois espèces d'hydropisie: l'anasarque (حبن; ἀνασάρκα, ὑποσαρκίδιος) causée
par une matière séreuse et flegmatique qui se répand avec le sang dans les parties du
corps; la deuxième est l'ascite (زقّى, ἀσκίτης) causée par une matière séreuse qui se
verse dans l'intérieur du ventre inférieur et dans la région voisine, et la troisième est la
tympanite (طبلي; τυμπανίας, τυμπανίτης, ὕδρωψ ξηρός [Hipp.]) causée par une matière
pneumatique qui se répand dans ces régions." (Avic. Canon Lib. III, Feu 14, Traité 4,
chap. de l'hydropisie).

العرق الطالع من الكبد ويجذبان المائيّة منه وذلك ان الدم [لمّا] احتاج ان
يرتقى a الى هذا الموضع فى منافذ دقّت فى دقّة الشعر وجب ان يترك فيه
عذه المائيّة ليبقى له رقّته المعينة على سرعة ارتفاعه فى هـذه المنافذ فلم
يوصل لـذلـك الآلـة الجـاذبـة لهذه المائيّـة هنـاك لكن بعد ان ارتقى ونفـذ من
هـذه المجـارى الدقـاق ووصل الى مجرى واسع استغنى عـن رقّته واحتيـج الى
غلظه b ووصل بـد هنـاك. واذا ارتقى الـدم النقـىّ الى هـذا العرق يوزع بعـد
فى البدن عـلى القسط والعدل وسقى كلّ عضو * واعطاه نصيبه عـلى ما ذكرنا
فى تقسيم العـروق واسحال فى كلّ عضو c الى طبيعتـه وغـذائـه فانمـاه ان كان
ممّا ينمى والّا اخلف عليه مثل ما يحلّل منه او اقـلّ وذلـك فى الابـدان
المنحـطّـة وهـذا الفعل كان آخـر القصد والغرص الـذى اريـد بآلات الغـذاء
كلّها. ثم صرف الخالق عـزّ وجـلّ هـذه الفصلات الّتى نقـى منهـا الـدم الى
منافـع اخر جابلـة ايضا وذلـك ان المرارة تنقى باحـد عنقيهـا الـدم مـن المرّة
الصفراء وتقذفه بعنق اخر فى الامعاء فبحـثّ بحدّتـه على دفع الاثفـال واخراجها
ثم يلدغها ويهيّجها فيكون سببا للنقاء من الثفل والامـن من تعقّده واحتباسه.
وامّا الطحـال فيجذب الفضلـة العكـرة وينقى الـدم منهـا ويحبّلها هـو بعـد حتّى
يكتنسب قبضا وحموضة ثم يرسـل منهـا فى كلّ يـوم شيءا الى فـم المعدة فيحـرّك
الشهوة بحموضته وقبضه ويثيرها وينبّهها ثمّ يخـرج ايضا مع خـروج الثفل. وامّا
الكلى فتجـذب مائيّة الدم وتغتذى بما فيه ممّا يصلح لها ثمّ يدفـع الباقـى
من المجريين اللّذيـن ذكرناهما الى المثانـة وجعلت المثانـة واسعة لئلا يحتـاج
الانسان الى مواترة القيام للبول وجعل عـلى فمها عضلـة تقبضهـا d وتضمّها e فـلا

---

a) Ms. يرتنفى.   b) Ms. ومثانة. La traduction latine a: et junctum est
ei illic.   c) Se trouve deux fois dans le ms. depuis *.   d) Ms. يقبضها.
e) Ms. ويضمّها.

cols des reins arrivent à la veine qui monte du foie et en attirent la sérosité. En effet puisque le sang devait monter à cet endroit (*la face convexe du foie*) par des passages fins comme des cheveux (*racines de la v. porte et v. hépatiques*), il était nécessaire que cette sérosité demeurât dans le sang, pour qu'il gardât sa ténuité qui facilite son ascension par ces passages. Pour cette raison l'organe (*le rein*) qui attire cette sérosité n'est pas réuni à cet endroit. Mais quand le sang est monté, qu'il a passé par ces canaux déliés et qu'il est arrivé dans un canal large (*la veine cave*), il n'a plus besoin d'être ténu, au contraire il doit être épais, et c'est à cet endroit (*v. cave*), que [l'organe qui attire la sérosité (*rein*)] est réuni. Quand le sang pur est monté dans cette veine, il se distribue ensuite dans le corps d'une manière juste et équitable, arrose chaque partie et lui donne ce dont elle a besoin, comme nous l'avons exposé dans le chapitre de l'anatomie des veines. Dans chaque partie le sang se change en la nature et la nourriture de cette partie. Cela a lieu s'il s'agit d'un corps qui croît encore; si ce n'est plus le cas, le sang remplace ce qui en est dissous, par la même, ou bien, dans les corps qui s'affaiblissent, par une plus petite quantité. Cette action est le but et le dessein final que le Créateur s'est proposé dans la création des organes de la nutrition. Ensuite le Créateur, qui est puissant et grand, a employé ces superfluités dont le sang a été purgé, pour d'autres utilités non moins importantes. En effet la vésicule biliaire purge le sang de la bile jaune au moyen d'un de ses deux cols, et par l'autre col il la jette dans les intestins, pour qu'elle excite par son âcreté la propulsion et l'éloignement des matières fécales; ensuite elle les stimule et les excite, de sorte que la bile cause la purgation du corps des matières fécales et prévient leur épaississement et leur rétention. La rate attire la superfluité féculente (*bile noire*) dont elle purge le sang; puis elle la change, jusqu'à ce qu'elle devienne astringente et âcre. Ensuite elle en envoie chaque jour quelque chose à l'orifice de l'estomac pour qu'elle excite, stimule et aiguise l'appétit par son âcreté et son astringence; ensuite elle sort avec les matières fécales. Les reins attirent la sérosité du sang et se nourrissent de la partie de cette sérosité qui leur convient. Le reste est poussé vers la vessie par les deux conduits (*uretères*) dont nous avons parlé. La vessie est créée spacieuse, afin qu'on ne fût pas obligé de se lever à tout moment pour uriner. Sur l'orifice de la vessie est placé un muscle qui la contracte et la ferme, pour qu'il n'en sorte rien avant qu'elle

يخرج منها شيء حتى تمتلئ وتتأذى بكثرة البول او بحّدته فيطلقها حينئذ
الارادة حتّى يخرج البول. وأمّا نفوذ مجرى البول والكلى a الى المثانة ففيه
حكمة بالغة وذلك انّه قد ترى المثانة تنفخ فلا يخرج منها الريح على انّ
فيها ثقبتين يدخل فيهما البيل ومنهما يدخل مائيّة الدم التى في البول من
الكلى اليها وذلك من اجل ان هذين المجريين يخرقان احدى طبقتى
المثانة ويمرّ لآخر فيما بين طبقتيها حتّى تنتهى الى عنقها ثمّ يخرق الطابقة
الثانية فيصير من اجل ذلك كلّ ما دخل دخول تجويفها b ملزقا للطبقة الداخلة
بالخارجة ومتى امتلأت كانت اشدّ لازاق طبقتيها c وضمّ ذلك المجرى فلا
يمكن أن يرجع شيء من البول الحاصل فى المثانة الى ورائه ويسهل التجلّب
فيها ولا يزال يتجلّب البول فى المثانة حتّى يثقلها فاذا احسّت بذلك الاذى
كفّت تلك العضلة عن امساك فم المثانة وانضمّت المثانة على ما فيها فخرج
البول. وأمّا الاثفال الغليظة d فانّه اذا استنظف ما فيها ممّا يصلح للاغتذاء
اندفع الباقى الى المعى المستقيم ولهذا المعى هناك تجويف واسع لكى يحتمل
اجتماع الثفل ولا يلجئاً الانسان الى القيام للاخراء كلّ ساعة فاذا اثقله ما
اجتمع فيه او لذعه احسّ بذلك الاذى ففتّق e للحيوان بارادته عن العضل
المغلق له فخرج الثفل. فعلى هـذا يجرى تدبير الغذاء من حين يدخل
البدن الى ان يغذوه منه ما يغذو ويخرج فضلته عنه.

---

a) Ms. والكل.   b) Ms. تجويفه.   c) Ms. طبقيها.   d) Ms. الغليظ.
e) Ms. فلق.

soit remplie et gênée par l'abondance ou l'âcreté de l'urine; alors la volonté le relâche, de sorte que l'urine peut sortir. La manière dont le canal de l'urine et des reins (*uretère*) pénètre dans la vessie a été disposée avec une sagesse parfaite. En effet, en enflant la vessie on voit que le vent n'en sort pas, bien qu'elle possède deux ouvertures dans lesquelles une sonde peut entrer et par lesquelles la sérosité du sang, c'est-à-dire l'urine, arrive des reins dans la vessie. La cause en est que ces deux conduits traversent l'une des deux tuniques de la vessie, et que la fente (*le conduit*) passe entre les deux tuniques jusqu'à ce qu'elle arrive au col de la vessie; ensuite elle traverse l'autre tunique. A cause de cela tout ce qui entre dans la cavité de la vessie applique la tunique interne contre la tunique externe. Quand la vessie s'est remplie, les deux tuniques sont collées fortement l'une contre l'autre, et ce conduit se ferme, de sorte que rien de l'urine qui se trouve dans la vessie ne peut retourner en arrière (*dans l'uretère*) [1]. L'urine est attirée facilement et sans cesse dans la vessie, jusqu'à ce qu'elle la gêne; quand la vessie ressent ce gêne, ce muscle [dont nous avons parlé] s'abstient de maintenir l'orifice de la vessie, la vessie se contracte sur son contenu et l'urine est évacuée. Quand tout ce qui peut servir pour la nutrition est extrait des matières fécales solides, le reste est poussé dans l'intestin droit. Cet intestin présente à cet endroit une cavité spacieuse, afin qu'il puisse contenir les matières fécales amassées et qu'on ne soit pas obligé de se lever à tout moment pour aller à la selle. Quand les matières fécales amassées dans cet intestin lui pèsent ou l'irritent, il ressent ce gêne et l'animal relâche volontairement le muscle qui ferme le rectum, et les matières fécales sortent. C'est de cette manière que se comporte la nourriture depuis le moment qu'elle entre dans le corps, jusqu'à ce que la partie nourrissante ait nourri le corps, et que ce qui en reste sorte du corps.

---

1) D'après Galien c'est un repli de la muqueuse vésicale, fonctionnant comme une valvule, qui empêche l'urine de refluer dans l'uretère. V. les notes du chapitre du Canon d'Avicenne sur la vessie. „Si l'urine, après avoir pénétré dans la vessie, ne peut refluer vers l'uretère, ce n'est nullement parce que le repli [de la muqueuse vésicale] fonctionne à la manière d'une valvule, mais parce que la paroi supérieure de la portion intra-vésicale des uretères s'applique alors à la paroi inférieure, et s'y applique d'autant mieux que la vessie est plus pleine." (Sappey, Traité d'anatomie descriptive 3ᵉ ed. Paris 1876—79 T. IV p. 570).

الباب الثالث والعشرون فى هيئة مراقّ البطن.

انّ من وراء الجلد الملبس على البطن العضلات الثمان الّتى ذكرناها ووراء ذلك العضل غشاء ملمّس يسمّى الصفاق ووراء الصفاق الثرب ووراء الثرب الاحشاء والفتق لحادث فى المراقّ يكون اذا انخرق هذا الصفاق.

الباب الرابع والعشرون فى هيئة الانثيين والقضيب.

ينبت من عظم العانة جسم عصبىّ كثير التجاويف واسعها وتحته شريانات كثيرة واسعة فوق ما يساحق قدره وعروق وهذا الجسم هو القضيب وينزل من الصفاق مجريان شبه البرخين ثمّ يتّسعان فيكون منهما a الطبقة الداخلة من كيس البيضتين وفيها البيضتان ويجىء الى ناحية البيضتين من اقسام العروق المتسفّلة b شعب وتنافق لفائف كثيرة ويجتوى عليها لحم غددىّ ابيض فيحيل c ما فيه من الدم حتّى يبيض ويصير d من هناك الى الانثيين فيستحكم استحالته ويكمل نوعه ويصير هناك منيّا تامّا ثمّ يصير له مجريان يفضيان الى القضيب والانعاظ يكون بامتلاء التجاويف الّتى e [فيه] من ريح غليظة فامتلأ عروقه من السدم والانزال يكون عند ما يتمدّد وينتصب الاوعية

---

a) Ms. منه،   b) Ms. المتشعّلة.   c) Ms. فيحل.   d) Ms. له ويصير.
e) Ms. ألّذى.

Vingt-troisième Chapitre. De la disposition de la paroi du ventre.

Derrière la peau qui revêt le ventre se trouvent les huit muscles dont nous avons parlé; derrière ces muscles se trouve une membrane lisse appelée le péritoine; derrière le péritoine vient l'épiploon et derrière l'épiploon se trouvent les viscères. La rupture (*hernie*) qui se présente dans la paroi du ventre a lieu quand ce péritoine se déchire.

Vingt-quatrième Chapitre. De la disposition des testicules et de la verge.

De l'os pubis naît un corps nerveux, muni d'un grand nombre de cavités spacieuses. Au-dessous de lui se trouvent des artères larges en plus grand nombre que son volume ne l'exige, et des veines; ce corps est la verge. Du péritoine descendent deux canaux qui ressemblent à des conduits [1]); ensuite ils s'élargissent et forment la tunique interne (*gaîne ou tunique vaginale*) [2]) de la bourse des deux testicules, et dans cette tunique se trouvent les deux testicules. Aux testicules arrivent des rameaux se détachant des branches des veines situées dans la parte inférieure du corps; ces rameaux, en s'entortillant, forment des circonvolutions nombreuses qu'entoure une chair glanduleuse blanche qui convertit le sang qu'elle contient, jusqu'à ce qu'il devienne blanc. De ces rameaux ce sang blanc se rend aux testicules, alors il se change d'une manière plus intense et plus spéciale et devient à cet endroit du sperme parfait. Ensuite il y a pour ce sperme deux canaux qui mènent à la verge (*canaux déférents*). L'érection a lieu parce que les cavités de la verge se remplissent d'un pneuma épais et que ses veines se remplissent de sang, et l'éjaculation du sperme a lieu quand les vaisseaux qui contiennent le sperme

---

1) La traduction latine a: . . . . .duo descendunt cannales, qui eis quae a renibus ad gibbum hepatis ip suis protenduntur foraminibus, in sui natura similes conspiciuntur.

2) Chez les animaux domestiques la *gaîne vaginale* n'est qu'un diverticule de la cavité abdominale dont la membrane séreuse (*péritoine*) a fait hernie dans le trajet inguinal de manière à former un sac séreux enveloppé de parois membraneuses (Chauveau, Traité d'anat. compar. des animaux domestiques Paris 1879 p. 931). Chez l'homme cette disposition n'existe que passagèrement à la fin de la vie fœtale. Après la naissance le canal qui forme la communication entre la cavité abdominale et la gaîne vaginale s'oblitère.

ألّتى فيها المنىّ وتهتاج لقذف ما فيها لكثرته او لذعه واحد الاسباب الداعية الى ذلك احتكاك الكمرة وتدغدغها من الجسم المصاك لها فان ذلك يدعو الى تمدّد اوعية المنىّ وقذف ما فيها.

الباب الخامس والعشرون فى هيئة الثدى.

الثدى مركّب من شرايين وعروق وعصب يحتشى ما بينها نوع من اللحم غددىّ ابيض طبعه طبيعة اللبن خلقه الله تبارك وتعالى ليكون المحيل والمولّد للبن وهذه الشرايين والعروق تنقسم فى الثدى الى اقسام دقاق وتستدير وتلتفّ لفائف كثيرة ويحتوى عليها تلك اللحم الّذى هو مولّد اللبن فيحيل ما فى تجويفها من الدم حتّى يصير لبنا بتشبيه له بطبيعته كما يحيل لحم الكبد ما يجتذب من المعدة والامعاء حتّى يصير دما بتشبيهه اياه بنفسه.

الباب السادس والعشرون فى هيئة الرحم.

الرحم موضوعة فيما بين المثانة والمعى المستقيم الّا انّها تفصل على المثانة الى ناحية فوق وهى من الابكار وممّن لم تلد صغيرة وتعظم من انثى قد حملت وولدت وهى مربوطة برباطات سلسليّة وهى فى نفسها عصبيّة يمكن فيها ان تمتدّ وتتّسع عند الحاجة الى ذلك وتنضمّ وتتقلّص عند الاستغناء عن التمدّد وذلك انّها تحتاج ان تمتدّ امتدادات كثيرة عند الولادة فجعلت لذلك عصبيّة وجعلت رباطاتها سلسليّة واسعة ولها بطنان ينتهيان الى فم واحد وزائدتان تسمّيان قرنى الرحم وخلف هاتين الزائدتين بيضتنا[a] المرأة وهى اصغر من الّتى للرجل وأشدّ تفرطحا وينصبّ منهما منّى المرأة الى تجويف الرحم. ورقبة الرحم تنتهى الى قعر الفرج من المرأة وهى

____

a) Ms. بيضتى.

s'étendent et se dressent, et qu'ils sont excités à éjaculer leur contenu à cause de son abondance ou de son acrimonie. Une des causes qui pousse à l'éjaculation est le frottement et le chatouillement du gland de la verge par un corps qu'il rencontre, car cela pousse les canaux du sperme à s'étendre et à éjaculer leur contenu.

Vingt-cinquième Chapitre. De la disposition de la mamelle.

La mamelle est composée d'artères, de veines et de nerfs. Leurs interstices sont remplis d'une sorte de chair glanduleuse blanche dont la nature est celle du lait. Dieu, dont le nom soit béni et exalté, l'a créée pour être l'organe qui convertit [le sang] et engendre le lait. Ces artères et ces veines se divisent dans la mamelle en des branches fines, qui serpentent et se tortillent pour former des circonvolutions nombreuses qu'entoure cette chair qui engendre le lait, et qui convertit le sang contenu dans leurs cavités jusqu'à ce qu'il devienne du lait, en l'assimilant à sa nature, comme la chair du foie convertit ce qu'elle attire de l'estomac et des intestins, jus'qu'à ce qu'il devienne du sang, en l'assimilant à sa propre substance.

Vingt-sixième Chapitre. De la disposition de la matrice.

La matrice est située entre la vessie et l'intestin droit, mais à sa partie supérieure elle dépasse la vessie. Chez les vierges et les femmes qui n'ont pas eu d'enfants elle est petite, tandis qu'elle est grande chez les femmes qui ont conçu et qui ont eu des enfants. La matrice est rattachée par des ligaments lâches, et la matrice même est nerveuse, pour qu'elle puisse s'étendre et se dilater quand cela est nécessaire, et se resserrer et se contracter quand elle n'a plus besoin de s'étendre. En effet il est nécessaire qu'elle s'étende à plusieurs reprises pendant l'accouchement; c'est pour cette raison qu'elle est faite nerveuse, et que ses ligaments sont faits lâches et larges. Elle a deux cavités qui aboutissent à un seul orifice, et deux prolongements, appelés les cornes de la matrice. Derrière ces deux prolongements se trouvent les deux testicules (*ovaires*) de la femme, qui sont plus petits que ceux de l'homme et plus aplatis, et c'est de ces deux organes que le sperme de la femme est versé dans la cavité de la matrice. Le col de la matrice (*vagin*) aboutit à la vulve de la

من المرأة بمنزلة الاحليل من الرجل وثم الرحم من البكر منضم متغضّن وقـد تنسّجت فيما بين تلـك الغضون عروق دقاق تنقطع عنـد اقتضاض البكـر ويتّسع ذلك التغضّن بالبضع واذا عاقت المرأة انضمّ فم الرحم حتّى لا يدخله الميل فاذا حضر وقت الولادة او حدث عـلى الجنين آفة افسدته اتّسع حتّى تنفذ منه جثّة للجنين والجنين ينكرّون على رأى جالينوس من المنيّ ويبمّـى ويزيد من دم الطمث ويتمّ ويكمل خلقة الذكـر قبـل خلقـة الانثى ويتّصل بالجنين من العروق الّتى تجىء الى الرحـم فتغذّوه حـتّى يتمّ ويكمل فاذا كمل لم يكتف [a] بما يجيبه منهـا فيتحرّك [b] حركات صعبـة قويّـة وانهتكت ربطه المتّصلة بالرحم وكان الولادة.

تمّت المقائسة الاولى بعون اللّه ونعمته وللحمد للّه وصلوتـه على رسوله محمّـد وآله الطيّبين و...... [c] ونعم المعين.

---

a) Ms. يكتفى.   b) Ms. فتتحرّك.   c) Ici le ms. a quelques mots que je ne peux pas lire.

femme, et il est l'analogue de la verge de l'homme. L'orifice de la matrice de la vierge est resserré et rugueux ; entre ces rugosités sont tissées des veines fines qui se déchirent pendant la défloration de la vierge, et cet endroit rugueux s'élargit par le coït. Quand la femme a conçu, l'orifice de la matrice se resserre de façon que la sonde [même] n'y peut entrer, et quand le moment de la parturition est venu, ou qu'il arrive au fœtus quelque dommage qui amène sa corruption, l'orifice s'élargit jusqu'à ce que le corps du fœtus puisse passer par lui. Selon l'opinion de Galien le fœtus est formé du sperme, tandis qu'il croît et augmente par le sang menstruel. La formation du fœtus mâle s'achève et se complète avant celle du fœtus femelle. Au fœtus parviennent quelques-unes des veines qui arrivent à la matrice ; elles le nourrissent jusqu'à ce qu'il soit complètement et parfaitement formé. Mais quand il est complètement formé, la nourriture qu'il reçoit de ces veines ne lui suffit plus, il fait des mouvements difficiles à supporter et vigoureux, les liens par lesquels il est rattaché à la matrice se déchirent et la parturition a lieu.

Fin de la première section avec l'aide et par la grâce de Dieu. Louange à Dieu. Que sa bénédiction repose sur son envoyé Mohammed, et sa famille, les bons et ..... Quel excellent aide que Dieu.

المقالة الثانية من الجزء الأول من الكتاب الكامل فى
الصناعة الطبّيّة المعروف بالملكىّ تأليف
علىّ بن العبّاس المجوسىّ.

———

الباب الأوّل فى جملة الكلام على الاعضاء ومنافعها.

قد كان ذكرنا فيما تقدّم من قولنا ان الأُسْتُقُصّات a القريبة لبدن الانسان هى الاخلاط الاربعة واقرب منها الاعضاء البسيطة اذ كان منها b تتركّب الاعضاء الآبّية وقد b شرحنا لحال فى امره c الاخلاط ونحن نذكر فى هذا الموضع لحال فى كلّ واحد من الاعضاء البسيطة ومن بعد ذلك الاعضاء المركّبة d وتبتدئ من ذلك e بمقدّمات يحتاج اليها الناظر f فى امر الاعضاء g. فنقول ان الطبيعة جعلت تركيب ابدان h لحيوان من اعضاء كثيرة مختلفة لجواهر والكيفيّات للحاجة كانت الى كلّ واحد منها لبقاء ذلك لحيوان ونباته الى الوقت الّذى له ان يبقى وتتمام الغرض الّذى له يكون i وذلك ان بدن الانسان وكلّ واحد من لحيوان k آلة للنفس الّتى فيه مشاكلة لها ولافعالها l. من ذلك ان الاسد الّذى m من شأن نفسه الغضب والشجاعة ولجرأة جعل لذلك n بدنه ثقيلا قويّا وجعل فى بدنه المخاليب وفى فيه الانياب والارنب الّذى نفسه جبّانة خائفة جعل بدنه خفيفا ليسرع العدو والهرب وكذلك سائر لحيوان جعل بدنه مشاكلا للنفس الّذى فيه ولمّا كان للنفس o قوى

———

a) Ms. de Berlin et de Paris الاسطقسات.   b) Manque dans le ms. de Leyde. J'indiquerai dans la suite le ms. de Leyde par L., celui de Berlin par B., celui de Paris par P.   c) Ms. B. معنى.   d) Ms. L. a: البسيطة والمركّبة.   e) Ms. L. بذلك.   f) Ms. L. الباطن.   g) Ms. L. العظام.   h) Ms. B. اعضاء.   i) Ms. L. كون; Ms. P. له كون.   k) Ms. B. et P. وذلك ان بدن كلّ واحد من لحيوان.   l) Ms. L. او لافعالها.   m) Manque dans ms. P.   n) Manque dans ms. L.   o) Ms. L. النفس.

DEUXIÈME SECTION DE LA PREMIÈRE PARTIE DU LIVRE COMPLET
SUR LA MÉDECINE NOMMÉ LE LIVRE ROYAL PAR
ᶜALI IBN AL-ᶜABBĀS AL-MADJŪSĪ [1]).

Chapitre premier. Discours général sur les parties
du corps et leurs utilités.

Nous avons déja mentionné dans la partie de notre traité qui
précède, que les éléments prochains du corps de l'homme sont les
quatre humeurs. Les éléments encore plus prochains qu'elles sont
les parties simples, puisque les parties organiques (*organes*) sont composées d'elles. Nous avons exposé cela en traitant des humeurs, et
nous parlerons ici de la disposition de chacune des parties simples,
et après cela des parties composées. Nous commencerons par quelques remarques préliminaires nécessaires pour celui qui veut étudier
les parties du corps.

Nous disons donc que la nature a composé le corps de l'animal
de plusieurs parties qui diffèrent en substance et en qualité, en vue
du besoin qu'a l'animal de chacune d'elles pour sa conservation et
sa croissance jusqu'au terme qui lui est donné pour son existence, et
pour accomplir le but dans lequel il a été créé, c'est-à-dire que le
corps de l'homme et de chaque animal soit un organe pour l'âme qui
s'y trouve, organe adapté à l'âme et à ses actions. Par exemple le corps
du lion, dont les qualités de l'âme sont la colère, la bravoure et le
courage, est fait pour cette raison lourd et fort, son corps est muni
de griffes et sa gueule porte des dents canines, tandis que le corps
du lièvre, dont l'âme est lâche et timide, est fait léger, afin qu'il
puisse courir et fuir rapidement. De même le corps des autres animaux
a été fait conforme à la nature qu'il possède. L'âme ayant des fa-

---

[1]) Dixième siècle de notre ère.

مختلفة جعل البارئ عزّ وجلّ لها اعضاء مختلفة لجواهر والاشكال ملائمة للقوى
الّتى بها تكون افعالها بمنزلة ما جعل للانسان a اليدين آلة يعمل بهما سائر
الاعمال وجعل فيهما اصابع كثيرة مختلفة ليكون بها امساك سائر الاجسام
ما كبر b منها وما صغر وبمنزلة ما جعل لون الكبد احمر ليكون ملائما
لتوليد الدم والثديان c والانثيان d جعلتا بيض الالوان مشاكلة لتوليد اللبن
والمنّى وكذلك ايضا كلّ واحد من الاعضاء جعل هيئته وكيفيّته ملائمة للفعل
الّذى له اعدّ وهيّء على e ما سنشرحه ونبيّنه فيما بعدُ فلذلك صارت اعضاء
البدن كثيرة اعنى لاختلاف الافعال والقوى الغريزيّة فالافعال الغريزيّة فى
البدن f ثلاثة وهى الافعال النفسانيّة والحيوانيّة والطبيعيّة والافعال الطبيعيّة
منها افعال الغذاء ومنها افعال التوليد وكذلك الاعضاء منها ما هى آلات
الافعال النفسانيّة ويقال لها الاعضاء النفسانيّة ومنها آلات الافعال الحيوانيّة
ويقال لها الاعضاء الحيوانيّة ومنها آلات الافعال الطبيعيّة ويقال لها الاعضاء
الطبيعيّة وهى اعضاء الغذاء g واعضاء التناسل. وامّا الاعضاء النفسانيّة فاعدّتها
الطبيعة للحسّ والحركة الاراديّة فى سائر الحيوان عامّة والعقل والتمييز فى الانسان
خاصّة وهذه الاعضاء هى الدماغ والعينان وآلة الشمّ والمنخران * وآلتا السمع h
والاذنان واللسان * وآلات الذوق والكلام h والعصب والعضل. فامّا الاعضاء الحيوانيّة
فهى الّتى يكون بها التنفس i لحفظ الحرارة الغريزيّة وبها تتمّ الافعال الحيوانيّة
وهى الصدر واغشيته والقلب والرئة وعصبتها والحنجرة والحجاب والعروق
الضوارب. فامّا اعضاء الغذاء فاعدّتها الطبيعة لان تحيل الغذاء الى جواهر
اعضاء البدن k وتخلفه مكان ما يتحلّل من جوهر كلّ واحد من الاعضاء اذ
كانت ابدان الناس وسائر الحيوان دائمة الانتحلّل والانفشاش وهى تحتاج الى

---

a) Ms. B. الانسان.   b) Manque dans ms. L.   c) Ms. L. البدان.   d) Ms.
B. جعلت. اعنى لاختلاف الافعال والقوى   e) Manque dans ms. B.   f) Ms. L.
الغريزيّة فى البدن.   g) Ms. L. ويقال لها اعضاء الغذاء.   h) Manque dans
mss. B. et L. depuis *.   i) Ms. B. النفس.   k) Ms. L. الى جوهر البدن.

cultés différentes, le Créateur, qui est puissant et grand, a créé pour elle des parties, différant en substance et en forme, qui conviennent aux forces par lesquelles ont lieu leurs actions. Il a créé, par exemple, pour l'homme les mains comme un instrument par lequel ont lieu toutes les actions, et il leur a donné des doigts séparés, afin qu'elles puissent saisir tous les corps, tant grands que petits. Il a fait rouge la couleur du foie, afin qu'il fût propre à la formation du sang, et la couleur des mamelles et des testicules a été faite blanche, afin qu'ils soient propres à former le laït et le sperme. De même la forme et la qualité de chaque partie ont été faites propres à la fonction pour laquelle elle a été destinée et disposée, comme nous l'exposerons et l'expliquerons dans ce qui suit. Pour cette raison, je veux dire en vue des facultés et des fonctions naturelles différentes, les parties du corps sont en grand nombre.

Les fonctions naturelles du corps sont au nombre de trois, savoir les fonctions psychiques, animales et naturelles. Du nombre des fonctions naturelles sont les fonctions nutritives et les fonctions génératrices. Il en est de même pour les parties du corps: il y en a qui sont les organes pour les fonctions spirituelles et elles s'appellent les parties psychiques; il y en a qui sont les organes pour les fonctions animales et elles s'appellent les parties animales, et il y en a qui sont les organes pour les fonctions naturelles et elles s'appellent les parties de la nutrition et de la génération. Quant aux parties psychiques la nature les a disposées pour la perception et le mouvement volontaire chez tous les animaux en général, pour l'entendement et le discernement chez l'homme en particulier. Ces parties sont le cerveau, les yeux, l'organe de l'odorat, le nez, les deux organes de l'ouïe, les oreilles, la langue, les organes du goût et de la parole, les nerfs et les muscles. Les parties animales sont celles par lesquelles a lieu la respiration pour conserver la chaleur naturelle, et par lesquelles ont lieu complètement les fonctions animales; ces parties sont la poitrine et ses membranes, le cœur, le poumon et son tuyau (*trachée-artère*), le larynx, le diaphragme et les veines battantes (*artères*). La nature a disposé les organes de la nutrition pour transformer la nourriture en la substance des parties du corps, et par cette nourriture transformée elle remplace ce qui est dissous de la substance de chaque partie, puisque les corps des hommes et des autres animaux se dissolvent et se dissipent continuellement. Ces parties ont besoin de quelque chose qui remplace ce qui en est dissous,

خلف a ما يتحلّل منها وهو الغذاء لئلا يضمحلّ البدن ويبطل ولمّا كانت
الاغذية ليس يوجد فيها شيء يشبه بما يتحلّل من جوهر b اعضاء البدن
احتيج الى اعضاء تحيل جوهر اغذاء الى مثل c لجوهر الّذى يتحلّل منه
كيلا ينفد مادّة البدن ويفسد للحياة وهذه الاعضاء هى d الفم والاسنان
والمرىء والمعدة والامعاء والكبد والطحال والمرارة والكليتان e والمثانة والعروق
غير الضوارب . فامّا اعضاء التناسل فاعدّتها الطبيعة لبقاء انواع الحيوان وذلك
انّه لمّا كانت ابدان الحيوان دائمة f التحلّل والتغيّر وكان ذلك سبب g
فسادها وفنائها جعلت الطبيعة فى ابدان الحيوان اعضاء التناسل بها h يمكن
ان يتولّد من بين i كلّ شخصين منها شخص k يقوم مقامه لئلا يبيد l نوع m
من انواع الحيوان ولا يخلف منه عوضا وهذه الاعضاء هى الرحم والذكر
والانثيان n واوعية المنى . وكلّ صنف من اصناف الاعضاء الّتى هى آلات الافعال
منها عضو واحد هو الاصل o لسائرها والمخصوص بذلك الفعل وباقى الاعضاء
الاخر اعدّت لمعونة ذلك العضو على p فعله امّا لقبول الفضل ونفيه q وامّا لان
يأخذ منه فيؤدّى الى غيره وامّا لان يحفظه ويوقّيه . وامّا الاعضاء النفسانيّة
فالاصل فيها والرئيس منها هو الدماغ لانّ به يكون العقل والتمييز ومنه
ينبعث قوّة للحسّ وللحركة الاراديّة الى سائر الاعضاء . فامّا ما اعدّ لمعونته r على
فعله فهى العينان s وآلتا السمع وآلتا t الشمّ والعصب والعضل وكلّ واحد
من الحواس يؤدّى الى الدماغ ما يحسّ به من خارج فيميّزه ويدبّره u والعصب
والعضل يتحرّكان عند ما يهمّ الدماغ بالحركة فى الافعال المميّزة . فامّا ما اعدّ
لقبول الفضل ودفعه x فهو الموضع المعروف بالابزن والنقمع والغدّة المستديرة فامّا

---

a) Ms. B. الى خلف مكان; Ms. P. اخلاف .   b) Ms. B. جواهر .   c) Ms. B. مثل هذا .   d) Ms. L. n'a pas هذه الاعضاء .   e) Mss. L. et P. الكليتين .   f) Ms. L. كان دائمة .   g) Ms. L. وكان سبب ذلك .   h) Ms. B. كيما .   i) Manque dans mss. B. et P.   k) Ms. L. شخصين .   l) Ms. L. ينبك; Ms. P. يبدى .   m) Ms. L. شىء .   n) Ms. L. الانثيين .   o) Ms. L. اصل .   p) Ms. B. المعوذة .   q) Ms. L. او نفيه; Ms. P. او نفسه .   r) Ms. L. وعلى .   s) Ms. L. العينين .   t) Mss. L. et P. آلتى .   u) Ms. B. بتدبيره .

et c'est la nourriture, afin que le corps ne se consume et ne périsse. Puisqu'il ne se trouve pas dans la nourriture quelque chose qui ressemble à la substance des parties du corps qui est dissoute, il est besoin de parties qui transforment la substance de la nourriture en une substance qui ressemble à celle qui a été dissoute, afin que la matière ne s'épuise pas et que la vie ne soit pas endommagée. Ces parties sont la bouche, les dents, l'œsophage, l'estomac, les intestins, le foie, la rate, la vésicule biliaire, les reins, la vessie et les veines non battantes. La nature a disposé les organes de la génération pour la conservation des espèces des animaux, et puisque les corps des animaux se dissolvent et changent continuellement, — ce qui est la cause de leur perte et de leur disparition —, la nature a fait dans les corps des animaux les organes de la génération, par lesquels il est possible qu'il naisse de chaque deux individus un individu qui les remplace, et qu'aucune espèce des animaux ne s'éteigne sans laisser derrière des individus qui la remplacent. Ces parties sont la matrice, la verge, les testicules et les vaisseaux du sperme (*canaux déférents*).

Dans chaque espèce des parties qui sont les organes des fonctions il y a une partie qui est le principe des autres, destinée spécialement à cette fonction, tandis que les autres parties sont disposées pour seconder cette partie dans sa fonction, soit pour recevoir les superfluités et pour les expulser, soit pour prendre quelque chose de cette partie et pour la conduire vers une autre partie, soit pour la garder et la protéger.

La racine et la partie principale des parties psychiques est le cerveau, parce que l'entendement et le discernement ont lieu par lui, et la faculté de la perception et du mouvement volontaire sont envoyées par lui vers les autres parties. Les parties disposées pour seconder cette partie [principale] dans sa fonction, sont les yeux, les deux organes de l'ouïe et de l'odorat, les nerfs et les muscles. Chaque organe des sens conduit au cerveau ce qu'il perçoit en dehors, le cerveau le distingue en l'examinant, et les nerfs et les muscles se meuvent quand le cerveau a formé le dessein du mouvement en conséquence des actions discernantes.

La partie disposée pour recevoir les superfluités et pour les expulser est l'endroit nommé bassin ($\pi\acute{\upsilon}\epsilon\lambda\varsigma$ [Galien]) et entonnoir (*tige pituitaire*), et la glande ronde (*glande pituitaire*). Les parties disposées pour y prendre quelque chose (c.-à-d. *le pneume psychique*, $\pi\nu\epsilon\tilde{\upsilon}\mu\alpha$

ما اعدّ من الاعضاء لان يأخذ عنه a ويؤدّى الى غيره فالاعضاء الّتى تؤدّى
الحسّ والحركة الى سائر الاعضاء * فامّا ما اعدّ للتوقية فالاغشية الّتى تعلو
الدماغ b . فامّا الاعضاء الحيوانيّة فالاصل والرئيس b منها هو القلب لانّه معدن
الحياة c وينبوع الحرارة الغريزيّة ومنه ينبعث الحرارة الغريزيّة الى سائر اعضاء
البدن ليبقى الحيوان حيّا . فامّا ما اعدّ لمعونته على فعله فالرئة والحجاب
وعضل الصدر فان بحركة هذه يكون دخول الهواء الى القلب لترزّح عن الحرارة
الغريزيّة وخروج الفضل الدخانى الّذى يجتمع فيه على ما سنبيّن وسنشرح
من ذلك فى غير هذا الموضع . فامّا ما اعدّ ليأخذ عنه d ويؤدّى الى غيره
فالشرايين الّتى تأخذ منه e الحرارة الغريزيّة وقوّة الحياة وتؤدّيها الى سائر الاعضاء
فامّا ما اعدّ لتوقيته فالغشاء المجلّل له والغشاء المستبطن للاضلاع والصدر .
فامّا اعضاء الغذاء فالعضو الّذى هو الاصل والرئيس والقائم بفعل الغذاء هو
الكبد لانّه معدن الدم وفيه f تصيير عصارة الغذاء دما ومنه يصير الدم الى
سائر البدن لتغتذى به الاعضاء g فامّا ما اعدّ لمعونته على فعله فمنه h ما
اعدّ للتقدّم i باصلاح الغذاء بعض الاصلاح ليصلح ويسهل k على المعدة تغييره
وهضمه بمنزلة الاسنان والفم l ومنها ما اعدّ ليمسك فيه الغذاء ويغيّره ويهيّئه
تهيئة جيّدة l تسهل m على الكبد تغييره واقلابه n الى جوهر الدم وهى
المعدة ومنها ما اعدّ لينفذ الغذاء من المعدة الى الكبد بمنزلة الامعاء الدقاق
والعروق المعروفة بالمراييض ومنها ما جعل لينفذ الغذاء من الكبد الى سائر
اعضاء البدن بمنزلة العرق المعروف بالاجوف * وما ينشو منه من العروق غير
الضوارب o ومنها ما اعدّ لتنقية p فضول الدم وتخليصها منه بمنزلة الطحال
والمرارة والكليتين ومنها ما اعدّ لقبول بعض الفضل ودفعه q واخراجه الى خارج

---

a) Mss. L. et B. منه.   b) Manque dans ms. B.   c) Ms. B. معدن القوى.
الحيوانيّة .   d) Ms. L. منه.   e) Ms. P. عن.   f) Ms. B. منه.   g) Manque
dans ms. L.   h) Ms. B. فمنها.   i) Ms. L. انهتقدّم.   k) Mss. B. et P.
ont seulement ليسهل.   l) Manque dans ms. P.   m) Ms. B. تشتمل تهيئة.
n) Ms. B. وقلبه.   o) Manque dans ms. L. depuis *.   p) Ms. L. كيفيّة.
q) Ms. P. ودفعه.

$\psi\upsilon\chi\iota\varkappa\acute{o}\nu$) et pour la conduire à une autre partie, sont les nerfs qui amè-nent aux autres parties la perception et le mouvement. Les parties disposées pour protéger sont les membranes placées sur le cerveau.

La racine et la partie principale des parties animales est le cœur, parce qu'il est le principe de la vie et la source de la chaleur na-turelle, et c'est par le cœur que la chaleur naturelle est envoyée aux autres parties du corps, afin que l'animal demeure en vie. Les parties disposées pour aider le cœur dans son action sont le pou-mon, le diaphragme et les muscles de la poitrine, car c'est par le mouvement de ces parties qu'a lieu l'entrée de l'air dans le cœur pour y rafraîchir la chaleur naturelle, et pour faire sortir la superfluité fuligineuse qui s'y est rassemblée, comme nous l'exposerons et l'expli-querons ailleurs. Les parties disposées pour y prendre quelque chose et pour la conduire aux autres parties sont les artères qui y prennent la chaleur naturelle et la force vitale, et les conduisent aux autres parties. Les parties disposées pour le protéger sont la membrane qui le couvre (*péricarde*) et celle qui revêt à l'intérieur les côtes (*plèvre pariétale*) et la poitrine.

La racine et la partie principale des organes de la nutrition, celle qui s'occupe spécialement de la fonction de la nutrition, est le foie, parce qu'il est la source du sang; c'est dans lui que le suc de la nourriture devient du sang, et c'est de lui que le sang se rend aux autres parties du corps, afin qu'elles en soient nourries. Parmi les parties disposées pour l'aider dans sa fonction se trouvent [d'abord] celles disposées pour préparer la nourriture par une préparation pro-visoire et partielle, afin que l'estomac la transforme et la digère mieux et plus facilement, comme les dents et la bouche. [En second lieu] celle disposée pour triturer la nourriture et pour la transformer et la préparer d'une manière parfaite, en sorte que le foie la puisse changer et convertir aisément en la substance du sang, et cette partie est l'estomac. [En troisième lieu] celles disposées pour faire parvenir la nourriture de l'estomac au foie, comme les intestins grêles et les veines nommées mésaraïques. [En quatrième lieu] celles disposées pour faire parvenir la nourriture du foie aux autres parties du corps, comme la veine nommée veine cave et les veines non battantes qui en nais-sent. [En cinquième lieu] celles disposées pour éloigner les super-fluités du sang et pour l'en purger, comme la rate, la vésicule biliaire et les reins. [En sixième lieu] celles disposées pour recevoir une partie des superfluités, pour les propulser et pour les faire sortir,

وهي الامعاء الغلاظ والمثانة الّا انّ الامعاء تقبل فضل ما تغيّره المعدة وتخرجه
الى خارج والمثانة تقبل الفضلة المائيّة التى تنقيها الكليتان من الدم وتدفعها
الى المثانة فتقبلها المثانة a وتخرجها الى خارج. فامّا ما اعدّ ليأخذ من
الكبد ويؤدّيه الى الاعضاء فالعروق غير الضوارب. فامّا ما اعدّ لتوقيته فالغشاء
الّذى يعلوه وصفاق البطن b. فامّا آلات التناسل فالاصل والرئيس والقائم بفعل
التوليد الانثيان. فامّا ما اعدّ لمعونتهما فاوعية المنىّ فى النساء a والرجـال
والارحام فى النساء لانّ بها يكون c من المنىّ ولد والثديان d ايضا من الاعضاء
المعينة للتوليد لانّ بهما يكون تربية الاطفل. فامّا ما اعدّ ليأخذ من العضو e
ويؤدّى الى غيره فهو وعاء f المنىّ والذكر لانّ وعائى المنىّ فى الذكور يأخذان
المنىّ من الانثيين ويوردانه g الى الذكر ويصبّه الذكر a فى الرحم وفى الاناث
يأخذان المنىّ من الانثيين h ويصبّانه فى الرحم فلهذه المنافع اعدّت هـذه
الاربعة الاجناس من الاعضاء وبها يتمّ سائر الافعال i الجارية فى الكون الطبعىّ k
اذ كانت آلات لها. وقد تقسم الاعضاء على وجه آخر هو اجود l من هـذه a
القسمة فيقيل ان الاعضاء * تنقسم قسمين احدهما الاعضاء m المتشابهة الاجزاء
والثانى n الاعضاء الآليّة. فامّا الاعضاء المتشابهة الاجزاء فهى البسيطة المفردة
الّتى لجزء منها يشبه الكلّ والكلّ يشبه لجزء وهى العظام والغضاريف والعصب
والعروق الضوارب * وغير الضوارب m والاغشية والرباطات والشحم واللحم والشعر
والظفر ولجلد فانّ كلّ واحد من هذه القطعة o منه تشبه جميعه وكلّه يشبه
بعضه. فامّا الاعضاء المركبة فهى المؤلّفة من الاعضاء المتشابهة الاجزاء اعنى
البسيطة المفردة بمنزلة الرأس واليد والرجـل والكبد وغيـر ذلـك من الاعضاء

---

a) Manque dans mss. L. et B.   b) Ms. L. وغير ذلك وهو صفاق البطن.

c) Mss. B. et P. لانّها تكون منهما.   d) Ms. L. البدنان.   e) Ms. B. منهما.

f) Ms. L. عندى; Ms. B. الى غيرهما فوعا; Ms. P. فوعائى يودماذه.   g) Ms. B. يودماذه.
h) Ms. L. الانثيان في الطبع.   i) Ms. B. الاعمـل.   k) Mss. B. et P.
l) Ms. B. وأجوب والاخرى.   m) Manque dans ms. L. depuis *.   n) Ms. P.
o) Ms. B. القطع.

c'est-à-dire les gros intestins et la vessie ; mais les intestins reçoivent le résidu transformé par l'estomac et le font sortir, tandis que la vessie reçoit la superfluité aqueuse dont les reins ont purgé le sang, et qu'ils poussent vers la vessie qui la reçoit et la fait sortir. Les parties disposées pour prendre quelque chose du foie et pour la conduire aux parties du corps sont les veines non battantes. Les parties disposées pour protéger ces organes sont la membrane qui les couvre et le péritoine.

La racine et la partie principale des organes de la génération et celle qui s'occupe spécialement de la fonction de la génération sont les testicules. Les parties disposées pour les aider sont chez les hommes et les femmes les canaux du sperme (*canaux déférents ; trompes utérines*), et chez les femmes les matrices, parce que c'est par elles que se forme du sperme un enfant. Les mamelles sont aussi des organes qui secondent la génération, parce que la nutrition des petits enfants a lieu par elles. Les parties disposées pour prendre quelque chose d'un organe et pour la conduire vers un autre sont les deux canaux du sperme (*can. déférents*) et la verge, parce que chez les hommes les canaux du sperme prennent le sperme des testicules et le conduisent à la verge qui le verse dans la matrice, tandis que chez les femmes ils (*c.-à-d. les trompes utérines*) le prennent des testicules (*ovaires*) et le versent dans la matrice. C'est pour ces utilités que sont disposées ces quatre espèces de parties, par lesquelles sont effectuées complètement toutes les fonctions qui ont lieu dans l'état naturel [des choses], puisqu'elles sont les organes pour ces fonctions.

Les parties se divisent encore d'après une autre manière, division meilleure que celle que nous avons mentionnée. On dit que les parties du corps sont divisées en deux espèces, dont l'une comprend celles dont les parties constituantes ressemblent les unes aux autres (*parties similaires*), tandis que la deuxième comprend les parties organiques. Quant aux parties similaires ce sont les parties simples, non composées, dont chaque portion ressemble à la partie entière et la partie entière à chaque portion : ce sont les os, les cartilages, les nerfs, les veines battantes et non battantes, les membranes, les ligaments, la graisse, la chair, les cheveux, les ongles et la peau, car chaque portion d'une de ces parties ressemble à la partie entière et la partie entière ressemble à chaque portion. Les parties composées sont celles qui sont composées de parties similaires, je veux dire de parties simples, non composées, comme la tête, le bras, la jambe, le

المركّبة فانّ كلّ واحد من هـذه فيه عظم وعضل a وعصب وشحم ولحم وجلـد
وغشاء وعـروق وشرايين ويقال لهذه الاعضاء آلـيّة وذلـك b انّها آلات الافعـال c
ونحن نأخـذ اوّلا فى صفـة d الاعضاء المتشابهـة الاجـزاء ثمّ نتبع ذلك بذكر
الاعضـاء الآلـيّة وهى المركّبة واصناف الاعضاء المتشابهة الاجزاء سبعة احدها
صنف العظام والغضاريف والثانى صنف العصب e والوتر والرباط والثالث صنف
العروق غير الضوارب *وهى الاوراد f والرابع صنف العروق الضوارب وهى الشرايين
والخامس صنف اللاحم المفرد والغدد والشحم والسادس صنف للجلد والاغشيـة
والسابع صنف الاظفار والشعر ونحن نقدّم اوّلا ذكر اصناف العظام .

الباب الثانى فى صفة العظام .

انّ العظام اصلب الاعضاء الّتى فى بـدن الانسان وللحيوان الـذى له دم g
ولِيبسها وجعلت كذلك f لمنفعتين احداها h لان تكون i اساسا وعمدا k يعتمد
عليها l سائـر الاعضاء الاخـر اذ كانت الاعضاء كلّها موضوعـة على m العظام
وهى لها كالاساس وللحامل يجب n ان يكون اقـوى من المحمول *والصلابـة
اوثق o فى هذا الباب والثانية انّه احتيج اليها p فى بعض المواضع ان q تكون
جنّة r يوقّى بها ما سواها من الاعضاء s بمنزلة قحف الرأس وعظام الصـدر
وما كان كذلك يجب ان يكون صلبا ليكون صبورا علـى ملاقاة الآفات بعيدا
من القبول لها . وركّب t *البـدن مـن عظـام كـثيرة مختلفة الاحـوال بحسب
الحاجة كانت الى حال u كلّ واحـد منها والحاجة كانت فى ذلك لستّ v منافـع
احداها بسبب للحركة والثانية بسبب تحليل الفضول البخاريّة والثالثة بسبب
الآفات الواقعة بالعظام والرابعة بسبب كبر العضو وصغره w والخامسة بسبب الحرز
والوثاقة والسادسة بسبب خفّة للحركة . امّا بسبب للحركة x فانّه لمّا كان للحيوان
يحتاج الى ان يحرّك فى بعض الاوقات بعض اعضائـه دون بعض بمنزلة تحريك

---

a) Manque dans mss. L. et B.   b) Ms. L. ان.   c) Ms. B. للفعال.   d) Ms. L. صنف.
e) Ms. L. العضو.   f) Manque dans ms. B.; Ms. L. ذلك.   g) Mss. L. et P. فى بدن الحيوان.
h) Mss. B. et L. أحدتهما.   i) Mss. L. et P. لا تكون.   k) Ms. P. وعمدة.
l) Ms. L. عليه.   m) Ms. L. الى.   n) Ms. L. نحن ; Ms. P. بسبب.   o) Manque dans
ms. L. depuis *.   p) Ms. L. اليه.   q) Ms. L. المواضع والصلابة ترى ان.   r) Ms. P. حشمه.
s) Ms. L. من العصام.   t) Ms. P. تركيب.   u) Manque dans ms. P. depuis *.   v) Ms.
L. لسبب.   w) Ms. L. والرابع بسبب خفة للحركة.   x) Ms. L. خفة للحركة.

foie et d'autres parties composées, car dans chacune d'elles se trouvent des os, des muscles, des nerfs, de la graisse, de la chair, de la peau, des membranes, des veines et des artères. Ces parties sont nommées les parties organiques, parce qu'elles sont les organes pour les fonctions.

Nous commencerons d'abord par la description des parties similaires, ensuite nous ferons suivre la description des parties organiques, c'est-à-dire des parties composées. Il y a sept espèces de parties similaires. La première espèce sont les os et les cartilages ; la deuxième les nerfs, les tendons et les ligaments ; la troisième les veines non battantes, c'est-à-dire les veines ; la quatrième les veines battantes, c'est-à-dire les artères ; la cinquième la chair simple, les glandes et la graisse ; la sixième la peau et les membranes, et la septième les ongles et les cheveux. Nous commencerons d'abord par la description des différentes espèces d'os.

Deuxième Chapitre. Description des os.

Les os sont les parties les plus dures et les plus sèches qui se trouvent dans le corps de l'homme et des animaux qui ont du sang, et ils sont faits ainsi en vue de deux utilités. D'abord pour être un fondement et un support sur lesquels s'appuient les autres parties, puisque toutes les parties sont placées sur les os, qui sont pour elles comme le fondement. Il est nécessaire que la partie qui porte soit plus forte que celle qui est portée, et pour cela il convient mieux qu'ils soient durs. La deuxième utilité c'est qu'en quelques endroits ils sont nécessaires comme un bouclier pour protéger d'autres parties, comme le crâne et les os du thorax ; ce qui est disposé en vue de cette utilité a besoin d'être dur pour pouvoir supporter la rencontre de choses nuisibles, et pour être moins exposé à recevoir des dommages.

Le corps est composé de plusieurs os de nature différente, selon que chacun d'eux en a besoin. Ils en ont besoin en vue de six utilités. D'abord en vue du mouvement ; deuxièmement en vue du dégagement des superfluités vaporeuses ; troisièmement en vue des dommages qui atteignent les os ; quatrièmement en vue de la grandeur et de la petitesse de la partie du corps ; cinquièmement en vue de la fermeté et de la solidité et sixièmement en vue de la légèreté du mouvement.

Il y a été créé plusieurs os en vue du mouvement, parce que chaque animal a besoin de mouvoir à certains moments quelques-unes

البدين والرجلين والرأس وفى بعض الاوقات يحتاج ان يحرّك جزءا a من اعضائه
دون جزء بمنزلة تحريك الكف دون الساعد او الاصابع دون الكف وغير ذلك
من الاعضاء المتحرّكة بارادة لم يجب ان يجعل البدن b من عظم واحد بل
من عظام كثيرة. واما بسبب تحليل c الفصل البخارىّ فانّه لمّا كانت الفصول
المجتمعة فى البدن عن فضل غذاء كلّ واحد من الاعضاء بعضها غليظة
وبعضها لطيفة بخاريّة جعل لما كان منها غليظا مجارى ينحدر فيها الى اسفل
ويخرج خروجا ظاهرا للحسّ واما الفصول البخاريّة لمّا كان من شأنها ان تصعد
الى فوق وان تتحلّل الفصول وتخرج خروجا يخفى عن الحسّ d جعل لذلك
السبب فى العظام وصول ليخرج ممّا بينها الفصول خروجا خفيّا عن الحسّ e
وكذلك f جعل فى الجلد ايضا ثقب يخرج منها ذلك البخار بمنزلة ما جعل
[من] ذلك فى عظم قحف الرأس فان الرأس لمّا كان اعلى عضو g فى البدن
يرتقى اليه بخارات الاعضاء كلّها حتّى كأنّه سقف لبيت يوقد تحته h يرتقى
اليه الدخان احتيج الى ان تكون فى عظم الرأس منافذ * يخرج منها
الفضل من البخار i ولم يمكن ان يجعل فى عظم الرأس منافذ k محسوسة
للحاجة كانت فيه الى حرز الدماغ وصيانته من ان يصل اليه شىء من
الاجسام المؤذية فجعل لذلك من عظام كثيرة واوصل بعضها ببعض l بدروز
يقال لها الشؤون. فامّا كثرة العظام بسبب الآفات الحادثة * بكلّ واحد منها
فانّه لمّا كانت الآفة الحادثة m فى العظم الواحد متى حدثت فى بعض اجزائه
سرت فى جميعه جعل فى كثير من الاعضاء مكان العظم الواحد عظمان
وثلاثة واكثر ليكون متى نالت واحدا n منها آفة لا يتأدّى p ذلك o الى الآخر
* وكان الآخر q ينوب عنه فى الفعل ويقوم مقامه الّذى اعّد له بمنزلة ما فعل r
ذلك فى عظام s اللحى الاعلى وبمنزلة عظمى s الانف وعظمى العينين والوجنتين

---

a) Ms. L. كثرة تحليل.   b) Ms. B. تجعل البدين.   c) Ms. L. الى تحريك جزء.   d) Ms. B. تحليلا خفيا; Ms. P. وان تتحلّل عن الحسّ تحلّلا خفيّا.   e) Ms. L. وصول ما يخرج ممّا بينها.   f) Manque dans mss. B. et P.   g) Ms. L. عضوا.   h) Ms. P. فيه.   i) Ms. P. ذلك انفصل البخارى.   k) Manque dans Ms. B. depuis *.   l) Ms. P. الى بعض.   m) Manque dans ms. L. depuis *.   n) Mss. واحد.   o) Mss. L. et P. يتناذى.   p) Manque dans mss. B. et L.   q) Manque dans ms. P. depuis *.   r) Ms. L. يفعل.   s) Ms. L. عظم.

de ses parties sans mouvoir les autres, comme le mouvement des bras, des jambes et de la tête, tandis qu'à d'autres moments il a besoin de mouvoir une partie de ses membres sans en mouvoir une autre partie, comme le mouvement de la main sans celui de l'avant-bras, ou le mouvement des doigts sans celui de la main, et le mouvement d'autres parties composées qui se meuvent volontairement. Pour cette raison il n'était pas convenable que le corps fût créé d'un seul os, mais il était convenable qu'il fût créé de plusieurs.

Il y a plusieurs os en vue du dégagement des superfluités vaporeuses, parce que parmi les superfluités rassemblées dans le corps et provenant de la superfluité de la nourriture de chaque partie il y en a qui sont épaisses et d'autres qui sont subtiles et vaporeuses. Pour celles qui sont épaisses ont été faits des canaux par lesquels elles descendent en bas et sortent d'une manière perceptible. Quant aux superfluités vaporeuses, puisqu'elles ont la propriété de monter en haut, et qu'elles se dégagent et sortent d'une manière qui échappe à la perception, il a été fait aux os, en vue de cela, des jonctions (*sutures*) par lesquelles les superfluités sortent d'une manière qui échappe à la perception. En vue de cette même utilité il a été créé aussi dans la peau des ouvertures par lesquelles sort cette vapeur. Une disposition pareille se trouve dans les os du crâne. En effet, la tête étant la partie la plus élevée du corps, à laquelle montent les vapeurs de toutes les parties, — en sorte qu'elle est comme le toit d'une maison au-dessous duquel brûle du feu et vers lequel monte la fumée —, il est nécessaire qu'il se trouve dans les os de la tête des passages par lesquels la vapeur superflue peut sortir. Il n'était pas possible de faire dans les os de la tête des passages perceptibles, parce qu'ils doivent garder et protéger le cerveau, afin qu'il n'y parvienne aucun corps nuisible. C'est pour cette raison que le Créateur a créé plusieurs os qu'il a réunis les uns aux autres par des coutures appelées sutures.

Il y a plusieurs os en vue des affections nuisibles qui se présentent dans chacun d'eux; car si elles avaient lieu dans un os tout d'une pièce et qu'elles se présentaient dans une des parties de l'os, elles se répandraient sur l'os entier. C'est pour cette raison qu'il a été créé dans plusieurs parties, au lieu d'un seul os, deux os ou trois ou plus, afin que si l'un d'eux reçût dommage, ce dommage ne s'étendît pas sur l'autre, et que l'autre os le remplaçât dans son action et se chargeât de l'action pour laquelle il a été disposé; c'est ce qui a lieu dans les os de la mâchoire supérieure, les os du nez, les os des yeux

‏* وبمنزلة ما فعل فى عظام مشطى الكفين ومشطى القدمين a . فامّا كثرة العظام
‏بسبب كبر العضو وصغره فانّ من الاعضاء ما هى كبار واحتيج فيها الى عظم
‏* كبير بمنزلة عظم الفخذ وعظم العضد ومنها ما هى صغار فاحتيج فيها الى
‏عظم صغير بمنزلة b سلاميات الاصابع . وامّا c بسبب الوثاقة والحرز فانّ ما احتيج
‏فيه الى ذلك جعل مصمتا موثّقا بمنزلة عظام اللحيى الاعلى والعجز d . وامّا
‏بسبب خفّة للحركة e فانّ ما احتيج فيه الى هذه للحال جعل اجسوف f بمنزلة
‏عظم الفخذ وعظم العضد فانّهما لمّا كانا كبيرين واحتاجا الى كثرة g للحركة
‏وسرعتها جعلا اجوفين وكلّ عظم اجوف جعل فيه مخّ ليكون له h غذاء .
‏وجميع عظام البدن متّصل بعضها ببعض على جهتين احداهما على جهة
‏المفصل والاخرى على جهة الالتحام . فامّا اتّصال المفصل فمنه موثّق ومنه سلس
‏فامّا المفصل السلس فاحتيج اليه للحركة فجعل لاحد العظمين فى رأسه زائـدة
‏مستديرة وفى رأس العظم الآخر حفرة i بمقدار تلك الزائدة k وعلى شكلها
‏وركّب تلك الزائدة فى تلك d للحفرة i فصار لذلك بين العظمين مفصل يتحرّك
‏فى وقت للحاجة اليه l واحكم ذلك المفصل بان صيّر m حوالى تلك الزوائد n
‏حروف كما تـدور شبيهة بالاڤريز مثلا يدخل تلك o الزائـدة الى اسفل تـلـك
‏للحفرة i فتمنعها فيعسر p لذلك للحركة وزيـد فى احكامها بان البس q رؤس
‏تلك الزوائد ودواخل تلك للحفر جسما غضروفيّا وجعـل فـوق الغضروف رطوبـة
‏دسمة لتكون تلك المفاصل اسرع واسهل حركة وانبت ايضا من طرف كلّ واحد
‏من العظمين جسم عقبىّ r يربط بـه s احدهما بالآخـر t ليكون اوثـق وليّة لا

---

a) Manque dans ms. L. depuis *.   b) Manque dans ms. P. depuis *.

c) Ms. P. ‏وامّا والخامسة .   d) Manque dans mss. B. et P.   e) Ms. P. ‏للحركة

‏والسادسة .   f) Ms. P. ‏ذلك اجوف .   g) Ms. L. ‏كثير .   h) Ms. L ‏فيه .

i) Ms. P. ‏حفيرة .   k) Ms. L. ‏المادة .   l) Manque dans mss. B. et L.

m) Ms. L. ‏صير له .   n) Ms. B. ‏للحفرة الزائدة .   o) Manque dans ms. B.

p) Ms. B. ‏فينعسر .   q) Ms. L. ‏اليبيس ; Ms. B. ‏اليبس .   r) Ms. B. ‏عصبىّ .

s) Ms. L. ‏وربط به ; Ms. P. ‏وردطه .   t) Ms. L. ‏الى الاحر .

et des joues, et dans les os du peigne des mains et des pieds (*méta-carpe, métatarse*).

Quant au grand nombre des os en vue de leur grandeur et de leur petitesse, il y a des parties qui sont grandes, de sorte qu'elles ont besoin d'un grand os, comme l'os de la cuisse et de l'humérus, et il y en a qui sont petites, de sorte qu'elles ont besoin d'un petit os, comme les phalanges des doigts.

Quant à la fermeté et la solidité, les os qui en ont besoin sont faits massifs et solides, comme les os de la mâchoire supérieure et le sacrum.

Quant à la légèreté du mouvement des os, ceux qui ont besoin de cette disposition ont été faits creux, comme l'os de la cuisse et l'os de l'humérus, car, puisqu'ils sont grands et qu'ils ont besoin de se mouvoir souvent et rapidement, ils ont été faits creux. Dans chaque os creux il a été placé de la moëlle, afin qu'il eût de la nourriture.

Tous les os du corps sont réunis les uns aux autres de deux manières. L'une des manières est celle d'une articulation, l'autre celle d'une soudure.

La réunion par articulation est une articulation fixe (*artic. immobile, synarthrose*), ou bien une articulation de mouvement facile (*art. mobile, diarthrose*). L'articulation de mouvement facile est nécessaire pour les mouvements. Pour cette raison il a été disposé à l'extrémité de l'un des deux os une apophyse ronde (*tête articulaire*), et à l'extrémité de l'autre os une cavité de la même forme que cette apophyse qui s'emboîte dans la cavité; il se forme ainsi entre les deux os une articulation qui se meut au moment qu'on en a besoin. Cette articulation est consolidée, parce qu'il a été fait autour de ces apophyses des bords qui les entourent complètement et qui ressemblent à un auvent [1]) (*supercilium, bourrelets?*), afin que cette apophyse ne pénétrât pas jusqu'au fond de cette cavité de sorte qu'elle la heurterait et que par là le mouvement deviendrait difficile.

La solidité des articulations est augmentée, parce que les extrémités de ces apophyses et les surfaces intérieures de ces cavités sont revêtues d'un corps cartilagineux, et il a été répandu sur le cartilage un liquide graisseux, afin que le mouvement de ces articulations fût plus rapide et plus aisé. Il s'est produit encore de l'extrémité de chacun des deux os un corps tendineux (*ligament capsulaire*) par lequel les

---

1) *Ifris* (ὀφρύς; *frise*). Corona et supercilium parietis ad pluviam arcendam (Lex. Freytag).

تخرج تلك a الزيادة من الحفرة b عند للحركات القوية فيحدث عـن ذلـك الخلع
وليس كلّ الزوائـد والحفـر الّتى فى المفاصل متساوية وذلك ان منها ما زائدته
قصيرة c وحفرته غيرة d عميقة بمنزلة مفصل الكتف e ومنها ما زائدته * طويلـة
وحفرته عميقة بمنزلة حقّ الـورك ومنها ما زائدته f غير مستديرة وكذلـك
حفرته بمنزلة مفاصل فقار الظهر ومنها ما زائدته ليست نباته g من نفس
العظم لكن ملحقة موصولة به h بمنزلة اللاحقة الموصولة بطرف العضد الاسفل.
فعلى هذه للجهة تكون المفاصل السلسة. فامّا المفاصل الموثّقة فلم يحتج i فيها
الى حركة فجعل لذلك k مفاصل بعضها على جهة الدروز وبعضها عـلـى جهة
الركـز وبعضها عـلـى جهـة الالتصاق. فامّا المفاصل الّتى علـى جهة الـدروز
فبمنزلة اتّصال عظام القحف d بعضها ببعض فانّ كلّ l واحد من هـذه العظام
له زوائد على مثال اسنان المنشار تدخل زوائد كلّ عظم منها فيما بين زوائد
العظم الآخـر ويحـدث فيما بينهما شبيه بالـدروز وانـت تتبيّن هـذا من رؤس
الغنم وغيرها اذا طبخت m وكشطت ونحّى n * ما عليها o من للحـم واللحـم
وغيرها بيـانا جيّدا. فامّا الاتّصال الّـذى على جهة الركز فبمنزلة ركز الاسنان
فى اللحى الاعلى واللحى الاسفل. فامّا ما كان من المفاصل علي جهة الالتصاق
فهو بان جعل جانبا العظمين المتّصلين مهندمين هندامـا محكمـا p حتّى اذا
اتّصل احدهـما بالآخـر لم يكـن بينهما فرجـة بمنزلة التصاق عظام q اللحـى
الاعلى بقحف الرأس والتصاق عظام اللحى الاعلى r بعضها ببعض. فعلـى
هـذه للجهة يكون اتّصال العظـام بعضها ببعض اتّصال مفصل موثّق. فامّا
الاتّصال s الالتحامّى فيكون بالتحام انعظام بعضها ببعض على هندام وجعل
فى موضع اتّصال العظمين جسم ابيض شبيه بالكـسام t حتّى يتّحد احـدهما

---

a) Manque dans mss L. et P.   b) Ms. P. الصغيرة.   c) Ms. L. طويلة.
d) Manque dans ms. L.   e) Ms. L. فقار الظهر.   f) Manque dans mss.
B. et L. depuis *.   g) Ms. P. شأنه.   h) Ms. L. لە.   i) Mss. L. et P.
يحتاج.   k) Manque dans ms. B.   l) Ms. P. كان.   m) Ms. P. وكشف.
n) Manque dans mss. B. et P.   o) Manque dans ms. B. depuis *.   p) Ms.
P. محطما.   q) Mss. عظمى.   r) Manque dans ms. L.; Ms. B. الاسفل.
s) Mss. B. et L. الالتصاق.   t) Ms. B. بانكحام.

os sont réunis l'un à l'autre, afin que [l'articulation] fût plus solide et que cette apophyse ne sortît pas de la cavité pendant des mouvements forts, d'où résulterait une luxation. Les apophyses et les cavités qui se trouvent aux articulations ne sont pas toutes égales les unes aux autres: il y a des articulations dont l'apophyse est courte et dont la cavité est peu profonde, comme l'articulation de l'épaule; il y en a dont l'apophyse est longue et la cavité profonde, comme l'articulation de la hanche (*artic. coxo-fémorale*); il y en a dont ni l'apophyse ni la cavité n'est ronde, comme les articulations des vertèbres du dos, et il y en a dont l'apophyse ne naît pas de l'os même mais y est soudée et réunie, comme celle qui est soudée et réunie à l'extrémité inférieure de l'humérus. C'est de cette manière que sont arrangées les articulations dont le mouvement est facile (*artic. mobiles*). Dans les articulations fixes (*artic. immobiles*) il n'est pas besoin de mouvement. Pour cette raison quelques-unes des articulations ont été faites à la manière des sutures, d'autres à la manière d'une implantation (*gomphose*) et d'autres à la manière d'une juxtaposition (*suture harmonique*). Un exemple des articulations réunies à la manière des sutures est la réunion des os du crâne entre eux, car chacun de ces os possède des saillies en forme de dents de scie. Les saillies de chaque os pénètrent dans les interstices entre les saillies de l'autre os, et il se forme entre eux quelque chose qui ressemble à une suture. Vous pouvez distinguer cela très distinctement dans les têtes de moutons et d'autres animaux, quand elles sont cuites et écorchées et que la peau, la chair et les autres parties qui les couvrent ont été éloignées. Un exemple de la réunion à la manière d'une implantation est l'implantation des dents dans la mâchoire supérieure et inférieure. Quant à l'articulation à la manière d'une juxtaposition, elle consiste en ce que les deux bords des deux os réunis sont achevés d'une manière précise, en sorte que, si l'un des os est réuni à l'autre, il ne reste entre eux pas de fente, comme la jonction des os de la mâchoire supérieure à l'os du crâne et la jonction des os de la mâchoire supérieure entre eux. C'est de cette manière qu'a lieu la réunion des os les uns aux autres au moyen d'une articulation fixe (*art. immobile*).

La réunion par soudure a lieu quand les os sont soudés les uns aux autres d'une manière précise. A l'endroit de la réunion des deux os est placé une substance blanche qui ressemble à une soudure, de sorte que l'un des os ne forme avec l'autre qu'un seul os, comme la

بالآخر بمنزلة اتصال عظمى *a* اللحى الاسفل فى موضع الذقن *b* وبمنزلة التحام
الزوائد آلتى فى كثير من عظام المفاصل السلسة. فعلى هاتين الجهتين يكون
اتصال العظام بعضها ببعض اعنى على جهة الاتصال المفصلىّ والاتصال
الالتحامىّ. فاعلم ذلك.

الباب الثالث فى صفة اصناف *c* العظام واوّلا فى عظام الرأس.

اعلم ان اصناف عظام البدن ستة. احدها عظام الرأس والثانى عظام
الصلب والثالث عظام الاضلاع والصدر والرابع عظام الكتف والترقوة والخامس
عظام اليدين والسادس عظام الرجلين. فامّا عظام الرأس فمنها *d* عظام القحف
ومنها *c* عظام اللحى الاعلى ومنها *e* عظما *e* اللحى الاسفل ومنها *e* عظام
الاسنان. فامّا عظام القحف وهو عظم *g* الرأس فشكله مستديـر *h* وله نتـوّ من
قدّام وله نتوّ من خلف. فامّا استدارته فاحتيج اليها لمنفعتين *i* احداهما
ليبعد عن قبول الآفات الواردة عليه من خارج اذ ان كان الشكل المدوّر ابعد *k*
الاشكال من *l* قبـول الآفات والثانية *m* لكى *n* يسع من جوهر الدماغ مقدارا
كثيرا بسبب تقعيره. فامّا نتوّ من قدّام فبسبب لجـزء المقدّم من الـدماغ
آلذى ينبت منه اعصاب الحسّ اذ ان كان لجزء المقدّم من الـدماغ موضوع
تحت هذا الجزء من القحف وامّا نتوّ من خلف فبسبب الجزء المؤخّر
من الدماغ آلذى ينبت *o* منه النخاع لان الجزء المؤخّر من الدماغ موضوع
تحت هذا الجزء من القحف وجعـل القحف مؤلّفا من عظام كثيرة متصلة
بعضها ببعض على جهة السدروز وهى الشؤون وجعـل ذلك لخمس منافع
احداها بسبب خروج الفضل البخارىّ والثانية ليكون للعروق *p* والشرايين آلتى
بخرج من الـدماغ الى ظاهر القحف وجلـد الرأس والعروق آلتى تدخل *q* الى
الدماغ طريق يدخـل فيه ما يدخـل ويخرج منه ما يخرج *r* والثالثة ليكـون

---

a) Ms. L. عظام.   *b*) Ms. P. التحام الذقن,   *c*) Manque dans ms. B.

d) Ms. L. فمنه.   *e*) Ms. L. ومنه.   *f*) Mss. عظام.   *g*) Ms. L. عظمى.

h) Ms. P. شكل مستدير,   *i*) Ms. P. المنفعتين.   *k*) Ms. B. من ابعد.

l) Ms. P. الى.   *m*) Mss. الثانى.   *n*) Ms. L. لان.   *o*) Ms. L. اثبت.

p) Mss. B. et L. العروق.   *q*) Ms. L. تداخل.   *r*) Ms. B. يخرج من ذلك.

réunion des deux os de la mâchoire inférieure à l'endroit du menton, et comme la soudure des épiphyses qui se trouvent dans un grand nombre des os qui forment des articulations de mouvement facile.

C'est d'après ces deux manières que se réunissent les os, je veux dire à la manière d'une réunion par articulation et d'une réunion par soudure. Sachez cela.

Troisième Chapitre. Description des différentes espèces des os et en premier lieu des os de la tête.

Sachez que les espèces des os du corps sont au nombre de six. Premièrement les os de la tête; deuxièmement les os de la colonne vertébrale; troisièmement, les os des côtes et de la poitrine (*sternum*); quatrièmement, les os de l'omoplate et de la clavicule; cinquièmement les os des membres supérieurs; sixièmement, les os des membres inférieurs.

Les os de la tête sont: les os du crâne, les os de la mâchoire supérieure, les deux os de la mâchoire inférieure et les os des dents.

La forme des os du crâne, c'est-à-dire les os de la tête, est ronde. Le crâne a une protubérance par devant et par derrière. Il a besoin d'être rond en vue de deux utilités. D'abord, afin qu'il soit moins exposé à recevoir des dommages qui lui arrivent de dehors, car la forme ronde est celle des formes qui est le moins exposée à recevoir des dommages. Deuxièmement, afin qu'il ait assez de capacité pour contenir le grand volume de l'encéphale, parce qu'il a été fait creux. La protubérance antérieure a été faite en vue de la partie antérieure du cerveau d'où naissent les nerfs pour la perception, parce que la partie antérieure de l'encéphale est située sous cette partie du crâne. La protubérance postérieure a été faite en vue de la partie postérieure de l'encéphale d'où naît la moëlle épinière, parce que le partie postérieure de l'encéphale est située sous cette partie du crâne.

Le crâne est composé de plusieurs os réunis les uns aux autres à la manière de coutures et ce sont les sutures. Cela est fait en vue de cinq utilités. D'abord pour la sortie de la superfluité vaporeuse; en second lieu afin qu'il existe pour les veines et les artères qui sortent de l'encéphale vers la surface externe du crâne et vers la peau de de la tête et pour les veines qui pénètrent [de dehors] dans l'encéphale, une voie par laquelle entre ce qui doit entrer, et par laquelle sort ce qui doit sortir; en troisième lieu, afin qu'il y ait pour la

للغشاء المغشى a للدماغ مواضع يتعلّق بها b ويرتبط لينشال c عن جرم الدماغ
ولا يثقله والرابعة ليكون متى حدثت بواحد d من عظام القحف آفة لم تسر
الى سائره e اجزائه وللخامسة لانّ العظم الّذى فى مقدّم الرأس احتيج الى ان
يكون ليّنا والّذى فى مؤخّره احتيج f الى ان يكون صلبا ولم يمكن ان تجتمع
الصلابة واللين فى عظم واحد. والدروز الّتى فى عظم d الرأس خمسة وتنقسم g
[بها] عظام القحف الى ستّة اعظم منها درزان ليسا دروزا بالحقيقة h يقال لهما
الدرزان القشريّان وثلاثة i دروز بالحقيقة واحد هذه الثلاثة الدروز فى مقدّم
الرأس فى الموضع الّذى يوضع عليه الاكليل ويقال له الدرز الاكليلىّ وهو d على
هذا المثال) والثانى درز فى وسط الرأس مارّ i بالطول ويقال له الدرز المستقيم
والشبيه بالسهم وهو على هذا المثال ⸺ والثالث الدرز الّذى فى مؤخّر الرأس
وشكله شبيه بشكل اللام فى كتابة اليونانيّين وهو هذا k ﹥ فاذا اجتمعت هذه
الثلاثة الدروز كان منها شكل على هذا المثال ﹥ـ. فامّا الدرزان الآخران
فهما درزان من الجانبين فوق الاذنين l يأخذان من m الدرز الاكليلىّ فى طول
الرأس الى قريب من الدرز الشبيه باللام فى كتابة اليونانيّين ويبعد كلّ واحد
من هذين الدرزين عن الدرز الشبيه بالسهم بعدا سواء فاذا اجتمعت هذه
الدروز الخمسة كان منها شكل على هذا المثال n ⊏ وهذا هو شكل الرأس
الطبيعىّ وما كان ناقصا عن هذا الشكل فليس بطبيعىّ. وعظام القحف
تنقسم الى سبعة اعظم o فمنها عظمان فى وسط p الرأس يفصل q بينهما الدرز
الشبيه بالسهم ويقال لهذين العظمين عظما الياڤوخ وهما مربّعا الشكل رخوا

---

a) Mss. المغشيين للغشائين. b) Ms. B. تعلوها. c) Ms. P. البنسال.
d) Manque dans ms. L. e) Ms. P. جميع سائر. f) Manque dans mss.
B. et L. g) Ms. B. تنقسم. h) Ms. B. بالحقيقيّة; Mss. L. et P. على
الحقيقة. i) Ms. B. وشكله مات. k) Ms. B. على هذا. l) Ms. L.
الانثيين. m) Mss. B. et L. مع. n) Ms. L. كان منها شكل على مثال
تسعة اقسام اعظم. o) Ms. P. على هذا الشكل الحقيقى; تسعة اعظم Ms. L.
p) Manque dans ms. B. q) Ms. L. يصل.

membrane [externe] qui enveloppe l'encéphale des endroits pour se suspendre et se réunir, afin qu'elle soit soulevée du corps de l'encéphale et ne pèse pas sur lui; quatrièmement, afin que, si quelque lésion arrive à un des os du crâne, elle ne s'étende pas sur les autres parties du crâne, et cinquièmement, parce que l'os qui se trouve à la partie antérieure de la tête a besoin d'être tendre, tandis que celui qui se trouve à la partie postérieure doit être dur, et qu'il n'est pas possible qu'un seul os soit à la fois dur et tendre.

Les sutures qui se trouvent dans l'os de la tête sont au nombre de cinq, et les os du crâne sont divisés par elles en six os. Parmi ces sutures il y en a deux qui ne sont pas des sutures véritables, et qui s'appellent les deux sutures en forme d'écaille, et trois sutures qui sont des sutures véritables. Une de ces trois sutures se trouve à la partie antérieure de la tête, à l'endroit où l'on place la couronne [1]), et elle s'appelle la suture coronale (*sut. fronto-pariétale*); elle a cette forme (. La deuxième est une suture située au milieu de la tête, et elle passe longitudinalement: elle s'appelle la suture droite et celle qui ressemble à une flèche (*suture sagittale; sut. bipariétale*); elle a cette forme ——. La troisième est la suture qui se trouve à la partie postérieure de la tête, et sa forme ressemble à celle de la lettre L (Λ) dans l'écriture des Grecs: elle a cette forme < (*suture lambdoïde*). Quand ces trois sutures se réunissent, il en résulte une figure de la forme suivante ⊂<. Les deux autres sutures (*sut. temporo-pariétales*) sont deux sutures situées des deux côtés, au-dessus des deux oreilles. Elles s'étendent de la suture coronale dans la longueur de la tête jusqu'à une petite distance de la suture qui ressemble à la lettre L de l'écriture des Grecs, et chacune de ces sutures est située à la même distance de la suture sagittale. Quand ces cinq sutures se réunissent il en résulte une figure de la forme suivante ⊂< ; c'est la forme de la tête naturelle, et quand il manque quelque chose à cette forme, ce n'est plus la forme naturelle.

Les os du crâne sont divisés en sept os: deux os situés au milieu de la tête, séparés par la suture qui ressemble à une flèche (*sut. sagittale*) et ces deux os s'appellent les os du sinciput (*os pariétaux*); ils ont une forme carrée et une substance molle. Ils ont une substance

---

1) „On nomme la suture située à la partie antérieure de la tête suture *coronale* (στεφανιαίαν), puisque c'est surtout sur cette partie de la tête qu'on met les couronnes (στέφανοι, *couronnes frontales?*)". (Gal. De ossibus ad tirones c. 1; ed. Kühn T. II p. 740; Oribase, Des os de la tête; ed. Bussemaker et Daremberg. T. III p. 394).

الجوهر اما رخاوة جوهرهما فللحاجة a كانت الى تحلّل b البخار الّذى
يجتمع فى بطنى الدماغ المقدّمين من فضول الروح النفسانىّ ومنها عظمان عن
جنبى الرأس يفصل بـين كلّ واحـد منهما وبـين اليافوخ الـدرزان القشريّان
اللذان فوق الاذنين وهـذان العظمان يقال لهما عظما الجبين c وشكلهما مثلّث
واما جوهرهما فان كلّ واحـد منهما ينقسم الى ثلاثة جواهر احدها شبيه فى
صلابته d بالحاجب ويقال له العظم الحجرىّ وفيه ثقب السمع وجعـل صلباe
ليوقّى السمع من وقـوع الآفات بـه والثانى زائـدة تنبـت f منه يقـال لهـا
الشبيهية بحلمة الثدى وجعلت لان تمنع اللحـى الاسفـل من ان يخـرج من
موضعه الى خـارج لانّ مفصله مفصل سلس وهـذا دون العظم g الحجرىّ فى
الصلابـة والثالـث للجـزء h المعروف بالصدغ وصلابته ايضاh دون الجزئيـن الاوّليـن
وجعلت هذه الاعظم صلبة الجوهر لتبعد عن قبـل الآفات ومنها عظم فى مقدّم
الرأس يفصل بينه وبين عظمى اليافوخ الـدرز الشبيه بالاكليل i ويقـل له عظم
الجبهة وشكله شكل k نصف دائـرة وجوهره معتدل فيما بين الصلابـة واللين
وجعل كذلـك لان الآفات ليس تلحقه كثيرا ان كانت العينان موضوعتين فى
مقدّم الرأس فهى l توقّى هذا الموضع من وقـوع m الآفات ومنها عظم فى موّخّـر
الرأس يفصل بينه وبين عظمى اليافوخ الدرز الشبيه باللام * فى كتاب اليونانيّين n
ويقال له عظم موّخّر الرأس وشكله مختلف وجوهره صلـب وجعـل هـذا العظم
اصلب من عظم الجبهة ليمتنع من قبـل الآفات اذ كان ليس o للانسان فى موّخّـر
رأسه عينـان تنـذراه من وقـوع الآفـة وفى قحـف الرأس خمسة اعظـم اخـرى h
خارجـة عند احدها هـو العظم الشبيه بالوتـد وهـو دعم p للقحـف واللحـى
الاعلى q *وهو عظم متّصل بعظم موّخّر الرأس فى الموضع المعروف بقاعـدة الرأس
مركوز فى عظام اللحـى الاعلى n وجعـل كذلـك لمنفعتين احـداهـا ليبملأ لخلـل

---

a) Ms. L. فللكـافحـه; Ms. B. فالحاجـة.‬   b) Mss. L. et P. تحليل.
c) Ms. P. الجنـين; Ms. L. الجبنين; Ms. B. عظمان الجبين.   d) Ms. L.
بصلابته.   e) Manque dans ms. P.   f) Ms. L. تنبعث.   g) Manque

dans ms. L.; Ms. P. الجـزء.   h) Manque dans ms. L.   i) Ms. L. بالاكليلىّ.
k) Ms. B. يشبه بشكل. Manque dans ms. L.   l) Ms. L. فهذا.   m) Mss. B.
et P. حدوث.   n) Manque dans ms. L. depuis *.   o) Ms. L. اذا ليس.
p) Mss. B. et P. عام.   q) Ms. L. اللحـى والقحـف الاعلى.

molle, parce qu'il est nécessaire que se dégage la vapeur qui se rassemble dans les deux cavités antérieures (*latérales*) du cerveau et qui provient des superfluités du pneuma psychique. [Deuxièmement] deux os situés des deux côtés de la tête; ils sont séparés des os pariétaux par deux sutures en forme d'écaille (*sut. temporo-pariétaux*) qui se trouvent au-dessus des oreilles; ces deux os s'appellent les deux os du *djabīn* (*os temporaux*) et leur forme est triangulaire. Quant à leur substance, chacun d'eux est divisé en trois substances. La première ressemble quant à sa dureté à la pierre et s'appelle l'os pétreux. Dans cet os se trouve l'ouverture de l'organe de l'ouïe, et il a été fait dur pour protéger l'organe de l'ouïe contre les dommages qui pourraient lui arriver. La deuxième partie est une apophyse qui naît de l'os et qui s'appelle l'apophyse qui ressemble au mamelon (*apophyse mastoïdienne*); elle a été faite pour empêcher la mâchoire inférieure de sortir de sa place, parce que l'articulation de la mâchoire est une articulation à mouvement facile. Cette apophyse est moins dure que l'os pétreux. La troisième partie est celle appelée la tempe (*portion écailleuse du temporal*) et sa dureté est de même moindre que celle des deux premières parties. Ces os ont été faits d'une substance dure pour être moins sujets à recevoir des dommages. [Troisièmement] un os situé à la partie antérieure de la tête; cet os est séparé des deux os pariétaux par la suture qui ressemble à une couronne (*sut. coronale*). Il s'appelle l'os frontal, sa forme est celle d'un demi-cercle et sa substance tient le milieu entre la dureté et la mollesse; il a été fait ainsi parce qu'il n'est pas souvent endommagé, puisque les yeux sont placés à la partie antérieure de la tête et qu'ils protègent cet endroit contre les lésions. [Quatrièmement] un os situé à la partie postérieure de la tête; cet os est séparé des os pariétaux par la suture qui ressemble à la lettre L dans l'écriture des Grecs (*sut. lamdoïde*) et il s'appelle l'os occipital. Sa forme est variée, sa substance est dure, et cet os est fait plus dur que l'os frontal pour empêcher qu'il soit endommagé, puisque l'homme n'a pas d'yeux à la partie postérieure de la tête pour l'avertir des dommages qui pourraient l'atteindre. Il y a dans le crâne cinq autres os qui font saillie. Le premier est l'os qui ressemble à une cheville (*os sphénoïde*); c'est un soutien pour le crâne et la mâchoire supérieure; c'est un os réuni à l'os postérieur de la tête, à l'endroit appelé base du crâne, et implanté dans les os de la mâchoire supérieure; il est fait ainsi pour deux utilités. D'abord pour remplir l'interstice qui se trouve dans les jonctions

الحادث فى مفاصل عظام a اللحى الاعلى وعظام القحف وانثانية ليكون اتّصل القحف باللحى الاعلى اتّصالا a محكما ويفصل بينه وبين العظم الّذى فى مؤخّر الرأس درز متّصل b بالدرز الشبيه باللام ثمّ يصعد هذا الدرز من الجنبين ويتّصل بالدرز الاكليلى وامّا الاربعة الاعظم الباقية فهى c عظام موضوعة فوق عضل الصدغ فى كلّ واحد من الجانبين عظمان مطبقان d على العضل متّصلان e احدهما بالآخر بدروز فى وسط a الصدغ احدهما ممّا يلى مؤخّر f الرأس ويلتحم طرفه بالعظم الجبينى g من عظام الرأس والآخر ممّا يلى مقدّم الرأس يتّصل بطرف للحاجب الّذى عند انماق الاصغر من العين وتسمّى هذه العظام عظام الزوج وكلا هذين العظمين فوق عضل الصدغ ليوقّياه من الآفات العارضة من خارج لانّ الآفة الحادثة عن وجع هذا العضل عظيمة. فجملة العظام الّتى فى القحف احد عشر عظما منها ستّة خاصّيّة بالقحف وهى عظما اليافوخ وعظما الجبين h وعظم مقدّم الرأس وعظم مؤخّره ومنها عظام a مشتركة بينه وبين اللحى الاعلى وهو العظم انشبيه بالوتد واربعة اعظم خارجة غير متّحدة به وهى عظام الزوج. واما اللحى الاعلى فهو متّصل بالقحف ويحدّه درز يبتدئ من الدرز الاكليلى من موضع عظم الصدغ i ويصير الى موضع العين k فيمرّ l فيه فى الوسط بين الحاجبين حتّى ينتهى الى الطرف الآخر من الدرز الاكليلىّ واللحى الاعلى مركّب من عظام كثيرة وجعل ذلك كذلك a لمنفعتين احداعما ليكون متى نالت جزءا منه آفة

---

a) Manque dans ms. L.   b) Ms. B. دروز تتّصل.   c) Ms. L. وفى.
d) Ms. L. عظمين مطبقين; Ms. P. عظمين لطيفين.   e) Ms. B. متّصلتى;
Ms. P. متّصلين.   f) Ms. L. فى مؤخر.   g) Ms. L. الجنبى; Ms. B. et P.
الحبى.   h) Ms. L. الجنبين; Ms. P. الجبينى.   i) Ms. P. الصدر.   k) Mss.
B. et P. العينين.   l) Ms. L. فيمير.

entre les os de la mâchoire supérieure et les os du crâne. Deuxièmement afin que la jonction du crâne avec la mâchoire supérieure soit solide. Cet os est séparé de l'os qui se trouve à la partie postérieure de la tête (*os occipital*) par une suture qui se réunit à la suture ressemblant à la lettre L (*sut. lambdoïde*); ensuite cette suture remonte des deux côtés et se réunit à la suture coronale. Les quatre os qui restent sont les os situés au-dessus des muscles des tempes, de chaque côté deux os qui couvrent les muscles et qui sont réunis les uns aux autres par des sutures aux milieu des tempes. L'un des os (*apophyse zygomatique du temporal*) se trouve du côté postérieur de la tête et son extrémité est jointe à l'os du *djabīn* de la tête (*os temporal*); l'autre (*os malaire* ou *zygomatique*), situé du côté antérieur de la tête, se réunit à l'extrémité du sourcil (*arcade orbitaire*) située au petit angle (*angle externe*) de l'œil. Ces os s'appellent les os du joug (*arcades zygomatiques*); ils sont situés tous les deux au-dessus du muscle temporal pour le protéger contre les dommages qui lui parviennent de dehors, parce que le dommage qui résulte des lésions de ce muscle est grave [1]).

Les os qui se trouvent dans le crâne sont au nombre de onze; il y en a six qui sont propres au crâne, savoir les deux os pariétaux, les deux os du *djabīn* (*os temporaux*), l'os frontal et l'os occipital; il y en a qui sont communs au crâne et à la mâchoire supérieure, savoir l'os qui ressemble à une cheville (*os sphénoïde*), et quatre os, situés à l'extérieur, qui ne sont pas réunis au crâne de manière à former un tout avec lui, savoir les os du joug (*arcades zygomatiques*).

La mâchoire supérieure est réunie au crâne; elle est limitée par une suture [2]) qui commence de la suture coronale à l'endroit de l'os temporal et se dirige à l'endroit (*la cavité*) de l'œil qu'elle traverse; [puis elle passe] au milieu des sourcils (*c'est-à-dire, elle passe au-dessous de la région intersourciliaire*), jusqu'à ce que, [après avoir traversé l'autre cavité de l'œil], elle finit à l'autre extrémité de la suture coronale.

La mâchoire supérieure est composée de plusieurs os, et cela est fait ainsi en vue de deux utilités. D'abord afin que, si une partie de la mâchoire est atteinte de quelque lésion, cette lésion ne s'étende

---

1) V. plus bas le chapitre du Canon d'Avicenne traitant des muscles de la mâchoire inférieure.

2) V. plus bas le chapitre du Canon d'Avicenne traitant des os des mâchoires et du nez et note A.

لم تنسر فى جميعه والثانية لأنّه احتيج ان يكون جوهره مختلف الاجزاء فى
الصلابة واللين فجعل لذلك من عظام كثيرة وهى ثمانية اعظم منها اثنان
فيهما العينان واثنان للخدّين a وعظما الانف وعظم b فيه ثقبا c المنخرين
وعظم فيه الثنايا والرباعيات العليا. فامّا العظمان اللذان فيهما العينان فان كلّ
واحد منهما يبتدئ من حدّ الدرز d الذى قلنا انّه يفصل عظم القحف من
عظم اللحى الاعلى وهو الدرز الآخذ من طرف الدرز الاكليلىّ فيمرّ فى موضع
العين تحت الحاجبين الى الطرف الآخر وينتهى f هذان العظمان عند درز g
يفصل بينهما وبين احد عظمى الخدّين ويفصل هذين العظمين احدهما من
الآخر درز يأخذ من وسط الحاجبين مارّا فى h وسط الانف الى حيث الثنايا
وينقسم كلّ واحد من هذين العظمين الى ثلاثة اعظم تحدّها دروز خاصّيّة بها.
فامّا عظما الخدّين فانّهما عظمان تخخينان i يبتديان من حدّ عظمى العينين k
وينتهى كلّ واحد منهما الى موضع الانياب وفى هذين العظمين الاسنان التى
فى اللحى الاعلى ما خلا الثنايا والرباعيات ويفرق بين هذين العظمين وبين l
العظام الآخر درزان يبتديان m من وسط الحاجب ويأخذ كلّ واحد منهما جانبا
من الانف وينتهى الى حدّ الانياب وهذان العظمان تخخينا السمك صلبيا
للجوهر امّا تخخينهما فليوقى العصبة النافذة n فيهما o من الآفات وامّا صلابتهما
فللحرز والوثاقة. فامّا عظما الانف فعظمان يبتديان من قرنة الحاجب وينتهيان
الى الموضع الّذى فوق الرباعيات والثنايا ويحدّهما ويفردهما من سائر العظام
الآخر الدرزان اللذان قلنا انّهما يبتديان من قرنة الحاجب ويمرّان بجانبى p
الانف وينتهيان عند الثنايا والرباعيات ودرز q آخر عند انتهاء عظم الانف
فى موضع المنخرين يصل بين الخطّين r اللذين قلنا انّهما عن جانبى الانف
ويفصل بين عظمى s الانف الدرز المارّ من قرنة الحاجب الى وسط الثنايا

---

a) Mss. L. et P. فيهما الخدّان.   b) Ms. P. عظمان.   c) Ms. L. ثقب.
d) Ms. L. من جلد الدرز من حدّ الدرز.   e) Ms. L. من هذا.   f) Mss. L.
et P. ينتهيان.   g) Ms. L. الدرز.   h) Manque dans ms. P.   i) Ms.
B. ناجيان و.   k) Ms. B. العظمين.   l) Manque dans mss. B. et L.
m) Ms. L. يبتدى.   n) Ms. B. فليوقيبا النافذة.   o) Mss. فيها.   p) Ms.
P. بناحية.   q) Ms. B. دروز.   r) Ms. P. العظمين.   s) Mss. B. et L. عظم.

pas sur l'os entier, et deuxièmement parce qu'il est nécessaire que la substance des parties qui la composent soit différente quant à la dureté et la mollesse. Pour cette raison elle est faite de plusieurs os, savoir de huit os: deux os dans lesquels se trouvent les yeux, deux os pour les joues, les deux os du nez, l'os dans lequel se trouvent les ouvertures des [arrière-] narines et l'os qui contient les dents incisives supérieures internes et externes. Chacun des deux os dans lesquels se trouvent les yeux commence à la limite de la suture dont nous avons dit qu'elle sépare l'os du crâne de l'os de la mâchoire supérieure, c'est-à-dire la suture qui commence à l'extrémité de la suture coronale, passe dans l'endroit (la cavité) de l'œil au-dessous des sourcils jusqu'à l'autre extrémité [de la suture coronale]. Ces deux os se terminent à une suture qui les sépare d'un des deux os des joues; ces deux os sont séparés l'un de l'autre par une suture qui commence à l'espace intermédiaire entre les deux sourcils et se dirige le long du milieu du nez vers les dents incisives. Chacun de ces deux os est divisé en trois os limités par des sutures qui leur sont propres.

Les os des joues (*os maxillaires supérieurs*) sont deux os épais qui commencent à la limite des deux os des yeux, et chacun d'eux s'étend jusqu'à l'endroit des dents canines; dans ces os se trouvent les dents de la mâchoire supérieure, les dents incisives internes et externes exceptées. Ces deux os sont séparés des autres os par deux sutures qui commencent à la région intersourciliaire, s'étendent le long du nez et finissent à la limite des dents canines. Ces os ont le corps épais et la substance dure. Ils sont épais pour protéger contre des lésions le nerf qui y pénètre et ils sont durs pour être forts et solides.

Les os du nez sont deux os qui commencent à l'extrémité de l'arcade orbitaire et s'étendent jusqu'à l'endroit situé au-dessus des dents incisives externes et internes. Ils sont limités et séparés des autres os par les deux sutures dont nous avons dit qu'elles commencent à l'extrémité de l'arcade orbitaire, qu'elles passent le long des deux côtés du nez et qu'elles finissent près des dents incisives internes et externes, et par une autre suture située à l'extrémité de l'os du nez à l'endroit des narines et réunissant les deux lignes (sutures) dont nous avons dit qu'elles passent le long des deux côtés du nez. Les deux os du nez sont séparés l'un de l'autre par la suture qui passe de l'extrémité de l'arcade orbitaire au milieu des dents incisi-

وجوهر *a* هـذا العظم رقيق لانّـه متى حدثت بـه *b* آفة *c* لم يكن ذلك ممّا
يضرّ بـه كثيرا. فامّا العظم الّـذى فيه ثقبا *d* الانـف فهو ايضا عظم رقيـق
وينقسم الى عظمين صغيرين وهما تحـت عظمى الانف وبجـدّهما السـدروز الّتى
تـحـت *e* عظم الانـف وفى كلّ واحد منهما *f* ثقب نافـذ *g* الى جـوف القحـف.
فامّا العظم الّذى فيه الثنايا والرباعيات العليا فهو عظم فى طرف اللحى الاعـلى
وينقسم * الى عظمين يجـكّـهما ويفصلهما من عظمى لحـدّيـن الـدرزان *h* المبتدبان
من قرنة الحاجب المنتهيان عند الانياب والرباعيات ويفصلهما من عظم الانـف
الـدرز الّـذى عند منتهى المنخريـن الواصـل *k* بين الدرزيـن الّذيـن علـى *l*
جانبى الانف. فاذا فصلـت عظام اللحـى الاعـلى كلّها كانـت اربعة عشر عظما
منها ستّـة اعظم للعينـين *m* واثنان للوجنتين *m* واثنان للانـف *m* واثنان لثقبـى
الانـف واثنان للثنايا والرباعيات. وامّا اللحـى الاسفل وهـو الفكّ *n* فمؤلّـف *o* من
عظمين احدهما يتصل بالآخر من طرفـه الّـذى *p* فيه الثنايا والرباعيات السفلى
اتّصالا التحامـيّا ويقال لهذا الموضع المتّصل الذقـن وامّا الطرف الآخر فله شعبتـان
احداهما حادّة *q* الرأس مركّبة *r* تحـت عظمى الزوج ويتّصل بها وتـر من عضلة
الصدغ بها يكون انطباق الفم فامّا الشعبة الاخرى فغليظـة مستديـرة الرأس
مركّبة فى نقرة تـحـت الزائـدة الشبيهـة بحلمتى الثدى فى العظم الجبينـىّ *s*
وبهذا المفصل تكون حركة اللحى الاسفل.

فى صفة الاسنان.

امّا الاسنان فمركّبة فى اللحيين مركوزة فيهما *t* وعددها اثنان وثلاثون سنّا *u*
فى كلّ واحد من اللحيين ستّة عشر سنّا *u* منها فى مقدّم اللحى الاعـلى اربعة
وهى الثنايا والرباعيات وهى عراض حادّة الرؤس *v* ويقال لها القطّاعـة *w* ومنفعتها

---

a) Ms. P. وجوهر.   *b*) Ms. B. فيه.   *c*) Ms. L. الآفة.   *d*) Ms. L. ثقب.   *e*) Ms.
L. الدرز الّذى تحت.   *f*) Ms. L. فى كلّ واحد من هذه الاشياء منها.   *g*) Mss.
B. et L. ياخذ.   *h*) Manque dans ms. L. depuis *.   *i*) Ms. B. الدرزان.   *k*) Ms.
B. الفاصل.   *l*) Ms. P. عن.   *m*) Ms. L. فى العينين; فى الوجنتين; فى الانف.
n) Ms. P. القلب.   *o*) Ms. L. وامّا اللحى الاسفل فهو مؤلّف.   *p*) Ms. B. والّذى.
q) Ms. P. حمارة.   *r*) Manque dans ms. L.   *s*) Ms. L. الحنينين; Ms. B. الجنبى.
t) Manque dans ms. B.   *u*) Ms. L. سنه.   *v*) Ms. L. الرأس.   *w*) Ms. P. القاطعة.

ves internes. La substance de cet os est fine, parce que, si lui arrive quelque lésion, cela ne lui fait pas beaucoup de mal.

L'os dans lequel se trouve l'ouverture [postérieure] du nez (*os palatins*) est aussi un os mince, et il est divisé en deux petits-os situés sous les os du nez et limités par les sutures qui limitent les os du nez. Dans chacun de ces os se trouve une ouverture qui pénètre dans la cavité du crâne.

L'os dans lequel se trouvent les dents incisives supérieures internes et externes (*os intermaxillaire*) est un os situé à l'extrémité de la mâchoire supérieure. Il est divisé en deux os limités et séparés des os des joues (*os maxill. sup.*) par les deux sutures qui commencent à l'extrémité du sourcil et finissent près (au milieu) des dents canines et des dents incisives externes. Ils sont séparés de l'os du nez par la suture située à l'extrémité des narines et réunissant les deux sutures qui passent le long des deux côtés du nez.

Quand on compte séparément tous les os de la mâchoire supérieure, il y en a quatorze: six os pour les [cavités des] yeux, deux pour les joues, deux pour le nez, deux pour les ouvertures [postérieures] du nez, et deux pour les dents incisives internes et externes.

La mâchoire inférieure est composée de deux os réunis l'un à l'autre par une soudure située au bout où se trouvent les dents incisives inférieures internes; cet endroit de réunion s'appelle le menton. L'autre bout a deux branches. L'une, à tête aiguë (*apophyse coronoïde*), est placée sous les deux os du joug (*arcades zygomatiques*) et c'est à elle que s'attache le tendon du muscle temporal au moyen duquel la bouche est fermée. L'autre branche (*condyle*) est épaisse, munie d'une tête ronde, et s'emboîte dans une cavité au-dessous de l'apophyse de l'os du *djabīn* (*os temporal*) laquelle ressemble à un mamelon (*apophyse mastoïdienne*), et c'est par cette articulation qu'a lieu le mouvement de la mâchoire inférieure.

Description des dents.

Les dents sont placées dans les deux mâchoires dans lesquelles elles sont implantées. Elles sont au nombre de trente-deux, seize dans chaque mâchoire. Il y en a quatre dans la partie antérieure de la mâchoire supérieure, savoir les incisives internes et externes. Elles ont les têtes (*couronnes*) larges et tranchantes et elles s'appellent les incisives. Leur utilité est que la nourriture molle qu'on mange est

ان يقطع بها ما يـُؤكل من الطعام اللين كما يقطع بالسكين ومنها اثنان كلّ
واحـد منهـا عن جـانب احـد الرباعيات وهما حـادّا الرأس عريضا الاصـول a
ويقال لهما النابان ومنفعتهما ان يكسر بهما ما صلب من الطعام ومنها b عشر
كلّ خمسة منها عن c جانب احـد النابين وهى عراض خشن الرؤس ويقال لها
الاضراس وتسمّى ايضا الطواحين ومنفعتها ان تطحـن وتسحـق الطعام d وتكسر
ما صلب منه c فكذلك ستّة عشر وكـذلـك فى اللحـى الاسفل مثل ذلـك f وكلّ
واحـد من هـذه الاسنان مركـوز فى اللحـى باصـول وشعب داخلة فى مواضع
مهيّأة غورها بمقدار تلك الشعب ويبذل لتلـك المواضع الاوارى وشعب الاسنان
يختلف فمنها ما له g اربـع شعـب ومنها ما له g ثلاث شعب ومنهـا ما له g
شعبتان ومنها ما له g شعبة واحـدة . فأمـا * الثنـايا والرباعيات فلكـلّ واحـد منها
شعبة فأمـا h الاضراس فما كان منها فى اللحـى الاعلى فله ثلاث شعب وربّما كان
للضرسين الاقصيين اربـع شعـب وما كان منها فى اللحـى الاسفل فله شعبتان
وربّما كان للضرسين الاقصيين ثلاث شعب . فهذه جملة عظام الرأس f علـى i
التفصيل .

الباب الرابع فى صفة عظام الصلب .

فامّا عظام الصلب فانّها تبتدئ من حـدّ f عظم الرأس المؤخّر وتنتهى عند
عظم العصعص والحاجة كانت الى عظم الصلب لاربع منافع احداها انّه كالاساس
لسائر العظام وذلك ان سائر العظام مبنيّة عليه كما يبنى سائر خشب السفينة
على الخشبة الوسطى الّتى k فى اسفلها l والثانية لان m يستر ويوقّى جميع n
الاعضاء الموضوعة عليه من الاحشاء والعضل والثالثة لمّا احتاجت الاعضاء الى
عصب يأتيها من الدماغ * يكون به الحـس والحـركة وكان اكثر الاعضاء بعيدا عن
موضع الدماغ o لم يكن يمكن ان يأتيها من الدماغ عصب مادّ p اليها اذ كان
لم يؤمن عليه ان ينقطع فى طـول المسافـة فانبتت من الـدماغ النخاع وجعـل

---

a) Ms. B. بالاصول.   b) Mss. B. et L. منه; Ms. P. منهما.   c) Ms. L. على.
d) Ms. L. الطعام القوىّ.   e) Ms. L. ما قوىّ وصلب منه.   f) Manque dans ms. L.
g) Ms. P. لها.   h) Manque dans mss. B. et L. depuis *.   i) Ms. L. جميعه
k) Ms. L. الذى.   l) Ms. P. a encore لها كالعمد وفى . على.   m) Ms. L. لا.
n) Ms. L. سائر.   o) Manque dans ms. L. depuis *.   p) Ms. L. مادا عصبا.

coupée par elles comme si elle est coupée par un couteau. Parmi les dents il y en a deux dont chacune se trouve à côté d'une des incisives externes. Elles ont les têtes (*couronnes*) aiguës, les racines larges et elles s'appellent les canines. Leur utilité est qu'elles cassent la nourriture dure. Parmi les dents il y en a dix dont chaque cinq se trouvent à côté d'une des canines. Elles ont les têtes (*couronnes*) larges et dures; elles s'appellent les molaires et elles sont nommées aussi les meules. Leur utilité est qu'elles broient et triturent la nourriture et qu'elles brisent ce qui en est dur. Cela fait donc seize dents et il en est de même dans la mâchoire inférieure. Chacune de ces dents est implantée dans la mâchoire par des racines et des branches (*racines*) qui entrent dans des endroits arrangés pour elles, et dont la profondeur est proportionnée à ces branches (*racines*); ces endroits s'appellent les crèches (*alvéoles*). Les branches (*racines*) des dents varient [en nombre]: il y a des dents qui ont quatre racines, il y en a qui en ont trois, il y en a qui en ont deux et il y en a qui n'ont qu'une seule racine. Chacune des dents incisives internes et externes a une seule racine. Quant aux dents molaires, celles de la mâchoire supérieure ont trois racines, et parfois les deux dernières molaires ont quatre racines. Les molaires de la mâchoire inférieure ont deux racines, et parfois les deux dernières molaires ont trois racines. Voilà une exposition détaillée des os de la tête.

Quatrième Chapitre. Description des os de la colonne vertébrale.

Les os de la colonne vertébrale commencent à l'extrémité de l'os occipital et finissent au coccyx. L'os de la colonne vertébrale est nécessaire pour quatre utilités. D'abord il est comme le fondement pour les autres os, parce que les autres os sont bâtis sur lui, comme sur la poutre centrale située au fond du vaisseau sont bâties toutes les autres poutres du vaisseau. Deuxièmement pour qu'il garde et protège toutes les parties situées sur lui, c'est-à-dire les viscères et les muscles. La troisième utilité c'est que les différentes parties ont besoin de nerfs qui leur arrivent de l'encéphale et par lesquels a lieu la perception et le mouvement; mais la plupart des parties étant éloignées de l'endroit de l'encéphale, il n'est pas possible qu'il leur arrive un nerf qui s'étend [directement] de l'encéphale vers elles, puisqu'il ne serait pas à l'abri d'être dérangé pendant le long

مميّزه a فى الصلب لتتفرّع b منه سائر الاعصاب الّتى تأتى الاعضاء الّتى دون
الرأس والرابعة لان يوقّى ويستر النخاع اذ كان النخاع كأنّه دماغ ثان c فجعل
له d عظم الصلب لحفظه ويوقيه من الآفات الواردة عليه من خارج بمنزلة
القحف المحتوى على الدماغ وجعل هذا العظم مؤلّفا من عظام كثيرة
لمنفعتين احداهما لان يكون للحيوان يقدر ان ينحنى وينبسط والثانية للحاجة
كانت الى سعة تجويف بعض اجزاء الصلب وضيّق بعضها d وغلظه ورقّته فان
الاجزاء العالية *من الصلب رقيقة واسعة التجويف والاجزاء السفلية غليظة
ضيّقة التجويف وعظم الصلب ينقسم الى اربعة اجزاء e احدها العنق وهو
الرقبة والثانى الظهر والثالث للحقو ويقال له القطن والرابع العجز f وهو العظم
العريض. فأمّا العنق فجعل للانسان لشيئين احدهما للحاجة الى الصوت
الجيّد فان الحيوان الذى لا رقبة له امّا ان f لا يكون له صوت بمنزلة السمك
وامّا ان يكون صوته ليس بالجيّد كالضفادع والثانى بسبب انثناء الرأس
الى قدّام والى خلف والعنق مركّب من سبع فقارات هى اصغر الفقارات مقدارا
وارقّها جرما g واوسعها تجويفا. فأمّا الظهر فمركّب من اثنى عشر فقارة هى فى
مقدارها اكبر من فقارات الرقبة وانخن سمكا واضيق تجويفا امّا كبر مقدارها
فاحتيج اليه لمنفعتين احداهما لان الاضلاع مبنيّة عليها ومربوطة بها والثانية
لان الاحشاء موضوعة عليها وامّا ضيق تجويفها فلان الجزء من النخاع الّذى
يحتوى عليه هذه الفقارات ادقّ من الجزء الّذى h يحتوى عليه فقارات الرقبة
*لانّه قد يتشعّب منه الاعصاب الّتى خرجت من فقارات الرقبة i فصار الباقى
ادقّ. وامّا الحقو فمركّب من خمس فقارات وهى اعظم من فقارات الظهر واعظم

---

a) Ms. L. مميزه‌.   b) Ms. L. شفرع‌.   c) Mss. L. et P. يأتى; Ms. B. بان.
d) Manque dans ms. B.   e) Manque dans ms. L. depuis *. Les mots واسعة
التجويف manquent aussi dans ms. B.   f) Manque dans ms. L.   g) Ms. L.
جسمها‌.   h) Ms. B. النخاع.   i) Manque dans ms. P. depuis *.

trajet. C'est pourquoi le Créateur a fait sortir de l'encéphale la moëlle
épinière et l'a fait passer par la colonne vertébrale, afin que de cette
moëlle épinière se détachent tous les nerfs qui se rendent aux parties
situées au-dessous de la tête. La quatrième utilité est qu'elle garde
et protège la moëlle épinière, puisque la moëlle épinière est pour
ainsi dire un deuxième cerveau. Pour cette raison l'os de la colonne
vertébrale a été créé pour garder et protéger la moëlle épinière
contre les lésions qui lui arrivent de dehors, de la même manière
que le crâne qui contient le cerveau. Cet os (*la colonne vertébrale*)
est créé composé de plusieurs os en vue de deux utilités. D'abord
pour que l'animal soit en état de se courber et de s'étendre; deuxièmement parce que quelques parties de la colonne vertébrale ont besoin
d'une cavité (*trou rachidien*) large, et d'autres d'une cavité étroite, et
parce qu'il est nécessaire qu'il soit épais [à certains endroits] et
mince [à d'autres], car les parties supérieures de la colonne vertébrale sont minces et munies d'une cavité large, tandis que les parties
inférieures sont épaisses et munies d'une cavité étroite. La colonne
vertébrale est divisée en quatre parties: la première est le cou, c'est-
à-dire la *raqaba*; la deuxième est le dos; la troisième les lombes
qui s'appellent le *qaṭan*, et la quatrième est le sacrum, c'est-à-dire
l'os large.

Le cou est créé pour l'homme pour deux raisons. D'abord parce
qu'il a besoin d'une bonne voix, car l'animal qui n'a pas de cou n'a
pas de voix, comme les poissons, ou bien il a une voix qui n'est pas
bonne (agréable), comme les grenouilles. Deuxièmement pour pouvoir
courber la tête en avant et en arrière. Le cou est composé de sept
vertèbres, qui [de toutes les vertèbres] ont les plus petites dimensions,
le corps le plus mince et la cavité la plus large. Le dos est composé
de douze vertèbres qui ont des dimensions plus grandes, le corps
plus épais et la cavité plus étroite que les vertèbres cervicales. Elles
ont besoin de plus grandes dimensions pour deux utilités: d'abord
parce que les côtes sont construites sur elles et attachées à elles;
deuxièmement parce que les intestins sont placés sur elles. Elles ont
une cavité étroite, parce que la partie de la moëlle épinière contenue
dans ces vertèbres est plus mince que la partie comprise par les
vertèbres cervicales, parce que c'est de cette [dernière] partie que se
détachent les nerfs qui sortent des vertèbres cervicales, tandis que le
reste [de la moëlle épinière] devient plus mince. Les lombes sont
composés de cinq vertèbres qui sont plus grandes que celles du dos

سمكا واصيق تجويفها للسبب الّذى ذكرناه في فقارات الظهر وكذلك ايضا
سائر الفقارات ما كان منها اعلى فهو اصغر مقدارا واوسع تجويفا وارقّ سمكا
وما كان منها اسفل فهو اكبر مقدارا واصغر تجويفا واثخن سمكا وذلك انّ
الفقارة الاولى من فقارات الرقبة المتّصلة بالقحف اصغر الفقارات كلّها واوسعها
تجويفا وارقّها سمكا امّا صغر مقدارها فلانّه ليس عليها عظم موضوع b وامّا
سعة تجويفها فلانّ الجزء من النخاع الّذى يحتوى عليه هذه الفقارة c هو
اغلظ لانّه حين يبدو من الدماغ d لم ينشعّب بعد منه a شىء من الاعصاب
وامّا رقّتها فتابعة لصغرها وسعة تجويفها. وامّا الفقارة الثانية فاكبر مقدارا
واضيق تجويفا وكذلك الثالثة اثخن سمكا f واضيق ممّا قبلها وكلّما انحدرت
الى اسفل كان الفقار اثخن سمكا f واضيق تجويفا * واكبر مقدارا امّا ضيق
تجويفها g فلانّ النخاع ينشعّب منه في كلّ واحد من الفقارات زوج عصب
وكلّما انتهى الى اسفل كان ارقّ فامّا كبر مقدارها فلانّها تحتاج الى ان تحمل
ما فوقها من الفقارات وامّا الثخن فتابع لضيق تجويفها h حتّى ان الفقارة
الاخيرة من فقارات الحقو ثقبها اضيق والنخاع فيها ادقّ وهى اعظم الفقار
مقدارا. فجميع الفقارات اربعة وعشرون i فقارة متّصلة بعضها ببعض اتّصالا
مفصليّا ما خلا الفقارتين الاوّلتين من فقار الرقبة فانّهما تتّصلان بالرأس k وتتّصل
احداهما بالاخرى اتّصالا غير مفصليّ. فامّا الفقارة الاولى فانّها تتّصل بالرأس
وترتبط معه بزائدتين تنشعّبان من قحف الرأس وتدخلان في نقرتين من
الفقارة الاولى واحدة عن يمينها والاخرى عن شمالها وبهذا المفصل تكون حركة
الرأس يمينا وشمالا. فامّا الفقارة الثانية فتتّصل بالرأس وترتبط به بزائدة شبيهة
بالسنّ ترتفع منها l وتدخل في موضع من m الفقارة الاولى وتتّصل بالرأس برباط n

---

a) Manque dans ms. L.   *b)* Ms. P. موضع.   *c)* Ms. L. هذا الفقار.

d) Ms. P. ولم.   *e)* Mss. فتتابع.   *f)* Manque dans ms. P.   *g)* Manque
dans ms. L. depuis *.   *h)* Ms. B. ثقبها.   *i)* Ms. L. عشرين.   *k)* Ms.
L. بالرباط.   *l)* Ms. P. منه.   *m)* Manque dans ms. B.   *n)* Ms. L. اما بائرأس.

et qui ont le corps plus grand et la cavité plus étroite, pour la raison que nous avons mentionnée à propos des vertèbres dorsales. De même celles des autres vertèbres qui sont situées plus haut ont des dimensions plus petites, une cavité plus large et un corps plus mince, tandis que celles situées plus bas ont des dimensions plus grandes, une cavité plus petite et un corps plus épais. En effet, la première vertèbre cervicale, réunie au crâne, est la plus petite de toutes les vertèbres et celle qui a la cavité la plus large et le corps le plus mince. Elle est de petite dimension, parce qu'il ne se trouve pas d'autre os (*vertèbre*) sur elle ; sa cavité est large, parce que la partie de la moëlle épinière comprise dans cette vertèbre est plus épaisse, car quand la moëlle épinière sort de l'encéphale, aucun nerf ne s'en est encore détaché ; quant à sa minceur, elle résulte de sa petitesse et de la largeur de sa cavité. La deuxième vertèbre a des dimensions plus grandes et une cavité plus étroite. De même la troisième a le corps plus épais et [la cavité] plus étroite que celles qui précèdent, et plus les vertèbres descendent (sont situées) en bas, plus elles ont le corps épais, la cavité étroite, et les dimensions grandes. Leur cavité est étroite parce qu'il se détache de la moëlle épinière une paire de nerfs dans chaque vertèbre, et plus la moëlle épinière arrive en bas, plus elle devient mince. Elles ont des dimensions grandes parce qu'elles doivent porter les vertèbres placées au-dessus d'elles, et leur épaisseur résulte de l'étroitesse de leur cavité, de sorte que la dernière des vertèbres lombaires a le trou (*trou rachidien*) le plus étroit et que la moëlle épinière est le plus mince en elle ; cette vertèbre est celle qui a les plus grandes dimensions.

Il y a en tout vingt-quatre vertèbres ; elles sont réunies les unes aux autres en guise d'une articulation, à l'exception des deux premières vertèbres cervicales, car celles-ci sont réunies à la tête, et elles sont réunies entre elles par une réunion non articulaire (!). La première vertèbre est réunie à la tête et attachée à elle au moyen de deux apophyses (*condyles de l'os occipital*) qui se détachent du crâne et entrent dans deux cavités de la première vertèbre, l'une à droite, l'autre à gauche ; c'est par cette articulation qu'a lieu le mouvement de la tête à droite et à gauche [1]). La deuxième vertèbre est réunie à la tête et attachée à elle par une apophyse qui ressemble à une dent (*apoph. odontoïde*) ; elle monte de la deuxième vertèbre,

---

1) Conf. plus bas le chapitre du Canon d'Avicenne sur l'utilité du cou.

فوق وبهذا المفصل تكون حركة الرأس الى قدّام والى خلف. وامّا الفقارات الباقية a فاتّصالها بعضها ببعض b يكون بزوائد يلتثم بها c بين كلّ فقارتين مفصل لئلا يعوق احداهما الاخرى *عن الحركة d فامّا الظهر ففى كلّ واحد من فقاراته زائدتان شاخصتان e الى فوق وزائدتان منحدرتان f الى اسفل تدخل كلّ زائدة منهما فى حفرة g مهيّئة h فى الفقارة الاخرى. فامّا الفقارات الخمس من فقارات الرقبة وفقارات القطن فيتشعّب من كلّ واحد منها اربع زوائد الى اسفل i ويدخل كلّ واحد من هذه الزوائد فى حفرة معمولة فى الاخرى ويرتبط برباطات واحتيج فى k هذه الاربع الزوائد الى الحرز والوثاقة. فامّا فقار الظهر l فلم يمكن ان يكون له هاتان الزائدتان لانّه قد ينبت منه زوائد *معقّفة شبيهة بالشوك يقال لها السناسن. فى كلّ فقارة ثلات زوائد d احداها من فوق وائنتان من الجانبين فقد يحقّ m لذلك حرز الفقارة وكذلك ايضا قد تنبت n فى جميع الفقار ما خلا الفقارة الاولى من فقارات الرقبة فانّ هذه لم تجعل فيها زائدة من خلف o لئلا تضرّ p بالعضل المحرّك للرأس وما كان من هذه الزوائد فى التسع q الفقارات الاولى من فقارات الظهر فتنعقّفها الى اسفل والفقارة العاشرة فزوائدها قائمة وامّا الفقارات الباقية فزوائدها معقّفة الى فوق وجعلت هذه الزوائد لثلاث منافع احداها لتتوقّى ما وراءها وتستقبل r ما يلقاها من خارج بتعقّفها والثانية s لان تدعم العضل t

---

a) Ms. P. الفقار الثانى.   *b)* Ms. P. فاتّصاله بعضه.   *c)* Mss. B. et L. منها.

d) Manque dans ms. L. depuis *.   *e)* Ms. L. زائدتين حصان.   *f)* Ms. L. منحدران.   *g)* Ms. B. حفرتين؛ Ms. L. جزوين.   *h)* Ms. P. مهيا تجويفين.

i) Mss. B. et L. اربع زوائد الى فوق واربع زوائد الى اسفل.   *k)* Ms. B. الى.

l) Ms. B. فيه؛ Ms. P. بمكى يمكن ان فيه.   *m)* Ms. L. يحصر؛ Ms. B. لحقّ.

n) Mss. ينبت.   *o)* Ms. P. قدّام.   *p)* Ms. L. يصير.   *q)* Ms. L. التسعة؛ Ms. P. الباقى السبع.   *r)* Ms. L. يستقبل.   *s)* Mss. B. et L. الثانى؛ Ms. P.

t) Ms. P. المفصل.

entre dans un endroit de la première et est attachée à la tête par
un ligament solide (*lig. occipito-odontoïdiens*), et c'est par cette articulation qu'a lieu le mouvement de la tête en avant et en arrière.
Quant aux autres vertèbres [cervicales], la réunion entre elles se fait
par des apophyses (*apoph. articulaires*) au moyen desquelles est formée
une articulation entre chaque deux vertèbres, afin que l'une n'empêche
pas l'autre de se mouvoir. Sur chacune des vertèbres dorsales il y
a deux apophyses qui se dirigent en haut et deux qui descendent
en bas (*apophyses articulaires sup. et inf.*). Chacune des deux apophyses entre dans une cavité disposée dans l'autre vertèbre. De chacune
des cinq vertèbres cervicales (!) et des vertèbres lombaires se détachent quatre apophyses dirigées en bas; chacune de ces apophyses
entre dans une cavité faite dans l'autre vertèbre et est attachée par
des ligaments [1]). Ces quatre apophyses devaient être fortes et solides.
Les vertèbres dorsales ne peuvent pas avoir ces deux apophyses
(*styloïdes*), parce qu'elles ont déja des apophyses courbées, semblables
à une épine, nommées *sanāsin*. En effet, dans chaque vertèbre [dor-
sale] il y a [encore] trois apophyses qui s'en détachent, une en haut
(*apophyse épineuse*) et deux des deux côtés (*apophyses transverses*),
disposition qui assure la protection de la vertèbre. Ces apophyses se
trouvent de même sur toutes les vertèbres, la première vertèbre cervicale exceptée, car sur cette vertèbre il n'a pas été créé une apophyse par derrière (*apoph. épineuse*), afin qu'elle ne lésàt pas les muscles
qui meuvent la tête. Celles de ces apophyses (*apoph. épineuses et transverses*) qui se trouvent aux neuf premières vertèbres dorsales sont
courbées en bas, celles de la dixième vertèbre sont droites, tandis
que les apophyses des autres vertèbres (*11e en 12e vertèbres dorsales
et les vertèbres lombaires*) ont ces apophyses courbées en haut (*chez
les quadrupèdes et les singes inférieurs*) [2]). Ces apophyses ont été
créées en vue de trois utilités. D'abord pour protéger ce qui est
situé derrière elles, et pour recevoir sur leur courbure ce qui leur
arrive de dehors; en second lieu pour servir d'appui aux muscles
qui couvrent les os de la colonne vertébrale, aux veines, aux artères

---

1) Chez la plupart des quadrupèdes, et notamment chez les carnassiers et les singes
inférieurs, les vertèbres lombaires possèdent, outre les quatre apophyses articulaires, deux
apophyses dites *styloïdes* qui se détachent, à droite et à gauche, de la base de l'apophyse
articulaire inférieure et dans les mortaises desquelles sont reçues les apophyses articulaires supérieures de la vertèbre suivante. (Broca, Mémoires d'anthropologie zoologique. Paris
1877 p. 22 et suivants).

2) Broca. o. c. p. 25.

المستبطن لعظم الصلب والعروق والشرايين والعصب والثالثة a لانّ تكون الاضلاع
بها مربوطة . وفى كلّ واحد من الفقار ثقبان b يخرج منهما زوج عصب يتشعّبان
من الانخلاع وهذه الثقب منها ما يلتأم بين c كلّ فقارتين ثقب ومنها ما
يكون فى فقارة واحدة فامّا ما يلتأم منها بين كلّ d فقارتين فمنها ما يكون
فى كلّ e فقارة نصف f دائرة واذا التأمت الفقارتان صار منهما ثقب مستوى
وهذا يكون فى فقار العنق ومنها ما يكون فى الفقارة الفوقانيّة من الثقب اكبر
من نصف دائرة وفى السفلانيّة اقلّ من نصف دائرة واذا اتّصلتا صار منهما
دائرة تامّة بمنزلة فقار الظهر فامّا الفقارات الّتى فى كلّ واحدة منها ثقبة تامّة
فهى g فقارات للحقو . وامّا عظم العجز * فهو مركّب من جزئين احدهما يسمّى
خاصّة عظم العجز h وهو عظم عريض وهذا العظم يتّصل بالفقارة الاخيرة من
فقارات للحقو وهو مؤلّف من ثلاثة عظام شبيهة بالفقارة اثنان منها وبها اعرضها
فيهما حفرتان ليبستا بغائرتين يتّصل بهما عظما الوركين وفى كلّ واحد منهما
ثقبة يخرج منها عصبة وليس تلك i الثقب من الجانبين كثقب k الفقار لانّه
مفصل عظم الورك عن جانبيه لكن جعلت فى الوسط وامّا الجزء الثانى فيقال له
العصعص وهو مؤلّف من ثلاثة عظام شبيهة بالغضروف ويخرج منها ثلاثة ازواج
من العصب l كلّ زوج من ثقبين ملتأمين m فيما بين عظمين من عظامه وفى
اسفل من العظم الثالث من عظام العصعص ثقبة n يخرج منها عصبة مفردة
لا اخت لها فهذه جملة عظام العجز . وهى اجزاء عظام الصلب .

الباب الخامس فى صفة عظام الصدر .

فامّا عظام الصدر فانّ * الصدر مركّب على o الظهر مستدير عليه وفيه

---

a) Mss. الثالث .   b) Manque dans ms. B.   c) Ms. P. من .   d) Manque
dans mss. L. et P.   e) Ms. B. بين .   f) Ms. B. نصف ثقب .   g) Ms.
P. ثقبة فانّها .   h) Manque dans ms. P. depuis *.   i) Ms. B. ذلك .   k) Ms.
L. كيف .   l) Mss. B. et L. ازواج عصب .   m) Ms. L. ملتأم ; Mss. B. et
P. ملتأمة .   n) Ms. B. كلّ ثقبة .   o) Manque dans ms. L. depuis *.

et aux nerfs; en troisième lieu pour servir de points d'attache aux côtes.

Dans chacune des vertèbres se trouvent deux trous (*trous de conjugaison*) par lesquels sort une paire de nerfs qui se détachent de la moëlle épinière. Parmi ces trous il y en a qui sont disposés de façon à former une ouverture entre chaque deux vertèbres, et il y en a qui se trouvent dans une seule vertèbre. Quant à ceux qui sont disposés entre chaque deux vertèbres, il y en a où se trouve dans chaque vertèbre un demi-cercle; quand les deux vertèbres se joignent ces deux demi-cercles forment un trou complet, ce qui a lieu dans les vertèbres cervicales. Il y en a d'autres où il se trouve dans la vertèbre supérieure une partie du trou plus grande qu'un demi-cercle et dans la vertèbre inférieure une partie plus petite qu'un demi-cercle; quand les vertèbres sont réunies, ces deux parties forment un cercle complet, comme dans les vertèbres dorsales. Quant aux vertèbres qui ont chacune un trou complet, ce sont les vertèbres lombaires.

Le sacrum est composé de deux parties dont l'une s'appelle spécialement le sacrum; c'est un os large qui est réuni à la dernière des vertèbres lombaires. Il est composé de trois os (*chez plusieurs singes, e. a. le magot*) qui ressemblent à une vertèbre. Dans deux de ces os, les plus larges, se trouvent deux cavités peu profondes auxquelles sont réunis les os des hanches. Chacun de ces os du sacrum présente un trou par lequel sort un nerf; ces trous ne se trouvent pas aux parties latérales comme les trous des vertèbres, parce que l'articulation de l'os de la hanche se trouve des deux côtés, mais ils ont été établis au milieu. La seconde partie s'appelle le coccyx; il est composé de trois os (*magot*) semblables à du cartilage desquels sortent trois paires de nerfs, chaque paire par deux trous établis entre deux des os; à l'extrémité inférieure du troisième os du coccyx se trouve un trou par lequel sort un nerf unique, impair. Ces os forment ensemble le sacrum. Voilà les os qui composent la colonne vertébrale.

Cinquième Chapitre. Description des os de la poitrine (thorax).

Quant aux os de la poitrine, la poitrine est superposée au dos, formant une voûte sur lui, et à l'intérieur elle a une grande cavité.

9

تاجويف عظيم واحتيج اليه ليحرز ويوقّى الاعضاء التى فى جوفه وهى القلب
والرئة واغشيتهما وغير ذلك من الاعضاء وجعل الصدر مستديرا اجوف ليحتوى
على القلب والرئة وليكون للرئة موضع تنبسط فيه والصدر مركّب من عظام
الاضلاع والقسّ والاضلاع اربعة وعشرون ضلعا منها اضلاع الصدر ومنها اضلاع
الخلف فامّا الاضلاع التى يركّب منها الصدر فهى اربعة عشر ضلعا مركّبة على
عظام الصلب مربوطة من خلف بالفقار فى كلّ جانب سبعة اضلاع a مستديرة
متّصلة من قــدّام بالقسّ كان كلّ b ضلع منها نصف دائرة [حتّى] يلتأم من
كلّ اثنين منها دائرة تامّة وهى مربوطة من طرفها الذى يلى الصلب c بسبع d
فقارات من فقارات الظهر الاول * كلّ ضلع بمفصلين e ومربوطة من قـدّام ممّا
يلى الصدر بسبعة اعظم القسّ. والقسّ مؤلّف من سبعة اعظم غضروفيّة يتّصل
بعضها ببعض واحتيج اليه لان f ترتبط به g اضلاع الصدر بمنزلة ما ترتبط
بالفقار ليكون متى حدثت ببعض h اجزائه آفة لم تسر تلك الآفة فى جميعه
وفى طرف القسّ i غضروف شبيه بالخنجر مشرف على فم المعدة وجعل ليوقّى
المعدة والحجاب والقلب. فامّا اضلاع الخلف فهى عشرة اضلاع k مركّبة على
عظم l الصلب فى كلّ جانب منه خمسة اضلاع تتّصل بالخمس الاواخر من
فقار الظهر كلّ ضلع منها بمفصلين وهذه الاضلاع لطاف قصار ولا تبلغ الى
عظم القسّ وجعلت اطرافها لذلك غضروفيّة لئلا يسرع اليها الانكسار. فجميع
اضلاع الصدر و[عظام] القسّ واضلاع الخلف والعظم الخنجرى اثنان وثلثون
عظما. * فاعلم ذلك وافهمه ان شاء الله m.

الباب السادس فى صفة عظام الكتفين والترقوتين.

فامّا عظما الكتف وعظما الترقوة n فانّ عظمى الكتف احتيج اليهما o

---

a) Ms. L. أضلاع منه.   b) Manque dans ms. L.   c) Ms. L. يصلب.
d) Ms. L. سبع.   e) Manque dans ms. L. depuis *.   f) Ms. L. الى ان.
g) Ms. B. باجزائه.   h) Ms. P. باحد.   i) Ms. L. وفى هذا طرف القسّ.
k) Ms. P. واضلاع.   l) Ms. L. عظام.   m) Manque dans mss. B. et P.
depuis *.   n) Ms. P. عظام الكتفين والترقوة.   o) Ms. P. اليه.

Le thorax est nécessaire pour garder et protéger les parties qui se trouvent à l'intérieur, savoir: le cœur, le poumon, leurs membranes et d'autres parties. Le thorax est fait rond et creux pour contenir le cœur et le poumon, et pour qu'il existe pour le poumon un endroit dans lequel il peut se déployer. Le thorax est composé des os des côtes et du sternum. Il y a vingt-quatre côtes parmi lesquelles se trouvent les côtes de la poitrine (*côtes sternales*) et les fausses côtes (*côtes asternales*). Les côtes dont se compose le thorax sont au nombre de quatorze qui sont implantées sur les os de la colonne vertébrale et liées par derrière aux vertèbres: de chaque côté de la colonne vertébrale sept côtes courbées, réunies par devant au sternum. Chacune de ces côtes forme un demi-cercle, de sorte que par chaque deux côtes [opposées] est formé un cercle complet. Ces côtes sont réunies par leur extrémité située du côté de la colonne vertébrale aux sept premières vertèbres dorsales, chaque côte au moyen de deux articulations, et par leur extrémité touchant à la poitrine aux sept os du sternum. Le sternum est composé de sept os cartilagineux (*magot*) réunis les uns aux autres: cela est nécessaire, pour que les côtes de la poitrine soient attachées au sternum comme elles sont attachées aux vertèbres, et que, si une des parties du sternum reçoit du dommage, ce dommage ne s'étende pas sur l'os entier. A l'extrémité [inférieure] du sternum se trouve un cartilage qui ressemble à une épée (*appendice xiphoïde*) et qui est placé au-dessus de l'orifice de l'estomac; il a été créé pour protéger l'estomac, le diaphragme et le cœur. Les fausses côtes sont au nombre de dix; elles sont implantées sur la colonne vertébrale, cinq côtes de chaque côté, et réunies aux cinq dernières vertèbres dorsales, chaque côte au moyen de deux articulations. Ces côtes sont minces et courtes et ne parviennent pas jusqu'à l'os du sternum. Pour cette raison leurs extrémités sont faites cartilagineuses, afin qu'elles ne se fracturent pas aisément. Le total des côtes de la poitrine, des os du sternum, des fausses côtes et de l'os qui ressemble à une épée est de trente-deux os. Sachez cela et comprenez-le, s'il plaît à Dieu.

Sixième Chapitre. Description des os des omoplates et des clavicules.

Quant aux deux os des omoplates et des clavicules, les omoplates sont nécessaires pour deux utilités. D'abord pour que le thorax soit

لمنفعتين احداهما ليوقّى الصـدر من الآفات الواردة عليه من خلف والثانية
ليرتبط بهما a عظم العضد b وعظم الكتف شكله c مقعّر من باطنـه محدّب من
خارجه وذلك للحاجة كانت الى وضع الاضلاع فى موضع التقعير وفيه زائـدة
ظاهرة شبيهة بالحاجز هى التى توقّى الصـدر d ويقال لها عين الكتف وتسمّى
بهذا الاسم لانّها تقوم مقام العين اذ كانت العين يبصـر e بها الانسـان من
قدّام ما يتأذّى به فتوقّيه وهذا يدفع ما يرد على الصدر من خلف وله حفرة
فى طرفه فى الموضع المعروف بعنق الكتف فيها تدخل f زائـدة العضد وفيـه
زائـدتان احداهما من خلـف فى الموضع الاعلى من العنق وهـو عظم شبيه
بمنقار الغراب بـه يرتبط الكتف مـع الترقـوة ويمنع رأس العضد g من h ان
ينخلع الى فوق لانّه موصول بـه والزائدة الاخـرى i من داخـل وجعلـت لان
تمنع رأس k العضد ان تنخلـع الى اسفل. فامّا الترقـوة فاحتيج اليها لتربط l
العضد وتفرّق بينه وبين الصدر لئلا يمتنع اليدان من لحركة m وهى عظم
مستدير من ظاهره مقعّر من باطنه وهى مربوطة من قدّام بالقس ومن خلف n
من ناحية الكتـف مربوطـة بالعظم الشبيه بمنقار الغـراب وارتباطهـا بـه بعظم
غضروفى يقال له رأس الكتف احتيج اليه ليزيد فى وثاقة o مفصل العضد.

الباب السابع فى صفة عظام اليدين.

فامّا عظام اليدين فانّ اليـد تنقسم p الى ثلاثة اجـزاء q احـدهـا العضـد

---

a) Ms. P. بـه.   b) Ms. P. الصدر.   c) Ms. P. وشكله.   d) Ms. L.
العضو.   e) Ms. P. تنظر.   f) Ms. P. فيدخل.   g) Ms. L. البدن والصدر.
h) Manque dans ms. L.   i) Ms. B. من ذلك داخل.   k) Mss. زائـدة.
l) Mss. B. et L. لانّ دربط.   m) Ms. L. لئلا يمتنع الرجلين واليدين.   n) Ms. P.
وهى من قدّام اليدين من لحركة وهى عظم مستدير مربوطة بالقس و.   o) Ms.
وثاقة.   p) Ms. P. فامّا عظام اليدين فتنقسم.   q) Ms. L. اقسام.

protégé contre les lésions qui lui arrivent par derrière ; en second
lieu, pour que l'os du bras puisse y être attaché. La forme de l'omoplate est concave en dedans, convexe en dehors, parce qu'il est
nécessaire que les côtes soient placées du côté concave. Sur l'omoplate se trouve une apophyse, située du côté extérieur, qui ressemble
à une cloison et qui protège la poitrine. Elle s'appelle l'œil de
l'omoplate et elle a reçu ce nom parce qu'elle remplace l'œil, puisque
c'est au moyen de l'œil que l'homme peut voir par devant ce qui
pourrait lui causer dommage, de sorte que l'œil le protège, tandis que
cet œil de l'omoplate s'oppose à ce qui parvient au thorax par derrière [1]).
·L'omoplate a une cavité (*cavité glénoïde*) à l'extrémité de l'endroit
nommé col de l'omoplate dans laquelle s'emboîte l'apophyse (*tête*) de
l'humérus. Elle présente deux apophyses, l'une par derrière à l'endroit
le plus haut du col ; c'est un os semblable au bec du corbeau (*acromion*) [2])
par lequel l'omoplate est réunie à la clavicule, et qui empêche la tête
de l'humérus de se luxer en haut, parce qu'elle est réunie (vient en
contact) avec cet os. L'autre apophyse (*apophysa coracoïde*) se trouve
en dedans, et elle est créée pour empêcher la tête de l'humérus de se
luxer en bas.

La clavicule est nécessaire pour rattacher l'humérus (*lisez* l'omoplate)
qu'elle écarte du thorax, afin que le mouvement des bras ne soit pas
empêché. C'est un os qui est convexe du côté externe, concave du
côté interne. Elle est attachée par devant au sternum, et par derrière, du côté de l'omoplate, à l'os qui ressemble au bec du corbeau
(*acromion*). Cette réunion, qui a lieu au moyen d'un os cartilagineux
nommé tête de l'omoplate, est nécessaire, pour que l'articulation de
l'humérus soit plus solide.

Septième Chapitre. Description des os des membres supérieurs.

Quant aux os des membres supérieurs, le membre supérieur est

---

1) „Voyant de loin ce qui doit nuire, nous mettons à l'abri les parties antérieures [du
thorax] .... A la région postérieure le danger est égal, mais le moyen de le pré-
voir n'est pas le même, puisqu'il n'y a point d'yeux par derrière .... C'est pour
cela que la nature a fait naître de chaque omoplate une épine particulière, pour en
faire comme une .... palissade pour cette partie du thorax." (Gal. De usu part. Lib.
XIII c. 10; ed. Kühn T. IV p. 120; Daremberg, Œuvres de Galien, Paris 1854—56.
T. II p. 76).

2) Voyez plus bas le chapitre du Canon d'Avicenne sur l'omoplate.

والثانى الساعد والثالث الكفّ a فامّا عظم العضد فهو عظم واحد كبير اجوف مستدير الشكل مقعّر من الجانب الانسىّ ومحدّب b من الجانب الوحشىّ واعنى بالجانب الانسىّ ما c يلى مقدّم البدن والوحشىّ ما يلى الظهر والصلب فامّا كونه d من عظم واحد فلانّ اتّصاله بالكتف e بمفصل واحد وامّا كبره فلانّه يحمل الساعد f والكفّ ولانّ العضل المحرّك للذراع *والكفّ موضوع g على هذا العظم وامّا استدارته فليبعد بذلك عن قبول الآفات وامّا تقعّر جانبه [الانسىّ] فلتمكّن العروق الضوارب وغير الضوارب والعصب فى مصيرها الى الذراع عليه. وامّا تحدّبه من الجانب الوحشىّ فتابع لتقعيره من الجانب الانسىّ ولعظم العضد فى طرفه الّذى يلى الكتف زائدة مستديرة داخلة فى النقرة الّتى فى طرف عنق h الكتف وبه يلتأم مفصل العضد وهو مفصل سلس ولذلك كثيرا ما ينخلع واحتيج الى سلاسته لانّ حركته الى كلّ جهة. فامّا طرفه الّذى يلى الساعد فانّ له رأسين ملصقين i احدهما فى الجانب الوحشىّ وهو اصغرهما فيه حفرة يدخل فيها طرف الزند الاعلى والآخر فى الجانب الانسىّ k وهو اعظم من الاوّل وليس يرتبط به عظم l لكن جعل حرزا للاعصاب m والعروق والشرايين وفيما بين هذين الرأسين حزّ n شبيه بحزّ o البكرة فيه نقرتان واحدة من قدّام والاخرى من خلف تدخل فيهما رمّانتا p الزند الاسفل ويلتأم من ذلك مفصل الزند الاسفل.

فى صفة عظام الساعد.

فامّا الساعد وهو المسمّى ذراعا q فمؤلّف من عظمين يقال لهما الزندان احدهما [من] فوق وهو اصغرهما ويقال له الزند الاعلى والآخر من اسفل ويقال له

---

a) Ms. P. الكتف.   b) Ms. L. فحدث.   c) Ms. B. ممّا والجانب الانسىّ.

d) Ms. P. تكوينه.   e) Ms. P. بالكف.   f) Ms. P. الذراع.   g) Manque dans ms. L. depuis *.   h) Manque dans ms. L.   i) Mss. B. et P. ملزقين.

k) Ms. L. الوحشىّ من البدن.   l) Manque dans ms. B.   m) Ms. P. حرز الاعصاب; ms. B. نحو.   n) Mss. B. et L. جز.   o) Mss. L. et P. نحر.

p) Ms. P. راس رمانىّ.   q) Ms. B. الذراع.

divisé en trois segments. Le premier est le bras (*humérus*), le deuxième
l'avant-bras et le troisième la main. L'humérus est un grand os creux
unique, d'une forme ronde, concave du côté interne, convexe du côté
externe. J'entends par côté interne celui situé du côté antérieur du
corps, et par côté externe celui situé du côté du dos et de la colonne
vertébrale. Il n'est formé que d'un seul os, parce que sa réunion avec
l'omoplate ne se fait que par une seule articulation. Il est grand,
parce qu'il porte l'avant-bras et la main, et parce que les muscles
qui meuvent l'avant-bras et la main sont situés sur cet os. Il est
rond pour être moins exposé à recevoir des lésions. Il est concave
du côté interne, afin que les veines battantes et non battantes et les
nerfs puissent trouver place sur lui pendant leur trajet vers l'avant-
bras, et sa convexité du côté externe résulte de sa concavité du
côté interne. A l'extrémité qui touche à l'omoplate l'humérus présente une apophyse ronde (*tête de l'humérus*) qui s'emboîte dans la
cavité (*cav. glénoïde*) qui se trouve à l'extrémité de l'omoplate, et par
là se forme l'articulation de l'humérus, articulation dont le mouvement
est facile, et pour cette raison l'humérus se luxe souvent. Elle devait se
mouvoir facilement, parce que ses mouvements se font en tout sens.
L'extrémité qui touche à l'avant-bras a deux têtes contiguës, une,
qui est la plus petite, du côté externe (*condyle externe*); elle présente
une cavité (*facette articulaire de la petite tête*) dans laquelle s'emboîte
l'extrémité du *zand* supérieur (*radius*), une autre (*condyle interne*), du
côté interne, plus grande que la première. Il ne s'attache pas d'os
à elle, mais elle est créée pour protéger les nerfs, les veines et les
artères. Entre ces deux têtes se trouve une échancrure qui ressemble
à l'échancrure d'une poulie (*trochlée*) et qui présente deux cavités,
une par devant (*cavité coronoïdienne*), l'autre par derrière (*cavité
olécrânienne*), dans lesquelles s'emboîtent les deux grenades (*olécrâne
et apophyse coronoïdienne*) du *zand* inférieur (*cubitus*), et par là se forme
l'articulation du cubitus.

Description des os de l'avant-bras.

L'avant-bras, c'est-à-dire la partie nommée *dhirāᶜ* (*coudée, aune*),
est composé de deux os nommés les deux *zand* dont l'un, situé au-
dessus, est appelé le *zand* supérieur (*radius*) et l'autre, situé au-dessous,

الزند الاسفل وهو اكبر من الزند الاعلى لانّه كان يحتاج الى ان يحمل الزند الاعلى وللحامل يجب ان يكون اكبر من المحمول واقوى والزند الاسفل فى اسفله ممّا يلى عظم العضد زائدتان مستديرتا الرأسين يقال لهما الرمّانتان احداهما وهى اكبرهما ممّا يلى قفا a الذراع واسفله وهذه الرمّانة يقال لها b المرفق والاخرى وهى اصغرهما ممّا يلى بطن الذراع واعلاه وهاتان الرمّانتان تدخلان فى وقت انبساط الذراع * فى النقرتين اللّتين فى الجزء الشبيه بالبكرة وفى وقت انثناء الذراع c تخرجان من النقرتين ووضع هـذا الزند وضع مستوى لانّ به يكون انبساط الذراع وانثناءه وهما حركتان مستويتان لا ميل d فيهما وامّا الزند الاعلى فوضعه وضع معوّج لما احتيج اليه e من الحركة الى الجانبين وله مما يلى f العضد زائدة تدخل فى حفرة رأس العضد الاصغر ورأسه الّذى يلى الكفّ اعظم من الرأس الّذى يلى العضد لمّا احتيج فيه ان يلتصق g برأس الزند [.P........] من الزوائد الّتى h بها يلتأم مع عظام الرسغ مفصلا i الكفّ ولانّ ينبت منه رباطات تربط هـذه المفاصل. وامّا الرسغ فمؤلّف من ثمانية اعظم ملزقة بعضها الى بعض * وهى عظام صغار مختلفة الاشكال لا منحّ فيها وجعل k من عظام كثيرة لما احتيج اليه من كثرة الحركة للكفّ والتنزّل l بعضها الى بعض m ليكون اوثق واحرز وجعلت صلابا * لا منحّ فيها لانّها عاريـة من العضل فيصل اليها البرد سريعا وجعلت c مختلفة الشكل ليلتأم منها فى

---

a) Ms. P. فقار.   b) La suite, jusqu'à انتصالا, page 138 dernière ligne, manque dans ms. L.   c) Manque dans ms. B. depuis *.   d) Ms. P. مثل.

e) Ms. B. فيبه.   f) Ms. P. الجانبين فيما يلى.   g) Ms. P. يلتنزق.

h) Manque dans ms. B.   i) Ms. B. ومفصلى.   k) Ms. B. جعلت.

l) Ms. B. والكف.   m) Manque dans ms. P. depuis *.

est appelé le *zand* inférieur (*cubitus*). Ce dernier est plus grand que le radius parce qu'il doit le porter, car ce qui porte doit être nécessairement plus grand et plus fort que ce qui est porté. Le cubitus présente à son extrémité inférieure (*lisez* supérieure) qui touche à l'humérus deux apophyses à tête ronde, appelées les deux grenades (*apophyse coronoïde et olécrâne*). L'une d'elles, la plus grande (*olécrâne*), se trouve à la partie postérieure et inférieure (*lisez* supérieure) de l'avant-bras, et cette apophyse s'appelle le coude. L'autre, la plus petite, se trouve à la partie intérieure (antérieure) et supérieure de l'avant-bras. Au moment de l'extension. de l'avant-bras ces deux grenades entrent dans les deux cavités qui se trouvent dans la partie qui ressemble à une poulie, et au moment de la flexion de l'avant-bras elles sortent des deux cavités [1]). La position du cubitus est droite, parce que c'est par lui qu'ont lieu l'extension et la flexion de l'avant-bras, et ce sont des mouvements droits, sans déviation. La position du radius est courbée, parce qu'il doit se mouvoir vers les deux côtés. Là où il touche à l'humérus il possède une apophyse (*tête du radius*) qui entre dans la cavité de la petite tête de l'humérus. L'extrémité du radius qui touche à la main est plus grande que l'extrémité qui touche à l'humérus, parce qu'elle doit s'unir à l'extrémité du *zand* [. . . . . ?] des apophyses par lesquelles et par les os du carpe sont formées les deux articulations de la main [2]), et parce qu'il en naît des ligaments qui relient ces articulations.

Le carpe est composé de huit os réunis solidement les uns aux autres. Ce sont de petits os de formes différentes qui ne contiennent pas de moëlle. Le carpe est fait de plusieurs os en vue du grand nombre de mouvements qu'exige la main. Ils sont réunis solidement les uns aux autres, afin que le carpe soit plus solide et plus fort. Ils sont faits durs et sans moëlle, parce qu'il sont dénués de muscles, de sorte que le froid leur arrive promptement [3]), et ils sont faits de.

---

1) L'auteur aura voulu dire: Au moment de l'extension de l'avant-bras la première de ces apophyses entre dans la cavité postérieure de l'humérus (*cav. olécrânienne*), et l'autre sort de la cavité antérieure (*cav. coronoïdienne*); au moment de la flexion de l'avant-bras, la première apophyse sort de la cavité postérieure de l'humérus, et l'autre entre dans la cavité antérieure.

2) Articulations radio-carpienne et cubito-carpienne (du magot). V. le chapitre suivant.

3) C'est à propos des os des doigts que Galien dit: „Mais pourquoi les os des doigts sont-ils denses, durs et sans moëlle? C'est sans doute parce qu'ils sont nus, et par conséquent très exposés à être lésés." (Gal. De usus part. Lib. I c. 15; ed. Kühn T. III p. 44; Daremberg o. c. T. I p. 140).

اتّصالها بعضها ببعض عظم واحد وذلك انّه جعل بعضها مقعّرا وبعضها محــدّبا وبعضها مستقيما حتّى اذا اتّصلت بعضها ببعض كان منها شبيه بعظم واحد وهذه الثمانية الاعظم منضّدة فى صفّين كلّ اربعة منها فى صفّ يتّصل a بعضها ببعض مربوطات الى عظام مشط الكفّ برباطات قويّـة والمفصلان اللّذان بيـن الرسغ وبين عظمى الـذراع احدهما صغير والاخـر كبيـر. وامّا المفصل الكبير فيكون بدخول ثلاثة اعظم من عظام الرسغ الّتى b فى الصفّ الاعلى فى حفرة محفورة فى عظم موصول برأسى عظم الزندين ويقال له الكوع وبهذا المفصل يكون انبساط الكفّ وانقباضه وامّا المفصل الصغير فيلتأم بدخـول زائـدة موصولـة فى طرف الزند الاسفل c ممّا يلى، للخنصر يقال له الكرسوع فى نقرة فى العظم الحادى له c من عظام الرسغ الـذى يلى الصفّ الاسفل وبهذا المفصل يكون حركتـا d الكفّ الى قدّام والى خلف.

فى صفة عظام الكفّ.

فامّا الكفّ فينقسم الى جزءين احدهما عظـام مشط الكـفّ والثانى عظـام الاصابع فامّا مشط الكفّ فمؤلّف من اربعة اعظم وذلك انّـه جعل منوسّطا e فيما بين عظام الرسغ وعظام الاصابع لانّـه ربـط ممّا يلى الزنـد باربعـة اعظـم الرسغ السفلى f وممّا يلى الاصابع باربعة اعظم الاصابع سوى الابهام وجعـل من اربعة اعظم ليكون متى نالت الآفة لبعض اجزائـه لم تقلدح g فى جميعه. فامّا الاصابع فخمس كلّ واحدة h منها مؤلّفـة من ثلاثـة اعظم يقال لها السلاميات يتّصل بعضها ببعض اتّصـالا مفصليّا بزوائـد تدخـل من السلامى الاولى i * فى

---

a) Ms. P. يتّصلان.   b) Mss. E. et P. الذى.   c) Mss. B. et P. الاعلى.

d) Ms. P. حركات.   e) Ms. B. مبسوطا.   f) Mss. B. et P. العليا والسفلى.

g) Ms. B. يقدح.   h) Ms. B. اصبع.   i) Mss. B. et L. الاولى.

formes différentes, pour que, réunis ensemble, ils forment un seul os. En effet les uns sont faits concaves, d'autres convexes, d'autres droits, de sorte que, réunis ensemble, ils ressemblent à un seul os. Ces huit os sont disposés sur deux rangs, quatre sur chaque rang. Ils sont réunis les uns aux autres et rattachés aux os du peigne de la main (*métacarpe*) par des ligaments solides. Des deux articulations entre le carpe et les deux os de l'avant-bras, l'une est petite, l'autre grande. La grande articulation se forme par l'emboîtement de trois des os du carpe, situés dans le rang supérieur, dans une cavité (*surface articulaire*) creusée dans un os (*épyphyse*) réuni aux extrémités des os de l'avant-bras (*lisez* au radius) et appelé *kū͞c* (*extrémité inférieure du radius*); c'est par cette articulation qu'ont lieu l'extension et la flexion de la main. La petite articulation est formée par l'emboîte- ment d'une apophyse (*apophyse styloïde*) réunie à l'extrémité du *zand inférieur* (*cubitus*), située du côté du petit doigt et appelée *kursū͞c* (*extrémité inférieure du cubitus*), dans une cavité de l'os du carpe situé en face de ce doigt et touchant le rang inférieur[1]); c'est par cette articulation qu'ont lieu les mouvements de la main en avant et en arrière.

Description des os de la main.

La main est divisée en deux parties dont l'une comprend les os du peigne de la main (*métacarpe*) et l'autre les os des doigts. Le métacarpe est composé de quatre os. Il est placé entre les os du carpe et ceux des doigts, parce qu'il est attaché du côté de l'avant-bras aux quatre os du carpe situés dans le rang inférieur, et du côté des doigts à quatre des os des doigts, le pouce excepté. Il est fait de quatre os, afin que, si l'une de ses parties est lésée, la lésion n'affecte pas le métacarpe entier. Les doigts sont au nombre de cinq. Chaque doigt est composé de trois os appelés phalanges, réunis les uns aux autres par une articulation, au moyen d'apophyses (*extrémités des phalanges*) qui s'emboîtent de la première phalange dans celle

---

1) „L'articulation de l'apophyse mince du cubitus, appelée *styloïde*, avec l'os du carpe qui correspond au petit doigt (*os pyramidal?*)...." (Gal. De usu part. Lib. II c. 18; o. c. T. III p. 166; Daremberg o. c. I, 214).

„Chez l'homme il n'y a pas à proprement parler d'articulation *cubito-carpienne*; mais il n'en est pas de même chez le singe, et particulièrement chez le magot, où elle a lieu à la fois par le *sémi-lunaire* et le *pyramidal*." (Daremberg o. c. T. I p. 194 note 3 et p. 196 note 1).

السلامى a أنّى b تتلوها وترتبط بها وفيما بين مفاصل هـذه السلاميات عظام
صغار شبيهة بالسمسم جعلت لتملأ المواضع c الخالية فيما بين مفاصلها ولتزيد
فى وقاية d المفصل واربع e من هـذه الاصابع وهى الخنصر والبنصر والوسطى
والسبّابة موصولة بمشط الكف اتصالا مفصليّا فانّ الابهام فانّها موصولة بعظام f
الرسغ الّتى فى الصف الاسفل فى الموضع الّذى فيه الزائـدة الموصولة بعظم g
الزند الاعلى وذلـك لتكون مقابلة الاربع الاصابع ليمكن فيها ان تحتوى مـع
الاصابع على الشىء المشمول فى جهته h والسلاميات الّتى تلى المشط اعظم
من أنّى * فوقها والسلاميات الّتى اطراف الاصابع i اصغـر من الّتى k تحتها
وجعل ذلك لانّ الحامل يجب ان يكون اقوى من المحمول .

الباب الثامن فى صفة عظام الرجلين .

فامّا الرجل فينقسم الى اربعة اقسام احدها مشتـرك بينها وبين ما فوقها
وهـو الورك ومنها ثلاثة l فى الرجـل خاصّـة وهى عظم الفخـذ وعظما الساق
وعظام القدم . فامّا الورك فانّه متّصل بعظم العجز من جانبيه عظمان احدهما
من الجانب الايمن والآخـر من الجانب الايسر وكلّ واحـد من هـذه ينقسم الى
ثلاثة اقسام احدها وهو اعلاها ممّا يلى عظم العجز من خلف ويقال له عظم
الورك وفيه حفرة شبيهة بالحقّ يقال لها حـقّ الورك والثانى العظم الّذى يلى
هذين العظمين من الجانبين وهـو عظم رقيق يقال لـه عظم الخاصرة والثالث
العظم الّذى من قـدّام ويقال له عظم العانة والحاجة كانت الى عظم الـورك
لمفصل الفخـذ والحاجة كانت الى عظم * العانة وعظم m الخاصرة لانّهما يحفظان ما
فوقهما من المثانة والرحم واوعية n المنى والمعى المستقيم . وامّا عظم الفخـذ فهو
اعظم عظـام البدن كلّها وهـو ملتوى o من فـوق الى الجانـب الوحشىّ ومن

---

a) Manque dans ms. L. depuis *; Ms. B. فى السلامى الثانى .   b) Ms.
P. الذى .   c) Ms. P. جعل المواضع.   d) Mss. B. et P. ووثاقة (ἀσφαλείας
ἕνεκα [Gal.]).   e) Mss. اربعة.   f) Ms. P. بعظم.   g) Ms. P. بعظام.
h) Mss. B. et P. جهاته.   i) Ms. L. فى طرف الاصبع.   k) Manque dans
ms. P. depuis *.   l) Ms. B. ثلاثة اقسام; Ms. L. وما يليه.   m) Manque dans
ms. L. depuis *.   n) Ms. L. اوعيتى.   o) Mss. L. et P. ملوى.

qui suit, et par ces apophyses les phalanges sont attachées les unes aux autres. Entre les articulations de ces phalanges se trouvent de petits os semblables à la graine de sésame qui sont faits pour remplir les interstices entre ces articulations et pour donner plus de protection à l'articulation. Quatre de ces doigts, savoir le petit doigt, l'annulaire, le doigt du milieu et l'index, sont réunis au peigne de la main (*métacarpe*) par une articulation, mais le pouce est réuni aux os du carpe qui se trouvent dans le rang inférieur, à l'endroit de l'apophyse réunie au radius (*apophyse styloïde du radius*), afin qu'il soit opposé aux quatre doigts pour pouvoir saisir d'un côté, avec les doigts [de l'autre côté] la chose qui doit être tenue. Les phalanges qui touchent au métacarpe sont plus grandes que celles placées au-dessus, et les phalanges qui forment les extrémités des doigts sont plus petites que celles placées au-dessous. Elles sont créées de la sorte parce que la chose qui porte doit être plus forte que la chose portée.

Huitième Chapitre. Description des os des membres inférieurs.

Le membre inférieur est divisé en quatre segments dont l'un fait partie de ce membre et de ce qui est placé au-dessus de lui, c'est-à-dire la hanche. Trois de ces segments forment le membre inférieur propre, c'est-à-dire l'os de la cuisse, les os de la jambe et les os du pied. La hanche est réunie au sacrum des deux côtés; ce sont deux os dont l'un se trouve du côté droit et l'autre du côté gauche. Chacun de ces os est divisé en trois parties dont l'une, qui est la plus élevée, touche au sacrum par derrière et s'appelle l'os de la hanche (*partie qui contient la cavité cotyloïde*; ἰσχίον *de Galien*); elle présente une cavité qui ressemble à une boîte, appelée la boîte de la hanche (*cavité cotyloïde*). La deuxième partie est l'os qui touche des deux côtés à ces deux os; c'est un os mince qui s'appelle l'os des îles. La troisième partie est l'os situé du côté antérieur et appelé os pubis. L'os de la hanche est nécessaire en vue de l'articulation du fémur; l'os des îles et l'os pubis sont nécessaires pour protéger les organes situés au-dessus d'eux, c'est-à-dire la vessie, la matrice, les vaisseaux spermatiques (*canaux déférents*) et le rectum.

Le fémur est le plus grand de tous les os du corps; il est courbé en dehors à sa partie supérieure, et en dedans à sa partie inférieure.

اسفل الى الجانب الانسىّ وهو مقعر a من خلف محدّب b من قدّام وله زائدتان
احداهما من فوق والاخرى من اسفل امّا كبيرة فلمنفعتين احداهما ليحمل
ما هو فوقه من الاعضاء والثانية لانّ العضل المحرّك للرجل موضوع عليه وهو
عضل كبار وامّا النتوء جزءء الاعلى الى الجانب الوحشىّ فليكون للعضل c
الموضوع عليه موضع d يسعه ان كان عضله عضلا كبارا e ولو كان هذا العضل
من الجانب الانسىّ لكان الفخذان يصدّك احدهما الآخر f وايضا فليكون
العصب والعروق والشرايين موضوعة فيه فى حرز ووثاقة لانّه لو كانت من
الجانب الانسىّ لكانت على خطر وامّا النتوء من اسفل الى الجانب الانسى
فلمكان انتوائه *من فوق g الى الجانب الوحشىّ ليكون البدن متمكّنا
مستويا h فانّه لو كان مائلا الى جهة واحدة لم يكن البدن متمكّنا ولكان i
ما فوقه من البدن مائلا الى الجانب الذى هو اليه مائل وامّا تقعيره من
خلف وتحدّبه k من قدّام فللحاجة كانت الى التمكّن l فى وقت القعود
والثبات على الارض . فامّا الزائدة التى من فوق فهى زائدة مستديرة داخلة
فى حقّ الورك وامّا الزوائد التى من اسفل فهى زائدتان تدخلان فى نقرتين
فى رأس عظم الساق الاكبر.

فى صفة عظام الساق.

فامّا الساق فمؤلّف من عظمين يقال لهما القصبتان احداهما كبيرة d وهى
موضوعة فى الجانب الانسىّ وتسمّى خاصّة الساق وفى رأسه حفرتان بهما يلتأم
من m زائدتى رأس الفخذ مفصل الركبة وعلى هذا المفصل عظم مطبق

---

a) Ms. P. منتقعر.   b) Ms. P. مجذب.   c) Mss. B. et L. العضل.   d) Manque dans ms. L.   e) Ms. L. اذ كان عضله عضله كبار.   f) Ms. P. بالاخر.   g) Manque dans mss. L. et P. depuis *.   h) Ms. L. مستوقيا; Ms. P. مستوثقا.   i) Ms. L. لو كان.   k) Ms. P. تجذبه.   l) Ms. L. تمكين.   m) Ms. L. بين; manque dans ms. B.

Il est concave par derrière et convexe par devant et il présente deux apophyses, l'une en haut, l'autre en bas. Il est grand en vue de deux utilités: d'abord pour porter les parties situées au-dessus, et en second lieu parce que les muscles qui meuvent la jambe sont placés sur lui, et ce sont de grands muscles. La partie supérieure est courbée en dehors, afin que les muscles situés sur lui aient une large place, les muscles de la cuisse étant de grands muscles. Si ces muscles se trouvaient du côté interne, les cuisses se heurteraient l'une contre l'autre; la partie supérieure du fémur est aussi courbé en dehors, afin que les nerfs, les veines et les artères soient situés sur lui bien gardés et d'une manière solide, car s'ils se trouvaient du côté interne (*lisez* externe) ils seraient en danger [d'être lésés][1]).

Le fémur est courbé en dedans à sa partie inférieure parce qu'il est courbé en dehors à sa partie supérieure, afin que le corps soit établi solidement et en équilibre, car s'il déviait d'un côté, le corps ne serait pas établi solidement, et la partie du corps placée au-dessus de lui dévierait du côté vers lequel dévie le fémur lui-même. Le fémur est concave par derrière et convexe par devant, parce que le corps à besoin d'être établi solidement quand on s'assied et quand on est assis par terre. L'apophyse qui se trouve à l'extrémité supérieure est une apophyse ronde (*tête du fémur*) qui entre dans la boîte de l'os de la hanche (*cavité cotyloïde*), et les apophyses qui se trouvent à l'extrémité inférieure (*condyles*) sont deux apophyses qui s'emboîtent dans deux cavités (*cavités glénoïdes*) de la tête du plus grand des os de la jambe (*tibia*).

Description des os de la jambe.

La jambe est composée de deux os, appelés les deux cannes, dont l'une, qui est grande, est située du côté interne et s'appelle spécialement jambe (*tibia*). Sa tête présente deux cavités qui forment avec les deux apophyses (*condyles*) de l'extrémité [inférieure] du fémur l'articulation du genou. Sur cette articulation se trouve un os rond,

---

1) „Si le col du fémur ne se portait pas obliquement en dehors dès sa sortie de la cavité cotyloïde,........ quelle place resterait pour les muscles intérieurs de la cuisse qui nécessairement doivent être tres-forts,........ pour les nerfs,........ pour les veines, pour les artères........? On ne pourrait pas dire que ces parties devaient descendre au côté externe du fémur, car elles eûssent été facilement exposées à tous les chocs extérieurs des corps qui les auraient heurtées." (Gal. De usu part. Lib. III c. 9; o. c. T. III p. 211; Daremberg o. c. T. II p. 244).

غضروفىّ مستدير فيه نقر يدخـل فيها a المواضع المحدّبة من عظم الفخذ والساق ويقال لهذا العظم الرصفة وانفلكة b . فامّا القصبة الاخرى فهى موضوعة فى الجانب الوحشىّ وهى ادقّ واقصر من تلك وهى من فوق لا تبلغ الى موضع مفصل الركبة ومن اسفل مساويـة للقصبة العظمى ويلتأم بينهما c وبين عظم الكعب مفصل يكون به انبساط القدم ومنافع هـذه القصبة ثلاث الاوّلة انّها d معينة للقصبة العظمى فى حملها لما فوقها والثانية انّها توقّى وتستر e ما فى f الساق من العصب والعضل والعروق والشرايين والثالثة ليلتأم بينها وبين القصبة العظمى مفصل الكعب .

فى صفة القدم .

فامّا القدم فتنقسم الى ستّة اجزاء احدها العقب والثانى الكعب والثالث العظم الزورقىّ والرابع الرسغ والخامس مشط القدم والسادس الاصابع . فامّا العقب فهو عظم موضوع تحت الكعب وهو عظم مستدير من الجانب الانسىّ ومن الجانب الوحشىّ متطاول دقيق قليلا ومن اسفل موضع g يستقرّ h على الارض املس عريض صلب الجوهر امّا استدارته فليبعد عـن قبول الآفات وامّا تطاوله من الجانب الوحشىّ ودقّته فبسبب تقعيره من الجانب الانسىّ وامّا عرضه فلشيئين احدهما ليثبت ويتمكّن على الارض والثانى ليكون دعامـه لما فوقه من البدن اجود وامّا صلابته فلما احتيج اليه ان يكون حامـلا لما فوقه من سائر البدن ولئـلّا i يضرّ به مصاكّته لسائر الاجسام الصلبة . فامّا الكعب فهو عظم موضوع فوق عظم العقب مربوط مع العقب من خلف برباط رخـو وينبت منه زائدتان k احداهما من الجانب الانسىّ تدخـل فى حفرة فى طرف القصبة * العظمى من عظمى الساق والاخرى من الجانب الوحشىّ وتدخـل فى حفرة طرف القصبة l الصغرى وبهذا المفصل يكـون انبساط القدم

---

a) Ms. L. فى; Ms. B. et P. فيه .   b) Manque dans ms. L.   c) Ms. L. بها .   d) Mss. L. et P. ومنفعة هـذه القصبة انّها .   e) Ms. L. تشكّ .   f) Ms. L. فوق .   g) Ms. P. موضوع .   h) Mss. B. et P. ليستنقرّ .   i) Ms. L. فلا .   k) Ms. L. وينبت منه العقب مربوط بزائدتان .   l) Manque dans ms. P. depuis *.

cartilagineux qui la couvre et qui est muni de cavités dans lesquelles entrent les endroits convexes du fémur et du tibia; cet os s'appelle la rotule. L'autre canne (*péroné*) est située du côté externe et elle est plus mince et plus courte que la première; en haut elle n'atteint pas l'endroit de l'articulation du genou, mais en bas elle parvient aussi loin que la grande canne (*tibia*); c'est entre ces deux os et entre l'astragale qu'est formée une articulation par laquelle se fait l'extension du pied. Les utilités de cette canne sont au nombre de trois; d'abord elle aide la grande canne à porter les parties situées au-dessus. La deuxième utilité est qu'elle garde et protège les nerfs, les muscles, les veines et les artères situés dans la jambe, et la troisième utilité est qu'il se forme entre elle et la grande canne l'articulation de l'astragale (*art. tibio-tarsienne*).

Description du pied.

Le pied est divisé en six parties: la première est le calcanéum, la deuxième l'astragale, la troisième l'os scaphoïde, la quatrième le tarse (*os cuboïde et les trois os cunéiformes*), la cinquième le peigne du pied (*métatarse*) et la sixième les orteils. Le calcanéum est un os situé au-dessous de l'astragale; c'est un os arrondi du côté intérieur, allongé et un peu aminci du côté extérieur. A la surface inférieure, à l'endroit où il pose sur le sol, il est lisse, large et d'une substance dure. Le calcanéum est arrondi pour être moins exposé à recevoir des lésions. Il est allongé et aminci du côté extérieur parce qu'il est creux du côté intérieur. Il est large [par derrière], pour deux raisons: d'abord pour se placer solidement sur le sol, et en second lieu pour être un meilleur soutien pour la partie du corps située au-dessus de lui. Il est dur, parce qu'il devait pouvoir porter les autres parties du corps situées au-dessus de lui, et encore, afin qu'il ne soit pas lésé quand il heurte contre d'autres corps durs. L'astragale est un os situé au-dessus du calcanéum, lié au calcanéum à sa face postérieure par un ligament lâche; il naît de lui deux apophyses (*facettes latérales internes et externes*) dont l'une, située du côté interne, s'emboîte dans la cavité de l'extrémité du plus grand des os de la jambe (*facette articulaire du tibia*), tandis que l'autre est située du côté externe et s'emboîte dans l'extrémité de la petite canne (*facette articulaire du péroné*). Au moyen de cette articulation ont lieu l'extension et la flexion du pied. Il est nécessaire que l'astragale se trouve

وانشاؤه واحتيج الى الكعب فيما بين العقب والساق ليكون الساق اشـد
تمكّنا على العقب لأنّه لو كان الساق مربوطا على العقب لكان مضطرّبا غير
متمكّن. فأمّا العظم الزورقيّ فهو عظم شبيه بالزورق في شكله ويحتوى على طرف
الكعب من اعلاه ومن جانبيه ومن خلف ويرتبط به من قدّام برباط a مفصلّى
به يكون حركة القدم الى الجانبيين ويربط b بعظم العقب وهو من
الجانب الوحشيّ مستقرّ على العقب d ليكون من الجانب الانسيّ e
مرتفعا عن g الارض ويكون ما تحته من هذا الجانب مقعّرا f وجعل
مقعّرا f لمنفعتين احداهما ليكون متى قام الانسان على شىء محـدّب او ناتئ h
لزمه وتمكّن منه فانّه لو كان القدم ممتليا غير مقعّرا i لكان متى قام k الانسان
على شىء l محـدّب لم يثبت m ويسقط ولم يكن n تمكّنه ايضا من المواضع
المستوية o تمكّنا جيّدا والثانية ليكون القدم بذلك خفيفا فتسهل حركته.
وأمّا عظام الرسغ فاربعة ثلاثة منها * من خلف p مرتبطة q مع العظم الزورقيّ
ومن قدّام مرتبطة بثلاثة اعظم n من عظام مشط القدم الّتى تلى r الجانب
الانسيّ منه والعظم الرابع موضوع ممّا يلى s للخنصر وهو عظم t مسدّس u
يسمّى النردىّ ويرتبط من خلفه v بالعقب بزائدة منه تدخل في * حفرة في w
عظم العقب ومن قدّامه يتّصل بعظميـن من عظام المشـط دون عظام الرسغ
ليستقرّ عليه العظم الزورقيّ ويكون القدم من هذا الجانب متمكّنا على الارض
وللحاجة كانت الى عظام الرسغ في القدم هى لحاجة اليها في الكف الّا انّه صيّر
رسغ القدم من اربعة اعظم ولـم يجعل من ثمانية اعظم كمثل x * عظام رسغ
الكف لانّ حركة الكف اكثر من حركة القدم ولانّ w عظام رسغ الكف صغار

---

a) Mss. B. et P. رباط.   b) Manque dans mss. B. et P.; ms. L. a وبربط.
c) Mss. L. وهذه.   d) Ms. B. et L. الكعب.   e) Ms. P. الايمن.   من الجانبين
f) Dans ms. L. ce mot a la forme féminine.   g) Ms. P. على.   h) Ms.
B. باب; ms. P. ياتى.   i) Ms. L. مقرع.   k) Ms. L. قامه.   l) Ms. B. موضع.
m) Ms. L. ينبت.   n) Manque dans ms. L.   o) Ms. L. موضع المنسوب.

p) Mss. B. et P. متصلة; ms. L. مفصلة.   q) Ms. L. متوسطة.   r) Ms. B.
الّذى يلى; mss. L. et P. يلى.   s) Ms. L. يليه.   t) Ms. L. اعظم.   u) Mss.
L. et P. مستدير.   v) Ms. P. قدّام.   w) Manque dans ms. L. depuis *.
x) Manque dans ms. B. depuis *.

entre le calcanéum et la jambe, afin que la jambe soit placée plus solidement sur le calcanéum, car si la jambe était réunie au calcanéum elle vacillerait certainement et ne serait pas placée solidement. L'os scaphoïde est un os dont la forme ressemble à celle d'une nacelle. Il embrasse l'extrémité de l'astragale en haut, des deux côtés et par derrière (*lisez* en bas?); il est réuni à la face antérieure de l'astragale par un ligament articulaire, articulation par laquelle a lieu le mouvement du pied vers les deux côtés, et il est réuni au calcanéum. Cet os (*scaphoïde*) est établi sur le calcànéum du côté externe, afin qu'il soit soulevé du sol du côté interne, et que la face inférieure [du pied] soit creuse de ce côté ([1]). Le pied est fait creux pour deux utilités. D'abord, pour que l'homme, s'il met le pied sur quelque chose de convexe ou de saillant, puisse s'y attacher et s'y tenir solidement, car si le pied était rempli, non creux, l'homme, s'il se tenait sur quelque chose de saillant, ne pourrait se tenir solidement, mais tomberait, et il ne pourrait non plus se tenir très ferme sur un terrain égal. En second lieu, pour que le pied soit par là léger, de sorte qu'il peut se mouvoir aisément. Les os du tarse sont au nombre de quatre. Trois de ces os (*les trois cunéiformes*) sont réunis par derrière avec l'os scaphoïde et réunis par devant à trois des os du métatarse qui se trouvent du côté interne, et le quatrième os est situé du côté du petit doigt; c'est un os hexaèdre qui s'appelle *nardi* (*os qui ressemble à un dé à jouer; os cuboïde*). Il est réuni par derrière au calcanéum par une apophyse (*facette articulaire*) qui entre dans une cavité du calcanéum, et par devant il est réuni à deux des os du métatarse. [Il est situé] plus bas que les [autres] os du tarse, afin que l'os scaphoïde s'appuie solidement sur lui et que le pied pose de ce côté solidement sur le sol. Les os du tarse dans le pied sont nécessaires pour la même raison que les os du carpe dans la main, mais le tarse est fait de quatre os; il n'est pas fait de huit os comme le carpe, parce que les mouvements de la main sont plus nombreux que ceux du pied, et que les os du carpe sont petits, tandis que

---

[1]) Cette description est peu claire. Galien dit: „C'est pour cette raison (*c.-à-d., pour former le creux du pied*) que parmi les os qui sont réunis à l'astragale et au calcanéum, l'os nommé cuboïde qui s'unit au calcanéum est situé du côté externe du pied, et posè solidement sur le sol, tandis que celui qu'on nomme scaphoïde et qui s'unit à l'astragale est suspendu comme l'astragale lui-même, élevé de terre et placé du côté interne du pied." (Gal. De usu part. Lib. III c. 7; o. c. T. III. p. 199; Daremberg o. c. T. I p. 238).

وعظام رسغ القدم كبار يفي كلّ عظم منها بعظمين من عظام رسغ الكفّ .

فامّا مشط القدم فمركّب a من خمسة اعظم موصولة بتلك الاربعة الّتي في

الرسغ منها ثلاثة b اعظم ممّا يلي للجانب الانسيّ موصولة بثلاثة اعظم من

عظام الرسغ ومنها عظمان متّصلان بالعظم النردّي وللحاجة الى مشط القدم

نظير للحاجة الى مشط الكفّ * الّا انّ عظام مشط الكفّ جعلت اربعة لانّ

الابهام من الكفّ c متّصلة بالرسغ للحاجة كانت الى مقابلتها لسائر الاصابع

* وجعلت عظام مشط d القدم خمسة لانّ الابهام مع سائر الاصابع c في

صفّ واحد ليكون القدم من قدّام متمكّنا على الارض كتمكّنه e من خلف

بالعقب f . وامّا الاصابع الخمس فكلّ واحدة منها مؤلّفة من ثلاثة عظام يقال

لها السلاميات ما خلا الابهام فانّها مؤلّفة من عظمين اكبر من تلك العظام

وجعلت من عظمين لانّ القدم احتيج الى ان يكون من هذه للجهة مقعّرا

وجعلت من عظام كبار لانّ القدم انّما تمكّنه على الارض اكثر ذلك بالابهام

والحاجة كانت الى كون اصابع القدم من عظام كثيرة نظير للحاجة الى كونها

في الكفّ وفي الامساك وذلك انّه كما ان باصابع اليد يكون امساك جميع g

ما يمسك كذلك باصابع الرجل يكون امساك المواضع * المحدّبة الّتي يمشى

عليها وانتمكّن والثبات والتسلّق على المواضع c الّتي يحتاج ان يتسلّق عليها .

جميع عظام بدن الانسان h على هذه الصفة مائتان وثمانية واربعون عظما

* منها عظام الرأس سبعة وعظام الزوج اربعة c وعظام اللحى الاعلى اربعة

عشر والاسنان في هذا اللحى ستّة عشر والعظم الشبيه بالوتد واحد وعظام

اللحى الاسفل اثنان والاسنان في هذا اللحى ستّة عشر وفقار الصلب i اربعة

وعشرون * وعظام العجز k ثلاثة والعصعص ثلاثة والاضلاع l اربعة وعشرون m

وعظام القسّ سبعة والكتفان عظمان ورأسا الكتفين اثنان والترقوتان اثنان

والعضدان اثنان والزندان الاعليان اثنان والزندان الاسفلان اثنان وعظام

رسغي الكفّين ستّة عشر وعظام مشطى الكفّين ثمانية وعظام الاصابع من

---

a) Ms. L. فمركّبة .   b) Manque dans ms. L.   c) Manque dans ms. L. depuis *.   d) Mss. B. et P. جعل مشط .   e) Ms. P. تمكنه .   f) Ms. L. الامساك لسائر ; ms. L. سائر ; ms. B. بالعصب ; على النعقب .   g) Ms. P. سائر ;   h) Mss. B. et P. عظام البدن .   i) Ms. L. الظهر .   k) Ms. B. الحقو .   l) Ms. L. الاصابع .   m) Manque dans ms. P.

les os du tarse sont grands: chacun de ces os équivaut à deux des os du carpe. Le peigne du pied (*métatarse*) est composé de cinq os réunis à ces quatre os qui se trouvent dans le tarse. Parmi eux il y a trois os, situés du côté interne, qui sont réunis à trois des os du tarse (*les trois cunéiformes*) et deux os qui sont réunis à l'os qui ressemble à un dé à jouer (*os cuboïde*). Le métatarse est nécessaire pour la même raison que le métacarpe; mais les os du métacarpe sont faits au nombre de quatre, le pouce de la main étant réuni au carpe, parce qu'il est nécessaire qu'il soit opposé aux autres doigts. Les os du métatarse sont au nombre de cinq, parce que le gros orteil se trouve sur une ligne avec les autres orteils, afin que le pied pose solidement sur le sol par devant, comme il pose sur lui par derrière au moyen du calcanéum. Chacun des cinq orteils est composé de trois os nommés phalanges, le gros orteil excepté, car celui-ci est composé de deux os plus grands que ceux des autres doigts [1]). Il est fait de deux os, parce que le pied a besoin d'être creux de ce côté, et il est fait de grands os, parce que c'est surtout par le gros orteil que le pied pose sur le sol. Il est nécessaire que les doigts du pied se composent de plusieurs os pour la même raison que cela est nécessaire dans la main, c'est-à-dire pour pouvoir saisir quelque chose, car de même que c'est avec les doigts de la main qu'on saisit tout ce qu'on veut saisir, de même c'est avec les doigts du pied qu'on saisit les endroits convexes sur lesquels on marche, qu'on s'appuie solidement sur le sol, et qu'on grimpe sur les endroits sur lesquels il faut grimper.

Le total des os du corps de l'homme d'après cette description est de 248 os. Les os de la tête, sept; les os du joug, quatre; les os de la mâchoire supérieure, quatorze; les dents dans cette mâchoire, seize; l'os sphénoïde, un; les os de la mâchoire inférieure, deux; les dents dans cette mâchoire, seize; les vertèbres de la colonne vertébrale, vingt-quatre; les os du sacrum, trois, et du coccyx, trois; les côtes, vingt-quatre; les os du sternum, sept; les omoplates, deux; les têtes des omoplates, deux; les clavicules, deux; les humérus, deux; les radius, deux; les cubitus, deux; les os des deux carpes, seize; les os des deux métacarpes, huit; les os des doigts dans les deux mains,

---

1) Le texte a: plus grands que ces os.

اليدين ثلاثون وعظام الوركين اثنان وعظام الفخذين اثنان * وعظام الركبتين اثنان a وقصب الساقين اربعة والكعبان اثنان والعقبان اثنان والعظام الـزورقيّة اثنان وعظام رسغى القدمين ثمانية وعظام مشطى القدمين عشرة وعظام الاصابع فى الرجلين ثمانية وعشرون b فذلك جملة عظام البدن c مئتان وثمانية واربعون عظما d * وهـذه صفة e هيئة العظام الّتى فى بـدن الانسان ومنافعها والله اعلم بالصواب .

الباب التاسع فى صفة الغضاريف .

وان قـد ذكـرنا f العـظام الّتى فى البدن جميعه وهيئتها ومنافعها g * فانا نبتدى هاهنا بذكـر الغضاريف a . فامّا الغضاريف وهى العظام الرطبة الشبيهة بعظام الاجنّة وعظام الاطفال والحيوان h حين تولد فقد ذكرناها فى جملة الكلام على العظام فى المواضع الّتى هيّئت فيها i وهى متصلة متّحدة بها وهـذه هى النقّس واطـراف الاضلاع k والشراسيف وبعض عظام العجز والعصعص واطـراف زوائـد العظام الّتى تذكـون بها المفاصل وطـرف الانـف والاذنان ايضا جعلت غضروفيّة ولحناجرة ايضا وقصبة الرئة الا انّه ليس هاهنا موضع ذكرها l وجميع m هذه الاعضاء جعلت غضروفيّة ليكون متى لقى n بعضها جسما من خارج او تحرّك o بعضها حركة قويّة لم ينكسر ولـم ينثلم بـل p ينثنى ويلتوى ويرجـع الى حالها الطبيعيّة . فاعلم ذلك * وان قـد شرحنـا من امـر العظام والغضاريف ما يستغنى به الناظر فى كتابنا هـذا عن نظـر فى كتب تشريح العظام فنحن نقبل على ذكـر غيرها من الاعضاء المتشابهة الاجزاء ان شاء الله تعالى a .

الباب العاشر فى صفة الاعصاب .

وان قد اتينا q عـلى ذكـر العظام والغضاريـف فنحن نبيّن الحـال فى جميع

---

a) Manque dans mss. L. et P. depuis *.   b) Ms. P. ثلاثون فى الرجلين.

c) Ms. L. فذلك تتمّة; ms. P. a seulement فذلك.   d) Manque dans mss. B. et L.   e) Manque dans ms. L.   f) Ms. L. ذكرت صفات.   g) Manque dans ms. P.   h) Mss. B. et P. وعظام للحيوان.   i) Ms. P. له فيها.   k) Ms. B. ms. ألّا انّه; ألّا ان هذا ليس موضع ذكرها P. الاصابع.   l) Mss. L. et P.   m) Ms. B. وهى وجميع.   n) Ms. L. لبز.   o) Ms. P. حركت.   ليس هاهنا.   p) Ms. L. و.   q) Ms. L. بينا.

trente; les os de la hanche, deux; des fémurs, deux; des genoux, deux; les cannes des deux jambes, quatre; les astragales, deux; les calcanéum, deux; les os scaphoïdes, deux; les os des deux tarses, huit; les os des deux métatarses dix; les os des doigts dans les pieds, vingt-huit. Le total des os du corps est de 248. Voilà la description des os qui se trouvent dans le corps de l'homme et leurs utilités, et Dieu le sait au juste.

Neuvième Chapitre. Description des cartilages.

Ayant donné la description des os qui se trouvent dans le corps entier et ayant mentionné leur disposition et leurs utilités, nous commencerons ici à décrire les cartilages. Quant aux cartilages, os mous qui ressemblent aux os des fœtus et aux os des petits enfants et des animaux au moment de la naissance, nous les avons déjà mentionnés dans le discours général sur les os, en nommant les endroits où ils sont disposés, réunis aux os et formant un tout avec eux. Ces os sont le sternum, les extrémités des côtes, celles des côtes asternales, quelques-uns des os du sacrum et du coccyx, et les extrémités des apophyses des os par lesquelles sont formées les articulations. L'extrémité du nez et les oreilles sont aussi faites cartilagineuses, de même le larynx et le tuyau du poumon (*trachée-artère*), mais ce n'est pas ici l'endroit d'en parler. Toutes ces parties sont faites cartilagineuses, afin que, si une d'elles rencontre quelque corps extérieur ou qu'une d'elles se meut d'un mouvement fort, elle ne rompe, ni ne s'ébrèche, mais qu'elle se plie et se courbe et revienne à sa condition naturelle. Sachez cela. Ayant décrit les os et les cartilages d'une manière suffisante, de sorte que celui qui étudie notre livre n'a pas besoin d'étudier les livres qui traitent de l'anatomie des os, nous allons parler des autres parties du corps dont les parties constituantes ressemblent les unes aux autres, s'il plaît à Dieu qui est élevé.

Dixième Chapitre. Description des nerfs.

Ayant donné une description des os et des cartilages, nous expliquerons [à present] tout ce qui a rapport aux nerfs. Nous disons

امر العصب فنقول ان الاعصاب احتيج اليها لتؤدّى الحسّ والحركة الارادّية الى
سائر اعضاء البدن ما سوى العظم والغضروف والرباط والغدد والشحم لانّه ليس
لواحد من هـذه فى طبعه ان يحسّ a ولا ان يتحرّك لكـن كلّ b واحـد منها
معّد c لمنفعة سنذكرها فيما بعد وذكر قوم من الاطبّاء ان الاسنان لها حسّ
من بين سائـر العظـام وهى تختلج كما تختلج الشفة وقالـوا انّـه يعرض لها
الخدر والدليل على ذلك الوجـع العارض لها وان الوجـع لا يكون آلّا من الحسّ
وانكر ذلك اخرون فقالـوا ان ذلك الوجـع انّما هـو للثّة واللحم الّذى هـو فى
اصول الاسنان d والاعصاب الّتى فيها. وامّا العصب فاصله كلّه من الدماغ * ومن
النخاع e ان كان الدماغ هـو معدن للحسّ وللحركـة الارادّيـة ومصير f الاعصاب الى
سائـر اعضاء البدن امّا من الـدماغ نفسه وامّا من الدماغ بتوسّط النخاع وذلك
انّه لمّا كانت الاعضاء منها ما هى * قريبة من الدماغ بمنزلـة الاعضاء الّتى فى
الـرأس والرقبة ومنها ما هى g بعيدة عنه بمنزلـة اليدين والرجلين جعلـت
الاعصاب الّتى تأتى الاعضاء القريبة من الدماغ منشأها من الدماغ والاعصاب h
الّتى تأتى الاعضاء البعيدة من الدماغ منشأها * من e النخاع وجعل لها النخاع
شبيها بالدماغ الثانى لانّه لـو كانت الاعصاب الّتى تأتى الاعضاء البعيدة مـن
الدماغ منشأها من الدماغ لكانت تنقطع فى طول المسافة وبعد الطريـق وما
كان من الاعصاب منشأه من * الدماغ فجوهره ليّن وما كان منها منشأه من
النخاع فجوهره يابس وما كان منشأه من i مقدّم الـدماغ فهو الـين ممّا كان
منشأه من مؤخّره وذلك ان الاعصاب الّتى منشأها من مقـدّم الدماغ احتيج
اليها للحسّ فجعلـت ليّنة ليكون تغيّرها الى [طبيعة] محسوسها اسهـل والّتى
منشأها من مؤخّـر الدماغ احتيج اليها لمكان للحركة فجعلـت يابسة لتكـون
اقوى على الحركـة واصبر. فامّا الاعصاب الّتى تنشـو من الدماغ فهـى سبعة
ازواج احدها * يصير الى العينين ويأتيهما بحاسّـة البصر والثانى i يأتى k العينين

---

a) Ms. L. ليس لوحـد من هـذه طبيعة يحـس ولا تتحرّك.   b) Manque
dans ms. L.   c) Ms. P. أعّد.   d) Ms. P. الّذى حول الاسنان.   e) Manque
dans ms. B. depuis *.   f) Ms. P. تغييـر.   g) Manque dans ms. P.
depuis *.   h) Ms. L. من الاعصاب والدماغ.   i) Manque dans ms. L. depuis *.
k) Mss. B. et L. يأتى الى.

donc que les nerfs sont nécessaires pour conduire la perception et le
mouvement volontaire à toutes les parties du corps, à l'exception des
os, des cartilages, des ligaments, des glandes et de la graisse, parce
qu'il n'est de la nature d'aucune de ces parties de percevoir, ni de
se mouvoir; mais chacune d'elles est disposée en vue d'une utilité
dont nous parlerons plus tard. Quelques médecins disent que de
tous les os les dents [seules] sont sensibles et qu'elles tremblent
comme la lèvre (!). Ils disent qu'elles sont affectées d'engourdissement
dont la preuve est la douleur qu'elles ressentent, et qu'elles ne peuvent
ressentir des douleurs que parce qu'elles sont sensibles. D'autres nient
cela en disant que cette douleur est la douleur des gencives, de la
chair qui se trouve aux racines des dents, et des nerfs qui s'y
trouvent.

Les nerfs prennent leur origine de l'encéphale et de la moëlle épinière, l'encéphale étant la source de la sensibilité et du mouvement
volontaire. Les nerfs parviennent à toutes les parties du corps, soit
de l'encéphale même, soit de l'encéphale par l'intermédiaire de la
moëlle épinière. Cela a lieu parce qu'il y a des parties qui se trouvent
près de l'encéphale, comme les parties de la tête et du cou, et d'autres
qui en sont éloignées, comme les bras et les jambes. Les nerfs qui
parviennent aux parties situées près de l'encéphale naissent de l'encéphale, et les nerfs qui arrivent aux parties éloignées de l'encéphale
naissent de la moëlle épinière qui a été faite pour eux semblable
à un second encéphale, parce que les nerfs qui arrivent aux parties
éloignées de l'encéphale, s'ils naissaient de l'encéphale, seraient dérangés
pendant le long trajet de cette grande distance. Ceux des nerfs qui
naissent de l'encéphale ont une substance molle, et ceux qui naissent
de la moëlle épinière ont une substance sèche. Ceux qui naissent de
la partie antérieure de l'encéphale sont plus mous que ceux qui naissent de la partie postérieure, parce que les nerfs qui prennent leur
origine de la partie antérieure de l'encéphale sont nécessaires pour
la perception. Ils sont faits plus mous afin qu'ils se changent plus
aisément en [la nature de] l'objet perçu par eux. Les nerfs qui naissent de la partie postérieure de l'encéphale sont nécessaires pour le
mouvement; ils sont faits secs afin qu'ils soient plus forts pour le
mouvement et plus résistants.

Les nerfs qui naissent de l'encéphale sont sept paires. La première
paire (*n. optiques; 2ᵉ paire des modernes*) arrive aux yeux et leur donne
le sens de la vue. La deuxième paire (*n. oculo-moteurs communs; 3ᵉ p.*

‫* ويعطى عضلهما a لحركة والزوج الثالث بعضه يأتى اللسان ويوصل اليها حسّ‬
‫المذاق وبعضه يأتى الصدغين والماضغين وطرف الانف والشفتين وبعضه يأتى‬
‫اللثة والاسنان ويوصل اليها حاسّة b اللمس والرابع ينقسم فى اعلى لحنك‬
‫ويأتيه بحاسّة المذاق والزوج لخامس بعضه يصير الى الاذنين ويأتيهما حسّ السمع‬
‫وبعضه يأتى العضلة العريضة من الصدغ ويؤدّى اليها قوّة لحركة والزوج السادس‬
‫بعضه يصير الى الاحشاء ويعطيها لحسّ وبعضه يصير الى عضل لحنجرة ويعطيها‬
‫لحركة والزوج السابع يأتى اللسان وعضل لحنجرة ويأتيها بقوّة لحركة وكلّ‬
‫واحد من هذه الاعصاب قبل ان يخرج من القحف يتغشّى بغشائين‬
‫منشأهما من غشائى c الدماغ احدهما رقيق فيه عروق تغذيه والآخر غليظ‬
‫يوقيه ويحفظه فى مرّه بعظام القحف . فامّا الزوج الاوّل من ازواج الاعصاب فهما‬
‫اجوفان وجوهرهما ليّن قريب من جوهر الدماغ وليس فى البدن عصبة مجوّفة‬
‫سواهما لما احتيج اليه ان يصير فيهما من الروح الباصر من الدماغ الى‬
‫العينين مقدار كثير d ولا فى البدن ايضا عصبة اعظم منهما ولا اللين جوهرا‬
‫منهما امّا عظمهما فاحتيج اليه بسبب تجويفهما وامّا لينهما فلما احتيج اليه‬
‫من لطافة لحسّ وسهولة التغيّر الى طبيعة المحسوس *لانّ لحسّ e انّما يكون‬
‫باستحالة لحاسّ f الى طبيعة المحسوس g واللين اوفق فى ذلك h واسهل فى‬
‫التغيير من الصلابة فلذلك جعلت هاتان العصبتان i عظيمتين مجوّفتين k‬
‫ليّنتين ومنشأ هاتين العصبتين من موضع الزائدتين الشبيهتين بحلمتى‬
‫الثدى اللتين بهما l يكون حاسّة الشمّ فانا صارت هاتان العصبتان الى قريب‬

---

a) Ms. L. ‫وبعطيها‬. b) Mss. B. et L. ‫يأتى اللثة والاسنان بحاسّة‬. c) Manque dans ms. L. d) Ms. L. ‫مقدارا كثيرا‬. e) Ms. L. ‫المحسوس‬. f) Ms. L. ‫الحسّ‬. g) Manque dans ms. P. depuis *. h) Mss. B. et P. ‫لذلك‬. i) Ms. L. ‫هاتين القصبتين‬. k) Ms. B. ‫جوفاوين‬. l) Ms. L. ‫الذى بها‬; ms. P. a seulement ‫بها‬.

des mod.) arrive aux yeux et procure le mouvement à leurs muscles. Une partie de la troisième paire (*n. trijumeaux*; *5ᵉ p. des mod.*) arrive à la langue (*n. lingual*) et lui amène le sens du goût; une autre partie arrive aux tempes (*n. temporaux*), aux deux mâchoires, à l'extrémité du nez et aux lèvres (*rameau sous-orbitaire*; *n. mentonnier*), et une troisième partie arrive aux gencives et aux dents et leur amène le sens du tact (*r. dentaires du n. maxillaire sup.*; *n. dentaire inf.*) La quatrième paire (*n. palatins des trijumeaux*) se distribue dans la partie supérieure du palais et lui amène le sens du goût. Une partie de la cinquième paire (*n. faciaux et acoustiques*; *7ᵉ et 8ᵉ paires des modernes*) se rend aux oreilles et leur amène le sens de l'ouïe, et une autre partie arrive au muscle large des tempes (*ram. temporaux*) et lui amène la faculté de se mouvoir. Une portion de la sixième paire (*n. pneumogastrique*; *10ᵉ p. des modernes*) se rend aux viscères et leur procure la sensibilité, et une autre portion se rend aux muscles du larynx (*n. laryngés sup. et inf.*) auxquels il prête le mouvement. La septième paire (*n. grand hypoglosse*; *12ᵉ p. des modernes*) arrive à la langue et aux muscles du larynx (*ram. du thyréo-hyoïdien*) et leur amène la faculté de se mouvoir. Chacun de ces nerfs, avant de sortir du crâne, est enveloppé par deux membranes qui naissent des enveloppes de l'encéphale, dont l'une est mince et munie de veines qui nourrissent le nerf, tandis que l'autre, qui est épaisse, le protège et le garde pendant son passage à travers les os du crâne.

I. Les nerfs de la première paire de nerfs (*n. optiques*; *2ᵉ p. des mod.*) sont creux, leur substance est molle et approche de la substance du cerveau. Il n'y a pas de nerf creux dans le corps outre ces deux-là, parce qu'une grande quantité de pneuma visuel devait se rendre à travers eux du cerveau aux yeux, et il n'y a non plus dans le corps de nerf plus grand et d'une substance plus molle qu'eux. Quant à leur grandeur, elle est nécessaire en vue de leur cavité; la mollesse [de leur substance] est nécessaire à cause de la subtilité du sens et afin qu'elle se change aisément en la nature de l'objet perçu, parce que la perception n'a lieu que par le changement de la partie qui perçoit en la nature de l'objet perçu. La substance molle est plus propre à cela et se change plus aisément que la substance dure. C'est pour ces raisons que ces deux nerfs ont été faits grands, creux et mous. Ces deux nerfs naissent [près] de l'endroit des deux apophyses qui ressemblent aux mamelons (*lobules olfactifs des animaux*) et par lesquelles a lieu l'olfaction. Quand ces deux nerfs sont arrivés près de

من موضع المنخرين اجتمعتا واتصلتا وصار تجويفهما تجويفا a واحدا ثمّ
تفترقان b وتصيران الى العينين على هذا المثال X واحتيج الى ذلك ليكون
متى عرضت لاحدى العينين آفة صار النور c لجارى من الدماغ a اليهما d
موفّرا على العين الاخرى ولذلك e *متى غمّضت احدى العينين كان بصرنا
بالاخرى اقوى واجود . فاذا صارت f هاتان العصبتان الى العينين صارت العصبة
التى منشأها من لجانب *الايمن من الدماغ الى العين اليمنى والتى منشأها
من لجانب g الايسر الى العين اليسرى ثمّ ان كلّ واحدة منهما اذا صارت الى
العين h تعرض وتنبسط ونستدير حول الرطوبة الشبيهة بالزجاج الذائب
وتحتوى عليها وتأتنيها بحاسّة البصر وهاتان العصبتان عند منشأهما من الدماغ
تكونان i ليّنتين كمثل جوهر الدماغ فاذا بعدتا k عن l موضعهما ومنشأهما
صلب ظاهرهما قليـلا m وبقى داخلهما ليّنا كجوهر الدماغ فاذا صارتا الى
العينين رجعتا الى ما كانتا عليه من اللين فى موضع *منشأهما واما عصبتا
الزوج الثانى n فمنشأهما من خلف منشأ o الزوج الاول ويخرج كلّ واحدة منهما
من القحف من ثقب الموضع p المقعّر الّذى فيه العين ثمّ تتفرّق كلّ عصبة منهما
*فى موضع العين n فى العضل الّتى للعين q وتعطيها قوّة للحركة واما عصبتا الزوج
الثالث فانّ منشأهما من خلف الزوج الثانى حيث ينتهى r بطن s الدماغ المقدّم
والمؤخّر وهو الموضع المعروف بقاعدة الدماغ وهذا الزوج *يخالط الزوج الرابع
ويفارقه وهذا الزوج عند خروجه من القحف f ينقسم اربعة اقسام احدها
يخرج من الثقب الّذى يدخل فيه العرق t الضارب المعروف بعرق السبات u
وينزل v فى الرقبة الى الاحشاء الّتى w دون للحجاب x وينقسم فيها وانجزء y

---

a) Manque dans ms. L.   b) Ms. L. يقنعان.   c) Ms. L. الورم; ms.
B. النزل.   d) Ms. L. انتهما.   e) Ms. B. صرّيا ولذلك.   f) Manque dans
ms. P. depuis *.   g) Manque dans ms. P. depuis *; les mots من الدماغ
manquent aussi dans ms. B.   h) Ms. P. العينين.   i) Ms. P. ويكونان.
k) Ms. L. بعدا.   l) Ms. P. عن نقعه.   m) Ms. B. قليلا طويلا.   n) Manque
dans ms. L. depuis *.   o) Manque dans ms. B.   p) Ms. B. عند الموضع.
q) Ms. B. فى العضل الذى ليس للعين; au lieu de ces mots ms. L. a encore
une fois: من ثقب الموضع المقعّر آلذى فيه العين.   r) Ms. P.
من القحف من ثقب الموضع المقعّر آلذى فيه العين.   s) Ms. L.
الى بدنا; ينتهيان بدنا; ms. B. a بدنا; تسمهما.   t) Ms. L. تدخل.
u) Ms. L. الشبات.   v) Ms. B. بيرا.   w) Ms. L. الذى.   x) Ms. B. العروق.
y) Ms. B. القسم; فيها الزوج.

l'endroit des [arrière-]narines ils se rencontrent, s'unissent et leur cavité devient une seule cavité. Ensuite ils se séparent et arrivent aux yeux, de cette manière : ✕ (*chiasma des nerfs optiques*). Cela est nécessaire, afin que, si l'un des yeux est endommagé, la lumière qui leur parvient de l'encéphale arrive entièrement à l'autre œil. C'est pourquoi quand un des yeux est fermé nous voyons plus nettement et plus clairement de l'autre œil. Quand ces deux nerfs sont arrivés aux yeux, celui qui naît du côté droit du cerveau arrive à l'œil droit et celui qui naît du côté gauche à l'œil gauche. Ensuite chacun des nerfs, arrivé à l'œil, s'élargit, se déploie, entoure et enveloppe le liquide qui ressemble à du verre fondu (*corps vitré*), et lui donne le sens de la vue. A leur sortie du cerveau ces nerfs sont mous comme la substance du cerveau ; en s'éloignant de leur endroit d'origine leur partie externe devient un peu dure, mais leur partie interne reste molle comme la substance du cerveau. Arrivés jusqu'aux yeux, ils reprennent la mollesse qu'ils avaient à l'endroit de leur origine.

II. L'origine des deux nerfs de la deuxième paire (*n. oculo-moteurs communs ; 3ᵉ p. des mod.*) est derrière l'origine de la première paire (*n. optiques*), et chacun de ces nerfs sort du crâne par le trou de la cavité dans laquelle se trouve l'œil (*fente sphénoïdale*), ensuite, quand il se trouve dans cette cavité, il se distribue dans les muscles de l'œil et leur prête la faculté du mouvement.

III. Les deux nerfs de la troisième paire (*n. trijumeaux ; 5ᵉ p. des mod.*) naissent derrière la deuxième paire (*n. oculo-moteurs comm.*), à l'endroit où aboutissent la cavité antérieure et postérieure de l'encéphale, c'est-à-dire l'endroit nommé la base du cerveau. Cette paire est [d'abord] mêlée à la quatrième paire (*n. palatins des trijumeaux*) et s'en sépare [ensuite]. En sortant du crâne cette [troisième] paire se divise en quatre parties :

A. Une des parties sort [du crâne] par le trou par lequel entre la veine battante appelée veine soporifère (*artère carotide interne*), descend par le cou aux viscères situés au-dessous du diaphragme et s'y distribue (*n. grand sympathique regardé comme une partie des trijumeaux*).

B. La deuxième partie sort par le trou qui se trouve dans l'os des tempes et se joint au nerf qui vient de la cinquième paire (*n. faciaux*

الثانى يخرج من الثقب الّذى فى عظم a الصدغ ويتصل بالعصب الّذى
يأتى من الزوج الخامس والجزء b الثالث يخرج من الثقب الّذى فى العظم
الّذى * فيه العين الّذى c يخرج منه الزوج الثانى وينقسم عند خروجه الى
ثلاثة اقسام احدها يصير الى ناحية المأق الاصغر وينقسم فى عضل الصدغين
وفى عضل المأق والاخر يصير الى ناحية المأق الاكبر ويدخل فى الثقب النافذ d
الى الانف وينقسم فى باطن الانف والثالث يمرّ فى مجرى له e فى موضع الوجنة
وينقسم بقسمين احدهما يدخل فى جوف الفم والثانى يخرج الى خارج
وينقسم فى طرف انشفة والجزء f الرابع من الزوج g الثالث يمرّ فى اللحى
الاعلى وينقسم اكثره فى طبقة اللسان ويعطيها حاسّة المذاق h وبعضه ينقسم
فى اصول الاسنان واللثة الّتى i فى اللحى الاسفل وفى الشفة السفلى . فامّا عصبتا
الزوج الرابع فمنشأهما من خلف عصب الزوج الثالث وتخالط [هذا الزوج]
الزوج الثالث ويفارقه وينقسم فى الطبقة المغشّية لاعلى لحنك ويوصل البها حسّ
اللمس . فامّا عصبتا الزوج الخامس فكلّ واحدة منهما عند منشأهما تنقسم
قسمين فتصيران زوجين احدهما منشأه من مقدّم الدماغ من خلف الزوج
الثالث ويدخل فى ثقبى المسامع فاذا صار كلّ واحد منهما الى احد ثقبى
السمع انبسط وعرض وغشى k الثقب وبهذا الزوج يكون السمع والزوج الثانى
منهما منشأه l من خلف هذا الزوج ويخرج من الثقب الّذى فى العظم

---

a) Manque dans ms. P.   b) Ms. B. النقسم.   c) Manque dans ms. P.
depuis *.   d) Mss. B. et P. النافذ فيه.   e) Manque dans ms. L.
f) Ms. ٣. انقسم.   g) Ms. P. الجزء.   h) Ms. B. الذوق.   i) Ms. L.
وعرض عشا k) Ms. L. آننى فوق ms. B.; فى اصول اللثة والاسنان اى.
l) Ms. L. انتشاءه.

et acoustiques; 7ᵉ et 8ᵉ p. des mod.; rameau anastomotique entre le trijumeau et le nerf facial: n. auriculo-temporal?).

C. La troisième partie (*branche ophthalmique*) sort par le trou (*fente sphénoïdale* [*fiss. orbit. sup.*]) qui se trouve dans l'os qui entoure l'œil et par lequel sort la deuxième paire (*n. oculo-moteurs comm.; 3ᵉ p. des mod.*) et en sortant elle se divise en quatre portions: *a.* La première portion se rend à la région du petit angle (*angle extérieur*) de l'œil et se distribue dans les muscles des tempes [1]) et dans les muscles de l'angle de l'œil. *b.* La deuxième portion se rend à la région du grand angle *(angle interne)* de l'œil, entre dans le trou qui pénètre dans le nez et se distribue dans l'intérieur du nez *(ram. ethmoïdal du n. nasal).* *c.* La troisième portion *(n. maxillaire supérieur)* passe par un canal ménagé pour elle dans la région de la joue *(canal sous-orbitaire de l'os maxillaire sup.)* et se divise en deux branches dont l'une entre dans la cavité de la bouche *(ram. dentaires* [*n. alveolaris sup.*] *)*, tandis que l'autre *(ram. sous-orbitaire)* sort et se distribue dans l'extrémité de la lèvre.

D. La quatrième partie de la troisième paire *(n. maxillaire inf.)* passe par la mâchoire supérieure *(trou ovale de l'os sphénoïde).* La plus grande partie *(n. lingual)* se distribue dans la couche externe de la langue et lui procure le sens du goût; une autre partie se distribue dans les racines des dents, dans les gencives situées sur la mâchoire inférieure *(n. dentaire inf.)* et dans la lèvre inférieure *(n. mentonnier).*

IV. Les deux nerfs de la quatrième paire *(n. palatins des trijumeaux)* prennent leur origine derrière les nerfs de la troisième paire *(n. trijumeaux)*, à laquelle ils se mêlent [d'abord], pour s'en séparer [après]. Ils se distribuent dans la couche qui couvre la partie supérieure du palais et lui amènent le sens du tact.

V. Chacun des deux nerfs de la cinquième paire *(n. faciaux et acoustiques; 7ᵉ et 8ᵉ p. des mod.)* se divise à son origine en deux parties, de sorte qu'ils deviennent deux paires. L'une d'elles *(n. acoustique)* naît de la partie antérieure du cerveau, derrière la troisième paire *(n. trijumeaux)* et entre dans les conduits auditifs [internes]. Chacun des nerfs de cette paire, arrivé à un des conduits auditifs, se déploie, s'élargit et forme la membrane du conduit, et c'est par cette paire qu'a lieu l'audition. L'autre paire *(n. faciaux)* naît derrière cette [première] paire et sort par le trou qui se trouve dans l'os pétreux

---

1) Ces muscles reçoivent des rameaux du n. maxillaire inf. des trijumeaux.

الحَجَرى a المعروف بالاعمى من غير ان يكون اعمى بل مفتوحا فاذا صار هذا
الزوج مع الزوج الثالث انقسما جميعا واختلطت اقسامهما واتّصل اكثره بالعضلة
الّتى تحرّك الحنك على الانفراد من غير ان تحرّك معه اللحى والباقى b يصير
الى عضل الصدغين فيعين الزوج الثالث فى اعطاء هذا عضل الحسّ. فامّا الزوج
السادس فمنشأه من مؤخّر الدماغ من جنب c الثقبين d الّذين عند طرفى
الدرزين الشبيهين باللام فى كتاب اليونانيّين وتخرج من كلّ واحد من الثقبين
ثلاثة اعصاب احداها تصير الى عضل الحلـق والى اصل اللسان فتعين الزوج
السابع على تحريك اللسان والاخرى تصير الى العضلة الّتى على الكتف والعصبة e
الثالثة وهى اعظمها تنحـدر فى الرقبة الى الاحشاء وتصير الى حيث f العرق
الضارب المعروف بعرق السبات وهـذه العصبة اذا مـرّت بالرقبة تنقسم منها
شعب تتنفرّق فى العضل الخاصّ بالحنجـرة الّذى رؤسه الى فـوق فاذا صارت الى
الصدر تشعّبت منها شعب تذهب الى فوق الى عضل الحنجرة الّذى رؤسه
الى اسفل وهـذا العصب الّذى يقال له الراجـع الى فـوق ويتفرّق ايضا منها
شعب فى القلـب والرئـة وقصبتها والمرىء فاذا صارت هـذه العصبة الى ما دون
الحجاب اتّصل اكثرها بفم المعدة واتّصـل باقيها بسائـر الاحشاء وخالـط اقسام
العصبة الّتى تنحـدر الى هناك من الزوج الثالث. فامّا عصبتا الزوج السابـع
فمنشأهما من موضع منتهى الجـزء d المؤخّـر من الدماغ وابتداء النخاع وينقسم

---

a) Ms. L. الحنجرى والعظم الّـذى فيه من الثقب ;ms. P. a من الثقب. b) Ms. L. الثانى. c) Ms. P. حيث. d) Manque dans ms. P. الّذى فيه العظم الحجرى. e) Ms. B. العضلة. f) Ms. B. وحب.

et qui s'appelle le trou aveugle *(aqueduc de Fallope)*, qui n'est pourtant pas aveugle, mais ouvert. Quand cette paire s'est réunie à la troisième paire *(n. trijumeaux; 5ᵉ p. des mod.)* elles se distribuent ensemble et leurs branches se mêlent *(anastomose du n. facial avec le n. auriculo-temporal des trijumeaux)*. La plus grande partie de ces branches parvient au muscle qui meut spécialement la joue sans mouvoir à la fois la mâchoire *(m. peaussier; ram. cervicaux du facial)*; le reste arrive au muscle des tempes *(ram. temporaux)* et aide la troisième paire *(n. trijumeaux)* à procurer la sensibilité à ce muscle.

VI. La sixième paire *(n. glosso-pharyngiens, pneumogastriques et spinaux ou accessoires du nerfs vague; 9ᵉ, 10ᵉ et 11ᵉ p. des mod.)* naît de la partie postérieure du cerveau près des deux trous qui se trouvent à l'extrémité dès deux sutures semblables à la lettre L dans l'écriture des Grecs. Par chacun des deux trous *(trou déchiré post. [for. jugulare])* sortent trois nerfs. Le premier *(n. glosso-pharyngien)* se rend aux muscles du pharynx *(ram. pharyngien)* et à la racine de la langue *(br. linguales)* pour aider la septième paire *(n. grand hypoglosse; 12ᵉ p. des mod.)* à mouvoir la langue. Le deuxième nerf *(n. spinal ou accessoire du nerf vague)* arrive au muscle situé sur l'omoplate *(m. trapèze)*. Le troisième nerf *(n. pneumogastrique)*, le plus grand des trois, descend par le cou jusqu'aux viscères, se rendant là où se trouve *(c.-à-d.* suivant la même route que) la veine battante appelée la veine soporifère *(art. carotide int.)*. Quand ce nerf a passé le cou, il s'en détache des branches qui se distribuent dans les muscles propres au larynx dont les têtes se trouvent en haut *(n. laryngés sup.)*. Quand le nerf est arrivé à la poitrine, il s'en détache des branches montant aux muscles du larynx dont les têtes se trouvent en bas, et ce sont les nerfs appelés les nerfs qui retournent en haut *(n. laryngés inf. ou n. récurrents)*. Il se détache aussi de ce nerf *(n. pneumogastrique)* des branches pour le cœur *(r. cardiaques)*, le poumon, la trachée-artère *(r. pulmonaires ou bronchiques)* et l'œsophage *(r. œsophagiens)*. Quand ce nerf est arrivé au dessous du diaphragme, la plus grande partie arrive à l'orifice de l'estomac; le reste parvient aux autres viscères et se mêle aux branches du nerf descendant à cet endroit et venant de la troisième paire *(n. grand sympathique regardé comme une partie des trijumeaux)*.

VII. Les deux nerfs de la septième paire *(n. grands hypoglosses; 12ᵉ p. des mod.)* naissent à l'endroit où finit la partie postérieure de l'encéphale et où commence la moëlle épinière. Elle se divise, et la plus grande portion se distribue dans les muscles de la langue *(branches*

وينفرّق اكثره a فى عضل اللسان ومنه جزء يسير يتّصل بالعضل المشرف b على الغضروف
الشبيه بالترس من غضاريف الحنجرة والضلعين المنخفضين c من اضلاع العظم الشبيه
باللام من حروف اليونانيّين . فهذه السبعة الازواج العصب d النابتة e من الدماغ .

فى صفة النخاع .

فاّما النخاع فهو جرم f غليظ ينبت من الدماغ وينحدر فى فقارات الصلب
اوّلها عن آخرها وابتداءه من حيث ينقضى للجزء المؤخّر من اجزاء الدماغ وهو
الموضع الّذى عند الفقارة الاولى من فقارات الرقبة واحتيج البه لتنبت منه
اعصاب تأتى كلّ واحد من الاعضاء الّتى دون الرقبة وتوصل اليها من الدماغ
قوّة للحسّ وللحركة الاراديّة كالنهر العظيم الّذى ينصبّ اليه الماء من العين g
ويتّصل به انهار صغار وسواق تتحمل منه من ذلك النهر h الماء وتفرّقه عالى
البساتين i والمزارع البعيدة عن موضع العين * فانّه لو كان الماء يجرى الى كلّ
واحد منها من موضع العين k لكان يستبعد l مصير الماء اليها وكان ما يصير
اليها منه قليلا قليلا m لطول المسافة وبعد الطريق ولم يومن عليه ايضا ان
يفسد فيعسر على قوّامه ان يصلحوه لبعد الطريق وكذلك ايضا الدماغ
هو بمنزلة العين لقوّة للحسّ وللحركة الاراديّة h والنخاع النابت منه بمنزلة النهر
العظيم يجرى فيه من الدماغ قوّة للحسّ وللحركة والاعصاب النابتة منه بمنزلة
الانهار الصغار والسواق يجرى فيها قوّة للحسّ وللحركة الى الاعضاء n من موضع
قريب ولو كانت الاعصاب تصير الى الاعضاء السفلى من الدماغ لكان حسّ
تلك الاعضاء o وحركتها ضعيفين p لقلّة ما يصل q اليها من القوّة ولكان
سينقطع ايضا بعضها r لطولها s وكثرة حركتها والّذى ينبت من النخاع
احد وثلاثون زوجا من ازواج العصب وفرد لا اخ له منها فى الرقبة ثمانية
ازواج وفى الظهر اثنا عشر زوجا وفى القطن خمسة ازواج وفى عظم العجز ثلاثة
ازواج وفى العصعص ثلاثة ازواج وفى اسفل العصعص فرد لا اخ له . اّما الزوج

---

a) Ms. L. واكثره ; ms. B. العصلتين.   b) Ms. L. المشرف ; ms. B. مشترف.   c) Ms. P. المنخفضتين.   d) Manque dans ms. L.   e) Ms. P. الناشية.   f) Mss. B. et P. جزء.   g) Mss. B. et L. العيون.   h) Manque dans mss. L. et P.   i) Ms. L. النسابيين.   k) Manque dans ms. L. depuis *.   l) Ms. L. سيبعد.   m) Manque dans ms. B. ضعيفتين ;   n) Mss. اليها.   o) Ms. L. الاعصاب.   p) Ms. P. ضعفينتين ; ms. L. ضعفينتين.   q) Ms. P. يصير.   r) Manque dans ms. P.   s) Ms. L. طولها.

terminales), et une petite portion (*branche descendante*) parvient au muscle situé sur celui des cartilages du larynx qui ressemble à un bouclier (*cart. thyréoïde*) et sur les deux côtes descendantes (*grandes cornes*) de l'os qui ressemble à la lettre L des Grecs (*os lambdoïde ou hyoïde*). Voilà les sept paires qui naissent de l'encéphale.

Description de la moëlle épinière.

La moëlle épinière est un corps épais qui naît du cerveau et descend dans les vertèbres de la colonne vertébrale, l'une après l'autre. Son commencement est là où finit la partie postérieure du cerveau, et c'est l'endroit situé près de la première vertèbre cervicale. La moëlle épinière est nécessaire pour qu'il en naisse des nerfs qui arrivent à chacune des parties situées au-dessous du cou, et qui leur amènent du cerveau la sensibilité et le mouvement volontaire. Elle est comme le grand fleuve vers lequel coule l'eau de la source, et auquel se joignent de petites rivières et des canaux d'irrigation qui déchargent l'eau de ce grand fleuve, et la distribuent aux jardins et aux champs ensemencés, éloignés de l'endroit de la source. En effet, si l'eau coulait de l'endroit de la source vers chacune des petites rivières et chacun des canaux, elle n'arriverait à ces endroits que par un long trajet, et ce qui leur arrivait de la source arriverait petit à petit, à cause de la grande distance et du long trajet. On ne serait non plus sûr que l'eau ne se corrompît, et il serait difficile pour ceux qui en sont chargés de la tenir en bon état, à cause du long trajet. De même le cerveau est comme la source de la sensibilité et du mouvement volontaire, la moëlle épinière, qui en naît, est comme le grand fleuve dans lequel coule du cerveau la faculté de sentir et de mouvoir, et les nerfs qui naissent de la moëlle épinière sont comme les petites rivières et les canaux d'irrigation dans lesquels coule la faculté de sentir et de mouvoir aux parties du corps d'un endroit voisin. Si les nerfs arrivaient aux parties inférieures [directement] du cerveau, la sensibilité et le mouvement de ces parties seraient faibles à cause du peu de force qui leur arriverait, et quelques-uns de ces nerfs se rompraient à cause de leur longueur et de leurs mouvements fréquents.

Les paires de nerfs qui naissent de la moëlle épinière sont au nombre de trente-et-un et un nerf unique, impair. Il y a huit paires dans le cou, douze dans le dos, cinq dans les lombes, trois dans le sacrum, trois dans le coccyx et un nerf unique, impair, à l'extrémité inférieure du coccyx.

الاول من الثمانية الازواج اللّتى منشأها من الرقبة فيخرج من الثقب الّذى فى
الفقارة الاولى وينتفرق فى عضل الرأس وحده. واما الـزوج الثانى فيخرج من
الموضع الّـذى فيما بين الفقارة الاولى والثانيـة وينقسم بعضه فى جلد الرأس
ويعطيها حسّ اللمس وبعضه فى العضل اللّتى من خلف الرقبـة وبعضه فى
العضلة العريضة اللّتى على الكتف. فاما الزوج الثالث فيخرج من الثقب الّذى
فيما بين الفقارة الثانيـة والثالثة وينقسم كلّ فـرد منهما a الى جزءيـن فيصيـر
احد جزءيه b الى خلف ويمرّ فى عمق العضل الذى هناك والاخر يصير الى
قـدّام. فاما الـزوج الرابع فيخرج من الثقب الّـذى فيما بين الفقارة الثالثـة
والرابعة وينقسم كلّ فـرد منهما الى جزءيـن فيمرّ اعظم جزءيه الى خلف فى
العمق اخذا c نحو شوك الفقارة الرابعـة ويتشعّب منه شعب تتفرّق فى العضل
المشترك بين الرأس والرقبة ثمّ يعـود راجعا فى شوك الفقارة الى قـدّام ويتشعّب
منه هناك شعـب تنقسم d فى عضل انصلب وللجزء الاصغر يصيـر الى قـدّام
وينقسم منه جزء يخـالط الـزوج e الثالـث. فاما الـزوج f للخامس فيخرج من
الثقب الّذى فيما بين الفقارة الرابعـة والخامسة وينقسم كلّ فـرد منهـما باثنين
ايضا فيمرّ احـد جزءيـه وهـو اصغرهما الى اعلى الكتـف وينتفرق فى العضل
الّذى هناك وللجزء الاخـر وهـو الكبيرg ينقسم بقسمين فيمرّ احـد قسميه الى
اعلى الصلب والى العضلة العريضة اللّتى على الكتـف والى العضل المشترك h
بيـن الرأس والرقبة وللجزء الاخر يخـالط الاجزاء اللّتى من الزوج الخامس والسادس
والسابع من الازواج اللّتى مخرجهـا من الرقبة ويصيـر الى وسط الحجاب. فاما
الزوج السادس فيخرج * من الثقب الّـذى i فيما بين الفقارة للخامسة والسادسة
والـزوج السابع فيما بيـن السادسة والسابعـة والـزوج الثامن فيما بيـن الفقارة

---

a) Mss. منها.   b) Ms. L. الى احـد جزءيـه.   c) Mss. B. et L. فى
العمق اجزا.   d) Ms. L. تنشعّب وتنقسم.   e) Ms. L. الجزء.   f) Mss. B.
et L. الجزء.   g) Ms. L. الكتفيين.   h) Mss. العضلة المشتركة.   i) Manque
dans ms. L. depuis *.

La première des huit paires qui proviennent du cou sort par le trou dans la première vertèbre, et se distribue seulement dans les muscles de la tête.

La deuxième paire sort par l'endroit entre la première et la deuxième vertèbre. Une partie s'en distribue dans la peau de la tête et lui donne le sens du tact; une autre partie se distribue dans les muscles situés derrière le cou, et une partie dans le muscle large situé sur l'omoplate (*peaussier?*) [1]).

La troisième paire sort par le trou entre la deuxième et la troisième vertèbre. Chacun des nerfs dont elle se compose se divise en deux parties; l'une des deux parties (*branche postérieure*) se dirige en arrière et passe dans la profondeur des muscles qui se trouvent à cet endroit, tandis que l'autre partie (*br. antérieure*) se dirige en avant.

La quatrième paire sort par le trou entre la troisième et la quatrième vertèbre et chacun des nerfs dont elle se compose se divise en deux parties. La plus grande de ses parties (*br. postérieure*) se dirige d'abord en arrière et dans la profondeur vers l'épine de la quatrième vertèbre; il s'en détache des branches qui se distribuent dans les muscles communs à la tête et au cou; ensuite elle retourne en avant, le long de l'épine de la vertèbre, et là il s'en détache des branches qui se distribuent et se divisent dans les muscles de la colonne vertébrale. La plus petite partie (*br. antérieure*) se dirige en avant et il s'en détache une partie qui se mêle à la troisième paire.

La cinquième paire sort par le trou entre la quatrième et la cinquième vertèbre. Chacun des nerfs dont elle se compose se divise aussi en deux parties dont l'une, la plus petite, se rend à la partie supérieure de l'omoplate et se distribue dans les muscles situés à cet endroit. L'autre partie, la plus grande, se divise en deux portions dont l'une se rend à la partie supérieure de la colonne vertébrale, au muscle large situé sur l'omoplate et aux muscles communs à la tête et au cou; l'autre portion se mêle aux parties venant de la cinquième (quatrième), sixième et septième des paires qui sortent du cou et se rend au milieu du diaphragme (*n. phrénique*).

La sixième paire sort par le trou entre la cinquième et la sixième vertèbre, la septième entre la sixième et la septième, et la huitième paire entre la septième et la huitième (*1e vertèbre dorsale*). Chacune

---

[1]) Galien a: „aux muscles larges qui meuvent les joues" (*peaussier*). V. plus bas le chapitre du Canon traitant des nerfs de la moëlle épinière cervicale.

السابعة والثامنة وكلّ واحد من هذه الازواج a ينقسم الى اقسام كثيرة بعضها
يأتى عضل الرأس والرقبة وبعضها يأتى عضل الصلب وبعضها يأتى للحجاب b
ما خلا الزوج الثامن فانّه لا يأتى للحجاب منه شىء وبعضها يمرّ فى الابط
حتّى يصير الى الموضع المقعر من عظم الكتف ويقوم بحركة العضد c والى
العضل التى فى الساعد ويقوم بحركة الكفّ والى الكفّ ويقوم بحركة الاصابع d
وبعضها ينقسم فى جلد الذراع ويعطيه للحسّ . فامّا الاثنا عشر زوجا الناشبة
من فقار الصدر فانّ الزوج الاوّل يخرج من الثقب e الّذى فيما بين الفقارة الاولى
والثانية من فقارات الصدر وينقسم بعضه الى العضل الّذى فيما بين الاضلاع
الاول f وبعضه فى عضل الصلب وباقيه g يمتدّ على الاضلاع الاول h ثمّ يتّصل
بالزوج الثامن من الرقبة ويصير الى الكفّ ويعطيها للحسّ وللحركة والزوج الثانى i
يخرج فيما بين الفقارة الثانية والثالثة من فقار الصدر ويصير جزء منه الى
جلد العضد ويؤدّى اليها للحسّ وباقيه ينقسم فيأخذ قسم منه الى قدّام
ويتفرّق فى العضل الّذى فيما بين الاضلاع والعضل الّذى على الصدر والقسم
الآخر يتفرّق فى عضل الصلب والكتف فيعطيها للحركة وكذلك ايضا k سائر l
ازواج العصب الخارجة من فقارات الصدر m الاثنى عشر فانّ كلّ واحد منها
ينقسم فى عضل الصلب القريبة من الفقارة الّتى يخرج n منها وفى الاعضاء القريبة
منها وكلّ زوج من ازواج العصب الخارج من فقار الصدر يخرج منها فيما بين o
فقارتين الّا الزوج الثانى عشر فانّه يخرج من نفس *الفقارة الثانية عشرة. وامّا
للخمسة الازواج الّتى مخرجها من p فقارات القطن *فانّ كلّ واحد منها مخرجـه
من نفس k فقارة q من فقار القطن p فيصير بعضها الى قدّام فيتفرّق فى العضل
الّذى على البطن وبعضها يتفرّق فى العضل الّذى على المتن وبعضها تنحدر

---

a) Ms. L. زوج الاقسام هذه من.   b) Ms. L. للحجاب عضل.   c) Ms.
L. العظم.   d) Ms. P. a seulement ويقوم بحركة الكفّ من عظم الكتف.
e) Mss. B. et P. الموضع.   f) Manque dans mss. L. et P.
والاصابع.   g) Ms. L. بعضه.   h) Ms. P. الاصل.   i) Ms. L. الثامن.   k) Manque
dans ms. B.   l) Manque dans ms. L.   m) Manque dans ms. P.   n) Mss.
L. et P. الخارج; ms. B. الخارجة.   o) Ms. P. يخرج ما بين.   p) Manque
dans ms. L. depuis *.   q) Ms. B. فقرة.

de ces paires se divise en plusieurs portions dont une arrive aux muscles de la tête et du cou, une autre aux muscles de la colonne vertébrale et une autre au diaphragme, à l'exception de la huitième paire, car il n'en arrive rien au diaphragme. Une autre portion passe par l'aisselle jusqu'à ce qu'elle arrive à l'endroit concave de l'omoplate, pour se charger du mouvement du bras, aux muscles situés sur l'avant-bras, pour se charger du mouvement de la main, et à la main, pour se charger du mouvement des doigts; une autre portion se distribue dans la peau de l'avant-bras et lui prête la sensibilité.

Quant aux douze paires qui naissent des vertèbres de la poitrine, la première sort par le trou entre la première et la deuxième des vertèbres de la poitrine. Une partie se distribue dans les muscles situés entre les premières côtes, une autre partie se distribue dans les muscles de la colonne vertébrale; le reste s'étend sur les premières côtes, se joint ensuite à la huitième paire cervicale, arrive à la main et lui prête la sensibilité et le mouvement. La deuxième paire sort entre la deuxième et la troisième des vertèbres de la poitrine. Une partie arrive à la peau du bras et lui amène la sensibilité (*n. inter-costo-huméral?*). Le reste se divise, une partie se dirige en avant et se distribue dans les muscles situés entre les côtes (*n. intercostal*) et dans les muscles situés sur la poitrine; l'autre partie se distribue dans les muscles de la colonne vertébrale et de l'omoplate et leur prête le mouvement. Il en est de même pour les autres paires de nerfs sortant des douze vertèbres de la poitrine, car chacune d'elles se distribue dans les muscles de la colonne vertébrale situés près de la vertèbre d'où elle sort et dans les parties voisines. Chacune des paires de nerfs sortant des vertèbres de la poitrine sort entre deux vertèbres, la douzième paire exceptée, car elle sort par la douzième vertèbre même.

Quant aux cinq paires de nerfs qui sortent des vertèbres lombaires, chacune d'elles sort par une des vertèbres lombaires même [1]); une partie s'en dirige en avant et se distribue dans les muscles situés sur l'abdomen, une autre se distribue dans les muscles situés sur la [face antérieure de la] partie lombaire de la colonne vertébrale (*muscles grands psoas*), et d'une autre partie descendent de grandes branches aux membres inférieurs (*nerfs cruraux*).

---

[1]) „...... les troncs nerveux des lombes, lesquels ne sortent pas par un trou commun [à deux vertèbres] comme ceux du cou; car dans cette région la vertèbre placée en-dessus est seule percée......" (Gal. De nerv. dissect. c. 17; o. c. T. II p. 854; Oribase, Des nerfs de la moëlle épinière; ed. Bussemaker et Daremberg T. III p. 503).

منه شعب كبار الى الرجلين. فامّا الثلاثة الازواج الّتى منشأها من عظم العجز
فكلّ واحد منها يخرج من ثقب فى عظم من عظام العجز وينقسم فبعض a
اقسامه يتفرّق فى العضل الّذى على عظم العجز وفى الاجسام القريبة منه
وبعضه يخالط الزوجين الآخرين b من ازواج عصب القطن وينحدر معهما c
الى الرجلين ايضا منه شىء كبير. وامّا الثلاثة الازواج النابتة من العصعص
والفرد الّذى لا اخ له فانّ الزوج الاوّل مخرجه من بين العظم الثالث من عظم
العجز وبين العظم الاوّل من عظام العصعص [والزوج الثانى من بين العظم الاوّل]
والعظم الثانى والزوج الثالث من بين العظم الثانى والثالث والفرد الّذى لا اخ
له من آخر d العصعص وهذه e الازواج كلّها تنقسم باقسام كثيرة بعضها تتفرّق
فى عضل المقعدة وبعضها فى عضل القضيب f والمثانة وبعضها فى نفس القضيب.
فهذه جملة ما فى البدن من الاعصاب وهى ثمانية وثلاثون زوجا وفرد لا اخ له.

الباب الحادى عشر فى صفة الرباطات والاوتار

فامّا الرباطات فجوهرها فيما بين جوهر العظم وجوهر العصب ولذلك هى
عديمة الدم كعدمها للحسّ ولونها اقلّ بياضا من العظم واشدّ بياضا g من
العصب وجوهرها اقلّ صلابة من العظم واصلب من العصب ومنشأها من
اطراف العظام ولذلك صارت عديمة للحسّ *لانّ الحسّ h انّما يكون لما كان
منشأه من الدماغ والنخاع واحتيج الى الرباط لمنفعتين *احداهما انّه لتربيط
العظام بعضها الى بعض فى مواضع المفاصل وذلك انّه ينبت من طرف كلّ
واحد من العظمين المتّصلين بهذا للجسم اعنى الرباط ويربط k احدهما بالآخر
كما يربط للخشب بالعقب l والمنفعة الثانية انّه يربط العضل بالعظام وشكل
هذا للجنس من الاعضاء مختلف فبعضه مستدير على مثال استدارة العصبة
جعل كذلك فى الموضع الّذى m ليس عليه عضل ليمتنع بذلك من *قبول k
الافات بمنزلة مفصل الرسغ مع الزنديسن فانّ هذا الموضع عار n من العضل
وبعضه عريض واحتيج اليه ليكون رباطا o للعظام المتّصلة به p وثيقا لانّ q

---

a) Ms. L. فى.   b) Ms. L. الآخر.   c) Mss. معها.   d) Mss. B. et L. اجزاء.   e) Ms. L. هذا.   f) Ms. L. العصب; manque dans mss. B. et P.
g) Ms. L. ابيض.   h) Manque dans ms. B. depuis *.   i) Manque dans ms. P.
k) Manque dans ms. L. depuis *.   l) Ms. P. العقب.   m) Ms. P. فى المواضع التى.
n) Mss. B. et L. عارى.   o) Ms. P. رباط.   p) Mss. B. et P. رباطا.   q) Ms. P. الّا انّ.

Chacune des trois paires qui naissent de l'os sacrum sort par un trou dans un des os du sacrum et se divise; une partie de ses branches se distribue dans les muscles situés sur le sacrum et dans les organes voisins; une autre partie de ces paires se mêle aux deux dernières paires de nerfs lombaires, et avec elles une grande portion de cette dernière partie descend aussi aux jambes (*grands nerfs sciatiques*).

Quand aux trois paires et au nerf unique, impair qui naissent du coccyx, la première paire sort entre le troisième des os du sacrum et le premier des os du coccyx, [la deuxième paire entre le premier] et le deuxième os, la troisième paire entre le deuxième et le troisième os [du coccyx], et le nerf unique, impair (*n. coccygien*) sort à l'extrémité inférieure du coccyx. Toutes ces paires se divisent en plusieurs portions dont une se distribue dans les muscles de l'anus, une autre dans les muscles de la verge et de la vessie et une autre dans la verge même. Voilà les nerfs qui se trouvent dans le corps; ce sont trente-huit paires et un nerf unique, impair.

Onzième Chapitre. Description des ligaments
et des tendons.

La substance des ligaments tient le milieu entre la substance de l'os et celle des nerfs, et pour cette raison ils sont dépourvus de sang, comme ils sont dépourvus de sensibilité. Leur couleur est moins blanche que l'os et plus blanche que les nerfs, et leur substance est moins dure que l'os et plus dure que les nerfs. Ils naissent des extrémités des os et pour cette raison ils sont dépourvus de sensibilité, parce que seulement ce qui naît du cerveau et de la moëlle épinière possède la sensibilité. Les ligaments sont nécessaires pour deux utilités. D'abord pour lier les os les uns aux autres aux endroits des articulations. En effet, ils naissent de l'extrémité de chacun des deux os réunis par ce corps, je veux dire par les ligaments, et ils attachent l'un à l'autre, comme des pièces de bois sont liées par des cordes d'arc; la deuxième utilité est qu'ils réunissent les muscles aux os. La forme de cette espèce de parties est variée. Il y a des ligaments qui sont ronds comme les nerfs; ils sont faits ainsi à l'endroit où il n'y a pas de muscles, afin qu'ils soient à l'abri des lésions, comme à l'articulation du carpe avec les deux os de l'avant-bras, car cet endroit est dénué de muscles. Il y en a qui sont larges; ils sont nécessaires, pour que la réunion des os liés par eux soit solide, parce que les ligaments larges rattachent plus

ما عريض a من الرباطات يكون ضبطه لما يربطه احكم واتقن واتقن b وبعضه عريض

رقيق شبيه بالغشاء * وكذلك للحجب c واحتيج اليد ليوقّى به d الاعصاب

والعروق اذا مرّت على عظام عارية من العضل بمنزلة طرف الزنديـن فان الاوتار

التى تنبت عن العضل e الذى فى ظاهر الساعد للكريـك الرسغ مغشّاة من

جميع النواحـى باغشية من جنس الرباطات تنبت من طرف الزنديـن وتلتف

عـلى الاوتار وتوقّيها من الآفات الواردة عليها f من خـارج ومن صلابة العظـام

من داخل وكذلك ايضا فى سائـر اعضاء البـدن النظيرة لهذه. واما الاوتار فان

جواهرها متوسّطة g فيما بيـن الرباط والعصب وذلـك ان h منشأها من العصب

الآتـى i الى العضل ومن الرباط النابـت من العظم * لان العصب اذا صار الى

العضلة ينقسم وانبـت k فى اجزائها واختلـط بليفها واختلط ايضا معه l جـزء

من الرباط النابت من العظـم m فيقال لجملة ذلك عضلة ثم ينحـدر من

العصبة والرباط جسم عند رأس العضلة الـذى يلى n العضو المتحرك بها من

غير ان يخالطهما شىء من لحـم العضلة فينشؤ من طرفيهـا فيأتـى العظم o

الـذى يحتاج الى الحركة فيتصل به ولذلـك صار جوهر الوتـر متوسّطا فيـما بين

جوهر العصب والرباط ومنفعته ايضا مركّبة من فعل الرباط والعصب وذلـك ان

* من شـأنـه ان يحـس ويتحرك p ويـربـط العضل بالعظام وشـكـل الاوتار مختلف

كاختلاف شكل الرباط وذلك ان q منها * ما هو r مستدير ومنها ما هو عريض

---

a) Ms. P. عـرص.   b) Mss. L. et P. وامكن.   c) Ces mots sont peut-être de trop. Je n'en comprends pas le sens.   d) Ms. L. ليـكـون وقايـة.
e) Ms. B. العصب.   f) Manque dans ms. P.   g) Mss. B. et P. جوهرها وسـط.   h) Ms. L. لان.   i) Ms. B. الجارى; manque dans ms. P.   k) Ms. B. وانبتتن.   l) Ms. P. معها.   m) Manque dans ms. L. depuis *.   n) Ms. B. تلى; ms. L. التى تلى.   o) Ms. B. العضو.   p) Ms. B. يحرّك.   q) Manque dans ms. L. depuis *.   r) Manque dans mss. B. et L. depuis *.

étroitement et plus solidement les parties qu'ils relient. Il y en a qui sont larges et minces, semblables à une membrane ....? Ils sont nécessaires pour protéger les nerfs et les veines quand ils passent sur des os dépourvus de muscles, comme les extrémités des deux os de l'avant-bras, car les tendons qui naissent des muscles situés du côté externe (*dorsal*) de l'avant-bras, pour mouvoir le carpe, sont couverts de tous côtés par des membranes de l'espèce des ligaments, lesquelles naissent des extrémités des deux os de l'avant-bras. Elles enveloppent les tendons et les protègent contre les lésions qui leur arrivent de dehors et contre la dureté de l'os à l'intérieur. Il en est de même dans les autres parties du corps qui leur ressemblent [1]). La substance des tendons tient le milieu entre celle des ligaments et celle des nerfs. En effet, ils tirent leur origine du nerf qui arrive au muscle et du ligament qui naît de l'os, parce que le nerf, quand il est arrivé au muscle, se divise et se distribue dans les parties du muscle, se mêlant à ses fibres auxquelles se mêle aussi une partie du ligament qui naît de l'os; toutes ces parties ensemble s'appellent muscle. Ensuite il descend un corps du nerf et du ligament, près de la tête du muscle laquelle touche à la partie qui doit être mue par le muscle, sans qu'il s'y mêle aucune partie de la chair du muscle. Ce corps naît de l'extrémité du muscle, arrive à l'os qui doit être mis en mouvement et s'y attache. Pour cette raison la substance du tendon tient le milieu entre la substance du nerf et celle du ligament. De même l'utilité du tendon est composée de l'action du ligament et du nerf; en effet, il a la propriété de sentir, de se mouvoir et de rattacher les muscles aux os. Les formes des tendons sont différentes, de même que celles des ligaments présentent des différences. En effet, il y en a qui sont ronds, d'autres qui sont larges

---

1) „Si l'on voit que des membranes solides sont jetées par-dessus et s'étendent au-dessous non seulement des nerfs et des tendons, mais encore de tous les vaisseaux affermis dans les cavités des os, on reconnaîtra mieux encore, je pense, que la nature a pris toutes ces dispositions pour obvier à la lésion de ces parties: il en est ainsi dans le corps entier et surtout dans les éminences des os près du carpe. En effet, les épiphyses creusées du radius et du cubitus reçoivent les tendons des trois muscles qui sont situés à la partie externe du membre supérieur et qui meuvent le carpe *(les deux radiaux ext. réunis, le cubital ext. et le faisceau carpien du long abducteur du pouce chez le singe).* En même temps tous les tendons qui se trouvent dans cette partie sont entourés de tous côtés par des membranes larges, fortes et dures, naissant des os qui reçoivent ces tendons, de sorte qu'ils ne peuvent être ni très facilement lésés par les chocs extérieurs, ni souffrir de la dureté des os". (Gal. De usu part. Lib. II c. 7; o. c. T. III p. 119; Daremberg o. c. T. I p. 186).

ومنها ما هو زائد فى العرض رقيق فى [a] قوام الاغشية. فامّا المستدير منه [b] فهو
ما كان منه [b] فى موضع منشأه من رأس العضلة الّذى يلى [c] المفصل الّذى
يحرّكه [d] وجعل كذلك ليبعد عـن قبول الآفات بمنزلة الاوتار الّتى تـأتى مفصل
الرسغ من العضلة الموضوعة على الساعد فامّا العريض من الـوتـر فهو ما [b] اتّصل
منه بنفس المفصل [e] واحتيج الى ذلك ليضبط [f] من المفصل اجزاء كثيرة فامّا
المتوسط الرقيق من الوتر فاحتيج اليه لثلاث منافع احداها ان يعطى العضو
جودة اللمس [g] والذكاء بمنزلة الـوتـرة المفروشة تحت جلد باطن [h] الراحة وذلك
انّه جعل هذا العضو آلـة يمتحن بها جميع الكيفيّات الملموسة والثانية ليزيد
مع ذلك فى صلابة العضو بمنزلة الـوتـرة [i] المفروشة تحت جلدة باطن القدم فانّ
هذه الجلدة احتيج ان تكون فيها مـع حسّ اللمس صلابـة ليكون لها صبر
على المشى فى [b] المواضع الصلبة الخشنة [k] والمنفعة الثالثة ان يستر [l] ويوقّى
سائر الاغشية بمنزلة الوترين الثابتين [m] من العضلتين العريضتين اللتين على
البطن لانّهما [n] يتّصلان ويلتحمان بالصفاق الممدود على البطن فيزيدان فى
صلابته وكذلك سائـر الاوتار النابتة من عضل البطن رقيقة فى قـوام الاغشية.
فهذه جملة الكلام على الاوتار والرباط والاعصاب.

الباب الثانى عشر فى صفة العروق غير الضوارب.

فامّا العروق غير الضوارب فمنشأها من الكبـد واحتيج اليها ليجـرى فيها
الدم من الكبد الى سائـر الاعضاء لتغتذى به وجوهـر هـذه العروق جوهـر [o]
سخيف رخوه وهى من طبقة واحدة واحتيج الى رخاوة جوهرها لتكون قريبة
من جوهـر الكبد لتتخيّـل ما يصـل اليها من العصارة والـدم بعض الاحالة [p]
وجعلت ذات [q] طبقة واحـدة لانّ [r] الحاجة كانـت فيها الى جـذب الـدم من

---

a) Ms. B. وهو فى.   b) Manque dans ms. L.   c) Ms. B. تلى; mss. L. et
P. الّتى تلى.   d) Ms. L. تخرجه.   e) Ms. P. المفاصل.   f) Ms. L. ليربط.
g) Ms. P. الحسّ.   h) Mss. B. et P. بطن.   i) Ms. L. الوتر; ms. P.
الوترة والوترة.   k) Ms. L. الخشنة الملحة.   l) Ms. L. يستتر.   m) Ms. B.
الناشين; ms. P. النابتتين.   n) Ms. P. خانّهما.   o) Ms. L. رخو ثاخين سخيف
ساخيف.   p) Ms. P. الاحالة النائمة.   q) Ms. P. ذو.   r) Ms. L. ان الا.

et d'autres qui sont très larges et minces comme des membranes. Le tendon rond est celui qui se trouve là où il naît de la tête du muscle située près de l'articulation qu'il meut. Il est fait ainsi pour être moins exposé à recevoir des lésions, comme les tendons du muscle situé sur l'avant-bras qui parviennent à l'articulation du carpe. Le tendon large est celui qui se réunit à l'articulation même; il est nécessaire pour tenir ensemble plusieurs parties de l'articulation. Le tendon modérément (*lisez* large et?) mince est nécessaire en vue de trois utilités. D'abord pour prêter à la partie [qu'il couvre] le sens du tact et la faculté de distinguer parfaits, comme le tendon étendu sous la peau de la face interne de la paume *(aponévrose palmaire)*, et c'est parce que cette partie est faite comme un organe par lequel se distinguent exactement toutes les qualités tangibles [1]). En second lieu pour augmenter à la fois la dureté de la partie, comme le tendon étendu sous la peau de la face interne *(plantaire)* du pied *(aponévrose plantaire)*, car il est nécessaire que cette peau possède, outre le sens du tact, de la dureté, afin qu'elle puisse supporter de marcher sur des endroits durs et inégaux. La troisième utilité est qu'il couvre et protège les autres membranes, comme les deux tendons qui naissent des deux muscles larges situés sur l'abdomen *(aponévroses des muscles transverses de l'abdomen)*, parce qu'ils sont réunis et soudés à la membrane étendue sur l'abdomen *(péritoine)* et qu'ils en augmentent la dureté; de même les autres tendons qui naissent des muscles de l'abdomen sont minces comme des membranes. Voilà tout ce que j'avais à dire au sujet des tendons, des ligaments et des nerfs.

Douzième Chapitre. Description des veines non battantes.

Les veines naissent du foie et elles sont nécessaires pour que le sang coule dans elles du foie aux autres parties du corps, afin qu'elles en soient nourries. La substance de ces veines est une substance peu serrée et molle, et elles se composent d'une seule tunique. Il est nécessaire que leur substance soit molle, afin qu'elles approchent de la substance du foie pour changer d'une certaine manière le suc et le sang qui leur arrivent. Elles sont faites d'une seule tunique, parce qu'elles doivent attirer le sang du foie et le conduire aux organes,

---

1) „ . . . . . πρὸς ἀκριβῆ διάγνωσιν ἀπάντων τῶν ἀπτῶν ποιοτήτων . . . . . ." (Gal. De usu part. Lib. II c. 6; o. c. T. III p. 110).

الكبد وتأديته a الى الاعضاء لتغتذى به والى جذب الغذاء من الامعاء وتأديته b الى الكبد ولم يحتج فيها الى طبقتين لانّ الدم الّذى يصير منها الى الاعضاء يحتاج الى ان يصير اليها بكلّيّة جوهره لا كما يحتاج الدم c الّذى يكون فى العروق الضوارب فانّ العروق الضوارب جعلت ذات طبقتين ليكون ما يخرج عنها من الدم الى الاعضاء الشىء الرقيق اللطيف الّذى هو اقرب الى طبيعة الروح. والعروق d الّتى تنبت من الكبد عرقان احدهما منشأه e من الجانب *المقعّر ويقال له الباب والثانى منشأى من الجانب f المحدّب ويقال له الاجوف وامّا العرق الّذى يقال له الباب فينقسم منه فى جوف الكبد قبل ان يخرج خمسة اقسام تنبت فى اطراف الكبد الخمسة فاذا خرج g هذا العرق من الكبد نزل h الى الموضع الوسط من المعى i المعروف بـذى الاثنى k عشر اصبعا l فينقسم m هناك الى ثمانية عروق منها عرقان صغيران احدهما يتّصل بالمعى ذى الاثنى عشر اصبعا n ويأخذ منه ما يصل اليه من عصارة الغذاء ويورده الى الكبد وربّما تشعب o منه شعب دقاق تصير الى اللحم الرخو الّذى p حول الجداول والاخر يتفرّق فى الموضع q المتّصل من المعدة بالمعى المعروف بالبوّاب وهو اسفل المعدة ويأخذ من هناك ما يجده من p الغذاء فيوصله الى الكبد ومنها ستّة عروق وهى r اعظم من ذينك العرقين احدها يصير الى الجانب المسطّح من المعدة وينبت فى

---

a) Ms. L. تَدديه.   b) Ms. L. تَأديه.   c) Ms. B. فى الدم.   d) Ms. P. العروق الضوارب.   e) Manque dans ms. L.   f) Manque dans ms. L. depuis *.   g) Ms. P. اخرج.   h) Ms. L. ونزل.   i) Ms. P. الامعاء.   k) Ms. P. بالاثنا.   l) Ms. L. ضبع.   m) Ms. L. انقسم.   n) Ms. L. أصبعان.   o) Ms. L. انشعب.   p) Manque dans ms. P.   q) Mss. B. et L. المواضع.   r) Ms. L وهو.

pour qu'ils s'en nourissent, ou attirer la nourriture des intestins et la conduire au foie. Elles n'ont pas besoin de deux tuniques, parce que le sang qui arrive des veines aux parties du corps doit s'y rendre avec toute sa substance; il en est autrement du sang qui se trouve dans les artères, car les artères sont faites de deux tuniques, pour que (*lisez* parce que) le sang qui en sort vers les parties soit (est) une substance ténue et subtile qui approche plus de la nature du pneuma [1]).

Les veines qui naissent du foie sont au nombre de deux dont l'une naît de la face concave et s'appelle la [veine] porte, tandis que l'autre naît de la face convexe et s'appelle la [veine] cave. Quant à la veine appelée [veine] porte, il s'en détache, à l'intérieur du foie avant sa sortie, cinq branches qui se distribuent dans les cinq lobes du foie. Quand cette veine est sortie du foie, elle descend jusqu'à l'endroit situé au milieu de l'intestin nommé long de douze doigts *(duodénum)*, où elle se divise en huit branches. Deux de ces branches sont de petites veines dont l'une parvient à l'intestin long de douze doigts *(v. duodénale)* d'où elle prend le suc des aliments qui arrive à cet intestin, pour le conduire au foie; parfois il se détache de cette veine des branches ténues *(br. pancréatico-duodénales)* qui parviennent à la chair molle *(pancréas)* qui se trouve autour des (dans les?) mésentères *(djadāwil)*[2]). L'autre branche se distribue dans l'endroit qui réunit l'estomac à l'intestin, [endroit] nommé le portier *(pylore)* qui se trouve à l'extrémité inférieure de l'estomac; elle prend de cet endroit la nourriture qui s'y trouve et la fait parvenir au foie *(v. pylorique)*. Les six autres de ces huit branches sont plus grandes que ces deux branches [dont nous venons de parler]. La première arrive à la surface plane *(externe)* de l'estomac et se distribue dans le côté droit *(v. gastrique [coronaire stomachique de l'homme])* pour y conduire la

---

1) „Il est avantageux que dans tout le corps de l'animal, le sang soit renfermé dans une tunique mince, peu serrée, et que le pneuma le soit dans une tunique épaisse et serrée . . . .: le sang étant épais, lourd, difficile à mouvoir, le pneuma étant ténu, léger et rapide, il était à craindre que le pneuma ne s'échappât aisément, s'il n'était gardé par des tuniques épaisses, denses et parfaitement serrées. Au contraire pour le sang, si la tunique qui l'enveloppe n'eût été mince et peu serrée, il aurait de la peine à se distribuer dans les parties voisines, et ainsi toute son utilité eût été complètement perdue". (Gal. De usu part. Lib. VI c. 10; o. c. T. III p. 446; Daremberg o. c. I, 409).

2) Dans le chapitre sur la chair (V. plus bas) l'auteur dit: „La chair glanduleuse *(pancréas chez le bœuf)* qui se trouve dans les *marābiḍ*, et ce sont les *djadāwil* qui entourent les intestins". Dans le chapitre des membranes il dit: „Les *djadāwil* sont des membranes qui sont situées entre les circonvolutions des intestins et dans lesquelles passent les veines, les artères et les nerfs qui parviennent aux intestins *(mésentères)*".

الجانب الايمن ليؤتى a اليه الغذاء من الكبد لانّ باطن المعدة يغتذى من
عصارة الغذاء فى وقت هضمها ايّاه والعرق الثانى يصير الى الطحال ليجذب
به من الكبد عكر الدم وقبل وصول هذا العرق الى الطحال تنشعب منه
عروق تتفرّق فى اللحم الّذى يقال له بانقراس * وهو اللحم الرخو الّذى فيما
بين المراقّ b ليغتذى به واذا انتهى هذا العرق الى الطحال انقسم منه
عرق c صغير وصار الى ظاهر الجانب الايسر من المعدة وانبتّ فيه و[منه]
غذاؤه ويصعد منه شعب دقاق الى انشرب وينقسم فى d الجانب الايسر منه
ويغذوه وامّا العرق الثالث فانّه يصير الى الجانب الايسر وينقسم حول المعى
المستقيم فيأخذ منه ما يبقى فى e الثفل من الغذاء فيوصله الى الكبد
والعرق الرابع يصير الى الجانب f الايمن * الى الموضع المحدّب من المعدة g
والخامس يصير الى حصول المعى المستمى قولون فينبتّ فيه h ويأخذ ما يبقى
فى الثفل من الغذاء والسادس يصير الى حول الامعاء الدقاق فينقسم باقسام
كثيرة i اكثرها يصير الى المعى k المعروف *بالصائم وباقيها ينقسم فى المعى
الدقيق l وثى المعى المعروف b بالاعور وثى انجزء الّذى يتّصل بالمعى المعروف
بانقولون فيأخذ عصارة الغذاء من هذا الموضع ويوصلها m الى الكبد فهذه
صفة العروق المنقسمة من العرق المستمى الباب. فامّا العرق المعروف بالاجوف
فانّه ينقسم فى جوف الكبد الى افسام n كثيرة تنبتّ فى الجانب
المحدّب o منها وهى العروق *الّتى تجذب عصارة الغذاء من العروق
المنقسمة من p العرق المعروف بالباب فتوصله الى العرق الاجوف. فاذا طلع
العرق الاجوف من الكبد انقسم بقسمين عظيم وينزل احدهما الى اسفل
ويمرّ على فقار انصلب الى الفقارة الاخيرة والاخر اصغر ويصعد q الى اعلى
البدن ونحن اوّلا نبتدئ بذكر الجزء الصاعد الى فوق فاقول ان الجزء الّذى r
يصعد الى فوق يمرّ حتّى يدخل فى الحجاب وينقسم منه فى الحجاب عرقان

---

a) Ms. P. ثمدى.   b) Manque dans ms. B. depuis *.   c) Ms. L. عروق.

d) Ms. L. الى ظاهر الجانب.   e) Mss. B. et P. من.   f) Ms. L. الى.

g) Manque dans ms. B. depuis *; au lieu de ces mots ms. P. a منه.   h) Ms. L.
الامعاء.   i) Ms. B. تقسم كثيرة; ms. P. بقسم كثير منه اليد.   k) Mss. L. et P. منه.

l) Ms. P. الدقاق.   m) Ms. L. يوصله.   n) Ms. L. ثلاثة اقسام.   o) Manque
dans ms. L.   p) Manque dans ms. L. depuis *; les mots العروق المنقسمة من
manquent aussi dans ms. B.   q) Ms. L. يقصد.   r) Ms. L. الثانى.

nourriture du foie, parce que la surface interne de l'estomac est nourrie par le suc des aliments au moment que l'estomac les digère. La deuxième veine arrive à la rate *(v. splénique)*, afin qu'elle attire par cette veine le marc du sang. Avant que cette veine soit parvenue à la rate, il s'en détache des veines qui se distribuent dans la chair nommée *bānqarās (pancréas)*, c'est-à-dire la chair molle située entre les mésentères, pour la nourrir. Quand cette veine a atteint la rate, il s'en détache une petite veine qui se rend au côté externe gauche de l'estomac et s'y distribue, et c'est par cette veine qu'il reçoit sa nourriture *(v. gastro-épiploïque gauche)*. Des branches ténues montent de cette veine à l'épiploon, se distribuent dans sa partie gauche et la nourrissent. La troisième veine se dirige du côté gauche et se distribue autour de l'intestin droit *(v. mésentérique inf.)*; elle en tire ce qui reste encore de nourriture dans les matières fécales et le fait parvenir au foie. La quatrième veine se rend au côté droit, à l'endroit convexe de l'estomac *(v. gastro-épiploïque droite)*. La cinquième arrive aux entours de l'intestin nommé colon *(v. coliques)*, s'y distribue et en tire ce qui reste encore de nourriture dans les matières fécales. La sixième se rend aux entours des intestins grêles *(v. mésentérique sup.)* et se divise en plusieurs branches dont la plupart se rendent à l'intestin nommé l'intestin qui est à jeun *(jéjunum)*; le reste se distribue dans l'intestin grêle *(iléon)*, dans celui nommé borgne *(caecum)* et dans la partie qui touche à l'intestin nommé colon; elle tire de cet endroit le suc des aliments et le conduit au foie. Voilà la description des veines qui se détachent de la veine nommée [la veine] porte.

La veine nommée veine cave se divise à l'intérieur du foie en plusieurs branches qui se distribuent dans la partie convexe du foie; ce sont les veines qui attirent le suc de la nourriture des veines se détachant de la veine nommée veine porte et le conduisent à la veine cave. Quand la veine cave est sortie du foie, elle se divise en deux parties dont l'une, qui est grande, descend en passant sur les vertèbres de la colonne vertébrale jusqu'à la dernière vertèbre; l'autre partie est plus petite et monte vers la partie supérieure du corps.

I. Nous commencerons d'abord par la description de la partie qui monte en haut *(v. cave supérieure + la partie thoracique de la veine cave inf. chez les animaux)*. Je dis donc que la partie qui monte en haut poursuit sa route, jusqu'à ce qu'elle pénètre dans le diaphragme;

ينبتان فيه a ليغذواه ثمّ انّه بعد ذلك ينقسم منه b عروق c دقاق تتّصل
بالغشاء الّذى يقسم الصدر بنصفين وفى غلاف القلب وفى الغدّة d المعروفة
بالنونة ثمّ انّه يتشعّب منه بعد ذلك شعبة تتّصل بالاذن العظمى من اذن
القلب وينقسم هذه الشعبة الى ثلاثة اقسام احدها يدخل فى التجويف الايمن
من تجويفى القلب وتصير من هناك الى الرئة وهذا القسم اعظم هذه e الاقسام
ويكون منه العرق المعروف بالوريد f الشريانىّ g لانّ h خلقته i شبيهة بعرق
ضارب والقسم الثانى يستدير حول القلب من ظاهره وينبت فيه كآله ويغذوه k
والثالث يصير الى الناحية السفلى من الصدر ويغذو ما هناك من العضل الّذى
فيما بين الاضلاع وغيره من الاجسام l انّى هناك فاذا جاوز هذا العرق القلب
تتشعّب منه شعب m كثيرة n شبيهة بالشعر فى دقّتها فتفرّقت فى الاجزاء الغاذية
من الغشائين اللّذين يقسمان الصدر بنصفين فاذا قارب الترقوة انقسم قسمين o
وصعد كلّ واحد منهما p الى ناحية الترقوتين و تباعد q كلّ واحد منهما r
من صاحبه على تأريب ويشعب من كلّ واحد منهما شعبتان احداهما تصير
الى مقدّم الصدر وتنحدر مارّة s على القصّ وتأخذ عن يمين القصّ والاخرى
عن *شماله حتّى تنتهيا الى الغضروف الشبيه بالسيف المشرف على فم t المعدة
والثانية u تنقسم خمسة اقسام *احدها وهو v القسم الاوّل ينبت w فى الصدر
ويتفرّق فى الاربعة الاضلاع العليا من اضلاع الصدر والثانى يأتى موضع الكتفين
والثالث يصعد الى موضع الرقبة وينبت فى العضل الموضوع فى عمقها والرابع

---

a) Ms. L. منه.   b) Mss. L. et P. فيه.   c) Ms. L. عرقان.   d) Ms. P. المعدة.   e) Ms. L. من هذه.   f) Mss. L. et P. بالعرق.   g) Ms. L. الشريان.   h) Ms. L. لا.   i) Ms. L. من خلقته.   k) Ms. L. وبعده.   l) Ms. B. الاحشاء.   m) Mss. B. et P. عروق.   n) Ms. L. الكثيرة.   o) Ms. P. باثنين.   p) Ms. P. من اقسامه.   q) Ms. L. وماعدا ذلك ان.   r) Ms. L. من ناحية.   s) Ms. P. وينحدر مارا.   t) Manque dans ms. L. depuis *.   u) Mss. الثانى.   v) Manque dans ms. P. depuis *.   w) Ms. B. ينقسم.

il s'en détache dans le diaphragme deux veines qui s'y distribuent pour le nourrir (*v. diaphragmatiques*). Après ces veines il s'en détache des veines ténues qui se rendent à la membrane qui sépare le thorax en deux moitiés (*médiastines*), et [se distribuent] dans l'enveloppe du cœur (*v. péricardiques*) et dans la glande appelée la *mûre* (*thymus; v. thymiques*). Ensuite il s'en détache, après cela, une branche qui se rend à la plus grande des deux oreilles du cœur; cette branche se divise en trois portions dont l'une entre dans la cavité droite des deux cavités du cœur et se rend de là au poumon. Cette portion est la plus grande de ces [trois] portions et il en naît la veine nommée *veine artérieuse* (*artère pulmonaire*), parce qu'elle ressemble en structure à une artère [1]). La deuxième portion entoure le cœur à l'extérieur et se distribue entièrement dans le cœur et le nourrit (*v. coronaire*). La troisième portion se rend à la région inférieure du thorax; elle nourrit les muscles qui s'y trouvent entre les côtes et les autres parties qui se trouvent à cet endroit (*v. azygos*).

Quand cette veine (*v. cave sup.*) a dépassé le cœur, il s'en détache plusieurs branches qui par leur ténuité ressemblent à des cheveux et qui se distribuent dans les parties supérieures des deux membranes qui séparent le thorax en deux moitiés. Arrivée près de la clavicule elle se divise en deux parties (*troncs brachio-céphaliques*) et chacune d'elles monte aux clavicules en s'éloignant de l'autre dans une direction oblique. De chacune d'elles se détachent deux branches dont l'une arrive à la partie antérieure du thorax, descend en passant sur le sternum et s'étend du côté droit du sternum, tandis que l'autre s'étend du côté gauche, jusqu'à ce que les deux branches parviennent au cartilage semblable à une épée et situé sur l'orifice de l'estomac (*v. mammaires internes*). La seconde branche se divise en cinq portions dont l'une, la première, se distribue dans le thorax et se répand dans [les espaces entre] les quatre côtes supérieures du thorax (*v. intercostale sup.*); la deuxième arrive à l'endroit des omoplates (*v. sus-scapulaire?*), la troisième remonte à la région du cou et se distribue dans les muscles situés dans la profondeur (*v. cervicale profonde?*);

---

1) „Les veines qui naissent de la partie ascendante de la veine cave sont:………
Après ces veines une veine assez considérable se rend à l'oreille droite du cœur, de cette oreille à la cavité *(ventricule)* droite du cœur et de cette cavité au poumon, ayant [alors] la même tunique que les artères. *(veine artérieuse. [artère pulmonaire])*". (Gal. De ven. et art. dissect. c. 2; o. c. T. II p. 786; Oribase, o. c. III, 509). D'après cette description la veine artérieuse *(art. pulmonaire)* est une branche de la veine cave. (V. le chapitre du Canon traitant de la veine cave ascendante et Note I.)

ينفذ فى ثقب الستّ الفقارات العليا من الرقبة ويصعد الى الرأس والخامس وهو
اعظم الاقسام للخمسة يصعد الى الابط وتتشعّب منه اربعة عروق احدها ينفرّق
فى العضل الصاعد من القصّ الى a الكتف والثانى يتفرّق فى اللحم الرخو
الّذى فى الابط والثالث ينحدر مارًّا فى جانب b الصدر حتى يصير الى مراقّ
البطن وينبثّ فى ظاهره والرابع من هذه الاقسام ينقسم الى ثلاثة عروق احدها
ينقسم فى العضل الّذى فى الجانب المقعّر من عظم الكتف والثانى يتفرّق فى
العضلة الكبيرة الّتى فى الابط والثالث وهو اعظمها يمرّ على العضد حتى
يصير الى اليد وهو العرق المعروف بالابطىّ واذا لقى هذان العرقان الاجوفان
انترقوتين بعد ما ينقسم منها ما قلنا c انّه ينقسم انقسم كلّ واحد منها فى d
موضع التراقى باثنين وصعد احد القسمين e غائرًا ويسمّى الوداج الغائر وصعد
الاخر ظاهرًا ويسمّى الوداج الظاهر. فامّا الوداج الظاهر فاذا صعد من الترقوة
انقسم بقسمين عظيمين احدها f يمرّ فى الرقبة ويزول قليلا g *من عمق البدن h
الى قدّام والى جانب والثانى يمرّ الى قدّام والى اسفل i ثم يصعد ويستدير على
الترقوة ويرتفع من خارج الى النقسم الاوّل منه f فيختلط بعض *اقسامه ببعض h
اقسام ذلك ويصير منها الوداج المعروف بالوداج الظاهر وقبل ان يخالط هذا القسم
القسم k الاوّل تتفرّع منه عروق كثيرة يرتفع بعضها فوق l بعض ليس
يظهر لحسّ البصر m فى كلّ وقت لانّها n شبيهة بنسج العنكبوت وبعضها يظهر
لحسّ البصر فامّا ما لا يظهر منها لحسّ البصر o فانّه يجتمع منها زوجان *احدها
يمرّ عرضا ويتّصل عرقاه p احدهما بالآخر فى الموضع الغائر الّذى عند ملتقى
الترقوتين والزوج q الآخر لا يتّصل عرقاه r واحدهما بالآخر r لكنّهما يقبلان s نحو

---

a) Ms. L. فى.   b) Mss. B. et L. جانبى. Τρίτη δὲ . . . . . εἰς μὲν τὰ
κάτω φερομένη διὰ τῶν αὐτῶν μερῶν, παρατεταμένη δὲ ἑκατέρα τῇ παρ'αὐτῶν πλευρᾷ (ἑκατέρα πλευρᾷ [Oribase]) τοῦ θώρακος (Gal. De ven. et art.
dissect. c. 2).   c) Ms. L. قلنا.   d) Mss. L. et P. من.   e) Mss. B. et L.
احدها.   f) Manque dans ms. L.   g) Ms. B. قليلا قليلا.   h) Manque
dans ms. B. depuis *.   i) Ms. L. خلف اسفل.   k) Manque dans ms. L.;
ms. P. للقسم.   l) Ms. P. الى فوق.   m) Ms. B. فوق بعض
ليس يظهر الى فوق بعضها يظهر لحس البصر.   n) Ms. L. انّها الّا كلّ فى.
o) Ms. P. لا يظهر للبصر. فامّا الّتى.   p) Manque dans ms. L. depuis *.
q) Ms. L. الجزء.   r) Ms. L. الّا بالاخر.   s) Ms. L. يقتلان.

la quatrième pénètre dans les trous des six vertèbres supérieures du cou et monte à la tête (*v. vertébrale*). La cinquième, la plus grande des cinq portions, remonte à l'aisselle (*v. sous-clavière*) et il s'en détache quatre veines. L'une d'elles se distribue dans les muscles qui remontent du sternum à l'omoplate; la deuxième se distribue dans la chair molle qui se trouve dans l'aisselle (*glandes axillaires*); la troisième descend en passant le long du côté de la poitrine, jusqu'à ce qu'elle atteigne la paroi du ventre où elle se distribue à l'extérieur (*v. thoracique longue?*) La quatrième de ces parties se divise en trois veines dont l'une se distribue dans les muscles situés à la surface concave de l'omoplate (*v. scapulaire post.*); la deuxième se distribue dans le grand muscle situé dans l'aisselle (*muscle grand dentelé?*); la troisième, qui est la plus grande, passe le long du bras, jusqu'à ce qu'elle arrive à la main: c'est la veine nommée veine de l'aisselle (*v. basilique*).

Quand ces deux veines caves (*c'est-à-dire les deux troncs brachio-céphaliques*), après que toutes ces branches s'en sont détachées comme nous l'avons dit, ont atteint les clavicules, chacune d'elles se divise à l'endroit des clavicules en deux branches dont l'une remonte dans la profondeur et s'appelle la veine jugulaire profonde *(interne)*, tandis que l'autre remonte superficiellement et s'appelle la veine jugulaire externe.

Quand la veine jugulaire externe est remontée de la clavicule, elle se divise en deux grandes portions dont l'une passe par le cou et s'éloigne un peu de la profondeur du corps, se dirigeant en avant et latéralement, tandis que l'autre se dirige en avant et en bas, puis remonte, entoure la clavicule et s'élève du côté externe vers la première portion; quelques-unes de ses branches se mêlent avec quelques-unes des branches de la première portion et de ce mélange naît la veine jugulaire nommée la jugulaire externe. Avant que cette [seconde] portion se mêle avec la première, il s'en détache plusieurs veines, s'élevant les unes au-dessus des autres, dont quelques-unes ne sont pas toujours distinctement visibles, parce qu'elles ressemblent à des fils d'araignée, tandis que d'autres sont distinctement visibles. Quant à celles qui ne sont pas distinctement visibles, deux paires s'en réunissent dont l'une se dirige transversalement; les deux veines de cette paire se réunissent l'une à l'autre à l'endroit creux près du lieu de rencontre des deux clavicules *(fossette sus-sternale)*, tandis que les deux veines de l'autre paire ne se réunissent pas l'une à l'autre, mais

الموضع الظاهر a من الرقبة موربين واما الّذى يظهر لحسّ البصر دائما b فنّه عرق يمرّ c على الكتف ويصير الى اليد ويعرف بالعرق الكتفىّ وهو القيفال ومنه عرقان لازمان لاصل d هذا العرق الكتفىّ احدهما يمرّ الى رأس e الكتف وينقسم فيما بين الاجسام الّتى هناك والآخر يبلغ الى رأس العضد. واما الوداج الملتأم من اختلاط f ذينك القسمين فانّه ينقسم باثنين واحد قسميه يصير الى داخل وتتشعّب منه شعب بعضها صغار تتفرّق فى اللحى الاعلى وبعضها كبار تتفرّق فى اللحى الاسفل وتنتشعّب من الشعب الكبار شعب تتفرّق فى اللسان وفيما يليه من الاجسام الظاهرة والقسم الآخر يصير الى ظاهر الرقبة g فينقسم فيما يلى الاثنين من الاجسام h وفى الرأس. واما الوداج الغائر i فانّه يمرّ صاعدا الى جانب المرىء وتتشعّب منه شعب تخالط الشعب المنقسمة من الوداج الظاهر فتنبثّان k جميعا فى الحنجرة وفى المرىء وفى جميع اجزاء العضل الغائرة وباقى هذا الوداج يصير الى منتهى الدرز الشبيه باللام فى كتاب اليونانيّين l وتتشعّب منه شعب ويصير منه شعبة صغيرة الى الموضع الّذى بين الفقارة الاولى والثانية وشعبة اخرى شبيهة بالشعر تصير الى الموضع الّذى بين الرأس والفقارة الاولى وباقيه يدخل الى جوف القحف من الثقب الّذى فى منتهى الدرز الشبيه باللام فى كتاب اليونانيّين l فيتفرّق فى داخل m القحف ويغذى ما n هناك من الاجسام وهذا هو آخر موضع o ينتهى اليه الوداج الغائر وانا راجع p الآن الى العرق المعروف بالابطىّ وهو الباسليق والعرق المعروف بالكتفىّ وهو القيفال *وقيل حبل الذراع q فاقول ان هذين العرقين اذا مرّا فى العضد تتشعّب من

---

a) Mss. B. et P الخارج الظاهر.   b) Manque dans ms. L.   c) Manque dans ms. B.   d) Ms. L. الى اصل.   e) Manque dans ms. P.   f) Ms. L. الظاهر.   g) Ms. L. الرأس.   h) Ms. B. الاجسام الظاهرة.   i) Ms. P. اخلاط.   k) Ms. P. فيسيران.   l) Ms. B. باللام اليونانى.   m) Ms. L. باطن.   n) Ms. L. ممّا.   o) Ms. L. ما.   p) Ms. B. فليرجع; ms. P. ولنرجع.   q) Manque dans mss. B. et P. depuis *.

se rendent obliquement à la région extérieure du cou [1]). Parmi les veines qui sont toujours distinctement visibles, il y en a une qui passe sur l'épaule, se rend au membre supérieur et s'appelle la veine de l'épaule, c'est-à-dire la veine céphalique, et deux veines qui sont réunies à la racine de cette veine de l'épaule: l'une d'elle se rend à la tête de l'omoplate et se ramifie dans les parties qui se trouvent à cet endroit (*v. scapulaire* [*transversa scapulae*]?), et l'autre arrive à la tête de l'humérus. La veine jugulaire externe, formée par la réunion de ces deux parties, se divise en deux portions dont l'une se rend à l'intérieur (*v. faciale post.*); il s'en détache des branches dont quelques-unes, qui sont petites, se distribuent dans la mâchoire supérieure, d'autres, qui sont grandes, se distribuent dans la mâchoire inférieure (*v. maxillaire int.*). De ces grandes branches se détachent des branches se distribuant dans la langue (*v. linguales*) et les parties externes voisines. L'autre portion se rend à la région externe du cou et se ramifie sur les parties voisines des oreilles et sur la tête (*v. temporales, auriculaires, occipitales*).

La veine jugulaire profonde, en remontant, se rend à l'œsophage; il s'en détache des branches qui se mêlent aux branches se détachant de la veine jugulaire externe, et elles se distribuent ensemble dans le larynx, l'œsophage et toutes les parties profondes des muscles. Le reste de cette veine jugulaire parvient à l'extrémité de la suture qui ressemble à la lettre L dans l'écriture des Grecs (*sut. lambdoïde*); il s'en détache des branches: une petite branche se rend à l'endroit entre la première et la deuxième vertèbre, une autre branche, qui ressemble à un cheveu, arrive à l'endroit entre la tête et la première vertèbre. Le reste de la veine entre dans l'intérieur du crâne par le trou qui se trouve dans l'extrémité de la suture semblable à la lettre L dans l'écriture des Grecs (*trou déchiré post.* [*for. jugulare*]), se ramifie dans l'intérieur du crâne et nourrit les parties qui s'y trouvent: c'est l'endroit le plus reculé auquel arrive la veine jugulaire profonde.

A présent je reviens à la veine appelée la veine de l'aisselle, c'est-à-dire la veine basilique, et à la veine appelée la veine de l'épaule, c'est-à-dire la veine céphalique, nommée [aussi] la corde de l'avant-bras. Je dis donc qu'il se détache de chacune de ces deux veines,

---

1) „Il y a là deux paires de ces veines; l'une des paires se dirige transversalement, et les deux veines de cette paire se réunissent au creux jugulaire (*fossette sus-sternale*); les veines de l'autre paire ne se réunissent pas, car elles dévient obliquement vers la région extérieure du cou". (Gal. De ven. et art. dissect. c. 6; o. c. T. II p. 799.)

كلّ واحد a منهما شعب صغار تتفرّق فى العضد ويجتمع من بعضها مع بعض العرق b المعروف بالاكحل. وامّا العرق الكتفىّ فاذا هو مرّ * فى العضد تتشعّب منه شعب دقاق تتفرّق فى الجلد وفى الاجزاء c الظاهرة من العضل وتغذّيها. فامّا العرق الابطىّ فانّه تتشعّب منه شعب تتفرّق فى العضل الّذى فى باطن العضد وتغذّيها فاذا قارب كلّ واحد من ذينك العرقين مفصل المرفق انقسما واتّصل قسم واحد من اقسام الابطىّ بقسم من اقسام الكتفىّ وصار منهما عرق واحد يمرّ d فى الوسط فى موضع مثنى المرفق وهو e العرق المعروف بالاكحل. فامّا باقيهما * فانّ باق f العرق الكتفىّ بعضده يمرّ فى ظاهر الساعد على الزند الاعلى وهو العرق المعروف بحبل الذراع ويميل الى الجانب الوحشىّ الى ناحية الطرف المحدّب g من الزند الاسفل ويصير الى الرسغ وينقسم فى ذلك الموضع فى الاجزاء السفليّة من الجانب الوحشىّ من الرسغ وباق الكتفىّ يمرّ فى العضد ويتّصل بقسم من اقسام الابطىّ الّذى فى العمق. فامّا باق العرق الابطىّ فانّه ينقسم قسمين احدهما صغير وهو ايضا ينقسم قسمين احدهما يمرّ الى الجانب الانسىّ ويصير الى الموضع الّذى بين الخنصر والبنصر وهو العرق المعروف بالاسيلم h والى بعض الاصبع الوسطى والآخر يرتفع ويصير الى الاجزاء الخارجة للخارجة من اليد اعنى الاجزاء التى تماسّ العظم i وامّا القسم الثانى وهو اعظم من الاوّل فانّه ينقسم الى ثلاثة اقسام احدها ينقسم فى الجانب الاسفل من الساعد حتى يبلغ الى الرسغ والآخر ينقسم فرق هذا ويصير ايضا k الى الرسغ والثالث ينقسم فى وسط الساعد. فامّا العرق الاكحل فانّه اذا مرّ فى وسط المرفق صعد l على الزند الاعلى الى الجانب الوحشىّ وانقسم بقسمين احدهما يصير الى طرف الزند الاعلى عند الرسغ وينقسم فى الموضع الّذى خلف الابهام والسبّابة وينبّث فيهما والثانى يصير الى طرف الزند الاسفل وينقسم الى ثلاثة عروق احدها يصير الى الموضع الّذى بين الوسطى والسبّابة ويتّصل بجزء من القسم m الآخر الّذى [ذكرناه] قبله فيصير

---

a) Ms. L. ويجتمع بعضها الى بعض والعرق.   b) Ms. L. يشعب كلّ واحد.
c) Manque dans ms. L. depuis *.   d) Ms. P. يمصى.   e) Ms. P. وهذا.
f) Manque dans ms L. depuis *; ms. P. a seulement فان.   g) Ms. P. المجذب.   h) Ms. P. بالاستلم.   i) Mss. L. et P. البطن.   k) Manque dans ms. L. Ms. P. هذا ايضا.   l) Ms. L. صار.   m) Ms. L. الاجزاء.

quand elle passe sur le bras, de petites branches qui se distribuent dans le bras et se reunissent les unes aux autres; par la réunion d'une des branches à une autre se forme la veine appelée la veine noire *(v. médiane)*. Quand la veine de l'épaule passe sur le bras, il s'en détache des branches ténues qui se distribuent dans la peau et dans les parties superficielles des muscles et qui les nourrissent. Quant à la veine de l'aisselle, il s'en détache des branches qui se distribuent dans les muscles situés dans l'intérieur du bras et qui les nourrissent. Chacune de ces veines, arrivée près de l'articulation du coude, se divise: une des branches de la veine de l'aisselle *(v. médiane basilique)*, se réunit à une des branches de la veine de l'épaule *(v. médiane céphalique)*; il en naît une seule veine qui passe au milieu de l'endroit du pli du coude, et c'est la veine nommée veine noire *(v. médiane)*. Quant au reste de ces veines, une partie du reste de la veine de l'épaule passe superficiellement le long de l'avant-bras sur le radius: c'est la veine appelée la corde de l'avant-bras; elle s'incline en dehors vers l'extrémité convexe *(dorsale)* du cubitus, arrive au carpe et se divise à cet endroit dans les parties inférieures de la région externe du carpe. Le reste de la veine de l'épaule passe le long du bras et communique avec une des branches de la veine de l'aisselle, laquelle se trouve dans la profondeur. Le reste de la veine de l'aisselle se divise en deux branches. L'une de ces branches, qui est petite, se divise aussi en deux branches dont l'une se dirige vers l'intérieur et arrive à l'endroit entre le petit doigt et l'annulaire, c'est la veine nommée la petite [veine] salutaire *(v. salvatelle)*, et à une partie du doigt du milieu, tandis que l'autre s'élève et arrive aux parties externes de la main, je veux dire les parties qui touchent l'os. La seconde branche, qui est plus grande que la première, se divise en trois branches dont l'une se distribue dans la région inférieure de l'avant-bras, jusqu'à ce qu'elle atteigne le carpe; la deuxième se ramifie au-dessus de la première et arrive aussi au carpe, et la troisième se distribue au milieu de l'avant-bras. Quand la veine noire *(v. médiane)* a passé le milieu du coude, elle passe sur le radius vers le côté externe et se divise en deux parties dont l'une arrive à l'extrémité du radius près du carpe, se ramifie à l'endroit derrière le pouce et l'index, et se distribue dans ces doigts, tandis que l'autre arrive à l'extrémité du cubitus et se divise en trois veines. Une de ces veines se rend à l'endroit entre le doigt du milieu et l'index, se réunit à une des portions de l'autre partie, [que nous avons mentionnée] avant

منهما عرق a واحد والعرق الثاني يصير الى الموضع الّذى بين الوسطى والبنصر b
وهو العرق الّذى يقصده c بعض d المتطبّبين لعلل الطحال من اليد اليسرى
ويتركون الـدم حتّى ينقطع من نفسه والعرق الثالث يصير الى موضع الخنصر
والبنصر فهذه هى اقسام العرق a الاجوف d الصاعد الى فوق . وامّا العرق الّذى
ينقسم من العرق الاجوف ويصير الى اسفل فانّه عند انفصاله من العرق الاجوف
وقبل ان يتركّب على عظم الصلب تنقسم منه عروق دقاق شبيهة بالشعر تصير
الى الكلية اليمنى وتنبث فى لفائفها واغشيتها وفيما قريب منها من الاجسام
وتوصل اليها الغذاء ثمّ ينقسم منه e عرقان كبيران يدخلان فى تجويف الكلى
بهما تجتذب الكلى مائيّة الدم ثمّ يتشعّب منه شعبتان اخريان f تصيران g
الى الانثيين ويتفرّع h منه عند كلّ فقارة من فقارات القطن عرقان يمرّان فى
الجانبين الى الخاصرتين والى العضل الّذى على القطن ويتفرّع منه عروق دقاق
تدخل فى الثقب الّذى فى الفقارة فتتغذّى i النخاع فاذا صار هذا العرق الى
آخر الفقار انقسم k بقسمين واحد l القسمين يمضى m نحو الفخذ الايمن والآخر
نحو الفخذ الايسر ثمّ ينقسم من هذين القسمين عشر طوائف عروق فتمضى
الطائفة الاولى نحو المتنين والثانية وهى عروق دقاق شبيهة بالشعر الى جزء من
الصفاق والثالثة الى اللحم الّذى عند عظم العجز والرابعة الى n العضل الّذى
حول المقعدة وخارج عظم العجز * وينبث منها فى العضل الّذى هناك ايضا o
والخامسة الى فم الرحم وللجزء الاسفل منه والمثانة والسادسة الى العضل الموضوع

---

a) Mss. L. et P. عروق.   *b)* Manque dans ms. B.   *c)* Ms. P. يقصده.

d) Manque dans ms. P.   *e)* Ms. L. منها.   *f)* Ms. L. اجزايان.   *g)* Ms. P. تصير.

h) Mss. B. et L. ثم ينقرع.   *i)* Ms. L. فيغتذى.   *k)* Ms. L. تصير الى.

l) Ms. B. واخذ احد.   *m)* Ms. L. ثمّ.   *n)* Ms. B. فينقسم.

o) Manque dans mss. L. et P. depuis *.

celle-ci *(c'est-à-dire la branche qui arrive à l'index)*, et de ces deux se forme une seule veine. La deuxième veine arrive à l'endroit entre le doigt du milieu et l'annulaire: c'est cette veine de la main gauche que quelques médecins saignent contre les maladies de la rate, en laissant couler le sang, jusqu'à ce qu'il s'arrête spontanément. La troisième veine arrive à la région du petit doigt et de l'annulaire. Voilà les branches de la veine cave ascendante.

II. Quant à la veine qui se détache de la veine cave et se porte en bas *(v. cave inférieure)*, dès qu'elle est sortie de la veine cave et avant qu'elle s'appuie sur la colonne vertébrale, il s'en détache des veines ténues, semblables à des cheveux, qui arrivent au rein droit, se distribuent dans ses enveloppes, ses membranes et les parties voisines et leur amènent la nourriture *(v. capsulaires et adipeuses)*. Ensuite il s'en détache deux grandes veines qui entrent dans la cavité des reins et par lesquelles les reins attirent la partie aqueuse du sang *(v. rénales)* [1]. Ensuite il s'en détache deux autres branches qui arrivent aux deux testicules *(v. spermatiques int.)*; au niveau de chacune des vertèbres lombaires il s'en détache deux veines qui passent des deux côtés vers la région des îles et vers les muscles situés sur les lombes, et il s'en détache des veines ténues qui entrent dans le trou de la vertèbre pour nourrir la moëlle épinière *(v. lombaires; ram. spinaux)*.

Quand cette veine *(v. cave inf.)* est arrivée au bout des vertèbres, elle se divise en deux parties *(v. iliaques)* dont l'une se rend à la cuisse droite et l'autre à la cuisse gauche. De ces deux parties se détachent ensuite dix groupes de veines. La première groupe se rend aux deux muscles grands-psoas *(v. ilio-lombaires)*; la deuxième, et ce sont des veines ténues qui ressemblent à des cheveux, se rend à une partie du péritoine; la troisième, à la chair qui se trouve près du sacrum; la quatrième, aux muscles qui entourent le siège et aux parties extérieures du sacrum; il s'en distribue aussi des branches dans les muscles qui se trouvent à cet endroit *(v. fessières)*; la cinquième se rend à l'orifice et la partie inférieure de la matrice *(v. utérines)* et à

---

1) „Dès que cette veine [cave] est sortie du foie, avant de s'appuyer sur les lombes......, elle envoie..... des branches..... fines comme des cheveux..... à la tunique du rein droit *(v. capsulaires)*...... Les veines qui s'insèrent sur les [cavités mêmes des (Oribase)] reins *(v. rénales)* sont les plus grandes de toutes celles qui se détachent de la veine cave". (Gal. De ven. et arter. dissectione c. 8; o. c. T. II p. 808; Oribase, Des veines; o. c. T. III p. 519).

على عظم العانة والسابعة تذهب الى العضل الذاهب a على استقامة فى مراق
البطن والثامنة تأتى الفرج b من الانثى والقضيب من الـذكر والتاسعة تاتى
العضل c الباطن من عضل الفخذ والعاشرة تأتى موضع d لخاصرة ثم انّه من
بعد تنقسم هـذه العشر طوائف من هـذين العرقين e الآخذين نحو الفخذ
ينقسم باق كلّ واحد منهـما الى اقسام اخر فينقسم منـه شعبة * تذنبث فى
العضل الّذى فى مقدّم الفخذ ثمّ ينقسم منه شعبة f اخرى فى اسفل الفخذ
من لجاذب الانسىّ g مـمّـا يلى ظاهر البـدن حتّى تبلغ العمق h ثمّ تتشعّب
منـه شعب اخر كثيرة تتفرّق فى عمق i عضل الفخـذ. فاذا صـار هـذا العرق
فوق مفصل الركبة بقليل انقسم الى ثلاثة عروق احدها يأخذ فى الوسط وينبث
فى جميع عضل الساق الداخـل ولخارج والثانى ينحدر على القصبة الصغرى k
من قصبتى السـاق مـمّـا يلى ظاهر البدن حتّى، يبلغ الى مفصل الكعب وهو
عرق l النسا والثالـث يمرّ فى لجـانـب الداخـل من الساق حتّى يصير الى
الموضع العارى من الساق وينتهى الى اسفل الموضع لحدّب من قصبة الساق
العظمى عند عظم m الكعب وهذا هو العرق المعروف بالصافن ثمّ انّه ينقسم من
كلّ واحـد من هـذين العرقين عنـد بلوغـه الى القدم عرقان n اثنان منهـما
يستديران o حول طرف القصبة الصغرى من الساق احدها من لجانب الوحشى
والآخر من p لجانب الانسىّ ويتفرّقان فى اجزاء الرجل q العليا والسفلى وهذان
ينقسمان من العرق المعروف بالنسا والاثنان الآخران ينبثّان حول طرف القصبة
العظمى احدهما من قدّام والآخر من خلـف. فهذه صفة جميع العروق غير
الضوارب وهى احد عشر قسما والعرق الّذى يأتى باب الكبد مـن السرّة فى

---

a) Ms. B. الموضوع .   b) Ms. L. الى فروج ; ms. B. الى فرج .   c) Mss. B. et
L. الى العضل .   d) Ms. L. من موضع .،،   e) Ms. B. العرقين الاجوفين .   f) Manque dans ms. B. depuis *.   g) Mss. الايسر . Avicenne a: اسفل الفخذ وانسيّد .
h) Ms. P. العنق .   i) Manque dans ms. L.   k) Ms. P. لعظمى ; ms. L.
نسخة الصغرى ونسخة العظمى .   l) Ms. P. ويعرف بعرق .   m) Manque dans
ms. P.   n) Ms. B. اربعة عروق .   o) Ms. B. تستدير ; ms. P. a seulement:
الوصل .   p) Ms. L. الى .   q) Ms. P. الى القدم عرقان مستديران .

la vessie (*v. vésicales*); la sixième arrive aux muscles situés sur l'os pubis (*v. obturatrice*); la septième se dirige au muscle qui passe en ligne droite sur la paroi de l'abdomen (*v. épigastrique inf.*); la huitième arrive aux parties honteuses de la femme et à la verge de l'homme (*v. honteuses*); la neuvième arrive aux muscles intérieurs de la cuisse, et la dixième arrive à la région des îles (*v. épigastrique superficielle?*). Après que ces dix groupes se sont détachées de ces deux veines qui se dirigent vers la cuisse, le reste de chacune d'elles se divise en d'autres branches. Il s'en détache une branche qui se distribue dans les muscles situés à la partie antérieure de la cuisse; ensuite une autre branche dans la partie inférieure et intérieure de la cuisse, du côté externe du corps (*superficiellement?*), jusqu'à ce qu'elle atteigne la profondeur. Ensuite il s'en détache d'autres branches nombreuses qui se distribuent dans la profondeur des muscles de la cuisse (*v. fémorale prof. et v. musculaires*).

Arrivée un peu au-dessus de l'articulation du genou, cette veine (*v. fémorale*) se divise en trois veines dont l'une passe au milieu (*v. poplitée*) et se distribue dans tous les muscles internes et externes de la jambe (*v. tibiales*). La deuxième descend le long de la plus petite des deux cannes de la jambe (*péroné*), du côté externe du corps, jusqu'à ce qu'elle atteigne l'articulation de l'astragale, et c'est la veine *al-nasā* (*v. saphène ext.*). La troisième passe le long du côté interne de la jambe, jusqu'à ce qu'elle arrive à l'endroit non charnu de la jambe, et finisse à la partie inférieure convexe de la grande canne de la jambe (*tibia; malléole int.*) près de l'astragale, et c'est la veine appelée *al-ṣāfin* (*v. saphène int.*) Ensuite deux veines se détachent de chacune de ces deux veines, quand elles ont atteint le pied. Deux de ces veines entourent l'extrémité de la petite canne de la jambe (*péroné*), l'une du côté externe, l'autre du côté interne, et se distribuent dans les parties supérieures et inférieures du pied: ce sont celles qui se détachent de la veine appelée *al-nasā* (*v. saphène ext.*). Les deux autres veines se distribuent autour de l'extrémité de la grande canne (*tibia*), l'une par devant, l'autre par derrière.

Voilà la description de toutes les veines non battantes: ce sont onze parties, et [1] la veine qui arrive de l'ombilic à la porte du foie dans les corps des fœtus (*v. ombilicale*), la veine cave, les veines du

---

1) Les veines suivantes sont énumérées par Galien parmi les veines qui ne sont pas accompagnées d'artères. (Gal. De ven. et arter. dissectione c. 10; o. c. T. II p. 824).

* ابدان الاجنّـة والعرق الاجوف وعروق الصدر وعروق a الحجاب والعرق الكتفى مـع شعبة والعرق الّذى يمرّ فى الابط والوداج الظاهر والعروق الّتى * تنحـدر من مراق البطن والعروق الّتى فى عظم العجز والعروق الّتى b فى ظاهر العجز. فهذه صفة جميع العروق غير الصوارب هيئتها ومنافعها * واعلم ذلك ان شـآء اللّٰه تعالى c.

الباب الثالث عشر فى صفة العروق الصوارب * المسمّاة d شرابيين c

فاقول ان العروق الصوارب المسمّاة شرابيين احتاجت اليها الطبيعة لتأخذ الحرارة الغريزيّـة من القلب وتؤدّيهـا الى سائر الاعضاء والشرابيين مولّفـة من طبقتين متشابهتى الاجزاء مختلفتى الوضع والجوهر والطبقـة الداخلـة منها ليفها ذاهب بالعرض وجوهرها اصلب e وهو اغلظ من الطبقة الخارجة * بخمسة اضعافها والطبقة الخارجة a ليفها ذاهب بالطول وثيها ليف يسير ذاهب على الوراب وجوهرها فيه رخاوة واحتيج الى f ان يكون كذلك لانّ فيها حركتين احداهـما حركة الانبساط وهـو اجتذاب الهواء اليهـا من انقلب وذلك يكون بالطبقـة الخارجـة الذاهب ليفها طولا والثانية حركة الانقباض وهـو دفع الفضل الدخانىّ واخراجه * الى خارج b وذلك يكون بالطبقة الداخلة الذاهب ليفها عرضا ويعينه على ذلك الليف الذاهب ورابا وبهذا الليف يكون احتواء g العرق على الدم المنبعث من القلب ولذلك جعلت هـذه الطبقة اصلب من الطبقة الخارجـة وفى داخل الشريان طبقـة اخرى رقيقة صلبة على مثـال نسج العنكبوت تظهر ظهورا بيّنا فى الشريانات الكبار يعدّهـا h قوم طبقة وجملـة جوهر الشريان اصلب

---

a) Manque dans ms. L. depuis *.   b) Manque dans ms. P. depuis *.

c) Manque dans mss. B. et P. depuis *.   d) Ms. L. المسمّاة الصوارب.   e) Ms. L. صلب.   f) Mss. اليها.   g) Ms. L. احتوى.   h) Mss. L. et P. بعده.

thorax (*v. azygos*) [1]), les veines du diaphragme, la veine de l'épaule
avec ses branches, (*v. céphalique*), la veine qui passe par l'aisselle (*v.
basilique*), la veine jugulaire externe, les veines qui descendent de la
paroi de l'abdomen, les veines qui se trouvent dans le sacrum et les
veines qui se trouvent à l'extérieur du sacrum. Voilà la description
de toutes les veines non battantes, leur disposition et leurs utilités.
Sachez cela, s'il plaît à Dieu qui est élevé.

Treizième Chapitre. Description des veines battantes appelées artères.

Je dis donc que la nature a besoin des veines battantes, dites artères, pour prendre la chaleur naturelle du cœur et pour la conduire
à toutes les parties. Les artères sont composées de deux tuniques qui
se ressemblent quant aux parties qui les composent, mais qui diffèrent
en position et en substance. Les fibres de la tunique interne se dirigent transversalement, et sa substance est plus dure et cinq fois plus
épaisse que celle de la tunique externe. Les fibres de la tunique externe se dirigent longitudinalement; dans cette tunique il y a quelques
fibres qui se dirigent obliquement et sa substance est molle. Il était
nécessaire qu'il en fût ainsi, parce qu'il y a lieu dans les artères deux
mouvements; l'un est le mouvement de dilatation par lequel l'air est
attiré du cœur dans elles, ce qui se fait par la tunique externe dont
les fibres se dirigent longitudinalement. Le deuxième est le mouvement de la contraction par lequel la superfluité fuligineuse est poussée
et éloignée au dehors, ce qui a lieu par la tunique interne dont
les fibres se dirigent transversalement, aidées par les fibres qui se
dirigent obliquement. C'est par ces fibres que le vaisseau contient
le sang envoyé par le cœur, et pour cette raison cette tunique a
été faite plus dure que la tunique externe. A l'intérieur de l'artère
il y a [encore] une autre tunique mince et dure, semblable à une
toile d'araignée, qu'on voit clairement dans les grandes artères et
que quelques-uns considèrent comme une [troisième] tunique [2]). Toute
la substance de l'artère est plus dure que celle de la veine. Elle a

---

1) Galien a: ἡ τὸν θώρακα τρέφουσα φλέψ.

2) „La tunique interne, épaisse et dure des artères possède à sa surface intérieure une
espèce de peau, semblable à une toile d'araignée, qu'on voit clairement dans les grandes
artères et que quelques-uns considèrent comme une troisième tunique des artères". (Gal.
De anat. administr. Lib. VII c. 5; o. c. T. II p. 601; Oribase, Du poumon; ed. Bussemaker et Daremberg T. III p. 327).

من جوهر العرق غير الضارب وجعل كذلك لانّه لم يكن a يؤمّن عليه لكثرة
حركته ان يخترق او ينقطع ومنشأ العروق الضوارب كلّها من التجويف الايسر
من تجويفى القلب وذلك انّه ينشو من هذا التجويف عرقان ضاربان احدهما
اصغر من الآخر وهو ذو طبقة واحدة رخوة سخيفة ولذلك يسمّى الشريان
العرقىّ b وللحاجة كانت اليه ليوصل c الى الرئة من الدم والروح مقدارا كثيرا
بسبب سخافته وهو يدخل الى الرئة d وينقسم فيها باقسام كثيرة ويأخذ منها
هواء ويوصل اليها دما لتغتذى به وانثانى اعظم من الاوّل وهو الّذى يسمّيه
ارسطوطاليس اورطى f وهو يسمّى g العرق الابهر وهذا العرق حيث يطلع من
القلب يتفرّع h منه شعبتان احداهما وهى الصغرى تصير الى التجويف الايمن
من تجويفى القلب وتتفرّق فيه والثانية وهى العظمى تستدير حول القلب كما
يدور ثمّ تدخل اليه وتتفرّق فيه فامّا بقيّة هذا العرق بعد ان تتشعّب منه
هاتان الشعبتان تنقسم بقسمين احدهما يمرّ صاعدا الى فوق والآخر ينزل الى
اسفل وهو اعظم من للجزء الصاعد الى فوق وجعل كذلك لانّ الاعضاء i الّتى
هى اسفل من موضع القلب هى اكثر عددا من الاعضاء i الّتى فوق موضعه.
فامّا القسم الّذى يصعد الى فوق من العرق الّذى يسمّى اورطى فينقسم قسمين
احدهما وهو الاكبر يأخذ مصعدا نحو اللّبة k ويمرّ على تأريب نحو l للجانب
الايمن حتّى اذا هو قريب من اللحم الرخو المعروف بالتوثة انقسم بثلاثة m
اجزاء n جزءان منها وهما o عرقان عظيمان يمرّان الى جانب الوداجين الغائريين
احدهما الى جانب الوداج الايمن والآخر الى جانب الوداج الايسر وهما العرقان
اللّذان يحسّ نبضهما من جانبى العنق عند الوداجين ويقال لهما عرقا السُبات p

---

a) Ms. L. يكن.   b) Ms. B. a encore والوردى.   c) Ms. L. لوصل.

d) Ms. L. a encore من الدم.   e) Ms. P. وهذا.   f) Ms. L. اورطى.

g) Ms. B. ويسمّى; ms. L. a seulement وهو.   h) Ms. L. ينشعّب.   i) Ms.

B. الاعضاء الصلبة.   k) Mss. B. et L. اللثة.   l) Ms. P. الى.   m) Ms. P.

اقسام اخر.   o) Ms. P. هو.   p) Ms. L. الشباب.   n) Ms. L. ينقسم ثلاثة.

été faite ainsi, parce qu'elle serait autrement en danger de se déchirer ou de se rompre à cause de ses mouvements frequents.

Toutes les artères prennent leur origine de la cavité gauche des deux cavités du cœur. De cette cavité naissent deux artères. L'une d'elles est plus petite que l'autre et possède une seule tunique molle et peu serrée; pour cette raison elle est appelée l'artère veineuse *(veine pulmonaire)*. Elle est nécessaire pour conduire au poumon une grande quantité de sang et de pneuma, parce qu'elle est peu serrée. Elle entre dans le poumon, s'y ramifie en plusieurs branches, prend de l'air du poumon et lui fait parvenir du sang, afin qu'il s'en nourrisse. La deuxième est plus grande que la première, c'est celle qu'Aristote appelle *aorte*, et elle s'appelle la veine *al-abhar* [1]). Dès que ce vaisseau est sorti du cœur, il s'en détache deux branches dont l'une, la plus petite, se rend à la [paroi de la] cavité droite des deux cavités du cœur et s'y distribue, tandis que la seconde, la plus grande, entoure le cœur entier, entre ensuite dans la paroi du cœur et s'y distribue *(art. coronaires)*. Après que ces deux branches s'en sont détachées, le reste de ce vaisseau se divise en deux parties *(aorte antérieure [ascendante] et postérieure [descendante] chez les ruminants)*, dont l'une remonte en haut et l'autre descend en bas. Cette partie est plus grande que la partie qui remonte et cela est fait ainsi, parce que les parties du corps situées au-dessous du cœur sont plus nombreuses que les parties situées au-dessus de lui.

La partie ascendante du vaisseau appelé *aorte* se divise en deux parties *(tronc brachio-céphalique et art. sous-clavière gauche [a. axillaire gauche des ruminants])* [2]). L'une, qui est la plus grande *(tronc brachio-céphalique)*, en remontant, s'étend à la fossette jugulaire *(sus-sternale)* et se dirige obliquement vers le côté droit, jusqu'à ce que, parvenue près de la chair molle appelée la mûre *(thymus)*, elle se divise en trois parties *(les deux artères carotides et l'art. sous-clavière dr. [axillaire des ruminants])*. Deux de ces parties, et ce sont deux grands vaisseaux, passent à côté des deux veines jugulaires profondes, l'une à côté de la veine jugulaire droite, l'autre à côté de la veine jugulaire gauche: ce sont les deux vaisseaux dont on perçoit le battement des deux côtés du cou près des deux veines jugulaires et ils

---

1) Chez Avicenne c'est la veine cave qui est appelée *al-abhar*. V. plus bas la fin du chapitre du Canon sur le poumon.

2) Conf. le chapitre du Canon sur l'artère aorte.

وهما ينقسمان مع اقسام الوداجين ويبقى منهما بقيّة تدخل فى جوف القحف
وتنقسم باقسام كثيرة مختلفة a تنتسج b وتشتبك c ويصير منها نساجة شبيهة
بالشبكة مفروشة تحت الدماغ معدّة d لانضاج الروح النفسانى ثمّ انّ تلك
الاقسام تجتمع بعضها الى بعض حتّى يلتأم منها عرقان كما كانا قبل e ان
ينقسما ويدخلان الى الدماغ ويتفرّقان فى جرمه f ويوصلان اليه الروح النفسانى
والقسم الثالث ينقسم منه ثلاثة اجزاء يصير بعضها الى القسّ والاضلاع الاول
من اضلاع الصدر وبعضها الى الفقارات * العليا من فقارات الرقبة g و[بعضها] الى
المواضع الّتى تلى الترقوة h حتّى يبلغ i الى رأس انكتف وينزل فيمرّ الى ناحية
الابط ويتشعّب منه شعبة تصير مع العرق الابطى المعروف بالباسليق وتنقسم
فى اليد كتقسمه ويتشعّب منه k شعب صغار فى عضل العضد الباطن والظاهر l
ويمرّ * غائرا حتّى اذا صار الى عند المرفق ظهر ومرّ m مع العرق الابطى
المعروف بالباسليق ثمّ انّه يغوص ايضا فى العمق ويتشعّب منه شعب صغار
تتفرّق فى عضل الساعد والباقى n ينقسم قسمين احدهما وهو الاكبر يصير الى
الرسغ مارّا على الزند * الاعلى وهو العرق الّذى تجسّه الاطبّاء عند المرض والآخر
يأخذ على الزند o الاسفل مارّا ايضا الى الرسغ ويتفرّقان جميعا فى عضل الكفّ
وربّما ظهر لهما نبض فى ظهر p الكفّ. وامّا الجزء الثانى من العرق الصاعد الى
فوق فانّه يأخذ على الوراب الى ناحية الابط الايسر وينقسم فى الاعضاء الّتى فى

---

a) Ms. L. مختلفة او. b) Ms. L. تتشتج; ms. B. نسج. c) Ms. L.
تستنك. d) Ms. L. تتعك، e) Ms. L. بل. f) Ms. B. الدماغ من جزء فى;
ms. P. الدماغ جرم فى. g) Manque dans ms. P. h) Ms. P. الرقبة. i) Manque dans ms. L. depuis *. k) Ms. P. فيه; ms. L. منه وينبيث; ms. B.
وتشعبه. l) Ms. P. a seulement الظاهر. m) Ms. L. مار; manque dans
ms. P. depuis *. n) Mss. الثانى. o) Manque dans ms. P. depuis *.
p) Ms. B. ظاعر.

s'appellent les deux artères soporifères (*a. carotides*) [1]. Ils se ramifient avec les branches des deux veines jugulaires; il en reste une partie qui entre dans la cavité du crâne et se divise en plusieurs branches différentes qui forment des mailles en s'entrelaçant, dont il naît un tissu, semblable à un réseau, étendu sous le cerveau (*réseau admirable chez les ruminants, le porc*) et préparé pour élaborer le pneuma psychique. Ensuite ces branches se réunissent les unes aux autres, jusqu'à ce qu'il s'en forme deux vaisseaux, comme ils étaient avant leur division, qui entrent dans le cerveau, se distribuent dans sa substance (*a. cérébrales*) et lui amènent le pneuma psychique. De la troisième partie (*a. sous-clavière droite*) se détachent trois branches dont une se rend au sternum (*a. mammaire int.*) et aux premières côtes de la poitrine (*a. intercostale sup.*), une autre aux vertèbres supérieures du cou (*a. vertébrale*), [et une troisième] aux endroits voisins de la clavicule, jusqu'à ce qu'elle atteigne le sommet de l'épaule (*a. susscapulaire?*), et [puis] elle (*c.-à-d. l'artère sous-clavière droite*) descend et se dirige vers la région de l'aisselle (*a. axillaire*). Il s'en détache une branche qui accompagne la veine de l'aisselle, appelée basilique, et se distribue dans le membre supérieur de la même manière que cette veine. Il se détache de cette artère de petites branches pour les muscles internes et externes du bras, et elle passe dans la profondeur (*a. brachiale*), jusqu'à ce que, arrivée près du [pli du] coude, elle devient superficielle et accompagne la veine de l'aisselle, appelée basilique. Ensuite elle s'enfonce aussi dans la profondeur et il s'en détache de petites branches qui se distribuent dans les muscles de l'avant-bras. Le reste se divise en deux parties dont l'une, la plus grande, se rend au carpe en passant sur le radius, c'est le vaisseau que les médecins tâtent dans les maladies (*a. radiale*), tandis que l'autre s'étend sur le cubitus et se rend de même au carpe (*a. cubitale*). Elles se distribuent ensemble dans les muscles de la main, et parfois leur battement est perceptible à la face dorsale de la main. La deuxième partie de l'artère [aorte] ascendante (*a. sous-clavière gauche*) s'étend obliquement vers la région de l'aisselle gauche; elle se divise dans les parties situées

---

1) Le ms. de Leyde a: *ʿirqā al-shabāb* [شبابي] (*les deux artères de la jeunesse*, au lieu de: *ʿirqā al-subāt* [سباتي]) (*les deux artères du sopeur* [καρός, καρωτίδες; *carotides*]). Écrits sans points diacritiques ces mots sont identiques (سبات). C'est à cause de cette leçon erronée, je pense, que ces artères s'appellent chez quelques auteurs (Constantinus Africanus, Jac. Sylvius, Berengarius) *arteriae juveniles* (Hyrtl, Arab. u. Hebr. in der Anatomie. Wien 1879 p. 230). Conf. la première note du chapitre du Canon d'Avicenne sur les artères carotides.

الجانب الايسر كتنقسّم العرق الّذى ذكرنا قبل هذا وهو[a] الجزء الثالث من اجزاء العرق الّذى هو اخ ليهذا. فامّا العرق الّذى ينحدر من العرق الضارب المسمّى اورطى الى اسفل من موضع القلب فانّه اذا نزل استقرّ على فقار الصلب مارّا الى عظم العجز وتتشعّب منه فى ممرّه شعب عند كلّ واحد من الفقار تأتى الاعضاء المحاذية لها[b] عرق دقيق ينقسم فى الموضع الّذى فيه[c] الرئة وتبلغ اطرافه[d] الى قصبة الرئة وعرق آخر يصير الى الموضع الّذى بين الاضلاع وعرقان صغيران يأتيان للحجاب وعرق آخر[e] ينقسم فى الكبد والمعدة والطحال وعرق آخر ينقسم فى جداول العروق الّتى حول الامعاء الدقاق[f] ثمّ من بعد هذا تتفرّع منه[g] ثلاثة عروق اخر تتفرّق فى جداول العروق الّتى حول المعى[h] المستقيم وتنقسم هذه العروق الضوارب مع العروق غير الضوارب فى جداول الامعاء لتستعين[i] بالغشاء المغشّى على العروق غير الضوارب ويتفرّع ايضا من بعد ذلك منه عروق[k] صغار تدخل فى كلّ واحد من[l] الفقار منها زوج يأتى الانخاع وعروق اخر تصير الى[m] الخاصرتين مع العروق غير الضوارب الّتى تصير الى هناك وعروق اخر ضوارب تأتى الانثيين مع العروق غير الضوارب الّتى تأتيهما فاذا بلغ الى عظم العجز انقسم باقيه باثنين كما ينقسم العرق غير الضارب[n] الّذى تحته فيمرّ احدها على عظم العجز نحو الفخذ الايمن والآخر نحو الفخذ الايسر وقبل ان يبلغ هذان العرقان الضاربان الى الفخذين تتشعّب من كلّ واحد منهما شعبة وتصيران جميعا الى جانب المثانة حتّى تبلغا

---

a) Mss. L. et P. وهذا.   b) Ms. P. منها.   c) Ms. L. فيه البه.   d) Ms. L. اطرافها.   e) Manque dans ms. L.   f) Ms. L. الّا الدقاق.   g) Ms. P. ينتفرق منه ms. L.; فيه.   h) Ms. الامعاء.   i) Ms. L. لمسعين; ms. B. تأتى.   k) Ms. L. عرق.   l) Ms. L. من هذه.   m) Ms. B. ليتغشين.   n) Ms. L. الضوارب.

du côté gauche de la même manière que l'artère que nous avons mentionnée avant celle-ci, c'est-à-dire la troisième partie (*a. sous-clavière dr.*) de l'artère [aorte ascendante], partie qui est tout pareille à celle-ci (*a. sous-clavière gauche*).

Le vaisseau qui descend de l'artère appelée aorte aux parties situées au-dessous de la région du cœur (*aorte descendante*) s'appuie, en descendant, sur les vertèbres de la colonne vertébrale et s'étend jusqu'au sacrum. Pendant son trajet il s'en détache des branches au niveau de chaque vertèbre qui arrivent aux parties situées en face des vertèbres, une artère ténue qui se ramifie dans l'endroit où se trouve le poumon et dont les extrémités parviennent à la trachée-artère, et une autre artère qui se rend à l'endroit entre les côtes (*a. intercostales*); deux petites artères qui arrivent au diaphragme (*a. diaphragmatiques inf.*); une autre artère (*tronc cœliaque*) qui se distribue dans le foie (*a. hépatique*), l'estomac (*a. gastrique* [*a. coronaire stomachique*]) et la rate (*a. splénique*), et une autre artère se distribuant dans le mésentère qui entoure les intestins grêles (*a. mésentérique sup.*). Ensuite, après cette artère, il s'en détache trois autres qui se ramifient dans le mésentère qui entoure l'intestin droit (*a. mésentérique inf.*); ces artères se ramifient dans le mésentère avec les veines, pour trouver un soutien dans la membrane qui couvre les veines [1]). En outre il se détache encore de cette artère de petits vaisseaux qui entrent dans chacune des vertèbres, une paire de ces vaisseaux arrivant à la moëlle épinière (*ram. spinaux*), puis d'autres artères qui arrivent aux îles avec les veines qui arrivent à cet endroit, et d'autres artères qui parviennent aux testicules (*a. spermatiques*) avec les veines qui arrivent à ces organes. Quand l'artère a atteint le sacrum, ce qui en reste se divise en deux parties (*a. iliaques*) de la même manière que la veine située au-dessous d'elle. L'une des parties passe sur le sacrum, se rendant à la cuisse droite, l'autre à la cuisse gauche. Avant que ces deux artères aient atteint les cuisses, il se détache une branche de chacune d'elles; ces branches passent toutes les deux le long de la vessie, jusqu'à ce qu'elles at-

---

1) De la tunique (*membrane séreuse*) qui relie et enveloppe les intestins, tunique engendrée...... par le péritoine, la nature en a fait naître une (*mésentère*), analogue au péritoine même et dont elle a revêtu chacun des vaisseaux. Dans les intervalles vides entre les vaisseaux, repliant cette tunique en double sur elle-même..... elle l'a disposée comme ligament et comme protection sûre pour les vaisseaux". (Gal. De usu part. Lib. IV c. 20; o. c. T. III p. 338; Daremb. I, 334).

السرّة وذلك يوجد فى ابدان الاجنّة وامّا فى ابدان المستكملين فيجيّف للجزء الّذى يبلغ الى a السرّة ويبقى للجزء b الّذى عند منشأ كلّ واحد من العرقين فتتشعّب من ذينك العرقين c شعب تتفرّق فى العضل الّذى على عظم العجز فاذا بلغ هذان العرقان النصاريان الى الفخذ انقسمت بقيّتهما d فى الفخذ على ما وصفنا فى تقسّم العروق غير الضوارب الّا انّهما ينقسمان فى غور الفخذ. فهذه صفة جميع العروق الضوارب الّتى فى البدن والعروق e الّتى تستندير حول المثانة فى ابدان الاجنّة والعروق الّتى تأتى من العرق الضارب العظيم الى العرق النصارب الشبيه بغير f الضارب والعرق الّذى يصير الى الفقارة الخامسة والعرق الّذى يصعد الى اللبّة g والعرق الّذى يصعد الى الابط والعرقان المعروفان بعرق السبات h والعروق الّتى i تأتى للحجاب والشعب الاولى الّتى تأتى الكبد والطحال والامعاء. * فاعلم ذلك وافهمه k.

الباب الرابع عشر فى صفة اللحم المفرد والشحم

وان قد شرحنا امر العروق الضوارب فنحن نشرح فى هذا الموضع امر اللحم المفرد والشحم ونبتدئى اوّلا بذكر اللحم فنقول ان اللحم الّذى فى l البدن ثلاثة انواع احدها نوع اللحم المختلط مع العصب والوتر ويقال له العضل وهذا

---

a) Manque dans ms. P.   b) Ms. L. الجزء الثانى.   c) Ms. B. الجزءين.

d) Ms. B. تقسمها.   e) Mss. B. et P. وفى العروق.   f) Ms. B. بالعرق غير.

g) Mss. L. et P. اللثة.   h) Ms. L. الشباب.   i) Ms. L. العرق الّذى; ms.

B. العرق الّتى.   k) Manque dans ms. P. depuis *.   l) Ms. L. الى.

teignent l'ombilic (*a. ombilicales*). Cette disposition se trouve dans le corps des fœtus, mais dans les corps des individus développés complètement, la portion qui atteint l'ombilic s'est desséchée (*lig. vesico-umbilicalia lateralia*), tandis que la portion qui se trouve près de l'origine de chacune des deux artères reste [perméable]. Ensuite il se détache de ces deux artères (*a. iliaques*) des branches qui se distribuent dans les muscles situés sur le sacrum (*a. sacrées lat.?*). Quand ces deux artères sont parvenues à la cuisse, leur reste se ramifie dans la cuisse de la même manière que nous avons décrite pour les ramifications des veines, seulement elles se ramifient dans la profondeur de la cuisse.

Voilà la description de toutes les artères qui se trouvent dans le corps, et [1]) les artères qui entourent la vessie dans les corps des fœtus (*a. ombilicales*), les artères (l'artère?) qui viennent (vient) de la grande artère (*aorte*) à l'artère (la veine?) qui ressemble à une veine (artère?) (*a. pulmonaire: canal artériel* [*ductus arteriosus Botalli*]?) [2]), l'artère qui parvient à la cinquième vertèbre [dorsale] (*commencement de l'aorte descendante*), l'artère qui remonte à la fossette jugulaire (*sus-sternale: tronc brachio-céphalique*), l'artère qui remonte à l'aisselle [gauche] (*a. sous-clavière gauche*), les deux artères appelées les artères soporifères (*carotides*) [3]), les artères qui arrivent au diaphragme, et les premières branches qui arrivent au foie, à la rate et aux intestins. Sachez cela et comprenez-le.

Quatorzième Chapitre. Description de la chair simple et de la graisse.

Ayant exposé tout ce qui regarde les artères, nous exposerons à cet endroit ce qui a rapport à la chair simple et à la graisse. Nous commençons d'abord à parler de la chair. Nous disons donc qu'il y a trois espèces de chair dans le corps. La première est l'espèce de chair qui est mêlée au nerf et au tendon et qui s'appelle le muscle; cette espèce forme la plus grande quantité de toutes les parties

---

1) Les artères suivantes sont celles qui chez Galien et Avicenne ne sont pas accompagnées de veines. Conf. plus bas le chapitre du Canon d'Avicenne traitant de l'aorte descendante, à la fin, et la note correspondante.

2) Galien dit: „Le vaisseau qui dans les animaux pas encore nés naît de la grande artère (*aorte*) et s'insère sur la veine artérieuse (*a. pulmonaire*) est aussi une artère, non seulement quant à sa structure (σῶμα), mais encore quant à son utilité dans les fœtus, et s'avance seul, sans veine *(canal artériel [ductus arteriosus Botalli])*". (Gal. De ven. et arter. dissect. c. 10; o. c. T. II p. 828).

3) „là, où elles se distribuent dans le réseau [admirable]". (Avicenne).

النوع اكثر ما فى البدن من سائر الاعضاء ونحن نذكر هذا النوع فى الموضع a
الّذى يذكر فيه الاعضاء المركّبة والنوع الثانى نوع اللحم المفرد الّذى يسمّى
على الاطلاق لحما b وجوهره معتدل فيما بين الصلابة واللين والدم c فيه كثير
وهذا النوع اقلّ ما فى البدن من الاعضاء والنوع الثالث نوع اللحم الغددىّ.
فامّا اللحم المفرد فمنه ما هو فى الفخذين ومنه ما هو فى باطن الصلب
وظاهره ويقال له الاشتمازيج d واللحم الّذى فيما بين الاسنان فامّا اللحم المفرد e
الّذى فى f الفخذين فهو موضوع فى الجانب الوحشىّ من كلّ واحد من
الفخذين واحتيج اليه ليكون وطاء يعتمد عليه عظما الفخذين فى وقت
الجلوس فامّا اللحم الّذى فى باطن الصلب وظاهره وهو اللحم الّذى يسمّى
بالفارسيّة الكشتمازيج g واحتيج اليه امّا h من داخل فلمنفعتين احداهما ليزيد
فى سخونة الصلب اذ كان الغانب على المزاج البارد لماء هو مركّب من عظام
ونخاع وعصب ومزاج هذه بارد بالطبع k والمنفعة الثانية ليكون وطاء ودعامة
لقسم العرق المعروف بالاجوف الصاعد الى فوق ولقسم l الشريان النازل الى اسفل
وامّا من خارج فليسخن ايضا الصلب ويدفع عنه ضرر الهواء البارد متى
لقيه من خارج وليملأ لخلل الّذى فيما بين الفقار ومفاصل الاضلاع فامّا اللحم
الّذى فيما بين الاسنان فاحتيج اليه ليقوى اصول الاسنان m ويمنعها من
التزعزع. فامّا اللحم الغددىّ فثلاثة انواع احدها جعل لتوليد رطوبة نافعة
كالثديين والانثيين والغدّتين اللتين n فى اصل اللسان فانّ الانثيين جعلتا o
لتوليد المنىّ والثديان جعلا لتوليد اللبن والغدّتان اللتان فى اصل اللسان
جعلتا لتوليد رطوبة لعابيّة b يبلّ بها p اللسان والفم وما يليه من الاجسام
والنوع الثانى نوع الغدد الّذى جعل بعضه ليحشو المواضع الخالية q وليكون
للعروق والاعصاب وطاء وسندا لها بمنزلة الغدد الّتى فى المرابض والغدّة المعروفة
بالتوثة والغدّة الّتى فيما بين البطن الوسط والبطن المؤخّر من بطون r الدماغ

---

a) Ms. L. وهذا الموضع.   b) Manque dans ms. B.   c) Mss. L. et P. والليف.

d) Ms. B. أنقستمارج; ms. P. البشتمازج.   e) Manque dans mss. L. et P.

f) Ms. L. بيين.   g) Ms. P. الكستمازج.   h) Manque dans ms. L.   i) Mss.

L. et P. ولما.   k) Ms. P. للطبع.   l) Ms. L. يقسم.   m) Ms. L. الاسنان.

واصولها.   n) Mss. L. et P. والغدد الّذى.   o) Ms. L. جعلت.   p) Manque

dans ms. P.   q) Ms. L. الغالية الخالية.   r) Ms. L. بطوع.

qui composent le corps, et nous parlerons de cette espèce à l'endroit où il sera question des parties composées. La deuxième espèce est l'espèce de chair simple appelée en général chair. Sa substance tient le milieu entre la dureté et la mollesse et possède beaucoup de sang. Cette espèce forme la plus petite quantité des parties qui composent le corps. La troisième espèce est celle de la chair glanduleuse.

De la chair simple fait partie celle qui se trouve aux deux cuisses, celle qui se trouve à l'intérieur et à l'extérieur de la colonne vertébrale, appelée *kushtamāzadj* (*chair de la colonne vertébrale*), et la chair qui se trouve entre les dents (*gencives*). La chair simple aux cuisses est située du côté externe de chacune des cuisses, et elle est nécessaire pour être un coussin sur lequel s'appuient les os des cuisses au moment qu'on est assis. La chair qui se trouve à l'intérieur et à l'extérieur de la colonne vertébrale, c'est-à-dire la chair appelée en persan *kushtamāzadj*, est nécessaire à l'intérieur pour deux utilités. D'abord pour augmenter la chaleur de la colonne vertébrale, puisqu'elle prédomine sur la constitution froide de la colonne vertébrale, celle-ci étant composée d'os, de moëlle épinière et de nerfs, et la constitution de ces parties étant froide de nature. La seconde utilité est que cette chair est un coussin et un soutien pour la partie de la veine nommée veine cave laquelle remonte en haut, et pour la partie de l'artère (*aorte*) laquelle descend en bas. A l'extérieur elle est de même nécessaire pour réchauffer la colonne vertébrale, pour la protéger contre l'influence nuisible de l'air froid, quand il lui arrive de dehors, et pour remplir l'interstice qui se trouve entre les vertèbres et les articulations des côtes. La chair qui se trouve entre les dents est nécessaire pour raffermir les racines des dents et pour empêcher qu'elles ne vacillent.

Il y a trois espèces de chair glanduleuse dont l'une est faite pour produire une humeur utile, comme les mamelles, les testicules et les deux glandes situées à la racine de la langue (*gl. sous-maxillaires; gl. sous-linguales*). En effet, les testicules sont faits pour produire le sperme, les mamelles sont faites pour produire le lait, et les deux glandes situées à la racine de la langue, pour produire une humeur mucilagineuse par laquelle sont humectées la langue, la bouche et les parties voisines. La deuxième espèce sont les glandes dont quelques-unes sont faites pour remplir les endroits vides, et pour servir de couche et de soutien aux veines et aux nerfs, comme les glandes qui se trouvent dans les mésentères, la glande appelée *mûre* (*thymus*) et la glande située entre la cavité moyenne et la cavité postérieure du cerveau (*gl.*

‏* وبعضه a جعل b مع ذلك ليقبل الفضول المنصبّة من الاعضاء c الدافعة لها بمنزلة
‏الغدد التى تحت الابطين والاربيّتين وخلف الاذنين وفى العنق والنوع
‏الثالث اللحم الغددى الذى فى المرابض وهى للجداول التى حول الامعاء فانّه
‏لمّا كان العرق المنبعث من الكبد الى الامعاء وهو d المعروف بالباب يصير الى
‏الموضع الّذى فيما بين المعدة والامعاء وينقسم من e هناك حول الامعاء وكان
‏الشريان f الّذى ينحدر ايضا من انقلب الى اسفل تنقسم منه اجزاء كثيرة
‏مع هذا العرق وكذلك ايضا للجزء من العصبة انّى g تنقسم فى الامعاء النازلة
‏الى اسفل ينقسم h كنقسّم العروق والشرايين وقد يصير مع هذه i الى هذه
‏المواضع المجارى الّتى ينصبّ فيها المرار k من المرارة الى الامعاء ولمّا l كان مصير
‏هذه كلّها الى هذه المواضع غير حريز ولا وثيق m لما هو عليه من التعلّق
‏احتيل لها بان فرش تحتها لحم غددى وحشى فيما بينها وادير حوالها لئلّا
‏تتزعزع ولا تنهتك او تنقطع عند للحركة الشديدة وجعل هذا اللحم ليّنا
‏ليكون اجود لوطاء هذه الاوعية ولتكون n متى عرض لها * ضغط غاصت
‏وانغمست فيه ولم يعرض لها من ذلك هتك ولا تمسّخ فهذا حال اللحم
‏الرخو الّذى يكون فى المرابض . فامّا الغدّة المعروفة بالتوثة فهى غدّة كبيرة

---

a) Ms. L. وبعده. b) Ms. L. جعلت. c) Manque dans ms. P. depuis *.
d) Manque dans mss. P. et L. e) Manque dans mss. B. et P. f) Ms.
L. الشرايين. g) Ms. L. الّذى. h) Ms. P. تنقسم. i) Ms. B. هذا.
k) Ms. L. المرارة. l) لمّا manque dans mss. L. et P. m) Ms. L ينثق.
n) Ms. P. وليكون.

pinéale), tandis que d'autres sont faites en outre pour recevoir les superfluités qui découlent des parties qui les expulsent, comme les glandes situées au-dessous des aisselles et des aines, derrière les oreilles et dans le cou. La troisième espèce est la chair glanduleuse (*pancréas*) qui se trouve dans les *marābiḍ*, c'est-à-dire les *djadāwil* qui entourent les intestins (*mésentères*) ¹). La veine envoyée par le foie aux intestins, nommée la veine porte, arrive à l'endroit entre l'estomac et les intestins et se distribue de là autour des intestins; un grand nombre de branches de l'artère qui, venant du cœur, descend aussi en bas, se distribuent conjointement avec cette veine, et de même la partie du nerf qui se répand dans les intestins descendant en bas, se ramifie de la même manière que les veines et les artères. Avec ces parties arrivent à ces endroits les canaux par lesquels la bile est versée de la vésicule biliaire dans les intestins. Toutes ces parties, pendant la route à ces endroits, n'étant ni bien gardées ni raffermies à cause de leur position suspendue, le Créateur y a rémédié en étendant sous elles une chair glanduleuse, placée dans leurs interstices et les entourant circulairement, afin qu'elles ne fussent ni ballottées, ni déchirées ou rompues pendant les mouvements violents. Cette chair est faite molle pour être une meilleure couche pour ces vaisseaux, afin qu'ils s'y enfoncent et s'y plongent quand ils sont serrés, et qu'ils ne soient ni déchirés ni rompus ²). Voilà la disposition de la chair lâche qui se trouve dans les mésentères. La glande appelée

---

1) Dans le bœuf, le mouton et la chèvre le pancréas est compris entre les lames du mésentère. (Chauveau, Traité d'anatomie comp. des animaux domest. Paris 1879 p. 491, 492).

2) „Quand la veine qui descend du foie (*v. porte*) est amenée entre l'estomac et les intestins, elle s'appuie sur les vertèbres sous-jacentes; mais l'artère qui doit se distribuer avec elle dans tout le mésentère (*a. mésentérique sup.*) arrive aussi au même endroit, et le nerf qui se ramifie conjointement avec l'artère et la veine dans tout le mésentère est amené également à cet endroit, ainsi que les canaux destinés à évacuer le résidu bilieux de la vessie placée sur le foie (*vésicule biliaire*). Puisque la nature a conduit à cet endroit une veine, une artère un nerf et..... le vaisseau cholédoque, et que le commencement de leur division devait nécessairement se trouver à cet endroit, ce lieu avait besoin d'une grande protection pour la sûreté des vaisseaux...... Pour cette raison la nature a créé un corps glanduleux, appelé *pancréas*, l'a étendu au-dessous de tous ces vaisseaux et les en a environnés à la fois circulairement; elle a comblé de ce corps les divisions des vaisseaux, de façon qu'aucun d'eux ne se divise trop aisément et ne soit privé de soutien; tous, au contraire, reposent sur un corps mou qui cède dans une juste mesure et, s'ils subissent un mouvement trop violent, [ils retombent non sur un corps dur et résistant, mais sur un corps qui les reçoit doucement et amortit peu à peu la violence du mouvement, et (Gal.)] il restent garantis à jamais contre toute lésion, meurtrissure ou déchirure". (Oribase, Du pancréas; o. c. T. III p. 354; tiré de Galien De usu part. Lib. V c. 2; o. c. T. III p. 342 seqq.; Daremberg o. c. T. I p. 336 et seqq.).

مفروشة فى الاجزاء العليا من عظام القصّ وللحاجة كانت اليها نظير للحاجة
كانت الى [السغدة الّتى فى] المرابض وذلك[a] ان العروق المنقسمة من العرق
الضارب المعروف بالابهر اذا صارت الى هذا الموضع[b] اعتمدت وتوكّأت[c] على هذا
اللحم اعنى اللحم المفروش فيما بينها لئلّا تكون تلك العروق معلّقة غير
متمكّنة فتنقطع او تزول عن مواضعها بسبب كثرة حركتها. وامّا الغدة الشبيهة
بالصنوبرة فهى موضوعة على ابتداء المجرى الّذى فيما بين البطن الاوسط
والبطن المؤخّر من بطون الدماغ وهى فى شكلها شبيهة بحبّ الصنوبر وجوهرها
جوهر سائر الغدد واحتنيج اليها لتكون حشوا فيما بين اقسام[d] العروق غير
الضوارب الّتى منها[e] يكون[f] الاشتباك المشيمىّ[g] الّذى للبطنين المقدّمين من
بطون الدماغ ولتكون دعامة وسنادا[h] لها فلهذه المنافع احتنيج الى كون[i] الغدد
فى هذه المواضع . فامّا ما اعّد مع هذه المنافع لقبول الفضول فهو على ما ذكرنا
اللحم الّذى تحت الابطين * وعند الاربيتين وخلف الاذنين وفى العنق فامّا
الّذى تحت الابطين[k] فاحتنيج اليه ليقبل الفضول الردّية الّتى يدفعها القلب
وينفيها[l] اذ كان هذا اللحم قد جعل بالطبع ضعيفا ليقبل جميع ما يصير[m]
اليه ولا يمكنه دفعه لضعفه وهو بمنزلة المزبلة الّتى تطرح فيها الكناسة من
المنازل وهو مع ذلك يدعم العروق الّتى تأتى[n] على هذا الموضع البدين وكذلك
ايضا اللحم الّذى فى الاربيّتين جعل ليقبل ما تدفعه الكبد من الفضل
الردىّ للحاصل فيها[o] وليدعم الاعصاب الّتى تأتى الرجلين وحشو الفروج[p] الّتى
فيما بينها. فامّا اللحم الّذى عن جانبى الحلق وعند اصل الاذنين فجعل

---

a) Ms. B. لأنّ.   b) Ms. L. هذه المواضع.   c) Ms. P. تركّب.   d) Mss.
B. et P. الّذى يكون لاقسام.   حشوا   e) Mss. B. et L. منه.   f) Ms. P.
منه.   g) Mss. B. et P. الاستبناك المسمّى.   h) Ms. B. سند.   i) Ms. B.
الاربيّتين وخلف.   k) Manque dans ms. L. depuis *; les mots ان تكون
manquent aussi dans ms. P.   l) Mss. L. et P. ودنقيبها.   m) Ms. P. يحل.
n) Mss. L. et P. الّذى يأتى.   o) Ms. P. فيه.   p) Mss. B. et L. الفرج.

mûre (*thymus*) est une glande considérable étendue sur les parties supérieures des os du sternum. Elle est nécessaire pour la même raison que [la glande dans] les mésentères (*pancréas*), c'est-à-dire pour que les artères qui se détachent de l'artère appelée *al-abhar* (*aorte*), arrivées à cet endroit, se reposent et s'appuient sur cette chair, je veux dire la chair étendue entre elles, afin que ces artères ne soient pas suspendues sans être fixées, sans quoi elles se briseraient ou quitteraient leurs places à cause de leurs mouvements fréquents. La glande qui ressemble à une pomme de pin (*gl. pinéale*) est située au commencement du passage entre la cavité du milieu et la cavité postérieure du cerveau. Quant à sa forme elle ressemble à une pomme de pin et sa substance est celle des autres glandes. Elle est nécessaire pour combler les interstices entre les branches des veines par lesquelles est formé le tissu rétiforme semblable au chorion (*plexus choroïdes*) que possèdent les deux cavités antérieures (*latérales*) du cerveau, et pour être un support et un soutien pour ces branches. C'est en vue de ces utilités que les glandes doivent se trouver en ces endroits. Quant à la chair qui, outre qu'elle sert pour ces utilités, est disposée pour recevoir les superfluités, c'est, comme nous avons dit, la chair située sous les aisselles, près des aines, derrière les oreilles et dans le cou. La chair située sous les aisselles est nécessaire pour recevoir les superfluités mauvaises que le cœur expulse et éloigne, parce que cette chair est faite d'une nature faible pour quelle reçoive tout ce qui y arrive, et qu'elle n'est pas en état de le repousser à cause de sa faiblesse [1]. Elle est comme le tas de fumier sur lequel sont jetées les ordures des maisons. En outre elle sert de support pour les vaisseaux qui se rendent au membre supérieur par cet endroit. De même la chair dans les aines est faite pour recevoir ce que le foie expulse des superfluités nuisibles qui s'y trouvent, pour servir de support aux nerfs qui arrivent aux membres inférieurs et pour combler les interstices entre leurs divisions [2]. La chair située des deux côtés de la gorge (*tonsilles*) et celle à la racine des oreilles (*parotides*) sont

---

1) „...... les superfluités expulsées par les parties plus fortes...... se rendent aux parties faibles". (Gal. De methodo medendi Lib. XIII c. 5; o. c. T. X p. 880).

„....... les glandes qui ont la propriété de recevoir les superfluités à cause de leur substance lâche, et parce que de toutes les parties elles ont les facultés naturelles les plus faibles". (Gal. De curandi ratione per venae sect. c. 8; o. c. T. XI p. 275).

2) Chez Galien il s'agit des vaisseaux. „A l'aine la nature établit aussi, pour servir de support, de grandes glandes, là où les vaisseaux se divisent". (Gal. De usu part. Lib. XVI c. 10; o. c. T. IV p. 327; Daremb. o. c. II, 191).

ايضا ليقبل الفضل الّذى يدفعه الدماغ وينفيه *a* عن نفسه . وهذه صفة انواع اللحم الغدّدى . فامّا الشحم *b* والسمين فهو جسم ابيض لیّن *c* اكثر ما يكون على *d* الاغشية وعلى الاعضاء العصبيّة لـبرد مزاجها وذلك ان الجزء اللطيف الدسم من الدم اذا صار الى الاعضاء اللحميّة صار غذاء للحرارة الّتى فيها بمنزلة الدهن للنار واذا *e* صار الى الاعضاء الّتى من جنس العصب والاغشية جمد عليها لـبرد مزاجها فلذلك *f* قد يوجد الشحم على الثرب كثيرا لانّ هذا العضو اكثره من الجوهر الغشائىّ . فامّا السمين الّذى يوجد على اللحم فليس يوجد الّا على الاغشية الّتى تغشى العضل لـبرد مزاج الاغشية فامّا فيما بين ليف اللحم فلا يكاد *g* يوجد اذ كانت الحرارة الّتى فيمـا بين اجزاء اللحم تذوب للجسم الدسمىّ من اللحم وتغتذى به كما تغتذى النار بالودك وللحاجة كـانت الى الشحم والسمين فوق الاغشية والاعضاء العصبيّة لتبلّها وتنديها بما *h* فيهـا من الرطوبة الدسميّـة *c* الدهنيّـة وذلك لانّ هذه الاعضاء مزاجهـا *k* يابس ويسرع اليها اليبس والجفاف عند افراط الحركة ولقاء الحرّ *l* المفرط والامساك عن الغذاء . فهذه صفة اللحم المفرد والغدد والشحم والسمين وللحال فيه وفى منفعته .

البـاب الخامس عشر فى صفة الجلد والاغشية .

فـامّا الاغشيـة فهى جسم رقيق صلب *m* على الاعضاء وليس فى البدن عضو ادقّ منهـا ولا اصلب بعد العظم واحتيج الى الاغشية لـتوقّى الاعضاء وبحفظها وتمنع ما يعرض لهـا من الآفات ولذلك جعل جوهرهـا جوهرا صلبا *n* لئلّا يقبل التأثير سريعا . فامّا رقتها فلئلّا *o* تـأخـذ موضعا كبيرا من مواضع الاعضـاء فتضييق عليها مواضعها *p* والاعضاء منها ما لـهـا غشاء واحد ومنها ما لها غشاءان فامّا الاعضاء الّتى لها غشاء واحد فهى العضل وذلك ان

---

a) Mss. L. et P. وينقيه .   *b*) Ms. L. اللحم .   *c*) Manque dans ms. P.
d) Ms. L. عن .   *e*) Ms. P. وهذا اذا .   *f*) Ms. L. فلذلك صار .   *g*) Ms.
P. يكاد ان .   *h*) Mss. L. et P. لا .   *i*) Ms. B. فيه .   *k*) Manque dans
ms. L.   *l*) Ms. P. الجز .   *m*) Ms. P. يحشو .   *n*) Ms. L. اصلب جوهرها جعل .
o) Mss. B. et P. قليلا .   *p*) Ms. L. a: تأخذ موضعا كثيرا من المواضع فلئلا
فجعل ايضا ليقبل الفضل من مواضع الاعضاء فيضيق عليها مواضعها .

faites aussi pour recevoir la superfluité expulsée et éloignée par le cerveau. Voilà la description des différentes espèces de chair glanduleuse.

La graisse et le lard sont un corps blanc et mou qui se trouve surtout sur les membranes et les parties nerveuses à cause de leur constitution froide. C'est que la partie subtile et grasse du sang, quand elle arrive aux parties charnues, sert à nourrir la chaleur qui se trouve dans ces parties, comme l'huile sert de nourriture au feu, et quand elle arrive aux parties qui sont de la catégorie des nerfs et des membranes, elle se fige sur ces parties à cause de leur constitution froide. Pour cette raison la graisse se trouve en grande quantité sur l'épiploon, parce que cette partie se compose pour la plupart d'une substance membraneuse. Quant à la graisse (*lard*) qu'on trouve sur la chair (*muscles*), elle ne se trouve que sur les membranes qui couvrent les muscles, à cause de la constitution froide des membranes, mais elle ne se trouve que rarement entre les fibres de la chair, parce que la chaleur entre les parties de la chair fait fondre la substance grasse de la chair et s'en nourrit, comme le feu se nourrit de la graisse. La graisse et le lard sont nécessaires sur les membranes des muscles et les parties nerveuses pour les humecter et les mouiller par l'humeur grasse et huileuse qui s'y trouve, parce que ces parties sont d'une constitution sèche et qu'elles deviennent promptement desséchées et arides par des mouvements violents, quand elles sont exposées à une chaleur excessive et quand on s'abstient de nourriture. Voilà la description de la chair simple, des glandes, de la graisse et du lard, son (leur?) disposition et son (leur?) utilité.

Quinzième Chapitre. Description de la peau et des membranes.

Les membranes sont des corps minces et durs qui entourent les parties. Il n'y a pas dans le corps de partie plus mince, ni plus dure qu'elles, à l'exception de l'os. Les membranes sont nécessaires pour garder et protéger les autres parties et les préserver contre les lésions qui pourraient leur arriver. En vue de cela leur substance est faite dure, afin qu'elles ne soient pas aisément enfoncées. Elles sont minces afin qu'elles n'occupent pas une grande partie de la place des organes, de sorte qu'il ne resterait aux organes qu'une place étroite. Parmi les organes il y a en qui ont une seule membrane et il y en a qui en ont deux. Les organes munis d'une seule membrane sont les muscles;

كلّ واحد من العضل مغشّى بغشاء رقيق فى غاية الرقّة مجلّل لها محتو
عليها من جميع جهاتها لاصق بها لا يمكن كشطه عنها بسهولة واحتيج
اليها لثلاث منافع احدها لتجمع [a] اجزاء العضو وتحيزه [b] عن غيره والثانية
ليكون متى نالت *بعض الاعضاء [c] آفة لم تسرِ [d] الى غيرها والثالثة ليكون متى
مال بعض الاعضاء بعضا عند الحركة لم يؤثّر بعضها فى بعض فأمّا الاعضاء
الّتى لها غشاءان فهى الاعضاء الباطنة وذلك ان الاعضاء الباطنة كلّها لكلّ
واحد منها غشاء خاصّ به منفعته نظيرة لمنفعة الغشاء المجلّل للعضل ولها
غشاء آخر فوق هذا ليس بملتصق ولا ملتحم لكن مميّز [e] عنه وبينهما [f] فضاء
الّا فى المواضع الّتى [g] يرتبط بها [h] العضو بما يليبه من الاعضاء واحتيج الى
هذا الغشاء ليبقى كلّ واحد من الاعضاء ويحفظه وليرتبط به ما يليبه من
الاعضاء وما كان من الاعضاء الّتى [k] فى الصدر فانّه يكسى [l] هذا الغشاء من
الغشائين [m] القاسمين للصدر بنصفين ومن الغشاء المستبطن للاضلاع وما كان
منها فى البطن *فانّه يكسى هذا الغشاء من الغشاء المعروف بالصفاق وما كان
منها فى تجويف القحف [n] فانّه يكسى [l] هذا الغشاء من الغشائين المحتويين
على الدماغ ونحن [o] نبيّن للحال فى كلّ واحد من هذه [p] الاغشية فى هذا
الموضع ونبتدئُ أوّلا بالغشاء المستبطن للاضلاع والغشائين القاسمين للصدر
بنصفين وما ينشو منه. فأمّا الغشاء المستبطن للاضلاع فهو غشاء رقيق شبيه
بنسج العنكبوت ملبس [q] على جميع اضلاع الصدر من داخل محتو [r] على
جميع ما فى الصدر من الاعضاء ومنفعة هذا الغشاء ان يحفظ ويبقى جميع
ما فى الصدر من الاعضاء لئلّا تتأذّى [s] بلقائها عظام [t] الصدر ومن هذا الغشاء

---

a) Ms. P. لجميع.   b) Ms. L. تجويزه; ms. B. لتحيزه.   c) Ms. L. بعض
الاعضاء بعضا; ms. B. et P. بعض العضل.   d) Ms. L. دسره.   e) Ms.
B. متبرّ; ms. L. ممىزى.   f) Ms. L. وبينه; ms. B. وبينه; ms. P.
بينه وبينه.   g) Ms. P. الموضع الّذى.   h) Manque dans ms. P; mss. B.
et L. به.   i) Ms. L. وبها.   k) Manque dans mss. B. et L.   l) Mss.
B. et L. يكتسى.   m) Ms. P. بين.   n) Mss. L. et P. الدماغ; manque
dans ms. B. depuis *.   o) Ms. L. وانا.   p) Manque dans mss. L. et P.
q) Ms. L. ثلبيس.   r) Mss. L. et P. محتوى.   s) Ms. L. يودى.   t) Ms.
L. من عظام.

en effet, chacun des muscles est enveloppé d'une membrane extrêmement mince qui les couvre et les entoure de tous côtés, et s'y colle
si fortement qu'elle n'en peut être enlevée aisément. Les membranes sont nécessaires pour trois utilités. D'abord pour réunir les
parties de l'organe et pour le séparer d'un autre organe; en second
lieu, afin que, s'il arrive quelque lésion à un des organes, elle ne
s'étende pas sur un autre; en troisième lieu, afin que, si un des organes heurte contre un autre pendant le mouvement, il n'enfonce
pas l'autre. Les organes munis de deux membranes sont les organes
internes; en effet tous les organes internes ont chacun une membrane qui lui est propre et dont l'utilité est la même que celle de
la membrane qui couvre les muscles; ils ont [en outre] sur la première une autre membrane qui n'y est pas attachée et n'y adhère
pas, mais qui en est séparée. Entre ces deux membranes il y a un
espace vide, excepté aux endroits où l'organe est lié aux organes voisins.
Cette membrane est nécessaire pour garder et protéger chacun des
organes et pour réunir cet organe à l'organe voisin. Les organes situés
dans le thorax sont revêtus de cette membrane qui leur arrive dès
deux membranes divisant le thorax en deux moitiés (*plèvres médiastines*) et de la membrane qui revêt les côtes (*plèvre pariétale*).
Les organes dans l'abdomen sont revêtus de cette membrane qui
leur arrive de la membrane appelée péritoine, et les organes qui se
trouvent dans la cavité du crâne sont revêtus de cette membrane
qui leur arrive des deux membranes entourant le cerveau. Nous exposerons ici la disposition de chacune de ces membranes et nous
commencerons d'abord par la membrane qui revêt les côtes, les deux
membranes qui divisent le thorax en deux moitiés et les membranes
qui en naissent.

La membrane qui couvre les côtes est une membrane mince semblable à une toile d'araignée; elle revêt toutes les côtes de la poitrine
à l'intérieur[1]) et entoure tous les organes qui se trouvent dans le
thorax. L'utilité de cette membrane est qu'elle garde et protège tous
les organes dans le thorax, afin qu'ils ne soient pas lésés par le con-

---

1) „Elle s'appelle [. . . . . . (Gal.)] *membrane ceignante* (ὑπεζωκώς), parce qu'elle ceint
entièrement. les côtes à l'intérieur [. . . . . . (Gal.)] étant très mince comme une toile
d'araignée". (Gal. De anat. administr. Lib. VII c. 2; o. c. T. II p. 591; Oribase, De la
plèvre; o. c. T. IV p. 324).

„ . . . . . . membrane . . . . . . étendue comme un onguent sur (ὑπαλείφων) toute la surface
interne des côtes, et toute la surface supérieure du diaphragme". (Gal. Ibid. p. 594).

ينشو الغشاءان انقسامهما للصدر بنصفين * وذلك ان هذين الغشائين يقسمان الصدر فى طوله بنصفين a من b حدّ ملتقى الترقوتين الى اسفل القس وهو اوّل الغضروف الشبيه بالسيف ويلتحمان c من قدّام بهذين الموضعين وتجتمع d الاجزاء الوسطى مع e عظام القس ومن خلف يلتحمان بفقار الصدر ويفترقان من موضع اتصالهما بالقس قليلا الى ان يأتيان القلب فيكون افتراقهما هناك اكثر لانّهما يحتويان على القلب ويصير الغشاءه المحتوى عليه وسط هذين الغشائين ثمّ يعودان فيتّصلان عند فقار f الصلب وفوق المرىء ويلتحمان بهذه المواضع التحاما محكما فيصير للصدر تجويفان منحاز احدها عن الآخر والحاجة كانت الى هذين الغشائين لمنفعتين احداها وهى اعظمهما ليكون متى عرضت لاحد تجويفى الصدر آفة تبطل فعله كان التجويف الآخر يقوم بنصف الفعل وذلك انّه متى وقعت باحد شقّى الصدر جراحة عظيمة نفذت الى تجويفه بطل g منها فعل التنفّس فى ذلك الشقّ كان التنفّس فى التجويف الآخر باقيا على حاله فيكون الحيوان فى هذه الحال يتنفّس بنصف نفسه ويصوت بنصف صوته . فامّا متى عرضت للجراحة لتجويفى الصدر جميعا بطل التنفّس على المكان ولم يلبث الحيوان ان يموت . وامّا المنفعة الثانية فلينشو h منهما i اغشية تغشى كلّ واحد من الاعضاء الّتى فى تجويفى الصدر وهى القلب والرئة والعروق الضوارب وغير الضوارب والاعصاب وتحلّلها k وتستدير حولها l لتوقّيها وتحفظها m ولتربط ايضا جميع الاعضاء بالصدر لئلّا تنزل عن مواضعها وقد ينشو ايضا من هذين الغشائين الغشاء الملبس على الحجاب الّذى فيماه n يلى تجويف الصدر . وامّا الغشاء المحتوى على القلب وهو المسمّى غلاف القلب فهو مستدير عليه محتو من جميع جهاته وشكله كشكل القلب دقيق عند رأسه مستدير عند قاعدته وهو مبيّن o عن جسم القلب حتى ان بينهما p فضاء ليس باليسير ليكون للقلب موضع q يتحرّك فيه ويلتحم r

---

a) Manque dans ms. P. depuis *.   b) Ms. P. فى.   c) Mss. يلتحم.   d) Ms. B. يجمع.   e) Mss. من.   f) Ms. P. فقارة.   g) Ms. L. بطلت.   h) Ms. P. فتنشو.   i) Mss. منه.   k) Ms. L. تحلّله; ms. P. يحيطها.   l) Ms. P. حواليها.   m) Ms. L. a. ه.... au lieu de ها....   n) Manque dans ms. L.   o) Ms. L. متنير; ms. B. متنبرز; ms. P. متنبر.   p) Ms. L. منهما.   q) Ms. P. موضعا; ms. B. موضوعا القلب.   r) Manque dans ms. B.

tact des os du thorax. De cette membrane proviennent les deux membranes qui divisent le thorax en deux moitiés; en effet, ces deux membranes divisent le thorax longitudinalement en deux moitiés, depuis l'endroit de rencontre des deux clavicules jusqu'à l'extrémité inférieure du sternum, c'est-à-dire le commencement du cartilage qui ressemble à une épée (*appendice xiphoïde*). Par devant elles sont attachées à ces deux endroits et les parties intermédiaires sont réunies aux os du sternum. Par derrière elles sont attachées aux vertèbres de la poitrine. En quittant l'endroit où elles sont attachées au sternum elles se séparent peu à peu, jusqu'à ce qu'elles arrivent au cœur. A cet endroit leur écartement est le plus grand, parce qu'elles entourent le cœur, de sorte que le cœur et la membrane qui l'entoure (*péricarde*) se trouvent placés entre ces deux membranes. Ensuite elles se réunissent de nouveau près des vertèbres de la colonne vertébrale et au-dessus de l'œsophage, en s'attachant à ces endroits d'une manière solide. Il se forme ainsi pour le thorax deux cavités séparées l'une de l'autre. Ces deux membranes sont nécessaires pour deux utilités. La première, la plus importante, est que, dans le cas d'une lésion d'une des deux cavités qui en abolit la fonction, l'autre cavité se charge de la moitié de la fonction. En effet, quand un des deux côtés du thorax reçoit une grande blessure qui pénètre dans sa cavité, et que la fonction de la respiration est supprimée dans cette moitié, la respiration ne cessera pas, de sorte que l'animal dans cette condition respirera avec la moitié de sa respiration et rendra des sons avec la moitié de sa voix; mais quand la blessure atteint les deux cavités du thorax à la fois, la respiration est abolie à l'instant et l'animal ne tardera pas à mourir. La deuxième utilité est qu'il se forme de ces deux membranes des membranes qui couvrent chacun des organes situés dans les deux cavités du thorax, savoir le cœur (*péricarde*), le poumon (*plèvre pulmonaire*), les artères, les veines et les nerfs, les enveloppant et les entourant pour les garder et les protéger; elles servent aussi à réunir tous les organes au thorax, afin qu'ils ne quittent pas leurs places. C'est aussi de ces deux membranes que naît la membrane couvrant la surface du diaphragme qui se trouve du côté de la cavité du thorax.

La membrane qui contient le cœur, appelée enveloppe du cœur (*péricarde*), l'entoure et le comprend de tous côtés. Sa forme est comme celle du cœur, amincie à la tête (*pointe*) du cœur et arrondie à la base. Elle est séparée de la substance du cœur, de sorte qu'il y a entre eux un espace libre assez grand, afin que le cœur ait une place

عند قاعدة القلب بالعروق والشرايين الّتى تخرج منه وبالغشائين القاسمين
للصدر ويلتحم عند رأسه الدقيق بالغشائين القاسمين للصدر فى موضع اسفل
القصّ وكذلك ايضا سائر الاغشية المغشّاة على الاعضاء الّتى فى الصدر تحتوى
وتستدير على كلّ واحد منها الّا انّها تخالف غشاء المجلّل للقلب a فيما b
هو عليه c من الفضاء الواسع الّذى فيما بينه وبين القلب . فامّا الغشاء المعروف
بالصفاق فهو ايضا غشاء رقيق فى قوام نسج العنكبوت موضوع تحت العضل
الّذى على البطن من طرف الغضروف الّذى على رأس المعدة والى عظم العانة
وهذا الغشاء ممتدّ على جميع الاعضاء الّتى فى البطن وهى المعدة والكبد
والطحال والكليتان والمثانة d والرحم والانثيان والثرب والعروق الضوارب وغير
الضوارب والاعصاب وسائر الاعضاء الّتى فيما بين الحجاب الى عظم العانة مستدير
عليها يعلوها من فوق ويفرش e تحتها من اسفل على عظم الصلب وهذا الغشاء
من حيث يبتدئ من فم المعدة يكون اغلظ ثمّ f لا يزال كلّما انحدر دقّ
حتّى يكون ادقّ ما فيه الموضع الّذى عند عظم العانة وهو ملتحم من فوق
بالحجاب ومن اسفل بالعضلتين العريضتين اللّتين على البطن g احداهما من
الجانب الايمن والاخرى من الجانب الايسر ومن اسفل بعظم h العانة وليس
يسهل كشط هذا الغشاء حتّى يخرج سليما لا سيّما فى الموضع الّذى i يتّصل
بالحجاب وفى موضع العضلتين اللّتين على البطن وذلك انّه قد ينبت فى هاتين
العضلتين وتر صغير رقيق يسف k يلتحم بهذا l الغشاء ويتّحد به اتّحادا يعسر
تخلصه منه ولذلك قد يظنّ m قوم من المعالجين ان خياطة البطن انّما
تعمل فى الصفاق وحده وليس كذلك لكن الابرة تمرّ فى الصفاق وفى هذه
الوترة الّتى ذكرناها واحتيج الى الصفاق خمس منافع احداها لانّه كالغطاء

---

a) Mss. B. et P. للصدر.   b) Ms. L. فلمّا; mss. B. et P. ولمّا.   c) Manque
dans ms. L.   d) Manque dans ms. B.   e) Ms. B. يتنفرّق; ms. P. ينغرش.
f) Ms. L. ثمّ انّه.   g) Ms. P. الّتى على البطن الّتى احدهما الّتى.   h) Ms.
P. العظم.   i) Ms. P. المواضع الّتى.   k) Galien a: πλατὺν καὶ λεπτὸν
τένοντα …… ἴσχουσι.   l) Ms. B. بها.   m) Ms. L. نظن; ms. P. نظر.

pour se mouvoir. A la base du cœur elle adhère aux veines et aux artères qui en sortent et aux deux membranes qui divisent le thorax. A son extrémité amincie elle adhère aux deux membranes qui séparent le thorax, à un endroit situé à l'extrémité inférieure du sternum. Il en est de même des autres membranes qui couvrent les organes situés dans le thorax; elles enveloppent et entourent chacun d'eux, mais elles diffèrent de la membrane qui enveloppe le cœur en tant qu'elles n'ont pas l'espace large qui se trouve entre la membrane et le cœur.

La membrane appelée péritoine est aussi une membrane mince, semblable à une toile d'araignée, située sous les muscles placés sur l'abdomen, depuis l'extrémité du cartilage *(appendice xiphoïde)* situé sur la tête de l'estomac *(cardia)* jusqu'à l'os pubis. Cette membrane s'étend sur tous les organes de l'abdomen, savoir l'estomac, le foie, la rate, les reins, la vessie, la matrice, les testicules, l'épiploon, les artères, les veines et les autres organes qui se trouvent entre le diaphragme et l'os pubis; en les entourant elle les couvre en haut, et en bas elle est étendue au-dessous d'eux sur l'os de la colonne vertébrale. A l'endroit où cette membrane prend naissance de l'orifice de l'estomac elle est plus épaisse, ensuite, plus elle descend, plus elle devient mince, de sorte que sa partie la plus mince est (se trouve à) l'endroit près de l'os pubis. Cette membrane adhère en haut au diaphragme, en bas (au milieu?) aux deux muscles larges situées sur l'abdomen *(m. transverses de l'abdomen)*, dont l'un se trouve du côté droit, l'autre du côté gauche, et en bas à l'os pubis. Elle ne peut être enlevée aisément de manière qu'elle reste intacte, surtout à l'endroit où elle est réunie au diaphragme et à l'endroit des deux muscles situés sur l'abdomen, parce qu'il naît de ces deux muscles un tendon petit (*lisez* large) et mince qui adhère à cette membrane et s'y réunit de façon qu'il est difficile de l'en détacher. C'est pourquoi quelques médecins pensent que la suture du ventre ne se fait que sur le péritoine seul. Il n'en est pas ainsi, l'aiguille passe par le péritoine et par ce tendon dont nous avons parlé [1]). Le péritoine est nécessaire pour cinq utilités. D'abord parce qu'il est comme une couverture pour tous les organes qui se trouvent au-dessous du diaphragme. La

---

1) „En effet, à l'endroit où ces muscles *(transverses de l'abdomen)* présentent un tendon large et mince, — leur aponévrose —, le péritoine leur adhère de façon à s'en détacher difficilement: sachez que, pour cette raison, l'opération appelée *suture du ventre*, qu'on croit (όίοντοι [Oribase]; οῖον τε [Gal. ed. Kühn]) faire sur le péritoine seul, se fait de plus sur l'aponévrose dont je parle". (Gal. De anat. administr. Lib. VI c. 4; o. c. T. II p. 551; Oribase, Du péritoine; o. c. T. III p. 350).

لجميع الاعضاء الّتى تكون a دون الحجاب والثانية انّه يمنع العضل الّذى
على البطن ان يقع عـلى الاحشاء والمثانة b والثالثة انّه يسهل انحـدار فضول
الغذاء اليابس وذلك ان تلك الفضول يضغطها c من قـدّام الصفاق ومـن
خلف الحجاب فتنعصر وتندفع تلك الفضول الى خارج كما يضغط اليد على
الاشياء الرطبة وتنعصر وتخرج عن اليـد والرابعة لئلّا تتنقّب المعدة والامعاء
بسهولـة من الاشياء النافذة لانّ الريح تنحلّـل عنـد ما يضغطها الصفاق
بمعونة الحجاب له والخامسة ان d يربط جميع الاعضاء الّتى دون الحجاب
ويشدّ بعضها ببعض ويحتوى e عليها ويعطى كلّ واحـد منها f عـلى الانفراد
غشاء g ينشو منه ويستديـر h عليه ويقـوم له مقام للجلدة الّتى على سائـر
البدن وهـذه الاعضاء كما قلنا الى المعدة والكبـد والطحـال والكليتان والامعاء
والرحم والمثانة والخصيبان i والعروق الضوارب وغير الضوارب والاعصاب . فامّا المعدة
فانّ الغشاء الّذى يغشيها اغلـظ مـن سائـر الاغشية الّتى تغشى الاحشاء
واحتيج الى ذلك ليكون مـتى امتلأت المعدة من الغذاء وانتفخت لم يعرض
لها k الاختراق والانهتاك وبهذا الغشاء ترتبط بالصفاق l المفروش تحتها . فامّا
الغشاء الّذى على الكبد فهـو غشاء رقيق يحفظها ويوقيها ويربطها ممّا يلـى
حدبتها بالحجاب وباضلاع الخلف وممّا يلى تقعيرها بالامعاء وكذلك الطحـال
مغشى بغشاء رقيـق احتيج اليه ليوقّيه ويحفظه ونترتبط بـه باضلاع الخلف
والخاصرة وبالجملة فانّ الكليتين m والامعاء والمثانة والرحم والانثيين كلّ واحـد
منها يحتوى n عليه غشاء كمثل ما o يحتوى على p هـذه وتولّده q من
الصفاق . فامّا r الانثيان فانّ الغشاء المعروف بالصفاق اذا صار الى الخالبيين
يصير منه مجريان s عند كلّ واحد من الخالبين مجرى وينحدران نحو الانثيين
* ويتّسعان t وينبسطان اوّلا اوّلا حتّى يصير منهما غشاء يحتوى عـلى الانثيين u
وهـو كيس الانثيين وقـد يتولّـد ايضا من الصفاق للجـداول الّتى فيما بين

---

a) Manque dans mss. B. et L.   b) Manque dans ms. L.   c) Ms. L.
تغيرها ;ms. P. بعضها.   d) Ms. P. لأنّ.   e) Ms. P. ناكجرى.   f) Ms. L. منه.
g) Mss. بغشاء.   h) Ms. B. يستدلل.   i) Ms. L.. والعروق والخصيبان.   k) Ms.
P. له.   l) Mss. L. et B. الصفاق.   m) Ms. L. a encore: والانتها.   n) Ms.
L. يحتوى ان.   o) Ms. P. كما.   p) Ms. L. اليه.   q) Ms. L. ويتولد.
r) Ms. P. فامّا علـى.   s) Mss. L. et P. ماكرأندن.   t) Ms. B. ينتشعبان.
u) Manque dans ms. P. depuis *.

deuxième utilité est qu'il empêche les muscles placés sur le ventre de tomber sur les viscères et la vessie. La troisième est qu'il facilite la descente des superfluités des aliments secs (*solides*), parce que ces superfluités sont pressées par devant par le péritoine, par derrière par le diaphragme, de sorte que ces superfluités sont comprimées et poussées en dehors comme la main presse sur des choses molles qui sont [alors] comprimées et sortent de la main. La quatrième utilité est qu'il empêche que l'estomac et les intestins ne se gonflent aisément par des choses flatulentes, parce que le vent se dissipe quand le péritoine les comprime avec l'aide du diaphragme. La cinquième utilité est qu'il relie tous les organes situés au-dessous du diaphragme, qu'il les réunit les uns aux autres, qu'il les entoure et qu'il donne à chacun d'eux séparément une tunique qui naît du péritoine, entoure l'organe et remplace pour cet organe la peau qui se trouve sur les autres parties du corps. Ces organes sont, comme nous avons dit, l'estomac, le foie, la rate, les reins, les intestins, la matrice, la vessie, les testicules, les artères, les veines et les nerfs. La membrane qui enveloppe l'estomac est plus épaisse que les autres membranes qui enveloppent les viscères. Cela est nécessaire, afin que l'estomac, quand il est rempli d'aliments et gonflé, ne se déchire ni ne se troue, et c'est par cette membrane qu'il est réuni au péritoine étendu au-dessous de lui. La membrane placée sur le foie est une membrane mince qui le garde, le protège et en réunit la surface convexe au diaphragme et aux fausses côtes, et la surface concave aux intestins. De même la rate est enveloppée d'une membrane mince, qui est nécessaire pour la garder et la protéger, et pour la rattacher aux fausses côtes et aux îles. En un mot, les reins, les intestins, la vessie, la matrice et les testicules, chacun de ces organes est entouré par une membrane, comme les organes précités sont entourés d'une membrane qui prend naissance du péritoine. Quant aux testicules, quand la membrane appelée péritoine est parvenue aux aines, il s'en forme deux conduits, un à chacune des aines (*can. inguinaux*), qui descendent aux testicules, s'élargissent et se déploient peu à peu, jusqu'à ce qu'il s'en forme une tunique qui contient les testicules, c'est-à-dire la bourse des testicules (*gaîne vaginale chez plusieurs animaux*). C'est du péritoine aussi que nais-

الامعاء والصفاق الّذى يانتأم منه الثرب . فامّا الجداول فهى اغشية فيما بين استدارات الامعاء * تمرّ فيها العروق والشرابيين والاعصاب الّتى تأتى الامعاء a منها اغشية تحتوى على كلّ واحد من هـذه الاوعية وما كان كذلك فهـو طاق واحـد ومنها اغشـية فيـما بيـن كلّ عرقيـن وكلّ عصبتين وكلّ معيبين تربط بعضها الى بعض وتربطها بما يليها ولا تحتـوى عليهـا b وما كان كذلـك فهـو مطـروق بطاقين . فامّا الثرب فانّـه c مركّب من غشاء وعروق d وشحـم وليس e نذكره فى هـذا الموضع لانّـه من الاعضاء المركّبة وكلامنا هاهنا انّما f هو فى g اصناف الاعضاء البسيطة فهـذه صفة h الاغشية الّتى تغشى الاعضاء الّتى فى تجويف البطن . فامّا الاغشية الّتى تغشى الاعضاء الّتى فى تجويف القحف وهى الاغشية الّتى تغشى الدماغ فهما غشـاءان احدهما مفرد وهو اغلظهما ويقال له الامّ الجافية ويكـون تحـت i عظم القحـف مجلّـلا لجميع اجـزاء الدماغ واحتبيج اليه ليستر ويبوّقى الدماغ ممّا يلقاه من عظم القحـف وممّـا يـعـرض له متى انكسر عظم القحـف او انشـدخ وهو مـربـوط k بالشوؤن الّتى فى عظم القحـف برباطات غشائيّة تنشوا l منه والآخر غشاء رقيق مركّب مـن m عـروق وشرابيين يوصل n بعضها ببعض كتركيـب مشيمة الجنين * لانّ مشيمة الجنين o انّما هى عروق وشرابيين فيما بينها غشاء رقيق منتسج p كذلك هـذا q الغشاء وهـو محتـو على جميع اجـزاء الدماغ مربوط مع r الام الجافية s برباطات غشائيّة واحتبيج الى هـذا ايضا s ليبوّقى الدماغ ممّا يلقاه من غلظ الامّ الجافية وليغذو الدماغ بما فيه من العروق ويـوّدى اليه الحرارة الغريزيّة بما فيه من الشرابيين * وجميع ما فى القحـف t من الاعصاب والعروق والشرابيين u مغشاة بغشائيـن نابتيـن من هذيـن الغشائيـن الى ان تخـرج من قحـف الرأس ونحـن نبيّن v لحـال فى امره هذيـن الغشائين بيانا اوضح من هـذا عند ذكـرنا هيئة الدماغ فهذه جملة القـول على الاغشية .

---

a) Manque dans ms. P. depuis *.   b) Ms. L. يحتويها.   c) Mss. B. et P. ثلاثه ; ms. L. ثلاثه.   d) Ms. L. ولحم.   e) Ms. L. ولم.   f) Manque dans ms. B.

g) Ms. L. من. - h) Mss. B. et P. فى.   i) Ms. B. تحته.   k) Ms. P. مربوطة.

l) Ms. L. منشوأة.   m) Ms. L. اما ; ms. P. مع.   n) Mss. يوصل بين.

o) Manque dans ms. B. depuis *.   p) Ms. L. يتشنج.   q) Manque dans mss. L. et P.   r) Mss. بها مع.   s) Manque dans ms. L.   t) Mss. B. et P. الدماغ.   u) Manque dans ms. L. depuis *.   v) Ms. L. وانا ابيّن.

sent les mésentères qui se trouvent entre les intestins, et la membrane dont se forme l'épiploon. Les mésentères sont des membranes situées entre les circonvolutions des intestins et dans lesquelles passent les veines, les artères et les nerfs qui parviennent aux intestins. Parmi ces membranes il y en a qui entourent chacun de ces vaisseaux; celles qui sont faites ainsi présentent une seule couche. Il y a d'autres membranes entre chaque deux vaisseaux, nerfs et intestins, qui réunissent les uns aux autres et aux parties voisines, mais sans les entourer; celles qui sont faites ainsi sont pliées de manière à former deux couches. L'épiploon est composé d'une membrane, de veines et de graisse, mais nous n'en parlerons pas à cet endroit, parce qu'il est du nombre des parties composées; ici nous ne parlons que des différentes espèces de parties simples. Voilà la description des membranes qui revêtent les organes situés dans la cavité de l'abdomen.

Quant aux membranes qui enveloppent les parties qui se trouvent dans la cavité du crâne, c'est-à-dire les membranes qui enveloppent l'encéphale, elles sont au nombre de deux. L'une d'elles, la plus épaisse des deux, est simple; elle s'appelle la dure-mère et se trouve sous l'os du crâne, couvrant toutes les parties de l'encéphale. Elle est nécessaire pour garder et protéger l'encéphale contre le contact de l'os du crâne et contre les lésions qu'il éprouverait, si l'os du crâne venait à se casser ou à se briser. Elle est rattachée aux sutures qui se trouvent dans l'os du crâne par des ligaments membraneux naissant d'elle. L'autre (*pie-mère*) est une membrane mince composée de veines et d'artères réunies les unes aux autres, de la même manière dont est composé le chorion du fœtus, car le chorion du fœtus se compose de veines et d'artères entre lesquelles se trouve une membrane mince. C'est de cette même manière qu'est tissée cette membrane; elle entoure toutes les parties de l'encéphale, étant elle-même réunie à la dure-mère par des ligaments membraneux. Cette membrane est de même nécessaire pour protéger l'encéphale contre le contact de la rugosité de la dure-mère, pour nourrir l'encéphale au moyen des veines et pour lui amener la chaleur naturelle au moyen des artères. Tous les nerfs et toutes les veines et les artères qui se trouvent dans le crâne sont revêtus de deux membranes qui naissent de ces deux membranes, jusqu'à leur sortie du crâne. Nous exposerons la disposition de ces deux membranes plus explicitement qu'ici, quand nous parlerons de la structure de l'encéphale. Voilà ce que j'avais à dire au sujet des membranes.

فامّا الجلد الّذى يعلو البدن فانّه كما ان الطبيعة جعلت على كلّ a واحد
من الاعضاء غشاء يوقّيه ويحفظه من الآفات العارضة له b * من خارج c كذلك
جعلت على ظاهر البدن غطاء عامّا d لسائر اعضاء البدن e يستره ويوقّيه
من الآفات العارضة من خارج وجعل هذا الجلد فى الانسان ارقّ منه e فى
سائر الحيوان واللين f واعدم شعرا واضعف قوّة . امّا رقّته ولينه وعدمه الشعر g
فلما احتيج اليه ان يكون فيه من فضل للحسّ لانّه لو كان غليظا صلبا بمنزلة
الاخزاف h الّتى على الحيوان الخزفىّ لم يكن يحسّ بما يلقاه ويماسّه ولو كان
كثير الشعر بمنزلة جلود الحمير والبقر والغنم لكان كثرة الشعر تمنع من جودة
الحسّ ولذلك جعلت جلدة الراحة اعدم ما فى البدن * من الجلد i شعرا
والينه وارقّه لما احتيج فيها من ذكاء حسّ اللمس وجعلت جلدة الانسان
اضعف k من جلود سائر الحيوان لانّ الطبيعة قصدت l ان تكون مع ذلك
مغيصا تنصبّ اليه الفضول الّتى تدفعها سائر الاعضاء القريبة منه فيقبلها
لضعفه m وجعل للجلد مثقّبا نقبا n متقاربة فى سائر البدن ليتخرج منها ما
يتحلّل من الاعضاء من الفضول البخاريّة ويقل لهذه الثقب المسامّ ومنها o
يخرج الشعر والجلد ليس كلّه مستويا p فى الرقّة والغلظ واللين والصلابة وعدم
الشعر ونباته ولا فى اتّصاله بما تحته من الاعضاء . امّا رقّته q وغلظه فانّ منه
ما هو رقيق e بمنزلة جلدة الوجه r وجعلت كذلك لما احتيج فيها من
الحسّ واشراق اللون s وصفائه وللجلد الرقيق اوثق فى هذا الباب من الغليظ
اذ كان للجلد الرقيق يتأدّى منه الى خارج من لون الدم اكثر * ممّا يتأدّى t
من الغليظ ومنه ما هو غليظ بمنزلة جلدة باطن القدم وجعلت كذلك
للحاجة كانت فى بعض الاوقات الى المشى على الاجسام الّتى فيها حدّة u

---

a) Manque dans ms. P.   *b)* Manque dans mss. L. et P.   *c)* Manque
dans mss. B. et P. depuis *.   *d)* Ms. L. عظام.   *e)* Manque dans ms. L.
f) Ms. P. اللين.   *g)* Ms. P. للشعر.   *h)* Mss. P. et L. الاحراف.   *i)* Manque
dans mss. B. et L. depuis *.   *k)* Ms. L. اصعب.   *l)* Mss. L. et P.
قصدت به.   *m)* Ms. P. بضعفه.   *n)* Ms. P. وجعل الجلد منقبا.   *o)* Ms.
P. فيها.   *p)* Ms. B. منشاريّا; ms. P. متساوبا.   *q)* Mss. B. et P. فى
رقّته.   *r)* Ms. B. الراحة.   *s)* Ms. P. الوجه.   *t)* Manque dans ms. P.
depuis *.   *u)* Ms. L. a encore: تدخل فى الجلد.

Quant à la peau qui s'étend sur le corps, de même que la nature
a placé sur chacun des organes une membrane qui les garde et les
protège contre les lésions qui lui arrivent de dehors, de même elle
a placé sur la surface extérieure du corps une couverture générale
pour toutes les parties du corps, qui le garde et le protège contre
les lésions qui lui arrivent de dehors. Cette peau a été faite chez
l'homme plus mince, plus molle, moins velue et plus faible que celle
chez les autres animaux. Elle est plus mince, plus molle et moins
velue, parce qu'elle devait avoir un sens de tact exquis, car si elle
était épaisse et dure comme les écales qui se trouvent sur les animaux
crustacés [1]), elle ne sentirait pas ce qu'elle rencontre et ce qu'elle
touche. Si elle était très velue, comme les peaux des ânes, des bœufs
et des brebis, le grand nombre de poils empêcherait de bien sentir.
Pour cette raison la peau de la paume a été faite la partie de la peau
la plus dépourvue de poils, la plus molle et la plus mince dans tout
le corps, parce qu'elle a besoin d'un sens de tact exquis. La peau de
l'homme est faite plus faible que les peaux des autres animaux, parce
que la nature a voulu qu'elle fût en outre un lieu de décharge, vers
lequel coulent les superfluités qu'expulsent les autres parties voisines
et que la peau reçoit à cause de sa faiblesse. La peau du corps entier
est faite percée de trous tout proches les uns des autres, afin qu'en
sortent les superfluités vaporeuses qui se dégagent des parties; ces
ouvertures s'appellent les pores, et c'est d'elles que sortent les poils.
La peau ne présente pas partout la même minceur ou épaisseur,
mollesse ou dureté, absence ou présence de poils, ni adhère-t-elle
partout de la même manière aux parties sous-jacentes. Quant à la
minceur et l'épaisseur, il y a des parties minces, comme par exemple
la peau de la face qui est faite ainsi en vue du sens du toucher et
du teint brillant et clair qu'elle doit avoir, la peau mince étant plus
propre à cet égard que la peau épaisse, parce qu'il arrive à l'extérieur
plus de la couleur du sang à travers la peau mince qu'à travers la
peau épaisse. Une autre partie de la peau est épaisse, comme la peau
de la face interne *(plantaire)* du pied; elle est faite ainsi, parce qu'il
est parfois nécessaire de marcher sur des corps (terrains) qui présentent
des parties aiguës, de sorte que, si elles entrent dans la peau, elles

---

1) Ou bien: comme les coquilles qui se trouvent sur les animaux testacés (*mollusques*),
car خزف signifie *tesson, test*; mais il me semble qu'il s'agit ici plutôt de l'écale d'une
écrevisse que de l'écaille d'une huitre. Ibn al-Bayṭār se sert du mot خزف dans la description d'un crustacé qu'il nomme جراد البحر (*sauterelle de la mer*). V. Dozy Supplément aux diction. arabes I, 368.

فيكون متى دخلت فى الجلد لم تتأذّ الى العضل سريعا. فأمّا الصلابة واللين
فمنه a ما هو لين بمنزلة جلدة باطن الكفّ فأنّها جعلت كذلك لما احتيج
فيها من سرعة b التغيّر والاستحالة الى طبيعة المحسوس ومنه ما جعل صلبا
بمنزلة جلدة باطن القدم لما احتيج فيها ان تكون اصبر على المشى فى
المواضع الصلبة. فأمّا عدم الشعر ونباته فمنه ما هو عديم الشعر بمنزلة جلدة
باطن c الراحة وجلدة باطن d القدم فإنّ هذه المواضع عريت e من الشعر
بسبب الحسّ ومنه ما هو كثير الشعر بمنزلة جلدة الرأس وموضع اللحية
والحاجبين ونحن نذكر f منافع هذه فى الموضع g الّذى نذكر h فيه الشعر. فأمّا
اتّصال الجلد بما تحته من الاعضاء * فإنّ من الجلد ما هو متّصل بما تحته
من الاعضاء i اتّصالا والتحاما لا يمكن ان ينسلخ * ولا ينفصل k عنه وذلك
أنّه يلتحم امّا بالعضل نفسه بمنزلة جلدة * الجبهة وجلدة الخدّين واكثر
جلدة الوجه وجلدة الشفتين والجلدة الّتى فى طرف المقعدة وامّا بوتر
بمنزلة جلدة l الراحة وجلدة باطن القدم. فأمّا جلدة الجبهة فمتّصلة ملتحمة
بالعضلة المفروشة على عظم الجبهة ولا يمكن انسلاخها m لشدّة التحامها m
وكذلك جلدة الخدّين ملتحمة بالعضل الموضوع على عظم الخدّين. فأمّا جلدة
الشفتين وجلدة طرف n المقعدة فأنّهما تختلطان بالعضل اختلاطا لا يفرق
بين الجلدة والعضل الّذى تحتهما الّا بمظاهرهما o. فأمّا جلدة الراحة فملتحمة
بالوتر المبسوط على بطن الراحة التحاما جيّدا وذلك أنّه ينبت من العضلة
الموضوعة على بطن وسط الساعد وتمر قبل ان تبلغ الى مفصل الرسغ فاذا
بلغ p المفصل عرض p وانبسط p على سائر الكفّ والاصابع والتحم p بجلدة
الراحة التحاما محكما يعسر سلخه وجعل ذلك لثلاث q منافع احداها ليكون
الكفّ ذكىّ للحسّ والثانية ليكون عديم الشعر لئلّا يمنع كثرة الشعر من ذكاء

---

a) Ms. P. ‏فإن منه‏.   b) Ms. L. ‏جودة‏.   c) Manque dans ms. L.   d) Manque
dans mss. L. et P.   e) Ms. L. ‏غريب‏.   f) Ms. L. ‏وانّا اذكر‏.   g) Ms.
B. ‏منافع هذه المواضع‏.   h) Ms. L. ‏اذكر‏.   i) Au lieu des mots depuis *
ms. P. a ‏فمنه ما اتّصاله‏.   k) Manque dans ms. L. depuis *.   l) Manque
dans ms. P. depuis *.   m) Mss. ‏x‏......   n) Ms. B. ‏باطن‏.   o) Mss.
‏بظاهرهما‏.   p) Ms. P. a le féminin.   q) Ms. L. ‏الى ثلاث‏.

ne parviennent pas promptement aux muscles. Quant à la dureté et la mollesse, il y a une partie de la peau qui est molle, comme la peau de l'intérieur de la main; elle est faite ainsi parce qu'elle doit se changer et se transformer promptement en la nature de l'objet perçu. Il y a une partie qui est faite dure, comme la peau de la face interne du pied, parce qu'il est nécessaire qu'elle supporte mieux la marche sur des endroits durs. Quant à l'absence et la présence de poils, il y une partie dépourvue de poils, comme la peau de la paume et celle de la face interne (*plantaire*) du pied; ces endroits sont dépourvus de poils en vue du sens du tact. Il y a une autre partie qui a beaucoup de poils, comme la peau de la tête, l'endroit de la barbe et des sourcils. Nous parlerons des utilités de ces parties à l'endroit où nous parlerons du poil. Quant à l'adhérence de la peau aux parties sous-jacentes, il y a une partie de la peau qui adhère aux parties sous-jacentes d'une manière si intime qu'elle n'en peut être détachée, ni séparée, parce qu'elle adhère, soit aux muscles mêmes, comme la peau du front, la peau des joues, la plus grande partie de là peau de la face, la peau des lèvres et la peau qui se trouve à l'extrémité (*au bord*) de l'anus, soit à un tendon, comme la peau de la paume et la peau de la face interne (*plantaire*) du pied. La peau du front se réunit et adhère au muscle étendu sur l'os du front et elle n'en peut pas être détachée à cause de son adhérence intime; de même la peau des joues adhère aux muscles situés sur l'os des joues. La peau des lèvres et la peau de l'extrémité de l'anus sont mêlées aux muscles d'une façon si intime que la peau ne peut être séparée des muscles sous-jacents qu'avec la partie adhérente [1]). La peau de la paume adhère d'une manière intime au tendon qui s'étend sur la face interne de la paume, parce qu'il naît un tendon du muscle situé au milieu de la face interne de l'avant-bras (*palmaire grêle*), avant que le muscle ait atteint l'articulation du carpe; quand le tendon est parvenu à l'articulation, il s'élargit (*aponévrose palmaire*), s'étend sur la main entière et les doigts et adhère à la peau de la paume d'une manière intime, de sorte que la peau n'en peut être détachée que difficilement. Cela est fait ainsi en vue de trois utilités. D'abord, afin que la main ait le sens du tact exquis. La deuxième utilité est qu'elle soit dépourvue de poils, afin que le grand nombre de poils ne soit pas un obstacle au sens du toucher exquis. La troisième est que

---

1) Je ne suis pas sûr si c'est bien là ce que l'auteur veut dire.

لِلحسّ والثالثة ليمتزج صلابة الوتر بلين الجلدة فتعتدل فيكون ذلك اوفق
فى جـودة للحسّ وكذلك ايضا جلـدة باطن القدم وقـد ينبت من العضلة
الموضوعة عـلى الساق من للجانب الوحشىّ الّتى a منشأها من رأس الفخـذ
وتـرة قبل ان تبلغ الى مفصل الكعب فاذا بلغت الوتـرة الى الكعب انبسطت b
قليلا قليلا وانفرشبت تحت جلـدة باطن القدم وفى جميع اجزاء القدم
والتحمت بالجلدة التحاما محكما لا يمكن تفرّقها عنه وللحاجـة كانت الى ذلك
[ا]ما قد ذكرناه c مرارا كثيرة فهذه هى المواضع الّتى يلتحم بها للجلد التحاما
لا يمكن سلخه ولا كشطه عنها. فامّا ما كان من للجلد فى غير هـذه المواضـع
من البدن فان تحته غشاء رقيـق شبيد بنسج العنكبوت يحجـز فيما بينه d
وبين العضل فهو متى e سلخ انسلخ بسهولة وما كان كذلك فهو يسمّى جلدا
بالحقيقة وهو f متشابه الاجزاء. فهذه صفة g الاغشية وللجلد الّـذى هو احد
اصناف الاعضـاء المتشابهة الاجـزاء b * ويتلوه صفة الشعر والاظفار والنظر فى
احوالهما h .

الباب السادس عشر فى صفة الاظفار والشعر.

فامّا الشعر والاظفار فليس نموّهما كنمـوّ سائر i الاعضاء الاخر فان كلّ k واحـد
من الاعضاء تجـده يزيـد فى طوله وعرضه وعمقه l. فامّا الشعر والاظفار فان
زيادتهما تكون فى الطول فقط عند ما يتّصل مادّة كلّ واحد منهما به من تحت
شيما بعد شىء دائما ولا يقف نموّهما وزيادتهما ما دام للحيوان حيّـا واحتيج
الى ذلك ليكونا باقيـن فى كلّ وقت جديديـن طريّين وللتخلـف مكـان m ما n
ينقضف وينكسر منهما. فامّا الشعر فكونه من بخار حـارّ يابس ولذلك اكثـر ما
يكون نبات الشعر فى البدن فى عنفوان الشباب لقوّة للحرارة فى هذا السنّ وذلك

---

a) Ms. L. الى.   b) Mss. B. et L. انبسطت منه.   c) Ms. L. ذكرته.   d) Ms.
L. فيهما فيما.   e) Ms. P. ان.   f) Manque dans mss. L. B. et P.; après
ms. L. a de nouveau بالحقيقة وهو.   g) Ms. L. a صفة صنف.   h) Manque
dans mss. B. et P. depuis *.   i) Manque dans ms. B.   k) Ms. P. كان.
l) Ms. L. وعمقه فقط.   m) Ms. L. بدلا.   n) Ms. L. ممّا.

la dureté du tendon se mêle à la mollesse de la peau et soit ainsi modérée, car cela est plus favorable au sens du tact parfait. Il en est de même de la peau de la face interne du pied: du muscle situé du côté antérieur (*lisez* postérieur) de la jambe et prenant son origine à l'extrémité (*condyle*) du fémur, naît un tendon, avant que le muscle ait atteint l'articulation de l'astragale (*art. tibio-tarsienne*); quand le tendon est parvenu à l'astragale, il se déploie peu à peu et s'étend sous la peau de la face interne (*plantaire*) du pied (*aponévrose du plantaire grêle chez les singes*) et sur toutes les parties du pied, adhérant intimement à la peau, de façon qu'il n'est pas possible de séparer la peau du tendon; cela est nécessaire pour la raison que nous avons déjà mentionnée plusieurs fois. Voilà les endroits auxquels la peau adhère de telle façon qu'elle n'en peut être ôtée ni détachée. Quant à la peau des autres endroits du corps, il y a au-dessous d'elle une membrane mince, ressemblant à une toile d'araignée, qui sépare la peau d'avec les muscles. Quand cette peau est enlevée, elle se détache aisément. La partie qui est disposée ainsi s'appelle véritablement la peau et elle se compose de parties similaires. Voilà la description des membranes et de la peau qui est une des catégories des parties du corps composées de parties similaires. Elle sera suivie de la description du poil et des ongles et de l'examen de leurs dispositions.

Seizième Chapitre. Description des ongles et du poil.

Les ongles et le poil ne croissent pas de la même manière que toutes les autres parties; on trouve, en effet, que chaque partie croît en longueur, en largeur et en profondeur (épaisseur), mais la croissance du poil et des ongles a lieu seulement dans la longueur, pendant (parce) qu'il arrive à chacun d'eux de la matière [nourrissante] d'en bas, peu à peu et sans cesse. Leur croissance et leur agrandissement ne cessent pas, tant que l'animal reste en vie. Cela est nécessaire pour qu'ils restent toujours neufs et frais et qu'ils remplacent ce qui en est brisé et cassé.

Le poil naît d'une vapeur chaude et sèche; pour cette raison le poil croît le plus abondamment dans le corps au commencement de la jeunesse, à cause de la grande chaleur à cet âge, car la chaleur agit sur la vapeur et la brûle, de sorte que la partie sub-

ان الحرارة a تعمل فى البخار فتحرقه فيتحلل لطيفه ويبقى غليظه فاذا دفعته
الطبيعة واخرجته من منافذ للجلد المسمّاة المسامّ بقى فيها b ولم يتحلّل c
لغلظه فيكثر ويصلب ويصير منه الشعر فاذا صار الى تلك المنافذ بخار آخر
واتصل بالاوّل دفعه واخرجه d عـن الجلـد الى ظاهـر البدن وبقى ذلك البخار
هناك حتى يصير شعـرا ويتّصل بـه بخـار آخـر فيدفعه الى خـارج فعلى عـذا
السبيل دائما يتكوّن الشعر اوّلا b فاوّلا ونبات الشعر فى البدن منه ما قصدت
به الطبيعة للمنفعة ومنه ما نباته بطريـق العـرض. فامّا الشعر الّـذى قصدت
به الطبيعة تكوّنه الى e المنفعة فانّها قصدت فيه لمنفعتين احداهما من داخـل
واخرى من خارج. فامّا المنفعة الّتى من داخـل هى دفـع الفصول الدخانيّة
ونقيها عن f داخـل البدن على جهة المتأتّى g بها وامّا من خـارج فقصدت
بـه h الطبيعة الزينة والتوقيـة وذلك ان منه ما جعلته للزينة والتوقيـة * معا ومنه
ما جعلته للزينة فقط فامّا ما قصدت بـه الزينة والتوقية i فشعر الرأس وشعر
الحاجبين وشعـر الاجفان. امّا شعـر الـرأس فجعل ليوقّى k الـرأس من الآفات
الواردة عليه من خـارج ليزيّنه ويحسنه l فانّه لو لم يكـن عليه شعر لكان
قبيح المنظر m وهذا امـر عمّ للنساء والرجـال الّا انّـه للنساء احسن واجمـل n
وازين. فامّا شعر الحاجبين والاجفان فجعلا ليوقّياه العين امّا الحاجبان فيمنعان p
مّا ينحـدر من الرأس من الاجسام من الوصول الى العين وهـو مع ذلك ايضا
تحسن بـه h صورة الوجه فانّ الوجه الّذى ليس له q حاجب r قبيح المنظر s.
فامّا الاجفـان فانّها تمنع ما يلقى العيـن من خـارج من جميع النواحى

---

a) Ms. B. a encore في هذا انسن.   b) Manque dans ms. L.   c) Ms. L. ينتحل.   d) Ms. L. a encore دفعة واحدة.   e) Ms. L. في.   f) Ms. P. ونقيها على.   g) Mss. L. et P. التأدى; ms. B. البدن التأذى.   h) Manque dans ms. P.   i) Manque dans ms. L. depuis *.   k) Ms. L. لتوقيه; ms. P. لتوقى.   l) Ms. L. ولتزيينة وتحسينه.   m) Mss. B. et P. لكان قبيحا.   n) Manque dans mss. B. et P.   o) Mss. L. et P. ليوقّيان.   p) Ms. L. فمنفعتان.   q) Ms. B. فيه; manque dans ms. L.   r) Manque dans ms. B.   s) Mss. L. et P. في المنظر.

tile se dissipe, tandis que la partie épaisse reste. Quand la nature éloigne cette partie et la fait sortir par les passages de la peau, nommés les pores, elle reste dans ces pores et ne se dissipe pas, à cause de son épaissseur, elle accroît, devient dure et il en naît le poil. Quand il arrive à ces passages une autre vapeur et qu'elle a atteint la première [qui est devenue un poil], elle pousse celle-ci et la fait sortir de la peau à l'extérieur du corps. Cette [deuxième] vapeur reste là (*dans ces pores*) jusqu'à ce qu'elle soit devenue un poil; une autre vapeur lui arrive et la pousse en dehors, et de cette manière il se forme du poil sans cesse et peu à peu [1]). Une partie du poil qui croît sur le corps a été créée par la nature en vue d'une certaine utilité, tandis que la croissance d'une autre partie a lieu d'une manière accidentelle. Quant au poil que la nature a créé en vue d'une certaine utilité, elle l'a fait croître pour deux utilités, l'une intérieure, l'autre extérieure. L'utilité intérieure est l'expulsion des superfluités fuligineuses et leur éloignement de l'intérieur du corps, de la manière dont est éloignée une chose gênante [2]). Quant à l'utilité extérieure, la nature a voulu que le poil fût un ornement et une protection. En effet, il y a du poil qu'elle a créé pour être à la fois un ornement et une protection, et il y en a qu'elle a fait seulement comme ornement. Le poil que la nature a destiné à être un ornement et une protection est le poil de la tête, des sourcils et des paupières. Les cheveux de la tête sont créés pour protéger la tête contre les lésions qui lui arrivent de dehors et pour l'orner et l'embellir, car si elle n'avait pas de cheveux, elle serait laide à voir, et cela regarde les femmes aussi bien que les hommes, mais la chevelure des femmes est plus belle, plus gracieuse et plus jolie. Les poils des sourcils et des paupières sont créés pour protéger l'œil. Les sourcils empêchent les corps qui descendent de la tête de parvenir à l'œil, et ils embellissent en outre l'extérieur de la face, car une face sans sourcils est laide à voir. Les paupières empêchent tout ce qui arrive à l'œil du dehors, de tous côtés, d'entrer dans l'œil. S'il lui arrive

---

1) „Si l'exhalaison est comme fuligineuse, épaisse et terreuse, il est à craindre qu'elle ne s'enclave dans les passages étroits...... Pour cette raison la nature prépare immédiatement une autre vapeur qui la fait remonter, la frappe et la pousse en avant et une autre qui pousse celle-ci et encore une autre qui à son tour pousse celle qui la précède. De cette manière elles forment un corps qui ressemble à la suie déposée au dehors. Ce corps est poussé en avant en entier, ayant à présent la forme d'une courroie". (Gal. in Hippocr. de humoribus libr. commentar. I, 8; o. c. T. XVI p. 89, et plus au long: De temperamentis Lib. II c. 5; o. c. T. I p. 615).

2) Je ne suis pas sûr si c'est là ce que l'auteur veut dire.

لانّه متى ورد عليها شىء من فوق منعه النجفن الاعلى من ان يدخل a الى
العين وكذلك متى ورد عليها شىء من اسفل منعه الجفن الاسفل من ان
يدخل فى b العين ومتى c ورد عليها d شىء من محاذاتها e حسّنت f به
العينان g فاطبقت الاجفان وغمّضت h فلم يدخلها شىء من ذلك وجعل فى
شعر الاجفان خلّتان ليستا فى شعر الرأس ولا فى سائر شعر البدن احداهما
انّه جعل منتصبا الى قـدّام لا ميل فيه الى فـوق ولا الى اسفل والثانية انّـه
جعل واقفا مدّة عمر الانسان لا ينمو ولا يطول وامّا الانتصاب الى قدّام فليمنع i
الآذت الـواردة الى k العين من خارج وامّـلّا ينسبل عـلى العين فيمنع البصـر
وذلك انّه لـو كان شعر l الجفن الاعلى m الى فـوق لم يكـن يمنع شيئا
ممّا يصل الى العين من n فـوق ولا b كان o يطبق عليها اذا اراد الانسان ان
يطبقها p ولو كان m ثانيا الى اسفل لستر q العين ومنعها من ان تبصر جيّـدا.
فامّا [شعر] الجفن الاسفل فلو كان m ثانيا الى فوق لستر q العين ولو كان m
الى اسفل لما كان يمنع ما يصل الى العين *من الاشياء المؤذية r ولا يمكن فيه
ان ينطبق على العين s. فامّا وقوف t شعر الاجفان بمدّة u عمر الانسان لا يزيد
ولا يطول وشعر الرأس واللحيـة يزيدان ويطـولان فانّ الطبيعة جعلـت شعر
الاجفان فى وقـت v كـون الجنين w مع الاعضـاء الاصليّة بالمقـدار الّـذى x
احتاجت اليه وركزته y فى اطـراف الاجفان وصيّرت اطراف الاجفان جرمـا z
صلبا حتّى لا يمكن ان ينفذ فيه البخـار الدخانىّ الّـذى هـو مادّة الشعـر
من داخل الى خـارج ولكن يبقى شعر الاجفان متمكّنا منتصبا لا ميل فيـه
لانّه لـو كانت اطراف الاجفان نيّنة *بمنزلـة ما عليه سائـر الجلـد لكـان
الشعر b لا يبقى منتصبا لكن يميل الى اسفـل وينسبل علـى العين بمنزلـة

---

a) Ms. L. يصل.   b) Manque dans ms. P.   c) Ms. B. فان.   d) Manque
dans ms. B.   e) Ms. P. محاذاة المنصور; ms. B. محاذاة العين.   f) Mss.
B. et P. احسّت.   g) Ms. P. العين.   h) Ms. P. وغمضتها.   i) Ms. L.
فليدفع.   k) Mss. B. et L. على.   l) Manque dans mss. B. et L.   m) Ms.
B. ثانيا; ms. P. ثابتا.   n) Ms. L. الى.   o) Ms. L. وما كان ينطبق.   p) Mss.
بطيقه.   q) Ms. L. يستر.   r) Ms. L. الواردة المؤذية.   s) Manque dans
ms. P. depuis *.   t) Ms. L. من وفوق.   u) Ms. P. مدّة.   v) Ms. L. كّل.
w) Mss. B. et L. الجفن.   x) Ms. L. الّتى.   y) Ms. P. ركبته.   z) Ms. L. جوهرها.

quelque chose d'en haut, c'est la paupière supérieure qui l'empêche d'entrer dans l'œil; de même, s'il lui arrive quelque chose d'en bas, c'est la paupière inférieure qui l'empêche d'y entrer. S'il arrive quelque chose à l'œil d'en face, les yeux l'aperçoivent, les paupières se ferment et se joignent et il n'en entre rien dans les yeux. Les poils des paupières possèdent deux propriétés que ne possèdent ni les cheveux de la tête ni les autres poils du corps. La première est qu'ils se dirigent en avant sans dévier ni en haut ni en bas; la deuxième propriété est qu'ils restent durant la vie de l'homme sans croître et sans devenir plus longs. Ils se dirigent en avant pour garantir l'œil des lésions qui lui arrivent du dehors, et pour qu'ils ne retombent pas sur l'œil de sorte qu'ils empêcheraient la vue. En effet, si les poils de la paupière supérieure étaient recourbés en haut, ils ne pourraient retenir rien de ce qui arrive à l'œil d'en haut et ils ne couvriraient pas l'œil quand on voulait le couvrir; s'ils étaient recourbés en bas, ils couvriraient l'œil et l'empêcheraient de bien voir. Si les poils de la paupière inférieure étaient recourbés en haut, ils couvriraient l'œil; s'ils étaient recourbés en bas, ils ne pourraient ni retenir les choses nuisibles qui arrivent à l'œil ni couvrir l'œil [1]). Quant à la propriété des poils des paupières de rester durant la vie de l'homme sans croître et sans devenir plus longs, tandis que les cheveux de la tête et les poils de la barbe croissent et deviennent plus longs, la nature a créé les poils des paupières pendant la formation du fœtus avec les organes primitifs, dans la dimension qu'ils exigent, et les a implantés dans les bords des paupières; elle a fait les bords des paupières d'un corps dur, pour que la vapeur fuligineuse, qui est la matière dont se forment les poils, n'y pût pénétrer de dedans en dehors, mais que les poils des paupières restassent solides et droits sans dévier [en aucun sens]. En effet, si les bords des paupières avaient la mollesse propre à la peau des autres parties, les poils ne resteraient pas droits, mais ils s'inclineraient en bas et retomberaient sur l'œil, comme la plante qui croît dans une terre molle et humide, car cette plante devient

---

1) „Une des choses les plus admirables dans la nature, c'est qu'elle n'a dirigé les poils des paupières ni en haut vers les sourcils, ni en bas vers les joues, ni en dedans vers les yeux mêmes. Dans le premier cas, l'utilité en vue de laquelle ils ont été créés n'existait plus; dans le second, ils gênaient les yeux mêmes, en empêchant que les objets ne soient vus comme des objets continus". (Gal. De usu part. Lib. X c. 7; o. c. T. III p. 794; Daremberg, I, 627).

النبات الّذى ينبت فى الارض الرخوة الرطبة a فانّه يطول ويميل الى جانب

والنبات الّذى ينبت فى الارض الصلبة لا يكاد ينمو b كثيرا بل يبقى قصيرا

قويّا منتصبا متمكّنا من الارض لا يسهل قلعه ولذلك صارت اطراف الاجفان

صلبة وكذلك c جعل d نبات شعر e للحاجبين فى جلدة قريبة من طبيعة

جلدة اطراف الاجفان فى الصلابة لانه لم يكن يحتاج فيها الى ان يطول شعرها

وينمو h وانّما يطول شعرها على طول الزمان شيا يسيرا بحسب نقصان جلدته

فى الصلابة عن اطراف الاجفان فبهذا السبب قصدت الطبيعة الزينة والتوقية

اعنى شعر الرأس وشعر للحاجبين وشعر الاجفان فلمّا ما قصدت به لزينة f فقط

فشعر اللحية فانّها جعلت g هيئة الرجل وزينة لوجهه وذلك انّها تغطّى

اللحيتين h ولا تتركهما عاريتين i وصارت اللحية تنبت للرجال ولا تنبت للنساء

لسببين k احدهما لانّ للحرارة الغريزيّة l فى ابدان الرجال اقوى منها فى ابدان

النساء والبخارات للحارّة الدخانيّة الّتى هى مادّة الشعر فى الرجال اكثر فليس

تكتفى الطبيعة ان تصرفها فى وجه واحد فهى m تصرفها فى وجهين احدهما

فى شعر الرأس والآخر فى شعر اللحية ولذلك قد تجد كثيرا من النساء اللّواتى

مزاجهنّ مزاج k حارّ ينبت لهنّ فى موضع الذقن شعر وكثيرا من n الرجال

اللّذين مزاجهم مزاج o بارد لا ينبت لهم اللحى p ولذلك صار للخصيان لا

---

a) Se trouve deux fois dans ms. B. depuis *.   *b*) Ms. B. ينـمـى.

c) Ms. P. كـذلـك ايضا.   *d*) Ms. P. جعلت.   *e*) Manque dans ms. B.

f) Manque dans ms. P.   *g*) Ms. B. جعلته.   *h*) Ms. P. الـحـمـن.   *i*) Ms.

L. عاريان.   *k*) Manque dans ms. L.   *l*) Manque dans mss. L. et P.

m) Ms. L. حتى.   *n*) Ms. P. شعر كثير ومن.   *o*) Manque dans mss. B.

et L.   *p*) Ms. P. لحا.

longue et s'incline latéralement, tandis que celle qui croît dans
une terre dure ne s'accroît que peu, mais reste courte, forte, droite,
plantée solidement dans la terre et ne peut être arrachée aisément.
C'est pour cette raison que les bords des paupières sont faits durs [1]).
De même la nature a fait croître les poils des sourcils dans une
peau qui approche en dureté de la nature de la peau des bords des
paupières, parce qu'il n'est pas nécessaire que les poils des sourcils
deviennent plus longs et s'accroissent: ces poils ne croissant en
longueur que très peu dans un long espace de temps, parce que la
peau des sourcils est moins dure que celle des bords des paupières.
Ce sont ces espèces de poils que la nature a créées en vue de l'ornement et de la protection [des parties], je veux dire les cheveux de
la tête et les poils des sourcils et des paupières. Quant aux poils que
la nature a créés seulement comme un ornement, ce sont les poils de
la barbe, car elle est faite comme un signe caractéristique de l'homme
et comme un ornement de sa face, parce qu'elle couvre les deux
joues et ne les laisse pas nues. La barbe croît chez les hommes et
ne croît pas chez les femmes pour deux raisons. D'abord parce que
la chaleur naturelle dans les corps des hommes est plus grande
que celle dans les corps des femmes. Les vapeurs chaudes et fuligineuses, qui sont la matière dont se forment les poils, sont plus abondantes chez les hommes, et la nature ne s'est pas bornée à les évacuer
d'une seule manière, mais elle les a évacuées de deux façons: d'abord
par les cheveux et en second lieu par les poils de la barbe [2]). C'est
pourquoi on trouve souvent des femmes d'une constitution chaude
chez lesquelles croissent des poils à l'endroit du menton, et qu'on trouve
souvent des hommes d'une constitution froide chez lesquels il ne croît

---

1) „De même, en effet, que parmi les herbes et les plantes, les unes, sortant d'une
terre humide et grasse, parviennent à une hauteur considérable, tandis que les autres
naissant d'un terrain pierreux et aride, restent petites, dures et privées d'accroissement;
de la même façon aussi, je pense, les poils qui naissent des parties humides et molles
prennent un grand accroissement......, tandis que ceux qui sortent des parties dures
et sèches restent grêles et petits. C'est pourquoi la production des poils, comme celle
des herbes et des plantes, a une double cause: l'une est la prévoyance du Créateur, l'autre
la nature du lieu où ils naissent". (Gal. De usu part. Lib. XI c. 14; o. c. T. III p. 907;
Daremberg I, 689).

2) „En effet, comme l'exhalaison des humeurs monte vers la tête, la nature en emploie
surtout les superfluités les plus grossières à la nutrition des poils. Si donc les hommes,
à proportion qu'ils ont plus de chaleur naturelle que les femmes, ont une plus grande
abondance de ces superfluités, la nature a pour celles-ci imaginé une double évacuation,
celle des poils de la tête et celle des poils des joues". (Gal. De usu part. Lib. XI c. 14;
o. c. T. III p. 901; Daremberg I, 685).

ينبت لهم اللحى لأن مزاجهم باردا اذ كان قد نقص منهم عضو عزيز للحرارة

وهو الانثيان a والسبب الثانى ان النساء b لمّا كنّ مستترات c فى البيوت

وليس لهنّ ان تبرزن d ولحياهنّ مكشوفان استغنين e عن شعر يغطى لحييهنّ

فكان ذلك بهنّ ازين واوفق والى هذه الاصناف من الشعر قصدت الطبيعة

بنباتها f فى البدن. فامّا ما ينبت من الشعر بطريق العرض عن غير قصد

من الطبيعة فهو شعر الابطين والعانة والصدر وسائر شعر البدن ما خلا شعر

الرأس واللحية والحاجبين والاجفان وذلك ان العضو اذا كان حارّا رطبا تولّد

فيه دائما g بخار دخانىّ h كثيرا i تدفعه k الطبيعة الى خارج البدن b فيكون

منه الشعر فى ذلك العضو ولذلك تجد اكثر l ما ينبت هذا الشعر فى العانة

لقرب هذا العضو من موضع الانثيين اللّتين مزاجهما حارّ رطب ومن بعد

ذلك فى البطن والصدر والابطين لحرارة مزاج القلب والكبد اللّذين هما

موضوعان بالقرب m من هذه المواضع وتجد هذه المواضع فى الابدان الحارّة المزاج

كثيرة n الشعر وفى الابدان الباردة عاريّة o من p الشعر ولهذا السبب صار

الشعر ينبت فى هذه المواضع لا من p تعمّد الطبيعة وقصد منها لكن على

طريق ما يتبع طبيعة العضو اضطرارا بمنزلة زارع الريحان فان زارع q الريحان

قد ينبت له الريحان وينبت له الى قربه وجنبه b انواع من العشب اضطرارا

بسبب نداوة الارض من الماء الذى يسقى به b الريحان ويكون نبات الريحان

على المشارات r الّتى s عملت له لا يجوزها ونبات العشب مائلا t عن تلك

المشارات r متبدّدا على غيرها u مواضع محدودة v حتى يضطرّ صاحب الريحان

ان يقلع ذلك العشب كلّه ويرمى به كذلك الشعر فى البدن انّما قصدت w

الطبيعة لنباته فى الرأس والحاجبين والاجفان واللحية * وسائر الشعر الباقى x فى

---

a) Ms. L. الانثيين.   b) Manque dans ms. P.   c) Ms. L. مستترين; كانوا
ms. P. يستترون.   d) Mss. B. et L. تبرزوا; ms. P. بنزوا.   e) Mss. B.
et P. أستغنوا; ms. L. استغنى.   f) Mss. B. et L. نباتها.   g) Manque dans mss.
B. et P.   h) Ms. L. دخانبّا بخارا.   i) Ms. B. كثيرا.   k) Ms. P. تدفعته.
l) Ms. L. ما يجد كثيرا.   m) Manque dans ms. L.   n) Ms. L. الكثيرة; ms.
B. كثير.   o) Ms. L. عريتيين.   p) Ms. L. عن.   q) Ms. P. بزر.   r) Mss. B.
et P. المشارب.   s) Ms. P. الذى; manque dans ms. L.   t) Ms. P. زايلا.
u) Ms. B. غيره.   v) Ms. B. محمودة; ms. P. محدّدة.   w) Ms. P. تقصد.
x) Ms. L. الثانى.

pas de barbe. Pour cette raison la barbe ne croît pas chez les châtrés, leur constitution étant froide, parce qu'il leur manque un organe d'une grande chaleur, c'est-à-dire les testicules. La deuxième raison est que les femmes, parce qu'elles restent dans les maisons et qu'il ne leur est pas permis de sortir les joues découvertes, n'ont pas besoin de poils qui couvrent leurs joues, et c'est pour elles plus beau et plus convenable [1]). Ce sont ces espèces de poils que la nature a fait croître intentionnellement dans le corps. Quant aux poils qui croissent accidentellement, sans l'intention de la nature, ce sont les poils de l'aisselle, du pubis, de la poitrine et les autres poils du corps, à l'exception des poils de la tête, de la barbe, des sourcils et des paupières. En effet, quand la partie du corps est chaude et humide, il s'y forme sans cesse une vapeur fuligineuse abondante que la nature évacue à l'extérieur du corps et dont se forment les poils de cette partie. Pour cette raison on trouve que ces poils croissent le plus abondamment sur le pubis, parce que cette partie se trouve près de l'endroit des testicules dont la constitution est chaude et humide, ensuite sur l'abdomen, la poitrine et les aisselles à cause de la constitution chaude du cœur et du foie qui sont situés près de ces endroits. Dans les corps d'une constitution chaude on trouve ces endroits très velus, et dans les corps froids, dépourvus de poils. C'est pour cette raison que les poils poussent sur ces endroits non pas à cause de la prévoyance et de l'intention de la nature, mais par une cause qui résulte nécessairement de la nature de la partie, comme cela arrive aussi à celui qui sème des fleurs. En effet, quand il sème des fleurs, il viendra des fleurs, mais près d'elles et à côté d'elles croîtront nécessairement toutes sortes d'herbes, parce que la terre est devenue humide par l'eau avec laquelle les fleurs ont été arrosées. Les fleurs croissent dans les parterres préparés pour elles, et ne les dépassent pas, mais la croissance des herbes ne se borne pas à ces parterres: elles se disséminent sur des endroits non limités, de sorte que le cultivateur est obligé d'arracher toutes ces herbes et de les jeter. Il en est de même des poils du corps: la nature n'a fait croître à dessein que les cheveux de la tête, les poils des sourcils, des paupières et de la barbe, mais tout le reste

---

1) „Pour la femme, dont le corps est délicat ...... et glabre, cette absence de poils au visage ne devait pas manquer de grâce .... Mais si les femmes, séjournant la plupart du temps dans la maison, n'avaient pas besoin d'un tégument spécial et protecteur contre le froid, leur tête du moins réclamait une chevelure, à la fois comme tégument et comme parure ......" (Gal. Ibid. p. 900; Daremb. I, 684).

البدن ينبت بسبب حرارة العضو الذى ينبت عليه وليس نبات هذا الشعر
على a مواضع محدودة كشعر الرأس وللحاجبين واللحية b لكن c متبددا d
متفرّقا فى بعض الاعضاء وفى بعضها مجتمعا بعضه قصيرا وبعضه e طويلا * فهذه
صفة احوال الشعر b .

فى صفة الاظفار . امّا الاظفار فموصولة بالسلاميات الاخيرة من الاصابع
مربوطة مع f اللحم الموصول بها g والجلد الّذى يعلوها برباطات من
جنس الاوتار وقد يصير الى الظفر عصب وعرق h وشريان i تسوّدّى البه للحياة
والغذاء الّا انّ k غذاءها ليس ينميها كمثل l سائر الاعضاء فى الطول والعرض m
والعمق لكن ينميها فى الطول فقط كما بيّنا فى الشعر والمنفعة الّتى جعلت n
لها الاظفار o هى تقويبة p رؤس الاصابع q على الاشياء الماسكة لها r وليكن
احسن . وان قد اتينا s على الكلام فى الشعر والاظفار فنحن قاطعون كلامنا
فى جنس الاعضاء المتشابهة الاجزاء فى هذا الموضع t ومقبلون u على ما يتلوه v
من صفة w الاعضاء المركّبة .

---

a) Ms. L. نباته فى . b) Manque dans ms. P. depuis *. c) Manque
dans ms. B. d) Ms. P. مشددا . e) Ms. L. بعضها . f) Ms. L. على .
g) Mss. L. et P. الموصولة به . h) Ms. B. وعروق . i) Ms. P. فى عروق
والعرق . k) Ms. B. لأنّ . l) Ms. B. كمثل نمو . m) Ms. L. شريانى .
n) Manque dans ms. P. o) Manque dans ms. L. p) Ms. L. بقوة .
q) Ms. B. a encore: ومعونتها . r) Ms. L. اليها لها . s) Mss. B. et L. بيّنا .
t) Ms. L. المواضع . u) Ms. L. ومعاون ; ms. P. ويقتبلون . v) Ms. L. يتلو
ذلك . w) Manque dans mss. L. et P.

des poils du corps croît à cause de la chaleur de la partie sur laquelle
il croît; ces poils ne croissent pas sur des endroits limités, comme
les cheveux de la tête, les poils des sourcils et de la barbe, mais ils
sont disséminés et clairsemés sur certains endroits, épais sur d'autres,
et quelques-uns sont courts, d'autres longs [1]). Voilà la description de
la disposition des poils.

Description des ongles. Les ongles sont réunis aux dernières phalanges des doigts, attachés à la chair réunie à ces phalanges, et à la
peau qui les couvre, par des ligaments de l'espèce des tendons.
Il est vrai qu'il arrive à l'ongle un nerf, une veine et une artère qui
lui amènent la vie et la nourriture, mais la nourriture ne le fait pas
croître comme les autres organes, en longueur, en largeur et en épaisseur; elle le fait croître en longueur seulement, comme nous l'avons
exposé en parlant des poils. L'utilité en vue de laquelle les ongles
sont faits, c'est qu'ils raffermissent les extrémités des doigts contre les
objets qui les refoulent [2]), et qu'ils embellissent ces parties.

Ayant donné une exposition complète des poils et des ongles, nous
terminerons ici notre discours sur la catégorie des parties similaires,
et nous irons nous occuper de ce qui suit, c'est-à-dire de la description des parties composées.

---

1) „En effet, on a souvent occasion de voir un champ où le froment et l'orge poussent
encore comme une herbe simple et frêle, et quelque autre terrain aussi bien fourni et rempli de
vraie herbe (τῆς ὄντως πόας μεστόν: rempli de mauvaise herbe [Daremberg]). Mais dans
ce dernier terrain, c'est l'humidité nourricière qui a épaissi l'herbe; dans le champ c'est
la prévoyance de cultivateur; ...... l'alignement seul de la plantation suffit pour les
reconnaître. En effet la croissance égale des plantes et l'enceinte extérieure tracée au
cordon indiquent que c'est grâce à l'art et à la prévoyance du cultivateur que le terrain
s'est couvert de plantes. Pour le terrain où l'herbe croît spontanément, tout le contraire
a lieu. En effet, la croissance n'est pas égale et le terrain n'est pas borné par des limites
distinctes. Telle est la nature des poils dans les aisselles et sur les autres membres, des
lignes précises ne les bornent pas comme ceux des sourcils, des paupières et de la tête,
mais ils ont des limites inégales, étant disséminés sans ordre. En effet, c'est l'humidité
des parties qui les engendre; ils ne sont pas l'œuvre de la prévoyance du Créateur".
(Gal. De usu part. Lib. XI c. 14; o. c. T. III p. 907 seqq.; Daremberg I, 689).

2) „L'ongle est placé en dehors pour servir de soutien ....; les corps durs, attendu
qu'ils refoulent et contondent la chair, ne peuvent être pris sans le secours des ongles,
car la chair repoussée avait besoin d'un soutien". (Gal. De usu part. Lib. I c. 6; o. c.
T. III p. 14; Daremberg I, 121).

المقالة الثالثة من الجزء الاوّل

الباب الاوّل فى جملة الكلام على الاعضاء المركّبة * وهى الآلِيّة a.

واذ قد اتينا b على حال c الاعضاء المتشابهة الاجزاء وشرحنا لِلحال فى كلّ واحد من اصنافها فنحن نبيّن للحال فى الاعضاء المركّبة من تلك وهى الاعضاء المعروفة بالآلِيّة d فنقول ان الاعضاء المركّبة منها ما هى e فى ظاهر البدن ومنها ما فى باطنه ونحن نبتدئ اوّلا f بذكر الاعضاء الظاهرة. فنقول ان الاعضاء المركّبة الّتى فى ظاهر البدن منها ما تركيبه g كلّى * بمنزلة الرأس واليدين والرجلين h ومنها ما تركيبه جزئى وهى اجزاء لتلك الاعضاء الكلّيّة وهى العضل وذلك ان العضل مركّب من اللحم والعصب والرباط والغشاء والرأس واليد والرجل مركّبة من الجلد والعظم والعضل والعروق الضوارب وغير الضوارب ونحن نبيّن للحال هاهنا فى امر العضل فانّه اذا علم للحال فى كلّ واحد من العضل ووضعه وشكله معما i قد e شرحنا من حال الاعضاء المتشابهة الاجزاء فيما تقدّم علم من ذلك صورة كلّ k واحد من الاعضاء المركّبة الظاهرة وعدد اجزائه l ومنفعته l *ان شاء الله تعالى عزّ وجلّ m.

الباب الثانى فى صفة العضل ومنفعته.

انّ العضل جسم f مركّب من لحم احمر n وعصب ورباط وغشاء يعلوه وهو ملبس من فوق العظام o مرتبط بها p برباطات تنشو من العظم وذلك ان

---

a) Manque dans mss. L. et P. depuis *.   b) Mss. B. et L. بيّنا.   c) Manque dans mss. L. et P.   d) Mss. B. et L. وهى المعروفة بالاعضاء الآلّيّة.   e) Manque dans ms. L.   f) Manque dans ms. P.   g) Mss. L. et P. تركيبها.   h) Manque dans ms. B. depuis *.   i) Ms. L. معها.   k) Ms. P. وكل.   l) Ms. L. ها.....   m) Manque dans ms. P. depuis *.   n) Ms. L. اخر.   o) Ms. L. ملبس فوق الا نعظام.   p) Manque dans ms. B.

Chapitre premier. Discours général sur les parties composées, c'est-à-dire les parties organiques.

Ayant donné une exposition complète des parties similaires, et ayant parlé amplement de la disposition de chacune de leurs catégories, nous allons donner une exposition des parties du corps qui se composent de ces parties, c'est-à-dire les parties appelées organiques. Nous disons donc que parmi les parties composées il y en a qui se trouvent à l'extérieur du corps, d'autres à l'intérieur du corps, et nous commencerons d'abord par la mention des parties extérieures. Nous disons que parmi les parties composées se trouvant à l'extérieur du corps il y en a dont la composition est générale, comme la tête, les membres supérieurs et inférieurs, et d'autres dont la composition est partielle, c'est-à-dire les parties qui constituent ces parties générales, comme les muscles. Les muscles sont composés de chair, de nerfs, de ligaments et d'une membrane, tandis que la tête et les membres supérieurs et inférieurs sont composés de peau, d'os, de muscles, d'artères et de veines. Nous exposerons ici tout ce qui regarde les muscles, car, quand nous connaîtrons la disposition, la situation et la forme de chaque muscle, outre ce que nous avons exposé précédemment des parties similaires, alors nous connaîtrons l'aspect de chacune des parties composées externes, le nombre des parties dont elle se compose et son utilité, s'il plaît à Dieu, qui est élevé, puissant et grand.

Deuxième Chapitre. Description des muscles et leur utilité.

Le muscle est un corps composé de chair rouge, de nerf, de ligament et d'une membrane placée sur lui ; il couvre les os auxquels il est attaché par des ligaments qui naissent de l'os. En effet, quand le nerf qui

العصب الّذى ينبعث a من الدماغ أو b النخاع الى كلّ واحد من العضل اذا بلغت العصبة الى الطرف الاعلى من العضلة انقسمت الى اقسام دقاق واختلطت بليف لحم العضل وينبتت من العظم الموضوع تحت العضلة رباط اختلط مع العصب واللحم فصار من جملة ذلك للجسم المسمّى عضلة فاذا صارت اقسام العصب الى الاطراف الاسفل c من العضلة اتّحدت d اجزاء العصب مع اجزاء الرباط على الانفراد من غير ان يخالطها شىء من اللحم فصار منه جسم يسمّى وترا وللحاجة كانت الى العضل والوتر هى تحريك الاعضاء المحرّكة بارادة وذلك ان الوتر * اذا جاوز e اسفل العضلة f امتدّ واتّصل بمفصل العضو الّذى اعدّت تلك العضلة لتحريكه g فمتى احتيج الى تحريك ذلك العضو تقلّصت العضلة نحو اصلها وجذبت h الوترة جذبا قويّا فينجذب لذلك مفصل العضو المتحرّك بالارادة i الى الجهة الّتى تلك العضلة موضوعة فيها مثال ذلك الكفّ فانّه متى حرّكه العضل الموضوع فى باطن الساعد * انثنى ومال الى قدّام ومتى حرّكه العضل الّذى فى ظهر الساعد k انقلب على قفائه والعضل يخالف بعضه بعضا فى * خمسة اشياء احدها فى المقدار والثانى فى الشكل والثالث فى l الوضع والرابع فى التركيب والخامس فيما ينبتت منه من الوتر. امّا اختلافه فى مقداره فانّ من العضل ما هو كبار واحتيج اليه لتحريك عضو كبير m بمنزلة العضل الموضوع على عظم الورك والعضل الموضوع على عظم الفخذ ومنه صغار واحتيج اليه لتحريك عضو صغير بمنزلة العضل المحرّك للاجفان والعضل المحرّك للمفصل الاوّل من اصابع الرجل الّذى ذكر جالينوس انّه ذهب على كثير من المشرحين ومنه رقيق بمنزلة العضل الموضوع على البطن واحتيج اليه ليقبض على البطن فى وقت خروج الاثفال بالعصر من الامعاء وخروج البول من المثانة وليبعين فى وقت الولادة على خروج الجنين

---

a) Ms. B. ينبتت.   b) Mss. B. et L. و.   c) Ms. L. الاطراف السفل.

d) Ms. P. اتّخذت.   e) Ms. L. حاذى.   f) Manque dans ms. B. depuis *.

g) Ms. L. اجذبت.   h) Ms. B. الّذى له اعدّت تلك العضلة المحرّكة.

i) Mss. B. et P. العضو (ms. P. وينتحرك) لتحرّك مفصل العضو لذلك فينجذب.   k) Manque dans ms. L. depuis *.   l) Manque dans ms. P. depuis *.   الحركة المرادة [منه ms B].   m) Ms. B. واحد.

est envoyé par le cerveau ou la moëlle épinière à chacun des muscles est parvenu à l'extrémité supérieure du muscle, il se divise en parties (fibres) minces et se mêle aux fibres de la chair du muscle, et il naît de l'os situé sous le muscle un ligament qui se mêle au nerf et à la chair: de, toutes ces parties ensemble se forme le corps nommé muscle. Quand les parties en lesquelles se divise le nerf sont arrivées à l'extrémité inférieure du muscle, elles s'unissent seulement avec celles du ligament sans qu'il s'y mêle quelque chose de la chair, et il en naît un corps appelé tendon. Le muscle et le tendon sont nécessaires pour mouvoir les parties qui ont un mouvement volontaire; cela a lieu, parce que le tendon, quand il a dépassé l'extrémité inférieure du muscle, s'étend et s'attache à l'articulation de la partie pour le mouvement de laquelle ce muscle est disposé. Quand il est nécessaire de mouvoir cette partie, le muscle se contracte vers son origine, entrainant fortement le tendon, et par là l'articulation de la partie qui se meut volontairement est entrainée vers le côté où est situé ce muscle. Un exemple en est la main, car, quand elle est mise en mouvement par le muscle situé sur la face interne de l'avant-bras, elle se fléchit et s'incline en avant, et quand elle est mise en mouvement par le muscle situé sur la face externe de l'avant-bras, elle est portée en arrière.

Les muscles diffèrent entre eux sous cinq rapports: d'abord en dimension, en second lieu en forme, en troisième lieu en situation, en quatrième lieu en composition et en cinquième lieu par rapport au tendon qui en provient. Quant à la différence en dimension, il y a des muscles qui sont grands: ils sont nécessaires pour mouvoir une partie considérable, comme les muscles situés sur l'os de la hanche et les muscles situés sur l'os de la cuisse. Il y en a d'autres qui sont petits: ils sont nécessaires pour mouvoir une partie petite, comme les muscles qui meuvent les paupières et les muscles qui meuvent la première articulation des doigts du pied (*interosseux*), muscles dont Galien dit qu'ils avaient échappé à un grand nombre d'anatomistes [1]. Il y en a d'autres qui sont minces, comme les muscles situés sur l'abdomen: ils sont nécessaires pour comprimer le ventre au moment de l'évacuation des matières fécales, qu'ils expriment des intestins, et au moment de l'évacuation de l'urine de la vessie; pour aider à faire

---

1) „Quant aux muscles très petits qui avaient échappé (παροφϑέντες) aux anatomistes, et aussi à nous pendant longtemps, ils fléchissent la première articulation de chaque doigt aux mains comme aux pieds". (Gal. De usu part. Lib. III c. 10; o. c. T. III p. 225; Daremberg I, 254).

وليدعم للحجاب ويثبته a عند b انقباض الصدر لكون الصوت والنفخة وينتفع
به ايضا فى اسخان المعدة وتقويتها على الهضم. فاما اختلاف العضل فى
الشكل فان اشكال العضل مختلفة بحسب للحاجة كانت الى كل واحد من
الاشكال وبحسب العظم الذى هو عليه وذلك ان منه ما هو مثلث بمنزلة
العضل الموضوع على الصدر ومنه ما هو مدور بمنزلة العضل الموضوع c حول
المثانة وحول الدبر ومنه ما هو مربع بمنزلة العضل الذى على البطن * ومنه
ما هو مطاول بمنزلة العصلتين الممدودتين على البطن d. واما اختلافه فى
الوضع فان ما كان من العضل قد e اعد لان يحرك f العضو على استقامة
بالانبساط g والانقباض فوضعه وضع مستقيم على طول العضو. واما اختلافه
فى التركيب فان من العضل ما لا يختلط لحمه h بالعصب والرباط لكن كثيرا
منه ما i تكون العضلة لحمية من حيث تبتدئ والى حيث تنتهى والوتر
ينبت من k طرفها l كانه ملتحم بها بمنزلة العضل الذى على البطن فان
الاوتار تبتدئ فى m هذا العضل من اواخره كانه ملتحم بها. واما اختلافه
فيما ينبت منه e من الاوتار فان منه ما ينبت من n كل عضلتين او ثلاث
وتر واحد بمنزلة الوترة الغليظة التى تأتى العقب o فانها تنبت من عضلتين
وللحاجة p كانت الى ذلك ان q العضو الذى يمده هذا الوتر كبير فلم يكتف
فيه بعضلة واحدة ولان r منفعة هذا الوتر عظيمة s وهى ان يثبت t القدم
ويدعمه u فجعلت له عضلتان لكى متى حدثت بواحدة منهما آفة كانت
الاخرى تنوب عنها وكذلك سائر ما هذا سبيله من الاوتار v ومنه w ما
ينبت من كل عضلة وترران او ثلاثة او اكثر بمنزلة العضلة الوسطى من
السبع عضلات التى فى مقدم الساق فانه تنبت منها اربعة اوتار تأتى الاربع

---

a) Mss. B. et P. يثنيه; ms. L. يسه.   b) Ms. L. عن; ms. P. وعند.

c) Ms. P. الذى.   d) Manque dans ms. B. depuis *.   e) Manque dans
ms. P.   f) Ms. P. تحريك.   g) Mss. B. et P. كالانبساط.   h) Ms. L.
يختلطه ذلحمير.   i) Manque dans mss. B. et P.   k) Ms. P. فى.   l) Ms.
B. وانوتر فى طرفها.   m) Ms. P. من.   n) Mss. B. et L. فى.   o) Ms.
P. العصب.   p) Ms. L. ان وللحاجة.   q) Manque dans ms. L.   r) Mss.
L. et P. لان.   s) Ms. L. كثيرة عظيمة.   t) Ms. P. وهو ان ينبت.
u) Ms. P. جعل.   v) Mss. B. et P. الوتر.   w) Ms. L. ومن الوتر.

sortir le fœtus au moment de l'enfantement; pour soutenir et raffermir le diaphragme pendant la contraction de la poitrine, en vue de la production de la voix et de l'exsufflation [1]). Ils sont aussi utiles à réchauffer l'estomac et à renforcer sa faculté digestive. Quant à la différence des muscles en forme, les formes des muscles varient selon le besoin qu'il y a de chacune des formes et selon l'os sur lequel les muscles sont placés; il y en a qui sont triangulaires, comme le muscle placé sur la poitrine (*grand pectoral?*); il y en a qui sont circulaires, comme le muscle placé autour de la vessie (*sphincter*) et autour de l'anus (*sphincter*); il y en a qui sont carrés, comme les muscles situés sur l'abdomen (*m. obliques et transverses de l'abdomen*); il y en a qui sont allongés comme les deux muscles qui s'étendent sur l'abdomen (*m. droits abdominaux*). Quant à la différence en position, il y a des muscles qui sont disposés pour mouvoir la partie dans une direction droite par leur relâchement et leur contraction: leur position est une position droite, suivant la longueur de la partie. Quant à leur différence en composition, il y a des muscles dont la chair ne se mêle pas aux nerfs et aux ligaments, mais il y en a beaucoup où le muscle est charnu depuis son origine jusqu'à sa fin, et où le tendon naît de l'extrémité du muscle comme s'il y était collé, comme les muscles situés sur l'abdomen, car les tendons commencent aux extrémités de ces muscles comme s'ils y étaient collés. Quant à leur différence par rapport aux tendons qui en naissent, il y en a où il naît de chaque deux ou trois muscles un seul tendon, comme le tendon épais qui parvient au talon, car il naît de deux muscles. La raison pourquoi cela est nécessaire, c'est que la partie qui est étendue par ce tendon est grande, de sorte qu'un seul muscle ne lui suffit pas, et encore parce que l'utilité de ce tendon est considérable, ce tendon affermissant le pied et lui servant d'appui. Il a été créé deux muscles pour ce tendon, afin que, si l'un d'eux fût endommagé, l'autre pût le remplacer; il en est de même pour les autres tendons de cette nature. Il y a des muscles où il naît de chaque muscle deux tendons, ou trois, ou plus, comme le muscle situé au milieu des sept muscles qui se trouvent à la face antérieure de la jambe, car il en naît quatre tendons qui ar-

---

1) „La nature, en effet, ayant établi les muscles de l'abdomen à la fois comme protection et enveloppe des parties sous-jacentes, et comme organes d'expulsion des excréments, en use aussi pour la production de la grande exsufflation (ἐκφυσήσεως) et de la voix, et même encore à l'enfantement......" (Gal. De usu part. Lib. V c. 15; o. c. T. III p. 403; Daremb. I, 376).

الاصابع من اصابع القدم وللحاجة كانت الى ذلك انّه لو كانت لكلّ واحد من
الاصابع عضلة واحدة لكانت صغيرة المقدار وكانت الاوتار اَلتى تنبت منها
نتان ولم تكن a تفى بجذب ما تجذبه فجعلت لذلك عضلة واحدة وكذلك
يجرى الامر فيما كان هذا سبيله من الوتر ومنه ٠ما لا ينبت منه وتر لكن
يتّصل بالعضو b باجزائه اللحميّة بمنزلة العضل ٠الذى على المقعدة والعضل اَلذى
على رقبة المثانة فمن هذه c الوجوه يخالف العضل بعضه بعضا فاعلم ذلك .

الباب الثالث فى صفة العضل المحرّك للرأس والرقبة ومنافعه .

اصناف العضل اَلذى فى البدن ثمانية اصناف احدها صنف العضل
المحرّك لسائر الاعضاء اَلتى فى الرأس والرقبة والثانى العضل المحرّك للحلق
وللحنجرة وما يليبهما والثالث العضل المحرّك للكتفين d والرابع العضل المحرّك
لليدين وللخامس العضل المحرّك للصدر والسادس العضل المحرّك لمراقّ البطن
وما يليه من الاعضاء المتحرّكة بارادة والسابع العضل المحرّك للوركين والثامن
العضل المحرّك للرجلين .

* فى صفة العضل المحرّك [للرأس و]الرقبة e . فامّا العضل المحرّك للرأس f
والرقبة فهى خمسة اصناف احدها العضل المحرّك لما فى الوجه ما خلا اللحى
الاسفل والعينين g والثانى العضل المحرّك للعينين والثالث العضل المحرّك للحى
الاسفل وانرابع العضل المحرّك لجملة الرأس والخامس العضل المحرّك للرقبة .

* فى العضل المحرّك للوجه e . فامّا العضل المحرّك للوجه h فهى سبع عضلات
منها عضلتان تتحرّكان للخدّ i على الانفراد وهما تفرّقان الشفتين وتبعدان احداها
عن الاخرى وتسمّيان العضلتين العريضتين k فكلّ واحدة منهما مركبة من
اربعة اجزاء فالجزء الاوّل منشأ ليفه من شوك l فقار الرقبة ويتّصل بطرف
الخدّ وهذا m الجزء يحرّك للخدّين وربّما حرّك فى بعض الناس الاثنين * وللجزء الثانى

---

a) Ms. P. منها دقاقا كى لم .   b) Mss. B. et P. من العضو .   c) Ms.
P. فهذه .   d) Ms. P. a encore: والعضل المحرّك للوجع .   e) Manque dans
mss. B. et P. depuis *.   f) Ms. P. عضل الرأس .   g) Manque dans ms. B.
h) Mss. B. et P. لما فى الوجه .   i) Ms. P. الجلد .   k) Mss. وتسمّى
العضلتان العريضتان .   l) Manque dans ms. P.   m) Ms. L. هو .

rivent aux quatre doigts du pied (*long extenseur des orteils*), et cela est nécessaire, parce que, si chaque doigt avait un muscle séparé, ce muscle serait de petite dimension, et les tendons qui en naissent seraient minces et ne suffiraient pas à soulever ce qu'ils doivent soulever. Pour cette raison il a été créé un seul muscle, et il en est de même pour les autres tendons de cette nature. Il y a des muscles dont il ne naît pas de tendon, mais qui sont attachés à la partie du corps par leurs parties charnues, comme le muscle qui se trouve à l'anus et le muscle qui se trouve au col de la vessie. C'est de cette façon que les muscles diffèrent les uns des autres. Sachez cela.

Troisième Chapitre. Description des muscles qui meuvent la tête et le cou, et leurs utilités.

Les espèces des muscles qui se trouvent dans le corps sont au nombre de huit. La première est l'espèce des muscles qui meuvent toutes les parties qui se trouvent à la tête et au cou. La deuxième sont les muscles qui meuvent la gorge, le larynx et les parties voisines. La troisième, les muscles qui meuvent les omoplates. La quatrième, les muscles qui meuvent les membres supérieurs. La cinquième, les muscles qui meuvent le thorax. La sixième, les muscles qui meuvent la paroi du ventre et les parties voisines qui se meuvent volontairement. La septième, les muscles qui meuvent les hanches et la huitième les muscles qui meuvent les membres inférieurs.

Description des muscles qui meuvent [la tête et] le cou. Il y a cinq espèces de muscles qui meuvent la tête et le cou. La première sont les muscles qui meuvent les parties de la face, à l'exception de la mâchoire inférieure et des yeux. La deuxième, les muscles qui meuvent les yeux; la troisième, ceux qui meuvent la mâchoire inférieure; la quatrième, ceux qui meuvent la tête entière et la cinquième ceux qui meuvent le cou.

Des muscles qui meuvent la face. Les muscles qui meuvent la face sont au nombre de sept. Il y en a deux qui meuvent spécialement la joue; ils séparent les lèvres, les éloignant l'une de l'autre, et s'appellent les muscles larges (*m. peaucier; platysma myoïdes*). Chacun d'eux est composé de quatre portions. Les fibres de la première portion naissent des épines des vertèbres cervicales et parviennent à l'extrémité de la joue. Cette portion meut les joues et parfois elle meut chez quelques personnes les oreilles. Les fibres de la deuxième

من العضل يبدأ ليفه a من العظم القائم فى وسط عظم الكتف ويمرّ الى الرقبة b صاعدا حتّى يتّصل بطرف الشفتين احدها عن الجانب الايمن والآخر عن الجانب c الايسر فاذا تحرّك هذان الجزءان معا تحرّك الفم من غير ميل d الى جانب واذا تحرّك احدهما تحرّك الفم الى ذلك الجانب الّذى الجزء فيه والجزء الثالث يبدأ ليفه من الترقوة ويصعد ويتّصل بطرف الشفتين ايضا ويجذب الفم على الوراب الى اسفل والجزء الرابع يبدأ ليفه من الترقوة والقسّ ويتّصل بالشفتين اتّصالا مخالفا للخاء على مثال الخاء فى كتابة اليونانيّين * وهو هذا e X وما كان منشأه f من الليف من الجانب الايمن اتّصل بالجانب الايسر وما كان منشأه من الجانب الايسر اتّصل بالجانب الايمن من الشفتين واذا تقلّص هذا الليف ضاقت الشفة واجتمعت ونتأت g الى خارج كما يعرض للصرّة. فامّا الخمس عضلات الباقية الّتى فى الوجه فمنها عضلتان تجذبان الشفة العليا h الى فوق ومنها عضلتان تبسطان طرف الانف وعضلة واحدة مفروشة تحت جلدة الجبهة احتنيج اليها لتعين على شدّة تغميص العين وشدّة فتحها. فامّا عضل العين فمنه ما يحرّك الجفن ومنه ما يدعم العصبية الّتى يكون بها البصر لئلّا يعرض لها بسبب لينها i عند التحديق الشديد ان تنقطع او تنهتك ومنه ما يحرّك العين نفسها وامّا العضل المحرّك للجفن فثلاث عضلات k احداها رأسها معلّق فى العظم الّذى يحوى العين ووتر عضلة العضلة يمرّ فى وسط طبقى l الغشاء الّذى يكون منه الجفن ويتّصل بوسط حاقّة الجفن وهو يفتحه والعضلتان الاخريان m ادقّ من هذه وهما موضوعتان فى n مأتى العين مدفونتان فى حفرة o العين ووتراهما يأتيان حاقّة الجفن ويتّصلان بهما من جانبيه p وهما يغمصان العين باطباقهما الجفن عند ما يفعلان فعلهما معا فان عرض لاحدها آفة صار الجفن منطبقا q بعضه وبعضه يبقى مفتوحا

---

a) Ms. P. والجزء الثانى اليفه.   b) Ms. B. ويمرّ الى الرقبة.   c) Ms. P. بجانب.   d) Ms. P. مثل.   e) Manque dans ms. L. depuis *.   f) Manque dans ms. P.   g) Ms. B. وبثتت; ms. L. وببت; ms. P. وبس.   h) Ms. L. العليّة.   i) Ms. B. لبثها.   k) Manque dans ms. L.   l) Manque dans ms. B.   m) Ms. L. الاخيرتان; ms. B. الاخراتان.   n) Ms. P. من.   o) Ms. P. غده.   p) Ms. B. جانبه.   q) Ms. P. ينطبقا.

portion du muscle commencent à l'os qui se dresse au milieu de l'omoplate (*épine*); en remontant elles se dirigent vers le cou, jusqu'à ce qu'elles parviennent au bord des lèvres, les unes du côté droit, les autres du côté gauche. Quand ces deux portions se meuvent simultanément, la bouche se meut sans déviation latérale; si c'est l'une des portions qui se meut, la bouche se meut vers le côté où se trouve cette portion. Les fibres de la troisième portion prennent leur origine sur la clavicule, remontent, parviennent aussi au bord des lèvres et tirent la bouche en bas dans une direction oblique. Les fibres de la quatrième portion prennent leur origine sur la clavicule et sur le sternum, et parviennent aux lèvres en forme de croix, de la façon de la lettre *kha* (χ) de l'écriture des Grecs, de cette manière X, les fibres qui naissent à droite se dirigeant vers le côté gauche, et celles qui naissent à gauche se dirigeant vers le côté droit des lèvres. Quand ces fibres se contractent, les lèvres se resserrent, se réunissent et se portent en avant, comme cela arrive à la bourse [serrée par le cordon]. Parmi les cinq autres muscles qui se trouvent à la face il y en a deux qui tirent en haut la lèvre supérieure (*m. zygomatiques, élévateur propre, portion de l'élévateur commun des lèvres et du nez?*), deux muscles qui dilatent l'extrémité du nez (*portion nasale de l'élévateur commun*), et un muscle étendu sous la peau du front (*m. frontal*), qui est nécessaire pour aider à fermer fortement les yeux et à les ouvrir largement.

Parmi les muscles de l'œil il y en a qui meuvent la paupière, il y en a qui servent de support au nerf visuel, afin qu'il ne lui arrive pas d'être rompu ou déchiré à cause de sa mollesse, quand on s'efforce pour regarder, et il y en a qui meuvent l'œil même. Les muscles qui meuvent la paupière sont au nombre de trois. La tête d'un de ces muscles est attachée à l'os qui contient l'œil; le tendon de ce muscle passe au milieu de la duplicature de la membrane dont se compose la paupière et s'attache au milieu du bord de la paupière, qu'il ouvre (*m. élévateur de la paupière sup.*). Il y a deux autres muscles plus minces que la première (*les moitiés médiane et latérale du segment supérieur du muscle orbiculaire des paupières*). Ces deux muscles sont situés, [l'un] à l'angle interne, [l'autre à l'angle externe] de l'œil, cachés dans la cavité de l'œil. Leurs tendons arrivent au bord de la paupière, s'y attachant des deux côtés. Ils ferment l'œil en fermant la paupière, quand ils fonctionnent à la fois. Si l'un d'eux est lésé, une partie de la paupière se ferme, et une partie en reste ouverte: cette affection est

وهذه العلّة يسمّيها بقراط a الوسيس (?) b . فامّا العضل الّذى يدعم العصبة فزعم قوم أنّها عضلة واحدة وزعم قوم أنّها عضلتان وزعم قوم أنّها ثلاث عضلات c . فامّا العضل الّذى يحرّك العين نفسها فستّ عضلات منها عضلتان تديران العين ومنها واحدة تحرّكهما الى اسفل وواحدة d الى فوق وواحدة الى الجانب الايمن وواحدة الى الجانب الايسر. فامّا العضل المحرّك للحى الاسفل فاربعة أزواج منها زوجان يحرّكان اللحى الى فوق وهما عضلتا الصدغين والعضلتان اللتان فى داخل الفم ومنها زوج منشأه من خلف الاذنين من تحتهما وينزل الى الرقبة قليلا ويصعد الى الذقن فيتّصل به ويجذب اللحى الى اسفل فامّا الزوج الرابع فهما e عضلتان موضوعتان فوق الخدّيـن يحرّكان اللحى الى الجانبين ويقال لهاتين العضلتين الماضغتين لانّهما تنفعان فى المضغ f . فامّا العضل المحرّك لجملة الرأس فهو صنفان احدها يحرّك الرأس خاصّةً دون غيره والثانى مشترك بينه وبين الرقبة. فامّا ما يحرّك الرأس خاصّةً فمنه ما يجذب الرأس c وينكسه الى اسفل وهـو زوجان منشأها من خلف الاذنين وينتهيان الى الترقوة والقسّ ومنه ما يشيله الى فوق ويقلبه الى خلف g وهو اربعة ازواج موضوعة تحت الزوجين * منشأ الزوج الاوّل h من عظم القفا فوق المفصل قليلا i ومنه ما يميله الى الجانبين وهما زوجان c موضوعان k على مفصل الرأس * احدها عن يمين الرأس والآخر عـن شماله . فامّا العضل المحرّك للرأس والرقبة المشترك

---

a) Ms. P. ‌اذعراط.   b) Ms. L. سلوسـن; ms. B. السلوسييس; ms. P. افلوسيس.   c) Manque dans ms. P.   d) Ms. P. اخرى.   e) Mss. B. et L. وهما.   f) Ms. L. الموضع.   g) Ms. L. فوت.   h) Ms. L. الفقار.   i) Manque dans mss. B. et P. depuis *.   k) Ms. P. موضوعتان.

appelée par Hippocrate *illūsīs* (ἰλλωσις) [1]). Quant au muscle qui sert d'appui au nerf [optique] (*m. droit postérieur, suspenseur ou choanoïde des animaux*), il y en a qui disent que c'est un seul muscle, d'autres disent que ce sont deux muscles, et d'autres encore disent que ce sont trois muscles [2]). Les muscles qui meuvent l'œil même sont au nombre de six. Il y en a deux qui impriment à l'œil un mouvement de rotation (*grand et petit obliques*), il y en a un qui tourne l'œil en bas (*droit infé-rieur*), un autre qui le tourne en haut (*droit sup.*), un autre qui le tourne à droite et un autre qui le tourne à gauche (*droits interne et externe*).

Les muscles qui meuvent la mâchoire inférieure sont quatre paires. Parmi ces paires il y en a deux qui tirent la mâchoire en haut; ce sont les deux muscles des tempes, les deux muscles situés à l'in-térieur de la bouche (*m. ptérygoïdiens int.*), et une paire qui a son origine derrière les oreilles et au-dessous d'elles, descend un peu vers le cou, remonte vers le menton, auquel elle s'attache, et tire la mâchoire en bas (*m. digastrique*). Quant à la quatrième paire, ce sont deux muscles situés sur les joues, qui meuvent la mâchoire vers les deux côtés: ces muscles s'appellent les masticateurs (*m. masséters*), parce qu'ils servent à la mastication.

Il y a deux espèces de muscles qui meuvent la tête entière. L'une meut la tête seule sans mouvoir quelque autre partie; la deuxième espèce est commune à la tête et au cou. Parmi les muscles qui meuvent la tête seule il y en a qui tirent la tête [en bas] et la fléchissent en bas (en avant): ce sont deux paires prenant leur origine derrière les oreilles et se terminant à la clavicule et au sternum (*m. sterno-cléido-mastoïdiens*). Il y en a qui tirent la tête en haut et la fléchis-sent en arrière: ce sont quatre paires (*m. grands droits post.*; *petits droits post.*; *grands obliques*; *petits obliques*) situées au-dessous des deux paires [précitées]; la première paire naît de l'os occipital un peu au-dessus l'articulation. Il y en a d'autres qui inclinent la tête vers les deux côtés: ce sont deux paires situées sur l'articulation de la tête, l'une du côté droit de la tête, l'autre du côté gauche. Parmi les muscles

---

1) „Si donc en même temps les deux muscles tendent également la paupière, la partie du petit angle sera tirée en haut, et celle du grand angle sera tirée en bas, de sorte que l'œil ne sera pas plus ouvert que fermé. C'est ce qu'Hippocrate (Prognost. § 2; ed. Littré T. II p. 118) nomme *paupière courbée* (καμπύλον φλέφαρον)...... Ailleurs (Prorrhét. I, 69, Prénotions coaques 308; o. c. T. V p. 526 et 652) il appelle ce contournement (διαστροφὴν) de la paupière *Ἴλλωσιν*". (Gal. De usu part. Lib. X c. 9; o. c. T. III p. 805; Daremb. I, 633; Oribase III, 426).

2) „Ce muscle est toujours plus ou moins fasciculé". (Chauveau, Traité d'anat. comp. des animaux domest. p. 910).

بينهما a فمنه ما يقلب الرأس والرقبة جميعا الى خلف وهى اربعة ازواج موضوعة من خلف الرأس ومنه ما ينكس الرأس والرقبة الى قدّام ويميل الرأس b الى الجانبين وهو زوج واحد موضوع تحت المرىء وليفه يلتحم بالفقارة c الاولى والثانية .

الباب الرابع فى صفة d * العضل المحرّك للحلق وما يليه من الحنجرة واللسان وفى صفة d العضل المحرّك للحلقوم e .

فامّا العضل المحرّك للحلقوم فاربع عضلات تبتدئ من باطن القس منها عضلتان متّصلتان بالعظم الشبيه باللام فى كتاب اليونانيّين * وتجذبانه الى اسفل وعضلتان تتّصلان بالغضروف الشبيه f بالترس وتجذبانه ايضا d الى b اسفل . فامّا عضل الحنجرة فستّ عشرة عضلة منها عضلتان منشأهما من العظم الشبيه باللام فى كتاب اليونانيّين ومنها عضلتان منشأهما من الغضروف الشبيه بالترس g ومنها اربع عضلات h متّصلة بعضها ببعض وهى تضمّ i طرف الغضروف الشبيه بالترس ومنها اربع عضلات h تتّصل بالغضروف الّذى k لا اسم له ومنها عضلتان تضمّان d الغضروف الشبيه بالطرجهارة l * ومنها عضلتان تنبتان b من اصل الزوائد الشبيهة بالسهام .

فى العضل المحرّك للّسان m . فامّا العضل المحرّك للّسان فتسع n عضلات k منها عضلتان تبتدئان من الزوائد الشبيهة بالسهام وتتّصلان بجانبى اللسان ومنها خمس عضلات تبتدئ من العظم الشبيه باللام واربعة من هذه o الخمسة تحرّك اللسان حركة ظاهرة وللخامسة تمسك العظم الشبيه باللام * فى كتاب

---

a) Ms. L. منهما; ms. B. وامّا العضل المشترك بين الرأس والرقبة; manque dans ms. P. depuis *, à l'exception de والرقبة.   b) Manque dans ms. L.
c) Ms. B. تحت الفقارة.   d) Manque dans ms. B.   e) Ms. P. a seulement: فى صفة العضل الّذى يحرّك الحلقوم.   f) Manque dans ms. L. depuis *.   g) Ms. B. a encore: تجذبانه ايضا الى اسفل. ومنها اربعة   h) Ms. P. .
i) Ms. L. يظم.   k) Manque dans ms. P.   l) Ms. P. بالطرجهالة.
m) Manque dans ms. P. depuis *.   n) Ms. P. تسع.   o) Ms. L. جهة.

qui meuvent la tête et le cou, étant communs à tous les deux, il y en a qui fléchissent la tête et le cou ensemble en arrière: ce sont quatre paires situées derrière la tête (*m. splénius, les deux complexus, le digastrique du cou?*). Il y en a d'autres qui fléchissent la tête et le cou en avant et inclinent la tête latéralement: c'est une paire située sous l'œsophage et dont les fibres adhèrent à la première et à la deuxième vertèbre (*petits et grands droits ant. et le m. long du cou réunis?*).

Quatrième Chapitre. Description des muscles qui meuvent la gorge et les parties voisines, comme le larynx et la langue, et des muscles du pharynx.

Les muscles qui meuvent la gorge (*le larynx entier*) sont quatre muscles qui commencent à la face interne du sternum. Il y en a deux qui s'attachent à l'os qui ressemble à la lettre L dans l'écriture des Grecs (*os lambdoïde, hyoïde ou lingual*) et le tirent en bas (*m. sterno-hyoïdiens*), et deux autres qui s'attachent au cartilage qui ressemble à un bouclier (*cart. thyréoïde*) et le tirent aussi en bas (*m. sterno-thyréoïdiens*). Les muscles du larynx sont au nombre de seize. Il y en a deux qui prennent leur origine sur l'os qui ressemble à la lettre L dans l'écriture des Grecs (*m. thyréo-hyoïdiens*); deux muscles qui naissent du cartilage qui ressemble à un bouclier (*m. thyréo-aryténoïdiens?*); quatre muscles réunis ensemble qui serrent l'extrémité du cartilage semblable à un bouclier (*m. crico-thyréoïdiens ant. et post.?*); quatre muscles qui s'attachent au cartilage qui n'a pas de nom (*cart. cricoïde; m. crico-aryténoïdiens post. et latéraux?*); deux muscles qui serrent le cartilage qui ressemble à un flacon (ἀρύταινα: *les deux cart. aryténoïdes réunis; m. aryténoïdiens transverse et obliques?*) et deux muscles qui naissent de la base des apophyses qui ressemblent à des flèches (*apophyses bélonoïdes ou styloïdes; m. stylo-hyoïdiens?*).

Des muscles qui meuvent la langue. Les muscles qui meuvent la langue sont au nombre de neuf. Il y en a deux qui commencent aux apophyses qui ressemblent à des flèches (*apoph. styloïdes*) et s'attachent aux deux côtés de la langue (*m. stylo-glosses*), et cinq qui commencent à l'os qui ressemble à la lettre L (*os hyoïde*). Quatre de ces cinq muscles impriment à la langue un mouvement manifeste (*m. hyo-glosses divisés en deux paires: m. basio- et cérato-glosses*); le cinquième retient (fixe) l'os qui ressemble à la lettre L dans l'écriture des Grecs (*os*

اليونانيّـين a ومنها عضلتـان موضوعتـان تحـت اللسان كلّه وليفهما b موضوع بالعرض .

* فى عضل للحلق a . فامّا عضل للحلق فعضلتان يقال لهما الغنغانغ واحـدة منهما موضوعة فى للجانب الايمن من الحلق والاخـرى فى c للجانـب الايسر من الحلق واحتيج اليهما لتعيننا على الازدراد والصوت .

فامّا العضل للمحرّك للرقبة خاصّـة دون الرأس فاربع عضـلات منها عضلتان فى للجانب الايمن احداهما من قدّام ومنفعتها انّها تميل الرقبة الى للجانب الايمن وتميلها الى قـدّام والاخـرى موضوعـة من خلـف ومنفعتها ان تميل الرقبـة الى للجانب [الايمن والى خلف ومنها عضلتان فى للجانب] الايسر واحـدة من قـدّام وهى تميل الرقبة [الى] للجانب الايسر d والى قدّام والاخرى من خلف وهى تميل الرقبة الى للجانب الايسر e والى خلف . فهذه جملة عضل الرأس .

---

a) Manque dans ms. P. depuis *.   b) Mss. L. et P. ليفها.   c) Ms.
L. من موضوعة ورواحدة.   d) Ms. L. الايمن.   e) Mss. B. et P. ont: فامّا
العضل المحرّك للرقبة خاصّـة دون الرأس فاربع منها عضلتان فى الجانـب الايمن
احدها من قدّام ومنفعتها ان تميل الرقبة الى الجانب الايسر وتقلبها الى خلف
ومنها عضلتان موضوعتان فى الجانب الايسر واحدة من قدّام وهى تميل الرقبة
الى الجانب الايمن [والى قـدّام manque dans ms. P.] والاخرى من خلف وهى
تميل الرقبة الى الجانب الايسر والى خلف.

hyoïde; m. génio-hyoïdien) [1]). Il y en a deux autres situés sous la langue entière et dont les fibres sont placées transversalement [2]).

Des muscles du pharynx. Les muscles du pharynx sont deux muscles appelés les muscles du gosier. L'un d'eux est situé du côté droit du pharynx, l'autre du côté gauche. Ils sont nécessaires pour aider à la déglutition et à l'émission de la voix *(m. stylo-pharyngiens? hyo-pharyngiens?)* [3]).

Les muscles qui meuvent le cou seul sans mouvoir la tête sont au nombre de quatre. Il y en a deux du côté droit; l'un d'eux est situé en avant *(portion des mm. scalènes dr.)* et son utilité est qu'il incline le cou vers le côté droit et en avant; l'autre est situé en arrière *(m. angulaire dr. [levator scapulae])*; son utilité est qu'il incline le cou vers le côté droit et en arrière. Il y en a deux situés du côté gauche; l'un d'eux est situé en avant *(portion des mm. scalènes gauches)* et il incline le cou à gauche et en avant; l'autre est situé en arrière *(m. angulaire gauche)* et il incline le cou à gauche et en arrière [4]). Voilà tous les muscles de la tête.

---

1) „Le cinquième, qui est double et commence à l'extrémité supérieure de la ligne droite *(corps)* de l'os hyoïde parvient .... à l'endroit appelé menton *(m. génio-hyoïdien)* .... Ce muscle .... n'effectue aucun mouvement manifeste dans la langue. Ceux qui lui impriment un mouvement manifeste sont les quatre autres muscles. *(m. hyo-glosses divisés en basio- et cérato-glosses)*". (Gal. De musc. dissect.; o. c. T. XVIII B p. 959; Oribase; o. c. T. III p. 446).

2) „Au-dessous de tous les muscles .... sont étendus les muscles qui ont des fibres transversales, prenant leur origine de la langue entière et s'implantant sur l'os presque entier de la mâchoire, à l'exception du menton; ces muscles peuvent soulever et courber la langue *(m. mylo-glosses?!)*". (Gal. Ibid. p. 961; Oribase Ibid. p. 447).

3) „Dans ce corps *(pharynx)* il y a, de chaque côté, un muscle qui fonctionne pendant l'émission de la voix et pendant la déglutition. [La tête de ces muscles *(stylo-pharyngiens? hyo-pharyngiens?)* est située près des muscles qui montent vers les côtés de la langue *(m. stylo-glosses? hyo-glosses?)* (Gal.)]". (Gal. Ibid. p. 962; Oribase Ibid. 448).

4) „Il y a deux muscles de chaque côté [du cou], l'un situé en quelque sorte .... en arrière, l'autre en avant. Le muscle postérieur .... arrive à l'omoplate après avoir pris son origine sur toutes les vertèbres [cervicales] *(m. angulaire [levator scapulae])* ...... L'autre muscle du cou, celui qui est situé en avant, commence à l'apophyse trouée *(transverse)* de la seconde vertèbre; il naît aussi des autres vertèbres du cou; ...... il arrive jusqu'à la cinquième côte, touchant même parfois la sixième; il s'implante aussi avec une de ses parties sur la première côte *(m. scalène chez certains animaux)*. ..... Sa fonction consiste, pour les parties avec lesquelles il s'implante sur le cou, à fléchir celui-ci obliquement en avant ......; le muscle nommé en premier lieu .... fléchit le cou plutôt latéralement et en arrière". (Gal. De musc. dissect.; o. c. T. XVIII B p. 962; Oribase III, 448).

الباب الخامس فى عضل الكتف ومنافعها .

فأمّا عضل الكتف فسبع عضلات منها عضلتان تنشوأن a من القفا b وتنحدران على التأريب احداهما تتّصل بعين c الكتف وتنتهى الى رأس الكتف والى الترقوة ومنفعتها ان ترفع الكتف الى ناحية الرأس والاخرى تنحدر الى اسفل من موضع الأولى وتتّصل *بأصل الكتف d ومنفعتها ان تشيل الكتف الى حيال الرأس ومنها عضلة ثالثة تبدأ من الزائدة الّتى فى جانب الفقارة الاولى واتصالها برأس عين الكتف ومنفعتها ان تدنى e الكتف من جانب الرقبة ومنها عضلة رابعة منشأها من العظم الشبيه باللام فى كتابة اليونانيّين وتتّصل بأضلاع الفوقى f من الكتف عند مبدأ الزائدة الشبيهة بمنقار الغراب ومنفعتها ان تميل الكتف الى ناحية رأسها g ومنها عضلتان وهما للخامسة والسادسة منشأها من شوك فقارة h الصلب وهى السناسن وامّا العضلة السابعة فمنشأها من عظم القطن i وترتفع صاعدة الى مفصل الكتف حتّى تلقى الاجزاء السفليّة الّتى عند ضلعه الاسفل وتماسّه من اسفل ومن قدّام ومنفعة

---

a) Mss. L. et P. تنشوا. b) Mss. B. et P. الفقار. c) Ms. L. فى

.الفوق f) Mss. e) Ms. L. يسمى. d) Ms. L. بالكتف. بعين.

g) Mss. B. et P. رأسه; ms. L. الرأس. h) Manque dans ms. P. i) Mss.

العضد.

Cinquième Chapitre. Des muscles de l'omoplate et leurs utilités.

Les muscles de l'omoplate sont au nombre de sept. Il y en a deux qui prennent leur origine sur l'occiput et descendent obliquement. L'un deux s'attache à l'œil (*épine*) de l'omoplate et parvient jusqu'à la tête de l'omoplate (*acromion*) et à la clavicule; son utilité est qu'il élève l'omoplate vers la tête (*portion cervicale du m. trapèze.* Conf. Note D). L'autre descend en bas du même endroit que le premier et s'attache à la base de l'omoplate; son utilité est qu'il élève l'omoplate en face de (*lisez* vers) la tête (*m. occipito-scapulaire; portion occipitale du m. rhomboïde chez les singes*) [1]). Il y a un troisième muscle qui commence à l'apophyse latérale (*apoph. transverse*) de la première vertèbre et s'attache à la tête de l'œil (*épine*) de l'omoplate (*m. omo-cervical des singes*); son utilité est qu'il rapproche l'omoplate des parties latérales du cou [2]). Il y a un quatrième muscle qui naît de l'os semblable à la lettre L dans l'écriture des Grecs (*os hyoïde*) et s'attache au bord supérieur de l'omoplate près du commencement de l'apophyse qui ressemble à un bec de corbeau (*apoph. coracoïde; m. omoplat-hyoïdien*); son utilité est qu'il tire l'omoplate obliquement vers son origine [3]). Il y a deux muscles, le cinquième et le sixième (*portion dorsale du trapèze et le m. rhomboïde.* Conf. Note D), qui prennent leur origine sur les épines, c'est-à-dire les *sanāsin*, des vertèbres de la colonne vertébrale. Le septième muscle prend son origine sur l'os des lombes [4]) et s'élève en remontant à l'articulation de l'épaule, jusqu'à ce qu'il rencontre les parties inférieures [de l'omoplate] situées près du bord inférieur, qu'il touche

---

1) „Après qu'on a excisé l'origine des muscles dont nous venons de parler *(portions cervicales des m. trapèzes)*, il y a une autre paire sous-jacente de muscles grêles et allongés . . . . . .; [commençant dans la région de l'os occipital de la tête, ils s'implantent sur l'angle supérieur de la base de l'omoplate . . . . (Oribase)] (*m. occipito-scapulaire; portion occipitale du m. rhomboïde chez les singes.* V. Broca, Mémoires d'anthropol. Paris 1877 p. 70; Kohlbrugge, Muskeln ü. periph. Nerven der Primaten p. 56. Verhandelingen der K. Akademie v. Wetenschappen. Tweede serie Dl. V n°. 6. Amst. 1897) . . . . L'utilité de ce muscle consiste à tirer la base de l'omoplate perpendiculairement en haut vers la tête [κατ' εὐθὺ ἀνέλκειν τῆς κεφαλῆς]." (Gal. De musculis qui a capite in scapulas inseruntur; o. c. T. XVIII B p. 937; Oribase III, 432).

2) „il rapproche l'omoplate des parties latérales du cou [προσάγει τὴν ὠμοπλάτην τοῖς πλαγίοις μέρεσι τοῦ τραχήλου]." (Gal. o. c. T. XVIII B p. 939; Oribase III, 434).

3) „ . . . . . προσάγει τὴν ὠμοπλάτην εἰς τὸ πρόσω τοῦ τραχήλου πρὸς τὴν ἰδίαν ἀρχὴν . . . ." (Gal. Ibid.; Oribase, Ibid.).

4) Le trois mss. ont: humérus. V. la note suivante.

هذه العضلة ان تجذب الكتف الى اسفل والى قـدّام معا وتذهب بالعضد a
ايضا الى خلف والى اسفل.

الباب السادس فى صفة العضل المحرّك لليد ومنافعه

فاما العضل المحرّك لليد فثلاثة اصناف احدها العضل المحرّك للعضد
والثانى العضل المحرّك للساعد والثالث العضل المحرّك للكفّ. فامّا العضل المحرّك
للعضد فهى اثنتا عشرة b عضلة منها ثلاث عضلات تصعد من الصدر واحتيج
اليها لتحـرّك العضد الى الجانب الانسىّ c واحدة هـذه الثلاثة منشأها من
تحت الثدى وهى اعظمهنّ والاخـرى منشأها من اعلى القـسّ والثالثة منشأها
من جميـع القسّ ومنها عضلتـان اخريان احداها منشأها من اضلاع الخلف
والاخرى منشأها من الخاصرة وينبت من كلّ واحدة منهما وتـر عريـص يتّصل
بمفصل العضد ومنها خمس عضلات منشأها من *عظم الكتف نفسه واتصالها
بالعضد d واحدة منشأها من e خلف f الكتف *وعضلتان منشأهما من الضلع
الاعلى من اضلاع الكتف e وعضلتان تحرّكان العضد الى الجانب الوحشىّ والى

---

a) Mss. B. et P. بالعضل.   b) Mss. اثنى عشر.   c) Ms. P. الايسر.

d) Ms. L. اولا العضد.   e) Manque dans ms. P. depuis *.   f) Mss. L.
et P. جانب.

en bas et par devant. L'utilité de ce muscle est qu'il tire l'omoplate en bas et à la fois en avant; il entraine aussi le bras en arrière et en bas (*m. grand dorsal?*) [1]).

Sixième Chapitre. Description des muscles qui meuvent le membre supérieur, et leurs utilités.

Il y a trois espèces de muscles qui meuvent le membre supérieur. La première sont les muscles qui meuvent le bras; la deuxième ceux qui meuvent l'avant-bras et la troisième ceux qui meuvent la main. Les muscles qui meuvent le bras sont au nombre de douze. Il y en a trois qui remontent de la poitrine et qui sont nécessaires pour mouvoir le bras vers le côté intérieur (*adduction*). L'un de ces trois prend son origine sous la mamelle, et c'est le plus grand (*m. petit pectoral*) [2]). Le deuxième naît des parties supérieures du sternum (*faisceau sup. du grand pectoral*) [3]), et le troisième naît du sternum entier (*faisceaux moyen et inf. du grand pectoral*). Il y a trois autres muscles dont l'un prend son origine sur les fausses côtes et l'autre sur les îles. De chacun d'eux naît un tendon large qui s'attache à l'articulation du bras (*m. grand dorsal et faisceau aberrant [partie du pannicule charnu rudimentaire]*) [4]). Il y a cinq muscles qui prennent leur origine sur l'os de l'omoplate même et s'attachent à l'humérus (*m. sus-épineux, sousépineux, sous-scapulaire, grand et petit ronds*). Il y en a un qui naît du côté postérieur de l'omoplate, deux qui prennent leur origine au

---

1) „En septième lieu, un muscle considérable qui remonte des lombes à l'articulation de l'épaule...... Le muscle qui remonte des côtes et des lombes à l'articulation de l'épaule et qui est en contact (ὁμιλῶν) avec toute la base de l'omoplate et la partie de la surface concave de cet os correspondante à son bord inférieur.... attire par ces attaches toute l'omoplate.... en bas et en avant (*m. grand dorsal?*)". (Gal. Ibid. p. 938, 939; Oribase III p. 433, 434).

2) Chez plusieurs singes le petit pectoral, qui chez l'homme s'insère sur l'apophyse coracoïde, s'implante sur la grosse tubérosité de l'humérus. (Kohlbrugge o. c. p. 61).

3) La partie claviculaire du pectoral manque chez plusieurs singes. (Kohlbrugge o. c. p. 58).

4) „Il y a deux muscles qui viennent d'en bas, dont l'un est le muscle le plus fort et le plus long des muscles qui meuvent le bras, et l'autre le plus mince, mais non moins long que le premier...... Le muscle mince, montant de la peau près des iles et des fausses côtes, naît surtout des membranes situées sous la peau (*partie du pannicule charnu*);...... L'autre muscle, le plus grand (*grand dorsal*), commence aux vertèbres près des fausses côtes". (Gal. Ibid. p. 969). Conf. le chapitre du Canon sur les muscles du bras.

خلف a ومنها عضلة اخرى صغيرة مدفونة فى مفصل b الكتف ومنفعتها ان ترفع العضد مع تأريب . فامّا العضل المحرّك للساعد فمنه ما هـو موضوع عـلى العضد ومنه ما هـو موضوع عـلى الجانـب الوحشىّ من الساعد فامّا العضل الموضوع على العضد فاربـع عضلات موضوعة على تأريب على شكل الخاء فى كتابة البونانيّين وهو هذا X واحتيج الى ذلك فيهما c ليكون متى تحرّكنا جميعا d لم تدع الواحـدة الاخـرى ان تميل الـذراع الى جانبها وهـذه الاربع عضلات منها عضلتان من قـدّام وهما تقبضان e الساعد احـداهما وهى اعظمهما تبتدئ مـن الاجـزاء الداخلة من العضلة الّتى على الكتف والاخـرى وهى اصغرهما منشأها من ظاهـر العضد من الاجـزاء الّتى من خلـف وتقبل نحو الـزند الاعـلى مقاطعة للعضلة الاولى على هـذا المثال f X ومنها عضلتان منشأهما g من خلـف وهما تبسطان الساعـد واحـدة منهما وهى اعظمهما تبتدئ مـن قـدّام العضد من الجـانـب الانسىّ ممّا يلى تحـت الابـط وتمرّ نحو الزند الاعـلى والاخرى وهى اصغرهما تبتدئ من فوق العضد وتمتدّ من h خلفه وتتّصل بالزنـد الاسفل ووتـر كلّ واحـد من هاتين يتّصل بوتـر الاوّلتين . فامّا العضل الموضـوع من i الجـانـب الوحشىّ من الساعد فهى عشـر عضـلات احداهنّ موضوعة فى ظاهر الساعد فى الوسط منشأها من الجـانـب k الوحشىّ

---

a) Mss. B. et P. ont encore: ومنها عضلة اخـرى تملأ موضع لحم الكتف الامور b) Mss: اصل .   c) Ms. P. منهما.   d) Ms. L. ومنشأها من الترقوة جميعا .   e) Ms. L. نقصان.   f) Manque dans ms. P.   g) Manque dans mss. B. et P.   h) Ms. P. يميل الى .   i) Ms. P. فى.   k) Ms. P. من الرأس; ms. L. من رأس الجانب .

bord supérieur de l'omoplate, et deux qui meuvent le bras vers le côté extérieur et en arrière [1]). Il y a encore un autre petit muscle caché dans l'articulation [2]) de l'épaule; son utilité consiste à soulever obliquement le bras.

Parmi les muscles qui meuvent l'avant-bras il y en a qui sont situés sur l'humérus, et il y en a qui sont situés du côté extérieur de l'avant-bras. Ceux situés sur l'humérus sont quatre muscles placés obliquement, dans la forme de la lettre *kha* ($\chi\iota$) dans l'écriture des Grecs, de cette manière X. Il est nécessaire qu'ils soient placés ainsi, afin que, s'ils se meuvent à la fois, l'un n'empêche pas l'autre d'incliner l'avant-bras de son côté. Deux de ces quatre muscles sont situés du côté antérieur et ils fléchissent l'avant-bras. L'un d'eux, le plus grand (*biceps*), commence aux parties internes du muscle (*lisez* de l'apophyse?) qui se trouve sur l'omoplate [3]). L'autre, le plus petit (*brachial antérieur*), tire son origine de l'extérieur de l'humérus, des parties qui se trouvent par derrière [4]), et arrive au radius (*lisez* cubitus) croisant le premier muscle de cette manière X [5]). Il y a deux muscles qui tirent leur origine du côté postérieur et qui étendent l'avant-bras (*m. triceps brachial considéré comme composé de deux muscles*). L'un d'eux, le plus grand (*longue portion et portion interne?*), commence à la face antérieure (*lisez* postérieure) et interne de l'humérus, au-dessous de l'aisselle, et se rend au radius (*lisez* cubitus); l'autre, le plus petit (*portion externe*), commence à la partie supérieure de l'humérus, s'étend derrière l'humérus et s'attache au cubitus; le tendon de chacun de ces deux muscles se réunit au tendon des deux premiers. Les muscles situés sur la face externe (*dorsale*) de l'avant-bras sont au nombre de dix. L'un d'eux est situé au milieu de la face dorsale de l'avant-bras. Il tire son

---

1) Les mss. de Berlin et de Paris ont encore: Il y a encore un autre muscle qui remplit l'endroit charnu (?) de l'épaule; il naît de la clavicule.

2) Le texte a: racine. Galien, Oribase et Avicenne ont: articulation. Conf. la fin du chapitre du Canon sur les muscles qui meuvent le bras.

3) Galien a: commence aux parties internes de la région de l'épaule ($\dot{\alpha}\rho\chi o\mu\acute{\epsilon}\nu o\upsilon \dots$ $\dot{\alpha}\pi\grave{o}$ $\tau\tilde{\omega}\nu$ $\check{\epsilon}\nu\delta o\nu$ $\mu\epsilon\rho\tilde{\omega}\nu$ $\tau o\tilde{\upsilon}$ $\kappa\alpha\tau\grave{\alpha}$ $\tau\grave{o}\nu$ $\tilde{\omega}\mu o\nu$ $\chi o\rho\acute{\iota}o\upsilon$). V. note 5.

4) „Après avoir enlevé ce muscle (*biceps*) vous trouverez l'autre (*brachial antérieur*), situé au-dessous, qui entoure l'humérus avec deux têtes charnues dont l'une se trouve du côté postérieur, l'autre plutôt du côté antérieur de l'humérus . . . ." (Gal. De anat. administr. Lib. I c. 11; o. c. T. II p. 274).

5) „En effet, l'un des muscles qui fléchissent l'avant-bras (*biceps*) commence aux parties internes de la région de l'épaule, et se porte de là sur la partie antérieure du bras; l'autre, plus petit (*brachial antérieur*), procède des parties externes de l'humérus, puis se porte peu à peu vers la région interne, d'où il est évident que leur situation respective est en forme de *chi*." (Gal. De usu part. Lib. II c. 16; o. c. T. III p. 154; Daremberg I, 207).

من رأس العضد والى جانب هذه العضلة ثلاث عضلات متصلة بها وعن
جانب a هذه الثلاث عضلات * ثلاث عضلات b اخر على الزند الاعلى من
هذه العشر عضلات عضلة اخرى ملقاة c عليه من جانبه الوحشى ومنشأها
من الاجزاء السفلى d من رأس العضد وعضلتان اخريان موربتان تقلبان
الساعد على قفاه. فامّا العضل المحرّك للكف e فبعضه موضوع على الجانب
الانسىّ من الساعد وهى سبع عضلات ممدودة فى طوله والباقى f موضوع فى
الكفّ g . فامّا السبع عضلات الموضوعة فى الجانب الانسىّ من الساعد فمنها
عضلتان فى وسط الساعد واحدة h فوق الاخرى وهما تقبضان i الاصابع ومنها
عضلة فوق هاتين صغيرة منشأها من الجزء الوسط من رأس العضد k الّذى
فى الجانب الانسىّ وينبت منها وتر واحد وهـذا الوتر l يعرض وينفرش تحت
جلدة باطن الكفّ والاصابع * وجعل كذلك m لثلاث منافع احداها ان يشدّ
ويدعم جلدة الراحة والثانية ليكون باطن الكفّ قوىّ للحسّ والثالثة ليمنع
نبات الشعر فى باطن الكفّ ومنها عضلتان اخريان n موضوعتان عـن جانبى
هذه العضلات الثلاث ومنها عضلتان اخريان موربتان تحت هذه للخمس عضلات
وهما تكبّان الزند الاعلى على h وجهه وتكبّان معه جملة اليد . فامّا العضل o
الموضوع على الكفّ فعدده ثمانى عشرة p عضلة منضدّة فى صفّين منها فى
الصفّ الاعلى ممّا يلى جلدة باطن الكفّ سبع عضلات منها خمس عضلات
تميّل q للخمس الاصابع الى فوق وينبت من r كلّ واحدة منها وتر صغير يتّصل
بالمفصل الاوّل الّذى يلى المشط ومنها واحدة تباعد الابهام عن سائر الاصابع

---

a) Ms. P. وفى جانبى.   b) Manque dans ms. L. depuis *.   c) Ms. L.
الموضوع على الكفّ.   d) Ms. P. السفلة.   e) Mss. (ms. P. الكتنف) تلقاه.
f) Mss. B. et L. الثانى.   g) Ms. L. على الكتنف.   h) Manque dans ms. L.
i) Ms. L. وهذا يقبضان.   k) Ms. B. العضل.   l) Ms. L. وهو الوتر الّذى.
m) Manque dans mss. L. et P. depuis *.   n) Ms. L. اخراتان موربتان.
o) Ms. L. على العضل.   p) Mss. B. et L. ثمانية عشر.   q) Mss. P. et
L. تميل.   r) Manque dans ms. P.

origine du côté externe de l'extrémité [inférieure] (*épicondyle*) de l'humérus (*extenseur commun des doigts*), et à côté de ce muscle se trouvent trois muscles réunis à lui (*extens. propre du pouce, ext. de l'index et du medius, ext. du petit doigt et de l'annulaire chez les singes*). A côté de ces trois il y a trois autres muscles situés sur le radius (*faisceau carpien et métacarpien du long abducteur du pouce, les deux radiaux ext. réunis chez les singes*). Parmi ces dix muscles il y a un autre muscle touchant le radius du côté externe : il prend naissance des parties inférieures de la tête (*épicondyle*) de l'humérus (*cubital postérieur ?*); il y a encore deux autres muscles obliques qui impriment à l'avant-bras un mouvement de supination (*long et court supinateurs*).

Quant aux muscles qui meuvent la main, il y en a qui sont situés sur la face interne (*antérieure*) de l'avant-bras, — ce sont sept muscles qui s'étendent longitudinalement —, tandis que le reste est situé dans la main [même]. Parmi les sept muscles situés sur la face interne de l'avant-bras, il y en a deux au milieu de l'avant-bras placés l'un sur l'autre : ces deux fléchissent les doigts (*fléchisseurs superficiel et profond*); puis un petit muscle au-dessus de ces deux (*palmaire grêle*) qui tire son origine du milieu de l'extrémité de l'humérus située du côté interne (*tubérosité interne*); il en naît un tendon et ce tendon s'élargit et s'étend sous la peau de la face interne de la main et des doigts. Il est fait de la sorte en vue de trois utilités. D'abord pour fortifier et soutenir la peau de la paume; en second lieu, pour que l'intérieur de la main ait une sensibilité exquise et troisièmement pour empêcher la croissance de poils sur la face interne de la main. Parmi ces muscles il y en a deux autres (*cubital int., radial int.*), situés des deux côtés de ces trois muscles, et encore deux autres, obliques, au-dessous de ces cinq muscles, imprimant au radius un mouvement de pronation et tournant avec lui la main entière (*pronateurs rond et carré*). Les muscles situés dans la main [même] sont au nombre de dix-huit, disposés sur deux rangs. Dans le rang supérieur, qui touche à la peau de la face interne de la main, il y a sept muscles dont cinq tirent les cinq doigts obliquement en haut (*les quatre lombricaux et l'adducteur du pouce ?*); de chacun d'eux naît un petit tendon qui parvient à la première articulation touchant au métacarpe. Parmi ces sept il y a un muscle qui éloigne le pouce des autres doigts (*court abducteur du pouce*) et un autre qui éloigne le petit doigt des autres doigts

وواحدة تباعد للخنصر عن سائر الاصابع ومنها فى الصف الاسفل احدى a
عشرة عضلة ولهذا النعضل فعل بعضه b مشترك لمشط c الكف والرسغ وفعله
تقعير الراحة ومنشأه من الرسغ d ولبعضه دون بعض فعل a يخصه وذلك انه
يتصل بكل واحد من الاربع اصابع من e هذا العضل عضلتان تلتحمان f
بالمفصل الاول من كل واحدة منهن ويتصل بالابهام ايضا من هذه العضل ثلاث
عضلات احداهن تتصل بالمفصل الاول وهى تقبضه والاثنتان الاخريان تتصلان
بالمفصل الثانى وتحركان السلامية g التى فى طرفها .

البـاب السابع فى صفة العضل المحرّك للصدر

فاما العضل المحرّك للصدر فمنه ما جعل لبيسط الصدر فقط ومنه ما يقبضه
فقط ومنه ما يقبضه ويبسطه h معا . فاما العضل الّذى يبسط الصدر فهـى
تسع عضلات منها عضلة واحدة وهى للحجاب ومنها عضلتان تحت الترقوة
* كل واحد منهما منشأه من جزء الترقوة الّذى هو k ممدود الى e العظم
المسمى رأس الكتف ويتصل بالصلع الاول من اضلاع الصدر ويجذبه الى فوق
لبيعين الصدر فى وقت الانبساط ومنها ثلاثة ازواج عضل فالزوج الاول مضاف l
للزوج الّذى قلنا ان منشأه من الفقارة الثانية والّذى m ينحدر الى الصلع
الخامس والسادس من اضلاع الصدر وكل واحد * من عضل n من هذا الزوج

---

a) Manque dans ms. L.   b) Ms. B. بعضه يخصّه .   c) Ms. P.
بيسط .   d) Mss. B. et L. من منشأ الرسغ .   e) Manque dans ms. P.
f) Ms. L. اوّلا يلتحمان .   g) Ms. L. السلامة .   h) Ms. B. يبسطه وما .
i) Manque dans ms. B. depuis *.   k) Ms. B. ممدودة ; mss. L. et P.
l) Ms. L. مضام ; .من الجزء الّذى هو من الترقوة ممدودة [ممدود ms. P.
ms. P. مضا .   m) Mss. والّتى .   n) Manque dans ms. L. depuis *.

(*abducteur et court fléchisseur du petit doigt réunis*) [1]). Dans le rang inférieur il y a onze muscles (*interosseux, opposant du petit doigt, opposant du pouce, les deux portions du court fléchiss. du pouce?*) Quelques-uns de ces muscles sont communs au métacarpe et au carpe; leur action consiste à rendre la paume creuse et ils naissent du carpe. Quelques-uns de ces muscles, à l'exception des autres, ont une action qui leur est particulière; en effet, à chacun des quatre doigts parviennent deux de ces muscles, lesquels s'insèrent sur la première articulation de chacun des doigts (*interosseux et opposant du petit doigt?*). Au pouce aussi parviennent trois de ces muscles dont l'un s'attache à la première articulation, qu'il fléchit (*opposant du pouce?*); les deux autres s'attachent à la deuxième articulation et meuvent la phalange qui se trouve à son extrémité (*les deux portions du court fléchisseur?*) [2]).

Septième Chapitre. Description des muscles qui meuvent la poitrine.

Parmi les muscles qui meuvent la poitrine il y en a qui sont faits pour dilater seulement la poitrine, il y en a qui la resserrent seulement et il y en a qui la resserrent et la dilatent à la fois. Les muscles qui dilatent la poitrine sont au nombre de neuf. Parmi eux il y a un muscle unique, le diaphragme, puis deux muscles situés sous la clavicule (*m. sous-claviers*). Chacun de ces deux muscles naît de la partie de la clavicule qui s'étend vers l'os nommé tête de l'omoplate (*acromion*) et se rend à la première côte de la poitrine, qu'il tire en haut pour seconder la poitrine au moment de la dilatation. Il y a encore trois paires de muscles. La première paire (*portion des mm. scalènes*) est jointe à la paire dont nous avons dit qu'elle naît de la deuxième vertèbre et qu'elle descend à la cinquième et la sixième côte de la poitrine (*portion des mm. scalènes*) [3]), et chacun des muscles dont se compose cette

---

1) Chez Galien ces cinq muscles sont: les lombricaux et le court abducteur du pouce; le sixième muscle est l'adducteur du pouce, le septième l'abducteur et le court fléchiss. du petit doigt réunis. V. la note correspondante à la fin du chapitre du Canon sur les muscles qui meuvent les doigts.

2) La dernière phalange du pouce n'est pas mise en mouvement par un des muscles situés dans la main même. Galien et Avicenne disent que ces deux muscles fléchissent la 2ᵉ phalange du pouce, c'est-à-dire la 1ᵉ des modernes, car ces deux auteurs considèrent le premier os métacarpien comme première phalange du pouce. V. la note correspondante à la fin du chap. du Canon sur les muscles des doigts.

3) Ce n'est pas l'auteur, mais Galien qui l'a dit. V. p. 249 note 4 ligne 4. Conf. le chapitre du Canon sur les muscles de la poitrine.

مصاعف a والزوج الثانى هـو الّذى عضلتاه b فى الموضع المقعر من عظم الكتف
وتمتدّان الى اضلاع c للخلف والزوج الثالث هـو الّذى منشأه من الفقارة
السابعة من فقار الرقبة . فأمّا العضـل الّـذى e يقبضه فقط فمنه عضلتان f
ممدودتان عنـد اصـول الاضلاع وهما تجمعـان وتشدّان الـصـدر ومنه الثلاثة
الازواج الّتى تجذب الثلاثة الاضلاع القصيا g الى فوق ومنه العضلتان الممدودتان
فى طول الصدر الى جانب القصّ من الغضروف النشيبه بالسيف الى الترقوة وهذا
العضل يتّصل بالعضل المستقيم *الّـذى e عـلى البطن h. فأمّا العضل الّـذى
يقبض الصدر ويبسطه معا فهو العضل الّذى فيما بين اضلاع الصدر وذلك
ان i فيما بين كلّ واحد ضلعين k عضلة ليفها مختلف الوضع وفعلها بحسب
الليف الّـذى فيها وما l كان من هـذا العضل فى الاجـزاء العظميّـة m من
الاضلاع n فهو يبسط الصدر بليفه الّذى فى ظاهره ويقبضه بليفه الّـذى فى
باطنه وما كان منه فى الاجـزاء الغضروفيّـة فهو بليفه o الّـذى فى ظاهـره يقبض
الصدر وبليفه o الّذى فى باطنه يبسطه .

الباب الثامن فى عضل البطن ومنافعه .

فأمّا عضل البطن فمنه عضل مراق البطن ومنه عضل الانثيين ومنه العضل
المحرّك للذكر ومنه العضل المحيط برقبة المثانة والمحيط بالدبر وأمّا العضـل
الّذى على مراق البطن فعدده ثمان عضلات منها عضلتان رقيقتان هما فوق p
العضل كلّه مماسّتان للجلدة منشأها من جانبى الغضروف النشيبه بالسيف q
ومن اطراف r اضلاع للخلف ملبستان على جميع اجزاء البطن من الجانبين
وتنحـدران ممتدّتـين فى الطـول عـلى وسـط البطن حتّى تنتهيـان s الى عظـم

---

a) Ms. L. والمصاعف. b) Mss. B. et P. عضلته; ms. L. عضلة. c) Ms.
L. يمتدّ. d) Mss. B. et L. الضلع; ms. P. ضلع. e) Manque dans
ms. L. f) Ms. L. صلبان. g) Ms. P. الاقصى; ms. L. القصوى. h) Manque
dans ms. P. depuis *. i) Manque dans ms. P. k) Ms. P. عضلتين.
l) Ms. B. فيها; manque dans ms. L. m) Mss. العظيمة. n) Ms. P.
الاصابع. o) Ms. L. بليفه. p) Ms. L. رقيقان منها دون. q) Ms. L.
السيف. r) Ms. P. طرف. s) Ms. P. ينتهيا.

paire est double. La deuxième paire est celle dont les muscles se trouvent à la face concave de l'omoplate et s'étendent aux fausses côtes (*grand dentelé*). La troisième paire est celle qui prend son origine sur la septième vertèbre cervicale (*petits dentelés sup.*?) [1]. Parmi les muscles qui resserrent seulement la poitrine il y a deux muscles étendus près des racines des côtes (*sur-costaux*?): ils rassemblent et resserrent la poitrine; puis les trois paires qui tirent en haut les trois dernières côtes, et les deux muscles étendus longitudinalement sur la poitrine le long du sternum, depuis le cartilage qui ressemble à une épée jusqu'à la clavicule (*partie supérieure du m. droit abdominal chez la plupart des mammifères*): ces muscles sont réunis au muscle droit situé sur l'abdomen. Quant aux muscles qui resserrent la poitrine et la dilatent à la fois, ce sont les muscles situés entre les côtes de la poitrine (*m. intercostaux ext. et int.*); en effet, il se trouve entre chaque deux côtes un muscle dont les fibres ont des positions différentes, et l'action de ce muscle diffère en raison des fibres qu'il contient. La portion de ce muscle qui se trouve aux parties osseuses des côtes, dilate la poitrine au moyen des fibres situées à l'extérieur (*intercostaux ext.*), tandis qu'elle resserre la poitrine au moyen des fibres situées á l'intérieur (*intercost. int.*). Pour la portion du muscle qui se trouve aux parties cartilagineuses [des côtes], c'est par les fibres externes qu'elle resserre la poitrine et par les fibres internes qu'elle la dilate.

Huitième Chapitre. Sur les muscles de l'abdomen et leurs utilités.

Parmi les muscles de l'abdomen se comptent les muscles de la paroi du ventre, les muscles des testicules, les muscles qui meuvent la verge, les muscles qui entourent le col de la vessie et ceux qui entourent l'anus. Les muscles situés sur la paroi de l'abdomen sont au nombre de huit. Parmi eux il y a deux muscles minces situés sur tous les autres muscles et touchant à la peau. Ils naissent des deux côtés du cartilage xiphoïde et des extrémités des fausses côtes, revêtant toutes les parties de l'abdomen des deux côtés; ils descendent en s'étendant longitudinalement sur le milieu de l'abdomen, jusqu'à ce qu'ils aboutissent à l'os pubis. Leurs fibres passent longitudinalement et

---

1) „.... une troisième paire prenant son origine sur la septième vertèbre cervicale et la première et la deuxième vertèbre dorsales et s'attachant aux côtes sternales *(petits dentelés sup.)*". (Canon d'Avicenne, chapitre sur les muscles de la poitrine).

العانة وليفها ذاهب بالطول وتتصلان بعظم العانة بوترين غشائيين ومنها اربع

عضلات وضعها a موزب تحت العضلتين الذاهبتين طولا وليفهن ذاهب على

تأريب ومنشأهن من عظمى الخاصرة ومنتهاهن الى ضلوع للخلف وتلاحكم b بها

بالاجزاء c اللحمية ومنهن عضلتان موضوعتان فى الجانب الايمن وعضلتان فى

الجانب الايسر تتقاطعان d على هـذا المثال e ✗ ومنها عضلتان موضوعتان

تحت الاربع فى عرض البدن ليفها ذاهب بالعرض وهما تغطيان f الغشاء

المعروف بالصفاق من جميع جوانبه احداهما من الجانب الايمن من الصفاق

والثانية من الجانب الايسر ومنشأ كلّ واحد منهما بن احد عظمى الخاصرة

ومن زوائد فقار القطن وتنتهيان الى اطراف اضلاع g للخلف وتتصلان فى الوسط

بوتر ينبت منهما على مثال الاغشية وتلتحمان بالصفاق التحاما يعسر تخلصهما

ومنفعة ذلك ان يشيل h الصفاق عن آلات الغذاء وان يزيد فى صلابة الصفاق

لئلا يسرع اليه الاخراق عند ما يتنوتر او عنده i ما يعرض النفح للمعدة وللحاجة

كانت الى هـذا العضل الـذى عـلى البطن لثلاث منافع احداها ان يقبض

البطن فى وقت خروج البول وفى وقت البراز وفى وقت الولادة k فيسهل بذلك l

خروج الجنين والبراز والبول والمنفعة الثانية انّه m يثبت n للحجاب ويدعمه

عند انقباص الصدر فيعين بذلك على كون الصوت والثالثة انّه يزيد فى سخونة

المعدة ليقوى استمراؤها للغذاء . فامّا العضل الـذى ينحدر الى الانثيين فهو فى

الـذكورة o اربع عضـلات وفى الاناث عضلتان امّا الـتى فى الذكورة o فعضلتان

منها فى الجانب الايمن وعضلتان فى الجانب الايسر ومنفعتها ان تشيل p

الانثيين الى فوق لئلا تسترخيا وامّا العضلتان اللتان لانثيى l الاناث فواحـدة

من الجانب الايمن والاخرى من الجانب الايسر وللحاجة كانت اليهما كالحاجة

---

a) Ms. L. وضعت.   b) Mss. وبتلاكم.   c) Mss. L. et P. الاجزاء.   d) Ms. B. مقاطعان.   e) Manque dans ms. P.   f) Ms. B. يرمطان.   g) Ms. L. الاضلاع.   h) Ms. L. يستند؛ ms. P. يسيل.   i) Ms. P. وعند.   k) Ms. P. وفي الولاد.   l) Manque dans ms. L.   m) Ms. P. ان.   n) Mss. B. et L. يسب؛ ms. P. ينبت.   o) Ms. P. ذكور.   p) Ms. P. تسيل.

ils s'attachent à l'os pubis avec deux tendons membraneux (*droits abdominaux*). Parmi eux il y a quatre muscles placés obliquement sous les deux muscles qui se dirigent longitudinalement, et leurs fibres se dirigent obliquement. Ils naissent des os des îles et aboutissent aux fausses côtes auxquelles ils sont réunis par les parties charnues. Deux de ces muscles sont situés du côté droit et deux du côté gauche; ils se croisent de cette manière X (*obliques internes et externes*). Il y a encore deux muscles (*transverses de l'abdomen*) situés sous ces quatre dans la largeur du corps, leurs fibres se dirigeant transversalement; ils couvrent la membrane nommée péritoine de tous côtés, l'un du côté droit du péritoine, l'autre du côté gauche. Chacun d'eux naît d'un des os des îles et des apophyses des vertèbres lombaires [1]); ils aboutissent aux extrémités des fausses côtes et ils sont réunis au milieu par un tendon qui en naît, semblable à une membrane, et ils adhèrent au péritoine de telle façon qu'ils n'en peuvent être détachés que difficilement. L'utilité de cette disposition est que le péritoine est soulevé des organes de la nutrition et que la dureté du péritoine est augmentée, afin qu'il ne se déchire pas promptement quand il est tendu ou que l'estomac est gonflé. Ces muscles situés sur l'abdomen sont nécessaires pour trois utilités. La première est qu'ils resserrent le ventre au moment de la sortie de l'urine, au moment de la défécation et de l'accouchement, afin que par là la sortie du fœtus, des matières fécales et de l'urine aît lieu aisément. La deuxième utilité est qu'ils raffermissent le diaphragme et le supportent quand la poitrine se resserre, et par là ils aident à la production de la voix. La troisième utilité est qu'ils augmentent la chaleur de l'estomac, afin que sa faculté de digérer les aliments soit grande.

Quant aux muscles qui descendent aux testicules, il y en a quatre chez les hommes et deux chez les femmes. Chez les hommes il y en a deux du côté droit et deux du côté gauche [2]). Leur utilité est qu'ils tirent les testicules en haut pour empêcher leur relâchement. L'un des deux muscles pour les testicules des femmes se trouve du côté droit, l'autre du côté gauche. Ils sont nécessaires pour la même raison que

---

1) „La quatrième paire [des muscles de l'abdomen] (*m. transverses*) naît de la ligne droite de l'os des îles (*crête iliaque*) et des apophyses transverses des vertèbres lombaires. Chacune de ses parties ne forme pas tout d'abord, dès son origine, un muscle, mais un ligament membraneux solide; ensuite, en s'avançant, elle obtient des fibres transverses et prend la forme d'un muscle". (Gal. De anat. administr. Lib. V c. 6; o. c. T. II p. 509).

2) Conf. le chapitre du Canon d'Avicenne sur les muscles des testicules.

كانت الى عضل انثيى الذكورة *a* وجعـل فى الذكورة *c* أربع عصـلات وفى
الاناث عضلتان لانّ انثيى الذكورة *c* معلّقتان وانثيى الاناث موضوعتان من
داخل ليستا بمعلّقتين . فأمّا المثانة فلها عضلة واحدة تحيط *d* بعنقها كما تدور
وليفها ذاهب *a* بالعرض لمنفعتين احداهما انّها تقبض عنق المثانـة فى وقت
خروج البول وذلك انّه اذا استرخى من عنق المثانة الموضع المتّصل *e* بالمثانة *d*
وانقبض رأسه الاسفل *f* دخـل *g* البول من *h* المثانة الى العنق واذا انقبض سائر
عنق المثانة خـرج جميع ما فيه من البـول وانقبـص *i* حتّى لا يبقى منه فى
عنق المثانـة شىء البتّـة وامّا المنفعـة الثانيـة فهى *k* ان تقبض *l* على الجـزء
المتّصل بالمثانة من العنق *m* وتشدّه فتمنع لذلك ان يخرج *من المثانة *n* شىء
من البـول آلّا فى وقت للحاجـة الى خروجـه . فأمّا العضـل المحرّك للذكـر فاربع
عصـلات [منها] عضلتان ممدودتان *o* عـن *p* جانبى المجرى النافـذ الى القصيب
ومنفعتهما انّهما تمـدّدان المجـرى النافـذ فى القصيب الى الجانبين ليتّسع
ويستقيم حتّى ينفذ فيه المنىّ ويخرج الى خـارج على الغذا *q* بـلا ميل ومنها
عضلتـان اخـريان منشأهما من عظـم *r* العانـة وتتّصلان بالقصيـب على تأريـب
ومنفعتهما انّهما تمـدّدان القصيب على استقامة وترفعانه الى فـوق وتميّلانه الى
الجانبين *وذلك انّهما اذا تحرّكتا جميعا باعتدال امتدّ القصيب على استقامة
من غير ان يميل الى *s* الجانبين *s* فيبقى مجراه مستقيما واذا تمـدّدان تمـدّدا
ازيد عن *t* الاعتدال ارتفع القصيب الى *u* فوق فاذا تحرّكت واحدة منها على
الانفـراد مال القصيب الى جانـب تلـك العضلـة . فأمّا العضـل المحيط بالمقعـدة

---

a) Manque dans ms. L.   *b)* Ms. P. الـذكـور; ms. L. الذكـورة آلتنى للذكـورة.
c) Ms. P. ذكور.   *d)* Manque dans ms. P.   *e)* Ms. P. المفصل.   *f)* Ms.
L. الى اسفل. ينقص.   *g)* Ms. P. ودخـل.   *h)* Ms. P. فى.   *i)* Ms. L.
k) Ms. L. لذلك.   *l)* Ms. L. يخرج.   *m)* Ms. L. المتّصل بعنق المثانة.
n) Manque dans ms. L. depuis *.   *o)* Ms. B. ممتدّة.   *p)* Ms. L. على.
q) Mss. B. et P. الجلدا.   *r)* Ms. L. عصـل.   *s)* Manque dans ms. B.
depuis *.   *t)* Ms. P. على; ms. B. على زائدا زائدا; واذا تمـدد.   *u)* Ms.
L. ابدا الى.

les muscles des testicules chez les hommes. Il a été créé quatre muscles
chez les hommes et deux chez les femmes, parce que les testicules
des hommes sont suspendus, tandis que les testicules de la femme
(*ovaires*) sont situés à l'intérieur et ne sont pas suspendus.

La vessie a un muscle unique qui entoure circulairement son col
(*sphincter uréthral*). Ses fibres se dirigent transversalement pour deux
utilités. La première est qu'il resserre le col de la vessie (*portion de
l'urèthre entre la vessie et la verge*) au moment de la sortie de l'urine :
quand la partie du col de la vessie qui se réunit à la vessie s'élargit, et
que l'extrémité inférieure du col se resserre, l'urine entrera de la vessie
dans le col ; quand l'autre partie du col de la vessie se rétrécit, toute
l'urine qui se trouve dans le col en sortira, et cette partie se contracte,
jusqu'à ce qu'il ne reste plus d'urine dans le col de la vessie. La
deuxième utilité de cette disposition est que le muscle resserre la
partie du col qui se réunit à la vessie, et la ferme de façon qu'il
empêche qu'il n'en sorte de l'urine qu'au moment nécessaire [1]).

Les muscles qui meuvent la verge sont au nombre de quatre : il
y en a deux qui s'étendent des deux côtés du canal qui pénètre dans
la verge (*m. bulbo-caverneux*). Leur utilité consiste à étendre vers les
deux côtés le conduit qui passe par la verge, afin qu'il s'élargisse et
devienne droit, de sorte que le sperme y peut passer et sortir rapidement sans dévier [2]). Il y a deux autres muscles qui naissent de l'os
pubis et se rendent obliquement à la verge (*m. ischio-caverneux*). Leur
utilité consiste à tendre la verge dans une direction droite, à la tirer
en haut et à l'incliner vers les deux côtés : quand ils se contractent
à la fois d'une manière modérée, la verge est étendue dans une direction droite sans dévier latéralement, de sorte que le canal reste droit ;
quand ils se contractent d'une manière plus que modérée, la verge se
dresse, et quand un des muscles se contracte séparément, la verge
s'incline vers le côté de ce muscle.

---

1) „Un muscle charnu entoure circulairement le col de la vessie. La plus grande partie
est placée en dessous. Ce muscle ferme l'orifice de la vessie, afin que rien ne s'écoule
involontairement ; de même il pousse en avant l'urine qui traverse le col". (Gal. De musc.
dissect.; o. c. T. XVIII B. p. 998; Oribase III, 468).

2) „Il est utile.... que le conduit soit exactement maintenu à la fois très large
et très droit, pour que tout le sperme arrive en un seul jet (συνεχὲς ἀθρόως), aussi
rapidement que possible, aux sinus de la matrice". (Gal. De usu part. Lib. XV c. 3;
o. c. T. IV p. 222; Daremb. II, 136; Oribase, Des parties génitales de l'homme;
o. c. T. III p. 368).

فأربع عضلات احداها موضوعة على *a* طرف المعى المستقيم وهى مخالطة للجلد
كما ذكرنا ومنفعتها ان تضغط الشرج وتعصر ما يبقى فيه من الثفل وتنظّفه *b*
بعد البراز والاخرى موضوعة فوق هذه وهى محيطة بطرف المعى المستقيم
ومنفعتها ان تمسك الدبر *c* وتضيّقه تضبيقا *d* محكما وطرفا هاتين العضلتين
يبلغان الى اصل القصيب فامّا العضلة *e* الثالثة والرابعة فمورّبتان ووضعهما فوق
العضلة الثانية عن *f* لجانبين فى كلّ جانب منها عضلة ومنفعتهما ان ترفعان *g*
المقعدة وتشبيلانها *h* الى فوق عند ما يعرض لطرف المعى المستقيم فى وقت
الزحير الشديد ان يخرج ولذلك متى استرخت هاتان العضلتان احتجنا ان
ندفعها الى داخل باليد. فهذه هى اصناف العضل المحرّكة لمراق البطن وما
يليه من الاعضاء المتحرّكة بارادة .

الباب التاسع فى العضل المحرّك للفخذين *k*

فامّا العضل المحرّك للرجل *l* فمنه العضل المحرّك للفخذ ومنه العضل المحرّك
للساق ومنه العضل المحرّك للقدم. فامّا العضل المحرّك للفخذ فمنه ما هو
موضوع على عظم لخاصرة ومنه ما هو موضوع على عظم الورك واوتارها متصلة
بمفصل الورك وهذا العضل عدده عشر عضلات منها عضلتان احداها لها
رأسان ومنشأهما من عظم لخاصرة والثانية يكون *m* منشأها من عظم الورك
ومنفعتهما انّهما تقبضان الفخذ وتميلانه الى لجانبين ومنها عضلتان منشأهما
من عظم العانة احداهما من لجانب الانسىّ والاخرى من لجانب الوحشىّ
فكلتاهما تستديران حول الفخذ وتتّصلان واحدة بالاخرىَ وتلاحمان بالموضع

---

a) Mss. B. et L. فى.   *b)* Ms. L. ينصفه; ms. P. ينظّفه (تضيّقه؟).   *c)* Mss.
B. et L. طرف الدبر.   *d)* Ms. B. ويصيبقانه تصبيقا; ms. L. تصفيه تصفيا.   *e)* Ms.
L. المنفعة.   *f)* Ms. B. فى.   *g)* Mss. B. et L. درفعا; ms. P. ترفع.   *h)* Ms.
P. وتشدها; ms. L. ويسلانها.   *i)* Ms. P. احتيجا الى ان يدفعها.   *k)* Ms.
L. للرجل.   *l)* Ms. L. الى الرجل.   *m)* Manque dans ms. P.

Les muscles qui entourent l'anus sont au nombre de quatre. L'un d'eux est situé sur l'extrémité de l'intestin droit et il est mêlé à la peau, comme nous avons dit. (*portion inférieure du sphincter ext.?*). Son utilité est qu'il serre l'anus, qu'il évacue par sa pression ce qui est resté là de matières fécales et qu'il le nettoie (*lisez* rétrécit?) après la défécation. L'autre est situé sur le premier, entourant l'extrémité de l'intestin droit (*portion sup. du sphincter ext.?*). Son utilité consiste à resserrer l'anus et à le rétrécir fortement [1]). Les extrémités de ces deux muscles arrivent à la racine de la verge. Les troisième et quatrième muscles sont obliques et placés au-dessus du deuxième muscle, des deux côtés, un muscle de chaque côté (*releveurs de l'anus*). Leur utilité est qu'ils relèvent l'anus, et le tirent en haut, quand il arrive que l'extrémité du rectum sort au moment d'une diarrhée violente; pour cette raison il faut que nous le repoussions en dedans avec la main quand ces deux muscles sont relâchés [2]). Voilà les différentes espèces des muscles qui meuvent la paroi du ventre et les parties voisines qui ont un mouvement volontaire.

Neuvième Chapitre. Des muscles qui meuvent les cuisses.

Parmi les muscles qui meuvent le membre inférieur il y a les muscles qui meuvent la cuisse, ceux qui meuvent la jambe et ceux qui meuvent le pied. Parmi les muscles qui meuvent la cuisse il y en a qui sont situés sur l'os des îles et il y en a qui sont situés sur l'os de la hanche; leurs tendons arrivent à l'articulation de la hanche. Ces muscles sont au nombre de dix: il y en a deux dont l'un a deux têtes naissant de l'os des îles (*m. iléo-psoas?*); l'autre naît de l'os de la hanche. Leur utilité consiste à fléchir la cuisse et à l'incliner vers les deux côtés. Il y en a deux autres qui naissent de l'os pubis, l'un à l'intérieur, l'autre à l'extérieur; tous deux s'enroulent sur le fémur (ischion [Galien]), s'unissent l'un à l'autre et s'insèrent dans l'endroit creux qui se trouve

---

1) Galien dit qu'il ferme (κλείων) l'anus exactement et vigoureusement. (De musc. dissect.; ed. Kühn T. XVIII B p. 999. De usu part. Lib. V c. 14; o. c. T. III p. 392).

2) „Lorsqu'il arrive que l'anus par suite de grands efforts (ἐν ἰσχυραῖς προθυμίαις) s'est complètement retourné, ces muscles servent à le tirer aussitôt en haut. Lorsque ces muscles sont paralysés ou relâchés, l'anus est relevé difficilement et avec peine, ou peut même rester complètement renversé, exigeant l'aide des mains [pour reprendre sa place]". (Gal. De usu part. Lib. V c. 14; o. c. T. III p. 392; Daremb. I, 370).

الغائر الّذى عنـد الزائـدة العظيمة وذلـك ان لعظم الفخـذ اسفل ممّا يلى الركبة زائدتان احداهما كبيرة فى الجانب الوحشىّ والاخرى صغيرة فى الجـانب الانسىّ a ومنفعة عاتـين العضلتين ان تديران b الفخـذ وتبسطانـه c والّتى منشأها من الجانب الانسىّ تديره *الى قـدّام والى الجانب الانسىّ والّتى فى الجانب الوحشىّ تديره d الى خلف والى الجانب الوحشىّ ومنه ستّ عضلات تبسط الفخـذ.

الباب العاشر فى العضل المحرّك للساقين والقدمين

فاما العضـل المحرّك للساق فهو موضـوع عـلى الفخـذ ووتـره متّصل بمفصل الركبة وهـذا العضـل تسع e عضـلات منها ثـلاث عضـلات كبار موضوعـة فى الجانب الانسىّ من الفخذ من قـدّام وهى موضوعة على استقامة ومنها واحدة مضاعفة ويجـوز ان يكـون اثنتين لانّ لها مبدأيـن احداهمـا f مـن الزائدة العظمى من عظم g الفخـذ والاخـرى مـن مقـدّم الفخـذ وتمـرّ حتّى تتّصـل بفلكة h الركبة وليس ينشو منها وتـر وامّا العضلتان الاخـريان فهما اعظم مـن هذه ومنشأ الواحدة منهما i من الزائـدة العظمى من زائـدتى عظم g الفخـذ والاخرى منشأها من الحاجز القائم مـن عظم الحـاصرة وينشو من جميعهما k وتر واحد l عظيم يتّصل بفلكة الركبة ثمّ بعض الساق وهما تبسطان الساق وقد تثنيانه m بطريق العرض ومنها خمس عضلات موضوعة من خلف الجانب

---

a) Ms. L. الوحشىّ. b) Mss. L. et P. يدير. c) Ms. P. ويبسطا.
d) Manque dans ms. L. depuis *. e) Ms. L. بسبع. f) Manque dans mss. B. et L. g) Ms. L. عظمى. h) Ms. L. بفلكين. i) Manque dans ms. P. k) Mss. جميعها. l) Manque dans ms. L. m) Ms. L. نسى اده ؛ ms. P. نسية.

près de la grande apophyse (*trochanter*), le fémur présentant en bas (*lisez* en haut), près du genou (*lisez* près de la tête du fémur), deux apophyses dont l'une, qui est grande, se trouve du côté extérieur (*grand trochanter*) et l'autre, qui est petite, du côté intérieur (*petit trochanter*) [1]. L'utilité de ces muscles consiste à imprimer un mouvement de rotation au fémur et à l'étendre. Celui qui naît du côté intérieur tourne le fémur en avant et en dedans, celui qui naît du côté extérieur le tourne en arrière et en dehors. Il y a encore six muscles qui étendent le fémur (*trois adducteurs et trois fessiers?*).

Dixième Chapitre. Des muscles qui meuvent les jambes et les pieds.

Les muscles qui meuvent la jambe sont situés sur le fémur et leurs tendons sont réunis à l'articulation du genou. Ces muscles sont au nombre de neuf. Parmi eux il y a trois grands muscles (*triceps crural*) situés à la face intérieure antérieure du fémur et placés longitudinalement. L'un d'eux est double, mais il se peut aussi que ce soient deux muscles, parce qu'il a deux origines, l'une des portions de ce muscle (*vaste interne?*) naissant de la grande apophyse du fémur (*grand trochanter*), et l'autre (*crural*) de la face antérieure du fémur. Il passe [sur le fémur], jusqu'à ce qu'il s'unisse à la rotule sans qu'il en naisse un tendon. Les deux autres muscles sont plus grands que le premier; l'un d'eux (*vaste externe?*) naît de la plus grande des apophyses du fémur (*grand trochanter*) et l'autre (*droit antérieur*) de l'épine [2] qui se dresse sur l'os des îles (*épine iliaque antérieure et inférieure?*). De ces deux muscles réunis naît un seul grand tendon qui s'unit à la rotule du genou, ensuite à l'os de la jambe (*tibia*); ils tendent la jambe et la fléchissent accidentellement (*lisez* et fléch. accident. le fémur) [3]. Parmi ces muscles

---

1) Il me semble qu'il s'agit des *muscles obturateurs int. et ext.*, et que l'auteur a confondu les trochanters avec les condyles du fémur. Galien dit: „Il y a encore deux muscles qui meuvent le fémur; ils naissent, l'un des parties internes, l'autre des parties externes du pubis. Tous deux, s'enroulant sur l'os nommé ischion, arrivent au même point et .... s'insèrent dans une seule cavité, sur les parties postérieures du fémur, là surtout où commence s'élever le grand trochanter". (Gal. De usu part. Lib. XV c. 8; o. c. T. IV p. 260; Daremb. II, 156). V. aussi la dernière note du chap. du Canon sur les muscles qui meuvent la cuisse.

2) Dans le chapitre du Canon sur les muscles qui meuvent le bras, l'épine de l'omoplate est nommée مِفْرَق, littéralement „ce qui sépare", séparation, cloison.

3) „.... et celui qui tend l'articulation du genou au moyen de l'aponévrose qui passe par-dessus la rotule (*droit antérieur?*); mais ce muscle ne fléchit le fémur qu'accidentel-

الانسىّ من الفخذ عنّ a اصغر من تلك منها اثنتان موضوعتان b عن جنبتى
تلك الثلاث عضلات احداهما منشأها من جانب عظم الورك وللحاجز المستقيم
وتتصل بجانب الساق الوحشىّ والثانية منشأها من ملتقى عظمى c العانة
وتتّصل بجانب الساق الانسىّ ومنفعتهما انّهما تحرّكان الساق الى جانب واّما
الثالثة والرابعة والخامسة فموضوعة فيما بين d تبينك e العضلتين من خلف على
صفّ f واحد منشأها من قاعدة الفخذ وينبت منهنّ وتر واحد متّصل g
بمفصل الركبة ومنفعتها h ان تحرّك الساق فى جهات مختلفة i فاّما العضلة الّتى
تلى العضلة المتّصلة بالجانب الانسىّ من الساق فاّنها تثنى الركبة وتحرّك
الساق الى لجانب الانسىّ فاّما العضلة الوسطى فاّنها تتّصل بالرأس الانسىّ من
قصبة الفخذ وتجذب معها k الساق كلّه وذلك لانّها تتّصل عند مفصل
الركبة بطرف العضلتين الكبيرتين l اللّتين فى الساق فاّما العضلة التاسعة فهى
عضلة صغيرة غائرة فى مفصل الركبة ومنفعتها انّها تقبض الساق وتميله

a) Ms. L. الّا انّه. b) Ms. L. موضوعان. c) Mss. B. et L. عظم.
d) Manque dans ms. P. e) Mss. تلك. f) Ms. L. ضعف صف. g) Ms.
P. فينصل. h) Ms. L. ومنفعتهما. i) Ms. B. a encore: كثيرة. k) Ms.
P. معه. l) Manque dans ms. L.

il y en a cinq situés du côté intérieur postérieur du fémur; ils sont plus petits que ces [trois] muscles (*m. triceps crural*) [dont nous venons de parler]. Deux de ces [cinq] muscles sont situés des deux côtés de ces trois muscles (*m. triceps crural*). L'un d'eux naît du côté de l'os de la hanche et de l'épine droite, et parvient au côté externe de la jambe; le deuxième naît du lieu de rencontre des deux os du pubis (*symphyse pubienne*), et parvient au côté interne de la jambe (*m. droit interne*), Leur utilité est qu'ils meuvent la jambe latéralement [1]). Les troisième, quatrième et cinquième muscles sont situés entre ces deux muscles, du côté postérieur, sur une ligne. Ils prennent leur origine à la base du fémur (*lisez* de l'os de la hanche [*ischion*]) et [de chacun] de ces muscles naît un tendon qui se rend à l'articulation du genou; leur utilité est qu'ils meuvent la jambe de différentes manières. Le muscle (*demi-tendineux*?) qui est contigu à celui qui se rend au côté interne du tibia (*droit interne*) fléchit le genou et porte la jambe en dedans. [Le muscle qui touche celui qui se rend au côté externe de la jambe fléchit le genou et porte la jambe en dehors (?)]. Le muscle situé au milieu s'unit à la tête (*condyle*) interne de l'os de la cuisse et tire, avec la cuisse, la jambe entière, parce qu'il se réunit, près de l'articulation du genou, à l'extrémité [de l'un] des deux grands muscles situés sur la jambe [2]). Le neuvième est un petit muscle enfoncé dans

---

lement (κατὰ συμβεβηκός) . . . . . . Comme celui qui tend l'articulation du genou *(droit antérieur?)* . . . . naît de l'épine droite de l'os des îles . . . . il est destiné non seulement à relever le tibia, mais encore à fléchir le fémur". (Gal. De usu part. Lib. XV c. 8; o. c. T. IV p. 258; Daremb. II, 155). Avicenne dit: „Quant aux deux autres muscles [qui étendent la jambe], l'un d'eux est celui que nous avons mentionné parmi les muscles fléchisseurs [du fémur], c'est-à-dire celui qui naît de l'épine qui se trouve sur l'os des îles *(droit antérieur?)*". V. le chapitre du Canon sur les muscles qui meuvent la jambe et le genou.

1) „Deux autres muscles de chaque côté des trois *(triceps crural)* que nous avons nommés, s'insèrent sur les côtés de la jambe, l'un à la partie externe, l'autre à la partie interne; tous deux président à un mouvement oblique. L'un des muscles porte la jambe de dehors en dedans, l'autre la porte en dehors. Le premier *(droit interne)* naît à la symphyse des os des pubis; l'autre *(biceps* [Daremberg]?) aux parties les plus externes de l'ischion". (Gal. De usu part. Lib. III c. 16; o. c. T. III p. 257; Daremberg I, 272). Chez les singes inférieurs le biceps n'a le plus souvent qu'une seule tête, la longue. (Kohlbrugge o. c. p. 191).

2) „Au milieu de ceux-ci *(c'est-à-dire des muscles décrits dans la note précédente)* naissent trois autres muscles disposés sur une ligne (κατὰ στίχον) et qui impriment de petits mouvements au genou. Celui *(demi-tendineux* [Daremberg]) qui est contigu au muscle interne *(droit interne)*, fléchit le genou et porte la jambe en dedans; celui *(demi-membraneux* [Daremberg]?) qui touche le muscle externe *(biceps* [Daremberg]), porte la jambe en dehors en même temps qu'il la fléchit comme s'il la déroulait. Le dernier, qui est situé au milieu *(faisceau isolé du grand adducteur* [Daremberg]), s'insère sur la tête

الى الجانبين . فأمّا العضل المحرّك للقدم والاصابع فمنه ما هو موضوع على الساق
ومنه ما هو موضوع فى القدم والعضل الّذى فى الساق عـدده اربع عشرة a
عضلة منها سبعة b *من خلف الساق وسبعة من قـدّام فامّا السبعة c الّتى
من خلف فمنها عضلتان تبتديان d من رأس الفخـذ وتتّصلان بالعقب *بوتر
واحد كبير ومنفعة هذا الوتر اتّه يجذب العقب e ويثبت القدم ويربط العقب
بالساق ولذلك متى عرضت لهذا الوتر آفة زمنت f الرجل ومنها عضلة واحدة
لونها مائل الى الخضرة منشأها من رأس القصبة الوحشيّة *من قصبتى الساق
وتتّصل بالعقب وليس ينبت منها وتر ومنفعتها ان تعين العضلتين الاوليين
فى فعلهما ولتكون متى عرضت لواحدة منهما آفة قامت هذه مقامها ومن
السبعة ايضا ثلاثة اخر g احداها منشأها من رأس القصبة الوحشيّة h ووترها
*ينقسم باثنين c ويقبض الاصبـع i الوسطى والّتى تليها والثانية منشأها من
خلف الساق وينبت منها وتر يمتدّ الى جانب الوتر الاوّل وينقسم باثنين
فيقبض الخنصر والسبّابة ايضا k والثالثة منشأها من رأس القصبة الانسيّة ووترها
يتّصل بالرسغ *من اسفل e من k قـدّام الابهام ويقبض جملة القدم الى خلف
ويميله الى الجانب الانسىّ ومنفعة هذه الثلاث اتّها تقبض الاصابع وتقبض
مع ذلك جملة l الرجل فامّا العضلة m السابعة فمنشأها من الزائـدة العظمى
من زائدتى عظم الفخذ وتنتهى الى العقب وينبت منها وتر ينفرش تحـت
باطن القدم ويعطيه التمـدّد والصلابة والملاسة وجودة للحـسّ . فامّا السبع عضلات

---

a) Mss. B. et P. اربعة عشر.   b) Ms. P. ستة.   c) Manque dans ms.
P. depuis *.   d) Manque dans ms. L.   e) Manque dans ms. B. depuis *.
f) Ms. B. أزمنت; ms. P. رميت.   g) Ms. L. اجزأ.   h) Ms. B. الانسيّة;
manque dans ms. P. depuis *.   i) Ms. P. يقبض الاصابع.   k) Manque
dans ms. P.   l) Ms. B. جملة مفصل; ms. P. مفصل جملة.   m) Ms. L.
العصبة.

l'articulation du genou (*m. poplité*). Son utilité consiste à fléchir la jambe et à l'incliner vers les deux côtés.

Parmi les muscles qui meuvent le pied et les orteils il y en a qui sont situés sur la jambe, et il y en a qui sont situés dans le pied. Les muscles situés sur la jambe sont au nombre de quatorze: il y en a sept sur la face postérieure de la jambe, et sept sur la face antérieure. Parmi les sept du côté postérieur il y a deux muscles (*jumeaux*) qui commencent à l'extrémité [inférieure] du fémur et s'attachent au calcanéum au moyen d'un seul grand tendon (*tendon d'Achille*). L'utilité de ce tendon consiste à élever le talon, à raffermir le pied et à réunir le calcanéum à la jambe; pour cette raison le pied sera paralysé quand il arrive une lésion à ce tendon. Parmi ces muscles il y en a un (*soléaire*) dont la couleur tire sur le vert; il naît de la tête de la canne externe de la jambe (*péroné*) [1]) et s'attache au calcanéum sans qu'il en naisse un tendon [2]). Son utilité consiste à seconder l'action des deux premiers muscles et à remplacer l'un d'eux quand il lui arrive une lésion. Parmi ces sept muscles il y a encore trois autres muscles dont l'un naît de la tête de la canne externe (*fléchisseur péronier du singe*); son tendon se divise en deux et fléchit l'orteil du milieu et celui qui lui est contigu (*quatrième orteil*). Le deuxième prend son origine sur la face postérieure du tibia (*fléchisseur tibial du singe*) et il en naît un tendon qui s'étend à côté du premier tendon; il se divise en deux et fléchit le petit orteil et aussi le deuxième orteil. Le troisième muscle naît de la tête de la canne interne (*tibia*), et son tendon s'attache à la face inférieure du tarse, devant le gros orteil; il fléchit le pied entier en arrière et l'incline en dedans (*tibial postérieur*). L'utilité de ces trois muscles consiste à fléchir les orteils et en même temps le pied entier. Le septième muscle prend son origine sur la plus grande des deux éminences du fémur (*condyle externe*) et aboutit au talon; il en naît un tendon qui s'étend sous la surface intérieure (*plantaire*) du pied (*m. plantaire grêle du singe*), la rendant tendue, dure, lisse et d'une sensibilité

(*condyle*) interne du fémur, fléchit toute la cuisse, entraîne en même temps la jambe, et se rattache aux parties voisines de l'articulation jusqu'à l'un des plus grands muscles de la jambe (*jumeau interne* [Daremberg]) avec lequel il tire la jambe tout entière". (Gal. De usu part. Lib. III c. 16; o. c. T. III p. 258; Daremberg o. c. T. I p. 273).

1) Chez les singes inférieurs, à l'exception des semnopithèques, le muscle soléaire s'attache seulement au péroné (Kohlbrugge o. c. p. 195).

2) „In simiis vero quartus hic musculus (*soleus*) quodammodo etiam carneus calci inseritur". (Vesal. De hum. corp. fabr. lib. II c. 59; ed. Boerhaave L. B. 1725 T. I p. 292).

18

أتى من قـدّام فاحداها وهى اعظمها تنشو من باطـن القصبة الانسيّـة ممّا

يلى للجانـب الوحشىّ منها وتنحـدر عـلى السـاق وينبـت منها وتـر a يتّصل

بالاجـزاء آلتى فـوق الابهـام ويبـثّ جملـة القدم الى فـوق ويشيله b عن الارض

والثانيـة منشأها من موضـع منشأ الاوّلـة وتمتدّ الى جانبها وينبـت منها وتـر

يتّصل c بالعظم الاوّل من عظـام الابهام * ومنفعته ان يجـذب الابهـام d الى فـوق

ويميل القدم قليلا الى جانب والثالثة موضوعـة فيما بـين قصبتى السـاق وتمتدّ

بينهما وينبـت منها e وتـرة تتّصل f بالابهام فى طولها وتبسطها والرابعـة تبتدى

من رأس القصبة الـوحشيّـة من الموضـع الـذى g يضـامّ القصبـة الانسيّـة وهى

موضوعـة فى وسط هـذا العضل بحذاء الاصابع وينبـت منها اربعـة اوتار * ومنفعتها

ان يبسط كـلّ واحد من هـذه الاربعـة الاوتـار h كـلّ i واحـد من الاربـع الاصابـع

ما خلا الابهام والخامسة منشأها منشـأها من القصبة الوحشيّـة وينبـت منها وتـر يقبـض

الابهـام والسادسـة منشأها من موضـع منشأ للخامسـة وهى عضلـة رقيقـة ينبـت

منها وتـر يميل للخنصر الى للجانـب الوحشىّ والسابعـة ايضاً k منشأها من القصبـة

الوحشيّـة وينبـت منها وتـر يتّصل بالاجـزاء آلّتى فـوق للخنصر ومنفعتها ان تمدّ

القدم الى قـدّام وان تحـرّكـت l مع العضلـة الثانيـة انجـذب القدم الى فـوق .

فأمّا العضـل الـذى فى القدم فعـدده ستّة m وعشرون عضلـة منها خمس عضلات

من فـوق القدم ينبـت منها خمسـة اوتار تأتى كـلّ واحـد من الاصابـع وتميلها الى

جانـب ومنها احـد وعشرون عضلـة من اسفل سبعـة منها موضوعـة فى مشط

---

a) Ms. L. وتـر صلب.   b) Ms. L. ترفعه.   c) Ms. P. ويتّصل.   d) Manque
dans ms. P. depuis *.   e) Ms. P. a deux fois وينبـت منهما.   f) Ms.
P. وتـر وينتصل.   g) Ms. P. يطام.   h) Les mots depuis * se trouvent deux
fois dans ms. P.   i) Ms. L. لكـلّ.   k) Manque dans ms. B.   l) Ms. P.
حـركته.   m) Mss. L. et P. ستّة.

parfaite. Quant aux sept muscles situés sur la face antérieure [de la jambe], l'un d'eux, le plus grand, naît de la face intérieure du tibia, près du côté extérieur, et descend sur la jambe. Il en naît un tendon s'attachant aux parties [du pied] qui se trouvent au-dessus du gros orteil; il tire le pied entier en haut et le soulève du sol *(portion du tibial antérieur)*. Le deuxième muscle naît du même endroit d'origine que le premier et s'étend à côté de lui; il en naît un tendon qui s'attache au premier des os du gros orteil. Son utilité consiste à tirer le gros orteil en haut et à incliner le pied un peu de côté *(portion du tibial antérieur)* [1]. Le troisième est situé entre les deux cannes de la jambe et s'étend entre elles; il en naît un tendon qui s'unit de toute sa longueur au gros orteil, qu'il étend *(extenseur propre du gros orteil)*. Le quatrième commence à la tête de la canne extérieure *(péroné)*, à l'endroit où elle se joint à la canne intérieure *(tibia)*; il est placé au milieu de ces muscles [antérieurs], en face des orteils, et il en naît quatre tendons. Son utilité est que chacun de ces quatre tendons étend un des quatre orteils, à l'exception du gros orteil *(long extenseur des orteils)*. Le cinquième prend son origine sur le péroné et il en naît un tendon qui fléchit le gros orteil *(long péronier latéral?)*. Le sixième prend son origine à l'endroit où naît le cinquième, et c'est un muscle grêle; il en naît un tendon qui incline le petit orteil en dehors *(péronier du petit orteil chez le singe?)*. Le septième prend aussi son origine sur le péroné; il en naît un tendon qui s'attache aux parties situées au-dessus du petit orteil *(court péronier latéral)*. Son utilité consiste à étendre le pied en avant (!) [2]; quand il se meut simultanément avec le deuxième muscle *(portion du tibial antérieur)*, le pied est tiré en haut.

Les muscles qui se trouvent dans le pied sont au nombre de vingt-six, dont cinq sont situés sur le pied. Il en naît cinq tendons qui arrivent à chacun des orteils, qu'ils inclinent latéralement *(court extenseur des orteils et du gros orteil chez le singe)*. Il y en a vingt-et-un placés en dessous du pied; sept de ces muscles sont situés sur

---

1) Chez les singes inférieurs le tibial antérieur et son tendon sont divisés en deux portions. La portion latérale a été appelée aussi *long abducteur du gros orteil*. (Kohlbrugge o. c. p. 226).

2) „Après ces muscles il y a en trois autres qui prennent leur origine sur l'os du péroné et dont l'un fléchit le gros orteil *(long péronier latéral?)*, tandis que le second, qui est grêle, porte le petit orteil en dehors *(péronier du petit orteil chez le singe)*; le troisième relève le pied tout entier *(court péronier latéral)*". (Gal. De musc. dissect.; o. c. T. XVIII B p. 1020; Oribase III, 479).

القدم ومنفعتها منفعة السبع عضلات الموضوعة فى مشط الكـف ومن هـذه
السبع خمس كلّ واحدة منها تميل واحدة a من الاصابع الى الجانب الوحشىّ
والسادسة والسابعة تباعـدان للخنصر والابهام عـن الاصابع الّتى تليهـما b ومنها
اربع عضلات موضوعة فى الرسغ يقبض كلّ واحـد * منها المفصل الاوّل من كلّ
واحدة من الاصابع ما خـلا الابهام وامّا العشـر عضلات الباقيـة فهى موضوعة
قـدّام كلّ واحـد c من المفاصل الاول من الاصابع منها عضلتان منفعتها d
نظيرة لمنفعة العضل الصغار الّتى فى الكـف وذلـك ان كلّ عضلتين منها اذا
تحرّكتا جميعا e انقبض المفصل الاوّل من الاصبـع من غيـر ميل فاذا تحرّكت
واحدة منها انقبض ذلك f المفصل مـع ميل الى جانـب وذكـر جالينوس g انّه
غى امر هذا العضل على كثير من المشرّحين . فهذه صفة جميع العضل الّذى
فى البدن * الانسانىّ الطبيعىّ h وهى خمس مائـة وتسع i وعشرون عضلة منها
فى الوجه سبع k عضلات وفى العينين اربـع وعشرون عضلة والّذى يحرّك اللحى
الاسفل اثنتا عشرة عضلة * والّذى يحرّك الكتفين l اربع عشرة عضلة c والّـذى
يحرّك الرأس ثـلاث وعشرون m عضلة والّـذى يحرّك قصبة الرئـة اربع عضلات
والّذى يحرّك للخنجرة ستّ عشرة عضلة والّـذى يحرّك العظم الشبيه بالـلام
ستّ عضلات والّذى يحرّك اللسان تسع عضلات والّذى يحرّك للحلق عضلتان
والّذى يحرّك الرقبة اربع عضلات والّـذى يحرّك مفصل الكتفين ستّ وعشرون
والّذى يحرّك مفصل المرفقين ثمان عضلات وفى الساعديـن اربع وثلاثـون عضلة
وفى الكفين ستّ وثلاثون عضلة والّذى يحرّك الصدر مائـة وسبع عضلات والّذى
يحرّك الصلب ثمان واربعون عضلة والّذى عـلى البطن ثمان عضلات والّذى فى
الذكـر اربع عضلات والّذى فى المثانـة عضلة واحـدة والّـذى فى الانثيين اربع
عضلات والّذى يضبط n الشرج اربع عضلات وفى مفصل الورك o ستّ وعشرون

---

a) Ms. P. واحـدة كل.   b) Ms. B. بينهما.   c) Manque dans ms. L.
depuis *.   d) Mss. B. et P. منفعتهما.   e) Manque dans mss. B. et P.
f) Ms. P. وذلك.   g) Ms. B. a encore: ان من هذا العضل.   h) Manque
dans mss. B. et P. depuis *.   i) Ms. L. سبعة.   k) Mss. L. et P. تسع.
l) Ms. P. انعكس.   m) Ms. L. ثلاثة وعشر.   n) Ms. P. تقبض.   o) Ms.
L. a encore: فى كل جانب.

le tarse. Leur utilité est la même que celle des sept muscles situés sur le carpe. Parmi ces sept il y en a cinq dont chacun incline un des orteils en dehors *(les quatre lombricaux et l'adducteur du gros orteil?)*. Le sixième et le septième éloignent le petit et le gros orteil des orteils qui leur sont contigus *(abducteur du gros orteil, abducteur du petit orteil)*. Il y en a quatre situés sur le tarse; chacun d'eux fléchit la première articulation de chaque orteil, le gros orteil excepté *(court fléchisseur des orteils chez le singe)*. Les dix muscles qui restent sont situés au-devant de chacune des premières articulations des orteils. Il y en a deux [pour chaque orteil]; leur utilité est la même que celle des petits muscles qui se trouvent dans la main, c'est-à-dire que, si deux de ces muscles se contractent à la fois, la première articulation de l'orteil est fléchie sans déviation latérale, et que, si un seul de ces muscles se contracte, cette articulation est fléchie avec une déviation latérale *(interosseux, les deux portions du court fléchiss. du gros orteil, court fléchiss. du petit orteil?)*, et Galien dit que ces muscles avaient échappé à beaucoup d'anatomistes [1]).

Voilà la description de tous les muscles qui se trouvent dans le corps de l'homme à l'état normal, et ce sont 529 muscles. Il y en a 7 dans la face, 24 pour les yeux, 12 qui meuvent la mâchoire inférieure, 14 qui meuvent l'omoplate, 23 qui meuvent la tête, 4 qui meuvent la trachée-artère, 16 qui meuvent le larynx, 6 qui meuvent l'os semblable à la lettre L *(os hyoïde)*, 9 qui meuvent la langue, 2 qui meuvent le pharynx, 4 qui meuvent le cou, 26 qui meuvent l'articulation des épaules, 8 qui meuvent l'articulation des coudes, 34 sur les avant-bras, 36 dans les mains, 107 qui meuvent la poitrine, 48 qui meuvent la colonne vertébrale, 8 sur l'abdomen, 4 à la verge, 1 à la vessie, 4 aux testicules, 4 qui maintiennent l'anus, 26 sur l'arti-

---

1) „Les muscles tout à fait petits, échappés aux anatomistes et aussi à nous pendant longtemps, fléchissent la première articulation de chaque doigt aux pieds comme aux mains". (Gal. De usu part. Lib. III c. 10; o. c. T. III p. 225; Daremb. I, 254).

عضلة والذى يحرّك الركبتين ثمانى عشرة عضلة والـذى يحرّك الكعبين عضلتان
وفى الساقين ثمان وعشرون عضلة وفى القدمين اثنتان وخمسون عضلة *فيكون
جملة العضل a خمس مائة تسع b وعشرون عضلة c.

الباب الحادى عشر فى جملة d الكلام على الاعضاء المركّبة الّتى فى
باطن d البدن واوّلا فى صفة الدماغ.

واذ قد شرحنا الحال فيما كان من الاعضاء المركّبة على الامر الاكثر فى ظاهر
البدن فنحن نبتدئ الآن e فى هـذا الموضع فنشرح f الحـال فيما كان منها
مركّبا ممّا هـو موضوع فى باطن البدن ويقال لها الاعضاء الباطنة ونبتدئ اوّلا
بذكر الاعضاء الّتى هى اوّل اصناف الاعضاء الباطنة فى الوضع واشرفها قـدرا وهى
الاعضاء النفسانيّة فاقول ان الاعضاء النفسانيّة الباطنة علـى الامر g الاكثر هى
الدماغ والنخاع والعينان وآلة الشمّ وآلة السمع واللسان وما يليه ونحن نبتدئ
اوّلا بذكر الدماغ الّذى هو h اجلّ الاعضاء النفسانيّة واعظمها خطرا. فاقول ان
الدماغ هو أشرف اعضاء البدن i واجلّها لانّه اصل ومعدن النفس الناطقة
الّتى بها يكون العقل والتمييز واصل للحواس *والحركة الاراديّة c ونصب الدماغ
فى اعلى موضع فى البدن بسبب العينين لانّه احتيج k ان تكونا فى l موضـع
مشرف ليمكن الانسان ان ينظر الى الاشياء البعيدة عنه فان كانت خيرا قرب
منها m وان كانت شرّا هرب n منها وكما ان الانسان اذا اراد ان o ينظـر الى
الاشياء البعيدة عنه علا المواضع p المرتفعة الشاهقة q كذلك جعل الدماغ فى
اعلى موضع البدن r بسبب العين لتكون مشرفة على الاشياء مطلعة s عليها
والدماغ جسم أبيض عديم الدم لين شبيه بالعصب اللين الّا ان الدماغ ارطب
من *العصب وجعل كذلك لما احتيج فى الدماغ من t سرعة التغيّر والاستحالة

---

a) Ms. L. وذلك.   b) Ms. L. سبعة.   c) Manque dans ms. P. depuis *.

d) Manque dans ms. P.   e) Ms. L. اوّلا الآن.   f) Ms. L. ونشرح.

g) Manque dans ms. L.   h) Ms. L. حول.   i) Ms. L. اشرف من الاعضاء; ms. P. اشرف الاعضاء البدن.   k) Ms. P. لانهما.   l) Ms. P. فى اعلى.

m) Mss. B. et P. اليها.   n) Ms. L. بعد.   o) Manque dans mss. B. et L.

p) Ms. L. الموضع.   q) Ms. L. الناهقة.   r) Mss. B. et P. فى البدن.

s) Ms. B. مطلقة; ms. L. مظلة.   t) Manque dans ms. B. depuis *.

culation de la hanche, 18 qui meuvent les genoux, 2 qui meuvent les astragales *(artic. tibio-tarsienne?)*, 28 sur les jambes et 52 dans les pieds; le total fait 529 muscles.

Onzième Chapitre. Discours général sur les parties composées qui se trouvent à l'intérieur du corps et en premier lieu sur l'encéphale.

Ayant donné la description des parties composées qui se trouvent pour la plupart à l'extérieur du corps, nous commencerons à présent à donner ici la description des parties composées qui se trouvent à l'intérieur du corps, nommées les organes internes. Nous commencerons d'abord à décrire les parties qui forment la première espèce des organes internes, par rapport à leur position, et qui sont les plus nobles en rang, c'est-à-dire les parties psychiques. Je dis donc que les organes psychiques qui se trouvent pour la plus grande partie à l'intérieur sont: l'encéphale, la moëlle épinière, les yeux, l'organe de l'odorat, l'organe de l'ouïe, la langue et les parties voisines. Nous commencerons d'abord par la description de l'encéphale, principal organe psychique et occupant le plus haut rang. Je dis donc que l'encéphale est la plus noble et la plus importante des parties du corps, parce qu'il est le principe et le siège de l'âme raisonnable qui préside à l'entendement et au discernement, et le principe des sens et du mouvement volontaire. L'encéphale est placé à l'endroit le plus élevé du corps à cause des yeux qui doivent se trouver à un endroit élevé, afin que l'homme soit en état de regarder les objets éloignés; s'ils sont bons il s'en approche, s'ils sont mauvais il les fuit. De même que l'homme, quand il veut regarder des objets éloignés, monte sur des endroits hauts et élevés, de même l'encéphale est placé à l'endroit le plus élevé du corps à cause de l'œil, afin que cet organe domine les objets et qu'il soit élevé au-dessus d'eux.

L'encéphale est un corps blanc, exsangue et mou, ressemblant aux nerfs mous, mais l'encéphale est plus mou que les nerfs. Il a été fait de la sorte, parce qu'il devait se modifier promptement et se changer en la nature des objets perçus. L'encéphale est divisé en deux parties,

الى طبيعة الاشياء المحسوسة والدماغ مقسوم بجزئين احدهما فى مقدّمه ويقال

له الجزء المقدّم والآخر فى مؤّخره ويقال له الجزء المؤّخر ويفصل بـيـن a الجزئين

الغشاء الثخين من غشائين الدماغ يدخل بينهما بطاقين وليس بين احـد

الجزئين والآخر اتّصال آلّا بالمجرى b الّذى تحت الباطوخ وبالاجسام c الّتى تحيط

بهذا d المجرى وللجزء المقدّم اعظم من الجزء المؤّخر والبين e جوهرا امّا عظمه

فلانّه احتيج f الى g ان ينبت منه من الاعصاب زوج زوج h وبينبت من مؤّخره

النخاع i وعصب يسير k فامّا لين جوهره فلانّه احتيج الى g ان ينبت منه

الاعصاب الّتى يكون بها لحسّ * وعصـب لحسّ l يجب ان يكون ليّنا ليكون

أسهل تغييرا الى طبيعة الاشياء المحسوسة m وامّا مؤّخره فاحتيج ان يكون اصلب

ليكون اثبت عـلى كثرة h لحركة واصبر وفى الدماغ ثلاثة تجاويف يقال n لها

البطـون منها تجويفان فى مقدّمه ويقال لهما البطنان المقدّمان بهما يكون

استنشاق الهـواء واخراجـه والنفخة الّتى تكون فى o الدماغ وبيهما يتغيّـر الروح

لحيوانىّ الى طبيعة الروح النفسانىّ ومنهما p ايضا تنبت q الزائدتان الشبيهتان

بحلمتى الثدى اللّتين بهما r يكون استنشاق الروائـح وجعـلا بطنين لينبت

منهما ازواج عصب لحسّ من كلّ جانب منهما s عصبة واحدة ليكون متى

ثالنت احداهما آفة كانت الاخرى تقوم مقامها وله تجويـف فى مؤّخره يقال له

البطن المؤّخر والى هذا البطن يصير الروح النفسانىّ من البطنين المقدّمين بعد

ان يتغيّر وبسهيل بعض الاسنحالة وفيما بين التجويفين مجرى نافـذ يجرى

---

a) Manque dans ms. P.   b) Ms. L. المجرى.   c) Ms. P. النافوج بالاجسام.

d) Ms. P. بها.   e) Ms. P. اللين.   f) Ms. L. احتاج.   g) Manque dans

mss. L. et P.   h) Manque dans mss. B. et P.   i) Ms. B. زوج النخاع.

k) Ms. L. من مؤّخر الدماغ عصب يسير.   l) Manque dans ms. L. de-

puis *.   m) Mss. الى طبيعة محسوسة.   n) Manque dans ms. L.   o) Ms.

P. من.   p) Ms. B. فيهما.   q) Mss. L. et P. لسان.   r) Mss. B.

et L. التى بها; ms. P. التى بهما.   s) Mss. B. et L. منها.

l'une située par devant et appelée la partie antérieure *(cerveau)*, l'autre par derrière, appelée la partie postérieure *(cervelet)*. Les deux parties sont séparées par la membrane épaisse de l'encéphale, qui pénètre entre elles, en formant un pli *(tente du cervelet)*. Entre ces deux parties il n'y a de connexion que par le canal qui se trouve au-dessous du *yāfūkh (sinciput)* et par les corps entourant ce canal [1]). La partie antérieure de l'encéphale est plus grande que la partie postérieure, et d'une substance plus molle. Elle est grande, parce qu'il en doit naître un grand nombre de paires de nerfs, tandis que de sa partie postérieure naissent la moëlle épinière et peu de nerfs. Sa substance est molle, parce qu'elle doit donner naissance aux nerfs qui président à la perception, et il faut que ces nerfs soient mous pour pouvoir se changer plus aisément en la nature des choses perçues; la partie postérieure doit être plus dure, pour être plus capable de résister aux mouvements fréquents et de mieux les supporter. Dans l'encéphale il y a trois cavités, nommées les ventricules; il y a deux cavités dans la partie antérieure de l'encéphale, nommées les ventricules antérieurs *(latéraux)* et par lesquelles a lieu l'aspiration, l'expiration et l'exsufflation de l'air dans l'encéphale [2]). C'est dans ces ventricules que le pneuma animal est changé en la nature du pneuma psychique, et c'est d'eux aussi que naissent les deux prolongements qui ressemblent aux mamelons *(lobules olfactifs ou ethmoïdaux chez les animaux)*, par lesquels a lieu l'aspiration des odeurs. Il a été créé deux ventricules, afin qu'il en naquît des paires de nerfs sensoriaux, un nerf de chaque côté des ventricules, afin que, si l'un d'eux reçût une lésion, l'autre le remplaçât. L'encéphale présente une cavité dans sa partie postérieure, nommée le ventricule postérieur *(quatrième ventricule des modernes)*. C'est à ce ventricule qu'arrive le pneuma psychique des deux ventricules antérieurs, après être changé et modifié d'une certaine manière. Entre les deux cavités il y a un canal qui parvient [des ventricules antérieurs au ventricule postérieur] [3]) et par

---

1) *Yāfūkh* est la partie antérieure de la voûte du crâne, l'endroit où se trouve chez l'enfant nouveau-né la fontanelle antérieure (βρέγμα). Le canal qui, d'après Galien, forme la réunion entre le cerveau et le cervelet n'est pas l'aqueduc de Sylvius, mais le *confluent du liquide céphalo-rachidien*. V. Note L à la fin.

2) „Les deux ventricules antérieurs *(latéraux)* opèrent l'inspiration, l'expiration et l'exsufflation (ἐκφύσησιν) de l'encéphale". (Gal. De usu part. Lib. VIII c. 10; o. c. T. III p. 663; Daremb. I, 557; Oribase III, 277).

3) V. Note L à la fin.

فيه الزوح النفسانى من البطنين المقدّمين الى البطن المؤخّر وبهذا a المجرى
يكون اتصال للجزء المقدّم من الدماغ بالجزء المؤخّر b وبـين يـدى البطنين c
المقدّمين موضع عميق ينتهيان اليه يسمّى d مجمع e البطنين منه يبتدئُ
المجرى الّذى تقدّم ذكره لانّ البطنين المقدّمين كانا يحتاجان f ان g يتّصلا
بالبطن المؤخّر من موضع واحد عمّ لها جميعا فجعلا ينتهيان الى هذا الموضع
وقد يسمّى هذا الموضع h بطنا رابعا من بطون الدماغ ويسمّى البطن الوسط
وهو اصغر من البطن المؤخّر ومن كلّ واحد من البطنين المقدّمين * ومنفعة
هذا البطن ان الزوح يصير من البطنين المقدّمين i الى k هذا الموضع ويجتمع
فيه وينفذ منه i الى البطن المؤخّر فى المجرى النافذ بينهما m وما فوق هذا
من الدماغ هيئته كهيئة سقف ازج مستدير العقد على مثال النطاق وجعل
كذلك لجروى من الروح مقدارا كثيرا n * لانّ الشكل المستدير يحوى على
مقدار اكثره ممّا يحوى عليه سائر الاشكال لكى p يبعد بهذا الشكل عن q
قبول الآفات وعند ابتداء هذا المجرى ممّا يلى البطن الاوّل r جسم من جنس
الغدد وشكله شبيه بشكل حبّة الصنوبر واحتيج اليه ليملأ للخلل g الّذى فيما
بين اقسام العرق s الّذى منه تنسج الشبكة وهذه الغدّة t نمرّ مع هذه
العروق ما دامت متعلّقة فاذا استقرّت على جرم الدماغ انتهت u عند ابتداء
مستقرّها ولم تجاوزه وفى جوف هذا المجرى زائدة ممتدّة على طـول المجرى
تسمّى الدودة يشبه شكلها g شكل دودة كبيرة رأسها يبتدئُ من بعد الغدّة
الشبيهة بحبّ الصنوبر والرأس الآخر ينتهى عند ابتداء البطن المؤخّر وفى
جوف هذا المجرى عن جنبيه تحت الدودة زائدتان ثابتتان من الدماغ
مستديرتان مطاولتان مقترنتان شبيهتان بفخـذى الانسان اذا كانا مضمومين

---

a) Ms. L. وفى هذا.   b) Manque dans ms. B. depuis *; ms. L. a: وفى هذا

c) Ms. L. المجرى يكون البطنين المقدّمين بالبطن المؤخّر المقدّم بالمجرى المؤخّر.

d) Ms. L. يسمّيان.   e) Ms. L. يجتمع.   f) Ms. L. ومن ثدى البطن

محتاجين.   g) Manque dans ms. P.   h) Ms. B. البطن.   i) Manque dans

ms. B. depuis *.   k) Ms. L. وإلى.   l) Ms. L. فيه.   m) Ms. L. منهما.

n) Ms. P. كسر; ms. B. مقدارا اكثر.   o) Manque dans ms. P. depuis *;

ms. L. a deux fois: لانّ المستدير الشكل يحتوى على مقدار اكثر.   p) Mss.

B. et P. ولكن.   q) Ms. B. على; ms. L. من.   r) Manque dans ms. L.

s) Ms. L. العروق.   t) Ms. B. العلّة; ms. P. العدد.   u) Manque dans ms. B.

lequel passe le pneuma psychique des ventricules antérieurs au ventricule postérieur. Par ce canal se fait la réunion de la partie antérieure de l'encéphale à la partie postérieure. Devant les deux ventricules antérieurs il y a un endroit profond auquel ils aboutissent, nommé l'endroit de réunion des deux ventricules. C'est à cet endroit que commence le canal dont nous avons parlé précédemment, parce que les deux ventricules antérieurs doivent être réunis au ventricule postérieur à un endroit qui est commun à eux tous. Pour cette raison ils ont été créés aboutissant à cet endroit, et cet endroit est appelé quatrième ventricule de l'encéphale (*troisième des modernes*) et aussi le ventricule moyen. Il est plus petit que le ventricule postérieur et que chacun des ventricules antérieurs. L'utilité de ce ventricule est que le pneuma se rend des deux ventricules antérieurs à cet endroit, s'y rassemble et passe de là au ventricule postérieur par le canal entre eux. La partie du cerveau qui se trouve au-dessus de cette cavité commune a la forme d'un toit voûté, d'une structure ronde, à la manière d'une arcade *(voûte à quatre piliers)*. Elle est faite ainsi pour pouvoir contenir une grande quantité de pneuma, la forme ronde pouvant contenir une plus grande quantité [de quelque chose] que les autres formes, et pour être moins exposée aux lésions, à cause de cette forme. Près du commencement de ce canal, là où il touche au premier ventricule (*lisez* ventricule moyen), se trouve un corps de l'espèce des glandes, dont la forme ressemble à celle d'une pomme de pin *(glande pinéale)* et qui est nécessaire pour remplir l'interstice entre les branches de la veine dont est tissé le réseau *(toile chorioïdienne)* Cette glande s'avance avec ces veines tant qu'elles sont suspendues, mais quand elles s'appuient sur la substance du cerveau, la glande se termine au commencement de l'endroit où elles s'appuient, et ne dépasse pas cet endroit. A l'intérieur de ce canal est une éminence qui s'étend dans la longueur du canal et s'appelle le ver *(éminence vermiculaire du cervelet)*. Sa forme ressemble à celle d'un grand ver dont l'une des extrémités commence derrière la glande qui ressemble à une pomme de pin, tandis que l'autre extrémité aboutit au commencement du ventricule postérieur. A l'intérieur de ce canal se trouvent, des deux côtés, au-dessous du ver, deux éminences qui naissent du cerveau; elles sont oblongues, réunies l'une à l'autre, ressemblent aux deux cuisses de l'homme quand elles sont rapprochées l'une de l'autre, et s'appellent les deux fesses (γλουτία *de Galien; tubercules quadrijumeaux*. V. Note L). Les deux côtés du canal sont formés par

وتسمّيان الاليتين وجانبا المجرى عما هاتان الزائدتان a واعلاه مغطّى بغشاء
رقيق قوّى ملصق بتبنّك b الاليتين من جانبيهما c وهـذا الغشاء ينتهى الى
البطن المؤخّر وهو الطرف الاسفل من طرف الدودة وليس يشبه الـدودة الاليتين
بوجه من الوجوه وذلك لانّ الدودة مؤلّفة من قطع كثيرة وتأليفها يشبه تأليف
المفاصل يتّصل d بعضها ببعض باغشية رقاق وامّا الاليتان فجميع اجزاءها يشبه
بعضها بعضا ثمّ الدودة فمع ما هى عليه من كثرة المفاصل فهى مختلفة الشكل
وذلك ان طرفها الّذى يـلى البطن المؤخّـر من الدماغ فى الموضع الّذى ينتهى
اليه الغشاء الّذى يعلوها هو f محدّب دقيق ثمّ لا تـزال تزيـد وتعرض قليلا
قليلا g حتى يلحـق ظهر فرجـة h الاليتين ويستوى معها ولذلك اذا امتدّت
فى طول المجرى سدّته سدّا محكما فاذا تقلّصت الى خلف جذبت معها i
ذلك الغشاء k لانّه يتّصل بطرفها المحدّب فينفتح l المجرى ويكون ما ينفتح m
منه بمقدار ما يتقلّص منها وذلك انّها عند تقلّصها ورجوعها الى خلف تجتمع
وتقصر فى طولها وتزيـد فى عرضها وتستديـر حتى تصير شبيهة بشكل الكرة n
فلذلك متى كان تقلّصها قليلا كان ما ينفتح m من o المجرى يسيرا فان كان
تقلّصها كثيرا كان ما ينفتح منه كثيـرا منه ملحقـة بظهـر الاليتين برباطين
يسمّيهما اصحاب التشريح الوتريـن واحتيج الى ذلك لئلّا تـزول عـن مكانها
بكثرة p حركتها وجعلت q اصلب من الدماغ لكى r تبعد عـن قبـول الآفات
ومنفعة الدودة ان تسدّ s المجرى الّـذى بيـن البطن الوسط والبطن t المؤخّـر
لكى اذا دخل شىء من الروح الى البطن المؤخّـر لم يمكن ان يخرج وينفتح m

<hr>

a) Ms. L. همان زائدتين (?) مر المجرى وجانبى.   b) Mss. بدينك.   c) Ms.
L. جانبهما.   d) Mss. L. et P. متصل.   e) Ms. L. فمعها.   f) Ms. B. وهو.
g) Manque dans ms. P.   h) Ms. L. من جهة.   i) Ms. P. معا.   k) Ms. L. a
encore: المغشى.   l) Ms. P. فيفتح.   m) Ms. P. يفتح.   n) Ms. L. الكثرة.
o) Ms. P. منه.   p) Ms. L. عن كانها تنترك تكثـر.   q) Ms. B. جعلتنا.
r) Ms. B. لكن.   s) Ms. P. تدى.   t) Ms. P. ومن البطن.

ces deux éminences[1]), et la partie supérieure du canal est recouverte par une membrane mince et solide qui se rattache à ces deux fesses, des deux côtés; cette membrane aboutit au ventricule postérieur et forme l'extrémité inférieure du ver. Le ver ne ressemble nullement aux fesses, parce qu'il est composé de parties nombreuses, sa composition ressemblant à celle des articulations réunies entre elles par des membranes minces *(sillons transversaux de l'éminence vermiculaire)*, tandis que toutes les parties des deux fesses se ressemblent. Outre que le ver est composé d'articulations nombreuses, il offre aussi une forme variée, car son extrémité qui touche au ventricule postérieur de l'encéphale, à l'endroit où elle aboutit à la membrane superposée, est convexe et mince. Ensuite il ne cesse d'augmenter en volume et de s'élargir peu à peu, jusqu'à ce que son dos atteigne l'interstice des fesses et l'égale[2]). Pour cette raison, en s'allongeant dans la longueur du canal, il le bouche d'une manière complète, et quand il se contracte en arrière, il entraîne avec lui cette membrane, parce qu'elle est réunie à son extrémité convexe, et le canal s'ouvre. Le canal s'ouvre dans la même proportion que le vers se contracte, parce que le ver, en se contractant et reculant en arrière, se ramasse et se raccourcit dans la longueur, tandis qu'il augmente dans la largeur et s'arrondit, de sorte qu'il devient égal à une sphère. Pour cette raison l'ouverture du canal sera peu considérable quand la contraction du ver est restreinte, tandis qu'elle sera considérable quand la contraction du ver est grande. Le ver est rattaché à la surface supérieure des fesses par deux ligaments que les anatomistes appellent les deux tendons. Cela est nécessaire pour que le ver ne quitte pas sa place par suite de ses mouvements nombreux. Le ver est fait plus dur que l'encéphale, pour être moins exposé à être lésé. L'utilité du ver consiste à boucher le canal qui se trouve entre le ventricule moyen et le ventricule postérieur, afin que, si quelque chose du pneuma est entrée dans le

---

1) „Les parties gauches et droites du canal sont formées par la substance de ces corps *(fesses)* [mêmes (Gal.)]". (Gal. De usu part. Lib. VIII c. 14; o. c. T. III p. 678; Daremb. I, 566; Oribase III, 280).

2) „En effet, l'épiphyse présente des articulations diverses, tandis que les ...... fesses sont semblables dans toutes leurs parties (ὁμοιά τε πάντη) ...... Outre qu'elle a des articulations diverses et qu'elle semble être composée de parties très nombreuses réunies par de minces membranes, l'épiphyse vermiculaire offre encore une particularité: son extrémité qui correspond au ventricule postérieur à l'endroit où elle aboutit, disons-nous, à la membrane superposée, est convexe et mince. A partir de cet endroit, augmentant [peu à peu (Oribase)] en volume et s'élargissant, elle a presque la surface supérieure (νᾶτον) égale à l'intervalle des fesses". (Gal. Ibid. p. 678; Daremb. I, 566; Oribase III, 281).

فى مصيره البه. فهذه صفة الدماغ نفسه وقد يحيط بالدماغ a غشاءان يقال
لهما امّا الدماغ احدهما ثخين ويقال له الامّ الجافية والآخر رقيق ويقال له
الامّ الرقيقة. فامّا الامّ الجافية فهى غشاء غليظ صلب موضوع تحت قحف
الرأس وهى b فى الموضع الوسط من الدماغ غليظة واذا انحدرت الى الموضع
الّذى تحت الشأن الاوسط من شؤون قحف الرأس انثنت c بطاقين ومرّت
منثنية d الى الموضع الّذى يبتدئ فيه الشأن الشبيه باللام وتنحدر باثنائها e
داخلة فى الدماغ f الى مدّة ما وترتفع هناك وفى هذا الطىّ g عرقان
ضاربان يرتقيان من منتهى صلى h الدرز الشبيه باللام فى كتاب اليونانيّين
ويرتقى من b كلّ جانب منه عرق فحيث يقترن i هذان الضلعان يجتمع
هذان العرقان ليتّحد k احدهما مع الآخر وهو ارفع الاماكن الّتى من b حوله
ومن هناك ينقسم جزء الدماغ المقدّم والموّخر l وقد يأتى هذا m الموضع ايضا
الطرف الآخر المنثنى الّذى من هذه الامّ فتراها فى هذا الموضع اغلظ من n
سائر اجزائها الّتى تحوى الدماغ باربعة o اضعافها وهناك ايضا عرق p آخر غير
ضارب يأخذ فى الطول نحو الجزء المقدّم من الدماغ وليس هو بالحقيقة عرقا لكن
لمّا كان شكله مستديرا مجوّفا والدم موجود فيه على q مثال ما يوجد فى العروق
سمّى لذلك عرقا ثالثا r وذلك ان العرقين الضاربين المرتفعين فى طىّ الامّ
الجافية فى اوّل ملاقاتهما s احدهما الآخر t ينطوى الامّ الجافية ويصير المكان
الباطن منها مجوّفا مستديرا شبيها بالعرق u ويقبل الدم ويحفظه v على ما
تقبله العروق وذلك انّه يوجد فى وقت حياة الحيوان مملوءا دما فاذا مات
الحيوان وجدت فى هذا الوعاء w دما جامدا x غليظا وابروفليس يسمّى هذا
المكان من طىّ الغشاء الّذى يلتقى فيه العرقان الضاربان المعصرة وانّما

---

a) Ms. L. به الدماغ.   b) Manque dans ms. P.   c) Ms. L. انتنت؛ manque dans ms. B.   d) Ms. L. منثه؛ ms. B. منثنیة؛ ms. P. مسده.   e) Ms. B. بانتنائها؛ ms. P. بانساعها.   f) Ms. B. فى هذا الطى.   g) Ms. P. بطن؛ ms. L. ابطى.   h) Manque dans ms. B.   i) Ms. P. نعرق.   k) Ms. B. وبناكدر فى هذا؛ ms. P. وبناكد.   l) Ms. L. بالموخر.   m) Ms. L. فى هذا.   n) Mss. اغلاظ منها ومن.   o) Ms. P. باربع.   p) Ms. L. عروق.   q) Ms. L. اما على.   r) Ms. L. بالبا؛ ms. بالعروق.   s) Ms. B. ملاقاة.   t) Ms. L. بالاخر.   u) Ms. B. عروق.   v) Ms. P. بحطه.   w) Ms. P. الموضع.   x) Ms. L. حيدا اولا بالعروق.

ventricule postérieur elle soit empêchée d'en sortir, tandis que le canal est ouvert quand le pneuma se rend à ce ventricule. Voilà la description de l'encéphale même.

L'encéphale est entouré de deux membranes, appelées les deux mères de l'encéphale. L'une d'elles est épaisse et s'appelle la dure-mère, l'autre est mince et s'appelle la tendre mère *(pie-mère)*. La dure-mère est une membrane épaisse et dure située sous le crâne. A l'endroit du milieu de l'encéphale elle est épaisse, et en descendant à l'endroit qui se trouve au-dessous de la suture moyenne *(sut. sagittale)* du crâne, elle forme une duplicature, et [ainsi] pliée elle se rend à l'endroit où commence la suture qui ressemble à la lettre L *(sut. lambdoïde)*; elle descend avec ses plis, pénétrant dans l'encéphale jusqu'à un certain point où elle se relève de nouveau. Dans cette duplicature (*c'est-à-dire la tente du cervelet*) il y a deux veines [non] battantes qui remontent de l'extrémité des deux branches de la suture semblable à la lettre L dans l'écriture des Grecs, une veine de chaque côté *(sinus latéraux?)*. Là où ces deux branches [de la suture] se joignent, ces deux veines se rencontrent pour se réunir l'une à l'autre, et c'est là l'endroit le plus élevé des parties environnantes, où la partie antérieure de l'encéphale est séparée de la partie postérieure. A cet endroit arrive aussi l'autre extrémité pliée de cette [dure-] mère, et vous verrez que cette membrane présente à cet endroit une épaisseur quadruple de celle de toutes ses autres parties entourant l'encéphale. Là se trouve encore une autre veine non battante qui s'étend longitudinalement à la partie antérieure de l'encéphale *(sinus longitudinal sup.?)*. A vrai dire ce n'est pas une veine, mais puisque sa forme est ronde et creuse et qu'on y trouve du sang, comme on en trouve dans les veines, c'est pour cette raison qu'elle est nommée troisième veine. En effet, aussitôt que les deux veines [non] battantes, qui remontent dans la duplicature de la dure-mère, se rencontrent, la dure-mère forme un pli, la partie intérieure devient creuse, circulaire, semblable à une veine et reçoit et garde le sang, comme le reçoivent les veines. Durant la vie de l'animal cet endroit se trouve rempli de sang, mais quand l'animal est mort, on trouve dans ce réservoir du sang épais caillé. Hérophile appelle *pressoir* cet endroit de la duplicature de la membrane où se rencontrent les deux veines [non] battantes,

سمّاه بهذا الاسم لأنّه موضع a غائـر ويجتمع فيه دم ومن هـذه المعصرة ينقسم الدم الى ما تحـت ذلـك الموضع وفـوق هـذا الموضع المعـروف بالمعصرة عرقان صغيران مقترنان b يطبقـان عليها يحـدث عنهما فى الامّ c لجافية موضـع يسمّى ايضا المعصرة على مثال ما يحدث d عند اقتران e العرقين الاوّلين ومنشأ هذيـن العرقين كلّ واحـد منهما من الموضع الّذى تحـت انتهاء ضلعى الدرز الشبيه بالّلام فى كتـاب اليونانيّـين وهـذه الامّ لجافية غيـر متّصلة بعظم قحـف الرأس لكنّها معلّقة بالشؤون بغشية تنبـت منها فتنشيلها وتربطها بالشؤون وتخـرج الى خارج عظم f القحف من بين خلـل الشؤون وتنبسط وتتّصـل بعضها ببعـض فيكون منها غشاء واحـد تحـت لجلـد يسمّى السمحاق g ومنافـع هـذه الامّ لجافية ثـلاث احداها ان تحـفظ الامّ الرقيقـة الّتى عـلى الـدماغ وتوقّيها من

---

a) Ms. L. موضوع.   b) Ms. L. مفترقان.   c) Ms. B. لاجـلب عنها

d) Ms. B. بكـذب.   e) Mss. L. et P. افـتـراق.   f) Ms. L. الامّ.

g) Ms. B. المسحاق.   بعظم.

et il lui a donné ce nom, parce que c'est un endroit profond dans lequel se rassemble du sang. De ce pressoir le sang se divise dans les parties situées au-dessous de cet endroit. Au-dessus de cet endroit appelé pressoir il y a deux petites veines qui se joignent et qui couvrent le pressoir (sont placées au-dessus du pressoir), et il s'en forme dans la dure-mère un endroit appelé aussi pressoir, de la même manière que celui formé par la jonction des deux premières veines. L'origine de chacune de ces deux veines est l'endroit situé au-dessous de l'extrémité des deux branches de la suture qui ressemble à la lettre L dans l'écriture des Grecs (*sut. lambdoïde*) [1]. Cette dure-mère n'est pas réunie à l'os du crâne, mais suspendue aux sutures par des membranes qui naissent d'elle (*adhérences de la dure-mère au niveau des sutures*); elles la soulèvent, la rattachent aux sutures, sortent du crâne par les fentes des sutures, s'étendent et se réunissent les unes aux autres, de sorte qu'il s'en forme une seule membrane située sous la peau et appelée le *péricrâne*. Les utilités de cette dure-mère sont au nombre de trois. La première est qu'elle garde la pie-mère située sur l'encéphale et la protège contre

---

1) „En dénudant convenablement le cerveau, vous verrez que la dure membrane (*dure-mère*) se montre, sur la ligne médiane, dans le sens de la longueur, beaucoup plus épaisse qu'ailleurs, et que, à l'endroit qui correspond à la suture située au milieu du crâne (*sut. sagittale*), elle s'enfonce jusqu'à un certain point dans l'encéphale (*faux du cerveau*). Vous verrez encore que sous la suture lambdoïde l'épaisse membrane se replie et s'enfonce de la même manière jusqu'à un certain point dans cet organe (*tente du cervelet*). Il vous apparaîtra aussi des veines montant à travers cette membrane, une de chaque côté, longeant les branches (πλευράς) de la suture lambdoïde (*sinus latéraux*). L'endroit où elles se rencontrent est à peu près l'endroit le plus élevé des parties environnantes (τῶν πέριξ), mais les parties de l'encéphale qui s'étendent de cet endroit en avant et en arrière ne sont pas égales: la partie antérieure est beaucoup plus grande. A ce point le plus élevé aboutit également l'autre pli de l'épaisse membrane, de sorte qu'elle présente une épaisseur quadruple de celle de toutes ses autres parties qui enveloppent circulairement l'encéphale. Outre les deux veines nommées, il y a encore une troisième veine qui s'étend longitudinalement et se dirige en avant (*sinus longitudinal sup.?*); en effet, quel autre nom que celui de veine donnera-t-on à un vaisseau qui contient manifestement du sang? [Si l'encéphale est mis à nu pendant la vie de l'animal . . . . . . vous verrez que les cavités nommées contiennent du sang, mais si l'animal est mort, un caillot (Gal.)]. Vous verrez que ces cavités n'ont pas la tunique des veines, qui ne remonte pas avec elles à travers les os du crâne, mais aussitôt que les veines touchent au crâne, l'épaisse membrane forme un pli à cet endroit, et en même temps l'espace intérieur se creuse pour former un vaisseau qui reçoit le sang et le conserve tel qu'il l'a reçu (. . . . . . où [Gal.]; c'est là que [Oribase]) se réunissent les deux veines (*sinus latéraux*), endroit qu'Hérophile appelle *pressoir* (ληνόν). L'endroit qu'il appelle ainsi est situé plutôt profondément, mais il y a encore une autre réunion superficielle de petites veines placées (placée [Oribase]) au-dessus du pressoir, située également dans la membrane épaisse". (Gal. De anat. administr. Lib. IX c. 1; o. c. T. II p. 709 seqq.; Oribase III, 273 seqq.).

19

صلابة عظم القحف والثانية ان يحاجز ما بين جزءى الدماغ المقدم والمؤخر
والثالثة ان تكون حرزا a ووقاية للعروق التى فيها بين طيها b بالتفافها c وانثنائها .
فاما الام الرقيقة فانها غشاء رقيق فيما بين العروق والشرايين التى تعلو الدماغ
ويربطها ويشدّها ويملأ للخلل التى فيما بينها على مثال العروق والشرايين التى
تكون فى الجداول [والمشيمة] فان هذين انّما يكونان من عروق تشتبك بعضها
مع بعض d *وفيما بينها غشاء رقيق يشدّها بعضها مع بعض e ولا يترك فيها
موضع f خالى كذلك الام الرقيقة كونها من العروق المنقسمة من العرقين غير
الضاربين اللذين يدخلان فى g الدماغ من خارج القحف ومن الشريانين
الملتئمين من النسجة الشبيهة بالشبكة اللذين يأتيان الدماغ وينقسمان فى
بطون الدماغ h وفى جميع اجزاءه ومن i غشاء رقيق فيما k بين تلك العروق
والشرايين l يشدّ m بعضها ببعض n ويدعمها على مثال المشيمة ولذلك يسمى
هــذا الغشاء المشيمى وهــذه الام الرقيقة موضوعة تحــت الام الغليظة وهى
محتوية o على الدماغ متصلة بـه تغطيه من جميع جهاته وتدخل ايضا فى
غـوره p وتنبث بعروقها q فى جميع اجزائه وفى تجاويفه كلها وهى فى جوهرها
اللين من الام الجافية واصلب r من الدماغ وهى متصلة بالدماغ كانّها جلدة
له وليس تتصل هـذه الام الرقيقة بالام الجافية لانّ بينهما فضاء الّا انّها
قد تتصل بها فى الموضع s الّذى يدخل اليه العرقان t من خارج القحف
وتلقاها ايضا فى وقـت انبساط الدماغ وفى وقـت الانقباض تزداد منها u
بعدا وجعلت هذه الام الرقيقة لثلاث منافع احداها ان تربط العروق والشرايين
الّتى فى الدماغ *بعضها الى بعض وتثبتها وتشبيل العروق الّتى تأتى الدمـاغ v

---

a) Ms. P. جنز.   b) Ms. L. طبقة; mss. B. et P. طيبه.   c) Ms. P.
بالنفاق.   d) Ms. L. الى.   e) Manque dans mss. B. et P. depuis *.
f) Ms. P. فيها غشاء رقيق موضع.   g) Ms. P. الى.   h) Ms. L. الدماغ
والشرايين.   i) Ms. B. منه.   k) Manque dans ms. P.   l) Manque dans
ms. L.   m) Ms. L. يشتك.   n) Mss. L. et P. بعضا.   o) Ms. L.
مجنوبة.   p) Manque dans ms. B.   q) Ms. L. فى عروقها; ms. P. ايضا.
r) Ms. L. اطيلب.   s) Ms. B. جميع الموضع.   t) Mss. L. et P. العرقين.
u) Ms. L. معها.   v) Manque dans ms. P. depuis *.

la dureté de l'os du crâne. La deuxième est qu'elle forme une cloison entre la partie antérieure et postérieure de l'encéphale (*tente du cervelet*). La troisième est qu'elle garde et protège les veines qu'elle contient dans sa duplicature, en formant des enveloppes et des replis.

La pie-mère est une membrane mince qui se trouve entre les veines et les artères situées sur l'encéphale, les réunissant et les raffermissant et remplissant les interstices entre elles, de la même manière que cela a lieu pour les veines et les artères qui se trouvent dans les mésentères [et dans le chorion (Gal.)]. En effet ces deux membranes se composent de veines entrelacées, entre lesquelles se trouve une membrane mince qui les réunit les unes aux autres, de sorte qu'il ne reste pas d'endroit vide entre elles. De même la pie-mère se compose des veines qui se ramifient des deux veines [non] battantes qui, venant de l'extérieur du crâne, pénètrent dans l'encéphale; [en second lieu] des artères qui, se formant du tissu qui ressemble à un réseau (*réseau admirable*), arrivent à l'encéphale et se distribuent dans les ventricules et dans toutes les parties de l'encéphale, et [en troisième lieu] d'une membrane mince entre ces veines et ces artères, les réunissant les unes aux autres et leur servant d'appui, de la même manière que cela a lieu dans le chorion. Pour cette raison cette membrane s'appelle la chorioïde [1]). Cette pie-mère est située sous la dure-mère; elle entoure l'encéphale, auquel elle est réunie et qu'elle couvre de tous côtés. Elle pénètre aussi dans sa profondeur et se répand avec ses veines dans toutes les parties de l'encéphale et dans toutes ses cavités. Sa substance est plus molle que la dure-mère et plus dure que l'encéphale; elle est réunie à l'encéphale, de sorte qu'elle forme comme une peau pour cet organe. Cette pie-mère n'est pas réunie à la dure-mère, parce qu'il y a entre elles un espace libre; elle y est seulement réunie à l'endroit où entrent les deux veines (*lisez* les veines) venant de l'extérieur du crâne [2]). Elle la touche aussi au moment de la dilatation de l'encéphale, et pendant la contraction de l'encéphale elle s'en écarte davantage. Cette pie-mère est créée en vue de trois utilités. La première est qu'elle relie les veines et les artères de l'encéphale les unes aux autres, les raffermissant, et qu'elle soulève les veines qui arrivent à l'en-

---

1) „L'encéphale est entouré de deux méninges dont l'une . . . . . . qui s'appelle *chorioïde* est plus veineuse". (Gal. Introductio s. medicus [lib. spurius] c. 11; o. c. T. XIV p. 710).

2) „En effet, l'épaisse méninge s'écarte de la mince, ne s'y rattachant que par les vaisseaux qui la traversent". (Gal. De usu part. Lib. VIII c. 9; o. c. T. III p. 659; Daremb. I, 554; Oribase III, 276).

كيلا تبقى متعلّقة والثانية ان تجمع اجزاء الدماغ وتغطيه وتوقّيه وتحفظه
من الامّ الجافية بمنزلة الجلدة ولذلك جعلت ليّنة لكيما لا تضرّ الدماغ
ملاقاتها ايّاه كما جعلت امّ الجافية الّتى هى اليمن من العظم واصلب
من الامّ الرقيقة مجلّلة من فوق الرقيقة a لكى b تكون غطاء لها ووقاء لها c
من صلابة عظم القحف وكذلك ايضا قحف الرأس موقٍ حافظ d للامّ
الجافية والمنفعة الثالثة من منافع الامّ الرقيقة ان تغذو الدماغ بما فيها من
العروق غير الضوارب وتـؤدّى اليه لحرارة الغريزيّة بما فيها من الشراييين. فهذه
صفة الغشاءين المغشيين للدماغ وهذان الغشاءان قد يغشيان جميع الاعصاب
الّتى تنبعت من الدماغ ما دامت فى قحف الرأس فاذا خرجت عن
القحف اخسرا عنها وخرجت عارية ومنفعتهما للاعصاب كمنفعتهما للدماغ e.
فامّا المواضع الّتى يقذف الدماغ منها f الفضول الحاصلة فيه فانّى آخذ فى
صفتها g فاقول ان الفضول الّتى تحصل فى الدماغ نوعان احدهما نوع الفضل
البخارىّ والدخانىّ الصاعد الى فوق وهـذا الفصل يتحـلّـل تحـلّـلا غير ظاهـر
للحسّ h فجعل i بسبب ذلك قحف الرأس من عظام كثيرة موصولة بدروز يقال
لها الشُّوون نخرج ممّا بين خلل تلك الوصول هـذا الفصل البخارىّ وقـد
شرحنا لحـال فى ذلك فى k المقالة الّتى قبل هـذه l والثانى m نـوع الفصل
الغليظ المنحدر الى اسفل الّذى تحلّله يكـون n تحلّلا ظاهرا للحسّ وجعل
لذلك o موضعان يقذف الدماغ منهما هـذا الفصل وهما المنخران واعلى p الفم
فامّا المنخران فانّ الامّ الجافية الّتى تغطى الدماغ هى فى الموضع الّذى فيه
المنخران مثقّبة ثقبا كثيرة q شبيهة بالمصفاة r وكذلك ايضا العظمان اللّذان
فيهما ثقبا المنخرين الموضوعان s بعد هـذا الموضـع من الامّ الجافية مثقّبان
ثقبا كثيرة شبيهة بالمصفى t فالفضول الغليظة المنحـدرة من الدماغ تخرج u من

---

a) Mss. L. et P. الرقيقة.   b) Ms. P. لكن.   c) Manque dans ms. P.;
ms. B. وقاءه; ms. L. وقايها و عضايدها.   d) Ms. P. موقٍ حافظا.   e) Ms. L.
الى الدماغ.   f) Ms. B. فيها; ms. P. منه.   g) Ms. L. وصفتها.   h) Ms.
L. الحس فى اماكنه.   i) Ms. L. فجعلت.   k) Manque dans ms. L.; ms. P.
فى.   l) Ms. L. اذا.   m) Ms. L. الثانية.   n) Manque dans ms. L.
o) Ms. L. وذلك جعل.   p) Ms. P. اعلى.   q) Ms. L. كبير.   r) Ms. P.
بالمصفى.   s) Ms. B. الموضوعتان; mss. L. et P. الموضوعين.   t) Ms. B.
بالمصاف.   u) Ms. L. ويخرج.

céphale, afin qu'elles ne restent pas suspendues. La deuxième est qu'elle rassemble les parties de l'encéphale, qu'elle couvre et garde l'encéphale, et le protège contre la dure-mère comme une peau. Pour cette raison elle est faite molle, afin qu'elle ne lèse pas l'encéphale par son contact, de même que la dure-mère, qui est plus molle que l'os et plus dure que la pie-mère, est créée s'étendant sur la pie-mère, afin qu'elle l'enveloppe et la protège contre la dureté de l'os du crâne; de même le crâne est à son tour une garde et une protection pour la dure-mère. La troisième utilité de la pie-mère est qu'elle nourrit l'encéphale au moyen des veines non battantes qui s'y trouvent, et qu'elle lui amène la chaleur naturelle au moyen des artères qu'elle contient. Voilà la description des deux membranes qui enveloppent l'encéphale. Ces deux membranes enveloppent tous les nerfs qui naissent de l'encéphale, tant qu'ils se trouvent dans le crâne, mais quand ils sont sortis du crâne, les membranes les quittent et ils sortent nus. Leur utilité pour les nerfs est la même que celle pour l'encéphale.

Quant aux endroits par lesquels l'encéphale éloigne les superfluités qui s'y sont produites, j'en commencerai [ici] la description. Je dis donc que les superfluités produites dans l'encéphale sont de deux espèces. La première espèce est la superfluité vaporeuse et semblable à la fumée qui monte en haut; cette superfluité disparaît d'une manière imperceptible. En vue de cela le crâne est créé de plusieurs os, réunis par des coutures, appelées sutures, afin que cette superfluité vaporeuse sorte par les interstices de ces réunions; nous avons déjà exposé comment cela se fait, dans la section qui précède celle-ci. La deuxième espèce est la superfluité épaisse qui descend en bas et disparaît d'une manière visible. En vue de cela il a été créé deux endroits par lesquels l'encéphale éloigne cette superfluité: ces endroits sont les arrière-narines et les parties supérieures de la bouche. Quant aux arrière-narines, la dure-mère qui couvre l'encéphale est percée, à l'endroit où se trouvent les arrière-narines, d'un grand nombre d'ouvertures, à la manière d'un filtre; de même, les deux os dans lesquels se trouvent les deux ouvertures des arrière-narines, et qui sont situés derrière (au-dessous de) cet endroit de la dure-mère, sont aussi percés de plusieurs ouvertures, à la manière d'un filtre *(os ethmoïde)*, de sorte que les superfluités épaisses, descendant de l'encéphale, sortent par les ouvertures de la dure-mère et par les ouver-

ثقب الامّ الجافية ومن ثقب هذين العظمين * الى المنخرين a بحميّة النفس b
للخارج وجعلت الثقب الّتى فى العظم الشبيه بالمصفى بعضها مستقيمة وبعضها
على تأريب c وبعضها لولبيّة ليكون متى استنشق الهواء الى داخل لم يصل
باردا الى الدماغ فيبصرّه لكن يتغيّر فى طول المسافة وتعريج الطريق لئلّا يصل
الى الدماغ جسم من الاجسام الصلبة d وان كان قد يخرج منه اشياء كثيرة
عند اخراج النفس ممّا لا يمكن ان يدخل فى وقت الاستنشاق. فامّا الفضول
الّتى يخرج من اعلى e الفم فانّها يخرج من مجريين ينحدران الى الفم احدها
يبتدئ من اسفل البطن f الاوسط من بطون الدماغ وينحدر الى اسفل * والآخر
يبتدئ من المجرى الّذى يصل بين للجزء المقدّم وللجزء المؤخّر من الدماغ
وينحدر على تأريب g ويتّصل بالمجرى الاوّل فيصير الى h الموضع الّذى
يلتقى بهذه هذان k المجريان l [وهو] مستدير مجوّف عميق غير انّه كلما انتهى الى
اسفل ضاق اوّلا فاوّلا حتى يلتحم بغدّة m موضوعة تحته شبيهة بكرة n مفرطحة
وهى ايضا مجوّفة ثمّ o يلى p هذه الغدّة عظم شبيه بالمصفى فيه تنحدر الفضلة
الغليظة الى اسفل وهو العظم الّذى فى اعلى للحنك فالموضع المستدير العميق
الّذى اليه ينتهى هذان المجريان يقال له الابزن ويسمّى بذلك الاسم لما
يجتمع اليه من الفضول ويسمّى الموضع الاسفل q منه الضيّق r * القمع وذلك
لانّ الفضول تجرى من الموضع العميق فى هذا الموضع الضيّق s الى الغدّة
المجوّفة على مثال ما تجرى الرطوبات الّتى تنصبّ من القمع الى الاوانى t وذلك
لانّ ثقبه يتّصل بتجاريف الغدّة الّتى تحته وهذا الموضع المعروف بالابزن والقمع
جرمه u جرم غشائىّ ينشو من الامّ الرقيقة الشبيهة بالمشيمة لانّه كان يحتاج
* الى ان a يتّصل من فوق بالدماغ ومن اسفل بالغدّة الموضوعة تحته وهذه الغدّة

---

a) Manque dans ms. P. depuis *.   b) Ms. B. النفس.   c) Ms. B. من الوراب.   d) Manque dans ms. P.   e) Ms. P. اعلى.   f) Ms. L. بطن.   g) Manque dans ms. B. depuis *.   h) Manque dans mss. B. et P.   i) Ms. B. فيه; ms. L. يلتقيان به; ms. P. يلتقيان فيه.   k) Ms. L. اعنى هذان.   l) Ms. P. المنخرين.   m) Ms. P. الغدّة وهى.   n) Ms. L. باكره.   o) Manque dans ms. B.   p) Ms. P. على.   q) Ms. L. الاسفلى.   r) Ms. L. من الضيق العميق.   s) Manque dans ms. L. depuis *; الضيق manque aussi dans ms. P.   t) Ms. B. الاولى.   u) Manque dans ms. L.

tures de ces deux os vers les arrière-narines, par la force du souffle qui sort. Quelques-unes des ouvertures qui se trouvent dans l'os semblable à un filtre sont faites droites, d'autres obliques et d'autres en spirale, afin que l'air, quand il est aspiré, ne parvienne pas froid à l'encéphale, ce qui lui nuirait, mais qu'il change [de température] pendant le long trajet. Le passage est fait tortueux, afin qu'il ne parvienne aucun corps dur à l'encéphale, bien qu'il en sorte beaucoup de choses pendant l'expiration qui ne peuvent entrer pendant l'inspiration. Quant aux superfluités sortant par les parties supérieures de la bouche, elles sortent par deux conduits qui descendent vers la bouche, et dont l'un commence au fond du ventricule moyen du cerveau et descend en bas; l'autre commence au canal qui unit la partie antérieure de l'encéphale à la partie postérieure, descend obliquement en bas, se réunit au premier conduit, et se rend à l'endroit où ces deux conduits se rencontrent; cet endroit est rond, creux et profond, mais plus il descend, plus il se rétrécit peu à peu *(tige pituitaire; infundibulum)*, jusqu'à ce qu'il s'implante sur une glande située au-dessous de lui et ressemblant à une sphère aplatie *(glande pituitaire)*; cette glande est creuse elle-même. Ensuite il se trouve près de cette glande un os qui ressemble à un filtre par lequel descend en bas la superfluité épaisse; c'est l'os qui se trouve dans les parties supérieures du palais *(os sphénoïde)*. L'endroit circulaire et profond où aboutissent ces deux conduits s'appelle *bassin* (πύελος [Gal.]); il a reçu ce nom à cause des superfluités qui s'y rassemblent. La partie inférieure, étroite du bassin s'appelle *entonnoir*, parce que les superfluités coulent de l'endroit profond par cette partie étroite vers la glande, de la même manière que cela a lieu pour les liquides qui coulent à travers l'entonnoir dans les vaisseaux, et cela a lieu parce que l'ouverture du bassin aboutit à la cavité de la glande sous-jacente. Cet endroit appelé bassin et entonnoir est un corps membraneux naissant de la pie-mère qui ressemble au chorion, parce qu'il doit être réuni en haut à l'encéphale et en bas à la glande située au-dessous de lui. Cette glande se trouve en dehors de la

خارجة عن الاّم الجافية والبعد a الّذى بين الاّم الجافية وبين عظم b الحنك هو
مقدار سمك هـذه الغدّة والعروق المنتسجة من اقسام العرقين الصاعدين
المعروفين بعرق السبات c الشبيهة بالشبكة تستدير d حـول هـذه الغدّة محيطة
بها وليست هذه الشبكة شبكة بسيطة e لكنّها شبيهة بشباك بعضها موضوع
على بعض مداخـل بعضها فى بعض لا يمكن ان تخلص واحـدة منها من
الاخرى f وهى مفروشة تحـت الدماغ فى الموضع الّذى فيما بين الحنك والاّم
الجافية ذاهبة الى قدّام والى خلف والى الجانب الايمن والى الجانب الايسر نهايا g
كثيرا ثمّ انّ هـذه العروق تجتمع ويلتئم منها عرقان h مساويان للعرقين اللّذين
تتشعبت i منهما k ويدخـلان فى ثقبين من الاّم الجافية وينبثّان فى بطـون
الدماغ وفى جميع اجزائه وقد *ذكرنا الحـال فى هـذه العروق المنتسجة فى
الموضع الّذى l ذكرنا فيه العروق الضوارب ومنفعة هذه الشبكة هى انضاج الروح
الحيوانى الصاعد فى m العرقين المعروفين بعرق السبات n واحالته الى طبيعـة
الروح النفسانى وذلك ان كلّ مادة احتاجـت الطبيعة الى انضاجها جعلت لها
مواضع o يطول لبثها فيها والروح النفسانى لمّا كان الطف ما فى البدن فكان
تولّده p من الروح الحيوانى احتيج فيه الى نضج اكثر ولطف اشدّ جعلت له
الطبيعة هـذه q النساجة الشبيهة بالشبكة لئلّا يمكن الروح الخروج منها بسرعة
بل يجول فى r تشابيكها ويطول مدّته فيها فيستحكم نضاجه ويجود لطفه ثمّ
انّ هذا الروح اذا لطف ونضج نفذ s فى ذينك العرقين الملتأمين من النساجة
[الشبكية] الى بطـون الدماغ فيزداد هناك نضجا ولطفا وينفـذ منها t الى الجزء
المؤخّر والى سائر اجزاء e الدماغ . فهـذه صفة تركيـب اجزاء الدماغ ومنافع كلّ
واحد منها .

---

a) Ms. P. البعيد.   b) Ms. L. ارض.   c) Ms. L. الشباب.   d) Mss. B. et L. مستدير; ms. P. المستديرة.   e) Manque dans ms. B.   f) Ms. L. واحـد ...... الاخر.   g) Ms. B. ذاهبا; ms. P. ذاهب.   h) Ms. L. غدّتان.   i) Ms. L. يتنشعبا; ms. B. تشعبت; ms. P. يسعبا.   k) Mss. L. et P. منه.   l) Manque dans ms. B. depuis *.   m) Ms. L. الى; mss. B. et P. من.   n) Ms. L. الشباب.   o) Ms. L. مواضعها.   p) Ms. P. مولده.   q) Ms. P. لهذه.   r) Ms. L. الى.   s) Manque dans ms. B.; ms. P. بعد.   t) Mss. منه.

dure-mère, et l'espace entre la dure-mère et l'os du palais *(os sphénoïde)*
a la dimension de l'épaisseur de cette glande [1]. Les vaisseaux entrelacés qui viennent des branches des deux vaisseaux montants, appelés
vaisseaux soporifères *(art. carotides)*, et qui ressemblent à un réseau,
entourent de tous côtés cette glande. Ce réseau *(réseau admirable
chez les ruminants, le porc)* n'est pas un réseau simple, mais il ressemble à des filets placés l'un sur l'autre et introduits l'un dans
l'autre, de sorte qu'ils ne peuvent être détachés l'un de l'autre. Il est
étendu sous l'encéphale, à l'endroit entre le palais et la dure-mère,
s'étendant en avant, en arrière, à droite et à gauche sur une grande
étendue. Ensuite ces vaisseaux se réunissent et il s'en forme deux
vaisseaux, semblables aux deux vaisseaux dont ils se sont ramifiés;
ils entrent dans les deux ouvertures de la dure-mère, se distribuant
dans les ventricules et dans toutes les parties du cerveau [2]. Nous avons
déjà fait mention de ces vaisseaux entrelacés, à l'endroit où nous avons
parlé des veines battantes. L'utilité de ce réseau consiste à élaborer
le pneuma animal qui remonte dans les deux vaisseaux, nommés les
vaisseaux soporifères *(art. carotides)*, et à le changer en la nature du
pneuma psychique. En effet, pour toute matière qu'elle doit élaborer,
la nature a créé des endroits où cette matière fait un long séjour [3].
Puisque le pneuma psychique est la matière la plus subtile existant
dans le corps et naissant du pneuma animal, et qu'il exige une coction parfaite et une subtilité exquise, la nature a créé pour lui ce
tissu qui ressemble à un réseau, afin que le pneuma n'en pût sortir promptement, mais qu'il circulât dans ses entrelacements et y
séjournât longtemps, pour devenir bien cuit et subtil. Ensuite ce
pneuma, devenu bien cuit et subtil, pénètre, par ces deux vaisseaux
formés du tissu [rétiforme], dans les ventricules de l'encéphale, où
il s'élabore et se subtilise davantage, et de là il pénètre dans la
partie postérieure et dans les autres parties de l'encéphale. Voilà la
description de la composition des parties de l'encéphale et des utilités
de chacune d'elles.

---

1) Gal. De usu part. Lib. IX c. 3; o. c. T. III p. 693; Daremberg I. 573; Oribase,
De l'encéphale; o. c. T. III p. 284. V. la dernière note du chapitre du Canon sur l'encéphale.

2) Gal. De usu part. Lib. IX c. 4; o. c. T. III p. 696; Daremb. I, 575; Oribase III,
286. V. une des dernières notes du chapitre du Canon sur les artères carotides.

3) „Quand la nature veut élaborer parfaitement la matière, elle lui ménage un long
séjour dans les organes de coction". (Gal. Ibid.; o. c. T. III p. 698; Daremb. I, 576;
Oribase III, 288).

الباب الثانى عشر فى صفة النخاع ومنافعه .

فامّا النخاع فمنشأه من الدماغ والفقار يحتوى a عليه ويصونه كما يصون
قحف الرأس للدماغ ويحيط به غشاءان منشأها من امى الدماغ الثخينة
والرقيقة ولحاجة اليهما فى النخاع هى لحاجة الّتى كانت اليهما فى الدماغ
ويحيط بالغشاءين غشاء ثالث من جنس الرباطات منشأه من زائدتى قحف
الرأس وهو شبيه بالامّ الجافية فى b غلظه وصلابته واحتيج اليه لمنفعتين احداهما
ان يغطى ويستر النخاع وامّيه وانثانية ان يربط الفقار من مقدّمه بدخوله c
منثنيا d فى الفرج الذى e فيما بينهما ومتى نالت هذا f الغشاء آفة لم يضرّ ذلك
للحركة g وكذلك لا يضرّ h متى نالت الامّ الجافية آفة فامّا النخاع نفسه فمتى
وقع به قطع فى طوله لم يضرّ ذلك حركته i ومتى وقع به قطع فى العرض k
بطل لحسّ والحركة مـن *الاعضاء الّتى تأتيها l الاعصاب من اسفل الموضع
المقطوع وتبقى الاعضاء m الّتى فوق ذلك الموضع سليمة لحسّ والحركة مثال ذلك
انـه متى n انقطع النخاع فيما بـين القحف وانفقارة الاولى عـدم البدن كلّه
عـلى مكـان لحسّ والحركة وان وقع القطع فيما بعـد o الفقارة الاولى من فقار

---

a) Mss. L. et P. محتوى.   b) Ms. B. وهى فى.   c) Ms. B. بدخول.

d) Ms. L. ينثى.   e) Mss. الّتى.   f) Ms. L. هذه.   g) Mss. L. et P.
بالحركة.   h) Mss. B. et P. يضرّه.   i) Ms. L. فى حركته.   k) Ms. B.
بالعرض.   l) Manque dans ms. L. depuis *.   m) Ms. L. العضل.   n) Ms.
L. ما متى.   o) Ms. L. فيما بين بعد; ms. B. فيما بين.

Douzième Chapitre. Description de la moëlle épiniere et ses utilités.

La moëlle épinière prend son origine de l'encéphale, et les vertèbres l'entourent et la protègent, comme le crâne protège l'encéphale. Elle est entourée de deux membranes qui naissent des deux membranes de l'encéphale, la membrane épaisse et la membrane mince. Elles sont nécessaires à la moëlle épinière pour la même raison pour laquelle ces deux membranes sont nécessaires à l'encéphale. Les deux membranes sont entourées par une troisième membrane de l'espèce des ligaments qui prend son origine sur les deux apophyses du crâne *(condyles)*. Elle ressemble à la dure-mère en épaisseur et en dureté, et elle est nécessaire en vue de deux utilités: la première est qu'elle couvre et protège la moëlle épinière et ses deux méninges; la deuxième est qu'elle relie les surfaces antérieures (supérieures) des vertèbres, en pénétrant en guise de duplicature dans l'interstice qui se trouve entre deux vertèbres *(lig. vertébral commun post. et lig. interosseux?)*. Si cette membrane est lésée, cela ne nuira pas au mouvement; de même il ne résultera pas de dommage de la lésion de la dure-mère. S'il arrive à la moëlle même d'être coupée longitudinalement, cela ne nuira pas au mouvement, mais s'il lui arrive d'être coupée transversalement, la sensibilité et le mouvement des parties du corps où arrivent les nerfs situés au-dessous de l'endroit coupé sont abolis, tandis que la sensibilité et le mouvement des parties situées au-dessus de cet endroit resteront intacts. Si, par exemple, la moëlle est coupée entre le crâne et la première vertèbre, le corps entier perdra immédiatement la sensibilité et le mouvement [1]); si l'incision a lieu à la

---

1) „A l'extérieur, les méninges de la moëlle épinière sont entourées par un troisième corps, qui est comme une enveloppe et une protection de la moëlle, et qui prend son origine sur les condyles (κορωνῶν) de la tête. La nature de ce corps est la même que celle des ligaments, en tant qu'il provient d'un os......; en outre ce corps, qui est double, relie en quelque façon les surfaces antérieures des vertèbres, en descendant dans les espaces intermédiaires. Il ressemble à l'épaisse méninge en épaisseur, en couleur et en dureté. Si ce ligament est coupé, il n'en résultera aucun dommage pour l'animal, de même qu'on ne fera aucun tort, si l'on coupe la dure méninge, ou si l'on coupe la moëlle épinière même longitudinalement...... Mais si la moëlle est coupée transversalement, il en résulte une paralysie de toutes les parties de l'animal auxquelles se rendent les nerfs qui naissent au-dessous de l'endroit de l'incision de la moëlle........: l'incision de la moëlle entre la tête et la première vertèbre...... rend immédiatement le corps entier de l'animal à la fois impuissant et insensible". (Oribase, De la moëlle épinière; o. c. T. III p. 291).

القطن علمت الرجلان a للحس وللحركة وكان ما فوق ذلك سليما فى حسّه
وحركته وكذلك ايضا b سائر اجزاء النخاع اذا وقع بها c قطع بالعرض او غير
ذلك من الآفات فان الاعضاء التى دون ذلك الموضع يبطل حسّها وحركتها
ونحن نبيّن ذلك على الاستقصاء فى الموضع الذى نبيّن فيه اسباب الاعراض التى
تعرض للحس وللحركة. فهذه صفة الدماغ والنخاع.

الباب الثالث عشر فى صفة العين ومنافعها.

فامّا العينان فانّهما آلتان بهما يكون البصر وجعلتا اثنتين ليكون متى
عرضت لاحداهما آفة قامت الاخرى بالبصر وكلّ واحدة من العينين مركّبة
من عشرة اجزاء وهى سبع طبقات وثلاث رطوبات وليس بكلّ اجزائها يكون
البصر لكن بجزء واحد من اجزائها وسائر الاجزاء الاخر d اعدّت لمنفعة ينتفع e
بها ذلك لجزء فامّا الجزء الذى هو الآلة الاولى للبصر فهو رطوبة مستديرة الشكل
فى وسطها تفرطح يسير صافية f نيّرة وهى موضوعة فى وسط الطبقات ويقل
لها الرطوبة الجليديّة وجعلت مستديرة لتبعد بهذا الشكل عن g قبول الآفات
وامّا التفرطح الذى فيها فلتلقى h من المحسوس مقدارا كثيرا ولتكون متمكّنة
فى موضعها غير مضطربة i لانّها لو كانت مستديرة لم تلق من المحسوس الّا
شيئا يسيرا وهو بمقدار المركز الذى فى وسطها وكانت مع ذلك مضطربة غير
متمكّنة لانّ الشكل الكرىّ لا يكاد يستقرّ على مركزه k وان استنقر كان b مضطربا
وجعلت صافية نيّرة لتسهيل الى الالوان بسرعة وجعلت فى الموضع l الوسط

---

a) Ms. L. الرجلين.   b) Manque dans ms. L.   c) Ms. L. به.
d) Manque dans ms. B.   e) Ms. B. ينفع.   f) Ms. L. صافى.   g) Ms.
L. من.   h) Ms. B. فليلقا; ms. L. فليلتقى; ms. P. فسلقى.   i) Ms. P.
a encore: به.   k) Ms. L. ما يركز.   l) Ms. L. المواضع.

partie de la moëlle située derrière (au-dessous de) la première vertèbre lombaire, les membres inférieurs seront privés de sensibilité et de mouvement, tandis que la sensibilité et le mouvement des parties situées au-dessus de l'endroit de l'incision seront intacts. Il en est de même pour les autres parties de la moëlle épinière, quand il leur arrive d'être coupées transversalement ou qu'elles reçoivent une autre lésion, car la sensibilité et le mouvement seront alors abolis dans les parties du corps situées au-dessous de cet endroit. Nous exposerons cela à fond à l'endroit où nous exposerons les causes des affections qui arrivent aux organes de la sensibilité et du mouvement. Voilà la description de l'encéphale et de la moëlle épinière.

Treizième Chapitre. Description de l'œil et son utilité.

Les yeux sont les organes par lesquels a lieu la vision. Il en est créé deux, afin que, si l'un d'eux est endommagé, l'autre se charge de la vision. Chacun des yeux est composé de dix parties, sept tuniques et trois humeurs. Ce n'est pas par toutes, mais par une seule de ses parties qu'a lieu la vision, et toutes les autres sont faites en vue d'une utilité au profit de cette partie. La partie qui est le principal organe de la vision est une humeur d'une forme sphérique, un peu aplatie au milieu, claire, brillante; elle est située au milieu des tuniques et s'appelle l'humeur glaciale *(cristallin)*. Elle est faite sphérique, afin que, par cette forme, elle soit moins exposée à être endommagée. Quant à l'aplatissement qu'elle présente, c'est pour qu'elle puisse recevoir une grande partie des objets perçus, et qu'elle soit établie solidement à son endroit, sans vaciller, car si elle était [complètement] sphérique elle ne pourrait recevoir qu'une petite partie des objets perçus, correspondant à la partie du cristallin située au milieu [1]); en outre elle vacillerait et ne serait pas établie solidement, parce que la forme sphérique ne se prête pas très bien à être solidement établie à l'endroit où elle est fixée, et si elle y était établie, elle vacillerait [2]). Elle est faite claire et brillante, afin qu'elle puisse promptement se changer en (être influencée par) les cou-

---

1) V. Note M.

2) „Mais il n'était pas prudent de faire le cristallin exactement sphérique; car il n'aurait pas aussi bien accueilli la jonction et l'insertion des cercles qui a lieu à l'endroit de l'iris (V. Note N)...... En effet, les objets insérés et appliqués sur les corps exactement

لتتكون سائر الاجزاء الّتى اعدّت من اجلها محيطة بها. فامّا الاجزاء الّتى اعدّت لمنافع تنتفع بها فهى a رطوبتان وسبع طبقات امّا الرطوبتان فاحداهما رطوبة b موضوعة من خلف وهى مغوصة فيها الى النصف وهى رطوبة بيضاء شبيهة بالزجاج الذائب اعدّتها الطبيعة لتغتذى الرطوبة الجليديّة منها اذ c كانت تحتاج الى غذاء يقرب من طبيعتها ليسهل عليها d تغييره واقلابه e الى b طبيعتها وذلك انّه لمّا كانت الاعضاء كلّها تغتذى من الدم وكان الدم بعيدا من طبع الرطوبة الجليدية جعلت الرطوبة الزجاجيّة لتحبّل الدم وتقلبه الى طبيعتها ليقرب من طبيعة الرطوبة الجليديّة * فتغتذى منها. فامّا الرطوبة الاخرى فموضوعة من قدّام الرطوبة الجليديّة f وهى بيضاء صافية g رقيقة شبيهة ببياض البيض وجعلت h لتندّى i الرطوبة الجليديّة k لئلّا يجفّفها الهواء ولتمنعها من ملاقاة الطبقة الّتى فوقها l الّتى يقال لها الطبقة العنبيّة. فامّا السبع طبقات فمنها ثلاث طبقات من خلف الرطوبة الشبيهة بالزجاج الذائب ومنها ثلاث طبقات من قدّام الرطوبة الشبيهة ببياض البيض ومنها طبقة فيما بين الجليديّة والبيضيّة فامّا الثلاث طبقات الّتى من خلف فهى على هذه الصفة. اقول ان العصبين الاجوفين اللّذين يصيران من الدماغ الى العينين هما ملبسان من موضع منشأهما * بغشائين منشأهما f من امّى الدماغ الغليظة والرقيقة واذا خرجا من الثقب الّذى فى قعر عظم العينين فارقهما m الغشاءان وعرضا وانبسطا وانتسج حولهما عروق وشرايين من الامّ الرقيقة n واتّصل كلّ واحد منهما بالرطوبة الجليديّة والتحم بها فى النصف منها o فى الموضع الّذى تنتهى فيه p الرطوبة الزجاجيّة والرطوبة البيضيّة وهذا الموضع

---

a) Mss. L. et P. شيهما.   b) Manque dans ms. L.   c) Ms. L. اذا.

d) Ms. L. عليه.   e) Ms. B. وقلبه.   f) Manque dans ms. P. depuis *.

g) Manque dans mss. B. et P.   h) Ms. P. وجعلت هكذى.   i) Ms. P.

لتندى.   k) Ms. P. a encore: وهى بيضا.   l) Ms. P. دمومها.   m) Mss.

L. et P. فارقاهما.   n) Ms. B. الرقيقة والجافيـة.   o). Ms. B. الجليد.

p) Mss. L. et P. فيها.

leurs [1]). Elle est placée au milieu [de l'œil], afin qu'elle soit entourée de toutes les parties faites à cause d'elle. Quant aux parties faites en vue d'utilités dont elle profite, ce sont deux humeurs et sept tuniques. L'une des humeurs est une humeur située par derrière; l'humeur glaciale s'y enfonce jusqu'à la moitié, et c'est une humeur blanche, semblable à du verre fondu *(corps vitré)*. La nature l'a organisée pour nourrir l'humeur glaciale *(cristallin)*, parce que celle-ci a besoin d'une nourriture qui approche de sa nature, afin qu'elle puisse aisément la transformer et la changer en sa nature. En effet, puisque toutes les parties sont nourries par le sang, et que le sang s'éloigne de la nature de l'humeur glaciale, l'humeur vitrée est créée pour transformer le sang et pour le changer en sa nature, afin qu'il approche de la nature de l'humeur glaciale et qu'elle puisse s'en nourrir. L'autre humeur *(humeur aqueuse)* est située devant l'humeur glaciale; elle est blanche, claire et ténue, ressemblant au blanc d'œuf. Elle est créée pour humecter l'humeur glaciale, afin que l'air ne la dessèche pas, et pour empêcher que celle-ci ne touche la tunique placée sur (devant) elle, appelée la tunique semblable à un grain de raisin *(iris)* [2]). Trois des sept tuniques se trouvent derrière l'humeur qui ressemble à du verre fondu *(corps vitré)*, trois devant l'humeur qui ressemble au blanc d'œuf *(humeur aqueuse)*, et une entre l'humeur glaciale et l'humeur albumineuse. Quant aux trois tuniques situées derrière l'humeur glaciale, en voici la description. Je dis donc que les deux nerfs creux *(n. optiques)*, qui parviennent de l'encéphale aux yeux, sont revêtus, depuis leur origine, de deux membranes qui naissent des deux méninges de l'encéphale, l'épaisse et la mince. Quand les nerfs sont sortis par les trous qui se trouvent au fond de l'os des yeux, les deux membranes s'en séparent; ils s'élargissent et s'épanouissent, et autour d'eux s'entrelacent des veines et des artères de la pie-mère. Chacun des deux nerfs se rend à l'humeur glaciale *(cristallin)* et s'attache à son milieu *(c'est-à-dire à sa circonférence)*, à l'endroit où aboutissent l'humeur vitrée et l'humeur albu-

---

sphériques sont plus mobiles que sur les corps plus plans, comme étant portés sur une surface convexe et par cela même glissante. C'est la cause même de la forme du cristallin''. (Gal. De usu part. Lib. X c. 6; o. c. T. III p. 789; Daremberg I, 624).

1) „......; car à ces conditions seulement le cristallin pouvait être influencé par des couleurs (ὑπὸ χρωμάτων ἔμελλεν ἀλλοιωθήσεσθαι [ἀλλοιάσεσθαι (Gal.)])''. (Gal. Ibid. Lib. X c. 1; o. c. T. III p. 761; Daremberg I, 608; Oribase III, 294).

2) „Quant à l'humeur [aqueuse], vous apprendrez qu'elle est très nécessaire, non seulement pour remplir l'espace vide, mais encore pour empêcher que le cristallin même et la face intérieure de l'iris (τοῦ ῥαγοειδοῦς; ῥάξ, *baie*, ordinairement *grain de raisin*) ne se dessèchent''. (Gal. Ibid. Lib. X c. 6; o. c. T. III p. 786; Daremberg I, 623; Oribase III, 302).

هو نصف الجليديّة بالحقيقة وتسمّى هـذه الطبقة الشبكيّة لتشبيهها a بالشبكة
وذلك لاشتباك العروق فيها b ومنفعة هـذه الطبقة ان تـؤدّى الى الرطوبة
الجليديّة من الدماغ الروح الباصر فامّا العروق والشرايـيـن الّتى فيها فيؤدّى
بها الدم الى الرطوبة الزجاجيّة ومن البيّن c ان الـدم d يصل منها الى الرطوبة
الزجاجيّة على طريق e الرشح وذلك ان الرطوبة الزجاجيّة ليس تصاب فيها
عروق متّصلة f بها g وكذلك ايضا الرطوبة الجليديّة تغتذى مـن الرطوبة
الزجاجيّة على طريق الرشح اذ كان ليس يوجـد فى واحدة منهما مكـان
يجـرى فيـه h الغذاء من احداهما الى الاخـرى . فامّا الغشاءان اللّذان عـلى
العنبة فالرقيق منهما يحوى الطبقة الشبكيّة ويلتحم بها فى الموضع الّـذى
تلتحم فيه الشبكيّة بالجليديّة ومنفعته ان يغذو الشبكيّة بما فيه من العروق
وان يـؤدّى اليها i لحرارة الغريزيّة بما فيه من الشرايين ويقال لهذه الطبقة
المشيميّة كما يقال لـلامّ الرقيقة مـن امّى الدماغ المشيميّة اذ كان منشأها k
منها فامّا الغشاء الغليظ الصلب فانّه يحوى الطبقة المشيميّة ويتّصل بها ايضا
فى الموضع المنتصف من الرطوبة الجليديّة عند التحام الطبقة الشبكيّة l بها
ومنفعة هـذه الطبقة ان تـوقّى العين من صلابة العظم المحتوى عليها وان تربط
العين بالعظم . فهذه صفة الثلاث طبقات الّتى من خلف الرطوبة الجليديّة
وهى كلّها يلتحم بعضها ببعض فى الموضع المنتصف من * الرطوبة الجليديّة
التحاما وثيقا وتلتحم كلّها بالرطوبة الجليديّة على النصف بالحقيقة m ويقال
لهذا الموضع قوس قزح لانّه يشبه n القوس قزح فى استدارتـه وفى اختـلاف
الوان o طبقاته . فامّا الطبقات الثلاث الّتى قدّام الرطوبة الشبيهة ببياض البيض
فهى الطبقة القرنيّة * والطبقة العنبيّة والطبقة الّتى يقال لها الملتحم . فامّا

---

a) Ms. B. لتشبيهها؛ ms. P. تشبيهها.   b) Ms. L. منها.   c) Ms. B. النير.
d) Mss. الّذى.   e) Ms. L. سبيل.   f) Ms. L. العروق المتّصلة.   g) Manque
dans ms. B.   h) Ms. L. يخرج فيه؛ ms. B. يجرى فيها.   i) Ms. L. منها.
k) Mss. منشأه.   l) Ms. L. المشبكة.   m) Se trouve deux
fois dans ms. P. depuis *.   n) Ms. L. يشبه به.   o) Ms. B. اللون.

mineuse, et cet endroit est vraiment le milieu de l'humeur glaciale : cette tunique [formée par le nerf] s'appelle la tunique rétiforme *(rétine)*, parce qu'elle ressemble à un filet, les veines étant entrelacées comme un filet dans cette tunique [1]). L'utilité de cette tunique est qu'elle amène le pneuma visuel de l'encéphale à l'humeur glaciale. Quant aux veines et aux artères qu'elle contient, elles amènent le sang à l'humeur vitrée, et il est évident que le sang arrive de ces veines à l'humeur vitrée par transsudation, parce qu'on ne trouve pas dans l'humeur vitrée des veines qui y parviennent. De même l'humeur glaciale est aussi nourrie par l'humeur vitrée par transsudation, parce qu'on ne trouve dans aucune de ces deux humeurs un endroit par lequel passe la nourriture de l'une à l'autre [2]). Des deux membranes situées sur le nerf, l'une, qui est mince, entoure la tunique rétiforme et s'y attache à l'endroit où la tunique rétiforme s'attache à l'humeur glaciale. L'utilité de cette membrane est qu'elle nourrit la tunique rétiforme au moyen des veines qu'elle contient, et qu'elle lui amène la chaleur naturelle au moyen de ses artères. Cette tunique s'appelle *chorioïde*, parce qu'elle naît de la pie-mère qui s'appelle aussi *chorioïde*. La membrane épaisse et dure *(sclérotique)* entoure la tunique chorioïde et s'y réunit aussi à l'endroit du milieu *(c'est-à-dire à la circonférence)* de l'humeur glaciale, près de la jonction de la tunique rétiforme avec cette humeur. L'utilité de cette tunique est qu'elle protège l'œil contre la dureté de l'os qui entoure l'œil, et qu'elle rattache l'œil à l'os. Voilà la description des trois tuniques qui se trouvent derrière l'humeur glaciale. Elles sont toutes réunies solidement l'une à l'autre au milieu *(à la circonférence)* de l'humeur glaciale, et toutes réunies à l'humeur vitrée, précisément au milieu : cet endroit s'appelle arc-en-ciel, parce qu'il ressemble à l'arc-en-ciel quant à sa forme circulaire et quant aux couleurs variées de ses couches [3]). Les trois tuniques qui se trouvent devant l'humeur semblable au blanc d'œuf *(hum. aqueuse)* sont : la cornée, la tunique semblable à un grain de raisin *(iris)* et la tunique appelée *tunique adhérente*

---

1) D'après Avicenne cette tunique s'appelle *rétiforme*, parce qu'elle entoure le corps vitré „comme un filet renferme la prise". Conf. le chapitre du Canon sur les yeux.

2) „Il n'existe aucune veine ni dans l'une ni dans l'autre de ces substances blanches (humeurs [Oribase]); il est donc évident qu'elles sont nourries par transmission ($\varkappa \alpha \tau \grave{\alpha}$ $\delta \iota \acute{\alpha} \delta o \sigma \iota \nu$), l'humeur glaciale par l'humeur vitrée, et celle-ci par le corps qui l'enveloppe, lequel est une portion épanouie descendue de l'encéphale *(rétine)*". (Gal. De usu part. Lib. X c. 1; o. c. T. III p. 761; Daremb. I, 608; Oribase III, 295).

3) Il ne s'agit pas de l'iris des modernes, mais de l'endroit appelé *iris* ou *couronne* ($\sigma \tau \epsilon \phi \acute{\alpha} \nu \eta$ [Galien]; *région du corps ciliaire*), endroit où se réunissent suivant Galien toutes les tuniques et les humeurs de l'œil. V. Note N.

20

الطبقة القرنيّة a فهى صلبة كثيفة بيضاء شبيهة b فى لونها وعبعتها بقرن ابيض
رقيق لانها مركّبة من اجزاء اذا قشرت بعضها عن بعض تقشّرت c كالصفائح
ولذلك d يقال لها e الطبقة القرنيّة ونباتها من الطبقة الصلبة التى قلنا ان
كونها من الامّ الجافية ومنفعتها ان تستر وتوقّى الرطوبة الجليديّة من الآفات
الواردة عليها من خارج *اذ كانت فى طبعها لبّنة سريعة لقبول الآفات a
وجعلت بيضاء رقيقة لئلّا تمنع النور الباصر من النفوذ فيها وجعلت صلبة
لما هى عليه من الرقّة. فامّا الطبقة العنبيّة f فانّها تحوى الرطوبة الشبيهة
ببياض البيص وهى فى شكلها شبيهة بنصف عنبة g ولذلك انها من قدّام ممّا
يلى ظاهر البدن ملساء ومن ممّا يلى باطنها الرطوبة الشبيهة ببياض البيص
ذات خمل مثل خمل داخل العنبة h وهى فى لونها ممتزجة فيما بين اللون
الاسود واللون الاسمانجونىّ ولذلك يقال لها e الطبقة العنبيّة ومنشأ هذه
الطبقة من الطبقة المشيميّة وفيها ثلاث منافع احداها ان تغذّى الطبقة i
القرنيّة ولذلك k جعلت كثيرة العروق والثانية لتحجز بين القرنيّة والجليديّة
لئلّا تضرّ بها لصلابتها ولذلك جعلت لبّنة l والثالثة لتجمع النور الباصر
الّذى ينبعث من داخل بلونها الاسود لئلّا يبدّده الهواء m للخارج اذ كان
من شأن n اللون الاسود ان يجمع o النور واللون الابيض يفرّقه ولذلك صار p
الانسان *متى كلّ بصره من النظر الى الاشياء q النيّرة غمص اجفانه ليرجع النور
الى داخل الى حيث الطبقة العنبيّة f ولذلك ايضا جعل فى تجويف هذه
الطبقة r *شىء كثير من s النور وجعلت هذه الطبقة مثقوبة فى وُسطها لينفذ

---

a) Manque dans ms. P. depuis *.   b) Manque dans ms. B.   c) Ms. L. تقشّرت اولا.   d) Ms. L. وكذلك.   e) Mss. B. et P. لهذه.   f) Ms. P. العينيّة.   g) Mss. L. et P. عينه.   h) Mss. B. et L. العنبيّة.   i) Manque dans ms. B.; ms. L. الرطوبة.   k) Ms. L. هى.   l) Ms. L. الين.   m) Ms. L. متى.   n) Ms. L. سائر.   o) Ms. P. يجتمع.   p) Ms. P. ينبذّد بالهواء.   q) Ms. B. متى كان بصره من الاشياء.   r) Manque dans ms. L. صار.   s) Ms. L. متى كثرت.

(*conjonctive*; ἐπιπεφυκώς [Gal.]) [1]). La cornée est dure, épaisse, blanche, ressemblant, quant à sa couleur et son aspect, à de la corne blanche et mince, parce qu'elle est composée de différentes parties; quand on les détache les unes des autres, on peut les peler comme des lames. Pour cette raison elle s'appelle la tunique cornée. Elle provient de la tunique dure *(sclérotique)*, dont nous avons dit qu'elle naît de la dure-mère, et son utilité est qu'elle garde et protège l'humeur glaciale contre les lésions qui lui arrivent du dehors, parce que cette humeur est d'une nature molle et qu'elle est promptement lésée. Elle est faite blanche et mince, afin qu'elle n'empêche pas l'entrée de la lumière visuelle, et elle est faite dure, parce qu'elle est mince. La tunique qui ressemble à un grain de raisin (*iris*) entoure l'humeur semblable au blanc d'œuf (*hum. aqueuse*); quant à sa forme elle ressemble à la moitié d'un grain de raisin, parce que sa face antérieure, tournée vers le côté extérieur du corps, est lisse, tandis que sa face interne, touchant à l'humeur semblable au blanc d'œuf, présente des inégalités à la manière des inégalités qui se trouvent à l'intérieur du grain de raisin. La couleur de cette tunique est mêlée de la couleur noire et de la couleur bleu de ciel, et pour cette raison elle s'appelle la tunique semblable à un grain de raisin. Cette tunique naît de la tunique chorioïde, et elle a trois utilités. La première est qu'elle nourrit la tunique cornée: pour cette raison elle est faite munie d'un grand nombre de veines. En second lieu elle sert à séparer la cornée du cristallin, afin que celle-ci ne le lèse pas par sa dureté; pour cette raison elle a été faite molle. En troisième lieu elle sert à rassembler par sa couleur noire la lumière visuelle, envoyée de l'intérieur [2]), afin que celle-ci ne fût pas dispersée par l'air extérieur, puisque la couleur noire a la propriété de rassembler la lumière, tandis que la couleur blanche la disperse. Pour cette raison, l'homme, quand sa vue est fatiguée par l'aspect de choses brillantes, ferme les paupières, afin que la lumière retourne en dedans à l'endroit où se trouve la tunique semblable à un grain de raisin; pour cette raison il a été placé encore dans la cavité de cette tunique une grande quantité de lumière. Cette tunique est faite percée au milieu (*pupille*),

---

1) V. la fin du chapitre du Canon sur les yeux.

2) „La nature ne devait donc pas dissiper dans les yeux mêmes la lueur de l'humeur glaciale *(cristallin)*. Mais pour que cette lueur, et avec elle celle de l'humeur vitrée, se conservât soigneusement, concentrée et pressée de toutes parts, la nature a disposé la tunique chorioïde .... et elle l'a faite noire en plusieurs endroits, grise (φαιόν) et bleu foncé (κυανόν) en plusieurs autres". (Gal. De usu part. Lib. X c. 3; o. c. T. III p. 777; Daremberg I, 619).

فيها النور الباصر من داخل الى خارج ويلقى الشىء المحسوس وجعل فيها *من
داخل a خمل لينتعلّق b به الماء الّذى يحدث فى العين [واخرج c؟] اذا قدحت c
وامّا الملتحم فهو طبقة رقيقة بيضاء وهى تلتحم d حول استدارة الطبقة القرنيّة
* وتلتحم بجميع جوانب العين وليست تغشى e الطبقة القرنيّة f بل تلتحم
حواليها وهذه الطبقة هى بياض العين g ونباتها من الغشاء الّذى يعلو h
قحف الرأس من فوق وهو الّذى يسمى السحاق k ومنفعته ان يربط
العين كلّها بالعظام وان يغطى العضل الّذى يحرّك العين فهذه هى صفة
الثلاث طبقات الّتى قدّام الرطوبة البيضيّة. فامّا الطبقة السابعة فهى طبقة
فى غاية ما يكون من الرقّة وبياض اللون والصقال l مغشيّة للنصف الظاهر من
الرطوبة الجليديّة على استدارة الموضع الّذى m يحتوى عليه الرطوبة الزجاجيّة
وتسمّى هذه الطبقة العنكبوتيّة لمشابهتها n بنسيج o العنكبوت والصورة الّتى
تراها فى p ثقب العين عند ما تنظر فى المرايا انّما هى q هى r فى s هذه الطبقة
لما هى عليه من الصقالة والبريـق. فهذه هى صفة جميع اجزاء العين وهى
ثلاث رطوبات وهى t الرطوبة الجليديّة والرطوبة t البيضيّة والرطوبة t الزجاجيّة
وسبع طبقات وهى الطبقة t الشبكيّة والطبقة المشيميّة والصلبة t والعنكبوتيّة
والعنبيّة u والقرنيّة والملتحمة.

الباب الرابع عشر فى صفة المنخرين والّتى الشمّ.

*فامّا صفة المنخرين وآلة الشمّ v فنحن نذكرها فى هذا الموضع فنقول ان

---

a) Manque dans ms. L. depuis *.   b) Mss. B. et P. ليعلق.   c) Ms.
B. قدح؛ ms. P. قلح. ليس دعسى   d) Ms. L. ملتحم.   e) Ms. P.
f) Manque dans mss. B. et L. depuis *.   g) Ms. L. البيض.   h) Ms. L.
يعلوها؛   i) Ms. L. وهذا؛ dans ms. P. هو manque.   k) Ms. B. المسحاق؛
ms. P. السحاق.   l) Ms. B. والصقال والصفا؛ ms. L. وانصفالة.   m) Ms. L.
الّذى يحوى الرطوبة.   n) Ms. L. لتنشابهها.   o) Ms. L. بسو.   p) Ms. P.
من.   q) Manque dans ms. B.   r) Mss هو.   s) Manque dans ms. L.
t) Manque dans ms. P.   u) Manque dans ms. L.; ms. P. العينية.   v) Ms.
L. فالمنخرين والتى الشمّ.

afin que la lumière visuelle pénètre par cette ouverture de dedans au dehors et rencontre l'objet qui doit être perçu. A l'intérieur elle est faite munie d'inégalités, afin que l'eau (*la cataracte*) qui se forme dans l'œil et qu'on éloigne par l'opération, puisse s'y attacher (!) [1]). Quant à la tunique adhérente (*conjonctive*), c'est une tunique mince et blanche qui adhère circulairement à la circonférence de la tunique cornée. Elle adhère de tous côtés à l'œil, mais elle n'enveloppe pas la tunique cornée : elle adhère plutôt aux entours de cette tunique. Cette tunique est le blanc de l'œil ; elle naît de la membrane placée sur le crâne, c'est-à-dire celle appelée péricrâne. Son utilité est qu'elle rattache l'œil entier aux os, et qu'elle couvre les muscles qui meuvent l'œil. Voilà la description des trois tuniques situées devant l'humeur albumineuse (*aqueuse*). La septième tunique est une tunique extrêmement mince, blanche et lisse ; elle revêt la moitié extérieure du cristallin, tout autour de l'endroit qu'embrasse l'humeur vitrée, et cette tunique s'appelle arachnoïde, parce qu'elle ressemble à une toile d'araignée (*moitié antér. de la capsule du cristallin*). L'image qu'on voit dans l'ouverture de l'œil (*pupille*), quand on regarde dans les miroirs, se forme sur cette couche, parce qu'elle est lisse et brillante [2]). Voilà la description de toutes les parties de l'œil ; ce sont trois humeurs : l'humeur glaciale *(cristallin)*, l'humeur albumineuse *(aqueuse)* et l'humeur vitrée, et sept tuniques : la tunique rétiforme, la tunique chorioïde, la tunique dure *(sclérotique)*, l'arachnoïde *(moitié ant. de la capsule du cristallin)*, la tunique semblable à un grain de raisin *(iris)*, la cornée et la tunique adhérente *(conjonctive)*.

Quatorzième Chapitre. Description des narines *(fosses nasales)* et des organes de l'odorat.

Quant à la description des narines et de l'organe de l'odorat, nous en parlerons à cet endroit. Nous disons donc que les narines sont ces

---

1) Je ne suis pas sûr si c'est là ce que l'auteur veut dire.

2) „La tunique propre de l'humeur glaciale *(moitié antér. de la capsule du cristallin)* [...... (Gal.)] est encore plus ténue et plus blanche que les minces toiles d'araignée, et ce qui est encore plus étonnant, c'est qu'elle ne s'étend pas autour de tout le cristallin ; la partie placée sur (réunie à [Oribase]) l'humeur vitrée est complètement à nu et dépourvue de cette tunique......; mais toute la partie qui fait saillie en dehors et qui est en contact avec la tunique semblable à un grain de raisin *(iris)* est enveloppée de cette mince et brillante tunique. Sur cette tunique, comme sur un miroir, se forme l'image de la pupille. En effet, elle est plus lisse et plus brillante que tous les miroirs". (Gal. De usu part. Lib. X c. 6; o. c. T. III p. 787; Daremb. I, 624; Oribase III, 303).

المنخرين هما هذان المجريان a الظاهران فى الانف اللّذان b يحاجز بينهما جسم
غضروفىّ وكلّ c واحد من هذين المجريين a اذا صار الى فوق وسط الانف
انقسم بقسمين فيمرّ احدهما على تأريب الى فضاء d الفم ويمرّ الآخر e صاعدا
حتّى ينتهى الى العظام الشبيهة بالمصفى f التى g من وراء h الامّ الجافية المثقّبة i
آلتى تجرى فيها الفضول المخاطيّة من الدماغ الى المنخرين على ما بيّناه فيما
تقدّم عند ذكرنا k صفة الدماغ وهذه المجارى الصاعدة الى فوق والمنحدرة
الى الفم ملبسة بغشاء غليظ منشأه من اللباس الّذى l داخل الفم واللسان
والحنك والحناجرة وقصبة الرئة وعلى المرىء وللحاجة كانت الى هذه المجارى
لمنفعتين احداهما وهى اعظمهما بسبب التنفّس واستنشاق * الهواء و m الروائح
والثانية بسبب خروج الفضول الغليظة المنحدرة من الدماغ التى هى المخاط
وجعل n المجريان المنحدران o من الانف الى الفم فى اعلاه على تأريب ولم
يجعلا p من اسفل محانيا q للرئة لئلّا يكون الهواء r الّذى يستنشق فى بعض
الاوقات باردا فتفرع الرئة s ببرده ولئلّا يدخل مع الهواء المستنشق شىء r من
الاجسام مثل الغبار والرماد والدخان t وما اشبه ذلك فيصل الى قصبة الرئة
* فيؤذيها بل يقف u فى تعاريج المجرى ويلتصق بالرطوبات m التى فيه وقد
ظنّ قوم ان الآلة التى بها تكون حاسّة الشمّ e هما هذان المجريان الظاهران

---

a) Ms. L. المنخرين. b) Mss. الّذى. c) Ms. P. واذا انتهى كل.

d) Ms. B. الى تأريب على فضاء; ms. L. اقصى. e) Manque dans ms. L.

f) Mss. B. et P. بالمصافى. g) Ms. L. فى الّذى; ms. P. الّذى. h) Ms.
P. قدم. i) Ms. P. المتعنه. k) Ms. L. ذكر. l) Ms. L. الى.

m) Manque dans ms. L. depuis *. n) Mss. وجعلت. o) Mss. L. et P.
المجريين المنحدرين. p) Mss. يجعل. q) Ms. P. مجانبا. r) Manque
dans ms. B. s) Ms. B. فيفرغ انيه. t) Manque dans mss. B. et P.

u) Ms. B. تنقف.

deux canaux que nous voyons dans le nez, et que sépare un corps
cartilagineux. Chacun de ces canaux, quand il est arrivé au-dessus
du milieu du nez, se divise en deux parties, dont l'une se rend obliquement à l'espace *(l'intérieur)* de la bouche, tandis que l'autre remonte, jusqu'à ce qu'elle arrive aux os qui ressemblent à un filtre *(os ethmoïdes)*, situés derrière *(au-dessous de)* la dure-mère, qui est percée et par laquelle coulent les superfluités morveuses de l'encéphale aux narines [1]), comme nous l'avons exposé dans ce qui précède, en donnant la description de l'encéphale. Ces canaux qui remontent en haut et ceux qui descendent vers la bouche, sont revêtus d'une membrane épaisse prenant son origine du revêtement qui se trouve dans l'intérieur de la bouche, sur la langue, le palais, le larynx, la trachée-artère et l'œsophage. Ces canaux sont nécessaires pour deux utilités. La première, la plus importante, est qu'ils servent à la respiration et à l'aspiration de l'air et des odeurs; en second lieu ils servent à la sortie des superfluités épaisses qui descendent de l'encéphale, c'est-à-dire la morve. Les deux canaux qui descendent du nez à la bouche sont placés aux parties supérieures de la bouche dans une direction oblique. Ils n'ont pas été placés à la partie inférieure, en face (au niveau) du poumon (de la trachée-artère [Gal.]), afin que l'air aspiré à quelque moment ne fût pas froid, de sorte que le poumon serait lésé par le froid, et afin qu'aucun corps, comme de la poussière, de la cendre, de la suie ou d'autre matière semblable, n'entrât avec l'air aspiré, ne se rendît à la trachée-artère et ne la lésât, mais qu'il s'arrêtât dans les détours du canal et s'attachât aux humeurs qui s'y trouvent [2]). Il y en a qui pensent que l'organe par lequel a lieu l'ol-

---

1) „...... il faut savoir que chacun de ces deux canaux se divise en deux, au-dessus de la moitié du nez. L'une des parties arrive à l'intérieur de la bouche; l'autre monte tout droit...... vers l'encéphale même, à l'endroit où se trouvent les prolongements des ventricules antérieurs *(lobules olfactifs des animaux)* et l'emplacement des os cribriformes *(ethmoïdes)*. La membrane épaisse *(dure-mère)* est percée de petits trous, là où elle touche à ces os. C'est par cette membrane que filtre d'abord la partie la plus épaisse des superfluités de l'encéphale, c'est-à-dire la pituite et la morve, ...; puis elle filtre à travers les os ethmoïdes et tombe ensuite dans les canaux du nez". (Oribase, Du nez; o. c. T. III p. 304, tiré de Gal. De instrum. odoratus c. 2; o. c. T. II p. 859).

2) „La communication [du nez] avec la bouche, qui existe au palais, a été faite afin que le point où commence l'inspiration ne se trouvât pas au niveau (κατὰ εὐθὺ) de la trachée-artère, mais que l'air fît d'abord un détour et comme un circuit avant de pénétrer dans la trachée-artère, disposition qui empêche que parfois le poumon (τὰ περὶ τὸν πνεύμονα) ne se refroidisse, car souvent l'air qui nous entoure est froid, et que les particules de poussière, de cendre ou d'autre matière semblable qui sont mêlées à l'air ne pénètrent jusqu'à la trachée-artère..." (Oribase, Du nez; o.c. T. III p. 305, tiré de Gal. De usu part. Lib. XI c. 11; o. c. T. III p. 889; Daremberg I, 678).

فى الانف * اعنى المنخرين a لما عاينوا انّه متى سدّوا b الانف لم يحسّوا
بشىء من الروائح ومتى فتحوا الانف واستنشقوا الهواء احسّوا c بالرائحة على
المكان وليس الامر كذلك لكنّ الجريين الظاهرين d فى الانف انّما هما e طريقان
لسلوك f البخارات * المشمومة الى البطنين المقدّمين من بطون الدماغ وانّ g
الآلة الاولى h لحاسّة الشمّ i هما طرفا k البطنين المقدّمين من بطون الدماغ
وهما زائدتان شبيهتان بحلمتى الثدى تنتهيان عند العظام الشبيهة بالمصافى
وهناك الامّ الغليظة من امّى الدماغ مثقبة وفى طرفى هاتين الزائدتين ثقبان
ينفذان الى بطنى الدماغ والحسّ بالاشياء المشمومة * يكون بان l البخار
المنحلّ من الاجسام المشمومة h يخالط m الهواء ويدخل n الى المنخرين
فيجذبه o البطنان المقدّمان من بطون الدماغ بهاتين الزائدتين الشبيهتين
بحلمتى الثدى من المنخرين بالاستنشاق فيدخلانه اليهما من هذين الثقبين
اللذين p فيهما والدليل على ذلك انّا لو عمدنا الى q بيت فبخّرناه r ببخور
كثير قوىّ s الرائحة ومنعنا ذلك البخور من الخروج من البيت t بسدّ الباب
ثمّ وقفنا فى وسط ذلك البيت q وآنافنا مفتوحة فمن البين ان المنخرين
يمتليان من ذلك البخور فمتى منعنا انفسنا من الاستنشاق معه u لم نحسّ
بشىء من تلك الرائحة v فى طول تلك المدّة وان نحن نشقنا ذلك البخور
احسسنا w بتلك الرائحة على المكان وهذا دليل على انّ الآلة الاولى الّتى
تدرك بها الروائح ليس هما ثقبا المنخرين x لكن هما الزائدتان النابتتان من
بطنى y الدماغ المقدّمين وذلك ان الدماغ له فى طبعه ان يتنفّس لاجتذاب
الهواء البارد الّذى يكون بالانبساط ولخروج الفضول الّذى z يكون بالانقباض

---

a) Manque dans ms. P. depuis *.   b) Mss. B. et L. سدّ; ms. P. سدس.
c) Ms. L. واحشو.   d) Mss. L. et P. الجريان الظاهران.   e) Ms. L. هو.
f) Ms. B. لسوك.   g) Ms. P. فانّه.   h) Manque dans ms. L. depuis *.
i) Ms. L. اللمس والشمّ.   k) Ms. L. طرفان.   l) Ms. B. يكونان.   m) Ms.
L. يخالط.   n) Ms. L. تدخل.   o) Mss. L. et P. فيجذبانه.   p) Ms. B.
الّذى.   q) Manque dans ms. B.   r) Ms. B. بخّرناه; ms. P.
فبخّرنا.   s) Manque dans ms. L.   t) Ms. B. البيوت.   u) Ms. B. منه.   v) Ms. L.
ذلك البخور.   w) Ms. P. حسسنا.   x) Ms. L. ليس هما المنخران.
y) Ms. P. بطون.   z) Mss. الّتى.

faction sont ces deux canaux qu'on voit dans le nez, je veux dire les narines (*fosses nasales*), parce qu'ils ont observé qu'on ne perçoit aucune odeur quand on bouche le nez, mais qu'on perçoit immédiatement l'odeur, en ouvrant le nez et en aspirant l'air. Il n'en est pas ainsi, les deux canaux qu'on voit dans le nez ne sont que les voies pour le passage des vapeurs odoriférantes vers les deux ventricules antérieurs de l'encéphale, mais l'organe principal de l'olfaction, ce sont les extrémités des deux ventricules antérieurs de l'encéphale, c'est-à-dire deux prolongements qui ressemblent aux mamelons (*lobules olfactifs des animaux*) et qui aboutissent près des os semblables à des filtres. A cet endroit la dure-mère est percée de trous, et aux extrémités de ces deux prolongements il y a deux trous qui pénètrent jusqu'aux ventricules de l'encéphale. La perception des choses odoriférantes a lieu, parce que la vapeur qui se dégage des corps odoriférants se mêle à l'air et pénètre dans les narines; cet air est attiré des narines (*fosses nasales*) par l'aspiration des deux ventricules antérieurs de l'encéphale, au moyen de ces deux prolongements semblables aux mamelons qui les font entrer par ces deux trous dont ils sont munis. Cela est prouvé de la manière suivante: quand nous prenons une chambre, la parfumant d'une grande quantité de parfum très odoriférant, et nous empêchons ce parfum de sortir de la chambre, en fermant la porte, qu'ensuite nous nous plaçons au milieu de cette chambre, le nez ouvert, il est clair que les narines se rempliront de ce parfum. Mais quand nous nous empêchons d'aspirer en même temps, nous ne sentons rien de cette odeur pendant ce temps, tandis que, si nous aspirons ce parfum, nous sentons immédiatement cette odeur. Cela prouve que l'organe principal par lequel sont perçues les odeurs, ne sont pas les ouvertures des narines, mais les deux prolongements qui naissent des deux ventricules antérieurs de l'encéphale, parce que c'est dans la nature de l'encéphale de respirer pour attirer l'air froid, ce qui a lieu par la dilatation [de l'encéphale], et pour faire sortir les superfluités, ce qui a lieu par la contraction [de l'encéphale], afin que sa chaleur na-

لحفظ حرارته الغريزيّة a فيتبع انبساطه اجتذاب الهواء من الانف والصدر والرئة والحلق ويتبع ذلك دخول الهواء للخارج b معما يخالطه c من البخارات المشمومة ويقال لهذا الانبساط الاستنشاق ويتبع الانقباص خروج الفضل البخارى والمخاط d من بطون الدماغ الى المنخرين، والى خارج ويقال لهذا الانقباص اخراج النفس e. فهذه صفة المنخرين وآلة الشمّ.

الباب الخامس عشر فى صفة آلة السمع وتثقبى العظم الحجرى والاذنين f.

فاما آلة السمع فهى g الثقب الّذى فى العظم الحجرى والغشاء المغشّى على الاذنين والثقب وهذه الثلاثة اجزاء منها جزء واحد هو الآلة الاولى للسمع h وهى الغشاء المغشّى على العظم الحجرى والجزءان الآخران اعدّا لمنفعة هذا الغشاء. فاما الغشاء فهذه صفته وهى ان زوج عصب i ينقسمان k من الزوج الخامس من ازواج العصب ويصيران الى ثقبى الاذنين اللّذين فى العظم الحجرى فاذا صار الى هذا الثقب انبسط كلّ واحد منهما وعرض وغشّى الثقب من l داخل. فاما الثقب الّذى فى العظم الحجرى فهو ثقب على تأريب شبيه باللولب احتيج اليه ليكون طريقا *يتنادى فيه m الصوت الى الغشاء الّذى هو آلة السمع الاولى n لانّ الصوت انما هو قرع فى الهواء وجعل هذا الثقب على تأريب شبيه باللولب لئلّا يكون الهواء المحيط بنا فى بعض الاوقات باردا o فيصل الى آلة السمع

---

a) Ms. L. به الغريزيّة.   b) Ms. B. الخارّ.   c) Ms. L. يخالط; ms. P. خالطة.   d) Ms. L. المخالط.   e) Ms. B. التنفس.   f) Manque dans mss. B. et P.   g) Ms. P. فى.   h) Ms. L. الى السمع.   i) Ms. L. عصب بها ينتاقى.   k) Ms. B. ينقسم منها.   l) Ms. L. الى.   m) Ms. L.   n) Mss. B. et L. اولا.   o) Mss. L. هواء باردا.

turelle soit conservée. Sa dilatation est suivie de l'attraction de l'air
du nez, du thorax, du poumon et de la gorge (*larynx*); cette attraction est suivie à son tour de l'entrée de l'air extérieur avec les vapeurs odoriférantes qui y sont mêlées[1]): cette dilatation s'appelle
l'aspiration. La contraction est suivie de la sortie des superfluités
vaporeuses et de la morve des ventricules de l'encéphale aux narines
et au dehors: cette contraction s'appelle l'exspiration. Voilà la description des narines et de l'organe de l'odorat.

Quinzième Chapitre. Description de l'organe de l'ouïe, des deux conduits de l'os pétreux et des oreilles.

L'organe de l'ouïe est le conduit qui se trouve dans l'os pétreux
et la membrane qui revêt les oreilles et le conduit. De ces trois parties
il y en a une qui est l'organe principal de l'ouïe, c'est la membrane
qui tapisse l'os pétreux, tandis que les deux autres parties sont disposées au profit de cette membrane. Quant à la membrane, en voici
la description. De la cinquième paire des nerfs (*n. faciaux et acoustiques; 7ᶜ et 8ᶜ p. des modernes*) se détache une paire de nerfs (*n. acoustique*) et se rend aux deux trous des oreilles qui se trouvent dans
l'os pétreux (*trous auditifs internes*). Arrivé à ce trou, chacun de ces
deux nerfs se déploie, s'élargit et revêt le conduit à l'intérieur[2]).
Le conduit qui se trouve dans l'os pétreux est un conduit qui se
dirige obliquement, en spirale. Il est nécessaire, pour qu'il existe une
voie par laquelle le son est conduit à la membrane qui est l'organe
principal de l'ouïe, parce que le son n'est qu'un coup dans l'air. Ce
conduit a été fait oblique et en spirale, afin que l'air qui nous entoure

---

1) „Si, après avoir fait des fumigations de bitume ou de fausse cannelle dans une petite
chambre et l'avoir remplie d'une odeur très forte, on entre et fait l'expérience d'inspirer
à de longs intervalles, on ...... ne sentira l'odeur que pendant l'inspiration, tandis qu'on
n'en distinguera rien pendant tout le reste du temps, quoique les narines en soient remplies.
Il semble donc qu'une autre partie [que le nez] est l'organe qui distingue les odeurs, ...
et il est probable que la perception des corps odoriférants ait lieu dans les ventricules
antérieurs de l'encéphale...... L'encéphale attire l'air du nez par ces ventricules, et celui
de la trachée-artère et du larynx par la poitrine; cet air est nécessairement suivi à son
tour par l'air extérieur". (Oribase, De l'organe de l'odorat; o. c. T. III p. 306 seqq. tiré
de Gal. De instrum. odoratus c. 3; o. c. T. II p. 865 seqq.).

2) „...... un nerf, nommé *n. acoustique*, qui entre le trou auditif conjointement avec
la dure-mère, avec laquelle il tapisse le conduit en s'épanouissant". (Gal. De nerv. dissect.
c. 6; o. c. T. II p. 838; Oribase III, 488).

فيؤذيها ببرده ولئلّا يصل اليها شىء من الاجسام واما لجسم الغضروف المحيط

بالثقب من خارج وهو المسمّى بالاذن *فاحتيج اليه لمنفعتين احداهما ليمنع

من a ان يدخل الى الاذنين b بعض الاجسام أنّى تنحدر من فوق الرأس

بمنزلة ما جعل لحاجبان وقاية للعينين c ممّا ينزل اليهما d من الرأس من

الاجسام والمنفعة الثانية ليزيد فى قوة e الصوت ولذلك جعل هذا لجسم مقعرًا

شبيها بالبادهنج f لبجتمع فيه الهواء ويدخل بقوّته g الى داخل.

الباب السادس عشر فى صفة اللسان واجزاء الفم.

فامّا اللسان فهو آلـة لحاسّة المذاق والكلام وهـو معمول من لحم رخـو ابيض

شبيه بالاسفنج وتأتيه عروق دقاق كثيرة مملوءة دما ولذلك صار لونه احمر فامّا

نفس لون لحمه فليس باحمر وهو ملبس باللباس الملبس عـلى فضاء الفم ولحنك

والمرىء وقصبة الرئة ولحناجرة وجزءه الّذى فى الفم ظاهـر كلّه واما من اسفـل

فليس هو ظاهر كلّه لكن الّذى يظهر منه هو ما يخرج عن h الرباط الّذى

فيما بينه وبين اللحى الاسفل الّذى يتصل بالغشاء الّذى يغشيه من خارج

فربّما امتدّ امتدادا كثيرا u حتّى لا يدع اللسان ان يتحرّك حركة مختلفة

فيضطرّ عند a ذلك الى ان يقطع i ذلك الرباط ويطلق اللسان عن وثاقه حتّى

يمكن اللسان ان ينبسط حتّى يلقى اعلى الفم وجنبتيه k والى جانب هذا

---

a) Manque dans ms. L.   b) Ms. L. يدخل الاذن; manque dans ms. P.
depuis *.   c) Ms. B. للعين.   d) Ms. B. اليها.   e) Ms. P. منفعته.
f) Ms. P. بالبادهنج.   g) Ms. P. بقوة.   h) Ms. P. على.   i) Ms. L.
ينقطع.   k) Ms. P. وجملته.

ne fût pas parfois froid et, en arrivant à l'organe de l'ouïe, ne le lésât
pas par son froid [1]), et qu'il n'y arrivât aucun corps [2]). Le corps
cartilagineux (*pavillon de l'oreille*) qui entoure le trou à l'extérieur et
qui s'appelle oreille, est nécessaire pour deux utilités. D'abord pour
empêcher qu'il n'entre dans les oreilles aucun des corps qui descendent
de la tête, comme les sourcils sont créés pour protéger les yeux contre
les corps qui descendent de la tête. La deuxième utilité est qu'il augmente la force du son; pour cette raison ce corps est fait creux
et semblable à un porte-vent, afin que l'air s'y rassemble et pénètre
à l'intérieur de toute sa force.

Seizième Chapitre. Description de la langue et
des parties de la bouche.

La langue est l'organe du sens du goût et celui de la parole. Elle
est faite d'une chair lâche et blanche qui ressemble à une éponge, et
il lui arrivent plusieurs veines ténues remplies de sang qui lui donne
une couleur rouge, mais la couleur propre de sa chair n'est pas rouge.
Elle est revêtue de la tunique qui revêt l'intérieur de la bouche, le
palais, l'œsophage, la trachée-artère et le larynx. La partie de la langue
qui se trouve dans la bouche est entièrement visible, mais la partie
inférieure n'est pas entièrement visible. Ce qui en est visible, c'est
la partie située en dehors du ligament *(frein)* qui se trouve entre la
langue et la mâchoire inférieure, et qui est réuni à la membrane qui
revêt la langue à l'extérieur. Parfois ce ligament s'étend si loin qu'il
ne permet pas à la langue d'exécuter des mouvements variés; alors
on est obligé de couper ce ligament et de délivrer la langue de ses
liens, afin qu'elle puisse s'étendre et atteindre les parties supérieures
et latérales de la bouche [3]). A côté de ce ligament se trouvent les

---

1) *Lisez*: afin que l'air qui nous entoure et qui est parfois froid, en arrivant à l'organe
de l'ouïe ne le lésât pas par son froid.

. 2) „... la nature...... a placé là un os épais et dur, et l'a percé de spirales (ἕλιξι)
obliques à l'instar d'un labyrinthe: [par cette disposition] elle a pris soin d'émousser peu
à peu la force intacte de l'air froid que lui aurait donnée un chemin direct, par la réfraction répétée [dans ces détours] et d'empêcher tout autre corpuscule de pénétrer bien
avant [dans le conduit]". (Gal. De usu part. Lib. VIII c. 6; o. c. T. III p. 645; Daremb.
I, 546).

3) „La partie de la langue qui se trouve dans la bouche est entièrement visible à sa
face supérieure, tandis que la face inférieure ne se voit pas entièrement: on n'en voit que
la partie située en dehors du ligament *(frein)* qui relie la langue à la mâchoire inférieure
et qui naît de la tunique extérieure de la langue. Souvent ce ligament s'étend assez loin

الرباط افواه عروق يجرى فيها a اللعاب وابتداؤها من اصل اللسان وهى فى b
صورة الشرايين يجرى فيها c رطوبة بلغمية يقال لها اللعاب d * ويقال لافواه تلك
العروق ساكنة اللعاب e وعند اصل اللسان * f فى موضع منشأ هذه العروق لحم
غددى ابيض يقال له مولد اللعاب ومنفعته ان يقبل الرطوبة البلغمية التى
تخرج اليه من تلك العروق المعروفة بساكنة اللعاب * ليبل g بها اللسان وما يليه
من الاجسام التى فى الفم ما خلا اعلى h الفم فانه يكتفى بما يجرى اليه
من الدماغ i واصل اللسان يتصل بجميع الاجسام التى تجاوره الا اليسير k
منها باللباس المشترك بينه وبين سائر اجزاء الفم وهو ملتحم بسائر ما يتصل
به من الاجسام متحد m بها اتحادا n يمكن فيه ان يقال ان تلك الاجسام
جزء من اللسان لولا ان * بين جوهره o وبين جواهرها فرقا p. فهذه صفة اللسان
وهو آخر الكلام * فيما كان من q الاعضاء النفسانية المركبة r فى باطن البدن.

الباب السابع عشر فى صفة اللهاة ومنافعها.

وان قد شرحنا القول فى صفة s الاعضاء النفسانية المركبة التى محلها
فى باطن البدن فنحن نذكر فى هذا الموضع الاعضاء التى هى آلات

---

a) Ms. L. منها.   b) Manque dans ms. B.; ms. L. من خارج فى.
c) Ms. L. الرطوبة البلغمية.   d) Ms. P. اللعابية.   e) Manque dans ms. B.
depuis *.   f) Ms. L. عند.   g) Ms. P. تبل.   h) Ms. P. على.   i) Mss.
اعلى الدماغ.   k) Ms. B. ليسير.   l) Ms. P. ها.   m) Ms. P. منتخذ.
n) Ms. P. اتخاذا.   o) Mss. L. et P. بينه.   p) Ms. L. ان يفترقا; ms. P.
مرقا.   q) Ms. B. فى.   r) Ms. P. مركبا.   s) Manque dans ms. L.

orifices des vaisseaux par lesquels coule la salive (*orifices des conduits de Wharton*), et qui commencent à la racine de la langue. Ils ont l'aspect d'artères et c'est par eux que coule un liquide pituiteux appelé la salive; les orifices de ces vaisseaux s'appellent les déversoirs de la salive. A la racine de la langue, à l'endroit de l'origine de ces vaisseaux, se trouve une chair glanduleuse blanche, appelée le lieu de naissance de la salive (*glandes salivaires*). L'utilité de cette chair est qu'elle reçoit (*lisez* engendre) le liquide pituiteux qui ·sort à (*lisez* de) cette chair par (*lisez* vers) [les orifices de] ces vaisseaux nommés les déversoirs de la salive, pour qu'en soient humectées la langue et les parties voisines situées dans la bouche, à l'exception de la partie supérieure de la bouche, car à cette partie suffit ce qui coule vers elle de l'encéphale [1]). La racine de la langue est réunie à toutes les parties voisines, à l'exception d'un petit nombre d'elles, par la tunique commune à la langue et aux autres parties de la bouche; cette tunique adhère à toutes les autres parties auxquelles elle est réunie [2]). de telle manière qu'on pourrait dire qu'elles sont une partie de la langue, s'il n'y eût pas une différence entre la substance de la langue et celle de ces parties. Voilà la description de la langue, et c'est la fin du discours sur les parties psychiques composées qui se trouvent à l'intérieur du corps.

Dix-septième Chapitre. Description de la luette et ses utilités.

Ayant décrit en détail les ·parties psychiques composées situées à l'intérieur du corps, nous parlerons à cet ·endroit des parties

---

et ne permet pas à la langue d'exécuter des mouvements variés; pour cette raison nous sommes obligés de couper ce ligament et de délivrer la langue de ses liens, afin que, étant devenue libre, elle puisse s'étendre au palais et à toutes les parties latérales de la bouche". (Oribase, De la langue; o. c. T. III p. 310).

1) „Des deux côtés de ce ligament *(frein)* vous trouverez les orifices des vaisseaux appelés *salivaires (conduits de Wharton)* dans lesquels on peut introduire une sonde à deux boutons (δίπύρψνον). Ces vaisseaux prennent leur origine à la racine de la langue, là où se trouvent les glandes de cet organe *(glandes salivaires)*, car c'est d'elles que proviennent ces vaisseaux qui, pour la forme, ressemblent aux artères. A travers ces vaisseaux passe un liquide pituiteux qui humecte la langue elle-même, les parties inférieures et latérales de la bouche et toutes celles placées à l'entour; car les parties supérieures ont les méats qui descendent du cerveau". (Oribase, De la langue; o. c. T. III p. 310).

2) „La racine de la langue se relie à presque toutes les parties voisines, à l'aide de la tunique qui lui est commune avec la bouche entière, et par cette même tunique la langue s'unit aussi à toutes les autres' parties auxquelles elles est adhérente". (Oribase, De la langue; o. c. T. III p. 311).

التنفس a وهذه الاعضاء هى اللهاة والحنجرة والرئة وانقلب والحجاب والصدر b.
فاما الصدر فقد تبيّن الحال فى تركيبه من ذكرنا اضلاع الصدر ومن ذكرنا العضل
الّذى فيما بين الاضلاع والعضل الملبس عليه ونحن نذكر هاهنا b * الاعضاء
الّتى يحتوى عليها الصدر c ونبتدئ اوّلا بذكر اللهاة ثمّ للحنجرة وقصبة d
الرئة والرئة e وتتقدّم ذكر اللهاة والحنجرة ثمّ ما يتلو ذلك ليكون كلامنا يجرى
على ترتيب الاعضاء فى وضعها من العلو الى اسفل. فاقول ان للحاجة كانت الى
اللهاة لثلاث منافع احدها فى عظم الصوت وحسنه والثانية انها تلقى الهواء
الداخل اليها من خارج f فتكسر شدّة حمّيته وتكسر من g برده ولذلك كثير
ممّن h قطعت لهاته من اصلها قد ناله الضرر i البيّن لا فى الصوت فقط لكنّه
صار k يحسّ بالهواء فى وقت الاستنشاق ابرد ممّا كان وقد غلب البرد على
رئتة والصدر فى كثير من هاولاء l فهلكوا وقد ينبغى لذلك ان لا m نقدم n
على قطعها بغير تقدير لكن نترك o من اصلها شيا والمنفعة الثالثة ان
تمنع الغبار والدخان وما اشبههما p ان يصل الى الحنجرة. فهذه صفة اللهاة
ومنافعها.

الباب الثامن عشر فى صفة الحنجرة ومنافعها.

فامّا الحنجرة فهى ظرف قصبة الرئة واحتيج اليها لمنفعتين احداها وهى
اعظمهما للتنفّس q الّذى هو استنشاق الهواء وخروجه والثانية لتكون الصوت وذلك
ان الطبيعة كثيرا ما تستعمل العضو الواحد آلة لفعلين او ثلاثة لتستغنى r به
عن كثرة الآلات بمنزلة ما فعلت ذلك فى الامّ الرقيقة الّتى تحوى الدماغ

---

a) Ms. P. النفس.   b) Manque dans mss. L. et P.   c) Manque dans
ms. B. depuis *; après الصدر ms. P. a encore une fois ومن ذكرنا العضل
الّذى فيما بين الاضلاع.   d) Ms. L. ثمّ قصبه.   e) Manque dans ms. L.
f) Ms. B. اليها بالاستنشاق.   g) Manque dans ms. B.   h) Ms. L. لذلك
الضرم.   i) Ms. P. نرى كثيرا ممن ms. B.; ان كثير من   k) Manque
dans ms. L.; ms. P. لكن كان صار.   l) Ms. P. a encore به.   m) Ms.
P. الا.   n) Ms. L. بعدم; ms. P. ينتقدم.   o) Ms. L. يترك.   p) Ms. B.
اشبهه ms. P.; اشبه ذلك.   q) Ms. P. للنفس.   r) Ms. P. ويستغنى.

qui sont les organes de la respiration. Ces parties sont: la luette, le larynx, le poumon, le cœur, le diaphragme et le thorax. Quant au thorax, la manière dont il est composé est démontrée par notre description des côtes de la poitrine et par notre description des muscles intercostaux et des muscles qui le couvrent, et nous parlerons ici des organes contenus dans le thorax. Nous commençons d'abord par la description de la luette, puis du larynx, ensuite de la trachée-artère et du poumon. Nous donnerons d'abord la description de la luette et du larynx, ensuite celle des parties suivantes, afin que notre discours se fasse suivant l'ordre des parties, par rapport à leur position, de haut en bas. Je dis donc que la luette est nécessaire pour trois utilités. D'abord pour renforcer et embellir la voix. La deuxième utilité est qu'elle intercepte l'air qui lui arrive du dehors, qu'elle amortit la violence de son courant et en diminue le froid. Pour cette raison beaucoup de personnes auxquelles la luette est coupée de sa base éprouvent non seulement un dommage manifeste dans la voix, mais ils sentent [aussi] l'air pendant l'inspiration plus froid qu'auparavant. Chez beaucoup de ces personnes le froid s'empare du poumon et de la poitrine, de sorte qu'ils périssent. Pour cette raison il convient que nous ne la coupions pas au hasard, mais que nous laissions une partie de sa base. La troisième utilité est qu'elle empêche la poussière, la fumée et autres choses semblables d'arriver au larynx [1]). Voilà la description de la luette et ses utilités.

Dix-huitième Chapitre. Description du larynx et ses utilités.

Le larynx est l'extrémité de la trachée-artère; il est nécessaire pour deux utilités. La première, la plus importante, est qu'il sert à la respiration, c'est-à-dire l'aspiration de l'air et sa sortie. La deuxième utilité est la production de la voix. En effet, la nature se sert souvent d'une seule partie comme organe pour deux ou trois fonctions, afin qu'elle puisse se passer ainsi d'un grand nombre d'organes. C'est ce qu'elle a fait de la pie-mère qui entoure l'encéphale, car

---

1) Oribase, De la luette; o. c. T. III p. 319, tiré de Gal. De usu part. Lib. XI c. 11; o. c. T. III p. 888, 891; Daremb. I, 677, 679. V. la note correspondante du chapitre du Canon sur les parties de la gorge.

فانّها جعلت لتربط العروق والشرايين بعضها الى بعض ولتجمع اجزاء الدماغ
وتحفظه [و]بمنزلة ما جعلت الطرق a النافذة من المنخرين الى الدماغ والفم
لينفذ فيها الهواء الى الدماغ والى الفم ولتجرى فيها a الفضول الغليظة من الدماغ
الى خارج وكثيرا ما يستعمل الطبيعة الفضول التى b ينفيها c بعض الاعضاء
مادّة تنتفع بها بمنزلة ما استعملت الفضل d البخارى المحترق مادّة للشعر
كذلك ايضا استعملت فى آلات التنفس الرئة e وقصبتها آلة تنتفع بها فى
التنفس لحفظ الحرارة الغريزيّة التى فى f القلب وآلة الصوت وجعلت الهواء
الداخل بالاستنشاق لتتروّح به الحرارة الغريزيّة على g القلب وجعلت خروجه
لمنفعتين احداهما لدفع الفضول الدخانيّة التى تجتمع a فى القلب والثانية
جعلته h مادّة للصوت ولذلك جعلت قصبة الرئة موافقة للفعلين جميعا a وذلك
انّها جعلت بسبب التنفس مركّبة من اجزاء كثيرة بمفاصل i ورباطات ليمكن
فيها حركة الانقباض والانبساط * اذ كان الانبساط والانقباض k انّما يكونان
بالارادة وحركة الارادة تكون l بالمفاصل وجعل جوهر اجزائها جوهرا m غضروفيّا n
صلبا ليكون * اذا قرعه الهواء لخارج كان الصوت لذلك صافيا o ان كان الصوت
الابحّ انّما يكون من رطوبة قصبة الرئة وجعل اصلب ما فى p قصبة الرئة طرفها
الاعلى الذى يلى للحلق وهو المسمّى للحنجرة ولذلك خصّت لحنجرة من بين
سائر اجزاء قصبة الرئة بالصوت والحنجرة مؤلّفة من ثلاثة غضاريف كبار احدها
وهو الاوّل من قدّام وهو محتّب من خارج مقعّر من داخل شبيه *بشكل ترس q
مطاول وهذا الغضروف كبير يحسّ بسه m اللامس من خارج m. فامّا الغضروف
الثانى فهو دون الاوّل فى العظم وهو موضوع من خلف ممّا يلى المرىء ليتمّ

---

a) Manque dans ms. L. b) Ms. L. الى. c) Mss. B. et L. تنقيبها; ms. P. يبقيها. d) Ms. L. الفضول. e) Ms. L. والرئة. f) Mss. L. et P. الغريزيّة على. g) Ms. P. عن. h) Ms. L. جعلت. i) Ms. P. مفاصل. k) Manque dans ms. B. depuis *. l) Ms. B. لا تتمّ الّا. m) Manque dans ms. B. n) Ms. B. غضروفيّة. o) Manque dans ms. L. depuis *. p) Ms. P. فى اجزا. q) Ms. L. بترس.

elle est faite pour réunir entre elles les veines et les artères, pour
contenir les différentes parties de l'encéphale et pour protéger l'encéphale. De même elle a fait les passages qui pénètrent des narines
(*fosses nasales*) dans l'encéphale et dans la bouche, pour que l'air pénètre par ces passages dans l'encéphale et dans la bouche et que les
superfluités épaisses coulent par eux de l'encéphale à l'extérieur.
Souvent la nature se sert des superfluités évacuées par quelque partie
comme d'une matière dont elle profite; la superfluité vaporeuse brûlée,
par exemple, est employée par elle comme une matière pour les
cheveux. De même elle emploie aussi, parmi les organes de la respiration, le poumon et la trachée-artère comme un organe dont elle se
sert dans la respiration, pour conserver la chaleur naturelle du cœur,
et comme organe pour la voix. Elle fait entrer l'air par l'inspiration,
afin que la chaleur naturelle du cœur soit rafraîchie par lui, et elle le
fait sortir pour deux utilités.. D'abord pour évacuer les superfluités
fuligineuses qui se rassemblent dans le cœur, et en second lieu elle
a fait de l'air une matière pour la voix. Pour cette raison elle a fait
la trachée-artère propre aux deux fonctions à la fois. En vue de la
respiration elle est faite composée de plusieurs parties au moyen d'articulations et de ligaments, afin qu'elle se prête aux mouvements de
contraction et de dilatation, parce que la dilatation et la contraction
ont lieu volontairement et que le mouvement volontaire se fait par
des articulations. La substance de ses parties est faite dure, afin
que, si l'air extérieur frappe cette substance, la voix soit par là sonore,
car la voix rauque ne résulte que de la mollesse de la trachée-artère.
La partie la plus dure qui a été créée dans la trachée-artère est
l'extrémité supérieure qui touche à la gorge, c'est-à-dire la partie
appelée larynx. Pour cette raison, d'entre toutes les parties de la
trachée-artère, la nature a destiné spécialement le larynx à la [pro-
duction de] la voix.

Le larynx est composé de trois grands cartilages dont l'un,
le premier, est situé par devant; il est convexe à l'extérieur, concave à l'intérieur, ressemblant à la forme d'un bouclier oblong (*cart.
thyréoïde*). Ce cartilage est grand, et celui qui tâte à l'extérieur le
perçoit. Le second cartilage (*cart. cricoïde*) est moins grand que le
premier; il est situé par derrière, là où se trouve l'œsophage, pour

ما نقص من الغضروف الأوّل عن الاستدارة وهو متّصل مع الغضروف الأوّل
بمفاصل ورباطات ليكون به اتّساع الحنجرة وضيقها وامّا من اسفل فيتّصل به
اتّصالا مفصليّا a وامّا من فوق فيتّصل به اتّصالا التحاميّا برباطات من جنس
الاغشية والعصب تربطهما b مع الضلعين الاسفلين من c اضلاع العظم الشبيه
باللام فى كتابة اليونانيّين. وامّا الغضروف الثالث فهو اصغر من الثانى بمقدار
ما الثانى اصغر من الأوّل وهو راكب الغضروف الثانى ويقال له الشبيه بالطرجهارة
وفيه حفرتان يدخل فيهما زائدتان من الغضروف الثانى فيلتأم بذلك بينهما
مفصلان بهما يكون انفتاح الحنجرة وانطباقها والغضروف الثانى فى موضع ملتقاه
مع الغضروف الثالث اضيق منه d فى موضع e قاعدته السفلى ليكون بذلك
الطرف الاسفل من الحنجرة الّذى يلفى f به قصبة الرئة اوسع من اعلاها
الّذى يلى الحلق لانّ الغضروف الثالث انّما ينتهى الى ضيق شديد وفى
هذا الغضروف الثالث تجويف ممّا يلى مجرى النفس حتّى يكون الشىء
الحادث g عن تركيب هذه الثلاثة غضاريف مجوّفا شبيهها h بالانبوب الّذى

---

a) Ms. P. اتّصال مفصل‏.   b) Mss. L. et P. يربطها‏.   c) Ms. L. مـع‏.

d) Ms. L. وفى‏.   e) Manque dans ms. L.   f) Ms. P. يلتقى‏.   g) Ms.
P. الجانب‏.   h) Mss. L. et P. مجوّف شبيه‏.

ajouter ce qui manque au premier cartilage pour former un cercle[1]). Il est réuni au premier cartilage au moyen d'articulations et de ligaments, afin que par cette disposition aient lieu la dilatation et le rétrécissement du larynx. En bas le premier cartilage est réuni au second au moyen d'une réunion par articulation (*artic. crico-thyréoïdiennes*), et en haut il y (!) est réuni par une réunion solide, au moyen de ligaments de l'espèce des membranes et des nerfs qui les réunissent aux deux côtes inférieures (*grandes cornes*) de l'os qui ressemble à la lettre L dans l'écriture des Grecs (*os lambdoïde ou hyoïde*)[2]). Le troisième cartilage (*les deux cartilages aryténoïdes réunis*) est plus petit que le second dans la même proportion que le second est plus petit que le premier; il est placé sur le second et s'appelle la cartilage qui ressemble à une aiguière[3]). Ce cartilage présente deux cavités (*facettes articulaires concaves*) dans lesquelles entrent deux éminences (*facettes articulaires convexes*) du second cartilage, de sorte que par cette disposition il se forme entre ces deux cartilages deux articulations (*artic. crico-aryténoïdiennes*) par lesquelles le larynx est ouvert et fermé. A l'endroit où il rencontre le troisième, le second cartilage est plus étroit qu'en bas à sa base, afin que par là l'extrémité inférieure du larynx, à laquelle touche la trachée-artère, soit plus large que l'extrémité supérieure, qui touche le pharynx, parce que le troisième cartilage se termine en se rétrécissant considérablement[4]). Ce troisième cartilage présente une cavité (*c'est-à-dire* est concave) du côté du conduit respiratoire, de sorte qu'il se forme par la réunion de ces trois car-

---

1) „Le second cartilage (*cricoïde*), plus grand que le troisième dans la même proportion qu'il est plus petit que le premier, est situé intérieurement là où se trouve l'œsophage. Ce qui manque au grand cartilage (*thyréoïde*) pour former un cercle parfait est ajouté par celui-ci". (Gal. De usu part. Lib. VII c. 11; o. c. T. III p. 551; Daremb. I, 484; Oribase, Du larynx; o. c. T. III p. 312).

2) Cette description ne m'est pas claire. Peut-être l'auteur a voulu dire: et en haut il (le premier cartilage) est réuni par une réunion solide au moyen de ligaments de l'espèce des membranes et des nerfs aux deux côtes inférieures (*grandes cornes*) de l'os hyoïde [et à l'os hyoïde même] (*lig. thyréo-hyoïdiens moyen et latéraux*).

3) Ἀρυταινοειδής. Conf. la note correspondante du chapitre du Canon sur les muscles du larynx.

4) „...... la jonction de ces deux cartilages donne lieu à une articulation double (*artic. crico-aryténoïdiennes*). De plus, le second cartilage (*cricoïde*) est en outre plus étroit à cet endroit qu'en bas à sa base (ἔστι δε καὶ στενώτερος ταυτῃ [emend. de Bussemaker et Daremberg; le texte a ταύτης] τῆς κάτω βάσεως ὁ δεύτερος χόνδρος), de sorte que l'extrémité inférieure de l'ensemble du larynx qui touche la trachée-artère est plus large que l'orifice supérieur qui aboutit au pharynx, car de son côté aussi le troisième cartilage (*aryténoïdes*) se termine en se rétrécissant tout à fait (εἰς στένον κομιδῇ τελευτᾳ)". (Gal. Ibid. p. 553; Daremb. I, 485; Oribase, Ibid. p. 314).

يكون فيه المزمار يخترقه a الهواء الى قصبة الرثة * والى رئـة b وداخل الحنجرة
مليس باللباس الّذى قلنا انّه مشترك لسائـر اجـزاء الفم والمرىء واللسان وفوق
الحنجـرة عند الطـرف الاعلى مـن الغضروف الشبيه بالتـرس عظـم له اربـع
اضلاع كلّ ضلعين منه شبيه باللام فى كتاب اليونانيّين على هذا المثال <——> c
وهذا العظـم ممتـد فى طـول الرقبة وخطّه الّـذى فى الوسط بحـذاء d ظاهـر e
الغضروف الاوّل والخطّ f الّذى من اسفل اللسان والضلعان الاسفلان g يمتـدّان h
الى i الزاويتـين الفوقانيّتين من الغضروف الاوّل من غضاريف الحنجرة فيتّصل
بالغضروفين الاوّلـين من جنبيهما برباطـات تأتى من الاوّل الى الثانى بعضها شبيه
بالاغشية وبعضها شبيه بالعصب وامّا الضلعان الفوقانيّان k فمربوطان الى الزوائد
الشبيهة بالسهام. فهذه صفة الحنجرة فى تركيبها من الغضاريف الثلاثة.

فى صفة تجويف الحنجرة. فامّا تجويف الحنجرة الّـذى l يخترقه الهواء الى
داخل والى خارج فانّ فيه جسما شبيها فى شكله بلسان المزمار وليس الواجـب
ان يشبّه هـذا الجسم بلسان المزمار لكـن يشبّه لسان المزمار بـه لانّ الطبيعة
اقـدم m من الصناعة وهـذا الجسم فى جوهره ليس شبيها بشىء من اعضاء

---

a) Ms. B. ننكو فيه.   b) Manque dans ms. L. depuis *.   c) Manque
dans ms. P.; ms. B. a encore: وهو شكل واحـد.   d) Ms. P. بكد.
e) Ms. P. اطراف.   f) Ms. B. الخطط.   g) Mss. (Ms. L. العضلتين
العضلتان.   h) Mss. B. et P. ويمتدّان.   i) Mss. فى.   k) Ms. L. الفوقانيّين.
الفوقانيّتين.   l) Ms. B. الّتى.   m) Ms. L. ابدر.

tilages une cavité qui ressemble au tuyau dans lequel se trouve la
flûte [1]), et par laquelle l'air passe à la trachée-artère et au poumon.
La surface interne du larynx est revêtue de la tunique dont nous
avons dit qu'elle est commune à toutes les parties de la bouche, à
l'œsophage et à la langue. Au-dessus du larynx, près de l'extrémité
supérieure du cartilage qui ressemble à un bouclier, se trouve un
os muni de quatre côtes (*cornes*); chaque deux côtes ressemblent à
la lettre L dans l'écriture des Grecs (*os lambdoïde ou hyoïde*), de
cette manière >——<. Cet os s'étend dans la longueur du cou, et
sa ligne moyenne se trouve en face de la partie saillante du premier cartilage et de la ligne qui se trouve à la partie inférieure de
la langue. Les deux côtes inférieures (*grandes cornes*) s'étendent vers
les deux angles supérieurs du premier cartilage du larynx, et cet os
est réuni aux deux premiers cartilages (!) au moyen de ligaments
qui parviennent du premier au second, et dont quelques-uns ressemblent à des membranes et quelques-uns à des nerfs [2]). Les côtes
supérieures (*petites cornes*) sont réunies aux apophyses qui ressemblent à des flèches (*apophyses styloïdes; lig. stylo-hyoïdiens*). Voilà
la description du larynx quant à la manière dont elle se compose
de trois cartilages.

Description de la cavité du larynx. Dans la cavité du larynx, par
laquelle entre et sort l'air, se trouve un corps semblable pour la forme à
la langue (*l'anche*) de la flûte [3]); mais il ne convient pas de comparer ce
corps à l'anche de la flûte, au contraire l'anche de la flûte doit être comparée à ce corps, parce que la nature devance l'art [4]). Quant à sa substance, ce corps ne ressemble à aucune des parties du corps, sa substance

---

1) „La concavité de ce cartilage (*aryténoïdes*) est tournée aussi vers le conduit aérien
(πνεύματος πόρον), de sorte que l'ensemble (τὸ συγκείμενον) de ces trois cartilages forme
une espèce de flûte". (Gal. Ibid. p. 553; Daremb. I, 486; Oribase, Ibid. p. 314).

2) Je ne comprends pas cette description. Oribase dit: „Cet os (*hyoïde*) est situé sur
l'extrémité supérieure du premier cartilage (*thyréoïde*), ayant sa ligne droite et moyenne
placée en face de (?) l'épine du cartilage thyréoïde (κατὰ εὐθὺ τῆς τε ῥάχεως ἔχων τοῦ
θυρεοειδοῦς) et de la ligne qui se trouve à la partie inférieure de la langue, tandis qu'il
étend les deux côtes inférieures (*grandes cornes*) vers les angles supérieurs du premier
cartilage.... Les premiers cartilages s'articulent latéralement, et il y a des ligaments
membraneux et nerveux qui se rendent du premier au second (*lig. crico-thyréoïdiens
moyen et latéraux*)". (Oribase, Du larynx; o. c. T. III p. 313).

3) La flûte antique (αὐλός) ressemble à la clarinette et au hautbois.

4) „Il serait plus juste de comparer, non pas ce corps aux anches des flûtes, mais ces
anches au corps lui-même. En effet, je le pense, la nature devance l'art par le temps et
la surpasse en habileté dans ses œuvres". (Gal. De usu part. Lib. VII c. 7; o. c. T. III
p. 561; Daremb. I, 493).

البدن ولذلك ان جوهره كأنه a ممتزج من الشحم والغشاء b والغدد وهذا
الجسم يسمّى طبق للحنجرة ولسانها وهو الآلة الاولى من آلات الصوت والصوت
لا يمكن ان يكون حتّى ينطبق مجـرى للحنجرة ولذلك متى كان مجرى
للحنجرة مفتوحا لم يمكن ان يكون صوت البتّة c بل ان كان خروج الهواء قليلا
قليلا b كان من ذلك النفس الّذى لا يكون معه صوت وان كان خروجه
شديدا دفعة كان منه التنفّس الشديد الّذى يقال له e الصعداء فأمّا كون
الصوت فيحتاج فيه f الى h ان يصعـد من الصدر هـواء كثير g دفعة وان يكون
مسلكه فى الحنجرة فى h ضيق فيبتدىُ من سعة المجـرى الى ضيـق ثمّ الى
سعة قليلا قليلا ومنفعة طبـق الحنجـرة ليست i لمكان الصوت فقط لكن
لمكان حصر النفس ايضا وليس يعنى بحصر النفس امساك النفس * فقط لكن
متى كان امساك النفس k مع انقباض الصدر من جميع جوانبه بشدّة l وتوتّر m
العضل الّـذى عند الشراسيف والاضلاع فأنّه عند ذلك تحرّك الصدر * كلّه
والعضل الّذى يطبق الحنجـرة n * حركة قويّة شديدة لانّ هـذا العضل
الّذى يطبـق الحنجـرة k يقاوم o حركته حركـة الصـدر ويمنع الهواء الّـذى
يدفعه الصدر بقوّة من الخـروج وذلـك يكـون مـن هـذا العضـل بغلقه p
الغضروف الشبيـه بالطرجهارة والجسم الشبيـه بالمزمار فى هـذا الموضـع معونة

---

a) Manque dans ms. L.; ms. P. ليس كأنه.   b) Manque dans ms. P.
c) Ms. P. الصوت بنه.   d) Mss. P. et L. النفس.   e) Mss. B. et P. الّذى
يستّمى.   f) Manque dans mss. B. et L.   g) Ms. L. اكثر.   h) Mss. B.
et P. مع.   i) Mss. ليس.   k) Manque dans ms. B. depuis *.   l) Ms.
L. لسده.   m) Ms. P. وتـر بشدة.   n) Manque dans ms. L. depuis *.
o) Ms. L. يقام.   p) Mss. L. et P. بمعونة.

étant comme mêlée de graisse, de membranes et de glandes [1]). Ce
corps s'appelle le couvercle [2]) et la langue du larynx (γλωττίς *et* γλῶσσα
*de Galien: les cordes vocales sup. et inf. et les ventricules qui se trou-
vent entre les cordes du même côté*), et il est l'organe principal de
la voix. La voix ne peut se produire avant que le canal du larynx
ne soit fermé; pour cette raison il est absolument impossible que
la voix se produise quand le canal du larynx est ouvert, mais quand
la sortie de l'air a lieu peu à peu, il en résulte la respiration qui n'est
pas accompagnée d'un son, et quand la sortie a lieu brusquement,
il en résulte la forte respiration nommée le profond soupir [3]). Pour
la production de la voix il est nécessaire que l'air remonte de la
poitrine d'un mouvement brusque, et qu'il passe par le larynx à travers
un canal étroit, de telle manière que, de large qu'il est d'abord, le
canal se rétrécit, pour reprendre ensuite peu à peu sa largeur. Le
couvercle du larynx est utile non seulement pour [la production de]
la voix, mais encore pour la rétention du souffle [4]). Par [ce terme]
rétention du souffle on entend non pas la rétention de l'haleine seulement, mais [on l'emploie] quand la rétention du souffle est accompagnée
de la contraction énergique du thorax, de tous côtés, et de la tension
des muscles situés aux hypocondres et aux côtes, car alors le thorax
entier et les muscles qui ferment le larynx se contractent d'une manière très énergique. En effet, la contraction de ces muscles qui ferment le larynx s'oppose à la contraction du thorax, et empêche la
sortie de l'air que le thorax expulse avec force. Cela a lieu par ces
muscles, parce qu'ils ferment le cartilage aryténoïde, et le corps qui
ressemble à [l'anche de] la flûte est un puissant auxiliaire à cet en-

1) „A l'intérieur du conduit même du larynx, se trouve un corps semblable pour la
forme à l'anche d'une flûte, mais formé d'une substance particulière telle qu'il n'existe dans
aucune des parties du corps. Il est à la fois membraneux, adipeux et glanduleux". (Gal.
De usu .part. Lib. VII c. 11; o. c. T. III p. 553; Daremb. I, 487).

2) Plus bas c'est l'épiglotte qui est nommée couvercle du larynx.

3) „Nous avons démontré . . . . . . que si l'air est emporté doucement au dehors, l'expiration s'accomplit sans donner de son; que si l'air s'échappe brusquement et avec force,
il se produit ce qu'on nomme soupir (στενάζειν)". (Gal. Ibid. p. 562; Daremb. I, 494).

4) „[Nous avons démontré . . . . . que (Gal.)], pour que l'animal émette un son . . . . . .
le rétrécissement du conduit du larynx n'est pas moins nécessaire, et [qu'(Gal.)]il ne s'agit
pas d'un rétrécissement simple, mais [que (Gal.)] le conduit, de large qu'il est, doit peu
à peu se rétrécir, et d'étroit qu'il est devenu, reprendre peu à peu sa largeur [. . . . . (Oribase)].
Cet acte est exactement accompli par le corps dont il s'agit actuellement et que j'appelle
glottide et *glotte* du larynx. Cette glotte est nécessaire non seulement au larynx pour
produire la voix [εἰς τὸ τῆς φῶνης ἔργον (ὄργανον, Oribase)], mais encore pour ce qu'on
nomme *rétention du souffle*". (Gal. Ibid. p. 562; Daremb. I, 494; Oribase III, 316).

قويّة وذلك ان اجزاءه تجتمع بعضها الى بعض من يمينه ويساره وتطبق جميعا

مجرى الحنجرة فان بقى منه شىء يسير غير a منطبق [..........] b فانّ

الطبيعة قـد جعلت فى كلّ واحـد من جانبى هـذا c للجسم ثقبا نافذا الى

تجريف عظيم فما دام الهواء يدخل ويخرج فى طريق واسع فانّه ليس يصل

الى ذلك التجريف من الهواء شىء فاذا انطبق مجرى الهواء وبقى محصورا

اندفع الهواء الى جانبى طبق الحنجرة بحميّة d ففتح الثقبين اللّذين كانا

منطبقين بانضمام شفتيهما e بعضها f الى بعض وهذان الثقبان اللّذان فى جانبى

طبق الحنجرة ممدودان بالطول من فوق الى اسفـل كأنّهما خطّـان صغيران

شبيهان بالغشاءين منطبقين لازمين للتجريف واذا كانت الحنجرة تنطبق على

هذا المثال وتنغلق g انغلاقا محكما حتى لا يفتحها الهواء الّذى يضغطه الصدر

بقـوّة فان الشـراب اذا ازدرده الحيوان لا يصـل الى الرئة بتّـة h فانّ الطبيعة

جعلت i طبق الحنجـرة كالغطاء لفمها حتّى يكـون قائما منتصبا قبـل ان

يتنفّس الحيوان فاذا ازدرد الحيوان شيءًا k من الاشياء وقع اوّلا ذلك الشىء l

على اصل طبق الحنجرة ثمّ يمرّ على ظهره m فيضطرّ عند ذلك n الطبق الى

ان يلطأ ويقع على o فم الحنجرة وينطبق عليه ولم يجعل هذا طبق كيلا

---

a) Manque dans ms. L.   b) „Εἰ δέ τι σμικρὸν ἄκλειστον ὑπολειφθείη
[...... (Gal.)], οὐδὲ τοῦτο ἀπρονόητον παρῶπται τῇ Φύσει,....." (Gal. De
usu part. Lib. VII c. 13; ed Kühn. T. III p. 563; Oribase, Du larynx;
ed. Bussemaker et Daremberg T. III p. 317).   c) Manque dans ms. P.
d) Ms. B. داكخمسه; ms. P. بجيبعه.   e) Ms. B. شفائهما; ms. P. شفائهما.
f) Ms. P. بعض.   g) Ms. P. ينتعلق.   h) Manque dans mss. B. et P.
i) Ms. P. حطنت.   k) Mss. L. et P. شىء.   l) Ms. L. ذلك اوّلا الشىء.
m) Mss. ظهروا.   n) Ms. L. عند ذلك.   o) Manque dans ms. B.

droit [1]). En effet, ses parties se réunissent l'une à l'autre, venant de droite et de gauche, et ferment ensemble le canal du larynx. S'il en reste une petite partie non fermée [.........[2])], car la nature a pratiqué de chaque côté de ce corps une ouverture (*orifice des ventricules*) qui aboutit dans une grande cavité (*ventricule*). Tant que l'air entre et sort par une voie large, il n'en arrive rien dans cette cavité, mais quand le canal de l'air est fermé et que l'air est refoulé, il est poussé avec force vers les deux côtés du couvercle du larynx, et ouvre les deux orifices qui étaient fermés, leurs lèvres étant rapprochées l'une de l'autre [3]). Ces deux orifices, qui se trouvent des deux côtés du couvercle du larynx, s'étendent longitudinalement de haut en bas, comme deux petites lignes semblables à deux membranes qui sont fermées et jointes à la cavité [4]). Quand le larynx est couvert de cette manière, et fermé si étroitement que l'air expulsé violemment par le thorax ne peut l'ouvrir, la boisson avalée par l'animal ne peut pas du tout arriver au poumon, car la nature a établi le couvercle du larynx (*c.-à-d. l'épiglotte*) comme un opercule pour l'orifice du larynx, de telle manière qu'il se tient droit avant (pendant) que l'animal respire, mais quand l'animal avale quelque chose, elle tombe d'abord sur la racine du couvercle du larynx (*épiglotte*) et passe ensuite sur la face dorsale du couvercle qui est alors forcé de s'abaisser pendant qu'il se ferme, de tomber sur l'orifice du larynx et de le fermer [5]). Ce couvercle n'est pas fait

---

1) Galien a: pour cet acte (εἰς ὅπερ ἔργον). V. l'avant-dernière note du chapitre du Canon sur les muscles du larynx.

2) A cet endroit manquent quelques mots; peut-être: „ce n'est pas une négligence de la nature". Conf. la note suivante.

3) „En effet, les parties de la glotte se réunissent, venant de droite et de gauche, de manière à s'adapter exactement l'une à l'autre et à fermer le conduit. S'il reste une petite partie non fermée [..... (Gal.)], ce n'est pas une négligence faite inconsidérément par la nature qui a pratiqué une ouverture de chaque côté de la glotte et établi intérieurement, au-dessous de l'ouverture, une cavité assez grande. Quand l'air entre dans l'animal ou en sort par de larges voies, rien n'est poussé latéralement dans cette cavité; mais si le passage est bouché, l'air refoulé est poussé violemment vers les côtés et ouvre l'orifice [du trou (Oribase)] de la glotte (*c.-à-d. des ventricules*) qui jusque-là était fermé, les lèvres *(cordes vocales sup. et inf. du même côté)* étant repliées l'une sur l'autre". (Gal. Ibid. p. 563; Daremb. I, 495; Oribase III, 317).

4) „Cet orifice...... est allongé de haut en bas comme une ligne étroite (χραμμὴ στενή), bien que lui-même ne soit pas étroit, mais la substance membraneuse des lèvres [de la glotte] retombe pour ainsi dire sur la cavité *(ventricule)* sous-jacente". (Gal. Ibid. p. 565; Daremb. I, 496).

5) „[Pour cette raison (Gal.)] la nature .... a placé devant l'orifice du larynx, en guise de couvercle, l'épiglotte, laquelle se tient droite pendant tout le temps (ἐν τῷ πρόσθεν ἅπαντι χρόνῳ) que respirent les animaux, et s'abaisse sur le larynx dans tout acte de déglutition. En effet, l'objet avalé tombant d'abord sur la racine, puis passant sur la face

يصل شيء اصلا من الشراب الى الرئة لكنّه انّما جعل كيلا ينحدر منه شيء

كثيره a دفعة فانّه قد ينحدر منه شيء يسير من الشراب الى قصبة الرئة فيمرّ

على الاستدارة b حول اغشيتها ولا يمرّ متوسّطا فى الفضاء الّذى فيها ومقدار

تلك الرطوبة بحسب ما يجتذبه الرئة فتنبّل بها c كلّها ولمّا كانت الحنجرة

غضروفيّة مستديرة d من كلّ جانب وجب e ضرورة ان يحدث للمرىء تضاغط

عند ممرّ الاطعمة فيه f فلذلك صار اذا ازدرد الحيوان شيئا من الغذاء

انجذب المرىء الى اسفل الى حيث ابتداء قصبة الرئة وانجذبت الحنجرة الى

فوق عند لحنك وكما ان بالاشياء الّتى تزدرد ينثنى طبق الحنجرة فيطبق g

فمها كذلك فى وقت القىء يندفع الغضروف الشبيه بالطرجهارة بالاشياء الّتى

تقذف فينقلب على مجرى الحنجرة فاذا صدم ما يخرج بالقىء ظهر هذا

الغضروف بحميّة دفع الغضروف فسدّ h ثم مجرى الحنجرة i i.

الباب التاسع عشر فى صفة قصبة الرئة.

فامّا قصبة الرئة فمؤلّفة من غضاريف كثيرة مستديرة k كالحلق منضّدة

واحدة فوق الاخرى *من طرف الحنجرة l الاسفل الى طرف الرئة فى طول

الرقبة وبعضها موصولة ببعض برباطات m من جنس الاغشية ولم تجعل

هذه الحلق فى استدارتها كلّها غضروفيّة بل جعلت ممّا يلى n الفقار o

---

a) Manque dans ms. L.   b) Ms. P. على استدارة.   c) Mss. B. et P. بي.   d) Ms. L. مستدير.   e) Ms. L. ويبجب.   f) Ms. B. فيها.   g) Ms. P. قضيف.   h) Ms. P. فسد.   i) Mss. المجرى فم الحنجرة.   k) Manque dans ms. B.   l) Ms. L. الى.   m) Ms. L. الرباطات.   n) Ms. B. يلقى.   o) Ms. L. القفا.

pour qu'il ne parvienne rien de la boisson au poumon, mais il est fait
afin qu'il n'en descende pas brusquement une grande quantité. En
effet, un peu de la boisson descend dans la trachée-artère circulairement autour de ses membranes (*c.-à-d. le long des tuniques*), mais ne
passe pas au milieu de l'espace libre qui se trouve dans la trachée-
artère, et la quantité de ce liquide correspond à celle que le poumon
attire, de sorte qu'il en est humecté entièrement [1]). Comme le larynx
est cartilagineux et arrondi de tous côtés, l'œsophage devait nécessairement être serré pendant le passage des aliments. Pour cette raison,
quand l'animal avale quelque nourriture, l'œsophage est tiré en bas
vers l'endroit où commence la trachée-artère, tandis que le larynx
est tiré en haut vers le palais. De même que le couvercle du larynx
(*épiglotte*) est replié par les objets avalés, de sorte qu'il ferme l'orifice
du larynx, de même le cartilage aryténoïde est repoussé, au moment
du vomissement, par les objets rejetés, de sorte qu'il est renversé sur
le canal du larynx; quand la matière qui sort par le vomissement
frappe avec force la face postérieure de ce cartilage, le cartilage est
repoussé et l'orifice du canal du larynx se ferme [2]).

Dix-neuvième Chapitre. Description du conduit du poumon (trachée-artère).

La trachée-artère est composée d'un grand nombre de cartilages
circulaires comme des anneaux empilés les uns sur les autres, s'étendant de l'extrémité inférieure du larynx jusqu'à l'extrémité du poumon, dans la longueur du cou, et réunis les uns aux autres par des
ligaments de l'espèce des membranes. Ces anneaux ne sont pas
faits cartilagineux dans toute leur circonférence: du côté des vertèbres,

---

dorsale de l'épiglotte, l'oblige à s'incliner et a retomber..." (Gal. Ibid. Lib. VII c. 16;
o. c. T. III p. 586; Daremb. I, 509; Oribase, Du larynx et de l'épiglotte; o. c. T. III p. 318).

1) „La nature a créé une pareille épiphyse (*épiglotte*), non pour qu'il ne tombât aucune
matière [dans le larynx], mais pour qu'elle n'y tombât pas en grande quantité, ni brusquement. Un peu de la boisson, au moins, descend dans la trachée-artère, en se pressant
tout à l'entour contre ses tuniques; mais ce liquide ne passe pas au milieu de la cavité,
et il est en si petite quantité qu'il est immédiatement absorbé par le poumon, lequel en
est humecté [entièrement (Gal.)] ($\tau o\sigma o\tilde{\upsilon}\tau\acute{o}\nu$ $\dot{\epsilon}\sigma\tau\iota\nu$ $\dot{\epsilon}\kappa\epsilon\tilde{\iota}\nu o$ $\tau\grave{o}$ $\dot{\upsilon}\gamma\rho\grave{o}\nu,$ $\ddot{o}\sigma o\nu$ $\epsilon\dot{\upsilon}\theta\grave{\upsilon}\varsigma$ $\dot{\alpha}\nu\alpha\rho\pi\acute{\alpha}\zeta\epsilon\sigma\theta\alpha\iota$
$\delta\iota\alpha\beta\rho\acute{\epsilon}\chi o\nu$ [$\ddot{o}\lambda o\nu$ (Gal.)] $\tau\acute{o}\nu$ $\pi\nu\epsilon\acute{\upsilon}\mu o\nu\alpha$)". (Oribase, Du larynx; o. c. T. III p. 318, tiré de
Gal. De usu part. Lib. VII c. 17; o. c. T. III p. 589; Daremb. I, 510).

2) Oribase, Du larynx; o. c. T. III p. 319, tiré de Gal. De usu part. Lib. VII c. 18, 16;
o. c. T. III p. 591, 588; Daremb. I, 511, 510).

فى الموضع الّذى تلقى a فيه المرىء ناقصة عن الاستدارة بمقدار ما يلقاها من
المرىء على هذا المثال C b وتتمّمت المواضع الناقصة برباطات من جنس الاغشية
لئلّا يحدث للمرىء تضاغط c فى وقت الازدراد من صلابة الغضروف ويحيط
بهذه الرباطات المتمّمة لما نقص من الحلق وبالرباطات d الاخر المستديرة وبالحلق e
غشاء آخر مستبطن لها من داخل مستدير f فى g غاية الاستدارة عليها كآنها
وهو كثيف صلب وليبقه مارّ بالطول على استقامة وهذا الغشاء هو الغشاء الّذى
قلنا انّه مشترك للفم وللحنجرة والمرىء والمعدة * وقد يحيط بهذه كلّها h من
خارج غشاء كالغطاء i والستر لقصبة الرئة k. فهذه صفة قصبة l الرئة والحاجة
كانت اليها فى الرقبة m بسبب استنشاق الهواء واخراجه بالتنفس وبسبب
الصوت والنفخ وانا جاوزت هذه n القصبة الترقوتين وصارت الى اعضاء الصدر
فانّها تتشعّب فى اجزاء الرئة كلّها مع اقسام العرقين اللّذين يأتيانها من القلب
وطبيعة اقسامها مثل طبيعتها اعنى انّها مؤلّفة من حلق غضروفيّة ناقصة
متتمّمة برباطات غشائيّة وهذا الوعاء اعنى قصبة الرئة عديم الدم خالص
النقاء ما دام الحيوان باقيا على طبيعته فامّا متى ناله فتح o او * تأكّل فى
شىء من اوعية الرئة فانّه قد ينصبّ الى هذه القصبة ايضا p شىء من الدم
فيتأذّى به الحيوان فى التنفس q اذ كان يضيّق r مجاريها وعند ذلك يسعل s
الحيوان ويرتفع الدم الى الفم وجعلت قصبة الرئة بسبب الصوت لانّ الصوت
يحتاج الى t ان يكون آلته u ليست بالصلبة جدّا كالعظم ولا ان يكون فيها
لين بيّن لانّ الآلة الصلبة l اذا قرعها الهواء حدث v عنها الصوت الصافى
والآلة اللّينة اذا قرعها الهواء حدث v عنها الصوت الابحّ * ولذلك متى حدث x

---

a) Ms. P. بلتقى.   b) Manque dans ms. P.   c) Ms. P. حدب المرى.
d) Ms. P. والرباطات.   e) Ms. L. بالحلق.   f) Ms. L. يضاعط.
g) Manque dans ms. L.   h) Ms. L. اما من.   i) Ms. L. مستديرة.
k) Manque dans ms. B. depuis *.   l) Manque dans ms. B. كالعظام.
m) Mss. B. et L. الرقة.   n) Ms. P. من هذه.   o) Ms. B. a encore او حلع.
p) Manque dans ms. P. depuis *.   q) Mss. B. et P. النفس.   r) Ms. P. مطبق.
s) Ms. B. يشتنغل.   t) Ms. L. اليه; manque dans mss. B. et P.
u) Ms. L. اليه.   v) Ms. L. احدث; ms. P. جذب.   w) Ms. L. عنها الهواء.
x) Ms. P. جذب.

à l'endroit où ils rencontrent l'œsophage, ils sont faits de telle façon qu'il leur manque, pour former un anneau complet, une partie d'une dimension correspondant à la partie de l'œsophage qui les touche, de cette manière ℂ. Les endroits (parties) qui leur manquent sont complétés par des ligaments de l'espèce des membranes, afin qu'il n'arrive pas à l'œsophage d'être serré, au moment de la déglutition, par la dureté du cartilage. Ces ligaments complétant ce qui manque aux anneaux, les autres ligaments ronds (*cerceaux fibreux*) et les anneaux [mêmes] sont entourés d'une autre membrane, exactement circulaire, qui les revêt à l'intérieur et les tapisse tous. Cette membrane est épaisse et dure, et ses fibres se dirigent longitudinalement dans une direction droite. Cette membrane (*muqueuse*) est la membrane dont nous avons dit qu'elle est commune à la bouche, au larynx, à l'œsophage et à l'estomac. Toutes ces parties sont entourées extérieurement par une membrane (*gaine fibreuse*) qui sert d'enveloppe et de protection à la trachée-artère. Voilà la description de la trachée-artère. Elle est nécessaire dans le cou pour l'aspiration et l'expiration de l'air par la respiration, pour la voix et pour l'exsufflation. Quand ce conduit a dépassé les clavicules et qu'il est arrivé dans la cavité de la poitrine, il se divise dans toutes les parties du poumon avec les branches des deux vaisseaux qui viennent du cœur au poumon. La nature de ses divisions (*bronches*) est la même que celle de la trachée-artère même, je veux dire qu'elles sont composées d'anneaux cartilagineux auxquels manque une partie et qui sont complétés par des ligaments membraneux. Ce vaisseau, c'est-à-dire la trachée-artère, est complètement dépourvue de sang tant que l'animal reste dans son état normal, mais s'il lui arrive une ouverture ou une érosion dans un des vaisseaux du poumon, il coulera aussi dans ce conduit un peu de sang par lequel l'animal est gêné dans la respiration, parce que ce sang rétrécit les conduits du poumon; alors l'animal tousse et le sang remonte dans la bouche [1]).La trachée-artère est faite en vue de la voix, parce qu'il est nécessaire pour la [production de la] voix que l'organe ne soit pas très dur comme l'os, et qu'il ne présente non plus une mollesse manifeste, parce que, quand l'air frappe un organe dur, il en naît un son sonore, tandis que, quand il frappe un organe mou, il en naît un son rauque. Pour cette raison la voix devient rauque quand il se trouve de l'humidité

---

1) Oribase, De la trachée-artère; o. c. T. III p. 320 seqq., tiré de Gal. De usu part. Lib. VII c. 3; o. c. T. III p. 519 seqq.; Daremb. I, 459 seqq.

فى قصبة الرئة رطوبة صار الصوت عند ذلك ابحّ a والغضروف دون العظم

فى الصلابة ودون سائر اعضاء البدن b فى اللين وذلك اوثـق فيما يحتاج

اليه فى الصوت وجعلت ايضا من غضاريف كثيرة [موصولـة] برباطـات غشائيّة

بسبب التنفّس اذ كان التنفّس انّما يكـون بحركة الانبساط والانقباض ولـو

كانت القصبة من غضروف واحد لم يمكن c فيها الحركة اذ d كانت الحركة

تحتاج الى e ان يتمـدّد معها العضـو ولـذلك جعلت f مـع الغضـروف اغشيـة

لتتحرّك القصبة الحركات الّتى ذكرناها . * فاعلم ذلك g.

البـاب العشرون فى صفة الرئة ومنافعها .

اقول ان الرئة تملأ تجويف الصدر وهى مركّبة من لحـم رخـو سخيف هوائى

اشبه شىء بزبد الدم للجامـد ومن اوعية كثيرة منتسجة وهـذه الاوعية ثلاثة

احدها يبتدئ من التجويف الايمن من تجويفى القلـب والثانى من التجويف

الايسر والثالث من قصبة الرئة . فامّا الوعاء الّذى ينبت من h التجويف الايمن

فهو i عرق غير ضارب k فى هيئة الشريان l اعنى انّـه ذو طبقتين صلبتين كما

بيّنّا m ذلك عند ذكرنا الشرايين ويسمّى العرق الشريانىّ والحاجـة كانت

الى هذا العرق n ليغذو الرئة وجعل بهذه الخلقة ليكـون ما يصل منه الى الرئة

من الدم ارقّه والطفه وهو ما يرشح منه لكثافة جرمه o اذ p كان q كلّ الاعضاء

---

a) Manque dans ms. B. depuis *.   b) Manque dans ms. P.   c) Ms. L. يكن .   d) Ms. B. اذا .   e) Manque dans ms. B.   f) Mss. B. et L. جعل .   g) Manque dans ms. P. depuis *.   h) Ms. P. منه .   i) Ms. L. ذكرنا .   k) Ms. P. ضارب .   l) Ms. L. الشرايين .   m) Ms. L. اعنى فهو .   n) Ms. L. هذه العروق .   o) Ms. L. لكثافتـه .   p) Mss. L. et P. اذا .   q) Mss. كانت .

dans la trachée-artère [1]). Le cartilage est moins dur que l'os et moins mou que les autres parties du corps, et cela est plus conforme à la qualité qu'exige la voix [pour sa production]. La trachée-artère est faite aussi d'un grand nombre de cartilages [réunis] par des ligaments membraneux en vue de la respiration, parce que la respiration n'a lieu que par le mouvement de dilatation et de contraction. Si la trachée-artère était faite d'un seul cartilage, elle ne serait capable d'aucun mouvement, parce qu'il est nécessaire pour le mouvement que l'organe puisse s'étendre pendant le mouvement. Pour cette raison il a été créé, outre le cartilage, des membranes, afin que la trachée-artère pût exécuter les mouvements dont nous avons parlé [2]). Sachez cela.

Vingtième Chapitre. Description du poumon et ses utilités.

Je dis que le poumon remplit la cavité de la poitrine; il est composé d'une chair lâche, peu serrée, aérienne, ressemblant le plus à de l'écume de sang figée, et d'un grand nombre de vaisseaux entrelacés. Ces vaisseaux sont au nombre de trois; l'un d'eux commence à la cavité droite des deux cavités du cœur (*art. pulmonaire*), le deuxième à la cavité gauche (*v. pulmonaire*), et le troisième à la trachée-artère (*bronches*). Le vaisseau qui naît de la cavité droite est une veine non battante qui a l'aspect d'une artère, je veux dire qu'elle possède deux tuniques dures, comme nous l'avons exposé en parlant der artères, et elle s'appelle la veine artérieuse *(a. pulmonaire)*. Cette veine est nécessaire pour nourrir le poumon; elle est faite de cette façon, afin (parce) que le sang qui se rend d'elle au poumon soit (est) le sang le plus ténu et le plus subtil, c'est-à-dire la partie du sang qui en transsude

---

1) „Quand le corps frappé par l'air est lâche ou humide, le son devient rauque.........: S'il arrive que l'humidité pénètre dans le larynx, la voix deviendra rauque...." (Oribase, De la voix; o. c. T. III p. 234, 236).

2) „Le cartilage de la trachée-artère est l'organe particulier de la voix même. Elle serait tout entière composée de cartilage....., si elle ne devait éprouver aucun mouvement quand l'animal respire, souffle ou émet un son. Maintenant, comme dans toutes ces actions elle devait s'allonger et se rétrécir, puis se raccourcir, c'est avec raison qu'elle n'a pas été faite seulement de matière cartilagineuse incapable de se dilater ni de se contracter, mais qu'elle a encore été pourvue de substance membraneuse pour se prêter aisément aux mouvements susdits". (Gal. De usu part. Lib. VII c. 4; o. c. T. III p. 523; Daremberg I, 462).

يحتاج من الغذاء الى ما يشاكله، ويلائمها والرئة على ما ذكرنا هوائيّة لطيفة

للجوهر فهى a يحتاج من الغذاء الى ما هذه لطبيعته ولو كان جرم هـذا العرق

رخـوا خفيفا مثـل ما b عليه سائـر العروق غير الصوائب لكان ينفـذ منه الى

الرئة الدم الغليظ العكر الّـذى لا يلائـم الرئـة. فأمّا انواع الّـذى يبتدىّ من

التجويف الايسر فهو عرق نابض وطبيعته هيئة عـرق c غير نابض اعنى انّـه d ذو

طبقـة واحـدة سخيفة رخـوة للجوهر ويقبل له e الشريان العرقىّ وللحاجـة كانـت

اليه ليوصل الى الرئة الـدم والروح * وجعل بهذه الخلقة ليكون ما يصل منه الى

الرئة f من الدم اللطيف والروح g الّـذى فيه h مقدار كثيـر بسبب رخـاوة

جوهره ان كانت الرئة طبيعتها طبيعة هـذا الـدم. فأمّا الاوعية التى تنبت من

قصبة الرئة * فهى على ما ذكرنا صورتها i وهيئتها على مثال قصبة الرئة h اعنى

انّها مؤلّفة من حلق غضروفيّة وهى من خلف ناقصة عـن d الاستدارة متمّمة

برباطات غشائيّة k واحتيج اليها ان تكون l كذلك كالحاجـة كانـت الى قصبة

الرئة [ان تكون كذلك] وذلك انّه كما انّ قصبة الرئـة احتاجت ان تلقى من

خلف عند المواضع الناقصة المرىء كذلك احتاجـت اقسام قصبة الرئة * التى

تنبت فى الرئـة h الى ان تلقى بالمواضع m الناقصة اقسام الشريان العرقىّ وكلّ

واحـد من هـذه الثلاثـة الاوعية ينقسم عند دخـوله الى اربعة اقسام اثنتين n

منها فى الجانب الايمن واثنتين n فى الجانـب الايسر لانّ الرئـة مقسومـة بنصفين

بالحقيقة بالاغشية القائمة للصدر. وكلّ واحد من هـذه الاقسام o الاربعة ينقسم

فى الرئـة الى اقسام كثيرة الّا انّ لقصبة p الرئـة قسما خامسا صغيرا فى الجانب

---

a) Ms. P. و.   b) Ms. L. ما ﻪ.   c) Manque dans ms. P.   d) Manque dans ms. B.   e) Ms. P. لها.   f) Ms. L. البه من الرئة.   g) Manque dans ms. P. depuis *.   h) Manque dans ms. B. depuis *.   i) Mss. B. et L. من صورتها.   k) Manque dans ms. L.   l) Ms. L. ليكون.   m) Ms. B. الموضع.   n) Ms. P. اثنان.   o) Ms. L. الاجسام.   p) Ms. P. القصبة.

à cause de l'épaisseur de la substance du vaisseau, puisque chaque
partie du corps a besoin de la nourriture qui lui est analogue et
qui lui convient; or, le poumon étant, comme nous avons dit,
d'une substance aérienne et subtile, a besoin d'une nourriture de la
même nature [1]). Si la substance de cette veine était lâche et peu
serrée, comme c'est le cas pour les autres veines non battantes, elle
amènerait au poumon un sang épais et trouble qui ne convient pas
au poumon. Le vaisseau qui naît de la cavité gauche est une veine
battante, mais son aspect est celui d'une veine non battante, je veux
dire qu'elle n'a qu'une seule tunique peu serrée et d'une substance
lâche. Elle s'appelle l'artère veineuse (*v. pulmonaire*) et elle est nécessaire pour amener au poumon le sang et le pneuma; elle est faite
de cette façon, afin que le sang subtil et le pneuma qu'elle contient et
qui se rendent d'elle au poumon soient abondants en vue de sa substance lâche, la nature du poumon étant la même que celle de ce
sang. Les vaisseaux qui naissent de la trachée-artère (*bronches*) ont,
comme nous avons dit, le même aspect et la même structure que la
trachée-artère, c'est-à-dire qu'ils sont composés d'anneaux cartilagineux auxquels manque quelque chose du côté postérieur pour former
un anneau complet. Ils sont complétés par des ligaments membraneux,
et ils doivent être de cette façon pour la même raison pourquoi il est
nécessaire pour la trachée-artère d'être faite de la sorte. En effet, de
même que la trachée-artère doit toucher, par derrière, l'œsophage de
ses parties incomplètes, de même les divisions de la trachée-artère qui
se distribuent dans le poumon doivent toucher, aux endroits incomplets,
les branches de l'artère veineuse (*v. pulmonaire*). Chacun de ces trois
vaisseaux, à son entrée [dans le poumon], se divise en quatre branches,
deux du côté droit et deux du côté gauche, parce que le poumon est
divisé en vérité en deux moitiés par les membranes (*médiastins*) qui
séparent le thorax en deux (*poumon droit et gauche*). Chacun de ces
quatre branches se divise dans le poumon en plusieurs embranchements,
mais la trachée-artère a une cinquième petite division au côté droit du
poumon (*c'est-à-dire le lobe azygos des mammifères*. V. Note P.), laquelle

---

1) „En effet, chaque partie est nourrie d'aliments qui lui sont analogues........ Or,
la substance du poumon est légère, lâche et comme formée d'une écume de sang figée;
elle a besoin, en conséquence, d'un sang vaporeux, subtil et pur, et non... d'un sang
bourbeux et épais. C'est pourquoi les vaisseaux du poumon ont une nature opposée........
à celle des vaisseaux des autres parties de l'animal". (Gal. De usu part. Lib. VI c. 10;
o. c. T. III p. 450; Daremb. I, 411; Oribase, Du cœur; o. c. T. III p. 334).

الايمن من الرئة واحتنيج اليه ان يكون a وطاء وعمدا للعرق b الابهر عند

اول وروده الى الصدر ويحيط باقسام قصبة الرئة كآها c غشاءان ينشوان من

الغشائين القاسمين للصدر بنصفين . فهذه صفة الرئة وتركيبها d . فاما منفعتها

فانها محيطة e بالقلب من جميع النواحى f قابضة عليه وحركتها تابعة لحركة

الصدر فاما g فليست لها حركة واحتنيج اليها لتكون آلة للتنفس والصوت

وللحاجة g الى التنفس بسبب القلب وذلك انه لما كان القلب معدن

الحرارة الغريزية وينبوعها احتاج الى شىء من جوهر الهواء ليروح به لهيب

الحرارة وغليانها والى ان يدفع عنه ما يتولد فيه من البخار الدخانى

فجعل فيه لذلك حركتان متضادتان وهما h حركة الانبساط * الذى به يكون

اجتذاب i الهواء البارد وحركة الانقباض k الذى به يكون خروج l البخار

الدخانى m ولما لم يكن n بالواجب o ان يسرد الهواء على القلب من خارج الى

داخل دفعة لما فيه من الضرر جعلت له الرئة كالواسطة فيما بينه وبين

الحنجرة يدخلها الهواء فيجذبه القلب p ليروح به الحرارة الغريزية ويبرد ما

يحدث فيه من الغليان ويدفع البخار المحترق الذى هو بمنزلة الدخان اليها

ولما كان الحيوان محتاجا q الى الصوت وحدوث r الصوت يكون من الهواء

جعلت الطبيعة الهواء s الذى يدفعه القلب الى الرئة كالفصل الذى

---

a) Ms. L. ليكون   b) Mss. L. et P. للعروق.   c) Manque dans ms. L.

d) Ms. L. وتركيبها كلّها.   e) Ms. L. تحيط.   f) Ms. P. نواحيه.

g) Manque dans mss. L. et P.   h) Mss. L. et P. وهى.   i) Ms. B. به

يجذب; ms. P. به تحتذب.   k) Se trouve deux fois dans ms. L. depuis *.

l) Mss. B. et P. يخرج.   m) Ms. L. ما.   n) Ms. P. يمكن.   o) Ms. P.

الواجب; ms. B. من الواحب.   p) Ms. B. القلب اليه.   q) Ms. L. يحتاج.

r) Ms. P. جذوب.   s) Manque dans ms. B.

est nécessaire pour être une couche et un soutien pour la veine cave [1]), dès qu'elle arrive dans le thorax. Toutes les divisions de la trachée-artère (*les lobes du poumon*) sont entourées de deux membranes qui naissent des deux membranes qui séparent le thorax en deux moitiés. Voilà la description du poumon et de sa composition entière. Son utilité est qu'elle entoure le cœur de tous côtés en le serrant, et son mouvement suit le mouvement du thorax, mais il n'a pas de mouvement [propre]. Il est nécessaire comme organe de la respiration et de la voix, et la respiration est nécessaire dans l'intérêt du cœur. En effet, le cœur, étant l'origine et la source de la chaleur naturelle, a besoin d'un peu de la substance de l'air, pour rafraîchir l'ardeur et l'effervescence de la chaleur et pour éloigner du cœur la vapeur fuligineuse qui y est engendrée. Pour cette raison il a été créé dans le cœur deux mouvements contraires, le mouvement de dilatation, par laquelle a lieu l'aspiration de l'air froid, et le mouvement de contraction, par laquelle a lieu la sortie de la vapeur fuligineuse [2]). Comme il n'était pas nécessaire que l'air arrivât au cœur de dehors en dedans tout d'un coup, à cause du dommage qui en résulterait, le poumon a été créé pour le cœur comme une partie intermédiaire entre lui et le larynx [3]) dans laquelle entre l'air, de sorte que le cœur le peut attirer pour rafraîchir par lui la chaleur naturelle, pour tempérer l'effervescence qui s'est produite dans le cœur, et pour éloigner vers le larynx la vapeur brûlée qui est comme fuligineuse. Puisque l'animal a besoin d'émettre des sons, et que le son est produit par l'air, la nature a fait l'air, que le cœur pousse dans le poumon en guise d'une superfluité

---

1) „Ces vaisseaux...... se divisent...... d'abord en deux branches, parce qu'une partie du poumon se trouve à la droite de l'animal, et l'autre à sa gauche (*poumon droit et gauche*), ces deux parties étant séparées par de fortes membranes (*médiastins*). Ensuite chacune de ces branches se partage à son tour en deux autres branches, parce que dans chaque partie du poumon il existe deux lobes........; le cinquième et petit lobe placé à droite dans la cavité du thorax, lobe qui, disions-nous, sert d'appui (ἕδραν) et comme une couche (ὑποστόρεσμα) à la veine cave...." (Gal. De usu part. Lib. VII c. 2; o. c. T. III p. 517; Daremb. I, 458).

2) „La respiration.... a lieu.... dans l'intérêt du cœur...... L'inspiration rafraîchit le cœur en lui amenant [une substance d'] une qualité froide, l'expiration, en entraînant avec elle ce qu'il contient d'effervescent et pour ainsi dire de brûlé et de fuligineux. C'est pour cela que le cœur a un double mouvement composé d'éléments opposés, car il attire en se dilatant, et en se contractant il se vide". (Gal. De usu part. Lib. VI c. 2; o. c. T. III p. 412; Daremb. I, 381; Oribase, Du poumon; o. c. T. III p. 326).

3) „.... la nature n'a pas chargé le cœur d'aspirer l'air immédiatement de l'extérieur par le pharynx; mais entre ces deux organes, elle a établi le poumon, comme un réservoir d'air...." (Gal. Ibid. Lib. VI c. 2; o. c. T. III p. 413; Daremb. I, 381; Oribase III, 326).

لا حاجة به اليه مادّة للصوت فصيّرت a الرئة كالخزانة b يجتمع فيها c الهواء
فيصرف d ما يرد البيها منه e من خارج في ترويح f القلب وتبريده ويصرف
ما يرد البيها منه g من القلب h في تكوين الصوت وانتفاخه ولو كان القلب
اذا انبسط يجذب الهواء من خارج ومن الحنجرة واذا انقبض يدفعه الى
الحنجرة والى خارج لكان نبض i القلب وانتنفس في غاية ما يكون من السرعة
وانتواتر وكان يدخل بذلك على الحيوان آفة عظيمة وكان لا يستطيع انغوص في
الماء لانه ما كان k يمكنه ان يمسك نفسه وكذلك ما كان يستطيع l ان يقف
في مواضع فيها غبار m او دخان او روائح رديّة مهلكة لانّه لا m يمكنه n ان
يمسك نفسه آلّا o يهلك على المكان لانّ الحيوان انّما يمكنه ان يمسك p نفسه
مدّة من الزمان طويلة لانّ القلب يجد في الرئة هواء يجتذب فيتروّح به
وما دام في ارئة هواء فالحيوان حيّ فاذا * فني الهواء من الرئة q و تراكم
البخار الدخانيّ r في القلب والرئة هلك الحيوان فلهذه المنفع احتيج الى الرئة
وايضا فانّه احتيج اليها لانصاج الهواء وذلك ان الهواء للخارج يغذى الروح
الحيوانيّ ويزيد فيه واحتاج الهواء ان يتغيّر ويستحيل في الرئة قليلا قليلا
ليقرب من طبيعة الروح فيسهل على الروح احالته الى طبيعتها ويصيّره روحا
ولذلك جعل لحم الرئة سخيفا شبيها بطبيعة الهواء لتكون الآلة الاولى لاستحالة
الهواء كما جعل الكبد ايضا شبيها بجوهر الدم لتحيّل ما يصل البيها m من
الغذاء الى الدم بسهولة فيسهل على سائر الاعضاء انقلابه s الى طبيعتها كذلك
الرئة تنضج الهواء وتحيّله الى طبيعتها ليصير قريبا من طبيعة الروح انّذى في
القلب ويجذبه القلب اليه فينضاجه ويصيّره روحا حيوانيّا ثمّ يصعد في

---

a) Ms. L. فتنسير.   b) Ms. P. كالخزاينة.   c) Ms. P. فيه; ms. L. فاجتنمع.
بها.   d) Mss. دصرف.   e) Manque dans mss. L. et P.   f) Ms. B. نروح.
g) Manque dans ms. B.   h) Ms. L. ويصرف ما يرده القلب.   i) Ms. L.
تنقبّض.   k) Ms. L. لانّ ما كان يمكن.   l) Ms. L. هذنه.   m) Manque
dans ms. L.   n) Ms. L. بقلدر.   o) Mss. الا و.   p) Ms. B. يمسكه.
q) Manque dans ms. P. depuis *.   r) Ms. L. الدخانيّ من البخار.
s) Ms. B قلبه; ms. P. اقلابه.

dont il n'a pas besoin, comme une matière pour la formation de la voix, et elle a établi le poumon comme un réservoir dans lequel se rassemble l'air, de sorte que l'air qui lui arrive du dehors est employé à rafraîchir et refroidir le cœur, tandis que celui qui lui arrive du cœur est employé à produire le son et le souffle. Si le cœur, en se dilatant, attirait l'air du dehors et du larynx, et, en se contractant, le poussait au larynx et au dehors, le battement du cœur et la respiration auraient lieu avec une vitesse excessive et sans interruption. Par là il arriverait à l'animal de graves inconvénients; il lui serait impossible de se plonger dans l'eau, ne pouvant retenir son souffle, de même il lui serait impossible de s'arrêter dans des endroits où il y a de la poussière, de la fumée ou des vapeurs mauvaises et délétères, parce qu'il ne serait pas en état de retenir son haleine sans périr immédiatement[1]). En effet, l'animal peut seulement retenir son haleine pendant longtemps, parce que le cœur trouve dans le poumon de l'air qu'il attire et par lequel il se rafraîchit. Tant qu'il y a de l'air dans le poumon, l'animal vivra, mais quand l'air a disparu du poumon et que la vapeur fuligineuse s'accumule dans le cœur et le poumon, l'animal périra. C'est pour ces utilités que le poumon est nécessaire. Il est en outre nécessaire pour élaborer l'air; en effet, l'air extérieur nourrit le pneuma animal et l'augmente, et il est nécessaire que l'air se change et se transforme peu à peu dans le poumon pour approcher de la nature du pneuma, afin que le pneuma le puisse changer aisément en sa nature et en faire du pneuma. Pour cette raison la chair du poumon a été créée peu serrée, semblable à la nature de l'air, afin qu'il fût l'organe le plus propre à changer l'air, comme le foie aussi est créé semblable à la substance du sang, pour changer aisément en sang la nourriture qui lui arrive, de sorte qu'il est aisé aux autres parties du corps de le changer complètement en leur propre substance. De la même manière le poumon élabore l'air et le change en sa nature, afin qu'il approche de la nature du pneuma qui se trouve dans le cœur, et le cœur l'attire pour l'élaborer et pour en faire du pneuma animal. Ensuite ce pneuma monte dans les artères aux ven-

---

1) „Si le cœur, en se dilatant, eût attiré l'air du pharynx et le lui eût bientôt renvoyé en se contractant, la concordance eût été nécessaire entre le rythme de la respiration et le battement du cœur; il en résulterait pour l'animal de nombreux et graves inconvénients......; de même il lui serait impossible de se plonger dans l'eau, de peur d'être suffoqué. L'impossibilité de traverser, sans respirer, la fumée, la poussière, un air d'une qualité mauvaise et délétère.......... attaquerait bientôt la vie elle-même et détruirait complètement l'animal". (Gal. Ibid. p. 413; Daremb. I, 381).

الشرايين الى بطون الدماغ فيصيره *a* روحا نفسانيّا ونحن نبيّن انحلال فى كون
هـذا الـروح علـى الاستقصـاء عنـد ذكرنـا *b* الارواح * ان شاء الله تعالى عـزّ
وجلّ *c*.

الباب الحادى والعشرون فى صفة القلب.

* امّا القلب *d* فهو مؤلّف *e* من ليف مختلف الموضع وجملة لحمه *f* صلبة *g*.
امّا اختلاف وضع الليف فيه فلموضع حركته المختلفة اعنى الانبساط والانقباض
فامّا صلابة *h* جرمه فليبعد بذلك *i* عن قبول الآفات وانزئة محتوية عليه من
كلّ جانب كما يحتوى الكفّ عـلى ما يمسكه من الاجسام كما ذكرنا شكله
شبيه بشكل حبّ *k* الصنوبر واسفله العريض ممّا يلى انبدن وهو موضوع *l*
بين تجويفى الصدر الّذى يقسمه الغشاءان اللّذان ذكرناهما عند ذكرنا *m* امره *n*
الاغشية ورأسه المخروط كانّه مائل *o* الى الجانب الايسر وذلك لانّ انروح الحيوانىّ
مسكنه فى هذا الجانب من القلب والشريان الكبير الّذى منه تنبت الشرايين
انتهى *p* فى سائر البدن نباته *q* من هـذا الجانب ولذلك قـد يبيّن النبض من
خارج فى الجانب الايسر * وفى القلب تجويفان احدهما من الجانب الايمن والآخر
فى الجانب الايسر *r* امّا التجويف الايسر فانّه يبلغ الى طرف رأسه واما التجويف
الايمن فانّه ينتهى الى دون ذلك الموضع *r* ومن *s* التجويف الايمن الى *t* التجويف
الايسر منفذ *u* يسمّيه قوم تجويفا ثالثا *v* وليس ذلك *w* كذلك. فامّا التجويف
الايمن ففيه منفذان احدهما يدخل فيه *x* العرق الاجوف ويصبّ الدم الّذى
يأتى بـه من الكبد فى هذا *w* التجويف وعلى فوهة هـذا المنفـذ اغشية ثلاثة

---

a) Ms. P. فيصيره. *b)* Ms. L. ذكر حال. *c)* Manque dans P. depuis *.
d) Manque dans ms L. depuis *. *e)* Ms. L. فموليف; manque dans ms. P.
f) Ms. P وجملته لحمية. *g)* Ms. L. صلب. *h)* Ms. L. صلبة. *i)* Manque
dans ms. P. *k)* Ms. P. حبه. *l)* Ms. B. موضع. *m)* Ms. L. ذكر.
n) Manque dans ms. L. *o)* Mss. B. et L. أميل. *p)* Manque dans ms.
L.; ms. P. الّذى. *q)* Ms. P. فانه. *r)* Ms. P. من المواضع. *s)* Ms. P.
بين. *t)* Ms. P. و. *u)* Ms. L. منفذا; ms. P. منطب. *v)* Ms. L.
تجويفا الما. *w)* Manque dans ms. B. *x)* Mss. L. et P. منه.

tricules du cerveau et devient du pneuma psychique. Nous exposerons
en détail la condition de ce pneuma quand nous parlerons des pneumas
différents, s'il plaît à Dieu qui est élevé, puissant et grand.

Vingt-unième Chapitre. Description du cœur.

Le cœur est composé de fibres d'une position différente et sa chair
entière est dure. Quant à la position différente des fibres qui s'y trouvent, c'est en vue de son mouvement varié, je veux dire de la dilatation et de la contraction. La substance du cœur est dure, afin
qu'il soit par là moins exposé à être endommagé, et le poumon l'entoure de tous côtés, comme la main, disions-nous, entoure les corps
qu'elle a saisis. Sa forme ressemble à celle de la pomme de pin et
sa base large est tournée vers la partie supérieure du corps. Il est
situé entre les deux cavités de la poitrine, qui est divisée par les deux
membranes que nous avons mentionnées en parlant des membranes;
son sommet en forme de cône est comme incliné à gauche, et c'est
parce que le pneuma animal se trouve dans ce côté du cœur, et que
la grande artère, d'où proviennent les artères qui se trouvent dans tout
le corps, naît de ce côté: pour cette raison le battement est perceptible
à l'extérieur, du côté gauche. Il y a dans le cœur deux cavités, l'une
du côté droit, l'autre du côté gauche. La cavité gauche parvient jusqu'à
l'extrémité du sommet, tandis que la cavité droite parvient au-dessous
de cet endroit [1]). De la cavité droite à la cavité gauche mène un
passage que quelques-uns appellent troisième cavité, mais il n'en est
pas ainsi [2]). Dans la cavité droite il y a deux issues; par l'une d'elles
entre la veine cave, et le sang qu'elle amène du foie se verse dans
cette cavité. Sur l'orifice de cette issue se trouvent trois membranes
*(valvule tricuspide de l'orifice auriculo-ventriculaire droit, considéré
comme celui de la veine cave. Conf. Note H.)* qui sont rattachées à

---

1). „ . . . . vous verrez que la cavité gauche monte jusqu'à l'extrémité du sommet
(ἀνήκουσαν ἐπ' ἄκραν τὴν κορυφήν), tandis que la cavité droite cesse (παυομένην) beaucoup
plus bas et possède souvent une circonscription propre. . . ." (Gal. De anat. administr. Lib.
VII c. 12; o. c. T: II p. 623; Oribase, Du cœur; o. c. T. III p. 335). Avicenne dit:
La base de la cavité gauche se trouve plus haut, tandis que la base de la cavité droite
descend beaucoup plus bas.

2) „La plus grande cavité [du cœur] est située du côté droit . . . . . la plus petite du
côté gauche; celle d'une grandeur moyenne se trouve entre ces deux". (Aristot. Hist.
animal. Lib. III c. 3; ed. Aubert u. Wimmer T. I p. 318 § 32).

تتّصل بـه مسفقها a من خـارج الى داخـل b لتنفتح c بدخـول الـدم الّذى يأتى فى هـذا العـرق الى القلب d فتنطبق بعد دخـوله فـلا يمكنه للخروج فى وقـت انبساط القلب والمنفذ الثانى هـو الّـذى يخرج منه العرق الّذى ليس بضارب وخلقته خلقة عرق ضارب وهو الّـذى يأتى الرئـة فيغذوها e وقد ذكـرنا السبب الّذى له جعل f هـذا العرق شبيها بالشريان عند ذكرنا امر الرئة. فاّما المنفذان اللّذان فى التجويف الايسر فاحدهما فوهة العرق الضارب الشبيه بغير الضارب ولذلك يسمّى الشريان العرقىّ وهو الّذى ينفذ فيه من الرئة الى القلب الهواء ومن القلب الى الرئة الـدم g وعـلى فوهة هـذا العرق غشاءان مسفقهما h من خـارج الى داخـل لينفتحا i عنـد دخـول الهـواء من الرئـة الى القلب واّما المنفذ الآخـر الّـذى فى التجويف الايسر فهـو k فوهة العرق الضارب العظيم المسمّى اورطى l الّذى هو اصل لجميع الشرايين الّتى m فى البدن n وعلى هذه الفوهة ثلاثة اغشية مسفقها a من داخـل الى خارج لاّنه تنفتح اذا خرج الدم والروح من القلب ولا تدعـه ان يدخل بعد ذلك وهذان التجويفان اللّذان فى القلب جميعا ينبضان الّا انّ التجويف الايسر ينبض اكثر لاّنه يحـوى o من الـدم والروح الحيوانىّ مقـدارا كثيرا واّما التجويف الايمن فيحوى من الروح p مقـدارا يسيرا فلذلك نبضه اقـلّ. فهٰذه صفة التجويفين اللّذين

---

a) Ms. L. مشفقها.   b) Mss. B. et L. من داخل الى خارج.   c) Ms.

فيغذيها.   e) Ms. P. يأتى فى العروق من القلب .Ms. L (d   لبعض L.

f) Ms. L. جعلت.   g) Manque dans ms. L.   h) Ms. L. منفعتهما.

i) Mss. B. et L. لينفتح; ms. P. فينفتح.   k) Ms. L. وهـو.   l) Ms. L.

اوربطى.   m) Ms. L. الّـذى.   n) Ms. L. فيما بين البدن;   o) Ms. P.

تحتوى.   p) Mss. B. et L. الدم.

cette issue et qui se ferment de dehors en dedans [1]), pour s'ouvrir par l'entrée du sang qui arrive au cœur par cette veine. Après l'entrée du sang ils se ferment, de sorte que le sang ne peut sortir [par cet orifice] au moment de la dilatation (*lisez* contraction) du cœur. L'autre issue est celle par où sort la veine non battante dont l'extérieur est celui d'une veine battante (*v. artérieuse* [*art. pulmonaire*]); c'est celle qui arrive au poumon pour le nourrir; en parlant du poumon nous avons déjà mentionné la raison pourquoi cette veine a été créée semblable à une artère. Quant aux deux issues qui se trouvent dans la cavité gauche, l'une d'elles est l'orifice de la veine battante qui ressemble à une veine non battante et qui s'appelle pour cette raison artère veineuse *(veine pulmonaire)*. C'est le vaisseau par lequel passe l'air du poumon au cœur, et le sang du cœur au poumon. Sur l'orifice de ce vaisseau il y a deux membranes (*valvule bicuspide ou mitrale de l'orifice auriculo-ventriculaire gauche, considéré comme celui des veines pulmonaires* [2])) qui se ferment de dehors en dedans pour s'ouvrir au moment que l'air entre du poumon dans le cœur. L'autre issue qui se trouve dans la cavité gauche est l'orifice de la grande veine battante appelée *aorte*, principe de toutes les artères qui se trouvent dans le corps. Sur cet orifice il y a trois membranes (*valvules sigmoïdes*) qui se ferment de dedans en dehors [3]), parce (pour) qu'elles s'ouvrent quand le sang et le pneuma sortent du cœur, et elles ne permettent pas qu'ils rentrent après en être sortis. Ces cavités qui se trouvent dans le cœur battent toutes les deux, mais la cavité gauche bat plus fort, parce qu'elle contient une grande (petite) quantité de sang et [une grande quantité] de pneuma animal, tandis que la cavité droite contient [une grande quantité de sang et] une petite quantité de pneuma; pour cette raison son battement est plus faible [4]). Voilà la description

---

„.... l'endroit où Aristote croyait que se trouvait la troisième cavité. C'est la cavité qui se trouve à la partie large (κατὰ τὸ πλατύ; *base*) du cœur et qui fait partie de la cavité droite, mais ne forme pas une troisième cavité". (Gal. De ven. et arter. dissect. c. 9; o. c. T. II p. 817).

1) Galien a: qui s'inclinent (νεύοντες) de dehors en dedans.

2) Pour notre auteur, comme pour Avicenne, Galien et Vésale, l'oreillette *(atrium)* droite fait partie de la veine cave et l'oreillette gauche des veines pulmonaires (V. Note H.). Les cavités du cœur sont les ventricules.

3) Galien a: qui se portent (φερομένων) de dedans en dehors.

4) „....., quand le thorax est ouvert, on voit battre les cavités du cœur et cependant toutes deux ne contiennent pas dans la même mesure le sang et le pneuma. En effet, dans la cavité droite c'est la substance du sang, dans la cavité gauche la substance du pneuma qui prédomine considérablement". (Gal. De usu part.: Lib. VI c. 16; o. c. T. III p. 492; Daremb. o. c. T. I p. 441; Oribase, Du cœur; o. c. T. III p. 336).

فى القلب . فأمّا المنفذ الّذى a من التجويف الايمن الى التجويف الايسر b فأنّه
من * لجانب الايمن c اوسع ثمّ يضيق قليلا قليلا الى ان ينتهى الى d لجانب
الايسر وذلك لما احتيج اليه ان ينفذ الدم الّذى يأتى من الكبد فى العرق
الاجوف من لجانب الايمن الى لجانب الايسر وجعل منفذه ممّا e يلى لجانب
الايسر ضيّقا f لينفذ الطف ما فى ذلك الدم الى هذا لجانب من القلب وعند
كلّ واحد من تجوفى القلب من خارج زائدتان شبيهتان بالاذنين تسمّيان
الذى القلب امّا آتى عند التجويف الايمن g فعند التحام العرق الشريانى
بذلك التجويف وامّا آتى عند التجويف الايسر فعند التحام الشريان العرقى
بذلك التجويف * وللقلب h فى قاعدته i عند الموضع العريض عظم غضروفى
شبيه بالقاعدة له وقد يحيط بالقلب غشاء يقال له غلاف القلب وليس يتّصل
بالقلب بل بينه وبين القلب فضاء k والغشاءان القاسمان l للصدر بنصفين
يتّصلان بالموضع m المنتصف من هذا الغشاء اعنى فى وسطه بالحقيقة وقد شرحنا
لحال n فى هذا الغشاء عند ذكرنا امر الاغشية والحاجة كانت الى القلب انّما
هى o ان يكون معدنا وينبوعا للحرارة الغريزيّة الّتى يكون بها قوام للحيوان
ولذلك صار هذا العضو جليلا عظيم الخطر اذ كان به يتمّ الحياة واشرف ما فى
هذا العضو البطن الايسر اذ كان يحوى من الروح والحرارة الغريزيّة مقدارا
كثيرا .

---

a) Ms. B. فيه الّذى.   b) Ms. L. من التجويف الايمن الّذى فى لجانب.   c) Ms. L. الايسر.   d) Manque dans ms. B. depuis *.   e) Ms. P. فيما.   f) Manque dans ms. L.   g) Ms. P. a encore من القلب.   h) Mss. B. et L. والقلب.   i) Au lieu des mots depuis * ms. P. a وفى.   k) Ms. P. فصار.   l) Ms. L. الغشائين القاسمين.   m) Ms. L. القلب.   n) Manque dans ms. P.   o) Mss. هو.   من الموضع.

des deux cavités qui se trouvent dans le cœur. Quant au passage qui mène de la cavité droite à la cavité gauche, il est plus large du côté droit, ensuite il se rétrécit peu à peu jusqu'à ce qu'il aboutisse au côté gauche, parce qu'il est nécessaire que le sang qui vient du foie dans la veine cave se porte du côté droit vers le côté gauche; l'ouverture qui se trouve du côté gauche a été faite étroite, pour que la partie la plus subtile qui se trouve dans ce sang se portât vers ce côté du cœur [1]). Près de chacune des deux cavités du cœur il y a, à l'extérieur, deux parties accessoires (*lisez* une partie accessoire) ressemblant à des oreilles et qui s'appellent les oreilles du cœur. Celle qui est située près de la cavité droite se trouve à l'endroit où la veine artérieuse (*a. pulmonaire*) s'implante sur cette cavité, tandis que celle située près de la cavité gauche se trouve à l'endroit où l'artère veineuse (*v. pulmonaire*) s'implante sur cette cavité [2]). Le cœur possède dans sa base, près de l'endroit large, un os cartilagineux qui ressemble à une base (sert de base?) pour le cœur (*anneaux fibreux du cœur* ? [3])). Le cœur est entouré d'une membrane appelée enveloppe du cœur (*péricarde*). Cette enveloppe n'est pas réunie au cœur, il y a, au contraire, un espace libre entre elle et le cœur, et les deux membranes qui divisent le thorax en deux moitiés *(plèvres médiastines)* sont réunies à l'endroit situé au milieu de cette membrane, je veux dire exactement au milieu. Nous avons déja exposé la disposition de cette membrane, en parlant des membranes. Le cœur est nécessaire pour être l'origine et la source de la chaleur naturelle par laquelle l'animal subsiste. Pour cette raison cet organe est noble et de grande importance, parce que c'est par lui que la vie devient complète. Ce qu'il y a de plus noble dans cet organe, c'est le ventricule gauche, parce qu'il contient une grande quantité de pneuma et de chaleur naturelle.

---

1) Cette description ne m'est pas claire. Galien parle de petites fosses (βόθυνοι) créées en vue d'une communication des deux ventricules.

2) „Il y deux oreillettes, une pour chacun des vaisseaux qui apportent les matériaux; une à droite au niveau de l'implantation (ἔμφυσις) de la veine [cave] dans la cavité du cœur située de ce côté, et une à gauche au niveau de l'implantation de l'artère veineuse (*v. pulmonaire*)". (Gal. De anat. administr. Lib. VII c. 9; o. c. T. II p. 616; Oribase, Du cœur; o. c. T. III p. 332).

3) Avicenne dit: A la racine *(base)* du cœur se trouve une partie qui forme pour ainsi dire le fondement; elle ressemble un peu à un cartilage *(anneaux fibreux du cœur* ?*)*, pour servir comme une base solide pour le cœur.

الباب الثاني والعشرون في صفة الحجاب ومنافعه [a].

فأمّا الحجاب فهو على ما [b] اصف [c] انّ في البدن [d] من دون الرقبة تجويفين عظيمين احدهما النجويف الّذى يستديير عليه عظم الصدر وفيه القلب والرئة والنجويف الثاني [e] يجتوي عليه عصل مراق انبطن وهو من [f] آخر عظم القس [g] الى حدّ عظم العانة وفيه المعدة والامعاء والكبد والمرارة الطحال والكلى والمثانة والرحم ويفصل [h] بين هذين النجويفين عضلة مستديرة يقال لها الحجاب وهي تأخذ من آخر عظم من [i] القس [h] وتمرّ [k] الى e اسفل على تأريب من الجانبين الى ان تبلغ الى الفقارة الثالثة عشر وتتصل بها هناك وتلائحم من جميع جوانب بالاضلاع l * وهذه العضلة من جميع جوانبها لحمية ومن وسطها وتربّة بمنزلة الاوتار النابتة [n] من اطراف العصل ويغشيها من الجانبين غشاءان احدهما من فوق مّما يلى تجويف الصدر ومنشأه من الغشاء المستبطن للاضلاع ومن الغشائين اللّذين يقسمان الصدر بنصفين والغشاء الآخر من اسفل مّما يلى تجويف البطن ومنشأه من الصفاق وفي الحجاب ثقبان احدهما في موضع [h] الفقارة o وهو الطريق الّذى يجرى فيه المرىء راكب الفقار الى فوق وأمّا الثقب الآخر فهو الّذى يمرّ فيه العرق [p] الاجوف الى اعلى البدن q و a في الموضع الّذى بين الحجاب يانحم r فيه انتحاما محكما وأمّا المرىء فلا يلتاحم به لكن يتّصل به برباطات [s] رخوة والموضع الّذى يتّصل به فهو فم المعدة وللحجاب [t]

---

a) Manque dans mss. B. et P.   b) Ms. L. ما على.   c) Mss. B. et P. وصفت.   d) Ms. P. للبدن.   e) Manque dans ms. L.   f) Manque dans ms. P.   g) Ms. B. في القس.   h) Manque dans ms. B.   i) Manque dans mss. B. et L.   k) Ms. P. ثم.   l) Mss. الاضلاع.   m) Se trouve deux fois dans ms. P. depuis *.   n) Ms. L. الثانيه; ms. B. المانية; ms. P. الثابتة.   o) Ms. B. الفقارة.   p) Ms. B. قسم العرق.   q) Ms. L. الفقار.   r) Mss. ويلتحم.   s) Ms. L. رباطات.   t) Ms. L. الحجاب.

Vingt-deuxième Chapitre. Description du diaphragme
et ses utilités.

Le diaphragme est tel comme je vais le décrire. Il y a dans le
corps, au-dessous du cou, deux grandes cavités dont l'une est la
cavité qu'entourent les os de la poitrine et dans laquelle se trouvent
le cœur et le poumon. L'autre cavité est entourée par les muscles
de la paroi de l'abdomen qui s'étendent du dernier os du sternum
jusqu'au bord de l'os pubis, et elle contient l'estomac, les intestins,
le foie, la vésicule biliaire, la rate, les reins, la vessie et la matrice.
Ces deux cavités sont séparées par un muscle circulaire, appelé diaphragme, qui commence au dernier os du sternum et se dirige obliquement en bas, des deux côtés, jusqu'à ce qu'il parvienne à la
treizième (!) vertèbre, à laquelle il se réunit à cet endroit [1]), et il
s'attache de tous côtés aux côtes. Ce muscle est charnu de tous
côtés, mais au milieu il est tendineux, semblable aux tendons qui
proviennent des extrémités des muscles. Il est revêtu des deux côtés
par deux membranes (*lisez* une membrane) dont l'une, qui est placée
en-dessus, du côté de la cavité de la poitrine, naît de la membrane
qui couvre intérieurement les côtes et des deux membranes qui divisent le thorax en deux moitiés. L'autre membrane est placée en-
dessous, du côté de la cavité de l'abdomen et elle naît du péritoine.
Il y a dans le diaphragme deux ouvertures; l'une se trouve près des
vertèbres et c'est la voie par où passe l'œsophage en montant le
long des vertèbres. L'autre ouverture est celle par laquelle la veine
cave se rend à la partie supérieure du corps. A l'endroit où elle
passe par le diaphragme elle y adhère d'une manière solide. L'œsophage n'adhère pas solidement au diaphragme, mais il y est rattaché
par des ligaments lâches, et l'endroit où il y est réuni est l'orifice
de l'estomac [2]). Le diaphragme présente deux utilités. La première

---

1) „..... jusqu'à ce qu'il arrive en contact avec la colonne vertébrale, sur laquelle
il s'insère à la région des lombes." (Gal. De usu part. Lib. XIII c. 5; o. c. T. IV p.
102; Daremb. II, 66).
Ce n'est qu'en ne comptant pas les vertèbres du cou, que la première vertèbre lombaire est la treizième vertèbre.
2) „Les ouvertures du diaphragme sont au nombre de deux; l'une..... se trouve à
l'endroit où il s'est implanté sur les vertèbres, disposée à livrer passage à l'œsophage
et à la grande artère *(aorte)*; l'autre..... reçoit la veine cave qui apporte le sang aux
parties supérieures de l'animal, et l'y conduit avec une grande sûreté: en effet, le dia-

منفعتان احداها انّه يبسط الصدر ويقبضه مع سائر العضل المحرّك للصدر والثانية انّه يحجز بين آلات التنفّس وآلات الغذاء، فهذه صفة للحجاب وهو آخر الكلام فى الاعضاء المركّبة من آلات التنفّس وقد شرحنا من a ذلك ما فيه كفاية فنحن نبتدى bصفة آلات الغذاء ونبتدئ اوّلا b بذكر المرىء والمعدة ليكون كلامنا c فى ذلك على ترتيب d وضع الاعضاء وفى افعالها.

الباب الثالث والعشرون فى صفة الفم والغشاء الملبس عليه.

قد تقدّمنا وشرحنا للحال فى آلات التنفّس المركّبة فاما آلات الغذاء المركّبة فهى الفم بما فيه من الاجسام والمرىء والمعدة والامعاء والثرب والكبد والطحال والمرارة e والمثانة ونحن نبتدى اوّلا a بذكر الفم والمرىء a والمعدة فنقول ان الّذى f فى الفم من آلات الغذاء هو الاسنان واللسان a والغشاء الملبس على الحنك واللسان g واسفل الفم والحنجرة واللهاة وقصبة الرئة والمرىء. واما الاسنان فقد بيّنّا كم عددها وما منفعة كلّ h واحد منها عند ذكرنا العظام. فاما اللسان فهو k آلة مشتركة للافعال النفسانيّة وافعال الغذاء l وذلك ان به يكون الكلام وحاسّة الذوق وبه يكون a تقلّب الغذاء وادارته فى الفم وحسّ الذوق من الافعال النفسانيّة وتقلّب m الغذاء من الافعال الغذائيّة وقد وصفنا تركيب اللسان عند ذكرنا الاعضاء النفسانيّة. فاما الغشاء الملبس على الفم فهو

---

a) Manque dans ms. L.   b) Ms. B. نبدا.   c) Ms. L. كاملا.   d) Ms. L. موضع.   e) Manque dans ms. P.   f) Ms. P. الّذى اوحد.   g) Manque dans mss. B. et P.   h) Ms. L. ذلك كل.   i) Ms. B. فهى.   k) Manque dans ms. B.   l) Ms. B. والافعال الغذائيّة.   m) Ms. P. وتعليب.

est qu'il dilate et resserre le thorax conjointement avec les autres muscles qui meuvent le thorax. La deuxième est qu'il sépare les organes respiratoires d'avec les organes alimentaires. Voilà la description du diaphragme, et c'est la fin du discours sur les parties composées qui font partie des organes respiratoires. Ayant parlé suffisamment de ces organes, nous commencerons [à présent] à décrire les organes alimentaires. Nous commencerons d'abord à parler de l'œsophage et de l'estomac, afin que notre discours se fasse en bon ordre, traitant de la situation et de la fonction des organes.

Vingt-troisième Chapitre. Description de la bouche et de la membrane qui la revêt (muqueuse).

Nous avons expliqué et décrit ci-dessus la disposition des organes respiratoires composés. Quant aux organes alimentaires composés, ce sont la bouche avec les parties qu'elle contient, l'œsophage, l'estomac, les intestins, l'épiploon, le foie, la rate, la vésicule biliaire et la vessie. Nous commencerons d'abord par la description de la bouche, de l'œsophage et de l'estomac. Nous disons donc que les organes alimentaires qui se trouvent dans la bouche sont les dents, la langue et la tunique qui revêt le palais, la langue, la surface inférieure de la bouche, le larynx, la luette, la trachée-artère et l'œsophage. Quant aux dents, nous en avons déjà exposé le nombre et l'utilité de chacune d'elles, en parlant des os. La langue est un organe qui sert à la fois aux fonctions psychiques et aux fonctions nutritives; en effet, elle est l'organe de la parole et du sens du goût, et c'est par elle que les aliments sont tournés et retournés dans la bouche [1]). Or, le sens du goût est une fonction psychique, et le remuement des aliments est une action nutritive. Nous avons déjà décrit la composition de la langue, en parlant des organes psychiques. La membrane qui revêt la bouche est réunie à la membrane qui se trouve à l'in-

---

phragme entoure cette veine à l'aide d'une adhérence difficile à rompre ..... [Vous verrez que (Gal.)] l'orifice de l'estomac est situé au niveau du diaphragme; cependant il ne s'y rattache pas fortement comme la veine cave, mais il est retenu par des membranes lâches." (Gal. De anat. administr. Lib. V c. 8; o. c. T. II p. 522; Oribase, Du diaphragme; o. c. T. III p. 356).

1) „Il est évident pour tout le monde que la langue nous est utile pour la parole et pour la distinction des saveurs; il est clair que, de plus, pendant la mastication, elle transporte et remue (μεταφέρουσά τε καὶ μεταβάλλουσα) les aliments là où nous le voulons." (Oribase, De la langue; o. c. T. III p. 311).

متصل بالغشاء الداخل من المرىء والمعدة كلّها a ومنفعته فى الفم ان يغيّـر

الغذاء b بعض التغيير ليقرب من طبيعة المعدة فيسهل عليها تغييره وانضاجه

واقلابه الى طبيعتها كما يتغيّر الغذاء فى المعدة اذ كان منشأه من الطبقة

الداخلة من المعدة .

الباب الرابع والعشرون فى صفة المرىء ومنافعه .

فامّا المرىء فهو جسم c مستطيل مجوّف مستدير الشكل يبتدئ من فم

المعدة وينتهى عند طرف للحنجرة الاعلى وهو d من حيث يبتدئ من b فم

المعدة ضيّق e ثمّ لا يزال يتّسع الى ان ينتهى الى للحنجرة فيكون هناك اوسع

ما يكون وهو ممدود على فقار الصلب مربوط بها b برباطات غشائيّة ووضعه

وضع معوّج وذلك انّه موضوع على الموضع الوسط f من الاربع الفقارات الاول

من فقارات g الظهر فاذا بلغ الى اوّل الفقارة الخامسة مال عن الوسط الى للجانب

الايمن * من الفقارة الى ان ينتهى الى الفقارة الثانية عشر وانّما ازيل عـن h

الوسط فى i هذا الموضع بسبب الشريان المنحدر من القلب الى اسفل البدن

فانّه يركب على وسط الفقار من حدّ الفقارة للخامسة الى حيث k ينقسم وذلك

لما احتيج اليه من حرز هذا الشريان وحفظه وارتباطه بالفقار برباطات غشائيّة

فاذا بلغ المرىء الى للحجاب قبل ان ينفذ فيه الى المعدة ارتفع ارتفاعا كثيرا

وجاوز الشريان l الى للجانب الايسر ثمّ ينفذ فى للحجاب الى الموضع الّذى m

---

a) Manque dans ms. L.   b) Manque dans ms. P.   c) Ms. P. جرم.

d) Ms. L. للحنجرة هو الاعلى.   e) Ms. P. اضيق.   f) Ms. B. الاوسط.

g) Manque dans mss. L. et P.   h) Manque dans ms. L. depuis *.   i) Ms.

L. من.   k) Ms. P. جنب.   l) Mss. الشريان الفقارة.   m) Ms. B. الى.

térieur de l'œsophage et de l'estomac entier. L'utilité de cette membrane dans la bouche est qu'elle change les aliments d'une certaine manière, afin qu'ils approchent de la nature de l'estomac, de sorte qu'il peut facilement les changer, les élaborer et les transformer en sa nature, de la même manière que les aliments sont changés dans l'estomac, puisque cette membrane prend son origine de la tunique qui se trouve à l'intérieur de l'estomac.

Vingt-quatrième Chapitre. Description de l'œsophage et ses utilités.

L'œsophage est un corps allongé, creux et d'une forme arrondie. Il commence à l'orifice de l'estomac et se termine à l'extrémité supérieure du larynx. Là où il commence à l'orifice de l'estomac il est étroit, ensuite il s'élargit sans cesse, jusqu'à ce qu'il arrive au larynx, de sorte que sa partie la plus large se trouve là. Il s'étend sur les vertèbres du rachis, auxquelles il est réuni par des ligaments membraneux, et sa position est une position courbée; en effet, il est situé sur le milieu des quatre premières vertèbres dorsales, mais quand il a atteint le commencement de la cinquième vertèbre, il dévie du milieu vers la droite de la vertèbre, jusqu'à ce qu'il ait atteint la douzième vertèbre: il dévie à cet endroit à cause de l'artère *(aorte)* qui descend du cœur vers la partie inférieure du corps. Cette artère, en effet, passe sur le milieu des vertèbres depuis le bord [supérieur] de la cinquième vertèbre jusqu'à l'endroit où elle se divise, parce qu'elle doit être gardée et protégée et réunie aux vertèbres par des ligaments membraneux. L'œsophage ayant atteint le diaphragme se lève d'une élévation considérable, avant de traverser le diaphragme pour se rendre à l'estomac, et passe par-dessus l'artère vers le côté gauche; ensuite l'œsophage passe à travers le diaphragme vers l'endroit où il est réuni à l'orifice de l'estomac [1]).

---

1) „La position de l'œsophage est courbée; en effet, il s'étend exactement sur le milieu des quatre premières vertèbres dorsales, sans dévier en aucun sens (..... (Gal.)]. Au niveau de la cinquième vertèbre, il se détourne de la ligne droite qu'il suivait en descendant, et se dirige vers la droite pour céder la meilleure place à un autre organe plus important, à la plus grande de toutes les artères *(aorte)*. Il était convenable, en effet, que cette artère...... s'appuyât sur la meilleure région des vertèbres; or, c'est la région moyenne. [... (Gal.)]. Le conduit de l'estomac s'appuie [donc (Oribase)] sur les quatre premières vertèbres [de la poitrine (Gal.)], il s'infléchit à la droite des huit

هو a [ثيه] يتّصل بفم المعدة ولذلك صار فم المعدة مائلا b الى الجانب الايسر والمرىء مؤلّف من طبقتين منشأهما من طبقتى المعدة احدهما من خارج وهى طبقة لحميّة ليفها ذاهب بالعرض c والاخرى من داخل وهى طبقة عصبيّة ليفها ذاهب بالطول وثيها ليف يسير يذهب ورابا ومنفعة المرىء d فى ازدراد الطعام وفى القىء امّا فى الازدراد فهو ان يجذب الطعام من الفم ويدفعه الى المعدة وللجذب يكون بالطبقة الذاهبة طولا عند ما يتقلّص ويقصر ويرتفع لحنجرة * الى فوق نحو الفم e وينحدر الغذاء الى المعدة وامّا الدفع فيكون بالطبقة لخارجة عند ما يحتوى على ما جذبته الطبقة الداخلة وتنقبض عليه فيندفع وينحدر الى المعدة على مثال ما يقبض اليد على الاشياء الرطبة فتتخرج عنها الى خارج فامّا منفعته فى وقت القىء فيكون بهذه الطبقة لخارجة وحدها عند ما تنقبض على الشىء الّذى يحويه المعدة فتندفعه الى خارج ولذلك صار الازدراد اسهل من القىء لانّ الازدراد يكون * بطبقتى المرىء جميعا وهى الداخلة لجاذبة f ولخارجة الدافعة والقىء يكون g بطبقة واحدة وهى لخارجة الّتى تدفعه وليس له شىء يجذبه h الى الفم. فهذه صفة المرىء ومنفعته i.

---

a) Manque dans ms. P.   b) Ms. P. زايل.   c) Ms. L. اولا بالعرض.

d) Mss. هو.   e) Ms. L. الى الفم ونحو والفم.   f) Ms. B. له الجاذبة.

g) Manque dans ms. P. depuis *.   h) Ms. P. يجذب.   i) Manque dans mss. L. et P.

Pour cette raison l'orifice de l'estomac s'incline vers le côté gauche. L'œsophage est composé de deux tuniques qui naissent des deux tuniques de l'estomac. L'une d'elles se trouve à l'extérieur et c'est une tunique charnue dont les fibres se dirigent transversalement; l'autre se trouve à l'intérieur et c'est une tunique nerveuse dont les fibres se dirigent longitudinalement et dans laquelle se trouvent quelques fibres qui se dirigent obliquement. L'utilité de l'œsophage est qu'il sert à la déglutition des aliments et au vomissement. Quant à la déglutition, il attire les aliments de la bouche et les pousse vers l'estomac. L'attraction a lieu par la tunique dont les fibres se dirigent longitudinalement, quand elle se contracte et se raccourcit et que le larynx remonte vers la bouche [1]); alors la nourriture descend vers l'estomac. La propulsion a lieu par la tunique externe, quand elle s'empare des aliments attirés par la tunique interne et les serre, de sorte qu'ils sont poussés en avant et descendent dans l'estomac, comme la main serre les substances molles de manière qu'elles en sortent. Quant à son utilité au moment du vomissement, le vomissement a lieu par cette tunique externe seule, quand elle se contracte sur les substances contenues dans l'estomac et les pousse dehors [2]). Pour cette raison il est plus facile d'avaler que de vomir, parce que la déglutition a lieu par les deux tuniques de l'œsophage à la fois: la tunique interne qui attire et l'externe qui pousse en avant, tandis que le vomissement se fait par une seule tunique, l'externe qui pousse en avant la matière vomie qui n'a rien qui l'attire vers la bouche [3]). Voilà la description de l'œsophage et son utilité.

---

autres......Dès qu'il a touché le diaphragme......il est soulevé à une hauteur suffisante par de fortes membranes et passe de nouveau de l'autre côté par-dessus la grande artère; ensuite traversant le diaphragme, il s'implante sur l'orifice de l'estomac". (Gal. De usu part. Lib. VI c. 5, 6; o. c. T. III p. 427, 430; Daremb. I, 394, 396; Oribase, De l'œsophage; o. c. T. III p. 339).

1) „Comment donc l'œsophage n'est-il pas rétréci [par le larynx] quand nous avalons? Cela ne peut arriver qu'à la condition que l'œsophage est tiré en bas [lui-même, tandis que le larynx remonte (Gal.)]". (Gal. De usu part. Lib. VII c. 18; o. c. T. III p. 591; Daremb. I, 511; Oribase, Du larynx; o. c. T. III p. 319).

2) Chez Galien il s'agit des tuniques de l'estomac. V. la note suivante.

3) „Pour cette raison il est plus facile d'avaler que de vomir, attendu que la déglutition a lieu par les deux tuniques de l'estomac, la tunique interne attirant et l'externe se contractant et poussant en avant; on vomit, au contraire, par l'action de l'une des deux, de l'externe seule, aucune n'attirant (οὐδενὸς ἕλκοντος) vers la bouche; car les parties situées dans la bouche ne désirent pas l'effet qui se produit, comme l'estomac désire avaler les aliments". (Oribase, De l'estomac; o. c. T. III p. 345, tiré de Gal. De natur. facult. Lib. III c. 8; o. c. T. II p. 172; Daremb. II, 298.

الباب الخامس والعشرون فى صفة المعدة ومنافعها .

فامّا المعدة فهى موضوعة فى الجانب الايسر وقعرها كانّه مائل الى الجانب الايمن وعن يمينها الكبد وهى قابضة عليها بزوائدها الخمس وعن يسارها الطحال ومن تحتها عضل الصلب ومن فوقها الثرب وهى فى شكلها شبيهة بكرة مطاولة الطرفين مستديرة ممّا يلى ظاهر البدن مسطّحة ممّا يلى الصلب وقعرها اوسع ممّا يلى فمها ومن حيث a هى اوسع منفذها الى المعى * اضيق ومن حيث هى اضيق منفذها الى المرىء اوسع من منفذها الى المعى b وهى مؤلَّفة من طبقتين امّا الطبقة الداخلة فمن جنس الاغشية العصبانيّة وليفها ذاهب بالطول وفيها ليف ذاهب على الوراب وامّا الطبقة الخارجة فهى مربوطة من خلف مع الفقار ومن c جانبيها d مع الكبد والطحال بالاغشية e الّتى تغشى كلّ واحد منهما f الّتى g منشأها من الصفاق ومنفعة المعدة خاصّة هى h ان تطبخ الغذاء وتغيّره وتهيّئه تهيّئة موافقة للكبد وتدفعه فى الامعاء اليها ليسهل بذلك على الكبد تغييره واقلابه الى جوهر الدم كما يغيّر انفم الغذاء ليسهل على المعدة طبخه وتغييره الى طبيعتها وذلك ان المعدة كالخزانة للغذاء ويقال لفعلها هذا الهضم الاوّل . فامّا منفعة كلّ واحد من اجزائها المؤلَّفة i منها ووضعها وشكلها فهى k على ما اصف . امّا تأليفها من طبقتين فلمنفعتين احداها لجذب الغذاء من المرىء وذلك يكون بالطبقة الداخلة الذاهب ليفها بالطول على مثل طبقة المرىء الداخلة الّتى منشأها من هذه الطبقة وذلك ان

---

a) Ms. P. جنب.   b) Ms. B. الامعاء; manque dans ms. L. depuis *.

c) Ms. P. مع.   d) Ms. L. جانبها; ms. B. جانبيها.   e) Manque dans ms. L.; ms. P. والاغشية.   f) Mss. B. et L. منها; ms. P. من اجزائها.

g) Manque dans ms. P.   h) Mss. L. et P. هو.   i) Ms. L. مولف.

k) Mss. فهو.

Vingt-cinquième Chapitre. Description de l'estomac et ses utilités.

L'estomac est situé du côté gauche et son fond est plutôt incliné vers le côté droit. A sa droite se trouve le foie qui le saisit avec ses cinq prolongements (*lobes du foie chez certains animaux: carnassiers, singes*); à sa gauche on trouve la rate, au-dessous de lui les muscles du rachis et au-dessus de lui l'épiploon. Quant à sa forme il ressemble à une sphère munie de deux prolongements; il est arrondi du côté extérieur du corps, aplati où il touche la colonne vertébrale [1]. Son fond est plus large que la partie qui touche à son orifice, et là où l'estomac est plus large, son issue dans l'intestin est plus étroite, tandis que là où il est plus étroit, son issue dans l'œsophage est plus large que celle dans l'intestin. Il est composé de deux tuniques. La tunique interne est de l'espèce des membranes nerveuses; ses fibres se dirigent longitudinalement et elle contient [aussi] des fibres qui se dirigent obliquement. La tunique externe est réunie par derrière aux vertèbres, et des deux côtés au foie et à la rate, par les membranes qui revêtent chacun de ces organes et qui prennent leur origine du péritoine [2]. L'utilité de l'estomac consiste spécialement à cuire, à changer et à préparer la nourriture d'une manière qui convient au foie, et à la pousser vers le foie par les intestins, afin qu'il soit par là aisé au foie de changer et de transformer la nourriture en la substance du sang, comme la bouche change la nourriture, afin qu'il soit aisé à l'estomac de la cuire et de la changer en sa nature. En effet, l'estomac est comme un dépôt pour la nourriture, et cette fonction de l'estomac s'appelle la première digestion. Quant à l'utilité de chacune des parties dont elle se compose, de sa position et de sa forme, elle est comme je vais le décrire. L'estomac est composé de deux tuniques, pour deux utilités dont l'une est l'attraction de la nourriture de l'œsophage, laquelle a lieu au moyen de la tunique interne dont les fibres se dirigent longitudinalement, de la même manière que dans la tunique interne de l'œsophage qui

---

1) „L'estomac a une forme arrondie et à la fois allongée ($\pi\rho o\mu\acute{\eta}\kappa\eta\varsigma$); là où il s'applique sur les vertèbres, il se moule sur elles et sa convexité se perd pour cette raison". (Oribase, De l'estomac; o. c. T. III p. 341, tiré de Gal. De usu part. Lib. IV c. 7; o. c. T. III p. 279).

2) Ms. P. a: et les membranes qui revêtent chacune de ces parties prennent leur origine du péritoine.

المعدة فى وقت الازدراد ترتفع الى فوق نحـو المرىء وتجذب اليها الغذاء a من
المرىء على مثال ما يمّد b الانسان يديه c ليناول الاشياء عند الحاجة والثانية
لامساك الغذاء فيها وذلك يكون بالطبقة الخارجة من المرىء التى منشأها من
هـذه الطبقـة * من المعدة d وذلك ان الغذاء اذا ورد الى e المعدة بجذبها f
اياه احتوت عليه وانقبضت g من جميع جوانبها فامسكته الى ان ينهضم وتأخذ
منه حاجتها فاذا اخذت منه حاجتها حينئذ دفعته الى الامعاء h وذلك عند
ما تنقبض i من اعلاها علـى ما فيها وتنبسط من اسفلها وينفتح الموضع k
المعروف l بالبوّاب وينددفع ما فيها الى الامعاء كما اذا قبض النكف علـى جواهر
رطبة تضغط m ما فيها من ذلك فاندفع الى خارج كذلك يعرض لما فى المعدة
من الغذاء اذا انقبضت عليه ان تخرج الى الامعاء n وهذا الفعل يكون بالطبقة
الخارجة الذاعب ليفها بانعرض وكذلك سائـر الاعضـاء ذوات الطبقات ما كان
منها o ليفه p مارّ بالعرض فاّنما اعـّت نفعل الدفـع وما كان منها ليفه ذاهـب q
ورابا فاّنما r اعـّت لفعل s الامساك وما كان منها ليفه ذاهـب بالطول فاّنما t اعّد
نفعل للجذب. فاّنما منفعة كّل واحـد من الطبقتين فاّن الطبقـة الداخلة جعلت
عصبيّة لما احتيج فيها u من قـوّة للحّس بالحاجـة الى الغذاء وذلك اّنه جعل
فى s الطبقة الداخلة من المعدة من بين سائـر الاعضاء قـوّة حسّاسة بها v يحّس
للحيوان بنقصان ما ينقص من بدنـه من الغذاء * فيبعث w للحيوان على طلب
الغذاء x ويقال لهذا y الحّس للجوع z واكثر ما يكون هذا الحّس فى فمها فاّما سائر
الاعضاء فليس تحّس بوقت aa للحاجـة الى الغذاء واّنما يصير الغذاء اليها من
الكبد فى العروق وتجذبـه اليها فتغتذى بـه واحتاجـت المعدة الى ان تحّس

---

a) Ms. B. من الغذاء.   b) Manque dans ms. B.   c) Ms. P. يـده.

d) Manque dans ms. P. depuis *.   e) Manque dans mss. B. et P.   f) Ms.

P. بـحـدها.   g) Ms. L. او نقصت.   h) Ms. L. المعى.   i) Ms. L.

ينقص.   k) Ms. B. الموضع المرتفع.   l) Ms. P. الموصوف.   m) Ms. B. ; ms.

P. انتصعط.   n) Ms. L. المعى.   o) Manque dans mss. L. et P.   p) Mss.

L. et P. ليفها.   q) Mss. L. et P. ذاهبا.   r) Ms. L. فاّنه اّنما.   s) Manque dans

ms. L.   t) Ms. L. فاّنه فينتعب.   u) Ms. L. لها.   v) Ms. L. كيما بها.

w) Ms. L. فينتعب.   x) Manque dans ms. B. depuis *.   y) Ms. P. لها.

z) Ms. P. للجوعى.   aa) Mss. B. et P. وقت.

prend son origine de cette tunique. En effet, au moment de la déglutition, l'estomac remonte vers l'œsophage et en attire la nourriture, de la même manière que l'homme étend ses mains pour prendre les objets quand il en a besoin. La deuxième utilité est que la nourriture est retenue dans l'estomac, et cela a lieu au moyen de la tunique externe de l'œsophage [1]) qui prend son origine de cette tunique de l'estomac. La nourriture étant arrivée dans l'estomac par l'attraction de cet organe, celui-ci l'entoure et se contracte de tous côtés et la retient, jusqu'à ce qu'elle soit digérée et qu'il en ait pris ce dont il a besoin. Quand il en a pris ce qui lui faut, il pousse la nourriture dans les intestins. Cela a lieu pendant qu'il se contracte à sa partie supérieure sur son contenu et se dilate à sa partie inférieure, et que l'endroit nommé portier s'ouvre; alors le contenu est poussé dans les intestins. De même que la main, serrant des substances molles, presse ce qu'elle contient, de sorte qu'il est poussé dehors, de même il arrive que la nourriture contenue dans l'estomac est poussée dans les intestins quand l'estomac se contracte sur elle. Cette action se fait au moyen de la tunique externe dont les fibres se dirigent transversalement. Il en est de même pour les autres organes munis de différentes tuniques: la tunique dont les fibres se dirigent transversalement n'est disposée que pour l'action de pousser, celle dont les fibres se dirigent obliquement, pour l'action de retenir [2]), et celle dont les fibres se dirigent longitudinalement, pour l'action d'attirer. Quant à l'utilité de chacune des deux tuniques, la tunique interne a été faite nerveuse, parce qu'elle doit avoir la faculté de percevoir le besoin de nourriture, et c'est à la tunique interne de l'estomac qu'a été donné, avant toutes les parties, une faculté de perception, afin que l'animal eût par elle le sentiment qu'il manque de nourriture à son corps, et que l'animal fût stimulé à chercher de la nourriture: ce sentiment s'appelle la faim et se trouve surtout à l'orifice de l'estomac *(cardia)*. Les autres parties n'ont pas le sentiment (ne sont pas informées) du moment que l'animal a besoin d'aliments, la nourriture leur arrivant du foie par les veines; elles l'attirent et s'en nourrissent. L'estomac doit percevoir le mo-

---

1) L'auteur a probablement voulu dire autre chose, car la tunique externe de l'œsophage ne peut pas retenir la nourriture dans l'estomac. Un peu plus bas l'auteur dit que c'est par la tunique dont les fibres se dirigent obliquement, qu'a lieu la rétention.

2) „Il existe une troisième espèce de fibres, les fibres obliques, ... On la trouve dans les organes composés de deux tuniques, mêlée dans une seule de ces tuniques aux fibres droites . . . . Elles aident considérablement à l'action dite rétentive". (Gal. De nat. facult. Lib. III c. 11; o. c. T. II p. 180; Daremb. II, 303.

بوقت a لحاجة الى الغذاء b لمّا كانت سائر الاعضاء تجتذب الغذاء من العروق
المنقسمة من الكبد والكبد تجـذب c عصارة الغـذاء من الامعاء d والامعاء
تجذب c الغذاء من المعدة ولم يكن للمعدة عضو آخر تجتذب الغذاء منه
اذا احتاجت اليه فاحتاجت الى قوّة حسّاسة قويّة تحسّ بنقصان الغذاء فيها
لتبعث للحيوان بذلك e على تناول الغذاء من خـارج فلذلك صار فيها عذا
الحسّ وهو المستى جوعًا ولهذا السبب صار ينحـدر f من الدمـاغ الى المعدة
زوج عصب ينبت فى فمها وفى سائر اجزائها الى ان يبلـغ الى g قعرهـا h فلهذه
المنفعة صارت الطبقة الداخلـة من المعدة عصبيّة فامّا الطبقـة للخارجـة فجعلت
لحميّة ليكون المعدة بذلك اسخن فتنهضم الاغذيـة فيها وتنضسج بحرارتها اذ
كان مزاج اللحم حارًّا . فامّا منفعة وضعها فانّها جعلت موضوعة ممّا يلى للجانب
* الايسر لموضع الكبد والطحـال وذلك لانّ الكبد موضوعة فى للجانب i الايمن وفى
اعظم من الطحـال واحتاجت الى موضع واسع والطحـال هـو k فى للجانب الايسر
وهـو اصغر من الكبد واحتاج الى موضع اضيق من موضع الكبد فامّا كون
الكبد والطحـال عـن جنبيها l وعضـل الصلب من وراثها والشرب من c بـين
يديها فكـلّ m ذلك ليسخنها ويزيـد فى حرارتها لتنطبـخ الاغذيـة وتهضمها

---

a) Ms. P. وقت.   b) Ms. P. بالمعوز.   c) Ms. P. داكسلب.   d) Ms. P.
المعى.   e) Manque dans ms. P.   f) Ms. B. يناجذب.   g) Manque dans
mss. L. et P.   h) Ms. P. قرعها.   i) Manque dans ms. L. depuis *.
k) Manque dans mss. B. et P.   l) Ms. B. جنبتها.   m) Ms. L. فكان.

ment où l'animal a besoin de nourriture, tandis que les autres parties attirent la nourriture des veines qui s'y distribuent après leur
sortie du foie. Le foie attire le suc de la nourriture des intestins et
les intestins attirent la nourriture de l'estomac, mais pour l'estomac
il n'y a aucune autre partie d'où il puisse attirer la nourriture quand
il en a besoin. Il lui faut donc une faculté de perception puissante
qui perçoit le manque de nourriture dans l'estomac, afin que l'animal
soit stimulé par là à prendre des aliments du dehors [1]), et c'est pourquoi il a reçu ce sentiment nommé faim. Pour cette raison il descend de l'encéphale à l'estomac une paire de nerfs *(n. pneumo-gastri-
ques)* qui se distribue dans l'orifice et les autres parties de l'estomac,
jusqu'à ce qu'elle en atteigne le fond [2]). C'est en vue de cette utilité
que la tunique interne de l'estomac a été faite nerveuse. La tunique
externe est faite charnue, afin que l'estomac soit par là plus chaud,
de sorte que la nourriture est cuite suffisamment par la chaleur de
cette tunique, la constitution de la chair étant chaude. Quant à
l'utilité de la position de l'estomac, il a été placé du côté gauche
en vue de la place du foie et de la rate; en effet, le foie est situé
du côté droit, parce qu'il est plus grand que la rate et exige une
place spacieuse, tandis que la rate se trouve du côté gauche; elle
est plus petite que le foie et a besoin d'une place plus étroite que
celle du foie [3]). La raison pourquoi le foie et la rate se trouvent des
deux côtés de l'estomac, les muscles de la colonne vertébrale derrière, et l'épiploon devant l'estomac, tout cela est fait pour le chauffer
et pour augmenter sa chaleur, afin qu'il élabore et digère la nour-

---

1) „A aucune des autres parties de l'animal [...... (Gal.)] la nature a rattaché le
sentiment du besoin....; à l'estomac seul, et surtout aux parties près de son orifice
(cardia) elle a donné le sentiment du besoin qui excite et aiguillonne l'animal à prendre
des aliments [...... Toutes les parties du corps tirent leur nourriture des veines qui
naissent de la veine cave, celle-ci, à son tour, la puise dans les veines du foie, de leur
côté ces veines l'empruntent aux veines qui vont aux portes du foie, celles-ci, à leur
tour, la prennent à l'estomac et aux intestins; mais, puisqu'il n'y a aucune partie d'où
l'estomac devait prendre la nourriture, les animaux sont obligés de remplir cet organe
[de matériaux tirés] du dehors .... (Gal.)]". (Gal. De usu part. Lib. IV c. 7; o. c. T.
III p. 275; Daremb. I, 286; Oribase III, 340.

2) Gal. De usu part. Lib. IV c. 7; o. c. T. III p. 277; Daremb. I, 287; Oribase, De
l'estomac; o. c. T. III p 340.

3) „En effet, comme la nature devait entourer l'estomac de deux viscères...., elle a
donné au plus grand et au plus important des deux *(foie)* une place à la fois plus
grande et plus noble, et l'a établi au côté droit; quant à l'autre *(rate)*, qui est comme
un émonctoire (ἐκμαγεῖον) du premier, elle l'a étendu au côté gauche de l'estomac". (Gal.
De usu part. Lib. IV c. 7; o. e. T. III p. 278; Daremb. I, 288).

وليكون عضل الصلب ايضا a وطاء لها وعبدا b تعتمد عليه وجعلت مربوطة بهذه الاعضاء لثلّا تزول عن موضعها عند للحركات القويّة. فامّا شكلها فجعل مستديرا لتبعد بذلك عن قبول الآفات ولكى c تسع من الغذاء مقدارا كثيرا d. فامّا تطاولها من الطرفين * امّا تطاولها e من فوق فلمكان f نبات المرىء منها g وامّا من اسفل فلاتّصال المعى بها من اسفل عند المنفذ المعروف بالبوّاب. فامّا ضيق اعلاها وسعة قعرها فى الانسان فلانّ الانسان منتصب القامة والاغذية التى يتناولها تنحدر وترسب الى اسفل معدته فيحتاج ان يكون اسفلها اوسع لكى يسع مقدارا كثيرا h فامّا سعة منفذها الى المرىء فلانّ الانسان ربّما ابتلاع اشياء صلبة واشياء لم * يجيّد طاحنها بالاسنان i فاحتاج لذلك ان يكون الطريق واسعة k ليسهل ممرّ هذه الاشياء فيه فجعل منفذ * المعدة الى المرىء l كذلك فامّا ضيق منفذها الى المعى من اسفل فلانّ للحاجة كانت فيه الى خلاف للحاجة الاولى وذلك لانّ الغذاء ينحدر من المعدة الى الامعاء بعد ان ينطاحن وينهضم فهو لا يمتنع m من a النفوذ فى موضع ضيّق وايضا فانّ a المعدة احتاجت الى ان ينضمّ n اسفلها وهو الموضع o المعروف بالبوّاب ضمّا شديدا ليمسك الغذاء فيها فلا يخرج منه شىء الى ان ينهضم p وتأخذ منه حاجتها q

---

a) Manque dans ms. L.   b) Ms. B. وعبدا لها.   c) Ms. P. ولـكـن.

d) Ms. B. اكـثـر.   e) Mss. B. et L. فتطاولها.   f) Mss. B. et L. لمكان.

g) Ms. B. فيها.   h) Mss. B. et P. اكثر.   i) Mss. B. et P. تجيـد

المرىء الى (ms. P. نـكـد).   k) Ms. P. واسعا.   l) Ms. B. الاسنان طاحنها

المعدة.   m) Ms. P. يمنع.   n) Mss. B. et L. ينهضم.   o) Manque dans

ms. B.   p) Ms. B. ينضم.   q) Ms. L. للحاجة الطبيعيّة.

riture et pour que les muscles de la colonne vertébrale soient en outre pour lui une couche et un soutien sur lequel il s'appuie; il est fait réuni à ces parties, afin qu'il ne quitte pas sa place pendant des mouvements violents. La forme de l'estomac est faite arrondie, afin qu'il soit par là moins exposé à recevoir des lésions et qu'il puisse contenir une grande quantité de nourriture. Il est allongé aux deux extrémités; il est allongé à sa partie supérieure parce que l'œsophage naît de lui, et à sa partie inférieure, parce que l'intestin est réuni à lui, en bas, près de l'issue nommée portier *(pylore)*. Chez l'homme la partie supérieure est étroite, tandis que le fond est large, parce que l'homme possède la station droite et que les aliments qu'il a pris descendent et s'enfoncent dans la partie inférieure de l'estomac, de sorte qu'il était nécessaire que sa partie inférieure fût plus large, pour pouvoir contenir une grande quantité [de nourriture] [1]). L'orifice de l'estomac qui mène à l'œsophage est large, parce que l'homme avale parfois des choses dures et des choses pas bien broyées par les dents. Pour cette raison il était nécessaire que la voie fût large, afin que ces choses pussent passer aisément; c'est pourquoi l'orifice de l'estomac qui mène à l'œsophage a été fait de la sorte. L'orifice de l'estomac qui mène à l'intestin situé à sa partie inférieure est étroit, parce qu'à cet endroit les exigences sont contraires à celles de l'autre endroit; en effet, la nourriture descend de l'estomac dans les intestins après avoir été broyée et digérée, sans se refuser à passer par un endroit étroit. L'estomac a aussi besoin de pouvoir fermer exactement sa partie inférieure, endroit appelé portier *(pylore)*, afin que la nourriture soit retenue dans l'estomac, pour qu'il n'en sorte rien avant qu'il ne soit digéré [2]), et que l'estomac en ait tiré ce dont il a besoin.

---

1) „L'estomac est arrondi, parce que cette forme est la moins exposée aux lésions et offre la plus grande capacité....; il est allongé, parce qu'à sa partie inférieure il a un prolongement *(duodénum)* vers les intestins, et qu'à sa partie supérieure il s'avance lui-même vers l'œsophage...... Chez les hommes le fond de l'estomac est plus large que la partie située à l'orifice *(cardia)*, parce qu'il tend vers le bas (διὰ τὸ καταρρέπειν), l'homme étant le seul animal qui possède la station droite". (Gal. Ibid. p. 279; Daremb. I, 288).

2) „Pour quelle raison les parties de l'estomac présentent-elles une certaine opposition avec ses prolongements? car, à la partie supérieure, où l'estomac lui-même est étroit, l'œsophage s'élargit, et à l'extrémité inférieure, où l'estomac est large, le prolongement qui se dirige vers les intestins est fait plus étroit. N'est-ce pas parce que les animaux avalent parfois des aliments (ὄγκους) non broyés, durs et volumineux qui pour passer exigent qu'une large voie leur soit ouverte à travers l'œsophage, tandis qu'au contraire, par la partie inférieure, rien ne doit passer qui soit gros, dur, non réduit en chyle et non cuit, et que le conduit étroit est comme un portier équitable (πυλωρός τις δίκαιος)

ثمّ تدفعه بعد ان تأخذ منه حاجتها الى الامعاء فيصبيق اسفلها اذ a [ذلك]
اوفق لهذا انفعل من سعته. فهذه صفة المرىء والمعدة .

الباب السادس والعشرون فى صفة الامعاء .

فاما الامعاء فهى موضوعة على فقار الصلب والعظم العريض مشدودة برباطات
منشأها من الصفاق وهى موضوعة من حـت منفـذ المعـدة الاسفل المعـروف
بالبوّاب الى الموضع المعروف بالدبر وهى معوجة الموضع ملتفة واحـد بن لجانب
الايمن الى لجانب الايسر وواحد b من لجانب الايسر الى لجانب الايمن c وهى
موّلفة من طبقتين ليـف d كلّ طبقـة منها مستديـرة بالعرض وجوهرها شبيه
بجوهر المعدة وعددها ستّة ثلاثة منها دقاق وهى الامعاء العليا المتّصلة بالبوّاب
من المعدة وثـلاثـة منها غـلاظ ابتداءها من الموضع الّـذى هـو آخر الامعاء
الدقاق . فاما الثلاثة الامعاء الدقاق فاحدها * هـو المعى الّـذى f يقال له ذو g
الاثنى عشر اصبعا h وطوله اثـنى عشر اصبعا h باصابـع الانسان الّذى هو i له k
وهذا المعى موضوع عـلى الصلـب ليس فيه تعريـج l * والتفاف كسائر m الامعاء
والآخـر يقال له المعى الصائم وانّما سمّى بهذا الاسم لانّـه يوجـد خاليا من
الغذاء وهو n يلتـق وينعـرّج ويأخـذ من لجانب الايمن الى لجانب الايسر وكذلك
سائر الامعاء الباقية تلتـف اوّلا فاوّلا . فامّا المعى الثالـث فيسمّى الدقيق وهو

---

a) Ms. L. اذن; mss. B. et P. اذا.   b) Manque dans mss. B. et P.

c) Ms. L. ملتفة واحـد من الجانب الايمن وواحـد من الجانب الايسر ومن

الجانب الايسر الى الجانب الايمن.   d) Manque dans ms. L.   e) Ms. L

الجانب الايمن.   f) Manque dans mss. B. et P. depuis *.   g) Mss. ذى.

h) Mss. L. et P. اصبـع.   i) Mss. هى.   k) Ms. L. a encore ثلاث يكون

قبضات.   l) Ms. B. تعويج.   m) Ms. B. ولا التفاف سائر.   n) Manque

dans ms. B.

Ensuite, après en avoir tiré ce qui lui faut, il pousse la nourriture dans les intestins. La partie inférieure de l'estomac est étroite, puisque cela convient plus à cette action que la largeur. Voilà la description de l'œsophage et de l'estomac.

Vingt-sixième Chapitre. Description des intestins.

Les intestins sont situés sur les vertèbres de la colonne vertébrale et l'os large *(sacrum)*, réunis [à la colonne vertébrale] par des ligaments *(mésentères)* qui prennent leur origine du péritoine. Ils s'étendent de l'extrémité de l'orifice inférieur de l'estomac, nommé portier *(pylore)*, jusqu'à l'endroit appelé anus. Ils ont une position tortueuse, se repliant les uns du côté droit vers le côté gauche, les autres du côté gauche vers le côté droit. Ils sont composés de deux tuniques, et chacune de leurs tuniques est formée de fibres transversales circulaires [1]). Leur substance ressemble à celle de l'estomac, et ils sont au nombre de six. Trois des intestins sont grêles, ce sont les intestins supérieurs, réunis au portier *(pylore)* de l'estomac, et trois en sont gros; ils commencent à l'endroit où finissent les intestins grêles. L'un des trois intestins grêles est celui nommé l'intestin long de douze doigts *(duodénum)* et sa longueur est de douze doigts d'après les doigts de la personne à laquelle il appartient [2]). Cet intestin est situé sur la colonne vertébrale et il ne présente pas de circonvolutions et de replis comme les autres intestins. Le deuxième s'appelle l'intestin qui est à jeun *(jéjunum)*; il a reçu ce nom, parce qu'on le trouve vide d'aliments. Il présente des circonvolutions et des replis et s'étend du côté droit vers le côté gauche; de même tous les intestins qui restent présentent des circonvolutions, les unes faisant suite aux autres. Le troisième intestin est nommé l'intestin

---

qui n'accorde un passage facile vers le bas à aucune chose, avant qu'elle ne soit chylifiée et cuite?" (Gal. Ibid. p. 280; Daremb. I, 289).

1) „Les tuniques des intestins possèdent toutes les deux des fibres transversales exactement circulaires (οἱ δὲ τῶν ἐντέρων [χιτῶνες] ἐγκαρσίας [ἶνας] ἀμφοτέρας (*lisez* ἀμφότεροι) εἰς κύκλον ἀκριβῆ περιηγμένας [ἔχουσιν])". (Gal. De usu part. Lib. V c. 11; o. c. T. III p. 385; Daremberg I, 366).

„De tous les organes les intestins seuls sont formés de deux [tuniques], ayant toutes deux des fibres transverses (μόνα δε πάντων ὀργάνων ἐκ δυοῖν ἅμα καὶ ἀμφοτέρων ἐγκαρσίας ἐχόντων τὰς ἶνας ἐγένετο τὰ ἔντερα)". (Gal. De natural. facult. Lib. III c. 11; o. c. T. II p. 181; Daremberg II p. 303).

2) Le ms. de Leyde a encore: longueur correspondant à trois poings.

شبيه *بالاوّل آلّا أنّه ليس يوجد خاليا من الغــذاء وامّا الامعاء الغلاظ ثاوّلها المعى a المعروف b بالاعـور وهو *من بعد المعى c الدقيـق وهـو معـى d واسع يأخذ من الجـانـب الايمن وانّماه يسمّى الاعور لانّ له فما واحـدا يدخل فيه ما يدخله من فضل الغذاء وبخرج منه ويدخل الى المعى *المستّمى قولن f وذلك أنّـه شبيه بالكيس ليس له منفذ من فـوق واسفل كسائر الامعاء g والآخـر المعى g المعروف بالقولن وهـو يمرّ نحو الجانب الايسر بعد ان يرتفع فى لجانب الايمن نحـو للحـالب *وانّمـا يسمّى بهـذا الاسم h لانّ النبراز المنعقد i فى المعى المستّمى قولنج يجتبس فى هذا المعى والثالث المعى المستقيم وهو الّذى طرفه عند المقعدة ويسمّى ايضا الصـرم k وهذا المعى أوسع الامعاء كلّها وفيما بين لفائف الامعاء عـروق وشرايـيـن كثيرة واكثـر ما فيها العروق غير الصوارب أنّتى تنبعث من العرق المعروف بالباب وبأتنيـه l شعب m من الاعصاب واكثـر العروق والشرايين فيما بين الامعـاء العليا وهي الدقاق وقـد ذكـرنا تنقسّم هـذه العروق والشرايـيـن والاعصاب عنـد ذكـرنا كلّ n صنف منها وفيما بـين هـذه الاوعية *اغشية تربطها ولحم يدعمها والموضـع الّـذى يأتى اليه هـذه الاوعية h يقال له المرابض o وقد ذكـرنا هـذه الاغشية عنـد p ذكـرنا امـر q الاغشية. فهذه صفـة الامعاء وتركيبها. فامّا منفعتها فانّ الامعاء احتيـج اليها لينفـذ الغذاء المنهضم من المعـدة الى الامعاء ولذلـك r يصير اليها من العرق المعروف بالباب عروق كثيرة فى لجداول s يمرّ فيها صفو الغـذاء المنهضم *فتتوّديه الى الكبد وفيها مع هـذا t قسوّة تغيّر u الغذاء المنهضم فى المعـدة b *وذلـك ان الغذاء المنهضم فى

---

a) Ms. L. الامعـاء.   b) Manque dans ms. P. depuis *.   c) Ms. P. متّصل بالمعى.   d) Manque dans ms. P.   e) Ms. L. وانّما ايضا.   f) Mss. B. et P. القولن.   g) Manque dans ms. L.   h) Manque dans ms. L. depuis *.   i) Ms. P. المنتعقل.   k) Mss. B. et P. السرم.   l) Ms. L. يأنيبها; mss. B. et P. تانيه.   m) Ms. L. هو.   n) Ms. P. لكل.   o) Ms. L. المريض; ms. B. المريض.   p) Ms. L. وعند.   q) Manque dans ms. B.; ms. P. عند الكلام فى.   r) Ms. B. ذلك.   s) Ms. L. الحد.   t) Ms. L. هذه.   u) Manque dans ms. B.

grêle *(iléon)*, et il ressemble au premier *(lisez* deuxième), excepté qu'on ne le trouve pas vide d'aliments. Le premier des gros intestins est celui qui est appelé intestin borgne *(cœcum)* et qui fait suite à l'intestin grêle. C'est un intestin large qui occupe le côté droit; il est nommé borgne, parce qu'il n'a qu'un seul orifice par lequel entre et sort le superflu de la nourriture et pénètre dans l'intestin nommé colon. Le cœcum ressemble, en effet, à un sac, n'ayant pas d'issue en haut et en bas comme tous les autres intestins. Le deuxième intestin est l'intestin nommé colon qui, après avoir remonté au côté droit, passe au côté gauche, vers l'aine. Il est nommé ainsi, parce que les matières fécales devenues solides dans la maladie nommée colique sont retenues dans cet intestin. Le troisième intestin est l'intestin droit *(rectum)*: c'est celui dont l'extrémité se trouve à l'anus et il s'appelle aussi *şurm*; cet intestin est le plus large de tous les intestins. Entre les circonvolutions des intestins se trouve un grand nombre de veines et d'artères. La plus grande partie en sont des veines non battantes qui se détachent de la veine nommée [veine] porte, et il lui arrive [aussi] des branches de nerfs. La plupart des veines et des artères se trouvent entre les intestins supérieurs, c'est-à-dire les intestins grêles. Nous avons déjà fait mention de la ramification de ces veines, de ces artères et de ces nerfs lorsque nous parlions de chaque espèce de ces parties. Entre ces vaisseaux se trouvent des membranes qui les relient et de la chair qui les soutient; l'endroit où arrivent ces vaisseaux s'appelle mésentère, et nous avons déjà parlé de ces membranes, en parlant des différentes espèces de membranes. Voilà la description des intestins et de leur composition.

Quant à leur utilité, ils sont nécessaires pour le passage de la nourriture digérée de l'estomac aux intestins *(lisez* au foie). Pour cette raison il leur arrive de la veine nommée [veine] porte un grand nombre de veines dans les mésentères *(v. mésentériques)* par lesquelles passe la partie la plus pure de la nourriture digérée; ces veines la conduisent au foie et elles possèdent en outre une faculté qui convertit la nourriture digérée dans l'estomac[1]. En effet, quand les aliments

---

[1] „...... les veines qui arrivent à l'estomac et à tous les intestins sont douées d'une [certaine (Gal.)] faculté formatrice de sang, en vertu de laquelle elles sont capables de convertir en sang le suc ($\chi\nu\mu\acute{o}\varsigma$) provenant des aliments, même avant qu'il arrive au foie". (Gal. De usu part. Lib. IV c. 12; o. c. T. III p. 299; Daremb. I, 307; Oribase, Du foie; o. c. T. III p. 359).

المعدة a اذا نفذ من البواب وصار الى الامعاء الدقاق نفذ صفوه وعصارته فى
العروق الّتى تصبّر الى الامعاء [و] فى العرق المعروف بالباب الى الكبد لتغيّره
وتصيّره دما وكما ان الغذاء يتغيّر آولا فى القسم وفى ممرّه فى b المرىء ليسهل
على المعدة تغييره كذلك ايضا c قد جعل فى الامعاء الدقاق قـوّة مغيّرة تغيّر
الغذاء المنهضم النافذ اليها من المعدة تغييرا ثانيا ليسهل بذلك على الكبد
اقلابه الى جوهر الدم ولذلك صار جوهر الامعاء قريبا d من جوهر المعدة ولهذه
المنفعة احتيج الى الامعاء . فاما منفعة كلّ واحد منها فى e وضعها وفى تركيبها
فهو ما اصفه f . امّا تلافيف الامعاء وانعراجها فاحتيج اليه ليطول مكث الغذاء
فيها g ولا يخرج عن h بدن للحيوان سريعا فيحتاج i لذلك ان يتناول k الغذاء
دائما مرارا l متواترة ويحتاج m *مـع نـفسـك a الى البراز مرارا كثيرة ولكى ينهضم
الغذاء بطول لبثه فى الامعاء وتأخّذ منه n ما قريب من طبيعتها. فاما وضع
المعى المعروف بـذى اثنى عشـر اصبعا o فوضع p مستقيم عـلى عظم q الصلب
لكى يكون للعروق والشرايين والاعصاب الّتى تأتى r الامعاء موضع خالى واسع . وامّا
تأليف الامعاء من طبقتين ليفيهما بالعرض فلمنفعتين احداهما لتبعد بذلك s
عن قبول الآفات وذلـك انّه لمّا كان قـد ينتسب الى الامعاء كثير مـوادّ t رديّـة
تأكل وتنقطع وتعفن احتيج فيها u الى طبقتين ليكون متى نالت احدى الطبقتين
افة كانت الاخرى تقوم مقامها كما قد يرى ذلـك فى v قروح الامعاء كثيرا ما
يعفن اللباس الـداخـل من بعض الامعاء حتّى يخـرج مـع البراز منه قطع w
ولا يبطل مـع ذلـك فعل المعى من تنفيذ الغذاء وانبراز لكن x يقـوم بفعل y
تلك الطبقة الخارجة والمنفعة الثانية للحاجة كانت الى شدّة القوّة الدافعة الّتى

---

a) Manque dans ms. L. depuis *.   b) Ms. L. وفى.   c) Ms. P. انّها.
d) Ms. P. مريسا.   e) Ms. L. اما فى.   f) Ms. L. أنا واصفه; mss. B. et P.
اصف.   g) Ms. L. فيها سريعا.   h) Ms. L. اما عن.   i) Ms. L. فاحتاج.
k) Ms. B. الى تناول; ms. P. لتناول.   l) Manque dans ms. L.   m) Mss.
B. et L. واحتاج.   n) Manque dans ms. P.   o) Ms. L. اصبع.   p) Ms.
L. وهو; ms. P. وضع.   q) Ms. L. عضل.   r) Manque dans ms. B.   s) Ms.
P. به; manque dans ms. L.   t) Mss. كثيرا موادا.   u) Ms. L. فاحتيج.
v) Mss. B. et L. مع.   w) Ms. L. قطعا; ms. P. حتّى يخرج لبراز منها.
x) Ms. P. لكى.   y) Ms. B. بالفعل; ms. P. يفعل. منه قطعا.

digérés dans l'estomac ont passé par le portier *(pylore)* et se sont rendus aux intestins grêles, la partie pure et le suc en pénètrent par les veines qui arrivent aux intestins [et] par la veine appelée [veine] porte dans le foie, pour qu'il les change et les convertisse en sang. De même que la nourriture est changée d'abord dans la bouche et pendant son passage à travers l'œsophage, afin que l'estomac puisse la changer plus aisément, de même les intestins grêles sont doués aussi d'une faculté altératrice qui change par une deuxième altération la nourriture digérée qui leur arrive de l'estomac, afin qu'ainsi le foie la puisse convertir plus aisément en la substance du sang. Pour cette raison la substance des intestins approche de la substance de l'estomac. C'est pour cette utilité que les intestins sont nécessaires. L'utilité de chacun d'eux par rapport à leur position et leur composition est telle comme je vais le décrire. Les circonvolutions et les replis des intestins sont nécessaires, afin que la nourriture y séjourne longtemps et ne sorte pas rapidement du corps de l'animal, car dans ce cas il serait obligé de prendre des aliments continuellement et sans interruption, et il serait obligé en outre de décharger le ventre fréquemment; ils sont encore nécessaires afin que la nourriture soit digérée par un long séjour dans les intestins et qu'ils en prennent ce qui approche de leur nature. L'intestin nommé long de douze doigts *(duodénum)* est placé dans une direction droite sur la colonne vertébrale, afin qu'il y ait un large endroit libre pour les veines, les artères et les nerfs qui arrivent aux intestins. Les intestins sont composés de deux tuniques dont les fibres se dirigent transversalement à cause de deux utilités. D'abord pour être par là moins exposés à recevoir du dommage, parce que, s'il coulait aux intestins des matières mauvaises abondantes, elles les corroderaient, causeraient des ruptures et les putréfieraient. Pour cette raison il est besoin de deux tuniques, afin que, si l'une des tuniques est endommagée, l'autre la remplace, comme cela se voit dans le cas d'ulcères intestinaux. Souvent, alors, la tunique interne d'un des intestins se putréfie, de sorte que des parties de cette tunique sont évacuées avec les matières fécales; l'action de l'intestin, c'est-à-dire la propulsion des aliments et des matières fécales, n'est pourtant pas abolie, mais la tunique externe se charge de l'action de cette tunique. La deuxième utilité de l'existence de deux tuniques est qu'il est besoin d'une force propulsive intense qui pousse en avant et fait passer la nourriture et les matières fécales. Pour cette raison la direction de leurs

تدفع الغذاء والبراز وتنفذه ولذلك جعل ليفها ذاهبا بالعرض اذ كان كلّ ليف
ذاهب عرضا فى طبقات الاعضاء انما اعدّ لفعل a القوّة الدافعة وانّما كون الامعاء
السفلى اغلظ من الامعاء العليا فاحتبيج اليه b لكى c لا يقوم d الانسان الى
البراز مرارا كثيرة لكن فيما بين مدد e طويلة لانّ البراز اذا احدر الى موضع
ضيّق يمتلئ بسرعة فيحتاج الانسان الى ان يستفرغ ما f يمتلئ [به] فيقوم
للبراز فى كلّ وقت وكذلك ايضا جعلت المثانة واسعة لكيما اذا احدر اليها
البول لم تمتلئ بسرعة فيحتاج الانسان ان يقوم للبول مرارا كثيرة g فى كلّ
وقت . وامّا العروق h التى تأتى الامعاء من العرق المعروف بالباب فلكى تأخذ
ما تجد فى الامعاء من صفو الغذاء وعصارته وتوؤديه الى الكبد وامّا كثرة ما يأتى
منها i الى الامعاء العليا فاكثرة k ما فى هذه الامعاء من عصارة الغذاء المنحدرة l
اليها من المعدة . فهذه صفة الامعاء ومنافعها .

الباب السابع والعشرون فى صفة الثرب ومنافعها

فامّا الثرب فهو مؤلّف من طبقتين كثيفتين رقيقتين m مطبقة n احداهما على

---

a) Ms. P. ليفعل.   b) Ms. L. اليها!.   c) Ms. P. لكن.   d) Ms. L.
يقوه.   e) Ms. L. مدّة.   f) Mss. ممّا.   g) Manque dans ms. B.   h) Ms. B.
العرق!.   i) Mss. فيها.   k) Ms. L. فاكثرة.   l) Ms. L. المنحدر.   m) Manque
dans ms. P.   n) Ms. P. منطبقتين.

fibres est faite transversale, toutes les fibres qui se dirigent transversalement dans les tuniques des organes étant disposées pour l'action de la force propulsive. Il était nécessaire que les intestins inférieurs fussent plus gros que les intestins supérieurs, pour que l'homme ne fût pas obligé d'aller fréquemment à la selle, mais qu'il y eût entre les défécations de longs intervalles. En effet, si les matières fécales descendaient dans un endroit étroit, cet endroit serait promptement rempli et l'homme serait obligé d'évacuer la matière dont il est rempli, de sorte qu'il devrait aller à la selle à tout moment. De même la vessie est aussi faite large, afin qu'elle ne se remplisse pas rapidement quand l'urine y descend, de sorte que l'homme serait obligé d'aller uriner à tout moment [2]). Les veines qui arrivent de la veine nommée [veine] porte aux intestins sont créées pour prendre la partie la plus pure et le suc des aliments qu'elles trouvent dans les intestins, et pour les conduire au foie. Quant au grand nombre de ces veines qui arrivent aux intestins supérieurs, c'est parce qu'il se trouve dans ces intestins une grande quantité de suc alimentaire qui y descend de l'estomac. Voilà la description des intestins et leurs utilités.

Vingt-septième Chapitre. Description de l'épiploon et ses utilités.

L'épiploon est composé de deux couches denses et minces, placées l'une sur l'autre. Entre les couches se trouve un grand nombre de

---

1) „......; car c'est en vue de l'intensité de la force propulsive et de la résistance des organes mêmes contre les lésions, que la tunique des intestins est double [...... Que les deux tuniques prêtent un secours non médiocre pour la sécurité parfaite des intestins et leur résistance contre les lésions, c'est ce que (Gal.) (Oribase a seulement: comme le)] démontrent clairement les affections dyssentériques. Nous avons vu maintes fois beaucoup de malades atteints d'affections à la fois graves et chroniques, ayant une très grande partie des intestins pourrie au point qu'en beaucoup d'endroits la tunique interne entière était détruite. Ils vivaient cependant, et continuaient de vivre; mais ils n'eussent pas été sauvés, s'il n'y avait pas été une seconde tunique placée extérieurement sur la tunique détruite". (Gal. De usu part. Lib. IV c. 17; o. c. III, p. 330; Daremb. I, 328; Oribase, Des intestins; o. c. T. III p. 347).

2) „[De même (Oribase)], si nous n'allons pas à la selle à tout moment, mais seulement à des intervalles assez éloignés, cela résulte de la largeur du gros intestin, espèce de second estomac établi au-dessous des intestins [comme la vessie est établie pour l'urine (Gal.)]. En effet, pour que les animaux n'évacuent pas continuellement les matières fécales et l'urine, la nature a disposé pour les excréments liquides la vessie, pour les excréments solides l'intestin nommé gros intestin..." (Gal. Ibid. p 332; Daremb. 1, 331; Oribase, Ibid. p. 348).

الاخرى فيما بينهما عروق وشرايين كثيرة تقوم لهما مقام السترة a والدعامة وفيها بين الطبقتين شحم كثير وهو طاف b فوق الامعاء وشكله شبيه بشكل الكيس c او الجراب وتولّده من الغشاء المعروف بالصفاق ومنشأه من فم المعدة من فوق ومبدأ تجويفه * اعنى فمه d من موضع منشأه من فم المعدة e ومنتهاه عند المعنى المسمّى قولـن * وهو ملتحم بموضع f منشأه من المعدة وبالطحال g وبالمعى h المسمّى قولـن i وربّما التحم بطرف من اطراف الكبد ويأخذ k نحو اضلاع l الخلف لا واحد m بعينه لكن انّما اتّفق فاما فى اكثر الامر n فالتحامه بالمعدة والطحال * والمعى المسمّى قولـن o وللحاجة الّتى كانت الى الثرب فهى p ان يزيد فى سخونة المعدة والامعاء وان يربط العروق والشرايين الّتى فيه.

فهذه صفة المرىء والمعدة والامعاء والثرب ومنافع كلّ واحد منها.

الباب الثامن والعشرون فى صفة الكبد ومنافعها.

فاما الكبد فهى موضوعة فى الجانب الايمن من البدن تحت الشراسيف الفوقانيّة وشكلها شبيه بشكل q الهلال ولها تقعّر ومحـدّب r وجانبها المقعّر ممّا يلى المعدة والامعاء وهى ملتقمة للمعدة محتوية عليها بزوائد لها s تسمّى اطراف الكبد وجانبها المحدّب ممّا يلى الحجاب مماس له وهى مربوطة من

---

a) Ms. P. السترة‏.   b) Ms. B. طاق‏.   c) Ms. P. يشبه شكل الكليتين‏.
d) Ms. L. فيه‏.   e) Manque dans ms. P. depuis *.   f) Ms. P. موضع‏.
g) Ms. L. والطحال‏.   h) Ms. P. والمعى‏.   i) Manque dans ms. B. depuis *.   k) Ms. P. او ياخذ‏.   l) Ms. L. الاضلاع‏.   m) Ms. P. لا موضع‏.   n) Ms. B. الامور‏.   o) Mss. B. et P. وانمعى القولن‏.   p) Mss. B. et L. فهو‏; ms. P. هو‏.   q) Ms. P. يشبه شكل‏.   r) Ms. P. تقعير واحدا‏.   s) Ms. P. بزوائدها وتنجذب‏.

veines et d'artères qui leur servent (*lisez* auxquelles ces couches servent) de protection et de soutien. Entre les deux couches se trouve beaucoup de graisse. L'épiploon flotte sur les intestins et sa forme ressemble à une bourse ou à un sac. Il naît de la membrane nommée péritoine. Son point d'origine est à l'orifice supérieur de l'estomac; le commencement de sa cavité, c'est-à-dire son orifice, se trouve à l'endroit de son origine à l'orifice de l'estomac, et il se termine près de l'intestin nommé colon. Il adhère à l'endroit où il prend son origine de l'estomac, à la rate et à l'intestin nommé colon. Parfois il adhère à quelque lobe du foie et se dirige vers les fausses côtes, non pas à une seule en particulier, mais au hasard. Pour la plupart il adhère à l'estomac, à la rate et à l'intestin nommé colon [1]). L'épiploon est nécessaire pour augmenter la chaleur de l'estomac et des intestins, et pour relier les veines et les artères qu'il contient. Voilà la description de l'œsophage, de l'estomac, des intestins et de l'épiploon et les utilités de chacun de ces organes.

Vingt-huitième Chapitre. Description du foie et ses utilités.

Le foie est situé au côté droit du corps au-dessous des cartilages des fausses côtes supérieures. Sa forme ressemble à celle d'un croissant. Il présente une face concave et une face convexe. La face concave se trouve du côté de l'estomac et des intestins. Le foie entoure l'estomac en l'enveloppant de ses prolongements nommés lobes du foie [2]), et sa face convexe se trouve du côté du diaphragme,

---

1) „La partie nommée épiploon est composée de deux tuniques minces et denses, placées l'une sur l'autre, d'artères et de veines nombreuses et d'une graisse assez abondante. Il se compose, en effet, de ce qu'on pourrait appeler deux replis (ἐκ δυοῖν οἷον πτυχῶν) du péritoine, au milieu desquels sont contenus les vaisseaux dont il est à la fois l'enveloppe, la protection et le soutien. On dit que l'épiploon est nommé ainsi, parce qu'il flotte, pour ainsi dire, sur les intestins. Il a à peu près la forme d'une poche, d'une bourse ou d'un sac qui a pour orifice les prolongements supérieur et inférieur de l'estomac, tandis qu'à partir des deux points d'origine nommés, tout le ventre du sac jusqu'au fond s'étend vers le bas ...... L'épiploon adhère quelquefois aussi, quoique rarement, à quelque lobe du foie ..., et à quelque fausse côte et pas toujours à elle seule (ταύτῃ μιᾷ), mais au hasard (ὡς ἂν τύχῃ). En général, l'épiploon est détaché et séparé de tous les autres organes, excepté des trois suivants, l'estomac, la rate et le colon auxquels il se rattache toujours". (Oribase, De l'épiploon; o. c. T. III, p. 351, tiré pour la plus grande partie de Gal. De anat. administr. Lib. VI c. 5; o. c. T. II, p. 556, 559).

2) „...... le foie avec ses lobes, comme avec des doigts, embrasse exactement l'estomac". (Gal. De usu part. Lib. IV c. 8; o. c. T. III, p. 284; Daremb. I, 293). „Tout autre [que chez

هذا لجانب بالحجاب برباطات غشائيّة تربط a بها بالغشاء الّذى يغشيه b وهو
الّذى حدوثه من الصفاق وباضلاع للخلف c ومن جانب تقعّرها d مربوطة بالمعدة
والامعاء بالعروق e الّتى تصير من الكبد اليها f و بالاغشية g الّتى تغشيها h
والكبد ليست بمتساوية فى جميع الناس لكن مختلفة i فى عظمها وفى عدد
اطرافها اما فى عظمها فانّها فى بعض الناس اكبر وفى بعضهم اصغر الّا انّها فى
الانسان k كبيرة حتّى l انّها اكبر منها فى للحيوان المساوى للانسان فى للجثّة m
فامّا فى f عدد اطرافها ففى n بعض الناس لها طرفان وفى بعضهم o لها p ثلاثة
اطراف وفى اكثرهم q لها p اربعة وخمسة اطراف والكبد فى الانسان تأخذ من
لجانب الانسىّ موضعا جيّدا والعرق المعروف بالباب ينشو من هذا الموضع r
وهو لجانب المقعّر وينقسم قبل خروجه *من الكبد s بخمسة اقسام تنبث
فى اطراف الكبد وينقسم كلّ قسم منها الى اقسام كثيرة دقاق [......]
تأتى الى قعر المعدة والى المعى ذى اثنى عشر اصبعا واكثرها يأتى الصائم والباقى t
ينقسم فى سائر الامعاء حتّى يبلغ الى المعى f المستقيم وقد وصفنا حال هذه

---

a) Ms. P. مرتبط‎.   b) Mss. يغشيها‎.   c) Ms. P. واضلاع الجنب‎.
d) Ms. P. تقعيرها‎.   e) Mss. والعروق‎.   f) Manque dans ms. B.   g) Ms.
P. الاغشية‎.   h) Συνῆπται δὲ τὸ ἧπαρ τῇ μὲν γαστρὶ καὶ τοῖς ἐντέροις
ἅπασι διά τε τῶν Φλεβῶν καὶ τοῦ συνδοῦντος αὐτὰς χιτῶνος..." (Oribase,
Du foie; ed. Bussemaker et Daremberg T. III p. 359, tiré de Gal. De
usu part. Lib. IV c. 14; ed. Kühn T. III p. 311).   i) Ms. P. مخالفة‎.
k) Ms. P. الناس‎.   l) Ms. P. الّا‎.   m) Ms. L. الجنة‎; ms. P. الحمة‎.
n) Mss. B. et P. فانّها فى‎.   o) Ms. L. بعضها‎.   p) Manque dans mss.
B. et L.   q) Ms. L. وفى بعضها اكثرهم‎.   r) Ms. P. الجانب‎.   s) Manque
dans ms. B. depuis *.   t) Ms. P. الثانى‎.

qu'elle touche. De ce côté le foie est rattaché au diaphragme par des ligaments membraneux *(lig. suspenseur du foie)*, au moyen desquels il est rattaché à la membrane qui revêt le diaphragme, — membrane qui prend son origine du péritoine —, et aux fausses côtes. Du côté de sa face concave il est rattaché à l'estomac et aux intestins *(lig. hépato-gastrique, hépato-duodénal, hépato-colique)* par les veines qui leur arrivent du foie, et par les membranes qui les enveloppent [1]). Le foie n'est pas le même chez tous les hommes; il diffère en volume et en nombre de lobes. Quant au volume, il est plus grand chez quelques hommes et plus petit chez d'autres, mais [en général] il est grand chez l'homme, de sorte qu'il est plus grand que le foie des animaux de la même grandeur que l'homme. Quant au nombre de ses lobes, chez quelques hommes il a deux lobes, chez d'autres trois, et chez la plupart quatre ou cinq. Chez l'homme le foie occupe une place (partie) considérable du côté interne *(gauche)* [2]). La veine nommée [veine] porte prend son origine à cet endroit, c'est-à-dire à la face concave, et avant de sortir du foie elle se divise en cinq branches qui se distribuent dans les lobes du foie *(v. hépatiques)*. Chacune des branches se divise en plusieurs rameaux grêles. [Quand cette veine est sortie du foie, elle se divise en plusieurs branches [3])] qui parviennent au fond de l'estomac et au duodénum. La plus grande partie en parvient au jéjunum et le reste se divise dans les autres intestins, jusqu'à ce qu'il arrive à la fin à l'intestin droit *(v. mésentériques)*. Nous avons déjà décrit la

---

l'homme] est le type du foie chez les singes ordinaires. De nombreuses et profondes incisures, occupant la face convexe comme la face concave de cet organe, le divisent et le subdivisent en lobes multiples, inégaux, irréguliers, distincts jusqu'à leur base ....; par exemple, le foie d'un cynocéphale ..... est presque aussi compliqué que celui d'un chien ou d'un lapin". (Broca, Mémoires d'anthropologie zoologique, Paris 1877 p. 97).

1) „Le foie est rattaché à l'estomac et à tous les intestins par les veines et par la tunique qui les relie; aux autres organes environnants, par la tunique qui les recouvre et qui prend son origine du péritoine..." (Oribase, Du foie; o. c. T. III p. 359, tiré de Gal. De usu part. Lib. IV c. 14; o. c. T. III p. 311; Daremb. I, 315).

2) „Hérophile ...... s'exprime en ces mots: „„Chez l'homme le foie est d'une grandeur considérable et il est plus grand que celui de certains autres animaux de la même force *(grandeur?* ἰσοπάλεσιν) que l'homme ...... Le foie ne se ressemble pas chez tous...; en effet, chez les uns il n'a pas de lobes, mais offre partout une rondeur parfaite...; chez d'autres il a deux lobes, chez d'autres encore plus, et même chez plusieurs quatre""..., et de plus Hérophile a écrit, conformément à la vérité, que chez peu d'hommes, mais chez un assez grand nombre d'autres animaux, le foie occupe une certaine partie (τι) du côté gauche". (Gal. De anat. administr. Lib. VI c. 8; o. c. T. II p. 570; Oribase, Du foie; o. c. T. III p. 357).

3) Conf. p. 175.

العـروق * فى الموضـع الّـذى ذكـرنا فيه حل العروق u غير الضوارب . والكبد
نفسها b انّما احتيــج اليها لتحيـل عصارة الغـذاء وتحيّـره دما وتنفـذه c فى
العروق الى سائـر اعضاء البدن فلذلـك صار جوهـر الكبد شبيها بجوهـر الـدم
وذلـك ان الغذاء المنهضم فى d المعـدة اذا نفـذ فى البـوّاب ودخـل فى e
المعى ذى اثنى عشر اصبعا ونفذ منه الى المعى المعروف بالصائـم ثمّ * نفذ f
منه الى المعى الدقيق انفذ g ذلك المعى h عصارتـه فى العروق الّتى تأتيه
من العرق المعروف بالباب وجذبتـه * تلك العروق i واوردتـه الى العرق المعروف
بالباب فدخـل جسوف الكبد وتفرّق فى العروق المنبثـة فى الكبـد المنقسمة
من العرق المعروف بباب الكبد k واحالتـه l الكبد بما فيها من القـوّة المغيّرة
الى جوهـر الدم ودفعتـه وانفذتـه فى m العرق العظيم المعروف بالاجوف الى سائر
اعضاء البدن . * فهذه صفة الكبد g .

الباب التاسع والعشرون فى صفة الطحال n .

فامّا الطحـال فانّه موضوع فى الجـانـب الايسر من البدن وشكله مطاول وله
تقعيـر يسيـر ممّا يـلى المعدة وتحـدّب ممّا يلى اضـلاع الخلف وهـو مربـوط
برباطات تنشو من الغشاء المجلّل له امّا ما يلى تحدّبه فباضـلاع o الخلف p
وامّا من جـانـب تقعيـره فبالمعـدة q ويتّصل بـه r وعاءان احدهـا اكبر ومنشأه
من الجـاذب انمقعّر من الكبد وهـو بمنزلة العنق وبه يجتذب المرّة السوداء
من دم الكبـد والوعاء الآخـر صغير يتصـل بينه وبين فـم المعدة وفيه ينصـب
المرّة السوداء الى فـم المعدة ليقـوى بهـا الشهـوة ومنفعة الطحـال والحـاجـة
كانت اليه s لان ينقى عكـر الـدم وثفله s ويجتذبـه اليه فى الوعاء الـذى

---

a) Manque dans ms. L. depuis *.   b) Ms. P. بقسمها.   c) Ms. L.
وتنفذ.   d) Ms. P. من.   e) Ms. B. الى ; manque dans ms. P.   f) Ms.
L. وينفذ.   g) Manque dans ms. P. depuis *.   h) Manque dans ms. L.
i) Manque dans ms. B. depuis *.   k) Ms. P. بانباب.   l) Ms. P. واحال.
m) Ms. P. الى.   n) Ms. P. فى ذكر الطحـال ومنافعه.   o) Ms. P. فاضلاع.
p) Manque dans ms. B.   q) Ms. P. فالمعدة.   r) Ms. P. بها.   s) Ms.
P. ثفله.

disposition de ces veines à l'endroit où nous avons parlé des veines non battantes.

Le foie même est nécessaire pour convertir le suc alimentaire et en faire du sang, qu'il envoie à travers les veines à toutes les parties du corps; pour cette raison la substance du foie a été faite semblable à celle du sang. Quand la nourriture digérée dans l'estomac a passé par le pylore, qu'elle est entrée dans le duodénum et qu'elle est arrivée de là dans l'intestin nommé jéjunum et ensuite dans l'intestin grêle *(iléon)*, celui-ci en fait passer le suc dans les veines qui lui arrivent de la veine nommée [veine] porte. Ces veines attirent le suc et l'amènent à la veine nommée [veine] porte; ensuite le suc entre dans l'intérieur du foie et se répand dans les veines qui, se détachant de la veine nommée porte du foie, se distribuent dans cet organe. Par la faculté altératrice qu'il possède le foie convertit le suc en la substance du sang, qu'il pousse en avant et fait passer, par la grande veine nommée veine cave, dans toutes les parties du corps. Voilà la description du foie.

Vingt-neuvième Chapitre. Description de la rate.

La rate est située au côté gauche du corps. Sa forme est oblongue et elle est un peu concave du côté de l'estomac, et convexe du côté des fausses côtes. Elle est rattachée par des ligaments naissant de la membrane qui la couvre, du côté convexe aux fausses côtes, du côté concave à l'estomac. Il lui arrive deux vaisseaux dont l'un, qui est plus grand, prend son origine de la face concave du foie: c'est comme un col par lequel la bile noire est attirée du sang du foie *(v. splénique)*. L'autre vaisseau, qui est petit, réunit la rate à l'orifice de l'estomac: c'est par lui que la bile noire est verseé dans l'orifice de l'estomac [1]) pour stimuler l'appétit. La rate est utile et nécessaire pour purger le sang de sa partie

---

1) „La rate attire les humeurs atrabilaires . . . . . . par un vaisseau veineux *(v. splénique)* comme à travers un col étroit (οἷον στομάχου τινός). . . . Tout ce qui a échappé à l'élaboration dans la rate . . . . . est déversé par elle dans l'estomac par un autre col veineux *(v. courtes?)*". (Gal. De usu part. Lib. IV c. 15; o. c. T. III p. 316; Daremb. I, 319; Oribase, De la rate; o. c. T. III p. 361). Selon Galien le col (αὐχήν) étroit placé comme une entrée (οἷον ἰσθμός τις) devant toute cavité est nommé στόμαχος. (Gal. Ibid. c. 1; o. c. p. 267).

يصير اليه من الجانب المقعّر من الكبد ويصبّ منه فى a الوعاء الآخــر الّذى يصير منه الى المعــدة مقــدار b ما تنقص به الشهوة وليس c يصير الى فــم المعدة اوّل ما يجتذبه من الكبد لكــن d بعد ما e يتغيّر فيه ويستحيل الى جوهره ويجعله f غذاء موافقا له وما فضل g منه ممّا لــم يمكنه احالته دفعه h الى فم المعدة ليقوى به الشهوة ولهذه المنفعة جعل جوهر الطحــال جوهــرا سخيفا i شبيها بالاسفنج ليسهل جذبه وقبوله للاخــلاط الغليظة السوداويّــة وجعــل ايضــا لونــه الى الســواد ما هــو k ليكون مشاكــلا للمرّة الســوداء. فهذه صفة الطحــال.

الباب الثلاثون فى صفة المرارة.

فأمّا المرارة فهى موضوعة على الطرف الاعظــم من اطراف الكبد وهى ذات طبقــة واحــدة وجوهرها قريب من جوهر الاغشية ولها مجريان l ينبتان منها جوهرها كجوهرها احدها يتصل بالجانب المقعّر من d الكبد وبه يجتذب المرار من الــدم الّــذى فى الكبد اليها والمجرى الآخــر ينقسم بقسمين احدها اعظم من الآخــر والاعظم منهما n يتّصل بالامعاء ويصبّ المرار m اليها والاصغر يتّصل بالمعــدة ويصبّ المرار الى قعرها وقــد يتّصل بها فى موضع رقبتها شعبتان رقيقتان احــداهما مــن الشريان الّــذى يأتــى الكبد والاخــرى من

---

a) Ms. L. النذى. b) Ms. P. ومقدار. c) Manque dans ms. L.; ms. P. ليس. d) Manque dans ms. B. e) Manque dans ms. L.

f) Ms. L. جعله. g) Ms. P. يصل. h) Ms. L. دفعته. i) Ms. P. جوهر اسخيفا. k) Ms. B. فهو. l) Ms. L. مجرتان. m) Manque dans ms. P. n) Ms. B. منها.

trouble et de son marc, qu'elle attire par le vaisseau qui lui arrive
de la face concave du foie; par l'autre vaisseau, qui se rend de
la rate à l'estomac, il coule de la rate une certaine quantité de
cette matière, par laquelle l'appétit est aiguisé. Cette matière ne se
rend pas à l'estomac aussitôt que la rate l'a attirée du foie, mais après
s'être changée dans cet organe et s'être convertie en sa substance, et
après que la rate en a fait une nourriture qui lui convient. Le superflu, qu'elle ne peut convertir, elle le pousse vers l'orifice de l'estomac pour augmenter l'appétit. En vue de cette utilité la substance
de la rate est faite lâche, semblable à une éponge, pour attirer et
recueillir aisément les humeurs atrabilaires épaisses [1]). De même sa
couleur est faite noirâtre, afin qu'elle ressemble à la bile noire.
Voilà la description de la rate.

Trentième Chapitre. Description de la vésicule
biliaire.

La vésicule biliaire est située sur le plus grand des lobes du foie;
elle n'a qu'une seule tunique et sa substance approche de la substance des membranes. Elle a deux conduits qui naissent d'elle et
dont la substance est comme celle de la vésicule biliaire. L'un des
conduits parvient à la face concave du foie, et c'est par lui que
la bile est attirée du sang qui se trouve dans le foie vers la vésicule
biliaire. L'autre conduit se divise en deux branches dont l'une est
plus grande que l'autre. Le plus grand conduit parvient aux intestins
(canal cholédoque) dans lesquels il verse la bile, tandis que le plus
petit parvient à l'estomac et verse la bile dans le fond de cet organe [2]). A l'endroit de son col il arrive à la vésicule biliaire deux
branches grêles, dont l'une vient de l'artère qui arrive au foie *(art.*

---

1) „Les humeurs atrabilaires une fois attirées, la rate ne les déverse pas immédiatement dans l'estomac, mais d'abord elle les élabore et les transforme à loisir. Tout ce
qui est transformé en un suc approprié au viscère, devient l'aliment de la rate. Tout ce
qui a échappé à l'élaboration . . . . . est déversé par la rate dans l'estomac . . . . . . et là
il est d'une utilité non médiocre. La substance propre de la rate . . . . . est assez flasque
et rare, à la manière d'une éponge, pour attirer et recueillir aisément les humeurs épaisses". (Oribase, De la rate; o. c. T. III p. 361, tiré de Gal. De usu part. Lib. IV c. 15;
o. c. T. III p. 317; Daremb. I, 120).

2) Gal. De anat. administr. Lib. VI c. 12; o. c. T. II p. 577; Oribase, Du foie; o. c.
T. III p. 358; Gal. De temperamentis. Lib. II c. 6; o. c. T. I p. 631. V. la note correspondante du chapitre du Canon sur la vésicule biliaire.

العصبة التى تأتى ايضا الكبد لتنال منهما *a* للحسّ وللحياة ومنفعتها *b* فى تنقية المرّة الصفراء من الدم وجذبها اياه *c* اليها *d* لئلّا تخرق *e* الدم بحدّتها. فهذه صفة المرارة.

الباب الحادى والثلاثون فى صفة الكليتين.

فأمّا الكليتان *f* فيهما موضوعتان عـن *g* جنبى فقار الصلب بالقرب من الكبد والكلية اليمنى ارفع *من اليسرى *h* موضعا حتّى أنها ربّما لقيت الطرف الاعظم من اطراف الكبد وهـو الطرف الاسفل وأمّا الكلية اليسرى فموضعها اخفض *i* والجانبان المقعّران منهما يقابل أحدهما الآخر والجانبان المحدّبان مـديران *k* عـن *l* الجانب الّذى هما فيه من بدن الحيوان وقـد يتّصل بكـلّ واحـدة منهما من العرق الاجوف حين يطلع من الكبد شعبتان عظيمتان احـداهما تنقسم فى جرمهما وتؤدّى اليهما *m* دما تغتذيان *n* به والاخرى يجتذب بها مائيّة الدم وهى البول وقد يتّصل بهما من الشريان العظيم شعبة صالحـة العظم تـؤدّى اليهما *o* قوّة للحياة *p* وينبت من كلّ واحد منهما فى موضع اتّصال *هـذه الاوعية عنق مستطيل *q* واسع التجويف مغشى *r* بغشاء يتّصل كلّ *s* واحـد منهما بالمثانة *t* *يتأدّى فيهما البول من الكليتين الى المثانة *u* ويسمّى هـذان العنقان *v* الحالبين ولهـذه المنفعة اعـدّت الكليتان اعنـى لاجتـذاب مائيّة الـدم

---

a) Mss. منها. *b*) Ms. B. فهو؛ ms. L. عو. *c*) Ms. P. اياه. *d*) Manque dans ms. L. *e*) Mss. L. et P. يخترق. *f*) Mss. L. et P. الكلينين. *g*) Ms. P. عند. *h*) Manque dans mss. L. et P. depuis *. *i*) Ms. L. احقّ احفص. *k*) Mss. L. et P. مستديران. *l*) Ms. P. على. *m*) Mss. B. et L. اليها. *n*) Mss. L. et P. يغتذى. *o*) Mss. L. et P. انبيها. *p*) Ms. P. الحسّ. *q*) Ms. L. عنقا مستطيلا. *r*) Ms. L. مغشا. *s*) Manque dans ms. P. depuis *. *t*) Ms. B. بعنق المثانة. *u*) Manque dans ms. B. depuis *. *v*) Ms. L. هذين؛ ms. P. ويسميان هذين العنقين العرقين.

cystique, branche de l'artère hépatique) et l'autre du nerf qui arrive aussi au foie *(branche du plexus solaire)*, afin qu'elle reçoive au moyen de ces deux branches la sensibilité et la vie. L'utilité de la vésicule biliaire consiste à purger le sang de la bile jaune et à l'attirer, afin qu'elle ne brûle pas le sang par son âcreté. Voila la description de la vésicule biliaire.

Trente-unième Chapitre. Description des reins.

Les reins sont situés des deux côtés des vertèbres de la colonne vertébrale près du foie. Le rein droit est placé plus haut que le rein gauche, de sorte qu'il touche quelquefois au plus grand des lobes du foie, c'est-à-dire le lobe inférieur [1]). Le rein gauche est placé plus bas. Les faces concaves des reins sont tournées l'une vers l'autre et les faces convexes sont détournées du (*lisez* détournées l'une de l'autre et tournées vers le) côté du corps de l'animal où ils se trouvent [2]). A chaque rein il arrive de la veine cave, quand elle est sortie du foie, deux grandes branches dont l'une se divise dans la substance des reins et leur amène le sang dont ils se nourrissent *(v. capsulaires moyennes [v. suprarenales]*?), tandis que par l'autre est attirée la partie séreuse du sang, c'est-à-dire l'urine *(v. rénales)*. Il leur parvient aussi de la grande artère *(aorte)* une branche d'une grandeur considérable qui leur amène la force vitale *(a. rénales)*. A l'endroit où parviennent ces deux vaisseaux il naît de chaque rein un col long, muni d'une cavité large *(c'est-à-dire au commencement: bassinet)* et revêtu d'une membrane. Chaque col parvient à la vessie, et à travers ces canaux l'urine est conduite des reins à la vessie; ces cols s'appellent les uretères. C'est en vue de cette utilité que les reins sont disposés, je veux dire pour attirer la partie séreuse du sang

---

1) „Chez tous les animaux le rein droit est situé plus haut, et il touche quelquefois au grand lobe du foie". (Gal. De anat. administr. Lib. VI c. 13; o. c. T. II p. 579; Oribase, Des reins; o. c. T. III p. 362). „Au contraire de ceux de l'homme, c'est le [rein] droit *(des mammifères)* qui est toujours le plus avancé; il dépasse quelquefois le gauche de la moitié de sa hauteur et même davantage, et il se creuse dans la partie correspondante du foie une fossette où se loge le sommet de cette partie avancée". (Cuvier, Leçons d'anat. comp.; 2e éd. T. VII p. 563).

2) „De plus, ces organes ont leurs faces concaves tournées (ἐστραμμένα) l'une vers l'autre, et leurs faces convexes tournées en sens opposé (ἀπεστραμμένα) vers les parties latérales de l'animal". (Gal. Ibid. p. 580; Oribase, Ibid.).

مـن الكبـد وتنـقيـة الـدم من هـذه الفصلـة. فـهـذه صفـة الـكـليـتـيـن.

الباب الثانى والثلاثون فى صفة المثانة.

فأمّا المثانة فموضوعة من a الذكر b على المعى المستقيم وهى ذات طبقة واحدة صلبة وأحتيج الى صلابتها لتكون صبورة على حـدّة المرار c المخـالط للبول وعلى ثمها عضلة تضمّها وتمنع من خـروج البـول بـلا ارادة والبـول يتأتى اليها من الكليتين فى المجريين المعروفـين بالحالبين * فأمّا التحام هذيـن المجريين d * المعروفين بالحالبين بالمثانة فهو ان هذيـن المجريين e عند التحامهما f بالمثانة يأخذان عـلى التأّريـب ويمرّان طـولا ثمّ ينفذان بعد ذلك الى داخلها g وقد قشرە h من جرمها قشرة شبيهة بالغشاء وفى وقت دخـول البول الى المثانة يندفع هـذا الغشاء الى داخل وينفتح وما دام لا يـجـرى البـول الى المثانة فذلك الغشاء لاصق i على فم المجريين وينطبق عليهما انطباقا محكما لا * يمكن فيه نفوذ k الريح لئلّا يرجع شىء من البول الى حيث جرى منه وعلى هذا المثال يلتحم المجرى الّذى يتصل بفم المرارة. فهذه صفة المثانة.

---

a) Ms. P. فى.   b) Ms. B. الذكور.   c) Ms. L. البراز.   d) Manque dans ms. P. depuis *.   e) Manque dans ms. L. depuis *; ms. P. a seulement الى seulement وهذيـن المجريين.   f) Mss. التحامها.   g) Mss. L. et P. الى.   h) Mss. L. et P. ينشوا داخلها قشرا.   i) Ms. P. ملاصق.   k) Mss. B. et P. ينفذ فيه.

du foie, et pour purger le sang de cette superfluité. Voilà la description des reins.

Trente-deuxième Chapitre. Description de la vessie.

La vessie est située chez le mâle sur l'intestin droit et elle possède une seule tunique dure. Il est nécessaire qu'elle soit dure, pour pouvoir supporter l'âcreté de la bile mêlée à l'urine [1]). Sur l'orifice de la vessie se trouve un muscle qui la ferme et qui empêche la sortie involontaire de l'urine. L'urine est amenée des reins à la vessie par les conduits appelés uretères. Quant à la manière dont ces deux conduits appelés uretères s'insèrent dans la vessie, ces deux conduits, en s'implantant dans la vessie, s'étendent [d'abord] obliquement en faisant un long trajet [dans la paroi de la vessie]; ensuite ils pénètrent dans l'intérieur de la vessie, et il se détache de sa substance une lamelle semblable à une membrane *(repli de la muqueuse)*. Au moment de l'entrée de l'urine dans la vessie cette membrane est poussée en dedans et s'ouvre, mais tant que l'urine ne coule pas dans la vessie, cette membrane est collée contre l'orifice des conduits et les ferme si exactement que l'air [même] ne peut pénétrer, afin que rien de l'urine ne retourne à l'endroit d'où elle coule. C'est de cette manière aussi que le conduit réuni à l'orifice de la vésicule biliaire *(canal cholédoque)* s'insère [dans l'intestin] [2]). Voilà la description de la vessie.

---

1) „Les deux reins attirent beaucoup de bile jaune ...... Tout ce qui, dans la bile, n'est pas complètement épais, passe avec l'urine". (Gal. De usu part. Lib. V c. 6; o. c. T. III p. 372; Daremb. I, 357).

„Quant à la grande vessie qui reçoit l'urine, elle eût été lésée souvent, si elle n'eût promptement évacué l'urine âcre et bilieuse...." (Gal. Ibid. c. 10; o. c. T. III p. 383; Daremb. I, 364).

2) „Le mode d'insertion des uretères dans la vessie et du canal cholédoque dans l'intestin dépasse tout ce qu'il y a de plus merveilleux. En effet, les uretères s'implantant obliquement dans la vessie et pénétrant obliquement et par un long trajet jusqu'à la cavité intérieure, détachent des parties intérieures une espèce de membrane *(repli de la muqueuse)* qui est renversée et ouverte par l'introduction des superfluités *(urine)*, et qui le reste du temps retombe, se contracte et forme un couvercle qui s'adapte si exactement au conduit *(uretère)* qu'il est impossible, non seulement aux fluides, mais à l'air lui-même de retourner en arrière". (Gal. De usu part. Lib. V c. 13; o. c. T. III p. 390; Daremb. I, 368; Oribase, Des vessies; o. c. T. III p. 364).

الباب الثالث والثلاثون فى صفة اعضاء a التناسل وأولا فى صفة الرحم.

وان قد ذكرنا من امر b آلات الغذاء ما فيه مقنع فقد يجب ان نذكر فى هذا الموضع لحال فى هيئة الاعضاء المعروفة بآلات التناسل وهذه الاعضاء هى الرحم والثديان c والانثيان واوعية المنى والذكر ونحن نبتدئ أولا بالرحم فنبيّن لحال فى هيئته ووضعه ومنافعه وحال الجنين فيه. فاقول ان الرحم شبيه * فى خلقته d بخلقة المثانة ولا سيّما قعره e الّا انّه يخالفها فى ان له زائدتين عن جنبيه شبيهتين بالقرنين يأخذان نحو الحالبين فيهما f تدخل العروق والشرايين الّتى تأتى الرحم g بالدم والروح h والرحم فى جوهره قريب من جوهر العصب لما احتيج فيه i من التمدّد الى جميع الجهات فى وقت لحمل عند ما يعظم الجنين وهذا الفعل ممكن k فى الجنس العصبى من غير ان يناله ضرر وفم الرحم اكثر عصبانيّة وازيد صلابة الّا ان صلابته معتدلة امّا عصبانيّته فللحاجة فيه b الى جودة لحسّ بلذّة الجماع وامّا اعتدال صلابته فليمكن فيه شدّة الانضمام بعد دخول المنى اليه وليمكن فيه * ان يتمدّد l فى وقت الجماع لينفذ فيه المنى بسهولة فانّه لو كان شديد الصلبة m لامتنع من جودة الانضمام ولو كان ليّنا لما امكن فيه ان يتمدّد جيّدا وكانت اجزاؤه تقع بعضها على بعض وينضمّ فلا ينفذ فيه المنى الى الرحم بسهولة n وهو ذو طبقة واحدة مؤلّفة من ليف مختلف الوضع وفيه ليف ذاهب o بالطول وهذا الليف اقلّ ما فيه لما احتيج اليه من الجذب للمنى فقط وفيه n ليف ذاهب ورابا وهذا الليف اكثر ما فيه * لما احتيج اليه p من قوّة الامساك

---

a) Ms. B. الآت. b) Manque dans ms. L. c) Ms. L. الثديين.
d) Ms. B. بخلقته. e) Mss. B. et L. قعرها. f) Mss. L. et P. منهما.
g) Ms. B. الى الرحم. h) Ms. P, بالغذاء. i) Mss. B. اليه. k) Ms. B. يمكن. l) Ms. L. التمدّد. m) Ms. L. شديدا صلبا. n) Manque dans mss. L. et P. o) Ms. L. ليف للمنى فقط ذاهب. p) Manque dans ms. B. depuis *; ms. P. لما فيه.

Trente-troisième Chapitre. Description des organes
génitaux et en premier lieu de la matrice.

Ayant parlé suffisamment des organes alimentaires, il est nécessaire de parler à cet endroit de la disposition des parties appelées
organes génitaux. Ces parties sont: la matrice, les mamelles, les testicules, les vaisseaux spermatiques *(canaux déférents)* et la verge. Nous
commencerons d'abord par la matrice et nous exposerons sa forme,
sa position, ses utilités et la condition du fœtus dans cet organe.
Je dis donc que la matrice, et surtout son fond, ressemble quant à
sa forme à celle de la vessie, mais elle diffère de la vessie en tant
qu'elle possède deux prolongements latéraux, semblables à des cornes
et qui s'étendent aux aines [1]); c'est dans ces prolongements qu'entrent
les veines et les artères qui amènent à la matrice le sang et le
pneuma. Quant à sa substance la matrice approche de celle des nerfs,
parce qu'elle doit s'étendre de tous côtés dans la grossesse, pendant
que le fœtus grandit. Cette action peut avoir lieu dans [une substance de] l'espèce nerveuse sans qu'elle soit endommagée. L'orifice
de la matrice est plus nerveux et plus dur, mais la dureté est modérée. Il est nerveux, parce qu'il doit être très sensible à la volupté
du coït; sa dureté est modérée, afin qu'il puisse se fermer exactement après l'entrée du sperme, et se dilater pendant le coït, de
sorte que le sperme y pénètre aisément. En effet, s'il était très dur,
il refuserait de se fermer exactement; s'il était mou, il lui serait
impossible de se dilater suffisamment, ses parties s'affaisseraient
les unes sur les autres et il se fermerait, de sorte que le sperme
ne pourrait pénétrer aisément dans la matrice. La matrice possède
une seule tunique, composée de fibres placées en sens divers. Elle
a des fibres qui se dirigent longitudinalement; ces fibres sont peu
nombreuses, parce qu'elles ne sont nécessaires que pour attirer le
sperme. Elle a aussi des fibres qui se dirigent obliquement; ces
fibres sont plus nombreuses en faveur de la force nécessaire à retenir
le sperme et le fœtus pendant la grossesse. Enfin elle a des fibres

---

[1]) „[A l'exception des prolongements latéraux] la forme de la matrice ressemble pour
tout le reste [de son corps (Gal.)], et surtout pour le fond, à une vessie; mais eu égard
aux prolongements latéraux qu'elle possède *(chez les animaux)*, lesquels ressemblent à
des mamelles et remontent (ἀνανευούσας) vers la région des îles, elle n'y ressemble
plus.... Dioclès.... a donné à ces prolongements le nom de *cornes*...." (Gal. De
uteri dissect. lib. c. 3; o. c. T. II p. 890; Oribase, De la matrice; o. c. T. III p. 367).

للمنى a والجنين فى مسكة زمان الحمل وفيه ليف ذاهب بالعرض لما احتيج

اليه b من قوة الدفع فى وقت خروج الجنين الى خارج. فاما وضعه فهو موضوع

على المعى المستقيم ومن فوقه المثانة لما احتيج اليه ان يكون المعى وطاء له

والمثانة تستره من الآفات c لما يعرض له من الرقة عند التمدد فى وقت الحمل

والرحم مربوط بما يليه من الاعضاء برباطات سلسة ليمكن فيها التمدد الى كل

الجهات فى d وقت الحمل وهو من فوق مما يلى قعره f يفصل على المثانة ومما

يلى g رقبتها فان المثانة تفصل على الرحم فرقبة الرحم تنتهى الى الفرج *والفرج

هو h الفضاء الذى i فيما بين عظمى العانة وهى موضوعة k على المقعدة

ولها l من خارج زوائد من الجلد تسمى البظر m وهو نظير القلفة من الذكر

ومنفعته ان يستر الرحم ويوقيه من ان يصل اليه برد g الهواء وللرحم تجويفان

عظيمان احدهما من الجانب الايمن والآخر من الجانب الايسر وهذان

التجويفان ينتهيان الى عنق n واحد علم لهما o ويقال له رقبة الرحم ولذلك

سمت الاوائل الرحم ارحاما p بهذا السبب وانت تتبين هذين التجويفين i ان

عمدت الى رحم الحيوان q وكشطت عنه r الصفاق الملبس عليه من خارج

رأيت التجويفين ينفصل احدهما عن الآخر كأنهما رحمان ينتهيان الى عنق n

---

a) Ms. L. القوة لامساك المنى.   b) Manque dans ms. L.; ms. P. فيه.

c) Ms. P. فى الاوقات.   d) Ms. B. وفى.   e) Ms. P. وهى.   f) Mss. B. et P. قعرها.

g) Manque dans ms. B.   h) Ms. L. من.   i) Manque dans ms. P.

k) Mss. وهو موضوع.   l) Mss. وله.   m) Ms. L. البصر.   n) Ms. P. عمق.

o) Ms. B. لها.   p) Ms. L. ارحام.   q) Ms. P. حيوان.

r) Ms. L. عن.

qui se dirigent transversalement en faveur de la force expulsive nécessaire au moment de la sortie du fœtus. Quant à la position de la
matrice, elle est située sur l'intestin droit et au-dessus d'elle se trouve
la vessie, l'intestin lui devant servir de couche, et la vessie de protection contre les lésions auxquelles elle est exposée à cause de sa minceur,
quand elle se dilate pendant la grossesse. La matrice est réunie aux
parties voisines par des ligaments qui s'étendent facilement, afin qu'il
leur soit possible de s'étendre de tous côtés pendant la grossesse [1]).
A sa partie supérieure, du côté de son fond, la matrice dépasse la
vessie, tandis que du côté de son col la vessie dépasse la matrice [2]).
Le col de la matrice (*vagin.* Conf. Note T) parvient jusqu'à la fente
(vulve), c'est-à-dire l'espace libre qui se trouve entre les deux os du
pubis, et ce col est situé sur l'anus *(c'est-à-dire sur l'extrémité du
rectum)*; à l'extérieur il possède des prolongements de la peau nommés
clitoris *(lèvres?)*; c'est l'analogue du prépuce chez l'homme, et son
utilité consiste à garder et à protéger la matrice contre l'air froid [3]).
La matrice présente deux grandes cavités, l'une à droite, l'autre à
gauche. Ces deux cavités aboutissent à un seul col qui leur est commun et qui est appelé col de la matrice. Pour cette raison les anciens appellent la matrice matrices. Vous verrez distinctement ces
deux cavités en prenant la matrice d'un animal et en enlevant la
membrane qui la revêt à l'extérieur; alors vous verrez que les deux
cavités sont séparées l'une de l'autre comme si c'étaient deux matrices aboutissant à un seul col [4]). Elles sont nécessaires, afin que

---

1) „Mais tous ces ligaments sont lâches ($\chi\alpha\lambda\alpha\rho o i$), de sorte que la matrice peut se
mouvoir et changer de forme au plus haut degré". (Gal. De uteri dissect. lib. c. 4; o. c.
T. II p. 892).

2) „Au niveau du nombril, où se trouve le fond de la matrice, elle dépasse ordinairement la vessie, tandis que dans la région des parties honteuses la vessie dépasse la
matrice de son col". (Gal. Ibid. c. 1; o. c. T. II p. 887; Oribase, De la matrice; o. c.
T. III p. 365).

3) „La protection que le pharynx trouve dans la luette existe pour les matrices dans
ce qu'on nomme *nymphe* ($\nu\acute{\nu}\mu\phi\eta$, *clitoris*). Elle garantit et en même temps défend contre
le froid l'orifice du col de la matrice qui aboutit aux parties honteuses de la femme".
(Gal. De usu part. Lib. XV c. 3; o. c. T. IV p. 223; Daremb. II, 137).

„La *nymphe* ...... est le petit morceau de chair musculeuse situé au milieu; ......
d'autres l'appellent *clitoris*". (Rufus d'Éphèse, Du nom des parties du corps; ed. Daremberg et Ruelle, Paris 1879 p. 147).

4) „ ...... les femmes ont deux matrices qui aboutissent à un seul col". (Gal. De
usu part. Lib. XIV c. 4; o. c. T. IV p. 153; Daremb. II, 95.

„La tunique externe [de la matrice] est simple et unique, l'interne est double; les
parties de cette dernière se touchent, ne s'adhèrent pas et ne sont pas réunies, mais
situées seulement l'une contre l'autre..... Si vous voulez les séparer après avoir enlevé

واحد واحتيج اليهما ليكون عند كون a التنوُّم يتولّد كلّ واحد منهما فى احد التجويفين ولذلك صار على الامر الاكثر b *ما c تلد المرأة توأما ويكون على الامر الاكثر d تولّد e الذكر فى الجانب الايمن والانثى فى الجانب الايسر وقلّ ما يكون تولّد الانثى فى الجانب الايمن وفى f الرحم فى كلّ واحد من التجويفين مواضع مقعّرة يسيرة التقعير يقال لها النقر وهى اشواه العروق التى يصير فيها دم الطمث الى الرحم وهذه المواضع من الرحم خشنة وجعلت كذلك ليستمسك g فيها h المنى وتتعلّق i بها k اجزاء من المشيمة فتكون كالرباط لها والانثيان من النساء موضوعتان *فى اعلى موضع l من عنق الرحم ومن وراء الزائدتين المعروفتين بالقرنين وهما موضوعتان d عن جنبتى الرحم احداهما فى الجانب الايمن والاخرى فى الجانب الايسر وبيضتا m الانثى اصغر من بيضتى الذكر وشكلهما n مستدير مفرطح وجوهرهما o غددى شبيه p بالغدد التى تسند q العروق وتدعمها وهى اصلب من بيضتى الذكر ويتّصل بكلّ واحدة منهما عرق غير ضارب يصير من ناحية الكليتين ويدخل فى الزائدتين المعروفتين بالقرنين وينشو من كلّ واحدة منهما جسم ينصبّ r فيه المنى الى تجويف الرحم. فهذه صفة s الرحم t فاما مقدارها فانها ليست فى كلّ النساء u مساوية v وذلك انها فى النساء اللواتى *لسن بحوامل اصغر منها فى الحوامل وفى الحوامل اعظم وفى النساء اللواتى w لم يحبلن قط اصغر كثيرا منها فى النساء اللواتى x قد حبلن وكلّما حبلن النساء y اكثر كانت ارحامهنّ z اكبر وذلك لتمدّد رحم الحامل ليأخذ الجنين موضعا وقد يختلف

---

a) Ms. P. نكون.   b) Ms. P. الاقل.   c) Ms. L. اما.   d) Manque dans ms. B. depuis *.   e) Manque dans ms. L.   f) Ms. B. فى.   g) Ms. B. ليشتمل; ms. P. لتتمسك.   h) Ms. P. فيه.   i) Ms. P. يعلق.   k) Mss. به.   l) Ms. P. موضع اعلى.   m) Mss. L. et P. بعضا.   n) Ms. P. الّذى تسد.   شكلها   o) Ms. P. جوهرها.   p) Ms. P. شبيهها.   q) Ms. P. يسد.   r) Ms. P. يصب.   s) Ms. P. فهذا منفعه.   t) Mss. B. et P. ont encore وهيئتها.   u) Manque dans ms. P.   v) Mss. B. et P. متساوية.   w) Ms. L. التى; manque dans ms. B.   x) Ms. L. اللذين.   y) Mss. B. et P. مرأة.   z) Mss. B. et P. الرحم منها.

dans le cas de jumeaux chacun d'eux se forme dans une des deux cavités, et pour cette raison la femme n'enfante, dans la plupart des cas, que deux enfants au plus [à la fois] [1]). Le fœtus mâle se forme le plus souvent au côté droit, le fœtus femelle au côté gauche, et ce n'est que rarement que le fœtus femelle se forme au côté droit. Dans chaque cavité de la matrice il y a des endroits creux, peu profonds, appelés cavités *(cotylédons chez les ruminants)*; ce sont les orifices des veines par lesquelles le sang menstruel arrive à la matrice [2]). Ces endroits de la matrice sont raboteux; ils sont faits de la sorte, afin que le sperme s'accroche à ces endroits et que des parties du chorion s'y suspendent, pour servir d'attache à cette membrane. Les deux testicules des femmes *(ovaires)* sont situés à l'endroit le plus haut du col de la matrice, derrière les deux prolongements nommés cornes, et ils sont placés des deux côtés de la matrice, l'un à droite, l'autre à gauche [3]). Les testicules de la femme sont plus petits que ceux de l'homme; leur forme est arrondie et aplatie et leur substance est glanduleuse, semblable aux glandes qui servent d'appui et de soutien aux veines. Ils sont plus durs que les testicules de l'homme et à chacun d'eux parvient une veine non battante *(v. spermatique int.)* venant du côté des reins et pénétrant dans les deux prolongements nommés cornes. De chaque testicule naît un corps par lequel le sperme se verse dans la cavité de la matrice. Voilà la description de la matrice. La grandeur de la matrice n'est pas la même chez toutes les femmes. En effet, chez les femmes qui ne sont pas enceintes elle est plus petite que chez les femmes enceintes, tandis que chez les femmes enceintes elle est plus grande. Chez les femmes qui n'ont jamais conçu elle est beaucoup plus petite que chez les femmes qui ont conçu. Plus les femmes ont conçu, plus leur matrices sont grandes, parce que la matrice de la femme enceinte se dilate, afin que le fœtus y trouve de la place. La gran-

---

la tunique externe, il vous paraîtra qu'il y a deux matrices situées sous une seule et même tunique". (Gal. De uteri dissect. lib. c. 6; o. c. T. II p. 896).

1) Littéralement: ce que la femme enfante devient dans la plupart des cas des jumeaux.

2) „Je ne dis pas cela par conjecture, mais sur l'autorité de Praxagore, car il s'exprime en ces termes: les cotylédons sont les orifices des veines qui parviennent à la matrice". (Gal. Ibid. c. 10; o. c. T. II p. 906).

3) „Les testicules *(ovaires)* adhèrent à la matrice, à l'extérieur, près du col, un de chaque côté". (Soranus, De muliebr. affect c. 3; ed. Ermerins. Traj. a. Rhen. 1868 p. 13; Oribase, De la matrice et des parties honteuses de la femme; o. c. T. III p. 374).

„Les testicules de la femelle sont situés des deux côtés de la matrice, un de chaque côté du fond, près des cornes". (Gal. De uteri dissect. lib. c. 9; o. c. T. II p. 899).

مقدار الرحم فى الاسنان فيكـون فيمن هى من النساء اصغـر سنّا *a* صغيرا *b* وفيمن *c* هى اكبـر سنّا *a* كبيرا *b* فاّما الحجائـز من النساء فالرحـم منهنّ *d* اصغر *منه فى *e* الشباب وهو ايضا فى *f* اللّواتى يكثـرن للجماع اكبـر منه فى *f* اللّواتى يقللـن منه فاّما مقـدار الرحـم المعتدلـة فاّنها من طرفها الاعلى وهـو *d* قعرها وموضعه *g* قريـب من السرّة الى طرف الفرج [و]يكون طوله اثنى عشر اصبعا فاّما عرضها فهـو *h* المسافـة بـين الحالبين *i* اللّذيـن *k* ينتهى اليهما *l* كلّ واحـدة من الزائدتين الشبيهتين بالقرنين . فهذه صفة الرحم على الانفراد .

الباب الرابع وانثلاثون فى صفة الرحم اّلذى *m* فيه *n* للجنين .

فاّما الرحم اّلذى *m* فيه *n* للجنين فنحن نذكره فى هـذا الموضـع ونبيّن الحال فيه منذ ابتـداء وقـوع *o* النطفة الى وقـت كمال الجنين . فنقول ان جالينوس وبقـراط يعتقـدان ان المنى يقـوم مقام الفاعـل والمادّة فى كـون الجنين ودم الطمـث مقامـه *d* مقـام المادّة فقـط وان *p* الجنـين اّنمـا ينـمّ بامتزاج منى

---

a) Ms. L. شيبا.   *b*) Ms. P. a la forme féminine.   *c*) Ms. L. ومن أى.
d) Manque dans ms. L.   *e*) Ms. P. من.   *f*) Ms. L. من.   *g*) Ms. L. وموضوعه.   *h*) Ms. L. فهى.   *i*) Ms. P. الحاليس.   *k*) Mss. اّلذى.   *l*) Mss. B. et P. اليـه; manque dans ms. L.   *m*) Ms. P. اّلتى.   *n*) Mss. L. et P. فيها.   *o*) Ms. B. وقع.   *p*) Ms. P. ولان.

deur de la matrice diffère aussi par rapport à l'âge; chez les femmes plus jeunes elle est petite et chez celles qui sont plus âgées elle est grande. Chez les vieilles femmes la matrice est plus petite que chez les jeunes femmes, et chez les femmes qui usent fréquemment du coït elle est aussi plus grande que chez les femmes qui en usent peu [1]). Quant au volume de la matrice de grandeur moyenne, elle s'étend de sa partie supérieure, située près du nombril, c'est-à-dire son fond, jusqu'à l'extrémité de la fente (*vulve*), et sa longueur est de douze doigts. Quant à la largeur de la matrice, c'est la distance entre les deux aines (régions des îles?) où parvient chacun des deux prolongements semblables à des cornes [2]). Voilà la description de la matrice pour soi (*c'est-à-dire qui ne contient pas de fœtus*).

Trente-quatrième Chapitre. Description de la matrice dans laquelle se trouve le fœtus.

Nous parlerons à cet endroit de la matrice dans laquelle se trouve le fœtus, et nous en exposerons la disposition depuis le commencement de l'entrée de la goutte de sperme jusqu'au moment de la formation complète du fœtus. Nous disons donc que Galien et Hippocrate pensent que le sperme joue dans la formation du fœtus le rôle d'un principe actif et d'un principe matériel, tandis que le sang menstruel joue seulement le rôle d'un principe matériel [3]); que le

---

1) „La grandeur de la matrice n'est pas la même chez toutes les femmes: en effet, elle est beaucoup plus petite après l'accouchement (ἐλάττων [ἐλαττουμένη (Oribase)] ἢ τῆς κυησάσης), et plus grande chez la femme enceinte. Chez la femme qui n'a jamais conçu elle est encore plus petite que dans le premier cas (καὶ ταύτης μείων ἐστί), et de même, par rapport aux âges, chez celles qui ne sont pas encore arrivées à l'âge nubile, ou qui l'ont déjà dépassé (αἷς μηδέπω τοῦ λαγνεύεσθαι ὥρα, ἢ μηκέτι); car, même sans cela (καὶ γὰρ καὶ ἄλλως), elle est toujours plus petite chez les femmes qui n'usent pas du coït". (Gal. De uteri dissect. lib. c. 2; o. c. T. II p. 889; Oribase, De la matrice; o. c. T. III p. 366).

2) „Quant au volume de la matrice de grandeur moyenne, à sa partie supérieure le fond de l'organe se trouve près du nombril, tandis qu'elle a son extrémité inférieure aux parties honteuses de la femme, et la distance du nombril jusqu'à l'extrémité extérieure des parties honteuses n'est pas la même chez toutes les femmes; ordinairement, la longueur de cet espace (*matrice + vagin*) est de neuf ou de dix doigts. Quant à la largeur, la matrice s'étend avec ses cornes dans chacune des régions des îles". (Oribase, De la matrice; o. c. T. III p. 366, tiré de Gal. De uteri dissect. lib. c. 2; o. c. T. II p, 889.

3) „Le sperme joue-t-il le rôle (λόγον ἔχει) de deux principes, d'un principe matériel (ὑλικῆς) et d'un principe actif (δραστικῆς), comme le pense Hippocrate?" (Gal. De semine Lib. I c. 1; o. c. T. IV p. 512). „En effet, le sperme est non seulement une force

الذكر بمنىّ الانثى وان من شأن الرحم فى وقـت الجماع اذا كانـت قريبـة *a*
العهد *b* بانقطاع دم الطمث وصار اليها المنىّ المعتـدل فى غلظـه ولزوجتـه ان
تنضمّ عليه من جميـع نواحيها وتمسكه وتحتـوى عليه بما فيها مـن القـوّة
الماسكة *c* والدليل على ذلك ما تجده عيانا فى التشريـح فى جميع الحيوان
اّلذى يلد مـن *d* انضمام فم *e* الرحـم فى وقـت الحمل *f* انضماما شديدا حتّى
لا يمكن ان يدخله طرف الميل وذلك لما فى الرحـم من العشق والاشتياق
الى جوهر المنىّ *ولهذا قالت الاوائـل ان الرحم كأنّه حيوان مشتاق الى المنىّ *g*
ومن شأّن المنىّ اذا اندفـع من القضيب بالقـوّة الدائعـة *h* اّلتى فيه *i* ان يمرّ
ذاهبا فى عنق الرحم بالحدّ على استقامـة الى اسفلها والى *k* المواضع القريبة
منه *فينتاطخ *l* وينبسط علـى هـذه المواضع *m* ويبقـى *n* جنبتا الرحـم فى
ناحية القرنين خالبين من منىّ الذكر فيندفع منىّ الانثى *o* من الحصيتين فى
وعائى *p* المنىّ وينصبّ فى *q* جـوف الرحـم فيمرّ بالقرنين وينبسط على باطـن
الرحم ويبيقمّ *r* المواضع اّلتى [ما] مرّ بهاء *s* منىّ الذكر *t* ويتّصل به ويصير فيما بين

---

a) Ms. B. قريب.   b) Ms. L. من قطع.   c) Ms. L. الملكـكة.   d) Ms.
L. فى.   e) Ms. B. شرج.   f) Mss. B. et L. الحبل.   g) Manque dans
ms. L. depuis *.   h) Ms. L. بقوّة دافعة.   i) Ms. P. فى الذكر.   k) Ms.
L. الى.   l) Ms. P. ان يتلطخ.   m) Manque dans ms. B. depuis *.
n) Ms. P. وعلى.   o) Ms. L. الانثيين.   p) Ms. L. وعاية.   q) Manque
dans mss. B. et P.   r) Ms. L. ينممر; ms. B. نمم; ms. P. ينمم.   s) Ms.
L. مرتها.   t) Conf. page 396 ligne 8 et 9.

fœtus n'est formé complètement que par le mélange du sperme de l'homme avec celui de la femme et que c'est la propriété de la matrice, au temps du coït, quand la menstruation a cessé depuis peu et qu'il lui est arrivé du sperme modérément épais et visqueux, de se contracter de tous côtés sur ce sperme [1]), de le retenir et de l'entourer au moyen de la faculté rétentive qu'elle possède. Cela est démontré par le fait qu'on voit de ses yeux, en disséquant tout animal vivipare, l'orifice de la matrice si exactement fermé pendant la grossesse que le bout d'une sonde n'y peut entrer [2]). La cause en est la propriété de la matrice d'aimer et de désirer la substance du sperme; pour cette raison les anciens disaient que la matrice est comme un animal avide de sperme [3]). C'est la propriété du sperme, quand il est poussé par la verge au moyen de la faculté propulsive qu'elle possède, de passer directement et avec force par le col de la matrice et de se rendre aux parties inférieures de cet organe et aux endroits près du col, de sorte qu'il forme un enduit et s'étend sur ces endroits, tandis que les côtés de la matrice près des cornes restent vides de sperme masculin. Le sperme de la femme est poussé par les testicules (*ovaires*) dans les vaisseaux spermatiques (*trompes utérines*), se verse dans la cavité de la matrice en passant à travers les cornes, s'étend sur la face interne de la matrice, se rend aux endroits sur lesquels n'a pas passé le sperme de l'homme et se réunit avec ce sperme [4]). Entre la ma-

---

($δύναμις$), mais encore une matière, et le sang menstruel est non seulement une matière, mais encore une force". (Gal. Ibid. Lib. II c. 2; o. c. T. IV p. 613).

„Le sang et le sperme sont les principes de notre formation: le sang est comme une matière convenable et tout à fait soumise au principe formateur ($εὐπειθὴς εἰς ἅπαν τῷ δημιουργῷ$), tandis que le sperme joue le rôle de principe formateur ($τὸν τοῦ δημιουργοῦ λόγον ἔχει$)". (Gal. De sanit. tuenda Lib. I c. 2; o. c. T. VI p. 3).

1) „La matrice elle-même se contracte rapidement sur le sperme". (Gal. De usu part. Lib. XIV c. 3; o. c. T. IV p. 147; Daremb. II, 92).

2) „A tout autre moment l'orifice de la matrice admet l'introduction d'un bouton de sonde...., mais quand la femme est enceinte, il se ferme si exactement qu'il ne laisse rien passer". (Gal. De uteri dissect. lib. c. 7; o. c. T. II p. 897).

3) „Pour cette raison quelques-uns admettent que la matrice est comme un animal avide de procréation ($παιδοποιΐας ἐπιθυμητικόν$)." (Gal. De locis affectis Lib. VI c. 5; o. c. T. VIII p. 425; Daremb. II, 691).

4) „[Le sperme, arrivé au fond de la matrice, ne pouvant former un enduit pour la matrice entière, munie, des deux côtés, de prolongements semblables à des cornes, la nature enduit ces prolongements d'un autre sperme, celui de la femme...... (Gal.)]. En effet, quand le mâle et la femelle éjaculent du sperme vers le même temps, celui qui est lancé à travers les deux cornes et se rend au milieu de la cavité de la

الرحم والمنيين a المنبسطين b فضاء وتجويف c * ويمتزج باقى d المنيين c ويصير f الى جوف g ذلك الفضاء وللحاجة كانت الى امتزاج المنيين h لمنفعتين احداها ان يكون g منى المرءة غـذاء ملائما لمنى الذكر i وذلك ان منى الذكر غليظا حارّ المزاج ومنى الانثى رقيقا بارد المزاج ومنى الذكر لغلظه k لا يمكنه ان يتمدّد وينبسط جيّدا ولحرارته يفسد l مادّه للجنين * فاحتيج m الى منى الانثى لتعديل غلظه وحرارته والمنفعة الثانية كون الغشاء الّذى يحيط بالجنين n وذلك ان منى الذكر لذهابه على استقامة لا يبلغ الى الزائدتين الشبيهتين بالقرنين ولا ينبسط على باطن الرحم كلّه فاحتيج الى منى الانثى لييتمّ o المواضع الّتى لم يبلغها منى الذكر فيتصل بمنى الانثى فيكون منهما غشاء يحيط بالجنين وكون هذا الغشاء لمحيط بالجنين على هـذه الصفة انّه لمّا كان المنى غليظا لزجا وكان باطن الرحم حـارّا املس p صار اذا انبسط المنى على جسم الرحم q تولّد منه غشاء بسهولة كما يتكـوّن للخبز المختبز r من النشاء s على الطابق وينبرّأ هذا الغشاء عـن سائر المواضع الملس * من جميع t جسم الرحم ويتعلّـق منه بالمواضع المعروفة للخشنة بالنقر ويصير هـذا الغشاء بما u يحتوى عليه من المنى كالبيضة الّتى تبيضها الدجاج v فى w غير حين كمالها فتنرى القشـر الخـارج منهـا x كالغشاء وهـذا شـىء

---

a) Ms. B. المستبطن.   b) Ms. B. المتنيين; ms. L. ويصير فيما بين المنيين.

c) Mss. تجويفا.   d) Ms. L. ويمتزجا باقى; ms. P. ويممرحا ماثى.   e) Ms. B. المتنيين; ms. P. المنى.

f) Ms. L. يصيران.   g) Manque dans ms. L.

h) Ms. B. المتنيين.   i) Ms. B. الرجل; ms. P. المنى الرجل.   k) Ms. P. يغلظه.

l) Ms. B. يغسل; ms. L. تفسد; ms. P. يُفسِد.   m) Ms. P. فاحتناج.

n) Se trouve deux fois dans ms. B. depuis *.   o) Ms. L. يتمم; j'ai omis de noter la leçon des mss. B. et P.   p) Ms. L. ملسا.

q) Mss. L. et P. ont encore وهو حار.   r) Ms. P. المختمر; ms. L. للحمر المهكمر.

s) Ms. L. النسا; ms. P. النساستج.   t) Ms. P. عليها من.

u) Ms. P. لا.   v) Ms. B. الدجاجة.   w) Ms. B. من.   x) Ms. L. منه.

matrice et les deux spermes étendus se forme un espace libre et
une cavité; le reste des deux spermes se mêle et se rend à l'intérieur de cet espace libre. Le mélange des deux spermes est nécessaire pour deux utilités. La première est que le sperme de la femme
est un aliment convenable au sperme de l'homme, parce que le
sperme de l'homme est épais et d'une constitution chaude, tandis
que le sperme de la femme est ténu et d'une constitution froide.
A cause de son épaisseur le sperme de l'homme ne peut s'étendre et se répandre suffisamment et par sa chaleur il gâterait la matière du fœtus; le sperme de la femme est donc nécessaire pour en
modérer l'épaisseur et la chaleur. La deuxième utilité est la formation
de la membrane qui entoure le fœtus. En effet, le sperme de l'homme,
se dirigeant dans une direction droite, ne parvient pas aux prolongements semblables à des cornes et ne s'étend pas sur toute la face
interne de la matrice. Le sperme de la femme est donc nécessaire
pour se rendre aux endroits où le sperme de l'homme n'est pas
parvenu. Ce sperme se réunit à celui de la femme et il en naît une
membrane qui entoure le fœtus. La formation de cette membrane
qui entoure le fœtus a lieu de la manière suivante. Le sperme étant
épais et visqueux et la face interne de la matrice étant chaude et
lisse, il se formera facilement une membrane de ce sperme quand il
s'étend sur le corps de la matrice, de la même manière que se
forme le pain cuit d'amidon sur une plaque; cette membrane se
détache de tous les endroits lisses du corps entier de la matrice et
s'attache [seulement] aux endroits raboteux nommés cavités (*cotylédons*) ¹). Cette membrane, avec le sperme qu'elle entoure, devient
comme l'œuf que les poules pondent au moment qu'il n'est pas
encore complètement formé et que la coquille extérieure a l'air d'une

matrice, forme à la fois un enduit pour ($\dot{v}\pi\alpha\lambda\epsilon i\phi\epsilon\iota$) la route et parvient jusqu'au sperme
du mâle et se mêle avec lui". (Gal. De semine Lib. I c. 7; o. c. T. IV p. 535; Oribase,
De la formation du fœtus; o. c. T. III p. 72).

1) „.... comme le sperme est visqueux, épais et en contact avec des corps chauds,
il se transforme facilement en membrane, [de la même manière que cela se voit dans
les gateaux que les boulangers préparent, en enduisant d'une pâte de farine de froment
modérément liquide ($\dot{v}\gamma\rho\dot{o}v$ $\dot{\alpha}\tau\rho\acute{\epsilon}\mu\alpha$ $\sigma\tau\alpha\tilde{\iota}\varsigma$) un ustensile chaud et plat; ces gateaux sont
nommés *itria*...... (Gal.)] et cette membrane se détache de ces corps, comme l'*itrion*
se détache de l'ustensile de bronze, car il est impossible qu'un corps lisse s'attache à
un autre corps lisse. La plus grande preuve de mon assertion, c'est que la membrane
s'attache seulement aux endroits où la tunique de la matrice est raboteuse; or, elle est
ainsi faite aux orifices des vaisseaux". (Gal. De semine Lib. I c. 4; o. c. T. IV p. 526,
527; Oribase, De la formation du fœtus; o. c. T. III p. 71).

تظهر عيانا فى تشريح رحم الحيوان الحامل a عن قريب وذلك ترى ذلك
الغشاء لاصقا b بالرحم فى مواضع اثواه العروق المعروفة بالنقر وترى سائره منبرّئا c
*عن الرحم غير لاصق به على مثال بيضة d ثم تبلغ e فى رحم الدجاجة
ولم يصلب قشرها وقد ذكر بقراط فى المرأة الرقّاصة f ان فى اليوم السادس
سقط g منها المنىّ فى غشاء h على مثال البيضة الّتى i قد انتزع قشرها للخارج
وبقيت k فى غشائها الداخل واذا تمّ كون l هذا الغشاء المحتوى على
المنىّ صار اليه دم الطمث فى العروق غير الضوارب الّتى i افواهها تلك المواضع
المعروفة بالنقر ويصير اليه m ايضا دم لطيف n وروح حيوانىّ فى الشرايين الّتى
تصير الى الرحم فينفذان جميعا فى جوهر o الغشاء قبل ان يستكمل الغشاء p
صلابة q ولذلك r صار يمكن الدم s النفوذ t الى تجويفه للينه فيصير من ذلك
فى الغشاء ثقب ومجارى u فلا تزال تلك v المجارى تتّسع ولا تلتحم لاتّصال
الجريان فيها لانّ المنىّ لا ينقطع اجتذابه w للدم *لما فيه x من القوّة
الجاذبة وذلك ان المنىّ يخالطه *فى وقت y كونه فى آلات المنىّ روح

---

a) Ms. L. الحوامل.   b) Ms. L. اللاصق.   c) Mss. L. et P. مسرى.

d) Ms. P. البيضة الّتى.   e) Manque dans ms. L. depuis *.   f) Ms. B.

وهو.   المرتاضة.   g) Ms. B. اسقط.   h) Ms. L. غشائه; ms. P. a encore

i) Ms. L. الّذى.   k) Ms. L. ثقبت.   l) Ms. P. تمكن.   m) Ms. L.

اليها.   n) Ms. P. الطمث.   o) Ms. L. جرم.   p) Ms. L. الغذاء.   q) Ms.

L. صلابته.   r) Mss. B. et P. كذلك.   s) Ms. L. الدم فيه.   t) Ms. P.

النفوذ فيه.   u) Ms. P. فى مجارى.   v) Manque dans mss. L. et P.   w) Ms.

L. اختلافه.   x) Ms. L. لمنافعه.   y) Manque dans ms. P. depuis *.

membrane. C'est ce qu'on peut observer de ses yeux en disséquant
la matrice d'un animal qui a conçu depuis peu; on voit, en effet,
que cette membrane est réunie à la matrice aux endroits des orifices
des veines appelés cavités, tandis qu'on voit que le reste de cette
membrane est libre, non pas attaché à la matrice [1]), à la manière
d'un œuf qui n'est pas complètement développé dans la matrice de
la poule et dont la coquille n'est pas devenue dure. Hippocrate raconte d'une danseuse qu'au sixième jour le sperme tomba; il était
contenu dans une membrane, semblable à un œuf dont on a ôté la
coquille extérieure et qui reste dans (est enveloppé par) la membrane
intérieure [2]). Quand cette membrane qui entoure le sperme s'est formé
complètement, le sang menstruel y arrive par les veines non battantes dont les orifices sont ces endroits nommés cavités (*cotylédons*);
il y arrive aussi du sang subtil et du pneuma animal par les artères
qui parviennent à la matrice. Ces matières pénètrent ensemble dans
la substance de la membrane, avant qu'elle soit complètement dur-
cie. Pour cette raison le sang peut pénétrer dans la cavité à cause
de la mollesse de la membrane. Par là il se forme dans la membrane
des ouvertures et des canaux. Ces canaux s'élargissent sans cesse
et ne s'agglutinent pas, parce que les matières coulent continuellement à travers eux, le sperme attirant sans cesse le sang au moyen
de la faculté attractive qu'il possède [3]). En effet, pendant que le
sperme se trouve dans les organes spermatiques, il s'y mêle du

---

1) „En disséquant des animaux on voit que cette membrane est réunie aux endroits
où se trouvent les orifices des vaisseaux, tandis que le reste s'étend sur la matrice sans
y être rattaché". (Gal. Ibid. p. 526).

2) „Je vais expliquer comment je vis une semence de six jours. Chez une femme
de ma connaissance était une musicienne ($\mu o \nu \sigma o \nu \rho \gamma \delta \varsigma$) fort estimée, qui avait com-
merce avec les hommes et qui ne devait pas devenir grosse, afin de ne pas perdre
de son prix..... Un jour elle s'aperçut que la semence ne sortait pas; elle le dit à sa
maitresse, et le bruit en vint jusqu'à moi. Ainsi informé, je lui ordonnai de sauter....;
elle avait déjà sauté sept fois lorsque la semence tomba à terre en faisant du bruit....
Je vais dire comment était ce produit: il ressemblait à un œuf cru dont on aurait ôté
la coquille extérieure, et dont le liquide intérieur serait transparent dans la membrane
interne ($\dot{\epsilon}\nu$ $\delta\dot{\epsilon}$ $\tau\tilde{\omega}$ $\ddot{\epsilon}\nu\delta o\nu$ $\dot{\upsilon}\mu\dot{\epsilon}\nu\iota$ $\tau\dot{o}$ $\ddot{\epsilon}\nu\delta o\nu$ $\dot{\upsilon}\gamma\rho\dot{o}\nu$ $\delta\iota\alpha\phi\alpha\dot{\iota}\nu o\iota\tau o$)". (Hippocr. De natura pueri lib.;
ed. Littré T. VII p. 490; ed. Kühn T. I p. 385; Gal. De semine Lib. I c. 4; o. c.
T. IV p. 525; De fœtuum formatione lib. c. 1; o. c. T. IV p. 654).

3) „En effet, comme l'attraction ne chôme pas un seul instant, le trou de la membrane persiste toujours, la membrane ne pouvant se coller, par la raison même qu'aucune
chose ne peut se réunir à une autre, s'il existe entre elles des corps en mouvement con-
tinuel. Par conséquent, le trou de la membrane non seulement ne s'agglutine pas, mais
il devient même toujours plus large en raison de la quantité des matières qui affluent".
(Gal. De semine Lib. I c. 6; o. c. T. IV p. 535; Oribase, De la formation du fœtus;
o. c. T. III p. 72).

حيوانّى وروح طبيعيّى بهما a يمكنه b *ان يجتـذب المواّد الموافقـة له فيكون
منهما اعضاء c للجنـين وذلـك ان بقراط وجالينوس يعتقدان d ان المنى يقـوم
للجنين مقـام المادّة ومقـام e الفاعـل والمصوّر ودم الطمث يقـوم f مقـام المادّة
كما ذكـرنا ذلـك فى صدر هـذا الكلام g ثمّ ان ذلـك الغشاء يصلـب وينشتك
ويتولّـد من المنىّ فى الغشاء عند المنافـذ الّتى يجرى فيها h الـدم الى الجنين
عروق وشرايـين افواهها متّصلة باثـواه العروق والشرايـين الّتى تصير الى الرحـم
وتتّصل العروق i منها بفـم العروق i والشرايـين i بفم الشرايين i ثمّ ان هـذه
العروق والشرايـين المتولّـدة تشتبك k وتنتسج l وتستديـر مـع الغشاء و[حـو]
ينطوى m فيمـا بينهـا n ويحيط بها من خارج ثمّ ان العروق غيـر الضوارب
تجتمـع o كلّها ويلتأم منها عرقان غيـر ضاربـين وكـذلـك الشرايـين تجتمع p
ويلتأم منها شريانان q ثمّ يأتى r اربعتها الى سرّة s الجنين فاذا جاوزت t السرّة
غير بعيد اجتمع العرقان الى عرق واحد u ويقال لهـذا الغشاء المشتبك v فيه
هـذه w العروق والشرايـين المشيمة *وللحاجـة كانـت الى المشيمة ان تنشـ x
العروق والشرايـين y الّتـى فيها z وتعمدهـا وتربطها aa وتوثّقيها وان يغـذو

---

a) Ms. L. بهـا; ms. P. بـه.   b) Ms. L. يـكـون; ms. P. نتـمّ كـون.
c) Manque dans ms. P. depuis *.   d) Ms. B. بـريان.   e) Manque dans
ms. P.   f) Manque dans mss. L. et P.   g) Ms. B. الكباب (الباب؟).
h) Ms. L. يخرج منها.   i) Mss. B. et P. ont le singulier.   k) Ms. B.
تشتـد.   l) Ms. B. تنسـج; ms. L. سعنتح; ms. P. دسـج.   m) Ms. P.
سوطى; ms. L. مظوى; ms. B. تنطوى.   n) Mss. L. et P. بينهما.   o) Ms.
L. منها تجتمع بينها.   p) Ms. P. وتجتمع.   q) Ms. L. شريانين.   r) Ms.
L. ارفعتها.   s) Ms. L. صرّة.   t) Ms. L. صارت.   u) Mss. L. et P. ont
encore: والشريانين الى شريان واحـد, ce qui n'a pas lieu.   v) Ms. L. المستبل.
w) Manque dans ms. L.   x) Ms. B. تشتـد.   y) Manque dans ms. L.
depuis *.   z) Ms. P. وتلدعمها.   aa) M. L. يضبطها.

pneuma animal et du pneuma naturel au moyen desquels le sperme peut attirer les matières qui lui conviennent[1]). C'est de ces deux matières *(sang et sperme)* que se forment les parties du fœtus; en effet, Hippocrate et Galien pensent que le sperme joue dans la formation du fœtus le rôle d'un principe matériel et d'un principe actif et formateur, tandis que le sang menstruel joue le rôle d'un principe matériel seulement, comme nous l'avons mentionné dans le commencement de ce discours. Ensuite cette membrane devient dure et solide, et le sperme forme dans la membrane, aux ouvertures par lesquelles coule le sang vers le fœtus, des veines et des artères dont les orifices se réunissent aux orifices des veines et des artères qui arrivent à la matrice, les veines se réunissant aux orifices des veines et les artères aux orifices des artères. Ensuite ces veines et ces artères nées du sperme forment des réseaux, s'entrelacent et circulent avec (sur?) la membrane, et celle-ci forme des plis entre elles et les entoure à l'extérieur. Les veines non battantes se réunissent toutes pour former [enfin] deux veines, et de même les artères se réunissent pour former [enfin] deux artères. Ensuite ces quatre vaisseaux *(cordon ombilical)* arrivent au nombril du fœtus, et quand ils ont dépassé le nombril d'une petite distance, les deux veines se confondent en une seule veine[2]). Cette membrane dans laquelle s'entrelacent ces veines et ces artères s'appelle le chorion. Le chorion est nécessaire pour consolider les veines et les artères qui s'y trouvent, pour les servir de soutien, pour les relier, pour les protéger,

---

1) „Par les orifices auxquels il est attaché le sperme se procure les matières qui lui conviennent et qu'il devait attirer de la matrice, c'est-à-dire le sang et le pneuma". (Gal. Ibid. p. 534; Oribase, Ibid. p. 71).

2) „A chaque orifice des vaisseaux qui pénètrent dans la matrice, et par lesquels y était porté le sang menstruel, naît à l'époque de la gestation un autre vaisseau, une artère à l'orifice de l'artère, une veine à celui de la veine...... [Ces vaisseaux sont rattachés les uns aux autres par une membrane mince, mais forte...... Cette membrane *(chorion)* s'étend en double sur toutes les parties de la matrice situées entre les orifices des vaisseaux; elle se prolonge et s'avance avec tous les vaisseaux mentionnés, revêtant de chacune de ses deux parties la moitié de chacun d'entre eux, en sorte que cette double membrane est pour les vaisseaux un abri, une protection et un lien...... Peu à peu, en avançant, ces vaisseaux s'unissent...... Cette union progressive ne cesse que quand tous les petits vaisseaux sont confondus en deux grands qui... pénètrent dans le fœtus par la région ombilicale (Gal.)]. Il y a donc en tout quatre vaisseaux, deux artères et deux veines *(cordon ombilical)*". (Gal. De usu part. Lib. XV c. 4; o. c. T. IV p. 224; Daremb. II, 138; Oribase, De la formation du fœtus; o. c. T. III p. 74). Chez l'homme il n'y a qu'une veine dans le cordon ombilical, mais dans les ruminants il y en a deux qui se réunissent en un seul tronc à leur entrée dans l'abdomen. (Chauveau, Traité d'anat. comp. des animaux domest. Paris 1879 p. 992).

26

الجنين من دم الطمث بما فيها من العروق وتؤدّى اليه روحا ودما لطيفا بما
فيها من الشرايين a وقـد يتولّـد عـلـى b الجنين من داخـل غشاءان احدهـا
يقال له السقى c وهو اللفائفيّ والآخـر d السلا فامّا النسقى c ** فهو دون المشيمة
* ويتـراق الى قرنى e الرحم ويشبه في f شكله باللفافـة وهو نافـذ الى مثانـة الجنين
ومنفعتـه ان يقبل بـول الجنين. فامّا السلا فهـو غشاء محيط بالجنين من بعد
السقى وهو غشاء واسع ناخين(؟) g واحتنيج h اليه ليقبل البخارات الّتى تتصاعد
من المنى والجنين اّنى تقوم مقام العرق في ابدان المستكملين. فهـذه صفة
الاغشية i المحيطة k بالجنين وكونها. فامّا كون الجنين نفسه فهو عـلى ما اصف.
فاقول ان المنيّين اذا خالط احدهما الآخـر حدثت فيهما نفّاخات من حـرارة
الدم كما يحدث في الاشياء الغليظة اللزجة l اذا طبخـت بالنار عنـد غليانها
من النفّاخات فيجتمع في تلك النفّاخات الروح المخالط للمنى ويغور في عمق
المنى وتجتمع تلك النفّاخات بعضها الى بعض ويحدث m منها في المنى
تجويف عظيم ويجتمع في هـذا التجويف مقدار كثير من الـروح ويصير لظاهـر
المنى صلابـة فلا يمكن الروح ان يتحـلّـل ويجرى الدم والروح في ذينك الوعائين
الملتأمين من اوعية المشيمة الى المنى فيملأ n تجويفه ثمّ ان القوّة المصوّرة
تحـدث من هذيـن اعنى المنىّ والـدم اعضاء الجنين فيحدث o من المنىّ
نفسه الاعضاء البيـض وهى الدماغ والعظـام والغضاريـف والاعصاب p والاغشيـة
والربـاطـات والعروق والشرايين ويحـدث من دم الطمث الكبـد وسائـر الاعضـاء

---

a) Ms. B. الاوراد والعروق الضوارب.   b) Ms. L. عن.   c) Mss. B. et P. السقا؛ ms. L. الشعا.   d) Mss. B. et P. الثاني.   e) Ms. P. وبعراها الى فوق.   f) Ms. L. من.   g) Ms. L. ناكين؛ ms. P. ناكسن واسع.   h) Ms. L. احتنيج.   i) Manque dans ms. B. depuis **.   k) Ms. B. المحيط.   l) Ms. B. الاشياء البسيطة الموحدة.   m) Ms. B. فيكبون؛ ms. P. فيصبير.   n) Ms. B. فما.   o) Ms. B. فيجتذب.   p) Manque dans ms. P.

pour nourrir le fœtus de sang menstruel au moyen des veines qu'il contient et pour lui amener le pneuma et le sang subtil au moyen des artères qu'il contient. A l'extérieur du fœtus, à l'intérieur [du chorion] naissent deux membranes dont l'une s'appelle *siqynn*, c'est la membrane en forme de bandage *(allantoïde des ruminants)*, et l'autre est l'amnios. L'allantoïde est située sous le chorion et elle s'élève jusqu'aux cornes de la matrice. Quant à sa forme elle ressemble à un bandage et elle pénètre dans la vessie du fœtus; son utilité consiste à recevoir l'urine du fœtus. L'amnios est la membrane qui entoure le fœtus après l'allantoïde; c'est une enveloppe épaisse [1]) spacieuse. Elle est nécessaire pour recevoir les vapeurs qui remontent du sperme et du fœtus, et qui jouent le rôle de la sueur dans les corps des individus complètement formés [2]). Voilà la description des membranes qui entourent le fœtus.

La formation du fœtus lui-même s'accomplit comme je vais le décrire. Je dis donc que, quand les deux semences se sont mêlées l'une à l'autre, il s'y forme des bulles par la chaleur du sang, de même qu'il se forme des bulles dans les matières épaisses et visqueuses pendant leur ébullition, quand on les fait bouillir sur le feu. Dans ces bulles s'assemble le pneuma mêlé au sperme, et se dirige au fond du sperme. Ces bulles se réunissent les unes aux autres et il s'en forme dans le sperme une grande cavité; dans cette cavité s'assemble une grande quantité de pneuma. La partie extérieure du sperme devient dure, de sorte que le pneuma ne peut disparaître; le sang et le pneuma coulent vers le sperme à travers ces deux vaisseaux qui se sont formés des vaisseaux du chorion, et la cavité du sperme s'en remplit. Ensuite la faculté formatrice fait naître de ces deux, je veux dire du sperme et du sang, les parties du fœtus. Du sperme même sont formées les parties blanches, c'est-à-dire l'encéphale, les os, les cartilages, les nerfs, les membranes, les ligaments, les veines et les artères, tandis que du sang menstruel se forment le foie et les autres parties charnues, à l'ex-

---

1) L'amnios est au contraire mince.

2) „En effet, le fœtus tout entier est de toutes parts enveloppé d'une membrane mince qu'on appelle *amnios*, laquelle reçoit ce qui peut passer pour la sueur du fœtus. A l'extérieur de cette membrane est placée une autre membrane plus mince, appelée *allantoïde*, qui s'ouvre dans la vessie du fœtus et laisse s'accumuler en elle jusqu'à la naissance ce qu'on peut appeler l'urine du fœtus. A l'extérieur cette membrane est revêtue circulairement par le chorion, lequel tapisse intérieurement toute la matrice..." (Gal. De usu part. Lib. XV c. 4; o. c. T. IV p. 224; Daremb. II, 137).

اللحميّة ما خلا القلب فانّه يحدث من دم انشرايين واوّل شيء تبتدئ a القوّة
المحصورة بالاعضاء الّتى هى اصول لاكثر اعضاء البدن وهى الدماغ وانقلب والكبد
فيحدث الدماغ من نفس المنى وانقلب من دم الشرايين والكبد من دم العروق
الصائرة الى بدن الجنين من المشيمة وتكون هذه الاعضاء الثلاثة اوّلا بالقرب
بعضها من بعض ثمّ انها فى اخرة b تتفرّق وتتباعد ويتّصل العرق العظيم
الملتأم من العروق غير الضوارب الّتى c فى المشيمة بالكبد فيؤدّى اليها دم
الطمث ويتّصل العرق الضارب الملتأم من العروق الضوارب d الّتى فى المشيمة
بالقلب ويؤدّى اليه روحا حيوانيّا ودما لطيفا ثمّ يتفرّع من هذه الاصول
الثلاثة e فروع فيتفرّع من الدماغ ازواج العصب والنخاع ومن القلب الشريان f
العظيم ومن الكبد العرق الاجوف واتّصال g الشريان الّذى يأتى سرّة الجنين
* بقلب الجنين انّما هو بالشريان h العظيم النابت من قلبه i وانّما جعلت
الطبيعة اتّصاله بهذا العرق k لانّه لم يكن يؤمن عليه *لو كان l اتّصاله بالقلب
نفسه *ان ينقطع او ينهتك لبعد المسافة الّتى فيما بين السرّة والقلب m ثمّ
انّه يتكوّن n مع كون o هذه الاصول والفروع العظام المحيطة p بها لتكون جنّة
لها وحصنا فيحدث من المنى عظام القحف فتحيط بالدماغ والفقارات محيطة q
بالنخاع واضلاع الصدر محيطة q بالقلب واضلاع لخلف محيطة q بالكبد ثمّ انّه
يتكوّن من بعد هذه الاعضاء الاعضاء r الباقية الّا ان الّذى o هو اكثر
ظهورا من هذه ما كان بالقرب من هذه الاصول كآلات لخسّ من الدماغ

---

a) Ms. B. تبدا; ms. P. بدى.   b) Ms. P. باحره.   c) Ms. L. الّذى.

d) Manque dans ms. B.; ms. P. غير الضوارب   e) Mss. ثلاثة.   f) Ms. L. بالشريان.   g) Manque dans ms. P.   h) Ms. B. الشريان.   i) Au lieu des mots depuis * ms. P. a: وبتصل فيه ناسره وبتّصل بقلبه.   k) Ms. P. العرق الغير ضارب.   l) Ms. P. ومع.   m) Manque dans ms. L. depuis *.   n) Ms. B. يكون; ms. P. سمع به.   o) Manque dans ms. L.   p) Ms. P. والمحيطة.   q) Ms. L. بحيط.   r) Manque dans mss. B. et L.

ception du cœur, car celui-ci naît du sang des artères. La faculté formatrice commence d'abord par les parties fondamentales de la plupart des parties du corps, c'est-à-dire l'encéphale, le cœur et le foie. L'encéphale naît du sperme même, le cœur du sang des artères et le foie du sang des veines qui arrivent du chorion au corps du fœtus. Ces trois organes se trouvent d'abord tout proches l'un de l'autre; à la fin ils se séparent et s'éloignent l'un de l'autre. La grande veine formée des veines non battantes qui se trouvent dans le chorion se réunit au foie et lui amène le sang menstruel; la veine battante formée des veines battantes qui se trouvent dans le chorion se réunit au cœur et lui amène du pneuma animal et du sang subtil. Ensuite des prolongements divers se détachent de ces trois organes principaux: les paires de nerfs et la moelle épinière se ramifient de l'encéphale, la grande artère *(aorte)* se détache du cœur, et la veine cave du foie [1]). L'artère qui arrive (*lisez* les deux artères [*a. ombilicales*] qui arrivent) à l'ombilic du fœtus ne se réunit (réunissent) au cœur du fœtus que par l'intermédiaire de la grande artère qui naît du cœur du fœtus, et la nature l'a réuni (les a réunis) avec cette artère, parce qu'il y aurait danger, si la réunion eût lieu avec le cœur même: elle serait (elles seraient) en danger d'être rompue (rompues) ou déchirée (déchirées) à cause de la grande distance entre l'ombilic et le cœur [2]). Ensuite, en même temps que se forment ces organes principaux et ces prolongements, a lieu la formation des os qui les entourent pour leur servir d'abri et de protection, le sperme produisant les os du crâne qui entourent l'encéphale, les vertèbres qui entourent la moelle épinière, les côtes de la poitrine qui entourent le cœur, et les fausses côtes qui entourent le foie. Ensuite, après ces parties, se forment les autres organes, mais les organes les plus distincts sont ceux qui se trouvent près de ces organes principaux, les organes du sens

---

1) „Après quelque temps ces trois organes principaux nommés (*encéphale, cœur, foie*) se séparent l'un de l'autre et envoient des prolongements dans le corps entier de l'animal lequel se forme: l'encéphale produisant comme un tronc la moelle épinière, le cœur la grande artère qu'Aristote appelle *aorte*, le foie la veine cave". (Gal. De semine Lib. I c. 8; o. c. T. IV p. 541).

2) „.... les artères [ombilicales], vont à la partie de la grande artère (*aorte*) située sur les lombes..... Pour les artères [ombilicales], elle devaient s'insérer sur le principe des artères, savoir la cavité gauche du cœur; mais celle-ci étant fort éloignée de la région ombilicale, il y avait danger pour elles à accomplir, pour ainsi dire suspendues, un si long trajet". (Gal. De usu part. Lib. XV c. 4; o. c. T. IV p. 227, 228; Daremberg II, 139).

والرئة من القلب والمعدة والطحال والمرارة والكليتان من الكبد ثمّ انّه يظهر
بعد ذلك ما كان تاليا لهـذه الاعضاء a آلتى فى تجويف الصدر * وتجويف
البطن b ثمّ بأخـرة يظهـر البدان c والرجلان وسائـر الاعضاء الباقية آلّتى فى
الجنين الكامل وعند ذلك يبتدئ الجنين يتحرّك فالجنين بهذه الحـال منذ اوّل
ابتداء وقـوع المنىّ فى d الرحم الى e وقت كمال d الجنين . والجنين يتصوّر فى
اربعة اوقات فالوقت الاوّل هو الوقت d الّـذى يظهر فى التشريـح ان صورة المنىّ
بعد اغلب عليه وبقراط يسمّى ذلك f منيّا والوقت الثانى هو g الوقت h الّـذى
يظهر فيه المنىّ مملوءا من الـدم وان الدماغ والقلب والكبد لم تتميّـز بعـد
ولم تتصوّر الّا انّها تكون قـد انعقدت وصار لها i عظم وقـدر k وبقراط يسمّيه
فى ذلك الوقت جنينا والوقت الثالـث هـو الوقت h الّـذى يظهـر فيه صورة
الدماغ والقلب والكبد ظهـورا بيّنا ويرى l فيه جميع الاعضاء الباقية كالرسم
للصورة والوقت الرابع هو الوقت الّـذى يتميّز ويظهر فيه جميع الاعضاء الّتى m
فى اليدين والرجلين وبقراط فى هذا الوقت يسمّى الجنين طفلا لانّ الجنين فى
هذا الوقت يتحرّك حركة بيّنة ويركل برجليه والجنين فى جميع عـذه الاوقات n
حتىّ الّا ان حياتـه فى الثلاثـة الاوقات الاول حياة النبات * ومشابهـة الجنين
بالنبات o تـوجـد فى ثلاثـة اشياء احدهـا كما ان للنبات p اصـلا الى اسفـل
كذلك للجنين اتّصال بالرحـم d بالعـروق والشرايين الّتى فى المشيمة والثانى q
كمـا ان للنبات r الساق الى فـوق كذلك للجنين الفـروع اتّنـى تتفرّع

---

a) Mss. L. et P. من الاعضاء.   b) Manque dans ms. P. depuis *.   c) Ms.
L. البدن.   d) Manque dans ms. L.   e) Manque dans ms. B.   f) Ms.
P. ذلك الوقت.   g) Manque dans mss. L. et P.   h) Manque dans
ms. P.   i) Manque dans ms. B.; ms. L. لهذه.   k) Ms. L. عظم قدر.
l) Ms. P. يروى.   m) Ms. L. الذى.   n) Ms. L. فى هذا الوقت.   o) Ms.
P. للنبات; manque dans ms. B. depuis *.   p) Mss. B. et L. النبات.
q) Mss. والثانية.   r) Ms. L. النبات.

près de l'encéphale, le poumon près du cœur, l'estomac, la rate, la vésicule biliaire et les reins près du foie. Ensuite paraissent les parties voisines qui se trouvent dans la cavité de la poitrine et de l'abdomen, et à la fin paraissent les bras et les jambes et toutes les autres parties qui se trouvent dans le fœtus complètement développé; alors le fœtus commence à se remuer. Voilà la condition du fœtus depuis le moment où le sperme commence à arriver dans la matrice jusqu'au moment où le fœtus est complètement formé.

La formation du fœtus s'accomplit en quatre périodes. La première période est celle où il paraît par la dissection que l'aspect du sperme domine encore[1]), et Hippocrate appelle ce produit sperme. La deuxième période est celle où la semence paraît remplie de sang; l'encéphale, le cœur et le foie, bien qu'ils soient encore indistincts et informes, ont pourtant une certaine consistance et un volume considérable[2]), et Hippocrate donne au produit dans cette période le nom de fœtus [κύημα]. La troisième période est celle où la forme de l'encéphale, du cœur et du foie paraît distinctement, et dans cette période toutes les autres parties se présentent comme l'ébauche d'une image[3]). La quatrième période est celle où toutes les parties qui se trouvent dans les bras et les jambes sont distinctement visibles. Hippocrate donne au fœtus dans cette période le nom d'enfant, parce que dans cette période le fœtus se remue d'une manière distincte et frappe des pieds[4]). Dans toutes ces périodes le fœtus est vivant, mais dans les trois premières périodes sa vie est celle d'une plante. Le fœtus ressemble à une plante sous trois rapports. En premier lieu, de même que la plante possède une racine qui pousse en bas, de même le fœtus est réuni à la matrice par les veines et les artères qui se trouvent dans le chorion. En second lieu, de même que chez la plante la tige remonte, de même le fœtus

---

1) „...... divisons la formation entière du fœtus en quatre périodes: la première est celle où dans les avortements et les dissections domine la nature (ἰδέα) du sperme....'' (Gal. De semine. Lib. I c. 9; o. c. T. IV p. 542).

2) „...... le cœur, l'encéphale et le foie sont encore indistincts et informes, mais ils ont déjà une certaine consistance et un volume considérable''. (Gal. Ibid.).

3) „...... et une ébauche (ὑπογραφήν) et pour ainsi dire une sciagraphie de toutes les autres parties''. (Gal. Ibid. p. 543).

4) „La quatrième et dernière période est celle où toutes les parties des membres sont déjà distinctes, et l'admirable Hippocrate donne au fœtus (τὸ κυούμενον) non seulement le nom d'embryon (ἔμβρυον), mais déjà celui d'enfant (παιδίον), parce qu'il dit qu'il frappe des pieds (ἀσκαρίζειν) et se meut comme un animal complètement formé''. (Gal. Ibid.).

من الاصول الثلاثة * اعنى الدماغ والقلب والكبد a وانثالث b كما ان النبت

ينتفرع له c من البزر d فرعان e احدهما الى فوق وهو الساق الذى f يتفرع منه

الاغصان g والثانى الى اسفل ينتفرع منه الاصول كذلك الجنيبين له h العروق

والشرايبين بعضها الى فوق وبعضها الى اسفل. فهذه صفة الجنيين فى الرحم

* وصفة جميع اعضائه i. فاما مدة زمان k صورته وتمامه فان الجنين الذى

يولد بسبعة اشهر ان l كان ذكرا فصورته تتم فى ثلاثين يوما وحركته فى

ستين يوما * وتمامه فى مائة وثمانين يوما m وان كانت انثى فصورتها تتم فى

خمسة وثلاثين يوما وحركتها فى سبعين يوما وتمامها فى مائتى يوم وعشرة

ايام فاما المولود لتسعة n اشهر * ان كان ذكرا فصورته تتم فى ** اربعين يوما

وحركته فى ثمانين يوما o وتمامه فى مائتين واربعين يوما وان كانت انثى

فصورتها تتم p فى خمسة واربعين يوما وحركتها فى تسعين يوما وتمامها فى

مائتى وسبعين يوما ** فاما المولود لعشرة q اشهر ان كان ذكرا فصورته تتم فى

خمسة واربعين * يوما وحركته فى تسعين يوما وتمامه فى مائتى وسبعين

يوما r وان كانت انثى فصورتها تتم فى خمسين يوما وحركتها فى مائة يوم

وتمامها فى ثلاثمائة يوم وانما صار الذكر s يتم صورته t قبل صورة u الانثى

لان المنى الذى يتكون v منه w الذكر * اقوى واسخن x وقد ذكر بقراط انه عرف

نسوة اسقطت ذكورة قبل الثلاثين فظهرت فيها صورة جميع الاعضاء وذكر ان

---

a) Manque dans ms P. depuis *.   b) Mss. L. et P. والثالثة.   c) Manque dans ms. L.   d) Ms. B. البزور; dans ms. P. من البزر manque.   e) Ms. L. فرعين.   f) Ms. L. انثى.   g) Ms. L. العصب; ms. B. الاعصاب.   h) Manque dans mss. B. et P.   i) Ms. L فى مدة زمان صورة الجنين.   k) Ms. B. زمان مدّة.   l) Ms. P. ان.   m) Manque dans ms. P. depuis *; ومائة manque aussi dans ms. L.   n) Ms. L. فى تسعة.   o) Manque dans ms. L. depuis *.   p) Manque dans ms. P. depuis **.   q) Ms. L. فى عشرة.   r) Manque dans ms. P. depuis **, dans ms. L. depuis *.   s) Ms. B. وصار الذكر; ms. P. وصار الذكور.   t) Ms. P. صورتكم.   u) Manque dans ms. P.   v) Mss. B. et P. يكون.   w) Ms. P. من.   x) Ms. L. او اسخن.

a des prolongements qui proviennent des trois organes principaux,
je veux dire de l'encéphale, du cœur et du foie. En troisième lieu,
de même que dans la plante proviennent de la semence deux prolongements dont l'un, la tige dont se ramifient les branches, remonte,
tandis que l'autre, dont se ramifient les racines, pousse en bas, de
même le fœtus a des veines et des artères dont quelques-unes remontent et d'autres se portent en bas [1]). Voilà la description du
fœtus dans la matrice et celle de toutes ses parties.

Quant à l'espace de temps dans lequel le fœtus se forme et se
développe complètement, la formation du fœtus qui naît à sept mois,
si c'est un garçon, s'accomplit en 30 jours, il se remue le 60ᵉ jour,
et il est complètement développé en 180 jours. Si c'est une fille, la
formation s'accomplit en 35 jours, elle se remue le 70ᵉ jour et elle
est complètement développée en 210 jours. Quant à l'enfant qui naît
à neuf mois, si c'est un garçon, la formation s'accomplit en 40 jours,
il se remue le 80ᵉ jour, et il est complètement développé en 240
jours. Si c'est une fille, la formation s'accomplit en 45 jours, elle se
remue le 90ᵉ jour et elle est complètement développée en 270 jours.
Quant à l'enfant qui naît à dix mois, si c'est un garçon, la formation s'accomplit en 45 jours, il se remue le 90ᵉ jour et il est complètement développé en 270 jours. Si c'est une fille, la formation
s'accomplit en 50 jours, elle se remue le 100ᵉ jour, et elle est complètement développée en 300 jours [2]). La formation du garçon s'accomplit plus tôt que celle de la fille, parce que le sperme dont se
forme le garçon est plus fort et plus chaud. Hippocrate dit qu'il a
connu des femmes qui avaient avorté d'un garçon avant trente jours;
dans ces produits la forme de toutes les parties était visible [3]), et il

---

1) „En effet, de même que chez les plantes les racines poussent en bas et dans la
terre, de même chez le fœtus les veines et les artères du chorion s'implantent dans la
matrice. De même que la tige remonte chez les plantes, de même chez les fœtus des
prolongements poussent des trois organes principaux. De plus, comme les plantes ont
une double manière .de pousser de la semence, produisant en haut la tige et les branches.... et distribuant en bas les racines, de même les veines et les artères se divisent
dans les fœtus, aboutissant comme des tiges dans le fœtus entier et comme des racines
dans la matrice". (Gal. De semine Lib. I c. 9; o. c. T. IV p. 543).

2) „Pour la formation 35 jours, pour le mouvement 70 jours, pour l'achèvement 210
jours *(7 mois)*; d'autres pour la forme 45, pour le mouvement 90, pour la sortie 270
(9 mois); d'autres pour la forme 50, pour le premier saut 100, pour l'achèvement 300
(10 mois); [d'autres] pour la distinction des membres 40, pour le déplacement 80, pour
la sortie 240 *(8 mois)*". (Hippocr. De alimento lib.; ed. Littré T. IX p. 112 § 42;
ed. Kühn T. II p. 23).

3) „Il est arrivé bien des fois que les femmes ont avorté d'un garçon peu avant

الصورة اذا تمّت فى خمسة وثلاثين يوما كانت الولادة فى مائتى يوم وعشرة

ايام وكلّ صورة تتم فى زمان ما فانّ الحركة تتم فى ضعفها والولادة فى ثلاثة

اضعاف زمان الحركة فان قلّ قائل ما a بال الجنين اذا ولد فى الشهر الثامن

لا يعيش * اجبناه بان ذلك لسببين احدهما ما قاله بقراط والثانى ما قاله

المنجّمون فأمّا ما قال بقراط فانّه يقول b فى كتابه فى الجنين ثمانية اشهر ان

الجنين فى الشهر السابع يحدث له انقلاب وحركة عن موضعه * الى غيـر

موضعه يريد للخروج c فان كانت قوّته d قويّة خرج من الرحم وان كانت

ضعيفة e لا يمكنه للخروج [و]عرض له * من ذلك f اضطراب والتبيات فان لم

يولـد فى الشهر السابع وبقى الى الشهر g التاسع والعاشـر صلح من ذلك

الاضطراب g والالتبيات h وبرأ ممّا يعرض i له من الضرر والمرض فان ولد فى

الشهر الثامن وهو بتلك للحال من الاضطراب والالتبيات k والضعف لم يعش

لانّه لا يكون له قوّة يمكن ان يغتذى بها ويتربّى l والدليل على ان الجنين

يعرض m له g فى الشهر السابع انقلاب واضطراب ومرض [هو] سوء n حال الحبالى

---

a) Ms. L. فهما. b) Au lieu des mots depuis * mss. B. et P. ont قلنا له ان بقراط يقول. c) Au lieu des mots depuis * mss. B. et P. ont لطلب الخروج. d) Mss. B. et P. له قوّة. e) Mss. B. et L. كان ضعيفا. f) Manque dans ms. L. depuis *. g) Manque dans ms. L. h) Ms. L. الالتبيات. i) Ms. P. عرض. k) Manque dans ms. B. et L. l) Mss. L. et P. نمرأ. m) Ms. B. فيعرض. n) Mss. B. et P. وسو.

dit que, quand la formation s'accomplit en 35 jours, l'accouchement a lieu le 210ᵉ jour, et que, si la formation s'accomplit dans un certain espace de temps, le mouvement s'accomplira dans le double de cet espace de temps et que le terme de l'accouchement est le triple du terme du mouvement [1]). Et si quelqu'un dit: pourquoi le fœtus ne survit-il pas quand il est né à huit mois? [2]) nous lui répondons que c'est pour deux raisons, d'abord pour ce que dit Hippocrate et en second lieu pour ce que disent les astrologues. Quant à Hippocrate, il dit dans son livre sur le fœtus de huit mois que le fœtus au septième mois se tourne *(fait la culbute)* et quitte sa place passant dans un autre endroit pour sortir de la matrice [3]). Si la force du fœtus est grande, il sort de la matrice, mais si elle est faible, il n'en peut sortir, et il est affecté par là de ballottements et de rotations [4]). Si l'enfant n'est pas né à sept mois et qu'il reste dans la matrice jusqu'au neuvième et dixième mois, il se remet de ces ballottements et de ces rotations et il se rétablit des lésions et des maladies dont il a souffert, mais s'il est né à huit mois, pendant qu'il se trouve dans cet état de ballottement, de rotation et de faiblesse, il ne restera pas en vie [5]), parce qu'il n'a pas de force pour se nourrir et pour grandir. La preuve de ce que le fœtus au septième mois se tourne dans la matrice et qu'il est affecté de

---

trente jours, et le produit était inarticulé; mais les garçons qui ont été expulsés plus tard où à l'expiration même des trente jours, étaient articulés". (Hippocr. De natura pueri; ed. Littré T. VII p. 504; ed. Kühn T. I p. 396).

1) „Il n'y a pas de terme unique, mais le temps dè la formation est de 35 jours, ou de 40, ou de 45. Le terme du mouvement est le double du temps de la formation..... Le terme de l'accouchement est le triple de celui du mouvement; ce qui paraît être vrai dans la plupart des cas". (Gal. In Hippocr. libr. de alimento commentar. IV, 20; o. c. T. XV p. 407).

2) „...... aucun des fœtus de huit mois ne survit". (Hippocr. De octimestri partu lib.; ed. Littré T. VII p. 452; ed. Kühn T. I p. 455).

3) „L'enfant qui approche de la mise au monde commence à souffrir et à courir le risque de la vie, quand il se tourne dans la matrice. Tous sont produits ayant la tête en haut, et la plupart viennent au monde la tête en avant". (Hippocr. Ibid.).

„Beaucoup de fœtus, arrivés à cet âge de sept mois, quand les membranes se sont relâchées, passent dans la partie qui cède..." (Hipp. De septimestri partu; ed. Littré T. VII p. 438; ed. Kühn T. I p. 446).

4) „Les rotations (στροφαί) dans le ventre de la mère sont encore un autre péril; plus d'une fois on a vu le cordon ombilical entortillé autour du cou de l'enfant". (Hipp. De octimestri partu lib.; ed. Littré T. VII p. 454; ed. Kühn T. I p. 456).

5) „Or, pendant ces maladies du huitième mois, s'il arrive par surcroît que l'enfant vienne au jour, la conservation en est impossible..." (Hipp. De septimestri partu; ed. Littré T. VII p. 438; ed. Kühn T. I p. 446).

وتقلبهن a فى الشهر الثامن اذ b كانت احوال الحبالى تابعة لاحوال الاجنّة وهـذه
الاحوال تسكن عن c الاجنّة فى نحو من d اربعين يوما فاعلم ذلك e واّما ما قاله
المنجّمون فى ذلك فاّنهم يقولون ان الجنين يتولّاه فى الشهر الاّول زحل وهو نحس
والمادّة تكـون ساكنة غير متحرّكة وفى الشهر الثانى يتولّاه المشترى وهو سعد
فيتمّ صورته ويأخذ فى الحرارة f وفى الشهر الثالث يتولّاه المرّيخ فتقوى فيه
الحرارة وفى الشهر الرابع يتولّاه الشمس وهو سعد فيتمّ حركته وتزداد قوّته
الحيوانيّة وفى الشهر الخامس يتولّاه الزهرة وهى سعد فيقوى عـلى اجتذاب
الغذاء وقبوله وتشتدّ اعضاؤه ويقـوى نفسه وفى الشهر السادس يتولّاه عطارد
وهو سعد فيزداد فيما ذكرنا قوّة وكمالا وفى الشهر السابع يتولّاه القمر وهو
سعد وطبيعته طبيعة للحركة والسرعة فيكمل g المولود فيه للخروج h فان ولد فى
هذا الشهر عاش لاستيلاء السعد عـلى طبيعته فاّما الشهر الثامن فيتولّاه زحل
وهـو نحس فاذا ولـد فى هـذا الشهر لـم يعش لاستيلاء النحـس عليـه فاّما
الشهر التاسع فيتولّاه المشترى وهـو سعد قـوى السعادة ويكون الطفل فيه عـلى
غاية الكمال والقوّة فاذا ولـد فى هـذا الشهر عاش بحسب ما يريـد الله تعالى
عزّ وجلّ وتربّى i بحسب ما يتولّاه من النحوس والسعود فى وقت الولادة فاعلم
ذلك وينبغى ان تعلم ان * الجنين الذكر k يكون l تولّده فى الجانب الايمن
* على الاكثر m وحركته تبيّن فى هـذا الجانب والانثى n فتولّدها o فى الجانـب

---

a) Ms. L. تقلهم.   b) Ms. B. اذا.   c) Ms. L. فى.   d) Manque
dans ms. L.   e) La suite jusqu'à وينبغى ان تعلم à l'avant-dernière ligne
de cette page manque dans mss B. et P.   f) Ms. L. الحربه.   g) Ms. L.
فيبطل.   h) Ms. L. الخروج.   i) Ms. L. وتولى.   k) Mss. B. et L. كلّ جنين ذكر.
l) Ms. L. فان; manque dans ms. P.   m) Manque dans mss. B. et L.   n) Mss.
B. et L. وكلّ انثى.   o) Manque dans ms. P.

ballottements et de maladies, c'est le mauvais état des femmes
enceintes et le sentiment de pesanteur qu'elles éprouvent au huitième mois [1]), l'état des femmes enceintes résultant de l'état des
fœtus. Ces affections s'apaisent chez les fœtus en quarante jours environ [2]); sachez cela. Quant aux astrologues, ils disent qu'au premier mois le fœtus est sous l'influence de Saturne, astre défavorable;
la matière est en repos et ne se meut pas. Au deuxième mois il
est sous l'influence de Jupiter, astre favorable; le fœtus se forme
et commence à devenir chaud. Au troisième mois il est sous l'influence de Mars; la chaleur du fœtus augmente. Au quatrième
mois il est sous l'influence du Soleil, astre favorable; le fœtus se
remue et sa force animale augmente. Au cinquième mois il est
sous l'influence de Vénus, astre favorable; le fœtus acquiert la
force pour attirer et recevoir la nourriture, les parties du corps
deviennent solides et le fœtus même devient fort. Au sixième mois
il est sous l'influence de Mercure, astre favorable; le fœtus devient plus fort et plus parfait. Au septième mois il est sous l'influence de la Lune, astre favorable; sa nature est celle d'un mouvement rapide et l'enfant né dans ce mois est prêt à sortir de la
matrice. S'il est né dans ce mois il vivra, parce que sa nature est
sous l'influence d'un astre favorable. Au huitième mois il est sous
l'influence de Saturne, astre défavorable; si l'enfant est né dans ce
mois, il ne vivra pas, à cause de l'influence de l'astre défavorable.
Au neuvième mois il est sous l'influence de Jupiter, astre extrêmement favorable; dans ce mois l'enfant est complètement développé
et possède toutes ses forces; s'il est né dans ce mois il vivra selon
la volonté de Dieu qui est élevé, puissant et grand, et il grandira
selon les astres défavorables et favorables qui l'influencent au moment de la naissance. Sachez cela.

Il convient que vous sachiez que le fœtus mâle se forme le plus
souvent au côté droit et que ses mouvements se voient distinctement
de ce côté, tandis que le fœtus femelle se forme au côté gauche et

---

1) „Toutes [les femmes] n'ont qu'une voix là-dessus; elles disent qu'au huitième mois
elles portent le plus difficilement leur ventre...." (Hippocr. Ibid.; ed. Littré VII, 440;
ed. Kühn I, 446).

2) „Ceux des fœtus de huit mois.... qui ont souffert le mal naturel provenant du
déplacement, demeurent en général mal portants durant les quarante jours dans la matrice...." (Hippocr. Ibid.; ed. Littré VII, 444; ed. Kühn I, 449).

الايسر وحركتها تبيّن فى هذا الجانب والسبب فى ان a تولّد الذكورة فى
الجانب الايمن ان الذكر احتاج ان يكون اسخن مـزاجـا * والجـانب الايمن
من الرحـم اسخن بسبب مجاورته للكبد ولانّ للخصيبة اليمنى من المرأة الّتى
يجـرى منها b المنى الى الرحم لذلـك السبب اسخن مزاجـا c فالمنى لذلك
يكون d اسخن وايبس فامّا توُلّـد الانثى فى الجانب الايسـر * من الرحـم e
* فـلانّ الانثى احتيج ان يكـون مزاجها ابرد والجانـب الايسر من الرحـم f
ابرد مزاجـا لمجاورتـه للطحال وللخصيبة اليسرى ايضا من المرأة لهذا السبب
باردة g المزاج والمنى لذلـك ابـرد وارطـب * وكلّمـا كان المنى اسخن واجـف
واغـلـظ كان الجنـين ذكرا وان h كان ابـرد وارطـب i وارق كان الجـنـين
انثى والعلامات الدالّـة عـلى ان k المرأة حامـل بـذكـر ان يكـون لونها حسنا
وحركتها خفيفة وثدييها l الايمن m اكبـر من الايسر n وحلمتـه اكبـر والنبض

---

a) Manque dans mss. L. et P.   b) Ms. L. فيها.   c) Manque dans
ms. P. depuis *; les mots لذلك السبب manquent aussi dans ms. L.
d) Manque dans ms. B.   e) Manque dans ms. P. depuis *.   f) Manque
dans ms. B. depuis *.   g) Ms. L. تكون بارد.   h) Mss. L. et P. واذا.
i) Se trouve deux fois dans ms. P. depuis *.   k) Manque dans ms. L.
l) Ms. L. وثنيها.   m) Ms. L. اليمين.   n) Ms. L. الشمال.

que ses mouvements se voient distinctement de ce côté [1]). La raison pourquoi les fœtus mâles se forment à droite, c'est que le mâle a besoin d'une constitution plus chaude; or, c'est le côté droit de la matrice qui est plus chaud à cause du voisinage du foie, et parce que pour cette raison le testicule *(ovaire)* droit de la femme, d'où le sperme coule dans la matrice, a [aussi] une constitution plus chaude et que par là le sperme est plus chaud et plus sec. Quant à la formation du fœtus femelle au côté gauche de la matrice, c'est parce que la femelle doit avoir une constitution froide; or, c'est le côté gauche de la matrice qui a une constitution plus froide à cause du voisinage de la rate. Pour cette raison le testicule *(ovaire)* gauche de la femme a aussi une constitution froide, et par là la semence en est plus froide et plus humide. Quand le sperme est plus chaud, plus sec et plus épais, le fœtus sera mâle; s'il est plus froid, plus humide et plus ténu, le fœtus sera femelle [2]). Les signes qui indiquent qu'une femme est enceinte d'un garçon sont que sa couleur est bonne [3]), son mouvement léger (!) [4]), que la mamelle et le mamelon droits sont plus grands que ceux du côté gauche [5]), et que le pouls de la main

---

1) „Les fœtus mâles sont plutôt à droite, les fœtus femelles à gauche". (Hippocr. Aphorism. Sect. V, 48; ed. Littré T. IV p. 550; ed. Kühn T. III p. 745).

2) „Il a été démontré dans les commentaires sur le sperme que le fœtus devient mâle à cause de sa constitution qui est plus chaude dès le commencement. La constitution des fœtus devient plus chaude spécialement à cause de l'endroit où ils se trouvent, or, c'est la partie droite de la matrice laquelle est plus chaude à cause du voisinage du foie. A la chaleur du fœtus contribue aussi le sperme de la femelle provenant des testicules *(ovaires)* propres...... Si le sperme du testicule *(ovaire)* gauche est plus séreux et plus froid, il est clair que le fœtus qui se forme dans la partie gauche de la matrice sera plus froid dès le commencement". (Gal. in Hippocr. aphorismos comment. Sect. V, 48; o. c. T. XVII B p. 840).

3) „Une femme enceinte a bonne couleur ($εὔχροός ἐστιν$) si elle porte un garçon, mauvaise si elle porte une fille". (Hippocr. Aphorism. Sect. V, 42; ed. Littré T. IV p. 546; ed. Kühn T. III p. 744).

4) „Il est clair qu'il y a encore d'autres signes qui indiquent que le fœtus est mâle, comme la fréquence et la vigueur de ses mouvements; mais ce ne sont pas des signes constants, car il arrive parfois, quoique rarement, que le fœtus femelle, étant plus robuste que le fœtus mâle, se remue plus fréquemment et avec plus de vigueur. Il arrive parfois que le fœtus mâle est plus faible que le fœtus femelle et que ses mouvements sont moins fréquents et plus faibles". (Gal. in Hippocr. aphor. comment. Sect. V, 42; o. c. T. XVII B. p. 835).

5) „...... quand les mamelons sont tournés en haut, c'est un garçon". (Hippocr. De his quae uterum non gerunt; ed. Littré T. VIII p. 416; ed. Kühn T. III p. 8).
„Il faut remarquer chez une femme laquelle des deux mamelles est la plus grosse; car c'est de ce côté qu'est le fœtus". (Hippocr. De superfœtatione; ed. Littré T. VIII p. 486; ed. Kühn T. I p. 467).

فى اليد a اليمنى عظيما سريعا ممتلأً b . فأمّا متى كانت حاملا بانثى c فهذه
العلامات تكون فيها بالضدّ d والمرأة تنقى e من النفاس اذا ولدت انثى فى
خمسة وثلاثين يوما واذا ولدت f ذكرا فى خمسة وعشرين يوما * واذا كان
منىّ الرجل اكثر واقوى فانّ المولود يشبه اباه g وان كان منىّ المرأة h اكثر
واقوى فانّ المولود * يشبه والدته i * فاعلم ذلك k وينبغى * ان تعلم l انّه على
الامر الاكثر اكثر ما تلد m المرأة توما واقلّ ما تلد المرأة n اكثر من توؤم o وقد
رأيت امرأة ولدت ثلاثة p اجنّة ذكرين وانثى q وسمعت من قال ان امرأة
ولدت اربعة ذكرين وانثيين وزعم قوم ان امرأة ولدت خمسة اجنّة فى بطن
واتّها ولدت فى اربع ولادات r عشرين ولدا وعاش اكثرهم s وهذا ممكن الّا انّى
لم اره وذلك ان فى الرحم اربعة t مواضع شبيهة بالنقر والحفر هى افواه العروق

---

a) Manque dans ms. L.　　b) Mss. B. et P. ممتلیا.　　c) Ms. L. الحامل.
d) Ms. P. على الضد; ms. B. منها بالعكس.　　e) Ms. L. انثى;تبقى
ms. P. تبقا; ms. B. تنقا.　　f) Ms. L. كان.　　g) Manque dans ms. B. depuis *.　　h) Ms. L. الانثى.　　i) Ms. L. يجىُ بشبه امّه.　　k) Manque
dans ms. P. depuis *.　　l) Manque dans ms. L. depuis *.　　m) Ms. L.
برد.　　n) Manque dans mss. B. et L.　　o) Ms. L. ذلك.　　p) Ms. L.
ثلاث.　　q) Ms. L. ذكر وانثى.　　r) Mss. B. et L. سنين.　　s) Ms. B.
وعاشوا.　　t) Mss. B. et L. اربع.

droite est grand, rapide [1]) et plein. Si la femme est enceinte d'une fille, les signes qui se présentent sont les contraires. Si la femme est accouchée d'une fille, la purification lochiale dure 35 jours; si c'est un garçon, 25 jours [2]). Si le sperme de l'homme est plus abondant et plus fort, l'enfant ressemblera à son père; mais si la semence de la femme est plus abondante et plus forte, l'enfant ressemblera à sa mère [3]). Sachez cela. Il convient aussi que vous sachiez que dans la plupart des cas la femme met au monde deux enfants au plus [à la fois], et rarement plus de deux enfants. J'ai vu une femme qui avait mis au monde trois enfants, deux garçons et une fille, et j'ai entendu dire qu'une femme avait mis au monde quatre enfants, deux garçons et deux filles. Il y en a qui disent qu'une femme a mis au monde cinq enfants dans une seule gestation, et qu'une autre a donné le jour en quatre accouchements à vingt enfants dont la plupart restèrent en vie [4]). Cela est possible, mais je ne l'ai pas vu moi-même; en effet, il y a dans la matrice quatre endroits semblables à des cavités et des creux, c'est-à-dire les orifices des veines par lesquelles le sang

---

1) „Le pouls rapide ($\tau\alpha\chi\acute{u}\varsigma$) est celui qui se retire rapidement du doigt; la rapidité et la fréquence ($\pi\upsilon\kappa\nu\acute{o}\tau\eta\varsigma$) diffèrent: la rapidité peut se reconnaître à l'aide d'un seul battement de l'artère, la fréquence à l'aide de plusieurs battements. De même nous appelons *rapide* ($\tau\alpha\chi\acute{u}\nu$), celui qui en peu de temps parcourt une longue distance, et *prompt au retour (fréquent, $\pi\upsilon\kappa\nu\acute{o}\nu$)*, celui qui revient coup sur coup au même point". (Traité abrégé sur le pouls. Ouvrage attribué à Rufus d'Éphèse; Œuvres de Rufus d'Éph.; ed. Daremberg et Ruelle p. 228).

„Quant au genre de pouls par rapport à la durée de chaque mouvement, il y en a trois espèces: le pouls *rapide* (السريع, *al-sarîʿ*), c'est-à-dire celui qui accomplit le mouvement dans un court espace de temps...... Quant au genre par rapport à la durée du repos, il y en a trois espèces: le pouls *fréquent* (المتواتر, *al-motawātir*), c'est-à-dire celui où le temps observé entre deux battements est court; il est appelé aussi le pouls *prompt* (المتدارك, *al-motadārik*) et le pouls *dense* (المتكاثف, *al-motakāthif*, $\pi\upsilon\kappa\nu\acute{o}\varsigma$)..." (Avic. Can. Lib. I, Fen 2, Doctrina 3, Summa 1, Chap. 1 sur le pouls; ed. de Būlāq T. I p. 124, 125).

2) „En effet, la purification lochiale dure généralement pour une fille 42 jours, c'est la plus longue....; mais terminée en 25 jours, elle serait aussi sans danger; pour un garçon 30 jours, c'est la plus longue....; mais terminée en 20 jours, elle serait aussi sans danger". (Hipp. De natura pueri; ed. Littré T. VII p. 500; ed. Kühn T. I p. 392).

3) „A celui qui contribue le plus et de plus de parties à la ressemblance, l'enfant ressemble le plus". (Hippocr. De genitura; ed. Littré T. VII p. 480; ed. Kühn T. I p. 379).

4) „Le plus souvent et chez la plupart des peuples les femmes mettent au monde un seul enfant à la fois, mais souvent aussi des jumeaux...... Le plus grand nombre d'enfants nés à la fois est cinq...... Une femme a même mis au monde vingt enfants en quatre accouchements: elle accoucha chaque fois de cinq enfants et la plupart ont atteint l'âge adulte". (Aristot. Hist. animal. Lib. VII c. 4 (lib. spurius); ed. Aubert u. Wimmer T. II p. 352 § 35, 36).

ألّتى يجرى فيها دم الطمث الى الرحم وسمعت ان امرأة ولدت فى الشهر السابع
ولدا وفى الشهر التاسع ولدا آخر وزعموا * ان السبب فى ذلك a انّه جامعها
رجل آخر بعد ان حبلت b وذكر ارسطوطاليس انّ امرأة حاملا c وضعت
* بعد سنة a قطعة لحم وهذه الاشياء اخذتها تقليدا وخبرا * فامّا حقيقتها
فلا اعلم d .

البـاب الخامس والثلاثون فى صفة الثدييـن ·

فامّا الثديان فمركّبان من لحم غددىّ رخـو e ابيض f شبيه g بطبيعة اللبن
ومن عـروق وشرايين ملتفّة مشتبكة فيهما وهما موضوعان فى الصدر لانّ ذلك
كان اوفق فيما يحتـاج اليه منهما وازيـن للمرأة وللحـاجـة h كانت i اليهما أنّما
هى k لتوليد اللبن ليغتذى الجنين بـه ما دام طفلا وذلك انّه لمّا كان الطفل
قريـب العهـد بالاغتـذاء من دم الطمث احتـاج l من الغذاء الى ما هـو فـى
* طبيعته قريب m من دم الطمث والشىء الّذى n هو كذلك عمو اللبن لانّ
اللبن يتولّـد من دم الطمث وكان الـدم يحتـاج حتّى يصير لبنا الى o نضيج
كثير جعل لذلك الثديان فى الصدر ليكون موضعهما قريبا من القلب الّذى
عو معدن للحرارة الغريزيّة فتعينهما p على نضج الدم الّـذى يأتى الثديين n من
العرق الاجوف وذلك ان العـرق الاجوف اذا هـو صار الى القلب ونفذ منه
الى الصـدر وصار الى قريـب من الترقوتين نشأ منه شعبتان عظيمتان وكذلك
ينشو من اقسام العرق الضارب الصائر الى هـذه المواضع * عـرقان ضاربان

---

a) Manque dans ms. L. depuis *.   b) Ms. L. حملت ;ms. P. انّه

d) Ms. L. فلا   c) Ms. L. و حملت. جامعها بعد ان حبلت رجلا اخر

e) Ms. P. بغير حقيقة. au lieu des mots depuis * ms. B. a علم لى بها

h) Ms. L. لانّ   g) Ms. L. شبيهة.   f) Manque dans ms. P. رحوا.

l) Ms. B. احتاجت.   k) Ms. P. هو.   i) Manque dans ms. L. الحاجة.

o) Ms. B. احتاج الى.   n) Manque dans ms. B.   m) Ms. L. طبيعة قريبة.

p) Mss. L. et P. فتعينها ;ms. B. فيعنهما.

menstruel coule vers la matrice. J'ai entendu dire qu'une femme mit au monde un enfant au septième mois et un deuxième enfant au neuvième mois [1]), et l'on prétend que la cause en était qu'un autre homme cohabita avec elle après qu'elle fut devenue enceinte. Aristote raconte qu'une femme enceinte accoucha après un an d'un morceau de chair [2]). Je raconte ces choses sur l'autorité d'autrui et comme des bruits, mais je ne sais pas si elles sont vraies.

Trente-cinquième Chapitre. Description des mamelles.

Les mamelles sont composées d'une chair glanduleuse, lâche et blanche, semblable à la nature du lait, de veines et d'artères s'entrelaçant et formant des réseaux dans ces organes. Les mamelles sont placées sur la poitrine, cette position répondant mieux au but pour lequel elles sont nécessaires, et étant plus belle pour la femme. Elles sont nécessaires pour produire le lait, afin que l'enfant s'en nourrisse tant qu'il est petit. En effet, puisque l'enfant vient d'être nourri du sang menstruel, il a besoin d'une nourriture dont la nature approche du sang menstruel, et la matière qui a cette qualité c'est le lait, parce que le lait est formé du sang menstruel. Le sang pour devenir du lait a besoin d'une forte cuisson. Pour cette raison les mamelles sont placées sur la poitrine, afin qu'elles soient situées près du cœur, qui est la source de la chaleur naturelle, de sorte que cette chaleur leur aide à élaborer le sang qui leur arrive de la veine cave. En effet, quand la veine cave est arrivée au cœur, qu'elle a traversé cet organe pour venir dans le thorax et qu'elle est arrivée près des clavicules, il s'en détache deux branches considérables *(v. mammaires internes)*; de même, deux artères *(a. mammaires int.)* se détachent des branches de l'artère qui arrive à cette région; ces quatre

---

1) „Une autre femme accoucha d'abord d'un enfant de sept mois, et après cela de deux enfants nés à terme..." (Aristot. Ibid. p. 354 § 39).

2) „Lorsque le temps de l'accouchement fut arrivé, la femme n'accoucha pas, le volume [du ventre] ne diminua pas, et elle resta dans cet état trois ou quatre ans, jusqu'à ce que, ayant été prise d'une dyssenterie dangereuse, elle accoucha d'un morceau de chair considérable qu'on appelle *môle*. Cette affection dure parfois jusqu'à la vieillesse et jusqu'à la mort". (Aristot. Hist. animal. Lib. X c. 7 (liber spurius); ed. Aubert u. Wimmer T. II p. 377 § 30. Generat. animal. Lib. IV c. 7; ed. Aubert u. Wimmer p. 342 § 107. Oribase, De la môle; o. c. T. III p. 65).

فينحدران اربعتها a حتّى يصيرا الى موضع b الثدبين c فيتّصل بكلّ واحد من
الثدبين * عرقان وشريانان d وينقسم فى كلّ واحد منهما اقسام e كثيرة وتلتقى وتستدير على لحم الثدى f فالدم الّذى يصير الى الثدبين فى هذه العروق
ينضج نضجا تامّا وذلك ان هذا الدم يمرّ فى العرق الاجوف صاعدا الى
القلب ويصعد منه الى نواحى الصدر * وينحدر فيمرّ بالقلب ثانية g ويتحرّك
دائما بحركة h الصدر i ويدخل الى الثدبين فيحول فى لفائف k تلك العروق
ويطول لبثه وتردّده l فى هذه المواضع m فينضج لذلك غاية النضج ويستحيل
الى قريب من طبيعة اللبن ثمّ n ينصبّ من تلك العروق الى لحم الثدبين
وفى لحم الثدبين o ثقب يستكن p فيها فتحيله احالة تامّة الى جوهرها فتقلبه
الى جوهر اللبن اذ كان طبيعة لحم الثدبين طبيعة اللبن فيكون غذاء للجنين
كما تقلب الكبد عصارة الغذاء الى جوهر الدم فيكون غذاء موافقا لسائر
الاعضاء ولا سيّما الاعضاء اللحميّة والدليل على انّ كون اللبن q انّما هو من
دم الطمث وانّ بين الرحم والثدبين مشاركة ما r يعرض من انقطاع اللبن فى

---

a) Ms. B. اربعتهما; ms. P. بعينهما.   b) Manque dans ms. L. depuis *.

c) Ms. L. عروق وشربان; ms. B. عرقا وشرايانا الّذى فيه الثدبان.   d) Ms. L.

e) Ms. L. باقسام.   f) Manque dans ms. P. depuis *.   g) Ms. L. باقيه.

h) Ms. P. ويتحرّك وانّما بحركه.   i) Manque dans ms. B. depuis *.   k) Mss.

B. et P. تلافيف.   l) Ms. L. فى ترّدده.   m) Ms. P. الموضع.   n) Ms.

L. و.   o) Ms. L. ثدى.   p) Ms. P. فيسكن.   q) Manque dans ms. L.

r) Mss. L. et P. لها.

vaisseaux descendent jusqu'à ce qu'ils arrivent à l'endroit des mamelles. A chacune des mamelles se rendent deux veines et deux artères; dans chaque mamelle se ramifient plusieurs branches qui s'entrelacent autour de la chair de la mamelle. Le sang qui arrive aux mamelles dans ces vaisseaux est élaboré complètement. En effet, ce sang passe à travers la veine cave en montant au cœur, de là il remonte au thorax, puis descend et passe de nouveau le long du cœur, toujours remué par le mouvement du thorax, et entre dans les mamelles. Il est transformé dans les replis de ces vaisseaux dans lesquels il séjourne longtemps, et il retourne de nouveau à ces endroits; pour cette raison il subit une coction parfaite [1]), se convertit en une matière qui approche de la nature du lait et se verse ensuite de ces vaisseaux dans la chair des mamelles. Dans la chair des mamelles se trouvent des trous dans lesquels cette matière repose; la chair la change complètement en sa substance et la transforme en la substance du lait, parce que la nature de la chair des mamelles est celle du lait, qui devient la nourriture de l'enfant, de la même manière que le foie convertit le suc des aliments en la substance du sang, de sorte qu'il devient une nourriture qui convient à toutes les parties et surtout aux parties charnues. La preuve de ce que le lait n'est formé que du sang menstruel et qu'il existe un [certain] rapport entre la matrice et les mamelles, c'est que le lait tarit ou devient peu abondant pendant la grossesse [2]), parce que

---

1) „Chez l'homme . . . . . . les mamelles sont avec raison placées sur la poitrine (τοῖς στέρνοις πρόσκεινται), d'abord parce que cette situation est pour elles la plus convenable. . . . . . En effet, si les mamelles ont été créées pour le lait, si c'est . . . . le plus grand service qu'elles rendent aux animaux, enfin si le lait est un aliment parfaitement élaboré, il fallait de préférence les établir dans cette région. . . . . . Or, quel lieu est mieux disposé pour profiter de la chaleur naturelle aux animaux, dont le cœur est la source, que celui destiné pour les mamelles chez les hommes. . . . . . La nature a amené d'abord la veine cave au cœur, lui a fait traverser tout le thorax, puis quand elle a été proche des clavicules, elle en a détaché deux branches considérables (v. mammaires int.), et avec celles-ci deux branches artérielles (a. mammaires int.); elle a fait descendre ces quatre branches à travers toute la poitrine (δι' ὅλου τοῦ στέρνου); puis elle en a inséré deux à chaque mamelle, sans avoir eu d'autre but dans ce long trajet que d'élaborer davantage le sang dans les vaisseaux. En effet, en remontant, ce sang passe le long du cœur (παρέρχεται τὴν καρδίαν) et le rencontre de nouveau en descendant, toujours remué par le mouvement du thorax. . . . . . Toutes ces circonstances contribuent à son élaboration parfaite". (Gal. De usu part. Lib. VII c. 22; o. c. T. III p. 603 seqq.; Daremb. I, 518 seqq.).

2) „Il existe aussi une certaine sympathie naturelle entre la matrice et les mamelles. . . . . . De plus, quand les règles coulent, le lait tarit, et quand le lait coule, les règles ne se montrent plus". (Soran. lib. de muliebr. affect. c. 3; ed. Ermerins. Traj. a.

وقـت الحمل او قتلته وذلك لما ينصرف من دم الطمث فى غذاء الجنين وما
يعرض ايضا من ضمور الثدیین اذا عرض للمرأة ان تسقط جنينها كما قال
بقراط الحكيم a فى كتاب الفصول حيث قال اذا ضمر احد ثديى المرأة وكانت
حاملا بتؤم b اسقطت احـد جنينيها c فان كان الّذى ضمر هو d الثدى
الايمن اسقطت المرأة الجنين الذكر وان كان الّذى ضمر هو e الثدى الايسر
اسقطت الانثى f . فهذه صفة الثديين .

الباب السادس الثلاثون فى صفة الانثيين *واوعية المنىّ g .

فاّما الانثيان فانّهما آلتان لتوليد h المنىّ ولذلك جعلتا مرکبتین من لحم
غددىّ ابيض وهو لحم رخو متخلخل فيه ثقب ويحتوى على كل واحد
منهما غشاء ينشو من الصفاق وهو d من i موضع القطـن وها في k موضع l
منشأها صيّقان ثم لا يزالان يتّسعان حتّى l يغشيان الخصيتين ويأتى كل واحد
منهما عرق غير ضارب من ناحية الكليتين يتأدّى فيهما m الدم الّذى هو
مادّة المنىّ فاذا اتصل n بهما يتقسم o كل واحد منهما فى احد الخصيتين
تقسّما p كثيرا وكذلك ايضا يأتيهما شريانان q من الشريان الموضوع على الصلب
فيتقسّمان فيهما كتنقّسم العروقين غير الضاربين ثم انّ هذه القسم r من

---

a) Manque dans ms. B.   b) Ms. P. حاصلا بتوما.   c) Mss. احدى
جنينها.   d) Manque dans ms. L.   e) Manque dans mss. B. et L.
f) Ms. L. الانثيين.   g) Manque dans ms. B. depuis *; ms. P. a ومنافعها.
h) Ms. L. جعلتا لتوليد.   i) Ms. P. ومن.   k) Mss. L. et P. من.
l) Manque dans ms. P.   m) Ms. P. منهما.   n) Mss. B. et P. اتّصلا.
o) Ms. P. انقسم.   p) Ms. L. ينقسمها.   q) Ms. L. شريان.   r) Ms. B.
هذا القسم ms. P.; القسم تنقسم ms. L.; القسمة.

le sang menstruel est employé pour nourrir le fœtus. Une autre preuve est que les mamelles s'affaissent s'il arrive à la femme de faire une fausse couche, comme le dit Hippocrate le médecin dans le livre des Aphorismes où il dit: „Si l'une des mamelles d'une femme enceinte de jumeaux s'affaisse, elle avorte d'un des fœtus; si c'est la mamelle droite qui s'affaisse, la femme avorte du fœtus mâle; si c'est la mamelle gauche qui s'affaisse, elle avorte du fœtus femelle"[1]). Voilà la description des mamelles.

Trente-sixième Chapitre. Description des testicules et des canaux spermatiques (canaux déférents et trompes utérines).

Les testicules sont les deux organes qui servent à engendrer le sperme. Pour cette raison ils sont créés composés d'une chair glanduleuse blanche, qui est une chair lâche et peu dense dans laquelle se trouvent des trous. Chacun des testicules est entouré d'une membrane qui naît du péritoine, venant de la région des lombes; à l'endroit où elles naissent ces membranes sont étroites, ensuite elles s'élargissent sans cesse jusqu'à ce qu'elles enveloppent les deux testicules *(gaîne ou tunique vaginale)*[2]). A chaque testicule arrive une veine non battante de la région des reins *(v. spermatique)*; par ces veines est amené le sang qui est la matière du sperme. Après avoir atteint les testicules chacune de ces veines se divise en plusieurs branches dans le testicule. De même il arrive aussi aux testicules deux artères *(a. spermatiques)* venant de l'artère située sur la colonne vertébrale *(aorte)*; ces deux artères se divisent dans les testicules de la même manière que les deux veines non battantes.

Rhen. 1868 p. 15; Oribase, De la matrice et des parties honteuses de la femme; o. c. T. III p. 377).

1) Hippocr. Aphorism. Sect. V, 38; ed. Littré T. IV p. 544; ed. Kühn T. III p. 744).

2) „..... mais à partir de ce point le péritoine est percé de chaque côté d'un trou considérable *(chez les animaux; fossette inguinale ext. de l'homme)* et de ce trou part un canal très grand qui se rend aux testicules". (Gal. de semine. Lib. I c. 15; o. c. T. IV p. 566; Oribase, Du sperme; o. c. T. III p. 42).

Chez les animaux domestiques la *gaîne vaginale* n'est qu'un diverticule de la cavité abdominale dont la membrane séreuse *(péritoine)* a fait hernie dans le trajet inguinal de manière à former un sac séreux enveloppé de parois membraneuses. (Chauveau, Traité d'anat. compar. des animaux domestiques p. 931). Chez l'homme cette disposition n'existe que passagèrement à la fin de la vie fœtale. Après la naissance le canal qui forme la communication entre la cavité abdominale et la gaîne vaginale s'oblitère.

العروق والشرايين a تلتقى ويعوج b بعضها مـع بعض بتلافيف c مختلفة والـدم الـذى هـو مادّة المنّى اذا صارd الى الانثيين فهـو فى طريقه ينتغيّر الى طبيعة المنّى بعض التغيير فاذا صار فى اقسام هـذه العروق ودار فى تلافيفها وتعاريجها وطـال لبثه استحكم نضجه وابيضّ بياضا صالحا ثمّ انّه ينصبّ من a هـذه العروق الى لحم لخصيتين فيدخـل فى ثقبهما وتخلاخلهما e فتحيلانه الى طبيعتهما احالة تامّة وينضج بحرارتهما غاية النضج ويشتدّ بياضه ويصير غليظا لزجـا f موافقا للتوليـد كما يصير دم الطمث g * فى الثديين h لبنا ويصير غذاء موافقا للجنين وينبت من جسم i الانثيين وعاءان k شبيهان فى جوهرهما l بجوهر الانثيين والانثيان يصبّان المنّى فى * هذين الوعائين m * ويقال لهذين الوعائين اوعية المنّى وهذان الوعاءان n فى الذكورة طويـلان o وذلـك انّهما يتباعـدان من موضـع منشأهما من الانثيين ويصيران الى عظمى p العانـة ثمّ ينحدران الى القضيب وهما ايضا فى الذكورة واسعا التجويـف صلبا للجوهـر. امّا طولهما فاحتيج اليـه لكى يـزداد المنّى نضجا ويستحكم غلظه ولزوجتـه وامّا سعتهما q فلكى ينفذ المنّى r فيهما بسهولة وسرعة الى القضيـب * ومن القضيـب s الى الرحـم وامّا

---

a) Manque dans ms. L.   b) Ms. L. وبسعرج.   c) Ms. L. بلافيف.

d) Ms. P. سار.   e) Mss. ثقبها وتخلاخلها.   f) Ms. P. لوحا.   g) Ms. L.

الحيض.   h) Manque dans ms. L. depuis *.   i) Ms. L. جنبى.   k) Ms.

P. وعاىى الانثيين.   l) Ms. L. بجوهرهما.   m) Ms. B. الرحم.   n) Ms. P.

وهذين الوعلين; manque dans ms. L. depuis *.   o) Mss. L. et P. طويلين.

p) Ms. P. عظم.   q) Ms. L. منفعتهما; ms. P. سمعتهما.   r) Manque dans

ms. B.   s) Manque dans ms. B. depuis *.

Ensuite ces branches des veines et des artères s'entortillent et forment les unes avec les autres des circonvolutions variées, et quand le sang, qui est la matière du sperme, se rend aux testicules et qu'il est en chemin, il se convertit d'une certaine manière en la nature du sperme. Quand le sang est arrivé dans les branches de ces vaisseaux, et qu'il circule dans leurs replis et leurs circonvolutions, y séjournant longtemps, il subit une bonne coction et devient assez blanc. Ensuite il se verse de ces vaisseaux dans la chair des testicules et entre dans leurs trous et dans leur chair lâche. Les testicules changent cette humeur en leur nature d'une manière complète; elle est élaborée complètement par leur chaleur, et elle devient parfaitement blanche, épaisse, visqueuse et propre à la génération [1]), comme le sang menstruel se change en lait dans les mamelles et devient une nourriture qui convient à l'enfant. Du corps des testicules naissent deux vaisseaux *(c'est-à-dire un vaisseau de chaque testicule)* dont la substance ressemble à celle des testicules. Les testicules versent le sperme dans ces deux vaisseaux, appelés canaux spermatiques *(canaux déférents, trompes utérines)*. Ces canaux sont longs chez les mâles. En effet, ils s'éloignent de l'endroit où ils naissent des testicules, se rendant [d'abord] aux os du pubis et en descendant ensuite à la verge; chez les mâles ils ont en outre une cavité large et une substance dure. Quant à leur longueur, elle est nécessaire pour que le sperme devienne plus mûr, parfaitement épais et visqueux, et ils sont larges pour que le sperme puisse passer par eux facilement et rapidement à la verge et de la verge à la matrice [2]). Ils sont durs

---

1) „On voit une artère et une veine s'acheminer vers chacun des testicules, non pas en ligne droite......., mais en s'entortillant d'abord de mille manières comme des vrilles (δίκην ἑλίκων) ou des varices (κιρσῶν [Oribase]; Gal. (ed. Kühn) a κισσῶν [lierre])..... Dans ces circonvolutions nombreuses que forment les vaisseaux avant d'arriver aux testicules, on peut voir que le sang blanchit peu à peu, et finalement, lorsque le vaisseau touche déjà au testicule, la substance du sperme y apparaît manifestement". (Gal. De semine. Lib. I c. 12; o. c. T. IV p. 555; Oribase, Du sperme; o. c. T. III p. 41).

„Les testicules, qui contiennent des espaces vides et des cavernes, reçoivent l'humeur qui a déjà subi un commencement de coction dans les vaisseaux, [l'élaborent à leur tour (Gal.)] et [chez les mâles (Gal.)] la rendent parfaite pour la procréation de l'animal". (Gal. De usu part. Lib. XIV c. 10; o. c. T. IV p. 184; Daremb. II, 115; Oribase, Du sperme; o. c. T. III p. 41).

2) „Pour le vaisseau spermatique du mâle *(can. déférent)*, s'il n'eût été à la fois long, large et sinueux, comment aurait-il reçu un sperme abondant et épais, comment l'aurait-il aisément fait avancer, et comment l'aurait-il répandu d'un seul coup (ἀθρόως) dans les matrices?" (Gal. Ibid. p. 187; Daremb. II, 116).

„Il était mieux........ que chez les mâles les..... conduits spermatiques fussent

صلابتهما فلكى لا يعرض لهما فى طول المسافة الهتك والقطع . فامّا وعاء a
المنى فى الاناث فجعلا b بخلاف ذلك اعنى قصيرين ضيّقين ليّنين امّا قصرهما
فانّهما لم يكونا يحتاجان *الى ان c يصبّان المنى الى خارج بل فى موضعهما وامّا
ضيقتهما فلانّ منى الانثى رقيق ينفذ فى ضيق المجارى بسرعة وامّا لينهما
فلانّ هما لمّا كانا d قصيرى e المسافة لم يحتاجا الى صلابة تحفظهما من القطع .
فهذه صفة الانثيين * واوعية المنى f .

الباب السابع والثلاثون فى صفة القضيب .

فامّا القضيب فانّه جسم عصبى مستدير اجوف خالى g من كلّ رطوبة ومنشأه
من العظمين المعروفين *بعظمى العانة h وعن جنبيه عضلتان مقابلتان احداهما
للاخرى وللحاجة كانت الى القضيب لمنفعتين احداهما وهى تقصد اوّلا i من
الطبيعة وهى نفوذ المنى من k اوعيته l الى الرحم ولذلك جعل عصبى للجوهر
لكى يكون حسّ اللمس منه جيّدا ليلتذّ m الانسان بالجماع وجعل خاليا
من الرطوبة لكى يمتلأ تجويفه فى وقت الجماع ريحا تنفخه n وتعظمه وتنصبه

---

a) Mss. أوعية.   b) Ms. L. فجعلت.   c) Manque dans ms. L. depuis *.
d) Ms. L. كان.   e) Ms. B. قصيرتى.   f) Manque dans mss. B. et P. depuis *.   g) Manque dans ms. L.   h) Ms. L. بالعانة.   i) Mss. أول.
k) Ms. L. فى.   l) Mss. B. et P. أوعية فيه.   m) Ms. P. فيلامك.   n) Ms.
L. نأخه وينفاخه.

afin qu'il ne leur arrive pas d'être déchirés et rompus pendant ce long trajet. Quant aux vaisseaux spermatiques des femmes *(trompes utérines)*, ils ont été faits contraires à ceux des mâles, c'est-à-dire, courts, étroits et mous. Ils sont courts, parce qu'ils ne doivent pas verser le sperme au dehors, mais à l'endroit même [1]); ils sont étroits, parce que le sperme de la femme, étant ténu, peut passer rapidement par des canaux étroits; ils sont mous [2]), parce que, ne faisant qu'un court trajet, ils n'ont pas besoin d'avoir une substance dure qui les protège contre les ruptures. Voilà la description des testicules et des vaisseaux spermatiques.

Trente-septième Chapitre. Description de la verge.

La verge est un corps nerveux, arrondi et creux, exempt de toute humidité, lequel prend son origine des os, appelés os pubis [3]); il y a deux muscles de chaque côté, placés l'un vis à vis de l'autre *(mm. bulbo- et ischio-caverneux)*. La verge est nécessaire pour deux utilités. La première, celle que la nature avait en vue en premier lieu, est le passage du sperme des vaisseaux du sperme *(can. déférents)* vers la matrice [4]). Pour cette raison elle est faite d'une substance nerveuse, afin que son sens du toucher soit exquis, pour que l'homme éprouve du plaisir pendant le coït. Elle est faite exempte d'humidité, afin que sa cavité se remplisse au moment du coït d'un pneuma qui la

---

plus grands..... La nature a donc trouvé pour eux un long circuit, en les faisant remonter d'abord vers les fosses iliaques, puis en les faisant redescendre à travers les parties internes jusqu'au membre viril, où ils devaient lancer le sperme". (Gal. Ibid. Lib. XIV c. 12; o. c. T. IV p. 194; Daremb. II, 121).

1) „Comme le mâle devait émettre le sperme au dehors, tandis que la femme devait le répandre au dedans d'elle-même, la nature a dirigé les vaisseaux qui le reçoivent des testicules, chez les mâles vers la verge....., tandis qu'elle a implanté ceux des femmes sur les matrices mêmes". (Gal. Ibid. Lib. XIV c. 10; o. c. T. IV p. 186; Daremb. II, 116).

2) „En effet...... les vaisseaux spermatiques du mâle sont plus durs. Le contraire a lieu dans la femelle: les vaisseaux spermatiques sont moins durs ....". (Gal. Ibid. Lib. XIV c. 14; o. c. T. IV p. 209; Daremb. II, 129).

3) „Le membre viril est formé par un corps nerveux qui prend son origine des os appelés pubis, corps à la fois creux et exempt de toute humidité *(corps caverneux)*; c'est quand ce nerf creux se remplit de pneuma que le membre entre en érection....". (Oribase, Des parties génitales de l'homme; o. c. T. III p. 367; tiré de Gal. De usu part. Lib. XV c. 1, 2; o. c. T. IV p. 217, 220).

4) Les mss. de Berlin et de Paris ont: le passage du sperme par les vaisseaux qui s'y trouvent *(lisez le vaisseau qui s'y trouve [urèthre]?)*.

ليمكن دخوله فى الرحم ويقال لهذا الفعل الانعاظ وجعل عن جنبيه

عضلتان a مقابلتان لكى تمدّدانه فى وقت للجماع الى جهتين متضادّتين

فيصير لذلك مجراه مستقيما ويتمدّد b مع ذلك ايضا c اوعية المنى فتتّسع

وينفذ فيها المنى بسهولة d وسرعة فاما المنفعة الثانية فانّها تقصد ثانيا e من

الطبيعة وذلك انه لمّا كانت المثانة موضوعة بالقرب من مجرى المنى جعلت

الطبيعة مخرج f البول من ذلك المجرى فيرفع g لذلك رقبة المثانة من موضع

المقعدة الى الموضع الّذى ينشو منه الذكر وذلك انه جعل فى طرف عنق

المثانة فى الذكورة h زيادة مستطيلة وانتهى طرف تلك الزيادة الى موضع

تجويف القصيب واما مجرى البول فى النساء فانّهن لمّا لم يكن لهن قضيب

لم يجعل لهن فى رقبة i المثانة زيادة لكن جعلت رقبة المثانة فيهن تنتهى

الى طرف الفرج ويصبّ البول هناك. فهذه صفة اعضاء التناسل فى الذكورة وفى

الاناث *وينبغى ان تعلم ان هذه الاعضاء فى الذكور والاناث k شىء واحد الّا

---

a) Ms. L. وعضلتان.   .شريانين عظيمان b) Ms. P. وبناجذب،   c) Manque dans mss. B. et L.   d) Ms. L. ايضا بسهولة.   e) Ms. B. ثان؛ mss. L. et P. ثانى.   f) Ms. L. فتخرج.   g) Mss. B. et L. فرفع.   h) Ms. P.   i) Ms. P. طرف.   k) Manque dans mss. B. et L. depuis *. الذكر.

gonfle, l'agrandit et la dresse, afin qu'elle puisse entrer dans la matrice: cette action s'appelle érection. Des deux côtés de la verge sont placés deux muscles situés l'un vis à vis de l'autre, pour la tirer au moment du coït vers les deux côtés opposés, de sorte que par là le canal de la verge devient droit. En même temps les vaisseaux du sperme s'étendent aussi, de sorte qu'ils deviennent larges et que le sperme y peut passer facilement et rapidement [1]). La deuxième utilité, celle que la nature avait en vue en second lieu, c'est que, la vessie étant située près du canal du sperme *(urèthre)*, la nature a fait sortir l'urine [aussi] par ce canal. Pour cette raison le col de la vessie *(portion de l'urèthre située entre la vessie et la verge)* [2]) remonte de l'endroit du siège à l'endroit où commence le membre viril. Il a été créé à l'extrémité du col de la vessie chez les hommes une partie accessoire allongée, et l'extrémité de cette partie accessoire aboutit à l'endroit de la cavité de la verge. Quant au conduit de l'urine chez les femmes, il n'a pas été créé chez elles une partie accessoire au col de la vessie, parce qu'elles n'ont pas de verge, mais le col de la vessie est fait chez elles de telle façon qu'il aboutit à l'extrémité de la vulve, et à cet endroit l'urine se verse [3]). Voilà la description des organes de la génération chez les hommes et chez les femmes. Il faut que vous sachiez que ces organes chez les hommes et chez les femmes sont les mêmes, mais ils

---

1) Il faut lire: le vaisseau du sperme, car il ne s'agit pas des canaux déférents, mais du conduit de la verge *(urèthre)*, comme le dit Galien: „...... [la nature a placé (Oribase)] deux muscles de chaque côté *(mm. bulbo- et ischio-caverneux)* ...., afin que, tiré des deux côtés en sens opposé comme par des mains, le conduit *(urèthre)* s'élargît..... Par suite de cette disposition le conduit sera aussi maintenu droit (Oribase; Gal. a: large); or, il est utile dans l'éjaculation du sperme que le conduit soit exactement maintenu à la fois très large et très droit, pour que tout le sperme arrive d'un seul coup, aussi rapidement que possible, dans les sinus des matrices". (Gal. De usu part. Lib. XV c. 3; o. c. T. IV p. 222; Daremb. II, 136; Oribase, Des parties génitales de l'homme; o. c. T. III p. 368).

2) V. le deuxième alinéa de la dernière note du chapitre du Canon sur les muscles de la vessie.

3) „La vessie étant aussi placée dans le voisinage, il n'y avait pas avantage à créer un autre conduit pour l'excrétion de l'urine, plutôt qu'à employer celui du sperme. C'est donc avec raison que le col de la vessie *(portion de l'urèthre située entre la vessie et la verge)* occupe toute la région du périnée (περινέου [Oribase]. Le texte de Galien [ed. Kühn] a περιτοναίου), remontant du siège, sur lequel il repose dès son origine, jusqu'au membre viril. Chez les femmes, dont le pudendum n'est pas allongé, le col de la vessie n'a pas un semblable prolongement; mais le pudendum lui-même est situé au-dessus du siège; à son extrémité supérieure aboutit le col de la vessie et y verse l'urine...." (Gal. De usu part. Lib. XV c. 3; o. c. T. IV p. 222; Daremb. II 136; Oribase, Des parties génitales de l'homme; o. c. T. III p. 368).

انّها تختلف *a* فى اشكالها وجواهرها من ذلك انّ البيضتين فى *b* النساء مستديرتان *c* صلبتان *d* وفى الرجال مطاولتان *e* رخوتان *f* واوعية المنىّ فى الذكورة طويلة صلبة وفى الاناث قصيرة * ليّنة والقضيب فى الذكورة مستطيل صلب ورقبة الرحم فى الاناث قصيرة *g* رخوة والبظر *h* فى النساء يقوم مقام القلفة فى الرجال. فهذه صفة القضيب ومنافعه *i* وهو آخر الكلام فى امر الاعضاء * المرّكبة والحمد لله وحد *g*.

تمّت المقالة الثالثة من الجزء الاوّل من كتاب كامل الصناعة الطبّية * المعروف بالملكىّ *g* ولله الحمد * والشكر كما هو اهله وصلوته على اشرف العرب والعجم محمّد النبىّ المختار صلّى الله عليه وعلى آله وصحبه وسلّم تسليما دائما كثيرا *g*.

---

a) Ms. B. فى موضع. *b)* Mss. B. et P. من. *c)* Mss. L. et P. مستديرتين.
d) Mss. L. et P. صلبتين. *e)* Mss. L. et P. مطاولتين. *f)* Ms. L. et
P. رخوتين. *g)* Manque dans ms. P. depuis *. *h)* Ms. L. النضر.
i) Manque dans mss. B. et P.

diffèrent quant à leur forme et leur substance, car chez les femmes les testicules *(ovaires)* sont arrondis et durs, tandis que chez les hommes ils sont oblongs et mous, et les vaisseaux spermatiques chez les hommes sont longs et durs, tandis que chez les femmes ils sont courts et mous [1]). Chez les hommes la verge est longue et dure, tandis que chez les femmes le col de la matrice *(vagin)* est court et mou et le clitoris chez les femmes tient lieu du prépuce chez les hommes [2]). Voilà la description de la verge et ses utilités, et c'est la fin du discours sur les parties composées. Louange à Dieu seul.

Fin de la troisième section de la première partie du livre complet sur la médecine, nommé le livre royal. Louanges et grâces à Dieu, comme elles lui sont dues. Que sa bénédiction repose sur le plus noble des Arabes et des non Arabes, Mohammed, le prophète, l'élu. Que Dieu le bénisse, lui, sa famille et ses compagnons et leur donne sa paix continuelle.

---

1) „Les testicules de la femelle *(ovaires)* . . . . diffèrent aussi beaucoup de ceux du mâle, quant à la forme et la structure. Ceux de la femelle sont aplatis, ceux du mâle arrondis et oblongs; ceux de la femelle sont glanduleux, ceux du mâle formés d'une chair molle". (Gal. De uteri dissect. lib. c. 9; o. c. T. II p. 899).

„En effet, les testicules du mâle sont plus humides et plus mous que ceux de la femelle, et ses vaisseaux spermatiques *(can. déférents)* sont plus durs. Le contraire a lieu chez la femelle: les vaisseaux spermatiques *(trompes)* sont moins durs . . . .; les testicules *(ovaires)* sont moins poreux, moins lâches et moins humides . . . ." (Gal. De usu part. Lib. XIV c. 14; o. c. T. IV p. 209; Daremb. II 129).

2) „Le prépuce des mâles est l'analogue des parties génitales externes (τὸ αἰδοῖον) des femelles". (Gal. De semine Lib. II c. 5; o. c. T. IV p. 635).

De la nature des parties du corps et des parties qui les composent.

Nous disons que les parties qui composent le corps sont des substances nées du premier mélange des humeurs [2]), de même que les
humeurs sont des substances nées du premier mélange des éléments.
Parmi les parties du corps il y en a qui sont simples et d'autres
qui sont composées.

Les parties simples sont celles dont chaque portion perceptible
qu'on en prend participe au nom et à la définition de la partie entière, comme la chair, l'os, le nerf et autres et [3]) les parties dont ils
se composent. C'est pourquoi [4]) elles s'appellent *parties similaires* [5]).

Les parties composées sont celles dont chaque partie qu'on en
prend ne participe pas au nom et à la définition de la partie entière,
comme la main et la face, car une partie de la face n'est pas une
face, ni la partie de la main, une main. Elles s'appellent *parties
organiques*, parce qu'elles sont les organes du principe vital pour
effectuer les mouvements et les actions [6]).

La première de ces parties similaires est l'os. Il a été créé dur, parce
qu'il est le fondement du corps et le soutien pour les mouvements [7]).

Ensuite il y a le cartilage, qui est plus mou que l'os, de sorte
qu'il peut être plié, mais plus dur que les autres parties [8]). L'utilité
en vue de laquelle le cartilage a été créé, c'est que par lui a lieu
d'une manière convenable l'union des os avec les parties molles, de
sorte que les parties dures et les parties molles ne sont pas réunies
les unes aux autres sans quelque chose d'intermédiaire, — car sans
cela les parties molles seraient lésées par les parties dures, surtout
dans le cas d'un coup ou d'une compression —, mais qu'au contraire
l'union se fait graduellement, comme dans l'omoplate et les cartilages des fausses côtes et comme le cartilage en forme d'épée [9]) *(appen-*

1) Onzième siècle de notre ère.

2) Le texte imprimé à Būlāq a encore المحمودة (louables). „Romanum exemplar addit *laudabilium*, quod nullum aliud habet". (Abu Ali Ibn Tsina Canon Medicinae, interprete et scholiaste Vopisco Fortunato Plempio. Lovanii 1658 T. I p. 30. Schol.).

3) Ms. فى.

4) Ms. ولذلك; manque dans le texte imprimé.

5) متشابهة الاجزاء.

6) „Parmi les parties des animaux il y en a qui sont simples, c'est-à-dire celles qu'on peut partager en des parties similaires (εἰς ὁμοιομερῆ), comme la chair en de la chair, et il y en a qui sont composées, c'est-à-dire celles qu'on peut partager en des parties dissimilaires (ἀνομοιομερῆ); la main, par exemple, ne peut pas être partagée en des mains, ni la face en des faces.... Du nombre de ces parties composées sont les parties qui chacune pour soi forment un tout et qui contiennent d'autres parties, comme la tête, la cuisse, la main, le bras entier et le thorax.... Toutes les parties dissimilaires sont composées de parties similaires, la main, par exemple, est composée de chair, de tendons et d'os". (Aristot. Histor. animal. Lib. I, 1; ed. Aubert und Wimmer. Leipz. 1868 I 190).

„Le corps de l'animal est composé, comme cela est évident, d'un grand nombre de parties dont nous disons qu'elles sont similaires (ὁμοιομερῆ) ou dissimilaires (ἀνομοιομερῆ).... Les parties similaires sont appelées ainsi parce qu'elles ressemblent les unes aux autres et au tout qu'elles composent. Elles sont appelées aussi simples et primaires, car de ces parties se composent les corps nommés composés et organiques, comme le doigt, le carpe, l'avant-bras et le bras entiers et les parties des jambes, de même l'œil, la langue, le cœur, le poumon, tous les viscères, l'estomac et les intestins...... Ces parties primaires sont le cartilage, l'os, le nerf, la membrane, le ligament, l'artère, la veine et les autres parties analogues". (Gal. in Hippocr. libr. de alimento commentar. tertius I; Oper. Galeni ed. Kühn T. XV p. 252).

7) „[Les os sont les parties les plus dures et les plus sèches de l'animal.... (Gal.)]. Ils sont placés comme des soutiens au-dessous du reste de la substance du corps, à l'instar des fondements". (Gal. De ossib. ad tirones, procem.; o. c. T. II p. 733; Œuvres d'Oribase, ed. Bussemaker et Daremberg. Paris 1851—76 T. III p. 393).

8) „Il existe une partie simple dans le corps de l'animal.... plus dure que toutes les autres, plus molle que l'os seulement; elle a reçu de presque tous les médecins le nom de *cartilage* (χόνδρος)". (Gal. De usu part. Lib. VII c. 3; o. c. T. III p. 519; Daremberg, Œuvres de Galien. Paris 1854—1856 T. I p. 459).

9) Ms. الخنجرى. Le texte imprimé a الخنجرى. La traduction de Gérard de Crémone a epiglottalis (Avicennae [Canon Medicinae] ex Gerardi Cremonensis [1114—1187] versione et Andreae Alpagi Bellunensis [commencement du 16e siècle] castigatione, a Joanne Costaeo et Joanne Paulo Mongio annotationibus iampridem illustratus.... Veneliis 1595 T. I p. 29). V. le chapitre du sternum.

dice xiphoïde) à l'extrémité inférieure du sternum. Le cartilage est aussi créé pour que [les extrémités des os dans] les articulations, lesquelles frottent les unes contre les autres, s'avoisinent d'une manière convenable et ne se brisent pas à cause de leur dureté [1]). Il est créé aussi pour qu'il soit comme un appui et un soutien pour les tendons des muscles quand ils s'étendent vers une partie sans os, sur lequel ils puissent s'appuyer et par lequel ils puissent être raffermis, comme les muscles des paupières. A plusieurs endroits la nécessité se fait aussi sentir d'un soutien disposé sur quelque chose de solide qui n'est pas excessivement dure, comme dans le larynx.

Ensuite viennent les nerfs: ce sont des corps qui prennent leur origine du cerveau ou de la moelle épinière; ils sont blancs, mous, faciles à fléchir, mais durs à être séparés. Ils sont créés pour que les parties reçoivent par eux la faculté de sentir et de se mouvoir [2]).

Ensuite viennent les tendons: ce sont des corps qui prennent leur origine des extrémités des muscles. Ils ressemblent aux nerfs et s'insèrent sur les parties mobiles; tantôt ils les attirent par leur traction causée par le muscle quand il se contracte, se ramasse et se retire en arrière, tantôt ils les relâchent par leur relâchement causé par la détente du muscle qui retourne à sa position antérieure, ou qui devient plus long qu'il n'était dans sa position naturelle, comme nous le voyons dans quelques muscles. Les tendons sont composés, pour la plupart, de nerfs qui pénètrent dans le muscle et en sortent de l'autre côté, et de corps dont la description suivra celle des tendons, c'est-à-dire ceux appelés ligaments qui sont aussi nerveux à la vue et au toucher et qui vont des parties [3]) [mobiles] aux muscles. Ces tendons, de même que les nerfs, se divisent [4]) en fibres: celles qui touchent au muscle se remplissent de chair, celles qui s'en séparent et vont à l'articulation et à la partie mobile se ramassent et s'entortillent en tendon pour le muscle [5]).

Ensuite viennent les ligaments que nous avons mentionnés: ce sont aussi des corps qui ressemblent à des nerfs. Quelques-uns s'appellent en général ligaments [6]), d'autres s'appellent en particulier ʿaqab [7]). Ce qui s'étend vers le muscle s'appelle seulement ligament; ce qui ne s'étend pas vers le muscle, mais réunit les extrémités des os de l'articulation ou d'autres parties, et ce qui consolide l'union d'une chose à une autre, outre qu'il s'appelle ligament, est nommé en particulier ʿaqab. Aucun ligament n'est sensible [8]); c'est pour qu'il n'éprouve pas de douleurs par les mouvements et le frottement

1) „Comme .... il y avait danger que les mouvements ne devinssent difficiles et que les éminences osseuses ne se brisassent, la nature a derechef trouvé un double remède à cela. D'abord elle a revêtu de cartilage les deux os [de l'articulation], puis elle a versé sur ces cartilages une humeur grasse, visqueuse, ressemblant à de l'huile, de sorte que toute articulation des os pût se mouvoir facilement et sans danger de se briser". (Gal. De usu part. Lib. I c. 15; o. c. T. III p. 42; Daremberg o. c. T. I p. 139).

2) „Le nerf naît du cerveau ou de la moelle épinière et prête la sensibilité ou le mouvement, ou tous les deux, aux parties dans lesquelles il s'insère". (Gal. De placitis Hippocr. et Platonis Lib. I c. 9; o. c. T. V p. 204).

3) من الاعضاء. La traduction de Gérard de Crémone (o. c. T. I p. 29) a: ab ossibus.

4) (Texte imprimé والاوتار) هى والاعصاب فتتنشظّى.

5) لها. Manque dans le ms. V. plus bas le discours général sur les nerfs, les muscles, les tendons et les ligaments.

6) رباط (ribāṭ).

7) عقب.

8) „De plus, tout ligament est insensible, tout nerf est sensible; le tendon n'est ni insensible, parce qu'il tient du nerf, ni aussi sensible que le nerf, car il n'est pas un nerf pur (Oribase a: que le nerf pur). (Gal. De motu muscul. Lib. I c. 2; o. c. T. IV p. 374; Daremberg II 325; Oribase T. III p. 253).

fréquents qui lui sont imposés. On apprend l'utilité des ligaments par ce qui précède.

Ensuite viennent les artères: ce sont des corps qui naissent du cœur et s'étendent en longueur; elles sont creuses et faites d'une substance nerveuse et ligamenteuse. Elles possèdent un mouvement de dilatation et un mouvement de contraction, en quoi elles diffèrent des veines tranquilles. Elles sont créées pour ventiler le cœur, pour en éloigner la vapeur fuligineuse et pour distribuer le pneuma dans les parties du corps avec la permission de Dieu [1]).

Ensuite viennent les veines qui ressemblent aux artères, mais elles naissent du foie, sont en repos et servent à distribuer le sang dans les parties du corps [2]).

Ensuite viennent les membranes: ce sont des corps tissés de fibres nerveux imperceptibles, d'une épaisseur exiguë et étendus en largeur. Elles revêtent les surfaces d'autres corps et les enveloppent en vue de buts différents [3]). Elles servent, par exemple, à maintenir la partie entière dans sa forme et sa figure, à suspendre et à attacher les parties à d'autres parties, par l'intermédiaire des nerfs et des ligaments qui se divisent dans leurs fibres et dont elles sont tissées, comme le rein [est attaché] à la colonne vertébrale; elles servent encore à donner aux parties, dont la substance est privée de sensibilité, une surface qui perçoit directement les lésions extérieures qui leur arrivent, et indirectement ce qui se présente dans la substance même qu'elles enveloppent. Ces parties sont, par exemple, le poumon, le foie, la rate et les reins, car elles ne perçoivent point par leurs substances; elles ne ressentent ce qui les frappe que par l'intermédiaire des membranes qui les couvrent [4]). Quand il se forme dans ces parties un vent ou une tumeur, cela est ressenti. Quant au vent, la membrane le perçoit indirectement par la distension qui s'y produit; quant à la tumeur, le commencement et l'attache de la membrane la ressent indirectement, parce que la partie devient pesante à cause de la pesanteur de la tumeur [5]).

Enfin il y a la chair: c'est une substance remplissant les interstices qui se trouvent entre ces parties du corps, et le soutien par lequel ces parties sont soutenues [6]).

Chaque partie du corps possède en soi une faculté naturelle par laquelle a lieu pour cette partie la nutrition, c'est-à-dire l'attraction, la rétention, l'assimilation, l'agglutination [7]) de la nourriture et l'éloignement du superflu [8]). Mais pour le reste les parties diffèrent les unes

1) „L'artère est un corps creux, composé de deux tuniques et qui, venant du cœur, distribue le pneuma vital. Pendant la contraction (ἐν τῇ συστολῇ) elle reçoit l'air pur et pendant la dilatation (ἐν τῇ διαστολῇ) elle éloigne les superfluités vaporeuses et fuligineuses. Introduisant l'air pur, elle rafraîchit (ψύχει) le cœur et la chaleur innée...." (Definit. med. 74; Gal. opera (lib. spur.) ed. Kühn T. XIX p. 366).

„Je sais bien qu'Archigène et ses sectateurs, et quelques-uns avant lui, pensent que pendant les contractions (ἐν ταῖς συστολαῖς) les artères se remplissent, et qu'elles se vident pendant les dilatations (ἐν ταῖς διαστολαῖς). La diastole est pour les artères, ce que l'inspiration est pour les organes de la respiration, et la systole est pour les artères, ce que l'expiration est pour les organes de la respiration...... Ainsi, comme le cœur en se dilatant attire ce qui se trouve près de ses orifices et l'expulse en se contractant, de même les artères attirent de tous côtés quand elles se dilatent, et expulsent vers tous les côtés quand elles se contractent". (Gal. De pulsuum usu liber c. 4; o. c. T. V p. 162 seqq.).

2) „...... que toutes ces veines (de l'estomac et des intestins) prennent leur origine d'une seule veine située aux portes du foie *(v. porte)*, et qu'à son tour une veine considérable, qu'on appelle veine cave, naît du foie, de quelle veine se détachent, comme des rameaux, d'autres veines qui se distribuent dans tout le corps". (Gal. De Hippocr. et Platonis placitis Lib. VIII c. 1; o. c. T. V. p. 657).

3) „Les membranes, en effet, sont des téguments en quelques endroits qu'elles se trouvent, n'ayant aucune autre fonction ni utilité, comme c'est le cas dans les artères, les nerfs et les veines". (Gal. Ibid. Lib. VII c. 1; o. c. T. V p. 592).

4) „La membrane extérieure est pour le foie une sorte de peau. Un nerf vient s'y insérer afin que le viscère ne soit pas complètement dépourvu de sensibilité...." (Gal. De usu part. Lib. IV c. 12; o. c. T. III p. 300; Daremberg I 307).

„La raison pourquoi le foie ressent toutes ces affections *(inflammation, abcès)* d'une façon obscure et non pas vive comme les autres parties, c'est que le nerf étant petit et distribué sur la tunique qui l'enveloppe, ou n'entre pas du tout dans le viscère, ou ne pénètre pas dans la totalité". (Gal. Ibid. c. 13; o. c. T. III p. 310; Daremberg I 314).

5) „Et peut-être, s'il existe quelque sensation de pesanteur dans ces viscères *(c'est-à-dire le foie, la rate, les reins et les poumons)*, on dirait qu'elle n'est pas propre à ces viscères mêmes, mais aux tuniques et aux membranes qui les enveloppent, surtout à celles du poumon et du foie, lesquelles sont suspendues et pendantes et n'y adhèrent pas solidement. Les malades, en effet, ressentent souvent manifestement une certaine tension en haut vers la clavicule, par exemple dans les tumeurs du foie, et sentent la pesanteur du viscère". (Gal. De plenitudine lib. c. 4; o. c. T. VII p. 531).

6) ‏.وهو حشو خلل وضع هذه الاعضاء فى البدن وقوّتها التى تلتعم به (بها)‏

7) ‏.الصائق‏

8) „Il a été démontré..... que la nutrition résulte de l'altération et de l'assimilation de l'aliment à la partie nourrie, et que, dans chacune des parties de l'animal, il existe une faculté qui, en raison de son action, est appelée en général *altératrice*, et, dans l'espèce, *assimilatrice* et *nutritive*. Il a été aussi indiqué que la quantité suffisante de matière, dont la partie nourrie tire sa nourriture, lui est fournie par une autre faculté destinée à attirer l'humeur convenable.... et que la faculté qui l'attire est appelée, en raison de son action, faculté *attractive* et *épispastique*. Il a été indiqué encore que l'assimilation (ὁμοίωσις) est précédée de l'*agglutination* (πρόσφυσις), qui est précédée elle-même de l'*application* (πρόσθεσις)..... L'attraction s'exécute très rapidement, mais l'agglutination, l'altération et finalement l'assimilation, qui fait de l'aliment une partie de l'être nourri, ne peuvent s'opérer en un instant, il leur faut pour cela un temps plus considérable..... La nature a donc besoin ici encore d'une autre faculté pour faire séjourner longtemps l'humeur appliquée sur la partie...., faculté qui, vu son action, a été forcément nommée *rétentive* par nos prédécesseurs". (Gal. De natural. facult. Lib. III c. 1; o. c. T. II p. 43; Daremberg II 284).

des autres, quelques-unes possédant, outre cette faculté, une faculté qui passe de cette partie à une autre partie, tandis que d'autres parties ne la possèdent pas. D'autre part, quelques-unes possèdent, outre cette faculté, une faculté qui leur parvient d'une autre partie, tandis que d'autres parties ne la reçoivent pas. Au résumé il y a [1], une partie qui reçoit et qui donne, une partie qui donne, mais qui ne reçoit pas, une partie qui reçoit, mais qui ne donne pas et une partie qui ne reçoit ni ne donne.

Quant à l'existence de la partie qui reçoit et qui donne, on n'en doute pas [2]. A l'égard du cerveau et du foie, en effet, on est d'accord que chacun d'eux reçoit du cœur la faculté vitale, le mouvement naturel et le pneuma, et qu'il est aussi le principe d'une faculté qu'il donne à une autre partie. Le cerveau est le principe de la sensibilité, d'après quelques-uns d'une manière absolue [3], d'après d'autres d'une manière non absolue; le foie est le principe de la nutrition, d'après quelques-uns d'une manière absolue, d'après d'autres d'une manière non absolue.

Il y a encore moins de doute quant à l'existence de la partie qui reçoit, mais ne donne pas [4]: la chair, par exemple, est une partie qui reçoit la faculté de sentir et la vie, mais elle n'est pas le principe d'une faculté qu'elle donne d'une manière quelconque à une autre partie.

Sur l'une des deux autres catégories *(c'est-à-dire la partie qui donne, mais ne reçoit pas)* les médecins et un grand nombre de philosophes [5] ne sont pas d'accord. Plusieurs des anciens [6] disent que la partie [qui donne, mais ne reçoit pas] est le cœur, car il est le principe [7] de toute faculté, et il donne à toutes les autres parties les facultés au moyen desquelles elle se nourrissent, vivent, perçoivent et se meuvent [8]. Les médecins, au contraire, et quelques-uns des philosophes anciens disent que ces facultés sont distribuées sur les différentes parties, et ils n'admettent pas une partie qui donne une faculté, mais n'en reçoit pas; l'opinion du grand nombre [de philosophes] [9], quand on définit minutieusement et distingue subtilement, est plus correcte, mais l'opinion des médecins semble au premier abord plus claire.

Ensuite et les médecins entre eux et les philosophes [10] entre eux diffèrent à l'égard de l'autre catégorie *(partie qui ne reçoit ni ne donne)*. Il y en a qui pensent que les os et la chair, qui ne sont pas sensibles, et d'autres parties analogues ne subsistent que par des forces en eux, qui leur sont propres et qui ne leur parviennent pas

‎1) فاذا تركّبت حدث.

‎2) وامّا العضو القابل المعطى فلم يشكّ [texte impr. احل] فى وجوده.

‎3) مطلقا.

‎4) وامّا العضو القابل الغير المعطى فالشكّ فى وجوده ابعد.

‎5) الكبير من الفلاسفة ‎[النكبير من الحكماء]. Le ms. a الكثير من الحكماء. La traduction de Gérard de Crémone porte: magnus philosophorum, celle de Plempius: Archiphilosophus (Aristote?).

‎6) كبير الفلاسفة ‎[الكثير من القدماء]. Le ms. a الكثير من القدماء (le grand philosophe).

‎7) Ms. الاصل الاوّل. Dans le texte imprimé الاوّل manque.

8) „Le cœur, en effet, est le principe et la source du sang et son premier réceptacle ...... En outre, les mouvements de joie et de douleur et en général de toute sensation y commencent et y finissent évidemment...... L'être vivant est charactérisé par la faculté de percevoir. Le premier organe qui perçoit est celui qui le premier contient du sang, et c'est le cœur". (Aristot. De partibus animal. III 4; ed. Frantzius Leipz. 1853 p. 134).

„Car le principe de la vie ($\dot{\alpha}\rho\chi\dot{\eta}$ $\tau\ddot{\eta}\varsigma$ $\phi\acute{v}\sigma\epsilon\omega\varsigma$), c'est le cœur....". (Aristot. De generat. animal. Lib. II c. 4; ed. Aubert u. Wimmer. Leipz. 1860 p. 160).

„Puisque le principe des perceptions se trouve dans le cœur, celui-ci naît comme le premier organe de l'animal entier". (Aristot. Ibid. II 6; o. c. p. 184).

„Comme chez certains animaux c'est le cœur, et comme chez ceux qui n'ont pas de cœur, c'est l'organe qui lui est analogue, qui naît le premier, le principe du développement chez les premiers sera dans le cœur, chez les autres dans l'organe qui lui est analogue". (Aristot. Ibid. II 1; o. c. p. 142).

„Il (le cœur) est, en effet, le principe de toutes les parties similaires et dissimilaires". (Aristot. Ibid. II 4; o. c. p. 168).

‎9) قوله قيل الكثير Ms. قوله.

‎10) الفلاسفة الحكماء Ms. الفلاسفة.

d'autres sources; qu'au contraire ces forces suffisent à ces parties quand leur nourriture leur est parvenue, que ces parties ne donnent pas à une autre partie une force qui est en elles, et que non plus une partie leur donne une autre force. Il y en a d'autres qui pensent que ces forces ne sont pas propres à ces parties, mais qu'elles leur sont affluées du foie et du cœur au commencement de la génération et s'y sont établies ensuite.

Ce n'est pas du domaine du médecin [1]) de démontrer par des arguments laquelle de ces deux opinions différentes soit la vraie, car il n'a pas de données pour cela en tant qu'il est médecin, et cela ne lui nuit dans aucune de ses investigations et de ses occupations; mais il faut qu'il sache et qu'il soit convaincu, quant au premier point controversé, qu'il lui importe peu [2]) que le cœur soit le principe de la perception et du mouvement pour le cerveau, et de la faculté nutritive pour le foie, ou non, car, soit directement, soit après le cœur (indirectement), le cerveau est le principe des fonctions spirituelles par rapport aux autres parties, et de même le foie est le principe des fonctions nutritives naturelles par rapport aux autres parties [3]). Il faut qu'il sache et qu'il soit convaincu, quant au deuxième point controversé, qu'il lui importe peu [2]) que la force naturelle, par exemple dans l'os, vienne du foie au commencement de la génération ou que l'os l'obtienne de sa propre constitution, ou bien que ni l'un ni l'autre ne soit le cas; mais il faut qu'il soit convaincu que cette force n'y arrive pas du foie, en tant que, si le chemin entre ces deux parties fût bouché et que l'os eût à sa portée de la nourriture convenable, sa fonction serait abolie, comme c'est le cas pour la perception et le mouvement, quand le nerf qui vient du cerveau est bouché; au contraire, cette force est devenue une force naturelle pour l'os tant qu'il conserve sa constitution. Alors il comprendra facilement [4]) la manière de diviser les parties, et il lui sera clair qu'il y a des parties principales [5]), des parties qui servent [6]) les parties principales, des parties qui sont gouvernées par d'autres parties mais qui ne servent pas, et des parties qui ne sont ni des parties principales, ni des parties gouvernées par d'autres parties [7]).

Les parties principales sont les parties qui sont les principes des facultés premières du corps, nécessaires pour la conservation de l'individu et de l'espèce. Pour la conservation de l'individu il y a trois parties principales: le cœur, principe de la faculté vitale, le cerveau, principe de la perception et du mouvement, et le foie, principe de

1) ‫والطبيب ليس عليه.‬

2) ‫لا عليه.‬

3) „..... que le cerveau est le principe des actions volontaires, le cœur des fonctions vitales et le foie des fonctions nutritives qu'on nomme aussi naturelles". (Gal. In Hippocr. libr. de alimento commentarius XXV; o. c. T. XV p. 362).

4) ‫ينشرح له.‬
5) ‫يقترض له اعضاء رئيسة.‬
6) ‫خادمة.‬

7) „Il y a en tout quatre espèces de parties: quelques-unes, en effet, sont des principes, d'autres prennent leur origine de ces principes; il y en a d'autres qui ne gouvernent pas d'autres parties et qui ne sont pas gouvernées par d'autres parties, parce que les facultés qui les régissent leur sont innées; quelques-unes, enfin, ont à la fois des facultés innées et d'autres qui leur viennent du dehors. (Gal. Ars medica c. 5; o. c. T. I p. 318; Oribase III 203.

la faculté nutritive. Pour la conservation de l'espèce il y a aussi ces trois parties principales et une quatrième servant spécialement à la conservation de l'espèce, c'est-à-dire les testicules [1]), qui sont nécessaires pour une certaine chose et qui sont aussi utiles pour une autre. Il sont nécessaires pour engendrer le sperme qui sert à la procréation; leur utilité consiste à ce qu'ils servent à rendre complètes la forme et la constitution mâle et femelle qui toutes les deux sont des propriétés accidentelles appartenant aux espèces des animaux, mais qui ne sont pas des propriétés intrinsèques de la nature animale.

Parmi les parties qui servent il y en a dont la fonction consiste à préparer, et il y en a d'autres dont la fonction consiste à conduire. La fonction préparatrice s'appelle utilité, la fonction conductrice s'appelle fonction en général. La fonction préparatrice précède l'action de la partie principale, et la fonction conductrice suit l'action de la partie principale. Quant au cœur, son serviteur préparateur est le poumon, et les organes conducteurs sont les artères; les serviteurs préparateurs du cerveau sont le foie, les autres parties destinées à la nutrition et celles qui contiennent le pneuma, et les organes conducteurs sont les nerfs; le serviteur préparateur du foie est l'estomac, les organes conducteurs sont les veines; les serviteurs préparateurs des testicules sont les organes qui, avant eux, engendrent le sperme [2]) (*v. et a. spermatiques int.*), et les organes conducteurs sont chez les hommes l'urèthre [3]) et les vaisseaux entre les testicules et l'urèthre *(canaux déférents, vésicules séminales et conduits éjaculateurs)*, et de même chez les femmes les vaisseaux *(oviductes)* à travers lesquels le sperme est poussé vers l'endroit où a lieu la conception [4]). Les femmes possèdent en outre la matrice dans laquelle l'utilité du sperme est complétée.

Galien dit qu'il y a des parties qui ont seulement une action, d'autres qui ont seulement une utilité et d'autres encore qui ont une action et une utilité à la fois. De la première catégorie est, par exemple, le cœur, de la deuxième le poumon et de la troisième le foie. Moi, je dis, qu'il faut entendre par action, ce qui est effectué par une seule des actions qui entretiennent [5]) la vie de l'individu ou qui servent à la conservation de l'espèce, par exemple, la production du pneuma par le cœur, et qu'il faut entendre par utilité ce qui prépare une chose à subir [6]) l'action d'une autre partie, de sorte qu'alors l'action devient complète pour l'entretien de la vie de l'individu ou la conservation de l'espèce, comme l'air est preparé

1) La nature a trois buts principaux dans la structure des parties des animaux; elle les a créées, en effet, soit pour l'entretien de la vie, comme le cerveau, le cœur, le foie, soit pour les commodités de la vie, comme les yeux, les oreilles, les narines et les mains, soit pour la conservation de l'espèce, comme les parties génitales externes, les testicules et la matrice". (Gal. De usu part. Lib. XIV c. 1; o. c. T. IV p. 142; Daremberg II 88).

„Or, les principes sont le cerveau, le cœur, le foie et les testicules. D'autres parties en naissent et les servent; pour le cerveau ce sont les nerfs et la moelle épinière, pour le cœur les artères, pour le foie les veines, et pour les testicules les vaisseaux spermatiques". (Gal. Ars med. c. 5; o. c. T. I p. 319; Oribase III 203).

2) وأمّا الانثيان فخادمهما المهيّء مثل الاعضاء المولّدة للمنى قبلهما (Texte imprimé قبلها).

3) احليل (iḫlīl). Partie de l'urèthre qui traverse la verge; la partie de l'urèthre entre la vessie et la verge s'appelle *col de la vessie* (عنق المثانة ʿunq al-mathāna).

4) المهبل.

„Comme le mâle devait émettre le sperme au dehors, tandis que la femelle devait le répandre au-dedans d'elle même, la nature a dirigé les vaisseaux qui le reçoivent des testicules *(canaux déférents)* chez les males vers la verge, et les a fait déboucher dans le canal qui s'y trouve et par lequel l'urine est portée au dehors *(urèthre)*, tandis qu'elle a inséré ceux des femelles *(oviductes)* sur les matrices mêmes, et les a dirigés de façon à verser le sperme dans la cavité interne". (Gal. De usu part. Lib. XIV c. 10; o. c. T. IV p. 186; Daremberg II 116).

D'après M. Hyrtl (Onomatol. anat. p. 573/74) c'étaient les ligaments de l'ovaire qui furent considérés avant Falloppio comme les conduits excréteurs des ovaires. Conf. le chapitre de la matrice.

5) الداخلة فى.

6) Ms. لقبول (l. يهنّى) ما يهنى. Le texte imprimé a لقبول ما هى بما.

par le poumon. Le foie opère d'abord la deuxième coction et prépare · [les aliments amenés avec le sang] pour la troisième et la quatrième coction; en tant qu'il opère complètement la première coction, par laquelle ce sang devient propre à nourrir le foie même, il opère une action; en tant qu'il opère une action qui seconde une action attendue, il est utile [1]).

Nous disons aussi [en reprenant] derechef [2]) [notre discours] qu'il y a des parties provenant du sperme, c'est-à-dire les parties homéomères, à l'exception de la chair et de la graisse, et d'autres provenant du sang, comme la graisse et la chair [3]), car toutes les parties, excepté ces deux, proviennent des deux espèces de sperme, du sperme masculin et du sperme féminin. Mais suivant l'opinion des savants qui distinguent minutieusement elles proviennent du sperme masculin, comme le fromage naît [au moyen] de la présure, et elles proviennent du sperme féminin, comme le fromage naît du lait. Comme le principe actif du caillement réside dans la présure, de même le principe actif de la formation réside dans le sperme masculin, et comme le principe passif du caillement réside dans le lait, de même le principe passif de la formation, c'est-à-dire la faculté passive, réside dans le sperme féminin [4]). De même que tous les deux, la présure et le lait, font partie de la substance du fromage qui en est formée, de même chacune des deux espèces de sperme fait partie de la substance du fœtus. Cette opinion diffère un peu, ou plutôt beaucoup, de l'opinion de Galien, car celui-ci pense qu'il y a dans chacune des deux espèces de sperme une faculté de coaguler et une faculté de se coaguler, en admettant toutefois [5]) que la faculté coagulante est plus forte dans le sperme masculin, et la faculté de se coaguler plus forte dans le sperme féminin. L'examen de la question, laquelle de ces opinions soit la vraie, se trouve dans nos livres sur les sciences fondamentales.

Ensuite le sang sécrété par la femme pendant la menstruation devient de la nourriture: une partie se change en une substance qui ressemble à celle du sperme et des parties qui en proviennent, de sorte qu'elle devient un aliment qui les fait croître; une autre partie ne se change pas en aliment pour ces parties, mais elle est propre à se coaguler dans les interstices des parties et à remplir les endroits entre les parties premières; elle devient de la chair et de la graisse. Une autre partie est une superfluité qui n'est propre à aucun de ces deux buts; elle reste en arrière jusqu'au temps des lochies [6]), alors

١) واَمّا الكبد فاِنّه يهضم اوّلا هضمه الثانى ويعدّ للهضم الثالث والرابع فيما
يهضم الهضم الاوّل تامّا حتّى يصلح ذلك الدم لتغذيته نفسه و] Texte impr.
يكون قد فعل فعلا وبما (وربّما .Texte impr) قـد يفعل فعلا معيّنا لفعل منتظر
يكون قد ذفع .

„Rien ne contribue mieux à l'assimilation [des aliments] qu'une bonne coction dans l'estomac, car ainsi les aliments sont plus propres à subir la deuxième et la troisième coction. La deuxième coction a lieu dans le foie et dans les veines; la troisième, en vue de laquelle nous avons besoin des deux premières, se fait dans chacun des organes qui doivent être nourris". (Gal. In Hippocr. libr. de alimento comment. II c. 2; o. c. T. XV p. 232; Gal. De probis pravisque alimentorum succis liber c. 5; o. c. T. VI p. 786).

٢) مِن رأْس.

3) „Toutes les parties, en effet, qui sont de la nature (ἰδέα) de la chair proviennent du sang, toutes celles qui sont membraneuses sont engendrées du sperme". (Gal. De semine Lib. I c. 11; o. c. T. IV p. 551).

4) „...... puisque le mâle fournit la forme et le principe du mouvement, et la femelle le corps et la matière, comme dans le caillement du lait, le lait est le corps, tandis que le suc (ὀπός), la présure (πυτία), contient le principe du caillement; de la même manière le sperme qui vient du mâle agit dans la femelle en se divisant". (Aristot. De generat. animal. Lib. I c. 20; ed. Aubert u. Wimmer p. 108).

Aristote n'admet pas le sperme féminin: „Puisque le sang menstruel des femelles (ὃ γίγνεται τοῖς θήλεσιν) est analogue au sperme des mâles, et qu'il est inadmissible qu'il y ait deux excrétions spermatiques à la fois, il est évident que la femelle ne fournit pas de sperme pour la génération". (Ibid. Lib. I c. 19; o. c. p. 100).

„Il est donc clair que la femelle fournit la matière pour la génération, que cela se fait par la solidification (συστάσει) du sang menstruel et que le sang menstruel est une excrétion". (Ibid. p. 102). .

Galien dit au contraire: „En effet, ce n'est pas..... le sang menstruel qui est la matière première et propre de la production de l'animal". (De usu part. Lib. XIV c. 3; o. c. T. IV p. 147; Daremberg II 92).

„Nous devons dire en quoi la femme contribue à la génération de l'animal...... Nous avons démontré que le sperme du mâle reste dans l'intérieur des matrices.... Ce sperme donc reçoit un surcroît de coction et se trouve nourri tout d'abord par le sperme féminin dont la nature se rapproche plus de la sienne que le sang....." (Ibid. c. 11; o. c. T. IV p. 188; Daremberg II 117).

٥) ومع ذلك فلا يمتنع ان يقول: cum hoc tamen dicere insuper sibi permittit (Plempius).

6) نفاس (nifās).

la nature l'expulse comme une superfluité. Quand le fœtus est né, le sang qui a produit le foie remplace ce sang [maternel] et de ce sang provient ce qui auparavant provenait de ce sang [maternel].

La chair naît de la partie solide du sang [1]), coagulée par la chaleur et la sécheresse, tandis que la graisse provient de la partie aqueuse et graisseuse du sang [2]); elle est coagulée par le froid, c'est pourquoi la chaleur la dissout.

Quand les parties nées des deux espèces de sperme sont atteintes d'une solution de continuité, elles ne se rétablissent pas d'une réunion véritable, à l'exception de quelques-unes dans un petit nombre de cas et dans la jeunesse, comme les os et les petites branches veineuses, mais non pas les grandes branches, ni les artères. Quant une portion en a peri, il ne croît rien à sa place; ces parties sont, par exemple, l'os et les nerfs, mais les parties provenues du sang se rétablissent après qu'une portion en a péri, et la réunion se fait par une substance qui ressemble à celle dont elles se composent, comme la chair [3]). Les parties nées du sang qui possède encore la force du sperme, s'il n'y a pas longtemps qu'il soit né du sperme, peuvent se reproduire quand elles ont péri, comme la dent dans la jeunesse, mais quand une autre constitution s'est emparée du sang, ces parties ne se reproduisent plus.

Nous disons aussi que tantôt les parties qui sont sensibles et qui se meuvent, possèdent un seul nerf comme principe de la sensibilité et du mouvement, et que tantôt ces facultés sont divisées, de sorte qu'il y a un nerf propre comme principe pour chacune des deux facultés.

Nous disons aussi que la membrane de tous les viscères enveloppés d'une membrane, prend son origine d'une des deux membranes qui revêtent intérieurement la poitrine et l'abdomen. Quant à la membrane des organes qui se trouvent dans la poitrine, comme le diaphragme, les veines, les artères et le poumon, elle prend son origine de la membrane qui revêt les côtes à l'intérieur *(plèvre costale)*; la membrane des organes et des vaisseaux dans l'abdomen prend son origine de la membrane qui revêt intérieurement les muscles de l'abdomen *(péritoine)* [4]).

Nous disons aussi que parmi les parties qui sont de la nature de la chair il y en a qui sont fibreuses, comme la chair dans les muscles, et il y en a d'autres qui n'ont pas de fibres, comme le foie [5]). Il ne s'accomplit pas de mouvement que par l'intermédiaire des

1) „La transformation du sang en chair est très facile. En effet, si la nature l'épaissit au point qu'il prenne une certaine consistance et qu'il ne soit plus coulant, on a une chair de formation première et récente". (Gal. De natural. facultat. Lib. 1 c. 10; o. c. T. II p. 21; Daremberg II 223).

2) „La graisse naît de la partie graisseuse du sang....." (Gal. De usu part. Lib. XVI c. 2; o. c. T. IV p. 269; Daremberg II 160).

3) „Toutes les parties, en effet, qui sont de la nature de la chair naissent du sang, toutes celles qui sont membraneuses sont engendrées du sperme. La raison pourquoi celles qui sont nées du sang se reproduisent facilement quand elles sont détruites, c'est qu'elles ont la matière génératrice en abondance, mais celles qui sont engendrées du sperme ne se reproduisent point ou rarement....." (Gal. De semine Lib. I c. 11; o. c. T. IV p. 551).

4) „Chacune des deux membranes, celle qui se trouve dans la partie droite du thorax *(plèvre droite)* de même que celle qui se trouve dans la partie gauche *(plèvre gauche)* vous paraîtra former une membrane continue dans toute son étendue, revêtant toute la région interne des côtes et toute la face supérieure du diaphragme qui y correspond et s'étendant aussi sur le poumon, comme le péritoine, disions-nous, s'étend sur tous les viscères sous-diaphragmatiques. Comme lui, encore, la plèvre enveloppe les vaisseaux .....; elle entoure aussi l'œsophage". (Gal. De anat. administr. Lib. VII c. 2; o. c. T. II p. 594).

5) „La chair du foie, de la rate, des reins et des poumons est d'une nature simple.... La chair du cœur n'est pas d'une nature simple, on y trouve des fibres comme dans les muscles....." (Gal. De temperamentis Lib. II c. 3; o. c. T. I p. 601).

fibres: le mouvement volontaire par l'intermédiaire des fibres musculaires, le mouvement naturel, comme le mouvement de la matrice et des vaisseaux, et le mouvement composé, comme le mouvement de la déglutition, par l'intermédiaire de fibres destinées à cette besogne par une position longitudinale, transversale et oblique. Celles placées longitudinalement servent à attirer, les fibres transversales, qui compriment, servent à expulser et les fibres obliques servent à retenir. Les parties ayant une seule tunique, comme les veines, ont trois espèces de fibres qui s'entrelacent; dans les parties à deux tuniques les fibres transversales se trouvent dans la tunique extérieure, les deux autres dans la tunique intérieure, mais de telle manière que les fibres longitudinales sont plus inclinées vers la surface intérieure. Elles sont créées de cette manière, afin que les fibres qui attirent et celles qui expulsent ne se trouvent pas ensemble, au contraire [1]) il valait mieux que les fibres qui attirent et celles qui retiennent fussent ensemble [2]), hormis dans les intestins, car ceux-ci n'ont pas grand besoin de retenir, au contraire ils ont besoin d'attirer et d'expulser [3]).

Nous disons aussi que parmi les parties nerveuses *(membranes)* qui entourent les corps formés d'une autre substance qu'elles, il y en a qui ont une seule tunique et d'autres qui ont deux tuniques. Celles qui ont deux tuniques sont créées ainsi en vue de plusieurs utilités. La première utilité est la nécessité urgente d'entourer solidement les corps pour donner de la résistance à leur substance, afin qu'elles ne se déchirent pas par la force du mouvement de leur contenu, comme les artères. La deuxième utilité est la nécessité urgente d'entourer solidement la substance qu'elles contiennent, afin qu'elle ne disparaisse en se dissolvant, ni ne sorte de son enveloppe. La dissolution serait à craindre à cause de la finesse de la tunique, quand la partie n'a qu'une seule tunique, et pour la même raison il serait à craindre que le contenu ne sortît, parce que la tunique est très susceptible à se déchirer. La substance contenue est, par exemple, le pneuma et le sang, contenus tous les deux dans les artères; ces substances doivent être gardées avec soin, car il serait à craindre qu'elles ne s'échappassent, le pneuma par la dissolution [4]), le sang par la solution de continuité [de la paroi], ce qui est très dangereux. La troisième utilité, c'est qu'une partie munie de deux tuniques, quand il est nécessaire que l'expulsion et l'attraction s'y fassent par un mouvevent vigoureux, possède pour chacune de ces fonctions un organe

649

1) Ms. معا بل. Le texte imprimé a مقابل.

2) „Aussi, quand un organe est formé d'une seule tunique, comme les deux vessies (*vessie et vésicule biliaire*), les matrices et les veines, il possède les deux espèces de fibres droites et transverses. Il existe une troisième espèce de fibres, les fibres obliques, qui sont bien moins nombreuses que les deux espèces précédentes. Dans les organes composés de deux tuniques on la trouve mêlée aux fibres droites dans une seule de ces tuniques, et dans ceux formés d'une seule tunique, on la trouve mêlée aux deux autres espèces. Elles aident considérablement à l'action dite rétentive..... Ainsi, la tunique des veines a été composée de fibres de plusieurs espèces; des deux tuniques des artères, la tunique externe est formée de fibres circulaires, l'interne de fibres la plupart droites et de quelques-unes obliques..... Seuls de tous les organes, les intestins sont formés de deux tuniques, ayant toutes deux des fibres transverses". (Gal. De natur. facult. Lib. III c. 11; o. c. T. II p. 180: Daremberg II 303).

3) Galien dit au contraire: „Quant aux intestins, comme ils n'avaient en aucune façon besoin de la faculté attractive, ils ne possèdent que les fibres propres à pousser en avant". (Gal. De usu part. Lib. IV c. 8; o. c. T. III p. 282; Daremberg I 292).

„Les intestins (car leur fonction était non d'attirer, ni de retenir, mais de pousser en avant) ne devant exécuter qu'un mouvement simple, ne réclamaient qu'une espèce de fibres". (Gal. Ibid. Lib. V c. 11; o. c. T. III p. 386; Daremberg I 366).

4) „.... le pneuma étant subtil, léger et rapide, il était à craindre qu'il ne s'échappât aisément, s'il n'était gardé par des tuniques épaisses, denses et parfaitement serrées". (Gal. Ibid. Lib. VI c. 10; o. c. T. III p. 447; Daremberg I 409).

particulier, et non pas un organe servant pour les deux fonctions à la fois: tels sont, par exemple, l'estomac et les intestins. La quatrième utilité, c'est qu'il vaut mieux que les deux tuniques soient séparées l'une de l'autre, s'il est désirable que chacune des deux tuniques de l'organe soit appropriée à son action spéciale et si chacune des deux actions a lieu par suite d'une constitution qui diffère de l'autre, comme c'est le cas dans l'estomac. En effet, il est désirable qu'il puisse percevoir, ce qui n'a lieu que par une partie nerveuse, et qu'il puisse digérer, ce qui n'a lieu que par une partie semblable à la chair. C'est pourquoi il existe pour chacune de ces fonctions une tunique particulière: une tunique nerveuse pour la perception, une tunique semblable à la chair pour la digestion. La tunique interne a été faite nerveuse et la tunique externe semblable à la chair [1]), parce que la partie digérante peut faire influencer sa faculté sur la chose qui doit être digérée, sans être en contact avec elle, mais la partie qui perçoit ne le peut pas sans être en contact avec la chose qui doit être perçue, je veux dire par le sens du toucher.

Je dis aussi qu'il y a des parties qui approchent de la constitution du sang, et pour la nutrition desquelles il n'est pas nécessaire que le sang subisse beaucoup de changements, par exemple la chair. C'est pourquoi il n'y a pas dans la chair des cavernes et des cavités, dans lesquelles l'aliment qui parvient à cette partie puisse séjourner quelque temps, afin que la chair s'en nourrisse ensuite [2]), au contraire, dès que l'aliment est parvenu à la chair il se transforme en cette substance. Il y a d'autres parties qui s'éloignent de la constitution du sang, de sorte que celui-ci, pour se transformer, doit subir d'abord beaucoup [3]) de changements graduels pour s'assimiler à leur substance, par exemple l'os. C'est pourquoi il y a été créé, soit une seule cavité qui conserve la nourriture pour cette partie pendant le temps qu'elle se transforme en substance de cette partie et s'y assimile, comme l'os de la jambe et de l'avant-bras, soit des cavités diverses [4]), comme l'os de la mâchoire inférieure [5]). Pour ces parties il est nécessaire de recevoir plus de nourriture qu'elles n'exigent pour le moment, afin qu'elles la puissent transformer peu à peu en substance [osseuse].

Les parties fortes expulsent leurs superfluités vers les parties faibles voisines; le cœur, par exemple, les expulse vers les aisselles, le cerveau les expulse vers l'endroit derrière les oreilles, et le foie vers les aines [6]).

1) „La tunique interne de l'estomac...., laquelle est plus membraneuse, a des fibres longitudinales....; la tunique externe, qui ressemble plus à la chair, a des fibres transverses...." (Gal. Ibid. Lib. IV c. 8; o. c. T. III p. 282; Daremberg I 291).

2) Ms. ثمّ يغتذى. Le texte imprimé a: وِلم يغتذ

3) Ms. كثيرة. Manque dans le texte imprimé.

4) Ms. تجاويف متفرّقة. Le texte imprimé a: تجويف متفرّق.

5) „Quant aux parties qui pour nourriture ont besoin d'une humeur fortement altérée, la nature a disposé pour elles une sorte de réservoir, soit des cavités ou des cavernes, ou quelque chose d'analogue à des cavernes. Ainsi les chairs, celles de tous les viscères et celles des muscles, sont nourries par le sang même qui a subi une faible altération. Les os pour s'en nourrir exigent qu'il ait subi un changement considérable. Ce que le sang est pour les chairs, la moelle l'est pour les os; dans les os petits et qui ne sont pas creux, la moelle est disséminée dans leurs cavernes; mais dans les os grands et qui ont des cavités, elle se trouve accumulée dans ces cavités mêmes. En effet.... les corps qui ont une substance semblable peuvent se transformer mutuellement, ceux qui sont très différents ne sauraient s'assimiler les uns aux autres, sans des transformations intermédiaires". (Gal. De nat. facult. Lib. III c. 15; o. c. T. II p. 212; Daremberg II 318).

6) „Vous vous rappelez, je pense,.... que les superfluités expulsées par les parties plus fortes...... se rendent aux parties plus faibles". (Gal. De methodo medendi Lib. XIII c. 5; o. c. T. X p. 880).

„..... les glandes, qui ont la propriété de recevoir les superfluités à cause de leur substance lâche et parce que de toutes les parties elles ont les facultés naturelles les plus faibles". (Gal. De curandi ratione per venae sect. c. 8; o. c. T. XI p. 275).

„..... dans l'aine et l'aisselle, parce qu'il y a dans ces endroits un grand nombre de glandes qui ont la propriété de recevoir promptement les superfluités". (Gal. in Hippocr. aphorism. comment. III c. 26; o. c. T. XVII B p. 636).

Des os et des articulations en général.

Nous disons que parmi les os il y en a qu'on peut comparer, par rapport au corps, à des fondements sur lesquels il a été bâti, comme les vertèbres de la colonne vertébrale; car elles sont pour le corps le fondement sur lequel il a été bâti, de même que le vaisseau est construit sur la poutre qui a été placée la première. Il y en a qu'on peut comparer, par rapport au corps, à une défense et une protection, comme l'os du sinciput [1] *(os pariétal)*. Il y en a qu'on peut comparer aux armes avec lesquelles est repoussé celui qui porte des coups et qui cause du dommage, par exemple les os nommés *sanasin* [2] *(apophyses épineuses)* qui sont placés comme des épines sur les vertèbres du dos. Il y en a qui remplissent les interstices des articulations, comme les os sésamoïdes [3] qui se trouvent entre les phalanges. Il y en a qui sont attachés aux parties qui ont besoin d'être attachées, par exemple l'os qui ressemble à la lettre L [grecque] [4] *(os lingual ou hyoïde)* destiné aux muscles du larynx, de la langue et autres.

Tous les os soutiennent et appuient le corps. Ceux de ces os qui ne sont nécessaires que pour l'appui et la protection et non pour le mouvement des membres, ont été créés massifs, bien qu'il s'y trouve des trous et des fentes indispensables. Pour ceux qui sont en outre nécessaires pour le mouvement, la dimension de la cavité a été agrandie, et une seule cavité a été créée au milieu, afin que la substance de l'os n'eût pas besoin de réservoirs de la nourriture disséminés, ce qui la rendrait molle; la substance en est au contraire dure, et la nourriture, c'est-à-dire la moelle, se rassemble dans l'intérieur [5]. L'utilité de la grandeur de la cavité, c'est que l'os est par là plus léger, et l'utilité d'une seule cavité, c'est que la substance de l'os reste plus dure. L'utilité de la dureté de la substance de l'os, c'est qu'il ne se casse pas quand on fait des mouvements violents. L'utilité de la moelle est qu'elle nourrit l'os, comme nous l'avons exposé précédemment, qu'elle l'humecte continuellement, de sorte qu'il ne devient pas fragile par la vertu desséchante des mouvements, et qu'elle rend l'os comme massif, bien qu'il soit en réalité creux. La cavité est petite quand l'os a besoin de plus de solidité, elle est grande quand il a besoin de plus de légèreté. Les os spongieux [6] ont été créés ainsi en vue de la nourriture, comme nous l'avons dit;

1) يَأفُوخ (*yāfūkh*). Partie antérieure, supérieure de la tête, mais non pas le front, qui s'appelle جِبهة (*djabha*); c'est l'endroit où se trouve chez l'enfant nouveau-né la fontanelle antérieure (βρέγμα). „Les os qu'on appelle *os du bregmo*, au nombre de deux (*pariétaux*), spongieux, situés à la partie supérieure de la tête et entourés de tous côtés par des os denses et durs, en arrière par l'occiput, en avant par le frontal, de chaque côté par les temporaux....." (Gal. De usu part. Lib. XI c. 20; o. c. T. III p. 935; Daremberg, o. c. T. I p. 704).

2) سَناسِن.

3) ܣܡܣܡܐܢܝ̈ܐ (*simsimāniyya*; σησαμοειδῆ).

4) العظم الشبيه باللام (*al-ʿaẓm al-shabīh bi'l-lām*). Le nom d'os lambdoïde ne convient pas à l'os lingual (*os hyoïde*) de l'homme, mais à celui de certains animaux (Hyrtl. Das arab. u. hebräische in der Anatomie, Wien 1879 p. 61).

5) فى حشوه.

6) مُشاشِيّة (*mushāshiyya*).

ils ont encore besoin de cette disposition pour une autre raison ayant rapport à quelque chose qui les doit pénétrer, par exemple les odeurs aspirées avec l'air dans l'os ethmoïde [1]), et ayant rapport aux superfluités du cerveau qui sont évacuées à travers cet os.

Tous les os sont contigus et liés les uns aux autres. Il n'y a pas beaucoup d'espace entre un os et celui qui lui est contigu, mais chez quelques-uns il y a un petit espace rempli de parties intermédiaires [2]) cartilagineuses *(cartilages articulaires)*, ou semblables à du cartilage, créées à cause de l'utilité des cartilages [3]). Là où il n'était pas nécessaire de considérer cette utilité, l'articulation entre eux a été créée sans parties intermédiaires, comme la mâchoire inférieure [4]).

Les manières dont les os s'avoisinent (se joignent) sont différentes. Il y en a qui se joignent par une articulation dont le mouvement est facile [5]) *(artic. mobile, diarthrose)*; il y en a d'autres qui se joignent par une articulation qui, sans être tout à fait fixe, a le mouvement difficile [6]) *(artic. semi-mobile, arthrodie* [Cruveilhier], *amphiarthrose* [Henle]), et il y en a qui se joignent par une articulation fixe [7]) *(artic. immobile, synarthrose)*, comme gomphose [8]), comme suture [9]) ou comme symphyse [10]). L'articulation dont le mouvement est facile *(artic. mobile)* est celle où l'un des os se meut d'une manière facile sans que l'autre os se meuve avec lui, comme l'articulation du carpe avec l'avant-bras. L'articulation qui, sans être tout à fait fixe, a le mouvement difficile *(artic. semi-mobile)* est celle où le mouvement d'un des os est difficile et de peu d'étendue, comme l'articulation entre le carpe et le métacarpe, ou celle entre deux os du métacarpe. L'articulation fixe *(artic. immobile)* est celle où aucun des os ne se meut, comme l'articulation des os du sternum [11]). La gomphose est l'union où l'un des os présente une apophyse et l'autre une cavité dans laquelle cette apophyse est implantée de façon qu'elle ne puisse pas s'y mouvoir, comme les dents dans leurs alvéoles. La suture est l'union où chacun des os présente des crénelures et des dents comme celles de la scie. Les dents de l'un des os s'engrènent dans les crénelures de l'autre, comme les travailleurs en cuivre font joindre des lames de cuivre [12]). Cette union se nomme suture [13]) et couture [14]) et on la trouve entre les os du crane. Quant à la symphyse, l'union se fait longitudinalement, comme l'union des os de l'avant-bras, ou bien elle se fait transversalement, comme l'union des vertèbres inférieures de la colonne vertébrale, car les vertèbres supérieures s'unissent par des articulations non immobiles.

1) عظم المصفاة (ʿaẓm al-miṣfāt, os du filtre; ὀστᾶ ἠθμοειδῆ).

2) لواحق (lawāḥiq).

3) Avicenne ne fait pas mention du fibro-cartilage interarticulaire, en décrivant l'articulation de la mâchoire inférieure et celle du genou. Ce dernier fibro-cartilage est décrit par Galien. V. plus bas le chapitre de l'articulation du genou. D'après Andreas Alpagus Bellunensis (Arabic. nominum interpretatio. Canon Avicennae ex Gerardi Cremonensis versione et Andreae Alpagi Bellunensis castigatione. Venet. 1595 T. II p. 403) „luhach (اللحق ?) est additamentum cartilagineum replens vacuitates iuncturarum, sicut in iunctura inter spatulam et brachium *(bourrelet glenoïdien?)*". V. plus bas le chapitre de l'omoplate.

4) „La plupart des grands os ont des épiphyses près de l'extrémité d'autres os; l'humérus à son extrémité supérieure, le cubitus à son extrémité inférieure, tandis que le radius, le fémur, le tibia et le péroné en ont aux deux extrémités. La mâchoire inférieure, au contraire, contient de la moelle, il est vrai, mais elle n'a pas d'épiphyse; seulement, quant à ses extrémités, l'inférieure présente une réunion par symphyse *(symphyse du menton)* et la supérieure a deux apophyses *(apophyse coronoïde et condyle)* ......; car une apophyse diffère d'une épiphyse en ce qu'une *épiphyse* est l'union (ἕνωσις) d'un os à un autre, tandis qu'une *apophyse* est une partie de l'ensemble de l'os". (Gal. De ossibus ad tirones, procemium, o. c. T. II p. 733; Oribase Des os; o. c. T. III p. 393).

5) مفصل سلس (mafṣil salis).

6) مفصل عسر غير موثّق (mafṣil ʿasir ghayr muwaththaq).

7) مفصل موثّق (mafṣil muwaththaq).

8) مركوز (markūz).

9) مدروز (madrūz).

10) ملزق (mulzaq). Galien (De ossib. a. tir. procem., o. c. T. II p. 738) distingue trois sortes de symphyse: 1° l'union de deux os par un cartilage *(synchondrose)*, 2° celle par un ligament *(synnévrose)* et 3° celle par des muscles *(syssarcose)*.

11) Chez certains animaux, par ex. le cheval, le bœuf, le chien, le chat.

12) „Chacun des os qui se joignent pour engendrer une suture présente alternativement une proéminence et une anfractuosité ...... Chacun des os, recevant dans ses anfractuosités les proéminences de l'autre, offre donc dans l'ensemble de l'articulation une figure très semblable à celle de deux scies dont les dents s'engrènent exactement les unes dans les autres .... C'est encore ainsi que souvent des ouvriers (τέκτονες) unissant avec des chevilles nombreuses des machines, les adaptent de manière à ne pouvoir être séparées". (Gal. De usu part. Lib. IX c. 1; o. c. T. III p. 689; Daremb. I 571, 572).

13) شأن (sha'n).

14) درز (darz).

Du crâne [1]).

Quant à l'utilité des os du crâne dans leur ensemble, c'est qu'ils forment une armure pour l'encéphale, le protégeant et le défendant contre tout dommage [2]). Le crâne a été fait de plusieurs morceaux et de plusieurs os. L'utilité en est de double nature, d'une part par rapport à l'os même, d'autre part par rapport à ce que l'os contient. La première catégorie est de deux sortes. D'abord il résulte de cette conformation que, si une fracture ou une carie aient endommagé le crâne en quelque endroit, elles ne s'étendent pas sur le crâne entier, comme cela aurait lieu s'il était fait d'un seul os [3]). En second lieu dans un seul os ne pourrait exister dans les différentes parties la dureté et la mollesse, la spongiosité et la densité, la ténuité et l'épaisseur exigées à cause de ce que nous allons mentionner bientôt. La seconde catégorie, c'est l'utilité qui résulte des sutures [4]); d'une part par rapport à l'encéphale même, parce qu'elles offrent un chemin et un passage aux vapeurs qui s'en dégagent et qui ne peuvent pas traverser l'os même, afin qu'elles puissent sortir et que l'encéphale soit purifié par leur dégagement. D'autre part les sutures sont utiles par rapport aux fibres ligamenteuses qui sortent de [l'enveloppe de] l'encéphale et s'étendent [5]) sur les différentes parties de la tête, en leur offrant un passage [6]). Deux utilités des sutures sont communes à l'encéphale et à deux autres choses. La première a rapport aux veines et aux artères entrant dans la tête, c'est-à-dire que les sutures leur offrent un passage. La seconde a rapport à la membrane épaisse et lourde [de l'encéphale] dont quelques parties s'attachent aux sutures, de sorte qu'elle est soulevée de l'encéphale et qu'elle ne pèse pas sur lui.

La forme naturelle du crâne est la forme ronde, pour deux raisons et pour deux utilités. La première a rapport à l'intérieur, c'est-à-dire que la forme ronde a plus de capacité [7]) que d'autres formes à lignes droites [8]), lorsqu'elles sont de dimensions [9]) égales. La seconde a rapport à l'extérieur, c'est-à-dire que la forme ronde n'est pas si exposée aux lésions que celle qui a des angles [10]). Le crâne a été fait allongé et en même temps arrondi, parce que les origines des nerfs encéphaliques sont situées longitudinalement, ce qui était nécessaire afin qu'elles ne fussent pas serrées. Le crâne a deux éminences, l'une par devant, l'autre par derrière, pour protéger les

1) قحف (*qiḥf*).

2) „Mais comme il était nécessaire que l'encéphale fût protégé par un rempart solide, et qu'en conséquence la nature, au lieu de confier sa défence à la peau seulement ......, l'a revêtu comme d'un casque, avec un os établi sous la peau, non seulement l'encéphale ne serait pas pourvu de moyens d'évacuations ...... si la nature ne lui eût ménagé une perspiration considérable ...... en articulant l'os du crâne d'une façon variée au moyen de ce qu'on nomme sutures". (Gal. De usu part. Lib. IX c. 1; o. c. T. III 688; Daremb. I 571).

3) „Une raison pour laquelle il est encore utile que le crâne soit composé d'os nombreux, c'est, s'il vient à être fracturé, ..., pour que les fractures ne s'étendent pas sur tout le crâne, mais pour qu'elles s'arrêtent et se terminent à l'endroit où finit l'os atteint". (Gal. Ibid. Lib. IX c. 17; o. c. T. III p. 751; Daremb. I 603).

4) شوون (*shu'ūn*). C'est de ce mot qu'est dérivé, à ce qu'il me semble, le mot *soonia* que M. Hyrtl (Arab. u. Hebr. i. d. Anat. p. 224) a trouvé dans Constantinus Africanus (De communibus medico necessariis locis. Basil. 1536 Lib. II c. 21). „Ideoque multa ossa invicem sunt juncta (per commissuras) quae a medicis vocantur Soonia". M. Hyrtl, en ajoutant: „Was noch nachfolgt macht es ersichtlich, das unter Soonia nicht blos die Näthe, sondern das nahtdurchzogene Schädeldach verstanden werden", dérive (p. 224) ce mot de صحن (*ṣaḥn* pl. *ṣuḥūn*: grande coupe). M. F. Müller (Ibid. p. 299) le dérive de ce même mot dans la signification de „vase rond".

5) Ms. الّتى تنبت; le texte imprimé a: الّذى ينبت (qui croît).
6) Prolongements fibreux de la dure-mère qui adhèrent aux parois du crâne et qu'on supposait former le péricrâne.

„Les ligaments, minces membranes, naissent de la méninge même; les sutures de la tête sont les chemins qu'ils suivent pour sortir ...... ils se rencontrent les uns les autres au fur et à mesure qu'ils avancent, se relient, se rattachent, s'unissent complètement et ...... engendrent [presque (Oribase)] une seule membrane [commune (Gal.)] nommée *péricrâne*. [Que cette membrane rattache la dure-mère au crâne, même avant de le voir dans une dissection, la raison vous l'indique (Gal.)]. (Gal. De usu part. Lib. VIII c. 9; o. c. T. III p. 661; Daremb. I 556; Oribase III 276).

7) Le ms. et le texte imprimé ont: dimension (مساحة).

8) Le texte a: مِمّا يَحيط به غيره من الاشكال المستقيمة لخطوط (que ce que peuvent contenir d'autres formes à lignes droites).
9) Le ms. et le texte imprimé ont: capacité (احاطة).
10) Galien dit à propos de l'estomac: „Il est rond, attendu que cette forme est la moins exposée aux lésions et offre la plus grande capacité; car de toutes les formes qui ont le même perimètre, les plus grandes sont le cercle parmi les formes planes, et la sphère parmi les solides". (Gal. De usu part. Lib. IV c. 7; o. c. T. III p. 279; Daremb. I 288).

nerfs qui descendent des deux côtés. Un crâne d'une telle forme a trois sutures vraies [1]) et deux sutures fausses [2]). Les premières sont: une suture qui touche le front [3]), en forme d'arc, de cette manière ⌢, nommée suture en forme de couronne [4]) *(coronale)*; une suture droite qui coupe longitudinalement le milieu de la tête; considérée seule elle s'appelle suture en forme de flèche [5]) *(sagittale)*, mais considérée en rapport avec sa jonction avec la suture coronale, elle est nommée suture en forme de broche [6]) et sa forme est celle d'un arc au milieu duquel est placée une ligne droite, comme une perpendiculaire, de cette manière: ⊸. La troisième suture est celle qui est commune à l'occiput et à la base de la tête. Elle a la forme d'un angle dont le sommet touche à l'extrémité de la suture sagittale. Elle se nomme suture en forme de L [7]) *(lambdoïde)*, parce qu'elle ressemble à la lettre L (Λ) de l'écriture grecque. Unie aux deux sutures précédentes la forme en est ainsi: ⟩—⊸. Les deux sutures fausses s'étendent des deux côtés le long de la tête, parallèles à la suture sagittale. Leur emboîtement n'intéresse pas toute l'épaisseur de l'os, c'est pourquoi elles s'appellent les deux sutures en forme d'écaille [8]). Unies aux trois premières sutures vraies la forme en devient ainsi ⊃—⊐, [9] et c'est là la forme de la tête naturelle ayant toutes les sutures [9]).

Il y a trois sortes de forme de la tête non naturelle. La première se présente quand l'éminence antérieure fait défaut, de sorte que la suture coronale manque; la seconde, quand l'éminence postérieure fait défaut, de sorte que la suture lambdoïde manque, et la troisième quand les deux éminences manquent à la fois et que la tête devient comme une sphère, de longueur et de largeur égales [10]). Galien, le médecin éminent, dit qu'il est juste que dans cette forme, où les dimensions sont égales, la distribution des sutures soit aussi égale. Or, la distribution des sutures dans la première forme *(la forme naturelle)* est telle qu'il y a une suture longitudinale (*s. sagittale*) et deux sutures transversales (*ss. coronale et lambdoïde*), tandis qu'ici (*à la tête sphérique*) il y a une suture longitudinale (*s. sagittale*) et aussi une suture transversale (*s. coronale*), et que la suture transversale se trouve au milieu de la largeur, d'une oreille à l'autre, suivant cette figure ✕, de même que la suture longitudinale se trouve au milieu de la longueur [11]). Cet homme éminent dit: il n'est pas possible qu'il y ait une quatrième forme non naturelle de la tête où la longueur serait moindre que la largeur, à moins qu'une partie de la cavité de l'en-

1) دروز حقيقيّة (durūz ḥaqīqiyya).

2) درزان كاذبان (darzān kādhibān).

3) مشترك مع الجبهة.

4) اكليلى (iklīlī), στεφανιαία.

5) سهمى (sahmī). Ce nom ne se trouve pas chez Galien.

6) سفّودى (saffūdī).

„La suture en forme de broche (ὀβολιαία [ὀβελιαία de ὀβελός: broche]) est celle qui traverse le sommet de la tête". (Introductio s. medicus, attribué à Galien [liber suspectae originis]; o. c. T. XIV p. 720). Cette suture est nommée ailleurs par Galien: „la suture droite qui traverse le milieu de la tête", ou „la suture droite qui s'étend par le milieu du sommet au milieu du front". (De usu part. Lib. IX c. 17; o. c. T. III p. 751 seqq.), ou bien „la suture qui traverse la tête longitudinalement, en s'étendant du milieu de la suture postérieure au milieu de la suture antérieure". (De ossibus ad tirones c. 1; o. c. T. II p. 740).

7) لامى (lāmī); λαμβδοειδής.

„Les noms des sutures ne sont pas anciens; des médecins égyptiens qui savaient mal le grec les ont dénommées, de nos jours, de la manière suivante: coronale (στεφανιαία), la suture près du bregma; lambdoïde (λαμβδοειδής), celle autour de l'occiput; suture qui réunit [les deux sutures précédentes] (ἐπιζευγνύουσα), celle du milieu; écailleuses (λεπιδοειδεῖς), celles des tempes". (Rufus d'Éphèse [premier siècle de notre ère]. Du nom des parties du corps; ed. Daremberg et Ruelle. Paris 1879 p. 150, 151). Cet auteur dit à propos de la suture „qui traverse le milieu du sommet (sagittale)": „il arrive chez quelques individus que cette suture, dépassant la suture du bregma (coronale), vient jusqu'à la région intersourciliaire (suture frontale)". (Ibid. p. 150).

8) قشريّين (qishriyyayn); λεπιδοειδεῖς.

9) Les mots depuis * manquent dans le texte imprimé; ils se trouvent en marge dans le ms.

10) „La plus grande démonstration de la justice de la nature sont les sutures des têtes pointues (φοξῶν). Toutes leurs formes se réduisent à trois: l'une complètement contraire à la figure habituelle...... quand la tête a perdu ses deux éminences de l'occiput et du front, unie de toutes parts et semblable à une sphère parfaite, les deux autres où manque seulement soit l'éminence du front, soit celle de l'occiput...... Si la tête n'a pas l'éminence occipitale, les sutures droite et coronale subsistent, la suture lambdoïde disparaît. Celle-ci en effet était proche de l'éminence absente. Ces deux sutures ont donc une figure semblable à la lettre T. De même, si c'est l'éminence du front qui n'existe pas sur la tête, avec elle disparaît aussi la suture coronale, il ne reste que la suture droite rencontrant la lambdoïde, avec laquelle elle forme encore une figure semblable à la lettre T." (Gal. De usu part. Lib. IX c. 17; o. c. T. III p. 752; Daremb. I 603, 604).

11) „Les sutures de la tête sphérique ressemblent à la lettre chi (X), deux sutures, seules se coupent, la suture transversale (coronale) allant de l'une des oreilles à l'autre, la seconde, la droite (sagittale), s'étendant par le milieu du sommet de la tête au milieu du front. De même, en effet, que quand une partie de la tête dépasse l'autre en longueur, il était juste que la partie plus longue eût plus de sutures, de même lorsqu'elles sont égales l'une à l'autre, la nature en a assigné un nombre égal." (Gal. De usu part. Lib. IX c. 17; o. c. T. III p. 753; Daremb. I 604).

céphale ou bien de sa substance ne fût retranchée, mais cela est incompatible avec la vie et contraire à la conformation juste. Il approuve les paroles du prince des médecins, Hippocrate, qu'il n'y a que quatre formes de la tête [1]). Sachez cela.

Des os situés sous le crâne [2]).

La tête a en outre cinq os dont quatre peuvent être considérés comme les parois et un comme la base. Ces parois sont plus dures que le sinciput, parce qu'elles sont plus exposées à être lésées par des chutes et des coups et que le crâne et le sinciput ont plus besoin d'être poreux, pour deux raisons. La première, c'est que les vapeurs dégagées les puissent traverser, la seconde, qu'ils ne pèsent pas sur l'encéphale. La paroi postérieure a été créée la plus dure, parce qu'elle est dérobée à la garde des sens. La paroi antérieure est l'os frontal [3]); il est limité en haut par la suture coronale, en bas par une autre suture qui s'étend de l'extrémité de la suture coronale le long de l'œil près du sourcil [4]), et dont l'autre extrémité s'unit à l'autre bout de la suture coronale. Les parois situées à droite et à gauche sont les os dans lesquels se trouvent les oreilles et qui s'appellent les os pétreux [5]) à cause de leur dureté *(os temporaux)*. Chacun de ces deux os est limité en haut par la suture en forme d'écaille, en bas par une suture qui provient de l'extrémité de la suture lambdoïde et s'étend jusqu'à la suture coronale, par devant par une partie de la suture coronale, et par derrière par une partie de la suture lambdoïde. La quatrième paroi est limitée en haut par la suture lambdoïde, en bas par la suture commune à la tête et à l'os sphénoïde et réunissant les deux bouts de la suture lambdoïde *(os occipital)*. L'os qui sert de base à l'encéphale est l'os qui supporte les autres os et qu'on nomme os sphénoïde [6]). Il a été créé dur pour deux utilités; d'abord parce que la dureté aide à porter [les os]; en second lieu parce que ce qui est dur est moins exposé à être corrompu par les superfluités, car cet os est situé sous les superfluités qui découlent continuellement sur lui: aussi a-t-il été créé dur [7]). Des deux côtés des tempes se trouvent des os durs protégeant le tendon [du muscle temporal] qui passe par la tempe. Ils sont situés le long des tempes dans une direction oblique et s'appellent le joug [8]) *(arcade zygomatique)*.

1) „On peut encore imaginer une quatrième forme de tête pointue qui, en réalité, ne peut pas exister, celle où la tête serait plus proéminente aux deux oreilles qu'au front et à l'occiput...... Actuellement un tel renversement de l'état naturel ne pouvait se produire. Ce ne serait plus en effet une forme pointue, mais un monstre incapable de vivre. La cause en est évidente...... En effet, le cervelet étant placé en arrière, et les prolongements qui vont aux yeux *(nerfs optiques)* et au nez *(lobules olfactifs)* en avant, la tête dans son état naturel ressemble avec raison à une sphère allongée, et si elle peut perdre l'éminence, soit antérieure, soit postérieure, soit même toutes les deux, le retranchement ne saurait aller au point qu'une partie de l'encéphale même soit anéantie. Or, il est impossible que la distance entre les oreilles surpasse la longueur de la tête si cela n'avait lieu. Mais cela est impossible, une semblable forme de la tête n'existe donc pas; c'est pourquoi Hippocrate *(De cap. vulneribus lib.; ed. Kühn T. III p. 346, 347; ed. Littré T. III p. 182, 184)* a décrit les quatre formes et les sutures de chacune comme nous venons de le faire à l'instant, sans mentionner en aucun endroit de ses écrits une cinquième forme de la tête". (Gal. De usu part. Lib. IX c. 17; o. c. T. III p. 753; Daremb. I 604).

2) فى تشريح ما دون القحف. Ce chapitre traite de l'os frontal, des os temporaux, de l'os occipital et de l'os sphénoïde; il ne reste ainsi pour le *qihf (crâne)* que les deux os pariétaux.

3) عظم الجبهة (*ʿaẓm al-djabha*).

4) حاجب (*ḥādjib*).

5) Ms. الحاجريّين (*al-ḥadjariyyayn*); λιθοειδεῖς. Le texte imprimé a الحجرتين.

6) وتدى (*watadī; watad* est *cheville*); σφηνοειδής.

7) „De son côté l'os du palais (τὸ κατὰ τὴν ὑπερῴαν ὀστοῦν; *os sphénoïde*) s'enfonce comme un coin entre la tête et la mâchoire supérieure, renfermant déjà les trous des conduits qui purifient le cerveau. D'ailleurs il est situé à la base de toute la tête, comme aussi la partie de la continuation de l'os de l'occiput qui lui est contiguë...... Il se trouve, en effet, parmi les os situés à la base de la tête auxquels il est nécessaire d'être durs, et de plus il est traversé par des superfluités qui viennent d'en haut, en sorte qu'il eût bientôt été gangrené et pourri, s'il eût été spongieux". (Gal. De usu part. Lib. XI c. 19; o. c. T. III p. 934; Daremb. I 703).

8) الزوج (*al-zawdj*).

„Au devant du muscle temporal se trouve placé un os qui présente vers son milieu une suture oblique, de telle manière que toute la partie postérieure est continue avec l'os de la tête *(temporal)* situé au niveau de l'oreille, et sa partie antérieure avec l'extrémité du sourcil *(arcade orbitaire)* située au niveau du petit angle de l'œil; on donne à l'ensemble de cet os le nom de *zygoma (arcade zygomatique)*". (Gal. De ossib. ad tir. c. 2; o. c. T. II p. 746; Oribase o. c. T. III p. 399).

„Cet os mince qui unit la mâchoire supérieure à la tête s'appelle *zygoma* chez les anatomistes, puisqu'Hippocrate, se servant du mot ὑποζυγῶσαι, indique que les deux os sont unis l'un à l'autre comme si un joug leur était imposé". (Gal. in Hipp. de articulis librum comment. secundus. II; o. c. T. XVIII pars I p. 426).

Hippocrate dit: „..... en effet, l'os qui naît de la mâchoire sup. est réuni comme un joug à l'os attaché sous l'oreille (ὑπεζύγωται πρὸς τῷ ὑπὸ τὸ οὖς ὀστέῳ προσπεφυκότι)". (Hipp. De artic. lib.; ed. Kühn T. III p. 170; ed. Littré T. IV p. 140).

Des os des mâchoires et du nez [1]).

Nous énumérerons les os de la mâchoire [2]) et de la tempe [3]) en décrivant les sutures de la mâchoire supérieure [4]). Nous disons donc que la mâchoire supérieure [5]) est limitée en haut par la suture commune à elle et au front, passant au-dessous du sourcil d'une tempe à l'autre *(suture qui sépare l'os frontal et la face orbitaire de la grande et de la petite aile du sphénoïde d'avec l'os malaire, la face orbitaire du maxillaire sup., l'os planum, l'os lacrymal et l'apophyse nasale du maxillaire sup.)*. En bas elle est limitée par les alvéoles des dents; des deux côtés par la suture venant du côté de l'oreille (de la tempe?) laquelle passe entre la mâchoire sup. *(l'os malaire y compris)* et l'os sphénoïde qui est situé derrière les dents molaires, tandis que l'autre bout qui en est l'extrémité *(suture entre l'os palatin et l'apophyse palatine du maxillaire sup.?)*, en déviant, s'incline un peu en dedans [6]). Il y a encore une suture qui divise cette suture et la suture dont nous parlerons, c'est-à-dire celle qui coupe longitudinalement la voûte du palais [7]). Voilà les limites de la mâchoire supérieure. Parmi les sutures se trouvant au dedans de ses limites il y a une suture qui coupe longitudinalement la voûte du palais, une autre *(sut. entre les os propres du nez)* qui commence entre les deux sourcils et se dirige vers l'endroit en face de celui entre les deux incisives internes, et une troisième suture *(sut. entre le maxillaire sup. et l'os propre du nez)* qui commence à la naissance de cette suture et s'en écarte *(sut. entre le maxillaire sup. et l'os intermaxillaire)* en descendant vers l'endroit en face de celui entre l'incisive externe et la canine du côté droit, et une autre suture pareille du côté gauche. De cette manière deux os triangulaires *(os propres du nez)* sont compris entre ces trois sutures, à savoir la suture du milieu $(a\,c)$ [8]), les deux sutures extérieures $(a\,b,\ a\,d)$ et les endroits $(b\,c\,d)$ situés en face des alvéoles des dents $(e\,f\,g)$ dont nous avons parlé. Les bases des triangles ne sont pas situées auprès des alvéoles, mais il se trouve devant elles une suture transversale $(b\,d)$ proche de la base des narines. Parce que les sutures dépassent cette suture transversale $(b\,c\,d)$ en allant vers les endroits nommés $(e\,f\,g)$, il se forme au-dessous des triangles *(os propres du nez)* deux os $(b\,c\,f\,e,\ c\,d\,g\,f)$ *(os intermaxillaires)* compris entièrement entre les bases des triangles, les alvéoles des dents et deux parties des sutures extérieures $(b\,e,\ d\,g)$. Chacun des os est séparé de l'autre par le prolongement $(c\,f)$ de la suture du milieu $(a\,c)$, de manière que

1) انف‎ (*anf*).

2) فَكّ‎ (*fakk*).   3) صُدغ‎ (*ṣudgh*).

4) La description de ces sutures n'est pas très claire. Comme celle de Galien (V. Note A) elle ne répond pas à la disposition de ces sutures chez l'homme. M. Hoffmann, professeur de zoologie à l'Université de Leyde a eu la bonté de mettre à ma disposition le crâne d'un jeune cercopithèque lequel présente des sutures très distinctes, dont la disposition approche de celle décrite dans le texte.

5) D'après Galien (De usu part. Lib. XI c. 20; o. c. T. III p. 936; Daremb. I, 705) les os de la mâchoire sup. sont au nombre de neuf: „deux pour le nez (*os propres du nez*), un troisième en avant de ceux-ci (*intermaxillaire chez les animaux*) qui renferme, disions-nous, les incisives; de chaque côté les os des joues [τῶν μήλων; le texte de Kühn a τῶν μύλων: des dents molaires] (*os maxillaire sup.*) où sont enchâssées toutes les autres dents; au-dessus de ceux-ci les deux os (*malaires ou jugaux*) voisins de l'excroissance antérieure qui constitue le zygoma (*arcade zygomatique*) et situés au bas de la cavité des yeux; les deux derniers près des conduits qui s'ouvrent du nez dans la bouche (*os palatins*).

6) الى (.Ms ثانيا) [؟نائيا] نابيا يميل انّه اعنى منتهاه هو الآخر الطرف ثمّ‎

الانسى: يسيرا‎ „ensuite l'autre bout qui en est l'extrémité, je veux dire qu'en déviant (Ms. qu'en second lieu) il s'incline un peu en dedans". La traduction de Plempius (o. c. T. I p. 33) porte: dein alterum extremum finis ejus est, nempe quia nonnihil introrsum inclinat. La traduction de Ger. Cremonensis (o. c. T. I p. 38) a: deinde alia extremitas, quae est eius finis videlicet, quia errando ad domesticum lambda parumper declinat. En marge: videlicet quia declinat ad partem lambda domesticam parumper.

„Sed nulla exemplaria Arabica legunt illud *lambda*; neque etiam apparet in vetere latina editione". (Scholium Plempii o. c. p. 34).

7) حنك‎ (*ḥanak*).

8) Le ms. de Leyde a en marge la figure suivante:

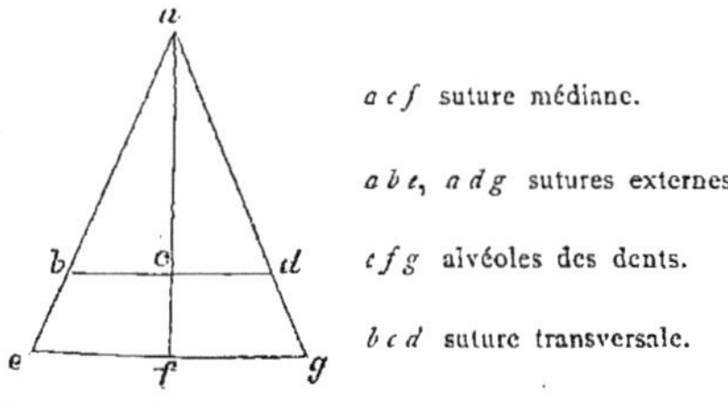

a c f suture médiane.

a b e, a d g sutures externes.

e f g alvéoles des dents.

b c d suture transversale.

chaque os a deux angles droites (*b c f, d c f, c f e, c f g*) près de cette suture [mediane] qui les sépare, un angle aigu (*b e f, d g f*) près des canines, et un angle obtus (*c b e, c d g*) près des narines. Parmi les sutures de la mâchoire supérieure il y en a encore une qui vient de la suture commune supérieure et se dirige vers la région de l'œil. Dès qu'elle est parvenue à l'orbite [1]), elle se divise en trois branches dont l'une passe au-dessous de la suture commune au front [et à la mâchoire supérieure], et au-dessus (!) de l'orbite, jusqu'à ce qu'elle soit parvenue au sourcil (*sut. qui sépare la face orbitaire de l'os malaire d'avec celle du maxillaire sup. et celle de la grande aile du sphénoïde?*); la deuxième suture, au-dessous de la première, y parvient aussi, mais sans entrer dans l'orbite (*sut. entre l'apophyse nasale et l'os lacrymal?*); la troisième suture en fait autant après être entré dans l'orbite (*sut. entre l'os planum et l'os lacrymal?*). Plus une de ces sutures est située en bas par rapport à la suture au-dessous du sourcil, plus elle est éloignée de l'endroit qu'atteint la suture supérieure. L'os limité par la première de ces trois sutures est le plus grand (*os malaire*) [2]); puis vient celui limité par la deuxième suture (*os lacrymal?*) [3]); ensuite celui limité par la troisième suture (*face orbitaire du maxillaire sup. et os planum?*). [De la mâchoire supérieure font en outre partie] les deux os de la joue (*os maxillaire sup.*) dans lesquels se trouvent les alvéoles du reste des dents, et les deux os des deux conduits du palais (*os palatins*); ces deux os s'étendent en haut. Ainsi le nombre complet des os de la mâchoire supérieure est quatorze, savoir: six près des sourcils (*os malaires, faces orbitaires du maxillaire sup., os lacrymaux*); deux os limités par la suture longitudinale et par chacune des deux [sutures] obliques (*os propres du nez*); les deux parties [4]) des deux (*lisez* comprises entre les deux [sutures]?) qui dévient, c'est-à-dire [les sutures] qui s'écartent au-dessous de ces deux (*os intermaxillaires*); les deux os de la joue [5]) et les deux os des deux conduits du palais.

L'utilité du nez est évidente, elle est triple. La première est qu'il seconde l'olfaction au moyen de la cavité qu'il renferme, de sorte qu'il peut contenir une plus grande quantité d'air qui y obtient une température modérée avant de pénétrer dans l'encéphale; car, bien que l'air aspiré par les narines pénètre en général dans les poumons, une partie considérable en pénètre aussi dans l'encéphale. Quand on aspire à dessein de flairer, il se rassemble aussi dans le nez une grande quantité d'air dans un seul endroit devant l'organe de l'odorat,

1) نقوة (*nuqra*).

2) Conf. la description de Galien. Note A.

3) Le passage suivant jusqu'à: L'utilité du nez (ligne 32) se trouve dans le ms. de Leyde. „Haec in nulla alio leguntur exemplari". (Scholium Plempii; o. c. T. 1 p. 34).

4) ضلعا proprement les deux côtes.

5) وجنة (*wadjna*).

afin que la sensation soit plus intense et plus distincte. Voilà trois utilités qui en forment une seule. La seconde utilité est qu'il seconde l'articulation des mots et qu'il en facilite la prononciation pendant l'articulation [1]), afin que tout l'air ne soit pas comprimé dans les endroits où l'on cherche à articuler les mots d'une manière précise [2]). Ce sont deux utilités n'en formant qu'une seule. On peut comparer ce que fait le nez, en réglant l'air pour les mots, à ce que fait le canal qui traverse la flûte jusqu'à la partie postérieure, de sorte qu'il ne lui arrive pas d'être bouchée. La troisième utilité, c'est qu'il couvre et garde les superfluités évacuées de la tête afin qu'elles soient dérobées à la vue; il est aussi l'organe qui sert à les évacuer quand on se mouche.

Le nez se compose de deux os triangulaires *(os propres du nez)* dont les sommets se rencontrent en haut et dont les bases se touchent à l'un des angles, en divergeant aux deux [autres] angles. Chacun des deux os est limité par une des sutures extérieures dont nous avons parlé [3]). A leurs extrémités inférieures se trouvent deux cartilages mous *(cartilages latéraux et cartilages de l'aile du nez)* [4]), et entre eux, dans le prolongement de la suture médiane, se trouve un cartilage *(cartilage de la cloison)* dont la partie supérieure est plus dure et qui est en général plus dur que les deux autres cartilages. L'utilité du cartilage médian est qu'il divise le nez en deux narines [5]), de sorte que, quand quelque superfluité descend de l'encéphale, elle se dirige le plus souvent vers l'une des deux, et que le passage servant à aspirer et conduisant à l'encéphale l'air qui aère le pneuma qui s'y trouve, ne soit pas entièrement bouché. L'utilité des cartilages extérieurs est triple. D'abord l'utilité commune aux cartilages qui se trouvent aux extrémités de tous les os, utilité dont nous avons parlé. La seconde utilité est que le nez peut se dilater et s'élargir, s'il est nécessaire d'aspirer ou de faire sortir par les narines plus d'air que de coutume. La troisième utilité, c'est que, quand l'air est soufflé par les narines, ils aident à éloigner la vapeur par leurs vibrations, leurs mouvements et leurs ébranlements [6]). Les os du nez ont été créés minces et légers, parce qu'ils ont plus besoin de légèreté que de solidité, surtout parce qu'ils ne sont pas réunis aux parties exposées à des lésions, et qu'ils sont situés sous l'observation des sens.

La forme des os et l'utilité de la mâchoire inférieure sont connues. Elle se compose de deux os unis l'un à l'autre sous le menton par une articulation immobile [7]). Chacun des autres bouts se termine par

1) „La langue, en articulant le son, sert au langage avec le concours des dents, des lèvres et aussi des ouvertures du nez". (Gal. De locis affectis Lib. IV c. 10; o. c. T. VIII p. 272; Daremb. II 613).

2) ‏عند. المواضع التى يحاول فيها تقطيع الحروف بمقدار.‏

3) Le texte imprimé a encore: au-dessous de la suture des os de la face.

4) „L'extrémité inférieure de ces os présente un prolongement composé de corps cartilagineux minces qu'on appelle *ailes*". (Gal. De ossib. ad tir. c. 4; o. c. T. II p. 750; Oribase, o. c. T. III p. 400).

5) „Le nez ayant une cloison au milieu et deux canaux considérables que nous voyons, un pour chaque narine, il faut savoir que chacun de ces canaux se divise en deux au-dessus de la moitié [de la hauteur] du nez. L'un se rend à l'intérieur de la bouche, l'autre monte tout droit.... vers le cerveau". (Gal. De instrum. odorat. c. 2; o. c. T. II p. 858; Oribase, Du nez; o. c. T. III p. 304).

6) „Le mouvement des ailes n'aide pas médiocrement aux inspirations un peu fortes, comme aussi aux exsufflations. C'est pour ce motif qu'elles ont été créées mobiles; elles sont faites de cartilage, parce que cette substance est très difficile à contondre et à briser". (Gal. De usu part. Lib. XI c. 17; o. c. T. III p. 918; Daremb. I 695).

7) „L'os de la mâchoire inf. n'est pas simple non plus, comme on pourrait le croire; car si on le fait bouillir, il se dissout aussi à la pointe du menton, d'où il ressort évidemment qu'il y a eu coalescence". (Gal. De oss. ad tir. c. 6; o. c. T. II p. 754; Oribase, o. c. T. III p. 402).

„La mâchoire inf. se compose suivant quelques-uns de deux os soudés au menton, suivant d'autres ce n'est qu'un seul os". (Gal. Introductio s. medicus [lib. suspectae originis] c. 12; o. c. T. XIV p. 721). „Quant à l'os de la mâchoire inf., il n'offre qu'une seule division à l'extrémité du menton, division qui n'existe pas distinctement chez tous les individus". (Gal. De usu part. Lib. XI c. 20; o. c. T. III p. 937; Daremb. I 705).

„La soudure ne peut pourtant pas être démontrée clairement chez tous les singes; la plupart vous sembleront n'avoir qu'un seul os de la mâchoire inf., mais chez les chiens la soudure se montre assez distinctement, et il est facile de séparer la mâchoire à cet endroit". (Gal. De anat. administr. Lib. IV c. 4; c. c. T. II p. 440).

D'après Celse la mâchoire n'est qu'un seul os: Maxilla vero est molle os, eaque una est. (De re medica. Lib. VIII Praefatio). Les talmudistes étaient du même avis (Kazenelson, Die normale und pathol. Anatomie des Talmud. Historische Studien a. d. pharmakol. Institute z. Dorpat, herausgeg. v. R. Kobert V. Halle 1896 p. 203). ʿAbd al-latīf (1161—1231 de notre ère) a démontré dans sa Relation de l'Égypte (traduite par M. de Sacy. Paris 1810 p. 418) que la mâchoire inf. de l'homme n'est qu'un seul os. V. Note B.

une éminence courbée *(condyle)* qui s'adapte à une apophyse apprêtée pour elle (pour la recevoir ?) *(apophyse articulaire ?)* naissant de l'os qui parvient jusqu'à cet endroit *(os temporal)*. A l'endroit où ils se joignent l'un à l'autre, les os sont attachés par des ligaments [1]).

Des dents [2]).

Il y a trente-deux dents, mais parfois les troisièmes grosses molaires [3]), c'est-à-dire les quatre dents extrêmes, manquent chez quelques personnes, de sorte qu'il n'y en a que vingt-huit. Il y a deux dents incisives internes [4]) et deux incisives externes [5]) en haut et autant en bas, pour couper; deux canines [6]) en haut et en bas pour briser et des molaires [7]) pour broyer, des deux côtés, en haut et en bas, au nombre de quatre ou cinq. Le total en est trente-deux ou vingt-huit. L'éruption des troisièmes grosses molaires a lieu le plus souvent au milieu de la période de la croissance, c'est-à-dire après qu'on a atteint la maturité [8]), ce qui a lieu vers l'âge de trente ans; c'est pourquoi elles s'appellent dents de sagesse [9]). Les dents ont des racines et (ou ?) des têtes *(racines)* pointues [10]), implantées dans des cavités des os des mâchoires qui les portent. Au bord de chaque cavité se trouve autour d'elle un prolongement osseux [11]) qui enveloppe la dent et la maintient *(parois de l'alvéole)*, et il y a là des ligaments solides *(périoste ?)* [12]). Chaque dent, les dents molaires exceptées, a une seule tête *(racine)* [13]). Les molaires implantées dans la mâchoire inférieure ont chacune au moins deux racines [14]) et parfois elles en ont trois, surtout les deux troisièmes grosses molaires. Celles qui sont implantées dans la mâchoire supérieure ont chacune au moins trois racines [15]), et parfois elles en ont quatre, surtout les deux troisièmes grosses molaires. Les molaires ont plusieurs racines [15]) à cause de leur grand volume et parce qu'elles ont plus de besogne. Les molaires supérieures ont plus de racines, parce qu'elles sont suspendues et que la pesanteur les fait incliner du côté opposé à leurs racines, tandis que chez les molaires inférieures la pesanteur n'est pas opposée à leur implantation. Aucun des os n'est pourvu de sensibilité à l'exception des dents. Galien dit: au contraire, l'expérience apprend qu'elles ont de la sensibilité, ce qu'elles doivent à la faculté qui leur vient de l'encéphale [16]) pour distinguer aussi le chaud du froid.

وطرفاهما الآخران ينتشز عند آخر كلّ واحد منهما ناشزة معقفة تتركّب (١
مع زائدة مهـندمة لـها نائتة من العظم الّذى ينتهى عندـه مربوط وقـوع
(مربوطة بوقوع .texte impr) احدهما على الاخر برباطات .

La traduction de Plempius (o. c. I p. 34) porte: horum duo alia extrema utrimque
sursum extolluntur et assurgunt curvo quodam singula adscensu, committunturque cum
appendice affabre sane et concinne structa, orta ab osse quod illuc pertingit: ligamentis
autem summae utriusque et concurrentes partes convinciuntur.

„La partie de cet os qui remonte vers la tête se termine par deux extrémités, et de
ces deux extrémités, l'une, qui est aiguë *(apoph. coronoïde)*, lui sert à recevoir le tendon
qui descend du muscle temporal; l'autre *(condyle)* s'articule avec l'os de la tête au-dessous
de l'apophyse mastoïde, en pénétrant à l'aide d'une partie arrondie en forme de bosse la
cavité évasée *(cav. glénoïde)* qu'on rencontre dans cet endroit". (Gal. De ossib. ad tiron.
c. 6; o. c. T. II p. 754; Oribase, De la mâch. inf.; o. c. T. III p. 402).

2) أسنان *(asnān; singul. sinn).*

3) نواجذ *(nawādjidh; singul. nādjidh).*

4) ثنيّتان *(thaniyyatān; singul. thaniyya).*

5) رباعيتان *(rabāᶜiyatān; singul. rabāᶜiya).*

6) نابان *(nābān; singul. nāb).*

7) أضراس *(aḍrās; singul. ḍirs).*

8) الوقوف .

9) أسنان الحلم *(asnān al-ḥilm).*

10) أصول وروس محكّدة .

11) Ms. عظمية . Le texte imprimé a عظيمة *(grand)*.

12) „......., ces minces prolongements des os de chaque mâchoire qu'on appelle *petites
crèches* (φατνία; *alvéoles des modernes)* par analogie avec les crèches (φάτναι) qui servent
aux troupeaux..... Elles enveloppent chacune des dents, les pressent, les maintiennent
fortement pour qu'elles ne soient pas facilement ébranlées...... Et ces ligaments solides
(périoste) qui attachent les dents aux alvéoles, principalement à la racine où viennent
s'insérer les nerfs...." (Gal. De usu part. Lib. XI c. 8; o. c. T. III p. 872, 873; Daremb.
I 668, 669).

Φάτναι et φατνία ne sont pas des râteliers (Daremberg), mais des crèches divisées en
compartiments pour le fourrage des chevaux et du bétail. Ces mots signifient tantôt les
cavités dans lesquelles les dents sont implantées, tantôt les os qui entourent ces cavités.

„Les petits mortiers (ὀλμίσκοι) et les crèches (φάτναι) sont les cavités des mâchoires dans
lesquelles les dents sont fixées". (Rufus d'Éphèse, Du nom des parties du corps; o. c. p. 140).

„Les petites crèches (φατνία) sont les cavités des os dans lesquelles les dents sont implantées". (Gal. Definit. medicae [lib. spurius]; o. c. T. XIX p. 369).

„On appelle *petites crèches* (φατνία) les os eux-mêmes qui entourent les dents, et
fossettes (βοθρία) les cavités dans lesquelles elles sont fixées". (Gal. De ossib. ad tir. c. 5;
o. c. T. II. p. 754; Oribase, Des dents; o. c. T. III p. 402).

13) رأس .   14) رأسان .   15) رؤس .

16) „Seules d'entre tous les os les dents sont pourvues de nerfs mous venant de l'encéphale: raison pour laquelle elles présentent seules une sensibilité manifeste". (Gal. De
oss. ad tir. c. 5; o. c. T. II p. 754; Oribase, Des dents; o. c. T. III p. 402).

De l'utilité de la colonne vertébrale [1].

La colonne vertébrale a été créée pour quatre utilités. La première
est qu'elle offre un passage à la moelle épinière [2] qui est nécessaire
à l'existence de l'animal à cause de l'utilité de la moelle épinière que
nous exposerons en temps et lieu. Ici nous dirons en peu de mots
que, si tous les nerfs prenaient naissance de l'encéphale, la tête devrait
être beaucoup plus grande qu'elle ne l'est, et serait trop lourde à
porter. Le nerf devrait en outre parcourir un long trajet avant de
parvenir aux extrémités des membres, de sorte qu'il serait exposé à
être lésé et rompu, et leur longueur diminuerait leur faculté de tirer
les membres lourds vers leur commencement. C'est pourquoi le Créateur, dont le nom est vénéré, dans sa bienveillance a fait descendre
une partie de l'encéphale, c'est-à-dire la moelle épinière, vers le bas
du corps, comme le ruisseau d'une source, afin qu'une partie des nerfs
se répartît de là sur les deux côtés et sur l'extrémité du corps, selon
qu'ils sont situés en face des parties ou près d'elles [3]. Ensuite la
colonne vertébrale a été faite pour former un passage bien gardé pour
la moelle épinière. La deuxième utilité, c'est que la colonne vertébrale
sert à garder et à abriter les parties nobles situées devant elle; c'est
pourquoi elle a été munie d'épines et de *sanāsin (apoph. épineuses)*.
La troisième utilité, c'est que la colonne vertébrale a été créée pour
être la base de tous les os du corps, comme la poutre qu'on place
la première en construisant un vaisseau, dans laquelle sont fichées
ensuite les autres poutres et à laquelle elles sont attachées; c'est
pourquoi la colonne vertébrale a été faite dure. La quatrième utilité,
c'est que l'homme peut se tenir droit et ferme, et se courber vers
tous les côtés; c'est pourquoi la colonne vertébrale a été faite d'une
série de vertèbres, non pas d'un seul os, ni d'os de grandes dimensions [4]. Les articulations entre les vertèbres ne sont faites ni mobiles,
ce qui en affaiblirait la solidité, ni immobiles, ce qui empêcherait les
mouvements de flexion.

Des vertèbres [5].

Nous disons que la vertèbre est un os au milieu duquel se trouve
un trou par lequel passe la moelle épinière (*trou rachidien*). La vertèbre a quatre apophyses, à droite et à gauche, des deux côtés du

1) صلب (*ṣulb*).

2) نتخاع (*nukhāʿ*).

3) „Amener de l'encéphale à chacune des parties un nerf excessivement grêle, serait le fait d'un Créateur peu soucieux de leur sécurité. Il y aurait danger à faire venir de loin, non seulement un nerf mince, susceptible à être rompu et lésé, mais même tout autre organe solide, ligament, artère ou veine ..... Aussi était-il préférable que la moelle, sortant du cerveau, semblable à un fleuve qui coule d'une source, envoyât toujours à chacune des parties qu'elle rencontre sur son passage un nerf, canal par où arrivent à la fois la sensation et le mouvement. Or, c'est ainsi que les choses se passent manifestement; car toujours sur chacune des parties voisines vient s'insérer le nerf issu de la partie adjacente de la moelle". (Gal. De usu part. Lib. XII c. 11; o. c. T. IV p. 47; Daremb. II 31).

4) „Or, voici les quatre utilités de la colonne vertébrale: la première est de servir comme de siège et de fondement aux organes nécessaires à la vie; la seconde, d'être comme le chemin de la moelle; la troisième, de la garantir efficacement; la quatrième, d'être l'organe du mouvement qui chez les animaux se fait par le dos. Une cinquième utilité s'ajoute en surplus à celle-ci, c'est la protection des viscères situés en dehors de la colonne vertébrale; mais cette utilité devait être une conséquence nécessaire [des quatre autres] ...... Comme carène et siège de tout l'animal, elle a été composée d'os, et d'os durs; comme canal de la moelle, elle est creuse à l'intérieur; comme rempart de cette moelle, elle a été munie de nombreuses défenses disposées circulairement ......; comme organe de mouvement ...... elle a été composée de plusieurs os unis par des articulations". (Gal. Ibid. Lib. XII c. 11; o. c. T. IV p. 48; Daremb. II 32).

5) فقرات (*fiqarāt*; singul. *fiqra*).

trou. Celles placées en haut s'appellent: celles qui se dirigent en haut [1]) *(apoph. articulaires supér.)*, celles placées en bas s'appellent: celles qui se dirigent en bas [2]) et inverses [3]) *(apoph. articul. infér.)*. Parfois il y a six apophyses, quatre d'un côté et deux de l'autre; quelquefois il y en a huit [4]). L'utilité de ces apophyses, c'est que leur union a été organisée comme articulation au moyen de surfaces articulaires concaves [5]) dans l'une, et d'éminences convexes [6]) dans l'autre. Les vertèbres ont [en outre] des apophyses qui ne sont pas faites pour cette utilité, mais pour les garder et les protéger et pour résister à ce qui les atteint, et pour l'insertion des ligaments tissés sur elles. Ce sont des os larges et durs, situés le long des vertèbres. Les apophyses situées par derrière s'appellent épines et *sanāsin* [7]) *(apoph. épineuses)*; celles situées à droite et à gauche s'appellent ailes [8]) *(apoph. transverses)*. Elles servent à garder les nerfs, les vaisseaux et les muscles situés plus à l'intérieur, le long du corps. Quelques-unes des apophyses transverses, c'est-à-dire celles qui sont contiguës aux côtes, ont une utilité spéciale, savoir qu'il y a été créé des cavités *(facettes articulaires)* auxquelles s'unissent les têtes convexes *(tubérosités)* des côtes qui s'y adaptent [9]). Chacune de ces apophyses transverses a deux cavités [10]), et chaque côte deux éminences *(têtes et tubérosités des côtes)*. Parmi les apophyses transverses il y en a qui sont bifides, de manière que l'apophyse ressemble à une apophyse transverse double. On les trouve aux vertèbres [11]) du cou, et nous parlerons de leur utilité. Outre le trou du milieu *(trou rachidien)* les vertèbres ont d'autres trous pour les nerfs qui en sortent et les vaisseaux qui y entrent *(trous de conjugaison)*. Quelques-uns de ces trous se trouvent entièrement dans le corps d'une seule vertèbre, tandis que d'autres ne deviennent un trou complet que par la réunion de deux vertèbres, et l'endroit où ils se trouvent est la limite entre les deux vertèbres. Tantôt cela a lieu aux deux bords, en haut et en bas, à la fois, tantôt à un seul bord, tantôt il y a dans chacune des deux vertèbres la moitié d'un cercle complet, tantôt cette échancrure est dans l'une plus grande que la moitié d'un cercle, tandis qu'elle est dans l'autre plus petite. Ce trou est situé des deux côtés de la vertèbre et non pas par derrière, parce que dans cet endroit ce qui sort et ce qui entre ne serait pas protégé et serait exposé à des lésions. Il n'est pas situé par devant, car alors il se trouverait aux endroits vers lesquels le corps s'incline par sa pesanteur naturelle, comme aussi par ses mouvements volontaires; il affaiblirait la vertèbre,

1) شاخصة الى فوق (*shākhiṣat ila fawqa*).

2) شاخصة الى اسفل (*shākhiṣat ila asfal*).

3) منتكسة (*muntakisa*).

„Chacune des vertèbres étant unie par sa face supérieure et par sa face inférieure aux vertèbres voisines, est donc avec raison pourvue de deux apophyses montantes *(apoph. articul. sup.)* et de deux autres apophyses descendantes *(apoph. articul. inf.)*. Ces apophyses sont communes à toutes les vertèbres". (Gal. De usu part. Lib. XIII c. 2; o. c. T. IV p. 74; Daremb. II 49).

4) „Dans les grandes vertèbres *(11ᵉ et 12ᵉ vert. dorsale et les vert. lombaires)* il existe par surcroît .... deux autres apophyses descendantes *(apoph. styloïdes des carnassiers et des singes inférieurs)*".

„...... de plus, elles *(les deux dernières vert. dorsales)* ont en bas, pour les protéger, deux autres apophyses descendantes établies sous les articulations, lesquelles ...... engendrent de forts ligaments". (Gal. De usu part. Lib. XIII c. 2; o. c. T. IV p. 74, 77; Daremb. II 49, 51).

„Dans ces vertèbres *(v. lombaires)* il y a par surcroît une autre apophyse descendante ....; elle se trouve tantôt dans toutes les vertèbres lombaires, tantôt elle est très petite dans les dernières vertèbres ou bien elle manque tout à fait. Les vertèbres sus-jacentes la possèdent toujours, de même les deux dernières vertèbres dorsales *(apoph. styloïde)*". (Gal. De ossib. ad tir. c. 10; o. c. T. II p. 761).

Une vertèbre lombaire d'un singe laquelle montre cette apophyse est figurée par Vésale (De corp. hum. fabrica Lib. I c. 17; Opera omnia cura Boerhaave et Albini L. B. 1725 T. I p. 66). „Ego hunc processum in humanis vertebris numquam reperi .... Hic itaque processus me tantisper latuit, donec omnium partium dissectionem Bononiae in simia illa aggrederer, cujus ossa praeter humanum sceleton Joanni Albio ...... compegi". (Vesal. Ibid. p. 67).

„Sei es dass diese Beobachtung entscheidend wurde, sei es dass die Entscheidung etwas später erfolgte, im Jahre 1540 weiss Vesal dass Galen niemals eine menschliche Leiche zergliedert hat, vielmehr im Wesentlichen die Anatomie der Affen lehrt. (Roth, Andreas Vesalius Bruxellensis. Berlin 1892 p. 112). Conf. Note C.

5) نقر (*nuqar*).   6) روس لقميّة (*ru'ūs luqamiyya*).

7) سناسن.

„...... et, de plus, la nature a engendré, du centre des parties postérieures [des vertèbres], ce qu'on nomme l'*épine* (ἄκανθα; *série des apoph. épineuses*), projetant de toute la colonne vertébrale cette épine comme un rempart, qui doit d'abord subir les compressions, les contusions, les lésions de toutes sortes, avant que le mal atteigne quelqu'une des vertèbres. Jusqu'aux extrémités postérieures l'épine est un os: là elle est entourée d'une grande quantité de cartilage ...... De plus, elle a inséré sur ce cartilage des ligaments nerveux, larges, forts et épais *(lig. surépineux)* pour protéger et relier toute l'épine ...." (Gal. De usu part. Lib. XII c. 15; o. c. T. IV p. 61; Daremb. II 41).

8) أجنحة (*adjniḥa*).

9) De même donc que, pour chacune des vertèbres, l'apophyse qui forme l'épine, présente ...... l'utilité d'un rempart, de même aussi il existe sur les vertèbres deux autres apophyses transverses, qui offrent aux parties latérales des vertèbres une protection analogue, en même temps qu'elles sont établies comme un siège pour les muscles internes et externes de la colonne vertébrale; car ils s'appuient sur toutes ces apophyses avec les artères, les nerfs et les veines portés sur eux et par eux. Elles présentent une troisième utilité dans les vertèbres thoraciques, pour l'articulation des côtes ...." (Gal. De usu part. Lib. XII c. 16; o. c. T. IV d. 67; Daremb. II 44).

10) L'une de ces cavités *(facettes articulaires)* se trouve en réalité sur le corps même de la vertèbre.

11) خرزات (*kharazāt*; singul. *kharaza*).

les ligaments et les liens [1]) ne pourraient être solides et la pression sur l'endroit d'où sortent ces nerfs les serrerait et les affaiblirait [2]). Sur les apophyses qui servent à protéger s'étendent des ligaments et des tendons lisses et souples [3]), afin qu'elles n'endommagent pas la chair par leur contact. Les apophyses articulaires présentent aussi une disposition pareille, car elles sont liées solidement les unes aux autres de tous côtés par des liens [4]) et des ligaments, mais leur union [5]) est plus solide par devant, tandis qu'elle est plus lâche par derrière, parce que le besoin de se courber et de s'incliner en avant est plus grand que celui de se fléchir et de se pencher en arrière. Les ligaments postérieurs étant lâches, l'espace qui se trouve là sans doute, quoiqu'il soit petit, est rempli d'humeurs visqueuses. Les vertèbres de la colonne vertébrale, d'une part étant unies par une réunion d'une manière très solide, forment comme un seul os créé pour l'immobilité et le repos, d'autre part étant mobiles, elles forment comme plusieurs os créés pour les mouvements [6]).

De l'utilité du cou [7]) et des os dont il se compose.

Le cou a été créé à cause de la trachée-artère, et celle-ci a été créée à cause de l'utilité dont nous parlerons en temps et lieu. Comme les vertèbres cervicales, et en géneral les vertèbres supérieures, sont portées par la partie de la colonne vertébrale située au-dessous, il est nécessaire qu'elles soient plus petites, car il faut que le corps porté soit plus léger que le corps qui porte, si l'on désire que les mouvements aient lieu suivant une ordonnance raisonnable [8]). Le commencement de la moelle épinière devant être plus épais et plus grand, de même que le commencement (!) d'un fleuve [9]), parce qu'il se détache un plus grand nombre de nerfs de la partie supérieure que de la partie inférieure [10]), il est nécessaire que les trous (*trous rachidiens*) dans les vertèbres cervicales soient plus larges [11]). Comme la petitesse [des vertèbres] et la largeur de la cavité (*trou rachidien*) amincissent les corps de ces vertèbres, il est nécessaire qu'il y ait là quelque renforcement qui contre-balance l'effet affaiblissant des deux choses nommées. C'est pourquoi ces vertèbres sont créées nécessairement les plus dures des vertèbres. Le corps de chacune de ces vertèbres étant mince, leurs apophyses épineuses sont créées petites, car si elles étaient faites grandes, la vertèbre se briserait facilement et serait exposée à des lésions, quand des objets durs les frappent [12]).

1) الربط والتعقيب.

2) „En effet comme les trous sont situés sous les racines des apophyses montantes et des apophyses descendantes, ces trous eux-mêmes et les nerfs qui les traversent sont protégés de toutes parts et ne sauraient être établis ailleurs plus convenablement. Se porter en arrière des apophyses n'eût pas été une position sûre pour les nerfs eux-mêmes, obligés par là de parcourir un long trajet avant d'arriver aux parties antérieures de l'animal, et dénués de toute protection. Les placer plus en avant qu'ils ne sont, aurait nui aux vertèbres qu'on aurait dû percer de trous trop profonds, aurait affaibli le ligament vertébral [*disque intervertébral*?] et aurait incommodé les organes situés dans ces régions du rachis. Or, aucune de ces considérations n'est à dédaigner ni à négliger pour un sage Créateur". (Gal. De usu part. Lib. XIII c. 3; o. c. T. IV p. 85; Daremb. II 56).

3) Le texte imprimé a: وهذه الزوائد آلتى للوقاية قد يحيط بها رباطات وعصب يجرى عليها رطوبات وتملس وتسلس .

Le ms. a: وهذه الزوائد آلتى للوقاية قد يجرى عليها رباطات وعصب وتملس وتسلس .

4) بالتعقيب.   5) Ms. تعقيبها. Texte imprimé تعقبها .

6) „Comme les vertèbres doivent, pour constituer la colonne vertébrale, en faire comme un seul corps solide et ferme, et en même temps facile à mouvoir, il est juste d'abord d'admirer la nature qui, par des expédients si ingénieux, a créé la colonne vertébrale apte aux deux utilités, bien qu'elles réclament des conditions contraires. En effet, toutes les vertèbres, excepté les deux premières, attachées solidement les unes aux autres par leur parties antérieures et articulées en arrière, tirent de l'assemblage qu'elles présentent à la région antérieure, la stabilité dans la forme qu'elles prennent en arrière, sans que leurs mouvements rencontrent d'obstacles, attendu qu'elles ne sont pas soudées entre elles, et qu'en arrière elles sont séparées par des articulations considérables. C'est donc ce qui nous permet de nous courber beaucoup en avant, mais non en arrière". (Gal. De usu part. Lib. XII c. 16; o. c. T. IV p. 69; Daremberg II 46).

7) عنق (ʿunq).

8) „Relativement à la disposition de toutes les autres vertèbres, il était mieux que les vertèbres supérieures fussent toujours de dimension moindre; cela, je pense, est évident si le corps porté doit être plus petit que le corps qui porte". (Gal. De usu part. Lib. XII c. 13; o. c. T. IV p. 55; Daremb. II 37).

9) مثل اوّل النهر.

10) لانّ ما يخصّ الجزء الاعلى من مقاسم العصب اكثر ممّا يخصّ الاسفل.

11) „...... il faut certainement que le diamètre intérieur des trous vertébraux ait une dimension égale au volume de la moelle épinière. Or, ce volume n'est pas le même dans chacune des vertèbres: il est plus considérable dans les premières; c'est donc avec raison que la capacité de ces vertèbres est plus grande que celles des autres". (Gal. Ibid. Lib. XII c. 14; o. c. T. IV p. 57; Daremb. II 39).

12) „Les vertèbres du cou, étant les plus minces de toutes, n'auraient pu avoir d'apophyses [épineuses] à la fois longues et solides: en effet, vu leur ténuité, elles se seraient aisément brisées". (Gal. Ibid. Lib. XII c. 15; o. c. T. IV p. 65; Daremb. II 43).

Leur apophyse épineuse étant petite, les apophyses transverses sont faites grandes et bifides [1]). Parce qu'elles ont plus besoin de mobilité que de stabilité, n'ayant pas à porter plusieurs os comme celles situées au-dessous, les articulations de chaque vertèbre sont faites plus mobiles en comparaison des articulations de celles qui sont situées au-dessous. Ce qui leur manque de solidité à cause de leur mobilité, est compensé au même dégré, ou plus, par les tendons, les muscles et les vaisseaux qui les environnent et qui passent par dessus, de sorte qu'il n'était pas nécessaire de raffermir les articulations. Parce qu'il n'est pas nécessaire de raffermir solidement les articulations, et qu'il ne leur faut que des dimensions qui suffisent à leur fonction, les apophyses articulaires supérieures et inférieures ne sont pas faites grandes, ni très larges, comme celles qui se trouvent au-dessous du cou; mais leurs bases sont faites au contraire plus longues et leurs ligaments plus lâches. A la formation des trous d'où sortent les nerfs participent les deux vertèbres, comme nous l'avons mentionné, parce que, à cause de sa minceur, de sa petitesse et de la largeur du trou pour la moelle épinière, aucune de ces vertèbres ne peut supporter un trou en particulier, à l'exception de celles dont nous traiterons à part et dont nous exposerons la disposition.

Nous disons maintenant que les vertèbres cervicales sont au nombre de sept, et cette quantité est convenable quant au nombre et à la longueur [2]). Chacune de ces vertèbres, la première exceptée, a toutes les onze apophyses mentionnées, savoir: une apophyse épineuse, deux apophyses transverses, quatre apophyses dirigées en haut et quatre dirigées en bas; chaque apophyse transverse est bifide [3]). Le trou rond d'où sort le nerf est réparti sur chacune des deux vertèbres pour la moitié [4]), mais la première et la deuxième vertèbre ont des particularités que les autres n'ont pas.

Il est nécessaire que vous sachiez d'abord que le mouvement de la tête à droite et à gauche se produit dans l'articulation entre la tête et la première vertèbre, et son mouvement en avant et en arrière dans l'articulation entre la tête et la deuxième vertèbre [5]). Il faut que nous parlions d'abord de la première articulation. Nous disons donc que dans les deux parties de la première vertèbre dirigées en haut, qui se trouvent des deux côtés, il y a été crée deux cavités (*cav. des apoph. articulaires sup.*) dans lesquelles s'emboîtent deux apophyses de l'os de la tête (*condyles de l'os occipital*). Quand l'une d'elles monte et l'autre descend, la tête s'incline en bas. La seconde articulation

1) „Pour les apophyses [transverses] du cou, elles sont avec raison bifides et épaisses;
et de leurs extrémités, l'une, la plus grande, est tournée en bas, dans le même sens que
les autres, l'autre, la plus petite, est tournée en haut. Ce sont les seules vertèbres qui
présentent cette disposition additionnelle, parce qu'elles ont l'apophyse postérieure (*apoph.
épineuse*) la plus petite de toutes ...... La nature a donc créé les apophyses transverses
de ces vertèbres à la fois épaisses et bifides, afin que le défaut de sécurité, résultant pour
les vertèbres de cette région, de la brièveté de l'épine, fût compensé par les apophyses
transverses". (Gal. Ibid. Lib. XII c. 16; o. c. T. IV p. 68; Daremb. II 45).

2) وقد كان هذا المقدار معتدلا فى العدد والطول. Plempius (o. c. T. 1 p. 36)
traduit: ex qua numeri ratione moderata quaedam atque aequa resultat longitudo. C'est
probablement ce que l'auteur a voulu dire.

3) D'après Galien aussi (De usu part. Lib. XIII c. 2; o. c. T. IV p. 75; Daremb.
II 50) il y a onze apophyses aux vertèbres cervicales. „Parmi ces apophyses..... sont
l'apophyse qui constitue l'épine, les deux apophyses transverses et bifides (*comptées pour
quatre*), puis les quatre autres assignées aux articulations. De plus, deux autres (*apophyses
accessoires*) placées de chaque côté, se surajoutent à l'extrémité supérieure des apophyses ascendantes et accroissent la cavité qui reçoit l'apophyse descendante de chacune des vertèbres".

4) „A l'endroit où elles (*les vert. cervicales à l'exception de la première*) s'unissent les
unes aux autres, se trouve sur les parties latérales (*lame*) le trou [de conjugaison] en forme
de demi-cercle allongé et pénétrant intérieurement jusqu'à la moelle; en sorte que de la
réunion de ces deux demi-cercles résulte un espace assez large pour le nerf épais qui
doit le traverser". (Gal. Ibid. Lib. XIII c. 3; o. c. T. IV p. 84; Daremb. II 56).

5) „C'est, en effet, au moyen de cette articulation (*entre la tête et l'apoph. odontoïde
de la deuxième vertèbre*) que la tête devait se baisser et se lever; c'est au contraire par
son articulation avec la première vertèbre qu'elle devait se mouvoir latéralement". (Gal.
Ibid. Lib. XII c. 7; o. c. T. IV p. 23; Daremb. II 16).

Comme M. Daremberg a fait observer (Œuvres de Galien, T. II p. 11 note 1) ce sont
des mouvements de flexion et d'extension, et non des mouvements latéraux, qui se produisent entre la tête et la première vertèbre; ces mouvements sont très limités, et ceux
qui ont une certaine étendue appartiennent à toute la région cervicale; les mouvements
de rotation se passent dans l'articulation entre la première et la deuxième vertèbre.

ne peut se trouver sur cette vertèbre; c'est pourquoi il a été fait, spécialement en vue de cette articulation, une autre vertèbre, c'est-à-dire la deuxième [1]). De la partie antérieure de cette vertèbre, du côté intérieur, le Créateur a fait pousser une apophyse longue et dure (*apoph. odontoïde*] qui dépasse [la deuxième vertèbre] et pénètre dans le trou [rachidien] de la première vertèbre devant la moelle épinière. Le trou est commun à ces deux (*c'est-à-dire il contient l'apoph. odontoïde et la moelle*); sa dimension antéro-postérieure est plus grande que celle de droite à gauche, parce qu'il y a deux choses qui le traversent (*l'apoph. odontoïde et la moelle*) et qui occupent plus de place que n'occuperait une seule chose. La dimension transversale est proportionnée à la plus grande des deux choses qui passent. Cette apophyse s'appelle la dent. La moelle épinière en est séparée par des ligaments solides (*lig. transverse ou semi-lunaire*) que le Créateur a fait pousser pour séparer l'endroit de la dent d'avec celui de la moelle épinière, afin que la dent ne lésât la moelle par ses mouvements, ni ne la serrât [2]). Ensuite cette apophyse dépasse la première vertèbre et pénètre dans une cavité de l'os de la tête (*occipital*) [3]). Autour de cette apophyse se trouve la cavité qui est dans l'os de la tête, et c'est par elle qu'a lieu le mouvement de la tête d'arrière en avant. Le Créateur a fait pousser cette dent vers la partie antérieure [de la première vertèbre] pour deux utilités. D'abord pour qu'elle soit (parce qu'elle est?) plus gardée [4]); la seconde, pour que [5]) (parce que?) le côté le plus mince de la vertèbre se trouve à l'intérieur, non pas à l'extérieur.

Une particularité de la première vertèbre, c'est qu'elle n'a pas d'apophyse épineuse, pour que celle-ci ne la rende pas lourde et que la vertèbre ne soit pas exposée à des lésions à cause d'elle; car l'apophyse qui repousse ce qui est plus fort, cause elle-même des fractures et des lésions à ce qui est plus faible. L'apophyse fait aussi défaut, afin qu'elle ne lèse pas les muscles et les nerfs (tendons?) nombreux situés à l'entour [6]). D'àilleurs une épine protectrice est peu nécessaire à cet endroit, parce que cette vertèbre est comme submergée et enfouie dans les choses protectrices qui en écartent [7]) les lésions. Pour ces raisons elle ne possède pas d'apophyses transverses [8]), surtout puisque la plupart des nerfs et des muscles sont placés des deux côtés, directement sur la vertèbre, parce qu'ils se trouvent tout près de leur origine [9]); c'est pourquoi il n'y pas de place pour les apophyses transverses [8]). Une autre particularité de cette vertèbre, c'est que le nerf n'en sort pas aux parties latérales, ni par un trou commun (*à l'os*

1) Ms. الثّانيّة. Le texte imprimé a: التّاليّة (*la suivante*).

2) „Cette apophyse est appelée *pyrénoïde* (πυρηνοειδής, *en forme de noyau ou de bouton de sonde* [διπυρήνη, *sonde à deux boutons (Galien)*]]) par les médecins modernes; les anciens la nommaient *dent*, et c'est ainsi qu'Hippocrate la désigne. Son extrémité supérieure s'appuie sur la partie antérieure, intérieure de la première vertèbre (*c'est-à-dire sur la facette articulaire de l'arc antérieur de l'atlas*). Mais comme elle devait en cet endroit toucher la moelle épinière et qu'elle l'aurait comprimée et lésée, surtout dans les mouvements, la nature, pour éviter toute espèce de lésion, a imaginé un double moyen préservateur: après avoir creusé la première vertèbre à cet endroit, elle y a fixé la dent et l'a entourée extérieurement (*c-à-d. en passant derrière l'apoph. odontoïde*) d'un fort ligament transversal (*lig. transverse ou semi-lunaire*) qui sert à la fois à séparer cette apophyse de la moelle et à la maintenir dans la cavité de la première vertèbre". (Gal. De usu part. Lib. XII c. 7; o. c. T. IV p. 24; Daremb. II 17).

„Quelques-uns appellent cette apophyse *odontoïde*, et Hippocrate a même donné le nom de *dent* à toute la deuxième vertèbre". (Gal. De ossib. ad tir. c. 8; o. c. T. II p. 757; Oribase, De la colonne vertébrale; o. c. T. III p. 406).

„Les accidents éprouvés dans l'angine furent les suivants: Les vertèbres du cou faisaient saillie en avant (ἔσω) ...... Le lieu du déplacement était un peu au-dessous de ce qu'on appelle dent....". (Hippocr. Epidem. Lib. II sect. 2; ed. Littré T. V p. 94; ed. Kühn T. III p. 441; Gal. in Hippocr. Praedictionum librum I commentar. II 89; o. c. T. XVI p. 680).

3) Chez plusieurs mammifères l'apophyse odontoïde s'articule avec la périphérie antérieure du trou occipital. Cette disposition se trouve parfois chez l'homme. (Hyrtl Lehrb. d. Anat. d. Menschen. 15e ed. Wien 1881 p. 258, 320).

„L'apophyse pyrénoïde est dirigée en haut; elle commence à la partie antérieure de la deuxième vertèbre et se rattache à la tête par l'intermédiaire d'un lien vigoureux et rond (*lig. occipito-odontoïdiens*)". (Gal. De oss. ad tir. c. 8; o. c. T. II p. 756; Oribase, De la colonne vertébr.; o. c. T. III p. 406).

4) وهذه (هـذا .Ms) السنّ أنّما نبتت الى قدّام لمنفعتين احداهما لتكون (ليكون .ms) أحرز لها.

„Mais cette disposition de la dent...... qui va s'appuyer (ἐπιβῆναι) intérieurement à la partie antérieure de la première vertèbre, comment ne pas la trouver juste et la louer? Cette région, en effet, est plus sûre que la postérieure". (Gal. De usu part. Lib. XII c. 7; o. c. T. IV p. 25; Daremb. II 18).

5) ليكون.

6) „...... nous disions dans ce livre que les muscles droits et courts qui relient la tête entière occupaient toute son articulation. C'est donc avec raison que l'apophyse de cette partie n'existe pas à la première vertèbre où sa place est occupée pas des muscles...... En effet, non seulement elle leur eût enlevé la place, mais encore elle eût été un obstacle à leurs mouvements, en les contondant, en les piquant, en les blessant, en les lésant de toutes les façons". (Gal. De usu part. Lib. XIII c. 3; o. c. T. IV p. 83; Daremb. II 55).

7) Ms. نّابِيّة; le texte imprimé a نّائِيّة.

8) Le ms. et le texte imprimé ont الأجنكة (*apoph. transverses*). C'est une erreur, les apophyses transv. de la première vertèbre sont très développées. Peut-être l'auteur a voulu dire: apophyses transverses bifides. La traduction de Gerardus Cremonensis a en marge: non factae fuerunt ei alae duplices.

„Les vertèbres cervicales seules ont ces apophyses [transverses] quelque peu (ἀτρέμα πως) bifides, à l'exception des deux premières qui les ont simples". (Gal. De ossib. ad tir. c. 8; o. c. T. II p. 758).

9) اذ (اذا texte) كـانـت العـصـب وانـعـضـل اكثرها مـوضـوعـا بتجـنـبتيـها (باجنبها .texte impr) وضعا ضيّقا لقربها من المبدأ.

occipital et la première vertèbre ou aux deux premières vertèbres),
mais par deux trous dans la vertèbre qui se trouvent près de ses
bords supérieurs, un peu par derrière '). Si le trou pour la sortie
des nerfs se trouvait là où s'emboîtent les deux apophyses de la tête
(*condyles de l'os occipital*) et où se produisent leurs mouvements forts,
les nerfs seraient fortement endommagés, comme aussi si ce trou était
placé là où se trouve l'articulation de la deuxième vertèbre, à cause
de ses deux apophyses [articulaires] qui entrent dans les deux cavités
(*surfaces articulaires*) de la deuxième vertèbre, formant une articulation
mobile dans laquelle se produit le mouvement en avant et en arrière.
Il ne conviendrait non plus que ce trou se trouvât par devant ou
par derrière, à cause des raisons que nous avons mentionnées en
traitant des autres vertèbres, ni aux parties latérales, à cause de la
minceur de l'os à cet endroit en conséquence de la dent. Il faut donc
que le trou pour la sortie du nerf se trouve un peu au-dessous de
l'articulation de la tête, derrière les parties latérales, c'est-à-dire là
où il sera au milieu entre la partie postérieure et la partie latérale,
de sorte que les trous seront nécessairement petits, et que les nerfs
seront nécessairement grêles ²). Quant à la deuxième vertèbre, le trou
pour la sortie du nerf ne peut se trouver à la partie supérieure,
comme dans la première vertèbre, parce que, si ce trou était disposé
comme pour la première, il y aurait lieu de craindre que le nerf ne
fût lésé et brisé par les mouvements de la première vertèbre, par
suite des mouvements de flexion et d'extension de la tête. Il ne peut
non plus se trouver à la partie antérieure ou postérieure, pour la
même raison, ni aux parties latérales, car alors la première vertèbre
participerait à sa formation, le nerf qui en sort serait nécessairement
grêle et ne compenserait pas ce qui manque aux premier, de sorte
qu'il en résulterait des paires faibles réunies ensemble. A la formation
de ce trou participerait aussi la première vertèbre, et il a déjà été
démontré que la première serait nécessairement endommagée, si elle
était percée aux parties latérales. Il faut donc que dans la deuxième
vertèbre le trou se trouve des deux côtés de l'apophyse épineuse, en
face des trous de la première vertèbre, à l'endroit où le corps de la
première vertèbre permet qu'elle participe à la formation de ces trous ³).
La dent qui naît de la deuxième vertèbre est liée à la première par
un ligament solide *(lig. transverse)*.

L'articulation de la tête avec la première vertèbre, et celle de la
tête et de la première vertèbre ensemble avec la deuxième, sont plus

وٰلكن عن ثقبتين فيها تليان جانبى اعلاها الى خلف (١.

2) „Quant à la première vertèbre...., si on se rappelle les articulations que nous y avons signalées....., on voit que le nerf (*première paire cervicale*) ne pouvait trouver un passage ni aux parties supérieures qui s'articulent avec la tête, ni aux parties inférieures qui la rattachent à la deuxième vertèbre, ni, comme dans les autres vertèbres, aux parties latérales. En effet, son mouvement est fort et rend sa position très variable...... Ainsi il y avait danger, si le nerf eût été établi aux articulations mêmes, qu'il ne fût comprimé par un rapprochement trop étroit ou rompu par un écart trop considérable des articulations, outre que la vertèbre elle-même est si mince en cet endroit qu'elle n'a pu être creusée. Pour ces raisons donc...... la nature a percé la première vertèbre, à l'endroit où elle a le plus d'épaisseur, de trous très petits à sa partie supérieure, près de son articulation avec la tête, de sorte qu'elle a garanti par tous les moyens possibles contre les lésions, et la vertèbre elle-même et le nerf". (Gal. De usu part. Lib. XIII c. 4; o. c. T. IV p. 94; Daremb. II 61).

„Chez l'homme la première paire cervicale s'échappe entre l'occipital et l'atlas par l'échancrure de l'atlas, qui laisse pénétrer l'artère vertébrale dans le crâne; chez le magot cette échancrure est convertie en canal osseux". (Daremberg, o. c. T. II p. 62 note 2).

3) „Ces nerfs (*deuxième paire cervicale*) ne pouvaient sortir ni des trous latéraux, comme cela a lieu pour la troisième paire et pour la suivante, ni de la deuxième vertèbre elle-même creusée et percée comme la première; il leur était impossible de sortir de trous latéraux pour la cause signalée pour la première vertèbre; ils ne pouvaient non plus sortir d'aucune autre partie de la vertèbre, puisque la seconde est en partie recouverte par la première. La nature a donc disposé à l'endroit où cela était seulement possible, de chaque côté de l'épine, entre la première et la deuxième vertèbre, un certain espace par lequel sort la deuxième paire de nerfs, sans qu'elle soit exposée à aucune lésion par suite du mouvement de ces vertèbres". (Gal. Ibid. Lib. XIII c. 5; o. c. T. IV p. 98; Daremb. II 64).

31

mobiles que les articulations des autres vertèbres, parce que les mouvements qui s'y produisent sont très nécessaires, et aussi pour qu'ils soient suffisants et manifestes. Quand la tête se meut dans l'articulation de l'une des deux vertèbres, l'autre vertèbre reste fixée dans l'autre articulation, formant pour ainsi dire un entier [1]) avec elle, de manière que la tête, quand elle se porte en avant et en arrière, forme comme un seul os avec la première vertèbre; quand elle se meut (tourne) vers les deux côtés, sans s'incliner, ce sont la première et la deuxième vertèbre qui forment comme un seul os. Voilà ce que nous avons à dire des vertèbres cervicales et de leurs particularités.

Des vertèbres de la poitrine [2]) *(vertèbres dorsales)*.

Les vertèbres de la poitrine sont celles auxquelles s'attachent les côtes qui entourent les organes respiratoires. Il y a onze vertèbres munies d'apophyses épineuses et transverses, et une vertèbre qui n'a pas d'apophyses transverses. Il y a donc douze vertèbres [3]). Leurs apophyses épineuses ne sont pas égales, celles qui sont près des parties nobles étant plus grandes et plus solides. Les apophyses transverses des vertèbres de la poitrine sont plus dures que celles des autres vertèbres, parce que les côtes s'attachent à elles. Les sept vertèbres supérieures ont des apophyses épineuses grandes et des apophyses transverses épaisses pour protéger le cœur d'une manière suffisante. La substance de ces vertèbres ayant été employée pour ces apophyses, leurs apophyses articulaires sont faites courtes et larges. Les apophyses articulaires montantes *(supérieures)* des vertèbres situées au-dessus de la dixième vertèbre [4]) ont des cavités qui reçoivent [5]) [les éminences convexes des apophyses articulaires inférieures]. Les apophyses articulaires descendantes *(inférieures)* ont des éminences convexes [6]) qui s'emboîtent dans ces cavités [7]). Leurs apophyses épineuses sont courbées [8]) en bas. La dixième vertèbre a l'apophyse épineuse droite, en forme de voûte [9]). Ses apophyses articulaires des deux côtés *(apoph. artic. sup. et inf.)* ont des surfaces articulaires concaves [10]) et non pas des surfaces articulaires convexes [11]), car elles reçoivent à la fois [les apophyses articulaires de la vertèbre située] au-dessus et [de celle située] au-dessous [12]). Quant aux vertèbres situées au-dessous de la dixième, leur surfaces articulaires convexes sont dirigées en haut et leurs surfaces articulaires concaves, en bas [13]). Leurs apophyses épineuses sont courbées en haut et nous parlerons plus tard de l'utilité de tout cela.

1) Ms. ܡܬܢܘܓܕܠ. Le texte imprimé a متنوجة.

2) صدر (ṣadr).

3) „Les vertèbres du dos sont au nombre de douze". (Gal. De ossib. ad tir. c. 7; o. c. T. II p. 755).

4) Ms. ما فوق ذلك دون العاشر. Le texte impr. a ما فوق ذلك دون العاشر. „..... supra decimam.... Ita habet etiam vetus interpres. Bellunensis correxit, *infra decimam....*" (Plempius, o. c. T. I p. 38 Schol.). Pour être d'accord avec Galien il faudrait lire ما دون العاشر: *les vertèbres situées au-dessous de la dixième.* (V. note 7).

5) نقر الالتقام.

6) الحدبات.

7) D'après Galien cette disposition se trouve au contraire chez les vertèbres situées au-dessous de la dixième: „...... toutes les autres [vertèbres] qui sont rangées au-dessous (ἐν τοῖς κάτω μέρεσι) de celle-ci *(la dixième vertèbre)* ont les apophyses montantes concaves et les apophyses descendantes convexes, de sorte que par leurs apophyses convexes *(descendantes)* elles reposent sur les vertèbres inférieures, mais que par les apophyses montantes *(concaves)* elles reçoivent les apophyses [descendantes] situées au-dessus". (Gal. De usu part. Lib. XIII c. 2; o. c. T. IV p. 77; Daremb. II 51.

8) Ms. ܬܢܝܕܠܒ. Le texte impr. a: ܬܢܝܓܠܒ.

9) منتصبة مقببة.

„...... la vertèbre centrale du rachis entier, laquelle se termine par une épine en forme de voûte (εἶον ψαλίδα) est avec raison la seule qui ait l'apophyse post. *(épineuse)* droite et sans inclinaison. Or, cette vertèbre centrale est précisément la dixième vertèbre dorsale". (Gal. Ibid. Lib. XIII c. 2; o. c. T. IV p. 78; Daremb. II 52). C'est plutôt le rachis entier qui *(chez les singes)* ressemble à une voûte. V. p. 489 note 1.

10) نقر (nuqar).

11) لقم (luqam).

12) Galien (De usu part. Lib. XIII c. 2; o. c. T. IV p. 77; Daremb. II 51) dit au contraire: „La dixième vertèbre du dos,...... ayant, seule entre toutes les vertèbres, les extrémités de l'une et de l'autre apophyse articulaire légèrement convexes (ἐκατέρων τῶν ἀποφύσεων τὰ πέρατα κυρτὰ μετρίως κτησάμενος), repose sur les deux vertèbres voisines, dont les articulations inférieures et supérieures se terminent en des cavités à bords relevés (ὀφρυώδεις)".

13) D'après Galien (Ibid) cette disposition se trouve au contraire chez les vertèbres situées au-dessus de la dixième: „Au contraire, toutes les vertèbres du dos et du cou, lesquelles sont placées au-dessus (ἐν τοῖς ἄνω μέρεσι) de cette dixième vertèbre, reçoivent toutes et enveloppent à la fois, par leurs apophyses descendantes, les apophyses montantes devenues insensiblement convexes (τὰς ἀνάντεις ἀτρέμα κυρτὰς γινομένας)".

La douzième vertèbre n'a pas d'apophyses transverses, parce qu'elle n'en a pas autant besoin [que les autres vertèbres de la poitrine, auxquelles elles sont indispensables] à cause des côtes. Pour la protection [de cette vertèbre] un autre arrangement a été fait, joignant la protection à une autre utilité. L'explication en est que les vertèbres lombaires exigent un très grand volume et une très grande solidité des articulations, parce qu'elles portent les vertèbres situées au-dessus d'elles. Il est donc nécessaire que les surfaces concaves et convexes des articulations soient en plus grand nombre ; c'est pourquoi les apophyses articulaires ont été faites doubles *(apoph. styloïdes* [1]) *)*. Or, il faut que la partie de la douzième vertèbre qui leur est contiguë, leur ressemble, que ses apophyses articulaires soient donc aussi doubles [2]). Par conséquent la substance propre à être employée pour les apophyses transverses a été dépensée pour ces apophyses [articulaires]. Ensuite elles ont été faites très larges, de sorte que leur partie élargie ressemble presque [3]) à une apophyse transverse. De cette manière les deux utilités sont réunies dans cette forme. C'est à cette douzième vertèbre que s'attache une partie du diaphragme. A cause de leur petit volume [4]) les vertèbres situées au-dessus de cette vertèbre n'ont pas besoin d'être raffermies par des apophyses articulaires doubles *(apoph. styloïdes)*, au contraire, les apophyses épineuses et transverses qui en naissent sont grandes, de sorte que leur volume remplace ces doubles apophyses [5]). Les vertèbres de la poitrine étant plus grandes que les vertèbres cervicales, les trous [de conjugaison] communs à deux vertèbres ne sont pas répartis également entre les deux vertèbres, mais leur disposition change peu à peu et graduellement, puisque le trou devient plus grand dans la vertèbre supérieure et plus petit dans la vertèbre inférieure, jusqu'à ce que, à la fin, le trou entier se trouve dans une seule vertèbre. Cette limite est atteinte dans la dixième vertèbre. Le corps des vertèbres dorsales qui restent et celui des vertèbres lombaires, permet que le trou entier y soit contenu, de sorte qu'il y a [6]) dans les vertèbres lombaires un petit trou à droite et à gauche pour la sortie du nerf.

Des vertèbres des lombes [7]).

Les vertèbres lombaires ont des apophyses épineuses et transverses larges. Les apophyses articulaires inférieures sont de même larges, de sorte qu'elles ressemblent à des apophyses transverses protrectrices.

1) Broca, Mémoires d'anthropologie zoologique. Paris 1877 p. 22. V. p. 127 note 1.

2) „En effet, les deux dernières vertèbres dorsales (*11e et 12e vert. dors.*) . . . . . possèdent . . . . . au lieu d'apophyses transverses, des apophyses descendantes (*apoph. styloïdes*) établies sous les articulations; l'une de ces vertèbres reçoit la dernière des fausses côtes, qui est très courte, très mince . . . . .; l'autre donne attache à un des faisceaux (τὴν ἐπί-φυσιν) du diaphragme; elles n'avaient donc pas besoin, comme les autres vertèbres thoraciques, d'apophyses transverses fortes . . . . .; à la place de ces apophyses, elles possèdent des apophyses descendantes (*apoph. styloïdes*) semblables à celles des vertèbres lombaires voisines". (Gal. De usu part. Lib. XIII c. 2; o. c. T. IV p. 81, 82; Daremb. II 54).

3) Ms. فيكاد يشبه. Texte impr. وكان يشبه.

4) Ms. صغرها. Texte impr. عرضها (leur largeur).

5) فشغل جرمها عن ذلك.

„En effet, comme les vertèbres [dorsales], quoique plus petites que les vertèbres inférieures, avaient besoin de cette apophyse [transverse] considérable, et comme il n'y avait plus de place pour une apophyse articulaire [additionnelle] descendante, la nature a dû nécessairement employer encore pour un autre usage, une partie (*apoph. transverse*) disposée pour une certaine fin. En effet cette partie est grande, forte et dans une situation très favorable pour protéger le nerf". (Gal. De usu part. Lib. XIII c. 3; o. c. T. IV p. 88; Daremb. II 58).

6) Ms. فكانت. Texte impr. وكان.

7) قطن (*qaṭan*).

Ces vertèbres sont au nombre de cinq. Les lombes avec le sacrum sont comme la base de la colonne vertébrale entière; ils sont le point d'appui et le support pour l'os pubis *(c.-à-d. l'os de la hanche dont l'os pubis fait partie)* [1]), et l'endroit d'où sortent les nerfs pour le membre inférieur.

Du sacrum [2]).

Les os du sacrum sont au nombre de trois [3]). Ce sont des vertèbres très solidement unies les unes aux autres par une articulation immobile; elles ont les apophyses transverses les plus larges. Les nerfs sortent par des trous dans l'os, qui ne se trouvent pas exactement aux parties latérales, afin que l'articulation de la hanche [4]) ne serre pas les nerfs; ces trous se trouvent au contraire plus éloignés des parties latérales, plus proches de la partie médiane, par devant et par derrière [5]). Les os du sacrum ressemblent aux os des lombes.

Du coccyx [6]).

Le coccyx est composé de trois vertèbres cartilagineuses qui n'ont pas d'apophyses. Les nerfs en sortent par des trous communs [à deux vertèbres], comme au cou, à cause du petit volume des vertèbres. De l'extrémité de la troisième vertèbre sort un nerf impair [7]).

Discours formant pour ainsi dire la conclusion. De l'utilité de la colonne vertébrale en son entier.

Nous avons parlé des os de la colonne vertébrale d'une manière modérée [8]) (en détail?); parlons à présent de la colonne vertébrale en son entier d'une manière concise. Nous disons donc que la colonne vertébrale entière forme pour ainsi dire une seule pièce, possédant la meilleure forme, c'est-à-dire la forme arrondie, parce que parmi toutes les formes elle est la moins exposée aux lésions. C'est pourquoi les apophyses [9]) [épineuses] des vertèbres supérieures sont courbées [10]) en bas, celles des vertèbres inférieures en haut *(chez les quadrupèdes et les singes inférieurs)*. Elles se rencontrent près de la vertèbre centrale, c'est-à-dire la dixième [dorsale], qui *(lisez* dont l'apophyse

1) „..... l'os sacrum, destiné à la fois à servir de base à la colonne vertébrale et de point d'appui aux os ischions et iliaques. Sans ces os il n'était pas possible de créer ceux du pubis....." (Gal. De usu part. Lib. XIII c. 7; o. c. T. IV p. 108; Daremb. II 70).

2) عاجز (ʿadjuz, ʿadjiz).

3) „Le sacrum est composé de trois parties qui forment, pour ainsi dire, ses vertèbres propres, et sous lesquelles se trouve placé en quatrième lieu, à l'extrémité, un autre os qu'on appelle coccyx; en effet, quand ces parties sont désunies à l'aide de l'ébullition, on voit apparaître une coaptation semblable à celle des vertèbres". (Gal. De ossib. ad tir. c. 11; o. c. T. II p. 762; Oribase, Du sacrum; o. c. T. III p. 408).

Chez plusieurs singes et chez les carnassiers (Gegenbaur, Vergleich. Anat.) le sacrum résulte de la coalescence de trois vertèbres; chez l'homme de cinq vertèbres.

4) مفصل الورك (mafṣil al-wark).

5) „Les nerfs [sacrés]..... ne sortent pas des parties latérales [du sacrum], mais des parties internes et externes". (Gal. De ossib. ad tir. c. 11; o. c. T. II p. 762).

6) ܥܨܘܨܐ (ʿuṣʿuṣ).

7) „A l'extrémité de l'os large (sacrum) il y a un autre os, appelé coccyx, qui se compose également de trois parties distinctes (ἴδιων) qui ressemblent plus aux cartilages que celles de l'os large, surtout celle qui est placée à l'extrémité. [.......... Ce qui reste de la moelle épinière sort seul et impair à l'extrémité de la troisième partie de cet os. (Gal.)]". (Gal. De ossib. ad tir. c. 12; o. c. T. II p. 762; Oribase, Du coccyx; o. c. T. III p. 408).

Le coccyx du magot se compose de trois vertèbres, celui de l'homme de quatre ou cinq (Broca, Mémoires d'anthropologie. Paris 1877 p. 35).

8) ܟܠܡܐ ܡܥܬܝܬܐ.

9) رؤوس (têtes).

10) تنعقّفت.

épineuse) ne se courbe en aucun sens, afin que chez elle les deux courbures se rencontrent symétriquement [1]). La dixième apophyse épineuse est l'apophyse centrale, eu égard non pas au nombre [des vertèbres], mais à la longueur [de la serie entière des vertèbres] [2]). Il est nécessaire que la colonne vertébrale puisse s'incliner et se courber vers les deux côtés. Cela se fait, parce que la vertèbre centrale dévie vers le côté opposé [3]) à celui vers lequel s'inclinent les parties situées au-dessus et au-dessous d'elle; c'est comme si les deux bouts [4]) de la colonne vertébrale s'inclinent pour se rencontrer. Pour cette raison il n'a pas été créé pour elle *(la 10ᵉ vert. dors.)* des surfaces articulaires convexes [5]), mais des surfaces articulaires concaves [6]). Les surfaces articulaires convexes [des vertèbres] inférieures et supérieures sont tournées vers elle; celles des vertèbres supérieures [7]) sont descendantes, celles des vertèbres inférieures sont montantes, afin que la déviation [de la vertèbre centrale] vers le côté opposé à celui de l'inclinaison [des autres parties de la colonne vertébrale] soit facile [8]), et que la partie supérieure puisse se courber [9]) en bas, la partie inférieure en haut [10]).

Des côtes [11]).

Les côtes sont une protection pour l'appareil respiratoire et la partie supérieure de l'appareil digestif qu'elles entourent. Elles ne sont pas faites comme un seul os, afin qu'elles ne soient pas trop lourdes; qu'une lésion, si elle a lieu, ne devienne pas générale; que l'élargissement [du thorax] soit facile, si le besoin en est plus grand que d'ordinaire ou quand les viscères sont remplis de nourriture ou bien d'air, de sorte qu'ils exigent une place plus large [12]) à cause de l'air aspirée; et enfin pour que les muscles de la poitrine qui aident à la respiration et à ce qui s'y rapporte [13]) puissent trouver place entre elles. Comme la poitrine entoure le poumon, le cœur et les parties annexes, il était nécessaire de protéger ces deux organes avec le plus grand soin, car les lésions qui les atteignent les affectent gravement. Il était en outre nécessaire que ce qui les entoure de tous côtés ne les serrât, ni ne les lésât. C'est pourquoi les sept côtes supérieures ont été créées entourant ce qui est dedans, se rencontrant au sternum et enveloppant de tous côtés l'organe principal. Celles qui se trouvent près de l'appareil digestif ont été créées comme une protection [14]) par derrière, là où la protection de la vue ne s'étend pas. Par devant elles ne s'unissent pas, mais diminuent graduellement en longueur, de sorte

1) لتتنهندم عليها العقفتان معا.

„L'épine du rachis...... présente encore, pour chacune des apophyses épineuses, une configuration en parfaite harmonie avec ces dispositions, puisque ces apophyses se dirigent, les supérieures de haut en bas, les inférieures de bas en haut; de sorte que l'épine ressemble, pour la forme, à ces constructions nommées *voûtes*. Nous avons dit souvent que c'est, de toutes les figures, celle qui est le moins exposée aux lésions. Il ne faut donc plus s'étonner si, dans une seule vertèbre (*10e vert. dors.*), placée au centre du rachis [comme une clef de voûte], l'apophyse postérieure, qui forme l'épine, n'incline en aucun sens, ni vers le cou, ni vers les lombes, mais, dans sa projection en arrière, reste parfaitement droite". (Gal. De usu part. Lib. XII c. 15; o. c. T. IV p. 63; Daremb. II 42).

„Ce passage prouve...... que Galien décrit ici la colonne vertébrale du singe et non celle de l'homme. Chez l'un et chez l'autre, en effet, les courbures sont fort différentes...... Disons....... d'une façon générale, que la portion dorsale du rachis est convexe en arrière chez l'homme et plutôt concave chez le singe, et que cette concavité entraîne précisément la double direction des apophyses épineuses que signale Galien. (Daremb. o. c. T. II p. 42, note 1).

2) „Or, cette vertèbre centrale est précisément la dixième vertèbre dorsale. La nature, en effet, a partagé en cet endroit le rachis tout entier en parties parfaitement égales, eu égard à la dimension et non pas au nombre des vertèbres. Car les vertèbres supérieures sont bien plus nombreuses, mais les vertèbres inférieures l'emportent sur celles-ci par le volume de leur corps autant qu'elles leur cèdent pour le nombre". (Gal. De usu part. Lib. XIII c. 2; o. c. T. IV p. 78; Daremb. II 52).

3) بان نزول الواسطة الى ضد لجهة.

4) Ms. كان طرشى. Texte impr. وكان طرفا.

5) لقم (*luqam*).

6) نقر (*nuqar*). D'après Galien la dixième vertèbre dorsale n'a, au contraire, que des apophyses articulaires convexes. (V. page 483 note 12).

7) Ms. الفوقانيّة. Le texte imprimé a امّا حافتنها الفوقانيّة (*leurs bords supérieurs*).

8) ليسهل زوالها الى ضد جهة الميل.

9) تنحلب. Le ms. et le texte impr. ont تنجذب (*puisse être tirée*).

10) D'après Galien la vertèbre centrale reste immobile.

„En effet, pour que le rachis se fléchisse également par toutes ses articulations, la vertèbre centrale devait rester immobile à sa place, tandis que toutes les autres devaient s'écarter insensiblement les unes des autres et de celle-ci, les vertèbres supérieures se dirigeant en haut, les vertèbres inférieures en bas". (Gal. De usu part. Lib. XIII c. 2; o. c. T. IV p. 79; Daremb. II 53).

11) اضلاع (*aḍlā*; singul. *ḍil*).

12) Ms. مكان اوسع. Le texte imprimé a ما كان اوسع.

13) فى افعال التنفس وما يتّصل به.

14) Ms. كالمحرزة. Texte impr. كالمخرزة.

que la distance entre les extrémités libres des côtes [asternales] supérieures est plus petite, et celle des côtes inférieures plus grande.
Cela a lieu, afin que, en même temps que les organes digestifs, comme
le foie, la rate et d'autres, sont protégés par elles, il reste une large
place pour l'estomac, en sorte qu'il ne soit pas serré quand il est plein
de nourriture ou gonflé.

Les sept côtes supérieures s'appellent les côtes de la poitrine [1]. Il
y en a sept de chaque côté; les deux côtes du milieu sont les plus
grandes et les plus longues, celles des extrémités sont les plus courtes,
car cette forme convient le mieux pour entourer de tous côtés ce qui
doit être entouré. Ces côtes, qui sont convexes, s'inclinent d'abord en
bas, ensuite elles se dirigent de nouveau en haut comme faisant un
retour et s'unissent au sternum [2], comme nous le décrirons après, de
sorte qu'elles entourent un plus grand espace. De chacune d'elles deux
éminences s'emboîtent dans deux cavités déprimées [3] *(facettes articulaires)* de chaque apophyse transverse des vertèbres, de sorte qu'il
se forme une double articulation [4]. Les sept côtes supérieures s'unissent de même aux os du sternum. Quant aux cinq autres, les côtes
courtes, ce sont les os postérieurs [5] ou les fausses côtes [6]. Leurs
extrémités sont créées unies à des cartilages, afin qu'elles ne soient
pas en danger d'être fracturées, quand des coups les atteignent,
et qu'elles ne touchent pas les parties molles et le diaphragme avec
leur substance dure, mais avec la substance qui tient le milieu entre
elles et les parties molles, au point de vue de la dureté et de la
mollesse.

Du sternum [7].

Le sternum est composé de sept os. Il n'est pas créé comme
un seul os, à cause de l'utilité qu'on a apprise ailleurs, et afin qu'il
cède plus facilement à la dilatation des organes respiratoires qu'il
entoure. C'est pourquoi ces os ont été créés tendres *(spongieux)* et
unis à des cartilages qui secondent le mouvement latent qu'ils possèdent, bien que leurs articulations soient immobiles. Ils ont été créés
au nombre de sept, conformément au nombre des côtes qui s'y attachent [8]. A l'extrémité inférieure du sternum s'unit un cartilage
large dont l'extrémité inférieure est un peu arrondie. Il s'appelle le
cartilage en forme d'épée [9] *(appendice xiphoïde)*, parce qu'il ressemble
à une épée. Il sert à protéger l'orifice de l'estomac *(cardia)* et se

1) Dans le chapitre du Canon sur les fractures des côtes (Livre IV, Fen 5, Discours 3, Chapitre 7) Avicenne les appelle les vraies côtes (الاضلاع الصادقة; *al-aḍlāʿ al-ṣādiqa*).

2) „...... après leur articulation avec les vertèbres, les côtes se portent à la fois en avant et en bas, et persistent pendant longtemps dans cette direction; puis elles se dirigent de nouveau en haut vers le sternum, en faisant un retour subit". (Gal. De ossib. ad tir, c. 13; o. c. T. II p. 765; Oribase, Des os de la poitrine; o. c. T. III p. 409).

3) غائرتين.

4) Chaque côte s'articule avec l'apophyse transverse et avec le corps de la vertèbre.

5) عظام الخلف (*ʿiẓām al-khilf*).

6) اضلاع الزور (*aḍlāʿ al-zūr*). Dans le chapitre sur les fractures des côtes Avicenne les appelle *al-aḍlāʿ al-kādhiba* (الاضلاع الكاذبة; *les fausses côtes*).

„....... les côtes de chaque côté sont au nombre de douze, comme le sont également les vertèbres [dorsales], car chaque côte s'articule avec une vertèbre; [L'articulation de chaque côte avec les vertèbres se fait de la manière suivante: la tête de la côte se réunit à la racine de l'apophyse transverse des vertèbres par une éminence en forme de condyle ......; la côte s'étend de là le long de l'apophyse transverse, et quand la côte a atteint l'extrémité de l'apophyse (κἄπειδὰν ἤδη ᾖ κατὰ τὸ πέρας αὐτῆς ἡ διάρθρωσις [lisez πλευρά]), elle forme une seconde [articulation], de sorte que la côte se réunit à la vertèbre par une double articulation ...... (Gal.)] .... Les cinq autres côtes portent le nom de *fausses côtes* (νόθαι) ...... Les côtes supérieures et inférieures sont les plus courtes, et celles du milieu les plus longues". (Gal. De ossib. ad tir. c. 13; o. c. T. II p. 763 seqq.; Oribase, Des os de la poitrine; o. c. T. III p. 409).

7) قص (*qaṣṣ*).

8) „Les os du sternum sont réunis entre eux par des articulations immobiles, et ils sont au nombre de sept, nombre qui est le même que celui des côtes qui s'articulent avec le sternum". (Gal. De ossib. ad tir. c. 13; o. c. T. II p. 763; Oribase III 409). Le sternum du magot est composé de sept pièces (Broca, Mémoires d'anthropol. p. 41).

9) الخنجري (*al-khandjarī*). La traduction latine de Gérard de Crémone (o. c. T. I p. 43) a: *epiglottalis* (Conf. Hyrtl Arab. u. Hebr. i. d. Anat. p. 35). Cette traduction est due à la leçon erronée حنجري (*handjarī: ayant la forme du larynx* [حنجرة; *handjara*]). Dans la traduction latine *epiglottis* est synonyme à *larynx*, car le chapitre traitant du larynx et de ses muscles (o. c. T. I p. 52) a pour titre: De anatomia [musculorum] laryngis seu epiglottidis (فى تشريح عضل الحنجرة; *fī tashrīk ʿaḍal al-ḥandjara*). De là le mot *epiglottalis*. La vraie leçon est خنجري (*khandjarī: en forme d'épée*), ce qui est la traduction du mot ξιφοειδής de Galien.

·„Pour l'ensemble de sa forme le sternum ressemble à une épée (ξίφος); c'est pourquoi quelques-uns le nomment *xiphoïde*, d'autres ne donnent pas ce nom au sternum entier, mais seulement au cartilage situé à son extrémité". (Gal. De ossib. ad tir. c. 13; o. c. T. II p. 764; Oribase III 409).

„...... l'os situé au milieu de la poitrine et dont l'extrémité inférieure s'appelle cartilage xiphoïde ......" (Gal. De usu part. Lib. VI c. 3; o. c. T. III p. 416; Daremb. I 385).

trouve au milieu entre le sternum et les parties molles, de sorte que
l'union des parties dures et des parties molles se fait d'une manière
convenable, comme nous l'avons dit plus d'une fois.

De la clavicule [1]).

La clavicule est un os situé de chaque côté de la partie supérieure
du sternum. Par suite de sa courbure convexe elle laisse près de
la fossette sus-sternale [2]) un espace libre à travers lequel passent les
veines qui montent à l'encéphale et les nerfs qui en descendent [3]).
Ensuite elle se dirige en dehors et s'unit avec la tête de l'omoplate [4])
(acromion), de sorte que l'omoplate est liée à elle, et l'humérus à ces
deux ensemble.

De l'omoplate [5]).

L'omoplate est créée pour deux utilités: d'abord pour que l'humérus
et la main y soient suspendus, en sorte que l'humérus ne soit pas uni
à la poitrine, disposition par laquelle le mouvement libre d'une main
vers l'autre serait rendu difficile et serait limité [6]), mais qu'il soit au
contraire séparé des côtes et qu'il puisse se mouvoir librement en tous
sens. La seconde utilité, c'est qu'elle est une protection précieuse pour
les parties contenues dans la poitrine et qu'elle remplace les apophyses
épineuses et transverses des vertèbres, là où il n'y a pas de vertèbres
pour résister aux coups, ni de sens pour les percevoir. L'omoplate est
mince à son bord externe (interne?: *médian*) et épaisse [à son bord
externe (*latéral*)] [7]). A son extrémité externe (*latérale*) se trouve une
cavité [8]) peu profonde (*cavité glénoïde*) dans laquelle s'emboîte l'extrémité (*tête*) arrondie de l'humérus. L'omoplate a deux apophyses dont
l'une est dirigée en haut et en arrière [9]), nommé *al-akhram* [10]) et *bec
de corbeau* [11]), par laquelle se fait l'union de l'omoplate avec la clavicule [12]). C'est cette apophyse qui empêche la luxation de l'humérus
en haut [13]). L'autre apophyse (*apoph. coracoïde*), en dedans et dirigée
en bas [14]), empêche aussi la luxation de la tête de l'humérus. Ensuite
elle (l'omoplate) va toujours en s'élargissent à mesure qu'elle procède
vers le côté interne (*médian*), afin que sa faculté enveloppante et
protectrice soit plus grande. Sur la face dorsale de l'omoplate se trouve
une apophyse triangulaire dont la base se trouve du côté externe
(*latéral*) et le sommet du côté interne (*médian*), afin que la surface

1) ترقوة *(tarquwa)*.

2) نَحْر‎ (*nahr*, σφαγή, *jugulum*).

3) Le texte imprimé a encore بْنَقْعِير (au fond ?).

„...... la clavicule est concave en dedans près de la fossette jugulaire (πρὸς τῇ σφαγῇ) par le même motif que le sternum lui-même est concave de ce côté, c'est-à-dire afin de fournir une place suffisante pour le passage des organes qui descendent de haut en bas ou qui montent de bas en haut à travers le cou". (Gal. De usu part. Lib. XIII c. 11; o. c. T. IV p. 127; Daremb. II 80).

4) رأس الكتف (*ra's al-katif*).

5) كتف (*katif*).

6) فتنعقد سلاسة حركة كل واحد من اليدين الى الاخرى وتصيّق‎. Le ms. a: فيفقد سلاسة حركة (le mouvement libre ferait défaut).

7) والكتف يستدق من لجانب الوحشىّ ويغلظ‎. La traduction de Plempius (o. c. I 40) porte: Est scapula in summo suo vertice gracilis, sed dein crassescit.

8) فيحدث على طرفه الوحشىّ نقرة‎.

9) أحداهما الى فوق وخلف‎. La traduction de Plempius porte: altera ex parte superiore et postica magis prodiens.

10) الاخرم‎.

11) منقار الغراب (*minqār al-ghurāb*).

12) وبها رباط الكتف مع الترقوة‎. Articul. acromio-claviculaire. Il s'agit ici, comme il me semble, de l'apophyse *acromion*, bien que l'apophyse coracoïde soit aussi réunie, par des ligaments, à la clavicule. M. Hyrtl a déjà fait observer que *l'apophyse coracoïde* est confondue très souvent, même par Avicenne, avec *l'acromion* (Arab. u. Hebr. i. d. Anat. p. 226). Suivant Galien l'apophyse *acromion* fût appelée par quelques-uns *coracoïde*. „L'articulation de l'épaule est ainsi protégée et par les ligaments et par les apophyses de l'omoplate, en haut par celle qui touche à l'acromion et qui est appelée par quelques-uns *coracoïde (apoph. acromion)*; en dehors, par l'apophyse *ancyroïde*, qu'on nomme aussi *sigmoïde (apoph. coracoïde des modernes)*". (Gal. De usu part. Lib. XIII c. 12; o. c. T. IV p. 132; Daremb. II 83).

13) „La nature se sert encore avantageusement de l'épine de l'omoplate pour un autre usage (*c.-à-d. outre qu'elle en a fait un rempart* (χάρακα) *pour la région postérieure du thorax*); agrandissant un peu et étendant en ligne droite son extrémité supérieure et l'unissant à cet endroit à la clavicule, elle produit ce qu'on appelle *l'acromion*, qui recouvrira et protégera l'articulation de l'épaule, qui en même temps empêchera la tête de l'humérus de se porter en haut....". (Gal. Ibid. Lib. XIII c. 10; o. c. T. IV p. 122; Daremb. II 77).

14) والاخرى من داخل والى اسفل‎. La traduction de Plempius porte: Altera apophysis interna ex parte et inferiore ducitur.

du dos ne soit pas endommagée; car si la base se trouvait du côté interne (*médian*), l'apophyse soulèverait la peau et causerait des douleurs, si des coups la frappaient. Cette apophyse a été créée, comme l'apophyse épineuse des vertèbres, pour servir de protection, et s'appelle œil de l'omoplate [1] (*épine de l'omoplate*). L'endroit où l'omoplate atteint sa plus grande largeur se trouve près d'un cartilage qui s'unit à cette partie la plus large de l'omoplate, cartilage à extrémité arrondie (*épiphyse de l'épine?*) [2]. Cette union a lieu pour la raison que nous avons mentionnée en traitant des autres cartilages [3].

De l'h u m é r u s [4].

L'humérus est créé arrondi, afin qu'il soit moins exposé aux lésions. L'extrémité supérieure (*tête de l'humérus*), qui est convexe, s'emboîte dans la cavité [glénoïde] de l'omoplate, formant une articulation lâche, pas très fixe. A cause de la laxité de cette articulation la tête de l'humérus est très sujette à se luxer. L'utilité de cette laxité est de double nature: elle est nécessaire et elle offre de la sécurité. Elle est nécessaire pour le mouvement facile en tous sens; elle offre de la sécurité, parce que l'humérus, bien qu'il doive avoir la faculté de faire des mouvements différents en tous sens, ne fait pas des mouvements fréquents ni de longue durée, où il y avait craindre que les ligaments ne fussent déchirés et arrachés. Au contraire, l'humérus est le plus souvent en repos [5], tandis que l'autre partie du bras se meut. Pour cette raison les autres articulations du bras ont été faites plus solides que celles de l'épaule. L'articulation de l'épaule est enveloppée de quatre ligaments [6] dont l'un, qui est large et membraneux, entoure l'articulation, comme cela a lieu chez toutes les articulations (*lig. capsulaire*). Puis, deux ligaments qui descendent de [la base de?] l'apophyse coracoïde [7], et dont l'un, qui a l'extrémité large entoure l'extrémité [supérieure] de l'humérus (*tendon du muscle sous-scapulaire?*). L'autre, qui est plus grand et plus dur (*tendon de la longue portion du biceps*) [8] descend, avec un quatrième ligament (*tendon de la courte portion du biceps*) qui prend aussi naissance de l'apophyse coracoïde [9], dans une gouttière (*gouttière bicipitale*) préparée pour ces deux ligaments. Leur forme est quelque peu large, surtout à l'endroit où ils touchent l'humérus. Leur position est telle qu'ils se trouvent à la face interne de l'humérus et qu'ils s'unissent aux muscles qui sont placés le long de la face interne de l'humérus [10]. L'humérus est

1) الكتف عين (ʿayn al-katif). Le texte imprimé à Būlāq a: عيـر (ʿayr: saillie, épine). J'ai cru d'abord que c'était là la vraie leçon, mais ʿAli ibn al-ʿAbbās explique pourquoi cette partie est nommée ail (V. p. 133 l. 6). Il ne s'agit pas de la cavité glénoïde, comme le pense M. Hyrtl (Arab. u. Hebr. i. d. Anat. p. 226; Onomatol. anatomica p. 243, 244).

2) ونهاية استعراض الكتف عند غضروف يتّصل بها مستديرِ الطرف.

3) „Un petit os cartilagineux, que vous chercheriez vainement sur les singes, unit la clavicule à l'épine de l'omoplate....... Pourquoi est-il cartilagineux......? Je l'ai dit plus haut quand je traitais en général des parties du même genre". (Gal. De usu part. Lib. XIII c. 11; o. c. T. IV p. 128; Daremb. II 80).

„Quelques anatomistes donnent à la réunion même de ces os (*l'épine de l'omoplate et la clavicule*) le nom d'*acromion*; d'autres prétendent qu'il existe un troisième os différent des deux qui se réunissent, os qui se rencontrerait uniquement chez l'homme et auquel ils donnent le nom de κατακλείς et d'*acromion*. Au-dessous de cette région se trouve une apophyse de l'omoplate, qu'on nomme *col de l'omoplate (condyle)*, et la tête de l'humérus est réunie par une articulation mobile à l'extrémité de cette apophyse qui se termine en cotyle (*cavité glénoïde*). Du côté intérieur il y a encore une autre apophyse pointue et petite, que quelques-uns appellent *ancyroïde* et d'autres *coracoïde*". (Gal. De ossib. ad tir. c. 14; o. c. T. II p. 766; Oribase, Des omoplates; o. c. T. III p. 410).

„Eudème (*3e siècle avant notre ère*) dit que l'acromion est un petit osselet (*épiphyse de l'épine formant un os distinct?*)". (Rufus d'Éphèse, Du nom des parties du corps; ed. Daremberg et Ruelle p. 142).

4) عضد (ʿadud).

5) „Comme l'articulation de l'épaule est peu souvent appelée à faire des mouvements violents et que le plus souvent elle est complètement au repos ou qu'elle agit faiblement, les os y sont joints d'une façon très lâche, et les membranes qui l'entourent sont encore plus lâches". (Gal. De usu part. Lib. II c. 17; o. c. T. III p. 161; Daremb. I 211).

6) Conf. la description de Galien note 10.

7) الاخرم (al-akhram). Ici *akhram* semble être l'apophyse coracoïde.

8) Ce tendon prend son origine sur le tubercule supraglénoïdien près de la base de l'apophyse coracoïde.

9) الزائدة المنقاريّة (al-zā'idat al-minqāriyya).

10) „Le ligament membraneux (*capsulaire*) large, qui est commun à toutes les articulations, naît ici du pourtour (χειλῶν) de la cavité de l'omoplate (*cav. glénoïde*), et après avoir enveloppé exactement l'articulation, il se fixe à la racine de la tête de l'humérus (*col anatomique*); des trois autres ligaments, deux sont parfaitement ronds comme des nerfs, et le troisième est légèrement aplati. Le premier (*tendon de la courte portion du biceps*) naît de l'extrémité de l'apophyse ancyroïde (*coracoïde*); le second (*tendon de la longue portion du biceps*), qui est plus grand que le premier, procède du col de l'omoplate et particulièrement du point où le rebord (ὀφρύς) de la cavité qui se trouve sur cet os (*cav. glénoïde*) est le plus élevé. La tête de l'humérus lui fournit, à sa partie antérieure et supérieure, un point d'appui très sûr, attendu qu'elle présente une cavité déclive semblable à une large entaille (*coulisse bicipitale*), et dont la dimension correspond exactement à celle du ligament lui-même; l'autre ligament, le premier dont j'ai parlé, est étendu le long des parties internes de la tête de l'humérus; le troisième (*tendon du sous-scapulaire?*) procède du lieu même où le second prend naissance; mais il est situé obliquement au-dessous de ce second ligament, et se fixe à la racine de la tête de l'humérus, de la même façon que le ligament large qui entoure toute l'articulation, et dont il semble, en effet, être une partie. Les deux premiers ligaments se rendent au muscle qui est étendu le long de l'humérus (*biceps*), et que nous avons dit s'insérer sur la tête du radius (*tubérosité bicipitale*)...... Tous les muscles ayant besoin .... de participer à la substance des ligaments, la nature a formé des ligaments pour être utiles à la fois au muscle et à l'articulation de l'épaule". (Gal. De usu part. Lib. XIII c. 12; o. c. T. IV p. 130 seqq.; Daremb. II 82).

concave à sa face interne et convexe à sa face externe, afin que les muscles, les nerfs et les vaisseaux qui y sont placés soient protégés, que l'homme puisse bien tenir ce qu'il porte sous l'aisselle et qu'il puisse bien rapprocher les mains l'une de l'autre [1]). L'extrémité inférieure de l'humérus est pourvue de deux apophyses qui sont contiguës l'une à l'autre. Celle qui est située du côté interne (*condyle int.*) est plus longue et plus mince et ne s'articule à aucune partie, mais elle sert à protéger des nerfs et des vaisseaux. C'est par l'apophyse située du côté externe (*condyle ext. et petite tête*) que se forme l'articulation du coude, au moyen d'une surface articulaire convexe (*petite tête*), de la manière que nous décrirons. Entre les deux apophyses il y a nécessairement une échancrure [2]) (*trochlée*), et aux deux bouts de cette échancrure se trouvent deux cavités dont l'une est située en haut et par devant, l'autre par derrière et en bas. La cavité intérieure, supérieure (*cavité coronoïdienne*) est peu profonde, lisse, elle n'a pas de séparation (cloison? rebord?) [3]). La cavité extérieure (*cav. olécrânienne*) est la plus grande des deux; ce qui en est contigu à la cavité intérieure n'est pas lisse, ni creusé sphériquement, mais forme pour ainsi dire une paroi droite, de sorte que l'apophyse de l'avant-bras (*olécrâne*), se mouvant dans cette cavité vers l'extérieur, s'arrête quand elle a atteint cette paroi. Nous expliquerons bientôt pourquoi cela est nécessaire. Hippocrate appelle ces deux cavités les deux seuils [4]).

De l'avant-bras [5]).

L'avant-bras est composé de deux os situés longitudinalement l'un à côté de l'autre, et nommés les deux *zand* [6]). L'os supérieur, situé du côté du pouce, est le plus mince et s'appelle le *zand* supérieur [7]) (*radius*). L'os inférieur, situé du côté du petit doigt, est le plus épais, parce qu'il sert à porter, et s'appelle le *zand* inférieur [8]) (*cubitus*). L'utilité du radius, c'est que le mouvement de pronation et de supination de l'avant-bras se produit par lui; l'utilité du cubitus, c'est qu'il effectue le mouvement de flexion et d'extension de l'avant-bras. Chacun des deux os est mince au milieu, parce que; à cause des muscles épais qui les entourent, ils n'ont pas besoin d'être épais, ce qui les rendrait lourds. Les deux extrémités sont épaisses, parce qu'il est nécessaire qu'un grand nombre de ligaments y soit attaché, à cause des coups et des chocs violents auxquels elles sont exposées pendant

1) „L'humérus est avec raison convexe à sa face externe et concave à sa face interne; car il était mieux...... que les mains fussent tournées l'une vers l'autre; cela étant, il était' mieux aussi que les os se regardassent par leur concavité, et que leur convexité fût tournée du côté externe. Disons de suite que cette construction a rendu les bras plus propres à embrasser les corps ronds, en même temps qu'elle prépare une place ($\chi\omega\rho\alpha\varsigma$) aux vaisseaux qui se distribuent à tout le membre ($\epsilon\iota\varsigma$ $\upsilon\lambda\alpha\varsigma$ $\tau\alpha\varsigma$ $\chi\epsilon\iota\rho\alpha\varsigma$)". (Gal. De usu part. Lib. II c. 16; o. c. T. III p. 151; Daremb. I 205).

2) حَنْز.

3) لا حاجز عليها.

4) Ms. عتبتين (ʿatabatayn). Le texte imprimé a عينين (ʿaynayn): *les deux yeux.* „Vetus interpres vertit: *duos limites,* Bellunensis: *duos oculos.* Neuter recte, Arabice est *atabatin* [ʿatabatayn] quod idem est ac duae bathmides sive postes [limina]". (Plempius, o. c. I 41, schol.).

„L'humérus a une épiphyse de chaque côté de la tête [inférieure], l'une au côté externe (*condyle ext. et petite tête*), l'autre au côté interne (*condyle int.*). Entre ces épiphyses existe une cavité lisse, arrondie, semblable à celles des instruments qu'on appelle *poulies* (*trochlée*), sur laquelle se meuvent les apophyses recourbées (*al* $\kappa o\rho\omega\nu\alpha\iota$) du cubitus (*olécrâne et apophyse coronoïde*). Là où finit cette cavité, de chaque côté sont les *bathmides* ($\beta\alpha\theta\mu\iota\delta\epsilon\varsigma$, *seuils*), — c'est ainsi qu'Hippocrate nomme les cavités de l'humérus (*cavités coronoïdienne et olécrânienne*), — dans lesquelles entrent les apophyses du cubitus, quand on étend ou qu'on fléchit tout l'avant-bras; elles servent de limite à l'extension et à la flexion extrêmes". (Gal. De usu part. Lib. II c. 15; o. c. T. III p. 142; Daremb. I 200).

Hippocrate parle de la bathmide du cubitus: „.....car l'extrémité ginglymoïdale de l'humérus ($\tau o\upsilon$ $\beta\rho\alpha\chi\iota o\nu o\varsigma$), s'appuyant......... à la cavité du cubitus ($\epsilon\nu$ $\tau\eta$ $\tau o\upsilon$ $\pi\eta\chi\epsilon o\varsigma$ $\beta\alpha\theta\mu\iota\delta\iota$.... $\epsilon\rho\epsilon\iota\delta o\nu$), donne la rectitude aux os de l'avant-bras et du bras, comme si le membre entier ne faisait qu'un....." (Hippocr. De fract. liber; ed. Littré T. III p. 420; ed. Kühn T. III p. 67). D'après Galien (In Hipp. de fract. librum comment. I c. 10; o. c. T. XVIII B p. 351) Hippocrate nomme *bathmides* toutes les cavités dans lesquelles entrent des apophyses des os.

5) ساعد (*sāʿid*).

6) زندان (*zandān*). Le *zand* est un briquet consistant en deux morceaux de bois.

7) الزند الأعلى (*al-zand al-aʿlā*).

8) الزند الأسفل (*al-zand al-asfal*).

les mouvements des articulations, et parce qu'elles sont dénuées de chair et de muscles. Le radius est courbé comme s'il vient du côté interne, et en se courbant il se tourne un peu en dehors; cela est utile, parce que de cette façon il est bien disposé pour le mouvement de la pronation. Le cubitus est droit, parce que cela vaut mieux pour l'extension et la flexion.

De l'articulation du coude [1].

L'articulation du coude est composée de l'articulation du radius et de celle du cubitus avec l'humérus. Le radius présente à son extrémité [supérieure] une cavité (*cav. glénoïde*) dans laquelle s'emboîte la surface articulaire convexe de l'extrémité extérieure (*petite tête*) de l'humérus, avec laquelle elle est réunie. Par les rotations de cette surface convexe dans cette cavité se produit le mouvement de supination et de pronation. Le cubitus a deux apophyses (*apoph. coronoïde et olécrâne*) entre lesquelles se trouve une échancrure qui ressemble à la lettre S grecque, qui a la forme suivante C (*grande cavité sigmoïde*). La surface qui se trouve dans la cavité de cette échancrure est convexe, — afin qu'elle s'emboîte dans l'échancrure de l'extrémité de l'humérus (*trochlée*), qui est concave, — mais de telle manière que la forme de la cavité ressemble à une convexité arrondie. Par l'emboîtement de cette échancrure entre les deux apophyses du cubitus dans celle de l'humérus, se forme l'articulation du coude. Quand l'une des échancrures se meut sur l'autre en arrière et en bas, le membre supérieur [2] s'étend, et quand l'échancrure, qui forme pour ainsi dire une paroi (*cavité olécrânienne*), reçoit la cavité (*cav. sigmoïde*) qui possède une partie convexe (*olécrâne*) [3], elle arrête celle-ci et empêche l'avant-bras de s'étendre davantage, de sorte que le bras [4] et l'avant-bras s'arrêtent en ligne droite. Quand l'une des échancrures se meut sur l'autre en avant et en haut, le membre supérieur est fléchi, jusqu'à ce que l'avant-bras touche le bras [4] du côté intérieur et antérieur [5].

Les extrémités inférieures des os de l'avant-bras s'unissent l'une à l'autre, formant comme une seule pièce, et il s'y forme une large cavité articulaire commune dont la plus grande partie se trouve dans le cubitus [6]. Ce qui n'a pas besoin d'être creux [7] reste convexe et lisse, afin qu'il soit plus à l'abri des lésions. Derrière la cavité articulaire du cubitus naît [8] une apophyse d'une forme quelque peu oblongue (*apophyse styloïde*) dont nous mentionnerons l'utilité plus bas.

1) مفصل المرفق (*mafṣil al-marfiq* ou *al-mirfaq*).

2) يد (*yad*).

3) Je pense que c'est là ce que l'auteur a voulu dire. Le texte porte : فاذا اعترض

الخز الجداري من النقرة الحابسة للقمة . Plempius a: dum vero lateralis scissura recedit (refrenat [Ger. Cremon.]) a sinu, qui tuberculum continet.

4) عضد (*ʿaḍud*).

5) „Aussi loin que les apophyses recourbées (*αἱ κορῶναι*; *olécrâne et apophyse coronoïde*) du cubitus roulent librement sur les convexités de l'humérus, l'antérieure fléchit toute l'articulation, la postérieure l'étend; mais lorsqu'elles sont arrivées sur les *bathmides* (*cavités olécrânienne et coronoïdienne*) et qu'elles y sont logées, elles ne peuvent aller au-delà, et c'est la limite de leurs mouvements". (Gal. De usu part. Lib. II c. 15; o. c. T. III p. 143; Daremb. I 201).

6) C'est au contraire dans le radius.

7) ما يفصل عن الانتقار .

8) Ms. ينبت . Le texte impr. a يثبت .

Du carpe[1]).

Le carpe est composé de plusieurs os, afin que, en cas de lésion, celle-ci ne s'étende pas sur le carpe entier. Il y a sept os du carpe et un os accessoire. Les sept os principaux sont placés sur deux rangs dont l'un touche à l'avant-bras et se compose de trois os *(scaphoïde, semi-lunaire, pyramidal)*. Puisque ce rang touche à l'avant-bras, il est nécessaire qu'il soit plus étroit [que le second]. Les os du second rang sont au nombre de quatre *(trapèze, trapézoïde, grand os, os crochu)*. Puisque ce rang touche au métacarpe et aux doigts, il doit être plus large. Les trois os [du premier rang] s'agrandissent graduellement, de façon que leurs extrémités touchant à l'avant-bras soient plus étroites, unies plus solidement et liées plus étroitement les unes aux autres, tandis que les extrémités touchant à l'autre rang sont plus larges, moins solidement unies et liées moins étroitement les unes aux autres[2]). Le huitième os *(pisiforme)* ne renforce pas les deux rangs du carpe, mais il a été créé pour protéger un nerf[3]) situé près de la paume *(portion palmaire du nerf cubital)*[4]). Le rang composé de trois os présente une partie [convexe], formée par la réunion des extrémités de ces os, qui s'emboîte dans la surface articulaire concave dont nous avons dit qu'elle se trouve dans l'extrémité des deux os de l'avant-bras, de sorte qu'il en résulte une articulation pour les mouvements d'extension et de flexion. L'apophyse implantée[5]) dans le cubitus *(apoph. styloïde)* entre dans une cavité dans les os du carpe qui se trouvent près d'elle, de sorte qu'il se forme une articulation pour les mouvements de pronation et de supination[6]),

Du peigne de la main[7]) (métacarpe).

Le métacarpe aussi est composé de plusieurs os, afin que, en cas de lésion, celle-ci ne s'étende pas sur le métacarpe entier, et qu'il soit possible de rendre la main creuse pour empoigner des corps ronds et pour tenir des liquides dans la main[8]). Les articulations de ces os sont fixes[9]) et les os sont liés les uns aux autres, afin qu'ils ne s'écartent pas les uns des autres, ce qui rendrait la main trop faible pour saisir et tenir des objets, de sorte que, si la main est écorchée, on trouvera tous ces os liés ensemble et les articulations non perceptibles. Les ligaments lient en outre les os les uns aux autres d'une manière très solide, mais ils permettent néanmoins une contraction

1) رسغ (rusgh).

2) „Tous les os du carpe se touchent ensemble. Ceux qui sont liés à l'avant-bras sont serrés plus étroitement (μᾶλλόν μὲν ἐσφιγμένα), ceux qui sont unis au métacarpe le sont moins; car il fallait que les premiers ne fissent pour ainsi dire qu'un seul, devant être, en quelque sorte, unis comme un seul os à ceux de l'avant-bras...... Mais il n'était pas nécessaire pour les autres qu'ils fussent unis comme un tout avec les os du métacarpe, lesquels sont séparés les uns des autres". (Gal. De usu part. Lib. II c. 10; o. c. T. III p. 129; Daremb. I 192).

„Le carpe se compose de huit os placés sur deux rangs...... La partie supérieure du carpe, composée de trois os,...... forme une articulation mobile avec le cubitus et le radius [et l'apophyse styloïde...... (Gal.)]. La partie inférieure du carpe se rattache, avec ses quatre os, au métacarpe par une articulation immobile, tandis que le cinquième (pisiforme) est situé à l'endroit où se trouve l'apophyse styloïde". (Gal. De ossib. ad tir. c. 18; o. c. T. II p. 770; Oribase, Du carpe; o. c. T. III p: 414).

3) Ms. عصيبة. Le texte impr. a عصب.

4) „...... la nature a placé là...... un os oblong (pisiforme).... qui protège les parties placées dans cette région, et surtout le nerf (cubital) venu de la moelle épinière et se distribuant à la partie interne de la main. C'est le huitième os du carpe". (Gal. De usu part. Lib. II c. 12; o. c. T. III p. 134; Daremb. I 195).

5) Ms. المركوزة. Le texte imprimé a المنذكورة (dont nous avons parlé).

6) „L'articulation de l'apophyse mince du cubitus, appelée styloïde, avec l'os du carpe qui correspond au petit doigt (os pyramidal)....". (Gal. De usu part. Lib. II c. 18; o. c. T. III p. 166; Daremb. I 214).

„En outre le cubitus est muni de l'apophyse dite styloïde qui forme, elle aussi, une articulation mobile avec le carpe; mais la fonction de cette articulation est de produire les mouvements de circumduction latérale du carpe". (Gal. De ossib. ad tir. c. 17; o. c. T. II p. 769; Oribase, De l'avant-bras; o. c. T. III p. 414).

Chez l'homme il n'y a pas à proprement parler d'articulation cubito-carpienne, mais il n'en est pas de même chez le singe, et particulièrement chez le magot, où elle a lieu à la fois par le semi-lunaire et le pyramidal. (Daremberg, o. c. T. I p. 194 note 3; p. 196 note 1).

7) مشط الكف (musht al-kaff).

8) „...... ayant la faculté de changer de position, à cause de leur multiplicité, les os du carpe et du métacarpe rendent la main tantôt creuse autant que possible, et tantôt plane, parce que nous avons besoin tour à tour de ces deux dispositions". (Gal. De usu part. Lib. II c. 8; o. c. T. III p. 125; Daremb. I 189).

9) موثّقة (muwaththaqa). Suivant la définition dans le chapitre des os et des articulations en général ce mot s'emploie pour les articulations immobiles. Mais dans ce chapitre Avicenne (p. 454) dit au contraire que l'articulation entre le carpe et le métacarpe et celle entre deux os du métacarpe sont des articulations qui sans être tout à fait fixes ont le mouvement difficile [المفصل العسر الغير الموثّق] (artic. semi-mobile).

faible qui a pour résultat de rendre la main creuse. Les os du métacarpe sont au nombre de quatre [1]), parce qu'ils sont réunis aux quatre
doigts. Du côté du carpe ces os se trouvent très proches les uns des
autres, pour bien s'unir à des os qui sont comme soudés et unis ensemble, mais du côté des doigts ils s'écartent un peu les uns des autres,
pour bien s'unir à des os qui s'écartent et se séparent les uns des
autres. Ils ont été faits concaves à la face interne (*palmaire*), à cause
de ce que vous savez [2]). L'articulation du carpe avec le métacarpe
se fait au moyen de surfaces articulaires concaves dans les extrémités
des os du carpe, dans lesquelles s'emboîtent les surfaces convexes des
os du métacarpe qui sont revêtues de cartilages.

Des doigts [3]).

Les doigts sont des instruments qui servent à saisir les objets. Ils
n'ont pas été créés de chair sans os, bien que dans ce cas ils eussent
été en état de faire des mouvements différents, comme un grand nombre
de vers et de poissons, mais ces mouvements s'effectueraient d'une
manière lâche [4]). Ils n'ont pas été créés sans os, afin que leurs actions
ne fussent pas lâches et plus faibles que les mouvements de ceux qui
tremblent [5]). Ils n'ont pas été créés d'un seul os, afin que leurs actions
ne fussent pas difficiles, comme cela a lieu chez ceux qui sont atteints
de spasmes tétaniques [6]). Les doigts n'ont pas plus de trois os, parce
que, si leur nombre était plus grand, d'où résulterait un plus grand
nombre de mouvements, il s'ensuivrait sans doute une faiblesse et
une débilité quand ils tiennent quelque chose qui, pour être bien
tenue, exige une grande solidité des doigts. De même, s'ils avaient
été créés de moins de trois os, par exemple de deux os, la solidité
serait plus grande, mais la mobilité serait moindre; or, ils ont plus
besoin de pouvoir être employés de différentes manières [7]) pour les
mouvements divers, que d'être excessivement solides. Ils ont été
créés d'os dont les bases sont plus larges et les têtes plus minces.
La première phalange est plus grande que la deuxième (*phalangine*)
qui est à son tour plus grande que la troisième phalange (*phalangette*) [8]), de sorte que les bouts des troisièmes phalanges [9]), sont la
partie la plus mince, afin qu'il y ait une juste proportion entre le
corps qui porte et le corps qui est porté. Leurs os sont créés arrondis pour être plus à l'abri des lésions; ils sont durs et n'ont ni

1) Galien aussi est du nombre des anatomistes qui considèrent le premier des cinq os métacarpiens comme première phalange du pouce: „En effet, il est raisonnable d'admettre que le pouce est aussi composé de trois os, et non de considérer sa première phalange comme une partie du métacarpe: du moins cet os forme des deux côtés une articulation mobile, ce qui est un attribut des premiers os des doigts, et non de ceux du métacarpe". (Gal. De ossib. ad tir. c. 19; o. c. T. II p. 771; Oribase, Du métacarpe et des doigts; o. c. T. III p. 415).

2) „Les quatre os parallèles du métacarpe se portent jusqu'aux doigts; ils sont séparés les uns des autres, et ne sont pas entièrement réunis comme ceux du carpe, parce qu'ils devaient s'articuler avec les doigts, organes qui s'écartent le plus possible les uns des autres ...... A la face externe les os du métacarpe sont légèrement convexes, mais à la face interne ils sont plus concaves, car placés après le carpe ils doivent en imiter la forme ....." (Gal. De usu part. Lib. II c. 8; o. c. T. III p. 122; Daremb. I 188).

3) اصابع (aṣābiᶜ; singul. aṣbaᶜ).

4) „A la vérité les doigts pourraient, sans le secours des os, se mouvoir de diverses manières, comme les poulpes". (Gal. De usu part. Lib. I c. 12; o. c. T. III p. 32; Daremb. I 132).

5) „...... si nous n'avions pas d'os, nous ne ferions pas mieux, soit en écrivant, soit en coupant, soit en nous livrant à tout autre travail, que ceux qui tremblent". (Gal. Ibid.).

6) للمكزوزين (ceux que sont atteints de la maladie kuzāz [كزاز]). Dans un des chapitres des maladies des nerfs (فى الكزاز والتمدّد) Avicenne dit: „Le spasme tétanique (تمدّد: *extension*) est un trouble fonctionnel qui empêche la force motrice de contracter les parties dont la fonction est de se contracter, à cause d'une lésion dans les muscles et dans les nerfs. Quant au mot kuzāz (كزاز), on s'en sert dans des significations diverses. Tantôt on dit kuzāz pour exprimer un trouble qui commence aux muscles de la clavicule et les étend en avant et en arrière ou vers les deux côtés à la fois. Tantôt on appelle kuzāz tout spasme tétanique, tantôt on appelle kuzāz le spasme (تشنّج: *contraction*) lui-même, tantôt on appelle ainsi spécialement le torticolis, tantôt on entend par ce mot le tétanos qui résulte de deux spasmes (تشنّجين: *contractions*) ou de deux spasmes tétaniques (تمدّدين: *extensions*) en avant et en arrière, tantôt on attribue le mot kuzāz spécialement à ce qui résulte du spasme tétanique causé par un froid qui raidit. Le spasme tétanique est en vérité le contraire du spasme ...... Quand le tétanos (كزاز; kuzāz) universel commence, la bouche se ferme, la face devient rouge, la douleur devient intense et le malade ne peut pas avaler ce que vous lui donnez à boire". (Canon. Livr. 3, Fen 2, Traité 1, chap. 5).

„Le spasme (تشنّج: *contraction*) est une maladie des nerfs qui cause les muscles de se courber vers leurs points de départ, étant rebelles à l'extension; il y a des muscles qui restent dans leur position et ne s'étendent pas; il y en a d'autres qui retournent facilement à l'état d'extension, comme le baillement et le hoquet". (Ibid. chap. 4).

7) Ms. التنصرّف المتفنّن. Le texte impr. a التنصرّف المتعيّن.

8) Le texte porte: السفلانيّة منها اعظم على التدريج: „l'os inférieur en est graduellement plus grand".

9) انامل (anāmil). D'après Freytag (Lex. arab.-lat. Hal. 1830) sur l'autorité du dictionnaire de al-Djauharī (10ᵉ siècle de notre ère) elles s'appellent aussi rawādjib (رواجب), tandis que les phalangines s'appellent barādjim (براجم) et les phalanges ashādjiᶜ (اشاجع).

cavité ni moelle [1]), afin qu'ils soient plus forts quand ils se meuvent, saisissent un objet ou tirent sur quelque chose. Ils sont créés concaves à la face interne (*palmaire*), convexes à la face externe (*dorsale*), afin qu'ils puissent bien tenir ce qu'ils ont saisi, et qu'ils puissent mieux frotter et presser [2]) ce qu'ils frottent et ce qu'ils pressent. Les côtés qui se font face les uns aux autres ne sont faits ni concaves ni convexes, afin qu'ils puissent mieux se serrer les uns contre les autres, formant comme une seule pièce, quand il est nécessaire qu'ils produisent l'effet d'un seul os; mais les doigts extérieurs, comme le pouce [3]) et le petit doigt [4]), sont convexes du côté où il n'y a pas de doigt qui leur fait face, afin que, quand la main se ferme, le tout ressemble à une forme ronde qui est plus à l'abri des lésions. La face interne est faite charnue pour leur donner du soutien et afin qu'ils puissent céder à ce qu'ils rencontrent en saisissant quelque chose. A la face externe ils ne sont pas faits de la sorte, afin qu'ils ne soient pas trop lourds et que le poing [5]) soit une arme qui cause de la douleur. Les dernières phalanges sont très charnues, afin qu'elles puissent mieux se serrer les unes contre les autres en se rencontrant, de sorte qu'elles sont pour ainsi dire jointes les unes aux autres. Le doigt du milieu [6]) a les phalanges [7]) les plus longues, puis vient l'annulaire [8]), puis l'index [9]), ensuite le petit doigt, afin que leurs extrémités se trouvent sur la même ligne, quand ils saisissent un objet [10]), qu'il n'y reste pas d'interstice et qu'en outre les quatre doigts et la paume puissent devenir concaves, quand l'objet qu'ils empoignent a une forme arrondie. Le pouce équivaut aux quatre doigts réunis, et s'il était placé autrement, son utilité serait perdue. En effet, s'il était placé du côté interne de la paume, nous serions privés de la plupart des mouvements que nous pouvons exécuter par la paume; s'il était placé du côté du petit doigt, les mains ne pourraient se rapprocher l'une de l'autre, quand elles veulent empoigner ensemble quelque objet, et cela leur serait encore moins possible, s'il était placé par derrière. Le pouce n'est pas réuni au métacarpe, afin que la distance entre lui et les autres doigts ne soit pas trop petite. Quand les quatre doigts saisissent quelque objet d'un côté et que le pouce s'oppose à eux de l'autre côté, la main peut contenir un grand objet. Placé d'une autre façon le pouce forme pour ainsi dire un bouchon [11]) pour l'objet qui est contenu et caché dans la paume [12]), tandis que le petit doigt et l'annulaire forment pour ainsi dire un couvercle du côté inférieur. Toutes les phalanges [13]) s'unissent les unes aux autres par des extrémités

1) „Mais pourquoi les os des doigts sont-ils denses, durs et sans moelle?" (Gal. De usu part. Lib. I c. 15; o. c. T. III p. 44; Daremb. I 140).

Dans le libelle de Jacques Dubois (*Sylvius*) intitulé: *Vesani cuiusdam calumniarum in Hippocratis Galenique rem anatomicam depulsio* (Jac. Sylvii Opera medica; ed Renat. Moraeus. Gen. 1635 p. 140. Depulsio nona) contre son élève Vésale (1514—1564) qui le premier avait réfuté cette erreur, se trouve le passage suivant: „Ossa digitorum solida, et cavitatis ac medullae sensui manifeste expertia, Galenum semper vidisse non dubito, ac eo priores medicos, ob robur scilicet harum partium quae nunc sunt cava parum, et nonnihil medullata ob infirmitatem ...... Sic igitur ossa digitorum nostrorum maioribus solida fuisse et nihil omnino vel parum admodum cavitatis et medullae habuisse est intelligendum.

2) دلكها وغمزها .

„En effet, c'est par leur partie interne que les doigts frottent, malaxent (τρίβουσι καὶ μαλάσσουσι) et prennent tous les objets". (Gal. De usu part. Lib. I c. 14; o. c. T. III p. 40; Daremb. I 137).

3) ابهام (*ibhām*).

4) خنصر (*khinṣir*).

5) Ms. الجمع . Le texte impr. a الجميع (le tout).

6) وسطى (*wusṭā*).

7) مفاصل (*mafāṣil*); proprement articulations.

8) بنصر (*binṣir*).

9) سبابة (*sabbāba*).

10) „Pourquoi les doigts sont-ils tous inégaux, et pourquoi celui du milieu est-il le plus long? C'est sans doute parce qu'il était plus convenable que leurs extrémités arrivassent toutes sur la même ligne, lorsqu'ils embrassent certains corps volumineux ....". (Gal. De usu part. Lib. I c. 24; o. c. T. III p. 84; Daremb. I 165).

11) كالصمام .

12) „Dans cette opération ·(c.-à-d. *quand la main renferme un objet petit ou liquide*) le pouce est le plus utile [des doigts], formant pour ainsi dire un couvercle (ἐπίθημα) pour les autres". (Gal. De usu part. Lib. I c. 23; o. c. T. III p. 83; Daremb. I 164).

13) سلاميات (*sulāmayāt*; singul. *sulāma*).

[convexes] et des surfaces articulaires concaves qui s'emboîtent les unes dans les autres et entre lesquelles se trouve un liquide visqueux. Les articulations sont entourées de ligaments solides qui se continuent avec des membranes cartilagineuses (*fibro-cartilages*). Pour augmenter la solidité, les interstices dans les articulations sont remplis de petits os nommés sésamoïdes.

De l'utilité de l'ongle [1]).

L'ongle a été créé en vue de quatre utilités. La première utilité est qu'il sert d'appui à la troisième phalange, afin qu'elle ne soit pas trop faible, quand elle presse sur quelque objet; la deuxième, c'est que le doigt est mis en état par l'ongle de ramasser des objets petits; la troisième, c'est qu'au moyen de l'ongle le doigt peut nettoyer et gratter [2]), et la quatrième, c'est qu'il sert parfois d'arme. Les trois premières utilités conviennent plus à l'espèce humaine, la quatrième aux autres animaux. L'extrémité de l'ongle a été créée arrondie, à cause de ce que vous savez. Les ongles sont créés d'os mous [3]), afin qu'ils cèdent à ce qui les frappe et qu'ils ne se brisent pas. Ils croissent continuellement, étant sujets à s'user et à être arrachés [4]).

De l'os pubis [5]) (os de la hanche, os innominé).

Près du sacrum se trouvent deux os, à droite et à gauche, qui s'unissent au milieu au moyen d'une articulation immobile (*articulation ou symphyse pubienne*). Ils forment comme la base pour tous les os sus-jacents et le support pour le déplacement des os sous-jacents. Chaque os est divisé en quatre parties. La partie située du côté extérieur s'appelle *ilion* [6]) et *os des îles* [7]); celle située en avant s'appelle *os pubis* [8]), celle située par derrière s'appelle *os de la hanche* [9]) (*partie qui se joint au sacrum*); celle située du côté inférieur, intérieur s'appelle *boîte du fémur* [10]) (*partie qui contient la cavité cotyloïde; l'ischion de Galien*), parce qu'il s'y trouve une cavité (*cav. cotyloïde, acétabule* [11])) dans laquelle s'emboîte la tête convexe du fémur [12]). Sur ces os sont situées des parties nobles, comme la vessie, la matrice, les vaisseaux spermatiques (*canaux déférents*) des hommes, l'anus et le rectum.

1) ظُفْر (*ẓifr*).

2) „...... les ongles soutenant la chair aisément refoulée, le doigt devient un instrument de préhension pour tous les objets qui sont petits ou durs........ Les ongles sont encore utiles pour une foule d'opérations; par exemple, s'il faut, ou racler, ou gratter, ou écorcher, ou déchirer ...." (Gal. De usu part. Lib. I c. 7; o. c. T. III p. 15; Daremb. I 121).

3) „Il y en a qui pensent que les ongles ont été faits d'os, de nerfs et de peau, mêlés ensemble; d'autres y ajoutent encore la chair". (Gal. De anat. administr. Lib. II c. 11; o. c. T. II p. 335).

4) „Mais comme l'extrémité des ongles pouvait être usée, soit en grattant, soit en nous en servant de toute autre façon, la nature a donné à ces parties seules la faculté de croître, lors même que le corps a acquis son entier développement". (Gal. De usu part. Lib. I c. 11; o. c. T. III p. 31; Daremb. I 132).

5) عظم العانة (*ʿaẓm al-ʿāna*).

6) حرقفة (*ḥarqafa*).

7) عظم الخاصرة (*ʿaẓm al-khāṣira*).

8) عظم العانة (*ʿaẓm ʿal-āna*).

9) عظم الورك (*ʿaẓm al-wark*).

10) حقّ الفاخذ (*ḥuqq al-fakhidh*).

11) L'acétabulum (ὀξύβαφον) était e. a. un gobelet employé par les escamoteurs de la classe appelée maintenant *joueurs de gobelet*. (Rich. Diction. des antiquités romaines et grecques. Trad. française. Paris 1859 p. 8; Hyrtl Onomatol. anatomica. Wien 1880 p. 3).

D'après Dozy (Suppl. aux diction. arabes I 307) *ḥuqqa* (حقّة) a la même signification.

12) D'après Galien l'os de la hanche est divisé en trois parties. „Aux apophyses latérales du sacrum, qui sont droites et grandes, se rattachent deux os dépourvus d'un nom qui puisse s'appliquer à leur ensemble *(os innominés)*: en effet, les parties supérieures de ces os, qui sont aplaties, portent le nom d'*os des îles* (λαγόνων ὀστᾶ; *ilion*), les parties extérieures et inférieures qui viennent après l'emboîtement (ἐπίβασις) [du fémur], celui d'*os ischion* (ἰσχίων ὀστᾶ), et les parties qui de ce point-là se dirigent en haut et en avant, qui sont minces et trouées et qui se réunissent l'une à l'autre à leur extrémité, celui d'*os du pubis* (ἥβης ὀστᾶ). Chacun des os ischion contient une cotyle *(cavité cotyloïde)* très considérable qui est unie par un ligament très vigoureux *(lig. intra-articulaire)* à la tête du fémur". (Gal. De ossib. ad tir. c. 20; o. c. T. II p. 772; Oribase, Des os sans nom; o. c. T. III p. 416).

Résumé de l'utilité du membre inférieur [1]).

En résumé l'utilité du membre inférieur consiste en deux choses, la station solide [2]), qui a lieu au moyen du pied, et le changement de place sur un terrain uni, en montant et en descendant, qui se fait au moyen de la cuisse et de la jambe. Quand le pied a été lésé, il est difficile de se tenir solidement debout, mais la locomotion n'est difficile qu'en tant qu'elle a besoin d'une grande solidité d'un des pieds. Quand les muscles de la cuisse et de la jambe ont été endommagés, la station solide est facile, mais la locomotion est difficile.

Du fémur [3]).

Le premier des os du membre inférieur est le fémur. C'est le plus grand os du corps, parce qu'il supporte les parties sus-jacentes et qu'il déplace les parties sous-jacentes. L'extrémité supérieure est faite arrondie, afin qu'elle s'adapte à la boîte de la hanche [4]) (*cavité cotyloïde*). Le fémur est convexe en dehors et par devant, concave et creux en dedans et par derrière. S'il se continuait en ligne droite avec la cavité cotyloïde [5]), il s'ensuivrait une sorte de démarche défectueuse [6]), comme cela a lieu chez ceux qui sont nés ainsi ; les grands muscles, les nerfs et les vaisseaux ne seraient pas bien protégés ; il ne résulterait de tout cela rien de bon et on ne pourrait s'asseoir convenablement. Si le fémur, après s'être porté en dehors, ne revenait pas vers le côté interne, il en résulterait une autre façon de démarche défectueuse [7]), et la station solide et libre, qui ne dévie en aucun sens, et l'équilibre feraient défaut [8]). A l'extrémité inférieure du fémur se trouvent deux apophyses (*condyles*) pour la formation de l'articulation du genou. Mais parlons d'abord de la jambe, ensuite de l'articulation.

De la jambe [9]).

Comme l'avant-bras, la jambe est composée de deux os dont l'un, qui est plus grand et plus long, est situé du côté interne et s'appelle la grande canne [10]) (*tibia*). L'autre est plus petit et plus court ; il est trop court pour parvenir jusqu'au fémur, mais en bas il atteint l'endroit jusqu'où parvient le tibia, et s'appelle la petite canne [11]) (*péroné*). La jambe aussi est convexe en dehors, mais à l'extrémité inférieure

1) ‮رجل‬ *(ridjl)*.

2) ‮الثبات والقوام‬ .

3) ‮فخذ‬ *(fakhidh)*.

4) ‮حقّ الورك‬ *(huqq al-wark)*; *al-wark* s'emploie ici pour la partie de l'os de la hanche qui contient la cavité cotyloïde, l'*ischion* de Galien.

5) ‮لو وضع على الاستقامة وموازاة للحقّ‬ ; c'est-à-dire, si le col du fémur ne se portait pas obliquement en dehors.

6) ‮فخج‬ .

7) „La nature a préparé dans la cavité de l'os nommé *ischion* une place excellente pour la tête du fémur. Il ne se continue pas en ligne droite avec cette cavité; ...... en effet, à la partie supérieure et externe, il est convexe, et concave à la partie opposée ...... Ceux qui ont naturellement le fémur plus droit qu'il ne faut, ont les genoux tout à fait en dehors (βλαισοῦνται πάντως κατὰ τὸ γόνυ). C'est un grand inconvénient ..... pour la marche et la station ferme. Si le col du fémur ne se portait pas obliquement en dehors dès sa sortie de la cavité cotyloïde, ... quelle place resterait pour les muscles intérieurs de la cuisse, ... pour les nerfs, ... pour les veines, pour les artères, pour les glandes qui remplissent leurs interstices .... Si chez certaines personnes le col du fémur est moins projeté en dehors, les parties qui remplissent les aines se trouvant resserrées sont broyées les unes contre les autres, et, pour cette raison, ces personnes sont forcées de marcher les cuisses et les genoux en dehors ...... D'un autre côté, si les fémurs s'étaient prolongés jusqu'au genou en s'écartant toujours et sans revenir en aucune façon vers le côté interne, ces personnes auraient les jambes courbées d'une autre façon que celle dont il a été question plus haut (ἕτερος ἂν οὗτος ἦν βλαισώσεως τρόπος αὐτοῖς)". (Gal. De usu part. Lib. III c. 9; o. c. T. III p. 210 seqq.; Daremb. I 243 seqq.).

Galien dit ailleurs (De morb. caus. lib. c. 7; o. c. T. VIII p. 28): „J'appelle βλαισόν ce qui est courbé en dehors, ῥαιβόν ce qui est courbé en sens contraire".

8) ‮ولم يكن للقوام وبسطه (واسنة‬ .Ms) ‮اليها وعنها الميل فلم يعتدل‬ . La traduction de Plempius (o. c. I 44) porte: neque surrecta plane figura, nullamque partem versus inclinante, ac prorsus aequabili stare potuisset.

9) ‮ساق‬ *(sāq)*.

10) ‮القصبة الكبرى‬ *(al-qaṣbat al-kubrā)*.

11) ‮القصبة الصغرى‬ *(al-qaṣbat al-sughrā)*.

elle est convexe en dedans, afin qu'on puisse bien se tenir debout et être en équilibre. Le tibia, qui est la jambe proprement dite, a été créé plus petit que le fémur; en effet, il réunit en soi deux qualités dont l'une, c'est-à-dire la station solide et la sustentation de ce qui est au-dessus de lui, exige qu'il soit plus grand, tandis que l'autre, c'est-à-dire le mouvement léger, exige qu'il soit petit. La deuxième qualité est plus importante pour le but que le Créateur s'est proposé en créant la jambe, c'est pourquoi elle a été créée plus petite. La première qualité est plus importante eu égard au but qu'il s'est proposé en créant le fémur, c'est pourquoi celui-ci a été créé plus grand [1]). La jambe est d'une dimension modérée, car si elle était faite plus grande, il en résulterait un mouvement difficile, comme cela a lieu chez ceux qui sont atteints d'éléphantiasis [2]) et de varices. Si elle était plus petite, il en résulterait de la faiblesse et un mouvement difficile, et elle ne pourrait supporter les parties situées au-dessus, comme cela a lieu chez ceux qui ont naturellement les jambes grêles. Pour toutes ces raisons le tibia est soutenu et renforcé par le péroné. Le péroné a encore d'autres utilités; il protège, par exemple, les nerfs et les vaisseaux situés entre les deux os. Le péroné participe avec le tibia à la formation de l'articulation du pied, afin que l'articulation pour les mouvements d'extension et de flexion [du pied] soit solide et forte.

De l'articulation du genou [3]).

L'articulation du genou est formée par l'emboîtement des deux apophyses qui se trouvent à l'extrémité inférieure du fémur dans deux surfaces articulaires concaves de l'extrémité supérieure du tibia. Elles sont liées par un ligament qui les entoure (*lig. capsulaire*), par un ligament qui les relie (*lig. croisés*) et par deux ligaments solides qui se trouvent des deux côtés (*lig. latéraux*) [4]). Du côté antérieur des deux apophyses est placée la rotule [5]), et c'est l'œil du genou. C'est un os qui approche de la forme ronde. Son utilité est qu'il prévient le déchirement [des ligaments] et la luxation qui seraient à craindre quand on se met à genoux ou s'accroupit [6]), et qu'il soutient l'articulation qui souffre par le déplacement du corps pendant les mouvements [7]). La rotule a été placée par devant, parce que la plupart des mouvements violents qui se passent dans le genou [8]) se dirigent en avant, puisqu'il n'y a pas de mouvements violents en arrière. Les

1) „Ainsi, pour porter aisément le fémur, le tibia devait préférablement être plus grand; mais pour être mû facilement il devait l'être moins; l'alternative étant obligatoire, puisque les deux conditions ne pouvaient être unies, il était raisonnable, en optant pour la plus utile, de tenir quelque compte de l'autre. Dans un organe créé pour la marche une conformation appropriée au mouvement est de beaucoup plus utile que celle qu'eût exigée la sureté de la sustentation. C'est pour ce motif que la nature a fait le tibia plus petit que le fémur, mais il ne lui est pas tellement inférieur qu'il ne puisse le supporter sûrement (ἀσφαλῶς)". (Gal. De usu part. Lib. III c. 13; o. c. T. III p. 248; Daremb. I 267).

2) داء الفيل (dā' al-fīl; *maladie de l'éléphant; Éléphantiasis Arabum, Pachydermie, Barbadoes leg, Knollbein, Roosbeen van Suriname*). „L'éléphantiasis est un agrandissement du pied et des autres parties du membre inférieur, de la même manière que cela a lieu dans les veines variqueuses (فى عروض (عروق) .ا اندوانى)". (Avicen. Canon Livre III, Fen 22, Traité 1, chap. 6) [c. 16 de la traduction latine]). La lèpre (Ἔλέφας, *Éléphantiasis Graecorum, Lepra Arabum, Leprosy, Aussatz, Melaatschheid*) s'appelle chez Avicenne *djudham* [جذام]. (Canon. Livre IV, Fen 3, Traité 3, chap. 1).

3) ركبة, (*rukba*).

4) Galien décrit en outre les fibro-cartilages interarticulaires: „L'articulation du genou a plusieurs autres ligaments (*outre le lig. capsulaire*); l'un d'eux, dans l'intérieur, analogue à celui qui est caché dans l'articulation de l'ischion (*lig. rond de l'artic. coxo-fémorale*). Dans les parties du fémur il est en quelque sorte double (*lig. croisés*); deux autres *latéraux*, l'un externe (*latéral*) .... l'autre interne (*médial*) .... Il y a encore d'autres ligaments dans l'articulation, qui sont cartilagineux et qui entourent circulairement la cavité (*surface articulaire*) du tibia, se joignant dans cette partie de l'articulation, où les cavités du tibia sont contiguës l'une à l'autre. Ils forment ainsi un seul ligament cartilagineux plus fort qui s'attache entre les condyles du fémur (!), en divisant l'articulation entière en deux parties, car il est situé au milieu entre les cavités du tibia et les condyles du fémur". (Gal. De anat. administr. Lib. II c. 10; o. c. T. II p. 329).

5) رصفة, (*rasfa*).

6) عند الجثو وجلسة التعلّق.

7) „La partie appelée *meule* (μύλη) par les uns, et *os placé sur le genou* (ἐπιγονατίς) par les autres, est un os cartilagineux qui occupe toute la partie antérieure de l'articulation; elle empêche le fémur même de se porter en glissant vers les parties antérieures, surtout dans les positions qu'on appelle *à genoux* (γνύξ) et *à croupetons* (ὀκλάξ). Elle nous garantit puissamment contre les chutes, surtout sur les terrains en pente où tout notre corps s'incline en avant". (Gal. De usu part. Lib. III c. 15; o. c. T. III p. 253; Daremb. I 270).

8) اكثر ما يلحقه من عنف الانعطاف.

mouvements latéraux sont faibles, mais le mouvement le plus important [1]) se fait en avant, et c'est là que le choc frappe la rotule, quand on se lève promptement, qu'on se met à genoux ou qu'on fait d'autres mouvements pareils.

Du pied [2]).

Le pied a été créé comme un instrument pour la station solide. Sa forme est allongée en avant, afin qu'on puisse se tenir debout en s'y appuyant. Du côté intérieur de la plante du pied est créé un creux [3]), afin que, quand on se tient debout et surtout pendant la marche, le pied s'incline vers le côté opposé à celui de la jambe qui est levée, pour compenser, par l'appui solide nécessaire, l'action de la jambe levée pour le mouvement, de sorte que la station est en équilibre [4]). Ce creux est aussi créé, afin qu'il soit possible de marcher sur des choses saillantes [5]) sans que cela cause des douleurs violentes et afin que le pied puisse bien embrasser, par exemple, des échelons et les parties saillantes des montées [6]).

Le pied a été composé de plusieurs os. L'utilité en est que le pied peut bien saisir et embrasser l'endroit du sol qu'il occupe, si cela est nécessaire; car le pied tient cet endroit, comme la main tient ce qu'elle empoigne. Si, en effet, un instrument destiné à tenir quelque objet est en état, par le mouvement de ses parties, de prendre une forme par laquelle il lui est possible de le tenir, cela vaut mieux que s'il est formé d'une seule pièce qui ne peut passer d'une forme à une autre. Il y a encore une autre utilité commune à toute partie du corps composée de plusieurs os [7]).

Les os du pied sont au nombre de vingt-six: l'astragale [8]), qui forme avec les os de la jambe l'articulation [du pied], le calcanéum [9]), qui forme la base pour la station solide, le scaphoïde [10]), par lequel se forme le creux du pied [11]), les quatre os du tarse [12]) (*le cuboïde et les trois cunéiformes*) auxquels est réuni le métatarse. L'un d'eux est un os qui ressemble à un dé à jouer [13]) (*cuboïde*); il est pour ainsi dire hexaèdre et il est situé du côté extérieur qui par cet os se pose solidement sur le sol; ensuite les cinq os du métatarse.

L'astragale de l'homme est plus arrondi que les astragales des autres animaux. Il est pour ainsi dire le plus important [14]) des os du pied qui servent à la locomotion, comme le calcanéum est le plus important des os du membre inférieur servant à la station solide.

1) Ms. ‫انعطافه‬ ‫جلّ‬. Le texte impr. a ‫انعطافه‬ ‫جعل‬.

2) ‫قدم‬ (*qadam*).

3) ‫اخمص‬ (*akhmas*).

4) ‫لیکون میل القدم عند‬ (‫الی‬ texte impr.) ‫الانتصاب وخصوصا لدی المشی‬ ‫هو الی الجهة المضادة لجهة الرجل المشیلة لیقاوم بما‬ (‫ما‬ texte impr.) ‫یجب‬ ‫ان یشتد من الاعتماد علی جهة استقلال‬ (‫لاستقلال‬ ms.) ‫الرجل المشیلة‬ [‫للنقل‬ ms.] ‫فیعتدل القوام‬.

La traduction de Plempius (o. c. I 45) porte: ut nonnihil inclinet pes, dum homo erectus stat: sed proprie ac potissimum dum incedit, ut nutet in oppositam partem ei, in quam pes elevatus vergit, atque ita stabili jacto fundamento statuminetur corpus, ac propter alterius pedis sublationem causâ incessus institutam non vacillet: rectaque et aequabilis sit statura.

„En effet, puisque dans la marche, l'une des jambes se meut, tandis que l'autre, appuyée tout entière sur le sol, supporte le poids du corps, la nature a eu raison de donner plus d'élévation à la partie interne [du pied]; car si le pied avait exactement la même hauteur des deux côtés, ce serait surtout vers la jambe qui est en l'air que s'inclinerait d'abord le pied lui-même, puis toute la jambe [qui est appuyée]. De cette façon il est clair qu'en marchant nous tomberions facilement". (Gal. De usu part. Lib. III c. 7; o. c. T. III p. 197; Daremb. I 237).

5) Ms. ‫ناتیة‬. Texte imprimé: ‫ناتیة‬.

6) ‫الدرج وحروف المصاعد‬.

„[L'homme] embrassant avec le creux du pied les convexités des échelons.......... Nous disions, en effet, que le pied de l'homme était avec raison partagé en doigts (πολυσχιδής) et creux au milieu, afin qu'il pût marcher sur toute espèce de terrain; avec cette cavité médiane, disions-nous, il embrasse les convexités du terrain, et ses orteils lui servent surtout (c'est encore une chose à ajouter) dans les lieux escarpés, obliques ou inclinés". (Gal. De usu part. Lib. III c. 5; o. c. T. III p. 191; Daremb. I 233).

7) C'est-à-dire qu'une lésion dont un des os est atteint ne s'étend pas sur toute la partie.

8) ‫كعب‬ (*ka‘b*).

9) ‫عقب‬ (*‘aqib*).

10) ‫زورقی‬ (*zawraqî*).

11) ‫اخمص‬ (*akhmaṣ*).

12) ‫رسغ‬ (*rusgh*). Chez les anatomistes modernes les trois os précédents font aussi partie du tarse.

13) ‫نردی‬ (*nardî*). ‫نرد‬ (*nard*): sorte de trictrac et dé à jouer.

D'après Andreas Alpagus Bellunensis (Arabicorum nominum interpretatio; Avic. op. Venet. 1595, II 421) cet os fut appelé ainsi „quia assimilatur taxillo hexagono quo antiqui ludebant et illi taxilli fuerunt appellati nerdi, ab inventore qui fuit philosophus clarissimus et appellabatur Nerdi".

14) ‫أشرف‬.

L'astragale est situé entre les extrémités saillantes des deux os de la jambe qui l'entourent de différents côtés, c'est-à-dire, d'en haut, par derrière et des côtés externe et interne. Ses deux extrémités *(les deux facettes de la face inférieure)* s'emboîtent dans deux cavités du calcanéum. L'astragale est situé entre la jambe et le calcanéum et c'est par son intermédiaire que ces deux sont réunis d'une manière convenable, que l'articulation entre eux est affermie et qu'elle est garantie des vacillations[1]). L'astragale se trouve en effet au milieu, quoiqu'il y en ait qui pensent, à cause du creux plantaire, qu'il se porte vers l'extérieur *(lisez* intérieur[2]). A la face antérieure de l'astragale est réuni l'os scaphoïde au moyen d'une articulation. Ce scaphoïde se joint par derrière au calcanéum *(lisez* à l'astragale), par devant à trois os du tarse *(les trois cunéiformes)* et du côté externe à l'os cuboïde que vous pouvez considérer, si vous voulez, comme un os à part, ou bien comme un quatrième os du tarse.

Le calcanéum est situé sous l'astragale; il est dur, arrondi par derrière pour résister aux coups et aux lésions, lisse inférieurement pour bien se reposer sur le sol et pour que le pied s'adapte bien à l'endroit qu'il occupe pendant la station. Il est créé grand, afin qu'il puisse porter le corps, et allongé en forme de triangle; il s'amincit peu à peu jusqu'au bout et s'écarte en dehors près du creux plantaire, afin que ce creux s'étende graduellement de derrière vers le milieu[3]).

Le tarse diffère du carpe, le premier se composant d'un seul rang, l'autre de deux rangs, et parce que les os du tarse sont en plus petite quantité. La raison[4]) en est que la main a plus besoin de faire des mouvements et d'empoigner des objets que le pied, dont la plus grande utilité est d'effectuer la station solide, et qu'un grand nombre de pièces et d'articulations est désavantageux quand le pied saisit et embrasse l'endroit qu'il occupe, à cause de la laxité et du trop grand écartement qui en résulteraient pour lui. Il serait de même désavantageux si la mobilité manquât absolument, parce qu'alors l'écartement modéré nécessaire ferait défaut; car il est connu que la préhension se fait le mieux par un instrument composé de parties moins nombreuses et de plus grandes dimensions[5]). Le métatarse a été créé de cinq os, afin qu'à chacun deux s'unît un des orteils, qui sont au nombre de cinq et placés[6]) sur un seul rang, parce qu'ils ont plus besoin d'être solides que de saisir et d'empoigner quelque chose, ce qui est le but que se proposent les doigts de la main. Chaque orteil[7]), le gros orteil[8]) excepté, est composé de trois phalanges. Le gros orteil a deux phalanges[9]).

1) „Ce dernier *(l'astragale)* est serré entre les épiphyses du tibia et du péroné, par ses faces supérieure, latérales et postérieure. Il repose sur le calcanéum et s'insère par deux éminences dans deux cavités de cet os........ De ces remarques on peut inférer que l'astragale est le plus important ($\varkappa\upsilon\rho\iota\acute{\omega}\tau\alpha\tau o\nu$) des os du pied qui concourent aux mouvements de cette partie, et que le calcanéum est le plus important de ceux qui servent à la station........ Pour ce même motif, il convenait encore que le mode d'insertion du calcanéum fût solide et non pas fragile ni lâche. S'il se fût articulé avec le tibia et le péroné sans l'intermédiaire de l'astragale, il serait absolument privé de fermeté et de consistance". (Gal. De usu part. Lib. III c. 8; o. c. T. III p. 204 seqq.; Daremb. I 240, 241).

2) „........ car si cet os *(le calcanéum)* était en avant épais et large comme en arrière, et qu'il s'étendît avec les mêmes dimensions vers la partie antérieure du pied, comment ce pied aurait-il une cavité intérieure *(plantaire)*? La nature a donc eu raison de lui enlever à l'intérieur du pied une grande partie de son épaisseur et de sa largeur; c'est pour cela que le calcanéum paraît se prolonger du côté du petit doigt. C'est pour cela encore que l'astragale semble se porter davantage vers l'intérieur, bien que sa partie postérieure s'appuie contre le milieu du calcanéum". (Gal. Ibid. Lib. III c. 7; o. c. T. III p. 198; Daremb. I 237).

3) „Le calcanéum est très grand, parce qu'il sert perpendiculairement de base au membre entier; lisse inférieurement pour reposer avec fermeté sur le sol; arrondi, sur ses autres faces, pour être à l'abri des lésions; allongé du côté du petit doigt et se rétrécissant peu à peu, pour former la cavité interne du pied". (Gal. Ibid. Lib. III c. 8; o. c. T. III p. 200; Daremb. I 238).

4) Le texte a المنفعة (l'utilité).

5) „Il convenait que les organes de préhension fussent composés de parties petites et nombreuses, ceux de locomotion de parties plus grandes et moins nombreuses". (Gal. De usu part. Lib. III c. 8; o. c. T. III p. 203; Daremb. I 240).

6) منضّة.

7) أصبع *(aṣbaʿ).*

8) إبهام *(ibhām).*

9) „...... dans le pied, où tous les doigts sont placés sur un seul rang, le nombre des os du métatarse ($\tau o\tilde{\upsilon}$ $\pi\varepsilon\delta\acute{\iota}o\upsilon$) égale avec raison le nombre de ces doigts. Comme dans la main le pouce occupe une place particulière, ... le métacarpe n'est avec raison composé que de quatre os. Eudème *(3ᵉ siècle avant notre ère)* en prétendant que le métatarse et le métacarpe sont également composés chacun de cinq os, et que le pouce n'a que deux phalanges comme le gros orteil (car il se croit dans l'obligation de conserver une analogie exacte), s'écarte de la vérité". (Gal. Ibid. Lib. III c. 8; o. c. T. III p. 202, 203; Daremb. I 239 seqq.).

Maintenant nous avons parlé suffisamment des os. Le total de ces os, quand on les additionne, est de 248 outre les os sésamoïdes et l'os qui ressemble à la lettre L de l'écriture grecque *(os hyoïde)* [1].

Discours général sur les nerfs [2], les muscles [3], les tendons [4] et les ligaments [5].

Le mouvement volontaire des parties du corps ne peut avoir lieu que par une force qui leur parvient de l'encéphale par l'intermédiaire des nerfs [6]. Les nerfs ne peuvent être unis convenablement aux os, qui sont réellement en première instance [7] les fondements des parties mobiles pendant le mouvement, puisque les os sont durs, tandis que les nerfs sont mous. Pour cette raison le Créateur, dans sa bienveillance, a fait croître sur les os quelque chose semblable aux nerfs, nommée *ʿaqab* [8] et ligament; il l'a réunie aux nerfs et l'a entrelacée avec eux, de sorte que ces deux organes forment comme un seul corps [9]. Ce corps composé de nerfs et de ligaments est en tout cas mince, parce que le nerf, en s'unissant aux parties du corps, ne prend pas un volume qui dépasse de beaucoup le volume et l'épaisseur qu'il possède à son origine. A son origine son volume est tel qu'il répond à la substance de l'encéphale et de la moelle, au volume de la tête et aux trous par lesquels le nerf sort. Si le nerf, ayant atteint son plus grand volume possible, était chargé de mouvoir les parties du corps, surtout s'il devait se diviser, se partager et se ramifier dans ces parties, et si la partie du nerf qui parvient à chaque os était beaucoup plus mince que son commencement, en s'éloignant de son point de départ et de son origine, cela amènerait un dommage évident. Pour cette raison le Créateur, qui est élevé, a eu soin dans sa sagesse de lui donner une certaine épaisseur, en séparant en fibres le corps composé de nerf et de ligament, en remplissant de chair les interstices, en l'enveloppant d'une membrane et en plaçant au milieu, comme un axe [10], un soutien de la même substance que celle dont se composent les nerfs. Cet ensemble est un organe composé de nerfs, de ligaments, de leurs fibres, de la chair qui remplit les interstices et de la membrane enveloppante [11]: cet organe est le muscle. Quand il se contracte, il entraine le tendon, composé de ligaments et de nerfs, qui se rend du muscle à la partie du corps; le tendon se contracte, de sorte que la partie est entraînée. Quand il se détend, le tendon se relâche, de sorte que la partie retourne à sa place.

1) Le ms. de Leyde a encore: et l'os qui se trouve dans le cœur.

2) عصب (ʿaṣab).

3) عضل (ʿaḍal).

4) وتر (watar).

5) رباط (ribāṭ).

6) „...... chez un assez grand nombre de malades l'inflammation d'un nerf a amené des convulsions et le délire (ἐσπάσθησαν τε καὶ παρέπαισαν οὐκ ὀλίγοι); quelques-unes des personnes qui se trouvaient dans cet état, ayant été assez heureuses pour rencontrer un médecin bien avisé qui coupât le nerf, furent immédiatement délivrées des convulsions et des délires; mais à compter de ce moment, le muscle auquel ce nerf s'insérait fut chez eux insensible et incapable de servir aux mouvements". (Gal. De motu muscul. Lib. I c. 1; o. c. T. IV p. 370; Daremb. II 323; Oribase, Du mouvement des muscles; o. c. T. III p. 250).

7) بالقصد الاوّل.   8) عقب.

9) „Le ligament (σύνδεσμος)...... est un corps nerveux issu dans tous les cas d'un os et qui va s'insérer sur un os ou dans un muscle...... Le nerf (νεῦρον) ou tenseur (τόνος) naît de l'encéphale ou de la moelle". (Gal. De motu muscul. Lib. I c. 1; o. c. T. IV p. 369; Daremb. II 322).

„Mais la circonstance que le tendon (τένων) provient de l'extrémité du muscle, tandis que le nerf et les ligaments s'implantent sur sa tête et se distribuent ensuite dans tout le muscle, rend vraisemblable la conjecture que le tendon se forme des deux organes en question...... En effet, le nerf qui arrive au muscle se divise, dès l'instant de son implantation, en parties peu nombreuses, et si ces parties se divisent de ñouveau en d'autres, si les parties qui proviennent de cette seconde division se séparent encore une fois en d'autres, si cette bifurcation continue jusqu'au point de faire terminer le nerf en fibres membraneuses et extrêmement ténues, si enfin ces parties si ténues se réunissent de nouveau entre elles pour former des nerfs moins nombreux, mais d'un volume plus considérable que ceux qui les précèdent, il en résulte, à l'extrémité du muscle, des nerfs égaux en nombre et en volume à ceux qui se trouvent à la première origine du muscle. Comme, au contraire, le tendon dès son origine est beaucoup plus grand que le nerf qui arrive au muscle, il est clair qu'il ne s'est pas formé uniquement du nerf, mais qu'il s'est approprié aussi une partie...... considérable de la substance des ligaments". (Gal. Ibid. Lib. I c. 2; o. c. T. IV p. 374; Daremb. II 325; Oribase III 253).

10) محرور.

11) „Les nerfs...... apportent aux muscles les forces qu'ils tirent du cerveau comme d'une source; dès l'instant qu'ils entrent en contact avec eux, ils se divisent d'une manière très variée à l'aide de plusieurs bifurcations successives, et s'étant résolus à la fin entièrement en fibres membraneuses et ténues, ils forment un réseau pour le corps du muscle. Les ligaments, au contraire, qui servent à relier et à unir les muscles aux os, donnent naissance aux membranes qui les environnent, et font pénétrer certaines cloisons intérieures dans la chair même des muscles, chair que vous devez vous représenter comme un lieu arrosé par plusieurs canaux". (Gal. De motu muscul. Lib. I c. 1; o. c. T. IV p. 371; Daremb. II 323; Oribase III 251).

Des muscles de la face [1]).

Il est connu que les muscles de la face correspondent au nombre [2]) des parties mobiles de la face. Ces parties sont: le front, les globes de l'œil, les paupières supérieures, la joue avec les lèvres, les lèvres séparément, les extrémités des ailes du nez et la mâchoire inférieure.

Du muscle du front [3]).

Le front est mû par un muscle mince, large, membraneux, qui s'étend sous la peau du front *(muscle frontal)*, à laquelle il adhère tellement qu'il fait presque partie de la peau même et qu'il n'est pas possible d'en enlever la peau. Il s'attache à la partie mobile sans l'intermédiaire d'un tendon, puisque cette partie mobile est une peau large et légère, et qu'il ne convient pas de mouvoir pareille chose par un tendon. Par le mouvement de ce muscle les sourcils sont haussés, et par son relâchement il aide l'œil à se fermer [4]).

Des muscles du globe de l'œil [5]).

Les muscles moteurs du globe de l'œil sont au nombre de six, quatre situés des quatre côtés, en haut, en bas et aux deux angles (*muscles droits supérieur, inférieur, interne et externe*) dont chacun [6]) fait mouvoir l'œil de son côté, et deux muscles placés un peu obliquement (*muscles grand et petit obliques*) qui impriment à l'œil un mouvement de rotation [7]). Derrière le globe de l'œil se trouve un muscle (*muscle droit postérieur chez les animaux*) servant d'appui [8]) au nerf creux (*nerf optique*), dont nous parlerons plus tard, pour s'attacher à lui et aux parties environnantes, de sorte qu'il le rend plus lourd, l'empêche de se relâcher, ce qui amènerait une exophthalmie, et qu'il retient l'œil quand on fixe quelque objet [9]). A cause de ses membranes ligamenteuses ce muscle présente une telle division qu'on n'est pas certain à l'égard de sa nature: car suivant quelques anatomistes c'est un muscle unique, suivant d'autres ce sont deux muscles et suivant d'autres encore ce sont trois muscles, mais en tout cas sa tête est simple [10]).

1) وجه ‎ (wadjh).

2) على عدد.

3) جبهة ‎ (djabha).

4) „Sous la peau du front (μετώπου [Gal.]; προσώπου [Oribase]) il y a...... un épanouissement musculaire (μυώδης φύσις) mince, adhérant à elle; c'est pourquoi toute la peau du front (visage [Oribase]) peut se mouvoir, quoiqu'on tienne la mâchoire immobile". (Gal. De musc. dissect.; o. c. T. XVIII B p. 932; Oribase III 424).

„L'épanouissement musculaire étendu sous la peau du front et son action étaient connus des anatomistes; ils disent, en effet, que les sourcils sont haussés par lui, et qu'il effectue le mouvement de la peau du front". (Gal. De anat. administr. Lib. IV c. 1; o. c. T. II p. 418).

5) مقلة ‎ (muqla).

6) Ms. ‏وأحدة منها‎. Texte impr. ‏وأحد منهما‎.

7) „...... les deux autres qui impriment un mouvement de rotation (περιστρέφοντες) à l'œil entier". (Gal. De musc. dissect.; o. c. T. XVIII B p. 933; Oribase III 425).

8) Ms. ‏تلعم‎. Texte impr. ‏تلغم‎.

9) ‏عند التحديق‎.

10) „Le muscle qui entoure la base de l'œil (*droit postérieur, suspenseur, choanoïde chez les animaux*), soit que vous le considériez comme un muscle unique, ou comme un muscle double ou triple, soit que vous le regardiez comme deux ou trois muscles adhérents entre eux, sert à fixer l'œil, quand nous avons besoin de contempler avec soin un petit objet placé droit devant nous". (Gal. De musc. dissect.; o. c. T. XVIII B p. 932; Oribase III 424).

„Il existe encore...... un autre grand muscle (*droit postérieur*) qui serre et qui protège l'attache du nerf mou (*n. optique*), relevant, haussant l'œil et le roulant un peu...... Ce muscle...... embrassant circulairement toute la racine de l'œil, est regardé comme triple par certains anatomistes, comme double par d'autres; ils le divisent d'après certaines couches de fibres et certaines cloisons (κατὰ τινας ἐπιβολὰς ἰνῶν καὶ διαφύσεις οὕτως αὐτὸν χορίζουσιν). (Gal. De usu part. Lib. X c. 8; o. c. T. III p. 797; Daremb. I 628).

„Dans les ruminants et les chevaux ce muscle forme un entonnoir et s'étend dans tout l'intervalle qui est entre les quatre *muscles droits*...... Les carnassiers ont le muscle divisé en quatre faisceaux". (Cuvier, Leçons d'anat. comp. 2e ed. T. III p. 447).

„Chez tous les singes inférieurs („below the Simiidae") de l'ancien monde ce muscle est représenté par un faisceau musculaire tantôt plus large, tantôt plus mince". (Ottley, Attachment of eyemuscles in Mammals. Proceed. Zool. Soc. Lond. 1879). Vésale (De corp. hum. fabrica Lib. II c. 11; Opera omnia cura Boerhaave et Albini L. B. 1725 T. I p. 197) admet encore l'existence de ce muscle („nervum visorium involvente") chez l'homme. A la réfutation de Falloppio il répond: „Post hoc septimus a me commemoratur musculus, cuius in homine absentiam in marcorem potius, et multam flavi adipis copiam insignemque hominis mollitiem in animo meo rejicere soleo, quam quod illo tam eleganti et raro musculo hominem vere destitui existimarem". (Vesalii observationum Gabr. Falloppii examen. Ibid. T. II p. 781).

Des muscles de la paupière [1]).

La paupière inférieure n'a pas besoin de se mouvoir [2]), puisque le but est atteint et l'effet est produit entièrement par le mouvement de la paupière supérieure seule, par lequel on peut rapprocher les paupières et regarder fixement un objet. Dieu, qui est élevé, a eu soin de restreindre le nombre des organes autant que possible, puisque, s'ils étaient en grand nombre, il en résulterait sûrement les dommages que vous connaissez [3]). Bien qu'il eût été possible que la paupière supérieure fût en repos et la paupière inférieure mobile, le Créateur a eu soin de faire les effets s'accomplir près de leurs origines et de diriger les causes [efficientes] vers leur but par le chemin le plus proche et le plus droit. Or, la paupière supérieure est située le plus proche de l'origine des nerfs, et les nerfs en s'y rendant n'ont pas besoin de se recourber ni de changer de direction.

La paupière supérieure a besoin de deux mouvements, c'est-à-dire de se lever quand les yeux s'ouvrent, et de s'abaisser quand ils se ferment, et puisque pour fermer les yeux il est besoin d'un muscle qui abaisse la paupière, il serait absolument nécessaire que le nerf s'y rendît en se dirigeant d'abord en bas, et en remontant après. Dans ce cas, s'il n'y avait qu'un seul muscle, ce muscle devrait s'attacher soit à l'extrémité, soit au milieu de la paupière. S'il était attaché au milieu de la paupière, il couvrirait la pupille [4]) en montant vers la paupière; s'il était attaché à l'extrémité, il ne serait attaché qu'à l'une des extrémités, de sorte que la paupière ne se fermerait pas d'une manière égale, mais d'une manière oblique; l'occlusion serait d'abord complète du côté de l'insertion du tendon, tandis qu'elle serait incomplète de l'autre côté. L'occlusion ne serait donc pas égale, mais elle ressemblerait à la manière dont se ferme la paupière de celui qui est atteint d'une paralysie du nerf facial [5]). Pour cette raison il n'a pas été créé un seul muscle, mais deux muscles qui naissent du côté des angles de l'œil *(moitiés médiane et latérale du segment supérieur du muscle orbiculaire des paupières)* et qui abaissent la paupière d'une manière égale [6]). Pour ouvrir la paupière un muscle suffit qui parvient au milieu de la paupière, le tendon duquel s'étend le long du bord de la paupière, et qui quand il se contracte ouvre l'œil. C'est pourquoi il a été créé un seul muscle *(élévateur de la paupière sup.)* qui descend en ligne droite entre les deux membranes, qui en s'élar-

1) جفن ‎(djafn).

2) En effet, la paupière inférieure est absolument immobile". (Gal. De usu part. Lib. X c. 9; o. c. T. III p. 799; Daremb. I 630.

3) اذ (اذا texte) لم يخل ان (اذ .ms) فى التكثير من الآفات ما تعرف (يعرف .texte impr).

4) ܚܕܩܐ ‎(ḥadaqa).

5) الملقو ; لقوة ‎(laqwa) paralysie du nerf facial.

6) „Sachez que l'un des muscles, placé obliquement au grand angle de l'œil du côté du nez *(moitié médiane du segment sup. de l'orbiculaire des paupières)* arrive jusqu'à la moitié du tarse, située de ce côté, que l'autre muscle, également oblique, mais s'étendant du côté du petit angle *(moitié latérale du segm. sup. de l'orbicul. des paup.)* occupe l'autre moitié du tarse, située de son côté. Quand le muscle dont nous avons parlé en premier lieu fonctionne, il abaisse la partie de la paupière à laquelle il adhère, c.-à-d., la partie située du côté du nez; si c'est le second qui entre en action, il relève l'autre partie. [..... ..... (Gal.)]. Si donc en même temps les deux muscles tendent également la paupière, la partie du petit angle sera tirée en haut, et celle du grand angle sera tirée en bas, de sorte que l'œil ne sera pas plus ouvert que fermé. C'est ce qu'Hippocrate *(Pronost. § 2)* nomme *paupière courbée* (καμπύλον βλέφαρον)...... Ailleurs *(Prorrhét. I 69; Prénotions coaques 308)* il appelle ce contournement de la paupière Ἴλλωσις...... Si l'un des muscles agit en tirant à lui la paupière, tandis que l'autre reste complètement en repos, il arrive que toute la paupière s'ouvre ou se ferme, car l'une des parties du tarse, celle qui est en mouvement, entraîne aussi l'autre partie avec elle". (Gal. De usu part. Lib. X c. 9; o. c. T. III p. 805; Daremb. I 633; Oribase, Des muscles qui meuvent les paupières; o. c. T. III p. 426).

gissant s'attache à un corps qui ressemble à du cartilage *(cart. tarse)* et qui s'étend sous l'endroit où naissent les cils [1]).

Des muscles de la joue.

La joue a deux mouvements dont l'un suit le mouvement de la mâchoire inférieure, et l'autre a lieu en commun avec [celui de] la lèvre. La cause du mouvement qui suit celui d'une autre partie, ce sont les muscles de cette partie, et la cause du mouvement qui a lieu en commun avec une autre partie, ce sont les muscles communs à cette partie et à cette autre partie. Il y a un seul muscle de cette dernière catégorie dans chaque joue *(muscle peaucier du cou)*; il est large et connu sous ce nom [2]). Chacun de ces muscles est composé de quatre portions, les fibres venant de quatre endroits. Une des portions naît de la clavicule, ses extrémités s'attachent au bords des lèvres, du côté inférieur, et tirent la bouche en bas dans une direction oblique. La deuxième portion prend son origine au sternum et à la clavicule, des deux côtés. Ses fibres se dirigent obliquement, la portion qui naît du côté droit croise la portion qui naît du côté gauche et procède plus loin, de sorte que la portion qui naît du côté droit s'attache au bord inférieur de la lèvre gauche, tandis que la portion qui naît du côté gauche fait le contraire. Quand ces fibres se contractent, elles rétrécissent la bouche et la font se porter en avant, de la manière dont le sac est serré par le cordon [3]) *(m. orbiculaire des lèvres)*. La troisième portion prend son origine sur l'acromion de l'omoplate, s'attache au-dessus de l'endroit où s'attachent les muscles mentionnés et tire la lèvre vers les deux côtés d'une manière égale. La quatrième portion vient des apophyses épineuses du cou, passe en face des oreilles et s'attache à différentes parties de la joue [4]). Elle meut là joue d'un mouvement distinct que suit la lèvre. Chez quelques individus cette portion s'approche tout près de l'implantation de l'oreille et s'y attache, de sorte qu'elle meut l'oreille *(m. auriculaire post.?)*.

Des muscles de la lèvre [5]).

Parmi les muscles de la lèvre il y en a, comme nous avons dit, qui sont communs à la lèvre et à la joue, et il y en a qui lui sont propres. Ces derniers sont au nombre de quatre dont une paire lui parvient d'en haut, du plus haut point des joues [6]) et s'attache

1) Galien, qui attribue à la moitié latérale du segment sup. de l'orbiculaire des paupières la fonction de relever la paupière, quand l'autre moitié est en repos (Conf. la note précédente), ne décrit pas le muscle élévateur dans son livre De usu partium, mais ailleurs (De locis affectis Lib. IV c. 2; o. c. T. VIII p. 221; Daremb. II 585) il dit: „Lorsque le muscle élévateur [de la paupière sup.] est paralysé, il rendra la paupière lâche, de sorte qu'on ne pourra découvrir l'œil; lorsque les muscles abaisseurs, car il y en a deux, sont paralysés, ils ne pourront fermer l'œil. Si l'un d'eux seul est affecté, la paupière sera tirée vers le muscle opposé . . . . . ."

Si j'ai bien compris ce passage, Galien admet ici trois muscles, un muscle élévateur et deux abaisseurs, et non pas deux muscles seulement comme dans le livre De usu part. (V. la note précédente). Le texte de l'édition Kühn porte: ὁ μὲν οὖν ἀνατείνων αὐτὸν παραλυθεὶς χαλαρὸν ἀποδείξει τὸ βλέφαρον, ὡς μὴ δύνασθαι διανοίγειν τὸν ὀφθαλμόν, οἱ κατασπῶντες δὲ, δύο γάρ εἰσιν αὐτοὶ, κλείειν ἀδυνατήσουσιν. M. Daremberg, peut-être d'après une autre leçon, traduit: „Lorsque le muscle releveur de la paupière sup., venant à être paralysé, laissera la paupière lâche, de sorte qu'elle ne pourra découvrir l'œil, les muscles abaisseurs, car il y en a deux, ne pourront fermer l'œil. Si l'un deux seul est affecté, etc."

Suivant Sprengel (Geschichte der Arzneykunde. 3e Aufl. Halle 1821—29 III 73) le muscle élévateur de la paupière sup. fut découvert par Aranzio en 1548, et de nouveau par Falloppio en 1553 („ante quem tot saeculis [hunc musculum] novit hic Author noster, ac luculente describit" [Abu Ali Ibn Tsina Canon Medicinae. Interprete et Scoliaste V. F. Plempio T. 1 p. 48 Schol.]).

Falloppio le décrit exactement:

„. . . . . . in humano oculo reperi musculum parvum et tenuem admodum, cuius principium ab eodem penitus loco oritur, unde etiam manat principium musculi oculum recta ad superiora attolentis. Hic parvus musculus in chordam admodum latum desinens, totum in palpebrae superioris tarsum inseritur atque palpebram attollens oculum detegit . . . . . . Nam neque cum ego anatomicum opus Valverdae nuper Hispanica lingua Romae excusum lego, ullam huius a me promulgati musculi mentionem factam reperio, quo argumento adducor, ut credam anatomicis etiam Romanis, quorum ex sententia plurima nova refert Valverda, musculum hunc ad hanc usque diem esse ignotum". (Gabr. Falloppii Observat. anatom.. Vesalii opera cura Boerhaave et Albini. L. B. 1725 II 710).

2) „Appelons-le, en vue de la clarté de notre exposition, *épanouissement musculaire* (μυώδες πλάτυσμα)". (Gal. De musc. dissect.; o. c. T. XVIII B p. 930; Oribase III 423).

„Afin que non seulement ces mouvements [des lèvres], mais avec eux encore ceux des joues fussent susceptibles du plus grand développement, la nature a étendu extérieurement un muscle large et mince, un de chaque côté, lequel s'étend jusqu'à l'épine du cou. Parmi les fibres de ces muscles, les unes, venant du sternum et de chacune des clavicules là où elles s'articulent avec le sternum, remontent droit à la lèvre inférieure; les autres, venant du reste des clavicules, se dirigent obliquement vers les côtés des lèvres. Plus obliques encore que celles-ci sont les fibres qui, des omoplates, remontent aux côtés des lèvres et aux parties avoisinantes des joues. Pour les autres parties des joues, d'autres fibres les tirent en arrière du côté des oreilles. Ce muscle était inconnu des anatomistes, ... son mouvement vous apparaîtra clairement, si, ayant fermé exactement la mâchoire, vous voulez tirer, autant que possible, les lèvres et les joues vers chacune des parties que j'ai désignées". (Gal. De usu part. Lib. XI c. 16; o. c. T. III p. 917; Daremb. I 694).

3) ‏فعل سلك الخريطة بالخريطة‎.

4) ‏خدّ‎ (khadd).

5) ‏شفة‎ (shafa).

6) ‏من فوق سمت الوجنتين‎.

près des extrémités de la lèvre (*petit et grand zygomatiques, élévateur propre, partie de l'élévateur commun* (?) *réunis*), et deux muscles qui viennent d'en bas (*triangulaire et carré du menton*). Ces quatre muscles suffisent pour mouvoir la lèvre seule, parce que chacun d'eux, quand il fonctionne seul, tire la lèvre vers ce côté, et quand il y en a deux qui se meuvent, des deux côtés, la lèvre est tirée vers les deux côtés. Au moyen de ces muscles se produisent tous les mouvements vers les quatre côtés; la lèvre n'a pas d'autres mouvements et ces quatre muscles suffisent. Ces quatre muscles et les extrémités des muscles communs [à la lèvre et à la joue] se confondent avec le corps de la lèvre, de manière qu'il n'est pas possible de les distinguer d'avec la substance propre de la lèvre, parce que la lèvre est un corps mou et charnu dans lequel ne se trouve pas d'os [1]).

Des muscles du nez [2]).

Aux extrémités de l'aile du nez [3]) s'attachent deux muscles petits et forts (*portion nasale de l'élévateur de la lèvre sup. et de l'aile du nez*?). Ils sont petits, pour qu'ils ne gênent pas les autres muscles qui sont plus nécessaires, parce que les mouvements des différentes parties de la joue et de la lèvre sont plus nombreux, plus fréquents et de plus longue durée, et parce qu'ils sont plus nécessaires que ceux des extrémités de l'aile du nez. Ils ont été créés forts, pour compenser par leur force ce qui leur fait défaut par l'absence d'un os. Leur point de départ est la région de la pommette [4]), et ils se confondent d'abord avec les [autres] fibres [qui viennent] de la pommette. Ils ont leur point de départ à la région des pommettes, parce que leur mouvement est dirigé vers elles [5]).

Des muscles de la mâchoire inférieure.

Contrairement à la mâchoire supérieure, il a été attribué à la mâchoire inférieure un mouvement propre pour plusieurs utilités (raisons). Une d'elles, c'est qu'il vaut mieux mouvoir ce qui est léger; une autre, c'est qu'il est plus convenable et plus sûr de mouvoir ce qui n'a pas la charge d'environner des parties molles qui seraient blessées par le mouvement. Une autre raison encore, c'est que, si la mâchoire supérieure était telle qu'il était facile de la mouvoir, son articulation avec la tête n'aurait pas une solidité suffisante [6]). Il n'est pas nécessaire

1) „Les muscles des lèvres, lesquels sont complètement confondus avec la peau des lèvres, sont au nombre de quatre. A la partie supérieure il y en a un de chaque côté, qui descend obliquement des pommettes *(petit et grand zygomatiques, élévateur propre, partie de l'élévateur commun (?) réunis)*; à la partie inférieure, il y en a [également] un de chaque côté, un à droite et un à gauche *(triangulaire et carré du menton)*, qui vient de la pointe de la mâchoire [inférieure], de l'endroit où se trouve ce qu'on appelle le menton. Si les deux muscles supérieurs se contractent, la lèvre supérieure est tirée en haut; si l'un d'eux seul se contracte, la lèvre est tirée latéralement vers le côté de ce muscle. De même, quand les deux muscles inférieurs se contractent, la lèvre inférieure est tirée en bas; quand l'un d'eux seul se contracte, elle est tirée latéralement". (Gal. De musc. dissect.; o. c. T. XVIII B p. 930; Oribase, Des muscles des lèvres; o. c. T. III p. 421).

2) مناخر *(mankhar)*.

3) أرنبة *(arnaba)*. La traduction latine (Venet. 1595 I 50) a: extrem. leporis; أرنب *(arnab)* est lièvre.

4) وجنة *(wadjna)*.

5) „Nous enseignons donc d'abord que leur origine se trouve sous les pommettes, à côté du principe des muscles qui se rendent aux lèvres *(partie de l'élévateur commun de la lèvre sup. et de l'aile du nez ou pyramidal)*; ensuite pour leur position, qu'après avoir accompagné ces muscles quelque temps, ils s'en séparent toujours de plus en plus, en se dirigeant obliquement vers le nez. Ils sont petits, proportionnés aux parties qu'ils meuvent". (Gal. De usu part. Lib. XI c. 17; o. c. T. III p. 919; Daremb. I 696).

6) ان الفك الاعلى لو كان بحيث يسهل تحريكه لم يكن مفصله ومفصل الرأس محتاطا فيه بالايثاق.

que les mouvements de la mâchoire inférieure soient plus de trois,
c'est-à-dire le mouvement d'ouvrir la bouche [1]), celui de la fermer,
et le mouvement de mastication et de broiement. Le mouvement qui
ouvre la bouche relâche [2]) la mâchoire et la fait descendre, celui qui
ferme la bouche relève la mâchoire, et le mouvement de broiement
lui imprime des mouvements de circumduction et des mouvements
latéraux. Il est clair que le mouvement de fermer la bouche doit avoir
lieu par des muscles qui viennent d'en haut et, en se contractant, se
dirigent vers le haut, le mouvement qui ouvre la bouche par des
muscles qui se dirigent et fonctionnent en sens contraire, et le mouvement de broiement par des muscles obliques. Pour cette raison il
a été créé pour la fermer deux muscles, nommés les deux muscles
temporaux [3]). Leur dimension est petite chez l'homme, parce que
chez lui la partie qu'ils meuvent est petite, spongieuse et légère, et
que les mouvements se produisant dans cette partie et ayant lieu
par ces deux muscles sont plus légers. Chez les autres animaux la
mâchoire inférieure est plus grande et plus lourde que chez l'homme,
et les mouvements de ces muscles pendant les différentes opérations
de ronger, de couper, de mordre et d'arracher [4]) sont plus puissants [5]).
Ces deux muscles sont mous, parce qu'ils se trouvent près du principe [des nerfs], c'est-à-dire de l'encéphale, qui est un corps extrêmement mou. Il ne se trouve qu'un seul os entre ce muscle et l'encéphale. Pour cette raison et parce qu'il y avait lieu de craindre que
l'encéphale ne participât aux lésions, si elles avaient lieu par hasard [6]),
et aux douleurs, si elles se présentaient, — ce qui amènerait la méningite [7]), et des maladies analogues, à celui qui en serait atteint [8]), —
le Créateur, qui soit loué, a caché ces muscles à leur origine et à

1) حركة فتح الفم والفغر .

2) تسهل .

3) عضلتا الصدغ (ʿaḍalatā al-ṣudgh). Le texte imprimé en Orient a encore وتسميان ملتقّيين (et ils s'appellent [aussi] les deux muscles enveloppés). Cf. p. 529 note 5.

4) Ms. القلع . Le texte impr. a de nouveau القطع (couper).

5) „Comme les temporaux existent naturellement pour la mâchoire, ils sont en rapport avec sa fonction et sa structure. Donc, comme chez les animaux qui ont les dents aiguës, la force réside dans l'action de mordre, leur muscle à été créé à la fois très grand et très fort. Il est aussi très grand, mais il a moins de nerfs, de ressort, de vigueur, chez les ânes, les bœufs, les porcs, et chez tous les autres animaux doués, il est vrai, d'une grande mâchoire inférieure, mais dont la force ne consiste pas dans l'action de mordre. Il était mieux, en effet, qu'une grande mâchoire fût mue par un grand muscle. Chez l'homme, au contraire, qui a une petite mâchoire et des dents propres seulement à broyer la nourriture, le muscle temporal, avec raison, a été créé petit". (Gal. De usu part. Lib. XI c. 2; o. c. T. III p. 845; Daremb. I 654).

6) ان عسى عرضت . Le texte impr. a غشى .

7) سرسام (sirsām). D'apres Avicenne il y a un sirsām chaud, la méningite (φρενῖτις) [فرانيطس وهو السرسام الحارّ], et un sirsām froid, la léthargie (lītarghus, λήθαργος) فرانيطس (farānīṭis, φρενῖτις) est écrit [البيترغس وهو السرسام البارد]. Le mot (qarānīṭis) dans le texte imprimé en Orient; dans la traduction latine (Venet. 1595 T. I p. 468) ce mot est devenu karabitus. Le traducteur a donc lu قرابيطس .

„On donne le nom de phrénitis à l'inflammation de l'enveloppe de l'encéphale, soit de la pie-mère, soit de la dure-mère, sans que la substance de l'encéphale y participe, bien que cette substance soit quelquefois atteinte d'une inflammation .... Il y a des personnes, ne sachant pas les langues, qui pensent que le nom de cette inflammation est birsām, et que le sirsām est une maladie plus légère (أخفّ منه); mais il n'en est pas ainsi. Birsām est un mot persan: bir signifie poitrine est sām inflammation. Sirsām est de même un mot persan: sir signifie tête et sām inflammation". (Canon d'Avicen. Livre III, Fen 1, Traité 3, Chap. 1).

„On donne le nom de lītarghus à l'inflammation flegmatique qui a lieu à l'intérieur du crâne, c'est-à-dire le sirsām flegmatique. Le plus souvent elle a lieu dans les canaux de la substance de l'encéphale, sans que l'enveloppe, les ventricules et la substance de l'encéphale y participent .... Cette maladie porte le nom de son symptôme (عرضها), car la traduction de lītarghus est: oubli". (Ibid. c. 7).

8) „De tous les muscles, ce sont principalement ceux-là (les temporaux) et les muscles des yeux qui, en cas de lésion, amènent des convulsions, des fièvres, du carus (sopor) et des délires, parce qu'ils sont les plus rapprochés de l'origine des nerfs". (Oribase, Des muscles qui meuvent la mâchoire inf.; o. c. T. III p. 429; tiré de Gal. De usu part. Lib. XI c. 3; o. c. T. III p. 849).

„Mais pourquoi leur lésion (c.-à-d., des muscles de l'œil) est-elle si dommageable? C'est qu'ils sont les plus proches du principe des nerfs et qu'un seul os empêche leur contact avec l'encéphale même. Les muscles temporaux, vu leur grandeur, peuvent blesser l'encéphale encore plus que ceux de l'œil; .... s'il n'est pas un muscle plus proche de l'encéphale que ceux des tempes, ni en communication avec lui par plus de nerfs, il est naturel que le principe ressente à l'instant les lésions dont ils sont atteints". (Gal. Ibid. Lib. XI c. 3; o. c. T. III p. 849; Daremb. I 656).

l'endroit où ils sortent de l'encéphale [1]) dans (sous) les arcades zygomatiques, et les a fait passer par un abri qui ressemble à un passage voûté, formé par les arcades zygomatiques et les renfoncements du canal qui passe avec eux (à travers lequel ils passent ?) et dont les marges (crêtes) les entourent [2]) sur une grande étendue, jusqu'à ce qu'ils aient passé [3]) l'arcade zygomatique, afin que leur substance se durcît petit à petit, pendant qu'ils s'éloignent [4]) peu à peu de leur origine [5]). De chacun de ces muscles naît un grand tendon qui entoure le bord de la mâchoire inférieure (*apophyse coronoïde*), et quand le muscle se contracte il relève la mâchoire. Les muscles sont secondés par deux muscles (*ptérygoïdiens internes*) qui passent dans la bouche et descendent vers la mâchoire inférieure dans deux cavités [6]) (*fosses ptérygoïdes*), puisque, pour élever une chose lourde, il était nécessaire d'avoir recours à une disposition solide [7]). Le tendon qui naît de ces muscles [temporaux] prend son origine de leur milieu, non pas de leurs extrémités, en vue de la solidité [8]).

Quant au muscle destiné à ouvrir la bouche et à faire descendre la mâchoire (*muscle digastrique*), ses fibres prennent leur origine aux apophyses en forme d'aiguille [9]) (*apophyses styloïdes*) qui se trouvent derrière les oreilles; elles descendent [10]) en devenant un seul muscle, ensuite elles se transforment [11]) en tendon, en vue de la solidité, puis elles se séparent de nouveau, se remplissent de chair et redeviennent

1) Pour Avicenne les muscles sont en partie fibreux, en partie nerveux et se rattachent par conséquent directement au centre cérébro-spinal. (V. le discours général sur les nerfs, les muscles, etc. p. 516).

2) Conf. plus bas note 5. Le texte porte: ونفذها (ms. هما) فى كبّ شبيبه بالازج ملتئم من عظمى الزوج ومن تفاريج (ms. تعاريج) ثقب المنفذ المارّ معها (ms. معهما) الملبس (ms. الملتبس) حافاته عليها (ms. عليهما).

3) Ms. مجاوزة. Le texte impr. a محاورة.

4) ونبعد. Le texte impr. a ويبعد; le ms. ونبعد.

5) „La nature a donc fortifié la région autant que possible, en établissant d'abord, pour les recevoir, une cavité semblable à un antre (*fosse temporale*), puis en creusant comme des lits les faces externes des os environnants et en fixant à leurs extrémités supérieures des crêtes (ἄμβωνας) tournées vers les muscles, afin de les protéger le plus possible et de ne laisser saillir ces muscles qu'excessivement peu au-dessus des os. Cette saillie même, elle ne l'a pas laissée complètement dénuée de protection, mais des os supérieurs de la tête (*os temporaux*), et de ceux situés aux extrémités des sourcils (*os malaires*), ayant fait naître de chaque côté un os allongé, convexe à sa face externe, concave du côté du muscle (*arcade zygomatique*), elle l'en a comme enveloppée". (Gal. Ibid. Lib. XI c. 3; o. c. T. III p. 850; Daremb. I 657).

6) Ms. مغارتين. Le texte imprimé a مقازتين.

7) „Deux autres muscles (*ptérygoïdiens internes*) situés dans les parties internes de la mâchoire inférieure, à l'endroit où elle est le plus creuse (*fosses ptérygoïdes*), se dressant vers l'os de la tête, ont été donnés comme auxiliaires aux temporaux; car ils peuvent eux aussi relever la mâchoire". (Gal. Ibid. Lib. XI c. 6; o. c. T. III p. 863; Daremb. I 664).

8) „En effet, du milieu des muscles temporaux se produit le tendon qui s'insère .... à l'extrémité courbée de la mâchoire inférieure, laquelle se dirige en haut [εἰς τὴν ἀνατεινομένην ἄνω .... κορώνην] (*apophyse coronoïde*); vous ne trouveriez jamais un seul autre muscle dont le tendon naisse de la sorte". (Gal. Ibid. Lib. XI c. 5; o. c. T. III p. 856; Daremb. I 660).

9) ابريّة (*ibriyya*); βελονοειδεῖς.

„Ils (*les muscles digastriques*) tirent leur origine des parties postérieures de la tête (*rainure mastoïdienne de l'os temporal*), là où se trouvent les apophyses styloïdes, car c'est ainsi que les anatomistes appellent ordinairement ces apophyses minces qui procèdent des os de la tête. Vous pouvez, si cela vous plaît, les appeler *graphioïdes* et *bélonoïdes*". (Gal. Ibid. Lib. XI c. 4; o. c. T. III p. 852; Daremb. I 658).

Ce n'est donc pas Galien qui a donné le nom de *styloïde* à cette apophyse (Hyrtl, Arab. u. Hebr. i. d. Anat. p. 45; Onomatol. anat. p. 499). Galien dit encore ailleurs: „Dans cet os (*pétreux*) se trouve l'apophyse styloïde à laquelle, moi, je donne le nom de *bélonoïde* ou de *graphoïde* (graphioïde [Oribase])". (Gal. De ossib. ad tir. c. 1; o. c. T. II p. 745; Oribase, Des os de la tête; o. c. T. III p. 398). En traitant des muscles de l'os hyoïde il dit: „enfin d'autres petits muscles (*stylo-hyoïdiens*) s'attachent aux racines des apophyses que les uns comparent aux ergots de coqs (ἀλεκτρυόνων πλήκτροις), les autres aux pointes de styles (γραφείων πέρασι) et auxquelles ils donnent le nom barbare de *styloïdes* (καὶ προσαγορεύουσι βαρβαρίζοντες στυλοειδεῖς. [*c.-à-d. en forgeant un mot composé du mot latin stylus* (γραφεῖον), *et de la terminaison grecque* εἰδής]); *mais vous pouvez, si vous le voulez, les appeler* graphoïdes (plutôt graphioïdes) ou bélonoïdes". (Gal. De usu part. Lib. VII c. 19; o. c. T. III p. 592; Daremb. I 512).

Ces apophyses sont appelées ailleurs στηλοειδεῖς. (Gal. De muscul. dissect.; o. c. T. XVIII B p. 939).

10) Ms. ينكلر. Manque dans le texte imprimé.   11) تتنخلّص.

un muscle ¹), — nommé muscle géminé ²), — afin qu'il ne soit pas exposé à des lésions à cause de sa grande étendue. Le muscle s'attache à l'endroit où la mâchoire se courbe vers le menton ³). Quand il se contracte il tire la mâchoire en arrière, de sorte qu'elle s'abaisse nécessairement, et puisque la pesanteur naturelle seconde l'abaissement, deux muscles suffisent et il n'est pas besoin d'un aide.

Les muscles masticateurs ⁴) (*masséters*) sont deux muscles, un muscle triangulaire de chaque côté. Quand on considère comme leur sommet celui des angles qui se trouve à la pommette, il s'étend de ce point deux jambes dont l'une descend vers la mâchoire inférieure et l'autre s'élève vers le côté de l'arcade zygomatique. Une base droite s'étend entre elles, et chaque angle s'attache à la partie qui se trouve près de lui, afin que ce muscle puisse se contracter de différentes manières et que son mouvement n'ait pas lieu dans une seule direction ⁵), mais qu'il soit en état de se mouvoir par des mouvements divers ⁶) par lesquels se produisent et le broiement et la mastication ⁷).

Des muscles de la tête ⁸).

La tête a des mouvements qui lui sont propres et des mouvements communs à elle et à cinq des vertèbres cervicales, dont résulte un mouvement composé de l'inclinaison de la tête et du cou ensemble. Chacun de ces mouvements, c'est-à-dire les mouvements propres et les mouvements communs, sont soit des flexions en avant ou en arrière, soit des inclinaisons à droite ou à gauche, et il se produit encore entre ces deux mouvements un mouvement qui fait tourner [la tête] en guise d'un mouvement de rotation ⁹). Quant aux muscles qui fléchissent la tête seule, ce sont deux muscles qui descendent des deux côtés, parce qu'ils s'attachent avec leurs fibres en haut derrière les oreilles et en bas aux os du sternum. Ils montent comme deux muscles réunis ensemble. Parfois on croirait que c'est un seul muscle et parfois on croirait que ce sont deux et parfois trois muscles, parce que l'extrémité de chaque muscle se divise de manière à former deux têtes (*sterno-cléido-mastoïdiens*). Quand l'un de ces muscles se meut, il fléchit la tête en l'inclinant vers son côté, s'ils se meuvent ensemble ils fléchissent la tête en avant d'une manière modérée ¹⁰). Les muscles qui fléchissent en avant la tête et le cou ensemble sont une paire

1) „Chacun des muscles antagonistes *(digastriques)*, venant de la région postérieure de la tête, une fois arrivé aux parties nommées *poristhmia (tonsilles)* et à la courbure *(angle)* de la mâchoire inférieure, ne reste plus muscle, mais devient un tendon parfait dénué de toute substance charnue...... Chacun de ces tendons, en avançant un peu, ne reste plus tendon, mais redevient muscle, s'insérant à la mâchoire inférieure....... Il est donc évident que les parties charnues de ces muscles se trouvent au commencement et à la fin, et les parties tendineuses au milieu, ce qui n'existe en aucun autre muscle". (Gal. De usu part. Lib. XI c. 5; o. c. T. III p. 856; Daremb. I 660).

2) عضلة مكرّرة (*ʿaḍala mukarrara*).

3) „Ces muscles s'insèrent sur la mâchoire inférieure immédiatement après sa courbure, chacun d'eux s'avançant de chaque côté sur la face, jusqu'à l'endroit du menton". (Gal. Ibid. Lib. XI c. 4; o. c. T. III p. 852; Daremb. I 658).

4) عضل المضغ (*ʿaḍal al-maḍgh*). 5) فلا تستوى حركتها .

6) Ms. منتفنة. Le texte imprimé a مقتنة.

7) „Chacun des muscles *(massétérs)* est triangulaire en quelque sorte, ayant le sommet du triangle sur l'os nommé pommette. De ce point un des côtés du triangle s'étend vers l'extrémité de l'arcade zygomatique *(bord supérieur du muscle)*, l'autre vers la mâchoire inférieure *(bord antérieur)*, le troisième et dernier *(bord post. et inf.)* comme une base, joignant les deux côtés susdits à toutes les parties précitées de la mâchoire inférieure, s'étend sur sa longueur *(face externe de la branche ascendante depuis l'angle jusqu'à la base de l'apophyse coronoïde)*...... Si les dents molaires triturent les aliments comme des meules, c'est l'œuvre des muscles massétérs". (Gal. Ibid. Lib. XI c. 4; o. c. T. III p. 853; Daremb. I 658).

C'est par l'alternation de la contraction simultanée du muscle ptérygoïdien ext. d'un côté, et du temporal de l'autre, que se produit le mouvement de trituration. Les massétérs relèvent la mâchoire inférieure. (Gegenbaur, Lehrb. d. Anat. d. Menschen. 1895. I 378).

8) رأس (*ra's*).

9) „La tête a des mouvements propres qui se font sans que le cou y participe; ils sont limités et de deux espèces...... Ceux de la première espèce ont lieu quand la tête se tourne [alternativement] de chacun des deux côtés, et ceux de la seconde consistent à fléchir la tête en avant et la courber en arrière. Les mouvements que la tête fait conjointement avec tout le cou sont plus larges". (Gal. De musc. dissect.; o. c. T. XVIII B p. 941; Oribase o. c. III 435).

10) „Pour les...... autres muscles, ce n'est pas...... la flexion droite mais l'oblique qu'ils exécutent insensiblement, en même temps qu'ils portent la tête en avant. En effet, nés derrière les oreilles *(apoph. mastoïdes)*, ces muscles descendent au sternum et à la clavicule *(sterno-cléido-mastoïdiens)*, unis les uns aux autres, en sorte qu'on ne se tromperait pas en désignant comme triple chacun des ces muscles uniques". (Gal. De usu part. Lib. XII c. 8; o. c. T. IV p. 33; Daremberg II 23).

„...... une autre paire [de muscles] qui a une origine à la fois oblique, charnue et large, laquelle s'étend jusqu'aux oreilles *(cléido-mastoïdiens)*. Une autre paire encore a une origine commune avec la précédente, tirant son origine de l'endroit au-dessous de l'oreille *(sterno-mastoïdiens)*. Ces deux paires de muscles *(sterno-cléido-mastoïdiens)* traversent tout le cou, en se portant obliquement en avant; à leur point d'émission passablement adhérents entre eux, ils se séparent davantage l'un de l'autre dans la partie suivante de leur parcours, et pour cette raison, on pourrait croire que ce sont deux muscles et non pas un seul muscle (δύο μύες δόξειεν ἄν τις καὶ οὐχ εἷς) de chaque côté du cou". [Le texte d'Oribase porte: δόξειαν ἄν τῳ καὶ εἷς]. (Gal. De musc. dissect.; o. c. T. XVIII B p. 941; Oribase o. c. III 436).

située sous l'œsophage [1]) laquelle parvient à la région de la première et de la deuxième vertèbre et s'y attache (*petits et grands droits ant. et longs du cou réunis?*). Quand la partie [2]) située près de l'œsophage se contracte, elle fléchit la tête seule; quand la partie qui s'attache au deux vertèbres se contracte [3]), elle fléchit [aussi] le cou [4]). Les muscles qui fléchissent [5]) en arrière la tête seule sont quatre paires cachées sous les paires dont nous avons parlé. L'origine de ces paires est au-dessus de l'articulation [entre la tête et la première vertèbre]. Parmi ces paires il y en a qui se rendent aux apophyses épineuses; leur point de départ est plus éloigné du milieu de la partie postérieure [de la tête] *(os occipital)*, et il y en a d'autres qui se rendent aux apophyses transverses; leur point de départ est situé plus au milieu. Parmi ces muscles il y a une paire qui se rend aux apophyses transverses [6]) de la première vertèbre *(petits droits postérieurs)*; au-dessus [d'elle] il y .a une paire [7]) qui se rend à l'apophyse épineuse de la seconde vertèbre *(grand droits postérieurs)*, puis une paire qui s'étend des apophyses transverses de la première vertèbre à l'apophyse épineuse de la seconde *(grands obliques)*. A cause de sa position oblique sa fonction spéciale est de remettre dans la position naturelle [8]) la tête inclinée, pendant qu'elle est fléchie en arrière; il y a encore une quatrième paire qui a son point de départ en haut, passe obliquement au-dessous *(lisez* au-dessus) de la troisième paire vers le côté extérieur et s'attache à l'apophyse transverse de la première vertèbre *(petits obliques)*.

Les deux premières paires fléchissent la tête en arrière sans l'incliner ou l'inclinant très peu [latéralement]. La troisième pàire corrige l'inclinaison [9]) et la quatrième paire fléchit [la tête] en arrière, lui imprimant à la fois un mouvement oblique manifeste. Si la troisième ou la quatrième paire s'incline [10]) (se contracte) seule, elle incline la tête vers son côté; si les deux paires se contractent à la fois, la tête se meut d'un mouvement de flexion en arrière [11]), sans inclinaison [latérale] [12]).

Les muscles qui fléchissent en arrière la tête avec le cou sont trois paires situées dans la profondeur et une paire qui les cache. Chacun des muscles de cette [dernière] paire forme un triangle dont la base est [la partie qui prend son origine d'] un os situé derrière l'encéphale *(os occipital)*. Le reste du muscle descend au cou *(splénius)*. Les trois paires qui s'étendent sous cette paire sont une paire qui descend le long des deux côtés des vertèbres, une paire qui s'incline directement [13])

1) مرىء ‎(*mari'*).

2) Ms. الجزء. Le texte imprimé a بالخزء.

3) Ms. تشنّج. Le texte imprimé a استعمل.

4) „Parmi les muscles antérieurs, ceux qui sont situés sous l'œsophage *(petits et grands droits ant. et longs du cou réunis?)* ne font qu'abaisser la tête par leurs premières fibres, lesquelles s'insèrent sur la première et la deuxième vertèbre, tandis qu'ils la portent obliquement par leurs fibres obliques ...... Au moyen des autres, ils fléchissent le cou et forcent en même temps la tête tout entière à se baisser". (Gal. De usu part. Lib. XII c. 8; o. c. T. IV p. 33; Daremberg o. c. II 23.

5) Ms مقلّبة. Le texte imprimé a ملقبة.

6) Le texte a جناحى: les deux ailes *(apophyses transverses)*, de même Galien (De musc. dissect.; o. c. T. XVIII B p. 946) a: εἰς τὴν πλαγίαν τοῦ πρώτου, mais eu égard à ce que l'auteur dit plus bas des fonctions des muscles, et à la description de Galien dans son livre De usu partium (V. note 12) il me semble qu'il s'agit des tubercules de l'arc postérieur *(apophyse épineuse)* de la première vertèbre auxquels s'attachent les petits droits postérieurs.

7) Ms. فوق زوج. Le texte imprimé a فوق وزوج: en haut, et une paire.

8) يقيم ميل الرأس عند الانقلاب الى الحال الطبيعيّة.

9) يقوّم اود الميل.

10) مال.

11) تتحرّك الرأس الى خلف منقلبا.

12) „Parmi les huit petits muscles, quatre président au mouvement droit; ils naissent de l'os occipital un peu au-dessus de l'articulation et s'insèrent sur l'apophyse postérieure de la seconde vertèbre *(grand droits post.)*, et sur la partie correspondante (τὸ τάυτῃ μέρος) de la première *(petits droits post.)*. Des quatre autres, deux naissent comme les précédents de l'os occipital, s'écartent obliquement en dehors, s'insèrent sur les apophyses transverses de la première vertèbre *(petits obliques)* et opèrent le mouvement oblique de toute la tête. Les deux autres, qui rattachent la première vertèbre à la seconde *(grands obliques)*, ont une situation oblique opposée à celle des deux muscles précédents et exécutent le mouvement inverse. En effet, ceux-là fléchissent la tête de côté en même temps qu'ils ramènent la seconde vertèbre vers la première; ceux-ci remettent la tête inclinée dans sa position naturelle, c'est-à-dire dans la position droite". (Gal. De usu part. Lib. XII c. 8; o. c. T. IV p. 31; Daremberg o. c. II 21).

13) Ms. يميل الى اجنحة جذّا. Le texte imprimé a يميل اخذا الى اجنحة.

vers les apophyses transverses et une paire située entre les deux côtés des vertèbres et les extrémités des apophyses transverses [1] (*les deux complexus et le digastrique du cou?*).

Les muscles qui inclinent la tête latéralement sont deux paires qui sont jointes [2] à l'articulation de la tête (*droits latéraux ant. et post.?*). L'une d'elles est située en avant, c'est celle qui réunit la tête à la deuxième vertèbre, l'un des muscles à droite, l'autre à gauche. La deuxième paire est située en arrière et réunit la première vertèbre à la tête, l'un des muscles à droite, l'autre à gauche. Quand l'un de ces quatre muscles se contracte, la tête s'incline vers son côté d'un mouvement oblique. Quand deux muscles d'un [même] côté se contractent, la tête s'incline vers eux d'une inclinaison qui n'est pas oblique. Quand les deux muscles antérieurs se contractent, ils secondent la flexion en avant, tandis que les deux muscles postérieurs fléchissent la tête en arrière. Quand les quatre muscles se contractent à la fois, la tête se tient droite [3]. Ces quatre muscles sont les plus petits muscles, mais par leur place excellente et leur position sûre sous les autres muscles, ils compensent l'avantage que possèdent les autres muscles par leur grandeur.

L'articulation de la tête exige deux choses nécessaires pour deux buts opposés. La première est la solidité, qui dépend de la disposition solide de l'articulation et du peu d'inclination pour céder aux mouvements ; la seconde, c'est un grand nombre de mouvements, qui dépend de la mobilité et de la laxité de l'articulation. La parfaite laxité de l'articulation est un complément [4] de la solidité qui résulte de ce que les muscles sont situés les uns très près des autres. De cette manière se réalisent les deux buts. Béni soit Dieu, le meilleur des Créateurs, le maître de toutes les choses créées.

Des muscles du larynx [5].

Le larynx est une partie cartilagineuse, créée comme organe pour la voix. Il est composé de trois cartilages. Le premier est le cartilage qu'on peut toucher et apercevoir à la partie antérieure du cou [6] sous le menton et qui est nommé *le cartilage en forme de bouclier* [7] (*cartilage thyréoïde*) ; puisque la face interne est concave et la face externe convexe, il ressemble à une *daraqa* et à certains boucliers [8]. Le second est un cartilage situé derrière le premier, près du cou [9], lié au premier ; on sait que c'est celui qui n'a pas de nom (*cartilage*

1) „La première paire, qui a des origines larges sur l'occiput, s'amincit en descendant, et la forme de chacun des deux muscles devient semblable à un triangle rectangulaire dont la base est la partie qui prend son origine sur la tête; l'autre côté, qui se dirige vers l'angle droit, est l'épine dorsale, le troisième côté est celui qui les réunit (*splénius*) ……. Ces muscles sont étendus comme des couches (ὥσπερ τινὲς πτύχες) sur les autres, un de chaque côté. S'ils sont enlevés, on voit apparaître manifestement quelquefois trois paires de muscles, mais le plus souvent deux; ……. Quand on voit apparaître trois paires, l'une d'elles s'étend le long de l'épine (περὶ τὴν ῥάχιν), l'autre le long des apophyses transverses (παρὰ τὰς πλαγίας ἀποφύσεις) et la troisième se trouve au milieu de ces deux (*les complexus et le digastrique du cou*?)". (Gal. De musc. dissect., de musculis caput moventibus; o. c. T. XVIII B p. 944).

Avicenne ne fait pas mention des muscles *trapèzes* et *rhomboïdes*, décrits par Galien. (V. Note D).

2) يلزمان .

3) „Aux parties latérales, il y a également deux autres paires de petits muscles (*droits latéraux ant. et post.*?) qui entourent l'articulation de la tête, l'une reliant la tête à la première vertèbre, et l'autre, qui n'est pas toujours distincte, reliant la première à la seconde. La fonction de ces muscles consiste à abaisser latéralement les articulations seulement près des premières vertèbres (ἡ δὲ ἑτέρα τούτῳ [scil. τῷ πρώτῳ σπονδύλῳ] τὸν δεύτερον, οὐκ ἀεὶ σαφής. Ἐνέργεια δὲ τούτων εἰς τὸ πλάγιον ἐπινεύειν αὐτὰς μόνον τὰς κατὰ τοὺς πρώτους σπονδύλους διαρθρώσεις". (Oribase, Des muscles; o. c. III 441). Le texte de Galien (De musc. dissect.; o. c. T. XVIII B p. 948) porte: τούτῳ τὸν δεύτερον. οὐκ ἀεὶ σαφὴς ἡ ἐνέργεια δὲ τούτων ἐστίν, εἰς τὸ πλάγιον δὲ ἐπινεύειν etc.

4) Ms. استنتامة . Texte imprimé استقامة .

5) حناجرة (*ḥandjara*).

6) الْحَلْق . Les mots حلق (*ḥalq*) et حلقوم (*ḥulqūm*) sont employés en plusieurs sens, tout comme le mot gorge. Pour la signification de ces mots chez Abulcasis v. Note E.

7) الْدرقى والترسى (*al-daraqi wa'l-tursī*). D'après le dictionnaire de Freytag la *daraqa* est un bouclier tout en cuir où il n'entre point de bois, et le *turs* (θυρεός) est un bouclier (scutum, clypeus).

8) يشبه الدرقة وبعض الترسة .

„Le plus grand des cartilages du larynx est le cartilage antérieur, que nous touchons (*pomme d'Adam*), extérieurement convexe, intérieurement concave, tout à fait semblable à une arme défensive, non pas au bouclier complètement rond, mais au bouclier oblong (προμηκεστέρῳ) appelé θυρεός. Cette ressemblance a fait donner par les anatomistes à ce cartilage le nom qu'il porte: ils l'appellent *thyréoïde* (θυρεοειδής)". (Gal. De usu part. Lib. VII c. 11; o. c. T. III p. 551; Daremberg o. c. I 484).

9) خلفه يلى العنق .

cricoïde). Un troisième, placé comme un couvercle sur les deux pré-cédents, est réuni au cartilage qui n'a pas de nom et va au devant du cartilage thyréoïde sans s'y réunir. Entre ce troisième cartilage et celui qui n'a pas de nom se trouve une articulation double *(artic. crico-aryténoïdiennes)* formée par deux cavités *(facettes articulaires)* dans lesquelles s'emboîtent deux éminences du cartilage qui n'a pas de nom, liées à ces deux cavités par des ligaments. Il s'appelle *le cartilage en forme de couvercle* [1]) et *en forme d'aiguière* [2]) *(les deux cartilages aryténoïdes réunis).* Quant le cartilage thyréoïde se rapproche du cartilage qui n'a pas de nom et quand ces cartilages s'éloignent l'un de l'autre, la dilatation et le rétrécissement du larynx se produi-sent. Quand le cartilage aryténoïde se place sur le cartilage thyréoïde et s'y joint et quand il s'en éloigne, le larynx se ferme et s'ouvre. Près du larynx et devant lui se trouve un os triangulaire, appelé lambdoïde *(os hyoïde),* parce qu'il ressemble à la lettre L des Grecs, sa forme étant ainsi: Λ. L'utilité de la formation de cet os, c'est qu'il est un point d'attache et d'appui où les fibres des muscles du larynx prennent leur origine.

Le larynx a besoin de muscles qui approchent le cartilage thyréoïde de celui qui n'a pas de nom, de muscles qui approchent le cartilage aryténoïde du premier et l'y joignent, et de muscles qui éloignent le cartilage aryténoïde des deux autres, en sorte que le larynx s'ouvre. Parmi les muscles qui ouvrent le larynx il y a une paire qui prend son origine sur l'os hyoïde, arrive à la partie antérieure du cartilage thy-réoïde et s'y attache en s'étendant sur lui *(thyréo-hyoïdiens);* quand elle se contracte elle porte le cartilage aryténoïde [3]) en avant et en haut, en sorte que le larynx se dilate. Il y a une autre paire, qu'on compte parmi les muscles de la gorge [4]) qui tirent en bas, mais nous sommes d'avis qu'il faut la compter parmi les muscles communs à ces deux. Les muscles de cette paire prennent leur origine sur la face interne du sternum et se dirigent vers le cartilage thyréoïde *(sterno-thyréoïdiens),* et chez beaucoup d'animaux une autre paire *(sterno-hyoïdiens?)* s'associe à eux [5]); puis deux paires dont chaque deux muscles se rendent à la face postérieure du cartilage aryténoïde et s'y attachent *(crico-aryténoïdiens postérieurs et latéraux);* quand ils se contractent ils relèvent (!) le cartilage aryténoïde et le tirent en arrière, en sorte qu'il s'éloigne du cartilage thyréoïde [6]) et que le larynx se dilate [7]); ensuite une paire dont les muscles se rendent aux deux côtés du cartilage aryténoïde *(aryténoïdiens transverse et obliques?).*

1) مكبّى (*mikabbï*).

2) طرجهارّى (*ṭardjahārï*). Ms. طرجهالى (*ṭardjahālï*). D'après le dictionnaire de Freytag la *ṭardjahāra* est: vas potorium calici simile, et aussi lagena. D'après Dozy (Supplém. aux dict. arabes) c'est une coupe, un flacon. Par ce mot l'auteur a voulu rendre le mot ἀρυταινοειδής. „Le second cartilage (*cricoïde*)....... est situé intérieurement, là où se trouve l'œsophage....... Ils (le premier et le second cartilage) s'articulent sur le côté (*artic. crico-thyréoïdiennes*) et des ligaments membraneux et fibreux (*lig. crico-thyréoïdiens*) s'étendent du premier cartilage au second. Sur l'extrémité interne du plus petit (*cricoïde*) se trouvent deux petites éminences convexes (*facettes articulaires*). Là commence le troisième cartilage (*aryténoïdes*) qui a des cavités (*facettes articulaires*) s'adaptant parfaitement aux éminences du second, de sorte que la disposition de ces deux cartilages présente une articulation double (*artic. crico-aryténoïdiennes*)....... Le troisième cartilage...... se termine en se rétrécissant tout à fait; son extrémité supérieure (*sommet*) est nommée *aryténoïde* par la plupart des anatomistes à cause de la ressemblance qu'elle présente avec les aiguières (προχόους) appelés encore par certaines gens ἀρυταίνας". (Gal. De usu part. Lib. VII c. 11; o. c. T. III p. 551 et suiv.; Daremberg c. c. I 484).

Plus bas, en traitant des muscles (III 556) Galien donne le nom *d'aryténoïde* aux deux cartilages réunis entiers : εἰς τοὐπίσω μὲν ἀνακλῶντες τὸν ἀρυταινοειδῆ χόνδρον οἱ ὄπισθεν [μύες].

3) C'est une erreur; c'est le cartilage thyréoïde. „Jacobus de Partibus in commentario dicit...... ubi scribitur, *trahit cimbalarem* seu arytenoïdeum, debuisset scribi, *trahit peltalem* seu scutiformem........ In omnibus tamen versionibus, in omnibus exemplaribus Arabicis comperio legi *arytaenoidem* ad anteriora trahi. Solum Constantinopolitanum in margine notat, ex Galeno legendum esse *scutiformem*". (Plempius, o. c. p. 52. Schol.).

4) حلقوم (*ḥulqūm*). Le ms. a حلق (*ḥalq*).

5) „...... deux [muscles] naissant des parties inférieures de l'os hyoïde, s'insérant ensuite en avant sur toute la longueur du premier cartilage (*thyréo-hyoïdiens*); deux autres, naissant du [premier] cartilage et se dirigeant vers le sternum (*sterno-thyréoïdiens*), se mêlent aux deux autres muscles chez les seuls animaux dont le larynx entier et le cartilage thyréoïde sont grands...... Ceux qui descendent de l'os hyoïde (*thyréo-hyoïdiens*), tirant le premier cartilage en avant et en haut, l'éloignent des cartilages postérieurs et élargissent le conduit". (Gal. De usu part. Lib. VII c. 11, 12; o. c. T. III p. 557, 559; Daremberg o. c. I 490, 492).

6) فتنبرأ من مضامّة ‌الدرقى .

7) La détermination de ces deux paires de muscles et de la paire suivante est très douteuse. Galien en donne la description suivante: „Les quatre autres (*crico-aryténoïdiens postérieurs et latéraux*), qui rattachent le second cartilage (*cricoïde*) au troisième (*aryténoïdes*), ouvrent l'extrémité supérieure du larynx; le cartilage aryténoïde est fléchi en arrière par les muscles postérieurs et latéralement au plus haut degré (ἐπὶ πλεῖστον) par les muscles situés de ce côté". (Gal. De usu part. Lib. VII c. 11; o. c. T. III p. 556; Daremberg o. c. I 490).

Quand ils se contractent ils séparent le cartilage aryténoïde du thyréoïde et l'étendent dans la largeur, ce qui aide à dilater (!) le larynx [1]).

Parmi les muscles qui rétrécissent le larynx il y a une paire qui vient de la région de l'os hyoïde et s'attache au cartilage thyréoïde; ensuite il s'élargit et entoure [2]) le cartilage qui n'a pas de nom, jusqu'à ce que les bouts de chacun des deux muscles s'unissent derrière le cartilage qui n'a pas de nom (*crico-thyréo-pharyngiens?*); quand elle se contracte elle rétrécit [le larynx] [3]). Il y a encore quatre muscles qu'on prendrait parfois pour deux muscles doubles; ils unissent les extrémités du cartilage thyréoïde à celui qui n'a pas de nom (*crico-thyréoïdiens postérieurs et antérieurs?*); quand ils se contractent ils rétrécissent la partie inférieure du larynx. Il y en a qui pensent que l'une des paires se trouve en dedans et l'autre en dehors [4]).

Les muscles qui ferment [le larynx] ont la meilleure position quand ils sont créés à l'intérieur du larynx, afin qu'en se contractant ils tirent en bas le cartilage aryténoïde et le fassent fermer [le larynx]. Ainsi ils sont créés comme une paire prenant son origine à la base du cartilage thyréoïde et montant à l'intérieur aux deux bords du cartilage aryténoïde et à la base du cartilage qui n'a pas de nom, à droite et à gauche (*thyréo-aryténoïdiens*). Quand ils se contractent, ils affermissent l'articulation [5]) et ferment le larynx de manière à résister aux muscles de la poitrine et au diaphragme pendant la rétention du souffle [6]). Ils sont créés petits, afin qu'ils ne rétrécissent pas l'intérieur du larynx, et forts, afin que, quand ils doivent se charger de fermer le larynx et de retenir fortement le souffle, ils puissent compenser par leur force ce qui leur fait défaut à cause de leur petitesse. Leur direction est droite; ils montent avec une légère déviation, de sorte qu'il en résulte l'union du cartilage thyréoïde à celui qui n'a pas de nom [7]). Il arrive parfois qu'on trouve deux muscles situés sous le cartilage aryténoïde qui secondent la paire mentionnée.

Des muscles de la gorge [8]).

La gorge (*larynx*) dans son entier a deux paires [de muscles] qui la tirent en bas. L'une d'elles est la paire que nous avons mentionnée dans le chapitre du larynx (*sterno-thyréoïdiens*); l'autre paire, qui prend aussi son origine au sternum, monte et s'attache à l'os hyoïde, ensuite (!) à la gorge qu'il tire en bas (*sterno-hyoïdiens?*). Les muscles

1) „Autour de la base du troisième cartilage il existe encore un muscle double, ou deux muscles adhérents entre eux, ou de quelle manière que vous vouliez l'appeler *(aryténoïdiens transverse et obliques)*, ne se trouvant pas chez tous les animaux, mais chez quelques-uns. Ils resserrent le cartilage et ferment le larynx". (Gal. de musc. dissect.; ed. Kühn T. XVIII B p. 951).

„...... deux muscles obliques *(aryténoïdiens transverse et obliques)* qui, unis l'un à l'autre, resserrent la base du troisième cartilage". (Gal. De usu part. Lib. VII c. 12; o. c. T. III p. 558; Daremberg o. c. I 491).

2) يلتقّ على .

3) „Les deux autres muscles, un de chaque côté, prenant leur origine aux extrémités postérieures du cartilage thyréoïde, s'insèrent sur l'œsophage, en l'entourant de la manière des sphincters *(crico-thyréo-pharyngiens)*. Ces muscles sont de nature à comprimer et à resserrer (συνάγειν καὶ προσστέλλειν) le cartilage en question". (Gal. De musc. dissect.; o. c. T. XVIII B p. 950; Oribase o. c. III 442).

4) „A l'extrémité inférieure de chacun des [deux premiers] cartilages, à l'endroit où ils touchent la trachée-artère et se touchent l'un l'autre, il se détache du grand cartilage *(thyréoïde)* pour aller au second *(cricoïde)*, deux muscles en dehors (en arrière? *crico-thyréoïdiens postérieurs*) et deux muscles en dedans (près de la ligne médiane? *crico-thyréoïdiens antérieurs*)...... Ils rétrécissent exactement la partie inférieure du larynx en rapprochant le premier cartilage du second". (Gal. De usu part. Lib. VII c. 11; o. c. T. III p. 555; Daremberg o. c. I 489).

5) شقّت المفصل .

6) حصر النفس . „Cette glotte est nécessaire non seulement au larynx pour produire la voix, mais encore pour ce qu'on nomme *rétention du souffle* (καταλήψις τοῦ πνεύματος). C'est ce terme qu'on emploie non pas seulement quand nous restons sans respirer, mais lorsque nous contractons en même temps le thorax de tous côtés en tendant fortement les muscles situés dans les hypocondres et aux côtes. Alors s'accomplit l'action la plus énergique de tout le thorax et des muscles qui ferment le larynx. Ceux-ci, en effet, s'opposent fortement à l'expulsion du souffle, en fermant le cartilage aryténoïde. Cette action ne trouve pas un médiocre auxiliaire dans la nature de la susdite glotte". (Gal. De usu part. Lib. VII c. 13; o. c. T. III p. 562; Daremberg o. c. I 495; Oribase, Du larynx; o. c. T. III p. 316).

7) „...... après ces muscles il y a encore deux autres *(thyréo-aryténoïdiens)* qu'on ne saurait voir avant d'ouvrir le larynx et qui relient toujours le cartilage thyréoïde au cartilage aryténoïde, mais non pas toujours à l'autre [qui n'a pas de nom. (Gal.)]". (Gal. De musc. dissect.; ed. Kühn T. XVIII B. p. 951; Oribase III 443).

„A tous ces muscles [du thorax] résistent deux petits muscles qui ferment le larynx *(thyréo-aryténoïdiens)*....... En effet, les muscles qui ferment le larynx naissent du milieu de la base du cartilage thyréoïde, ils montent droit, s'inclinent en arrière et obliquement, autant qu'il faut pour arriver près de l'articulation du troisième cartilage *(artic. crico-aryténoïdienne)*". (Gal. De usu part. Lib. VII c. 14; o. c. T. III p. 567, 568; Daremberg o. c. I 498).

8) حلقوم *(ḥulqūm)*.

du pharynx [1]) sont les deux muscles du gosier [2]). Ce sont deux muscles situés près du pharynx qui aident à la déglutition (*stylo-pharyngiens ? hyo-pharyngiens ?*) [3]).

Des muscles de l'os lambdoïde [4]) (os hyoïde, os lingual).

L'os hyoïde a des muscles qui lui appartiennent en propre et des muscles qu'il a en commun avec d'autres parties. Les muscles propres de l'os hyoïde sont trois paires. L'une d'elles (*mylo-hyoïdiens*) vient des côtés de la mâchoire inférieure et s'insère sur la ligne droite qui se trouve sur l'os hyoïde (*corps de l'os hyoïde*). C'est le muscle qui tire l'os hyoïde vers la mâchoire inférieure. Une autre paire prend son origine sous le menton; ensuite elle passe sous la langue et se rend à l'extrémité supérieure de l'os hyoïde (*génio-hyoïdiens*). Ce muscle tire aussi cet os vers les côtés de la mâchoire inférieure. Puis il y a une paire qui naît des apophyses en forme de flèche [5]) (*apophyses styloïdes*) qui se trouvent près des oreilles. Elle s'insère sur l'extrémité inférieure de la ligne droite qui se trouve sur l'os hyoïde (*stylo-hyoïdiens*). Quant aux muscles qu'il a en commun avec une autre partie, ils ont été mentionnés (*sterno-hyoïdiens ?*) et ils seront mentionnés après (*hyoglosses*) [6]).

Des muscles de la langue [7]).

Les muscles qui meuvent la langue sont au nombre de neuf. Deux muscles transversaux viennent des apophyses en forme de flèche (*styloïdes*) et s'insèrent aux deux côtés de la langue (*stylo-glosses*). Deux muscles longitudinaux prennent leur origine aux parties supérieures de l'os hyoïde et s'implantent au milieu [8]) de la langue (*basio-glosses*). Deux muscles meuvent la langue obliquement; ils prennent leur origine sur la côte [9]) inférieure (*grande corne*) de l'os hyoïde (*cérato-glosses*) et pénètrent dans la langue entre le muscle longitudinal et le muscle transversal. Puis deux muscles qui renversent [10]) et retournent [11]) la langue; ils sont situés au-dessous des muscles dont nous avons parlé, leurs fibres s'étendent transversalement sous ces muscles et s'attachent

1) حلْق (*ḥalq*). 2) الننغنغتان (*al-nughnughatān*) de نغنغ (*nughnugh*): gosier.

3) „Il existe un espace libre placé en avant (πρόχειται) de l'œsophage et du larynx [le texte a pharynx, mais, suivant une note, le ms. a larynx, de même que le texte d'Oribase], espace commun à ces deux organes, et où aboutit l'orifice de l'un et de l'autre; on nomme cet espace même *isthme*, puisqu'il est étroit et allongé, tandis qu'on nomme *pharynx* le corps qui l'entoure. Dans ce corps il y a, de chaque côté, un muscle qui fonctionne pendant l'émission de la voix et pendant la déglutition. [La tête de ces muscles (*stylo-pharyngiens? hyo-pharyng.?*) est située près des muscles qui montent vers les côtés de la langue (*stylo-glosses? hyo-glosses?*) (Gal.)]". (Gal. de musc. dissect.; o. c. T. XVIII B p. 961; Oribase o. c. III 447). Cet *isthme*, espace où aboutissent l'orifice du larynx et celui de l'œsophage, n'est donc pas seulement *l'isthme du gosier* des modernes, mais la cavité entière du pharynx. Galien dit ailleurs (Gal. In Hippocratis aphorismos commentar. XXVI; o. c. T. XVII B p. 632). „Il faut entendre par *isthme*, la partie entre la bouche et l'œsophage (τὸ μεταξὺ τοῦ στόματός τε καὶ τοῦ στομάχου μόριον), nommée ainsi par métaphore des isthmes proprement dits".

Il s'agit encore ici, à ce qu'il me semble, de la cavité du pharynx et non pas de l'isthme du gosier (*isthmus faucium*) (Hyrtl Onomatologia anatomica p. 281). Chez Galien στόμαχος ne signifie pas „Rachenhöhle", mais œsophage et aussi *orifice supérieur de l'estomac*. (Hyrtl, Arab. u. Hebr. in der Anat. p. 174).

„L'organe situé entre le pharynx et l'orifice supérieur de l'estomac (στόμα τῆς κοιλίας), organe que les anciens nommaient οἰσοφάγον, est appelé ordinairement στόμαχος par les écrivains postérieurs à Aristote".

„...... l'orifice de l'estomac (τῆς γαστρὸς στόμα), nommé *cardia* par tous les anciens, et στόμαχος par les modernes". (Gal. De locis affectis Lib. V c. 5, 6; o. c. T. VIII p. 332, 339; Daremberg o. c. II 643, 646).

4) العظم اللامى (*al-ʿaẓm al-lāmī*).

5) السهميّة (*al-sahmiyya*). La traduction latine (Venet. 1595 p. 53) a: *additamenta sisaminis* et en marge: *al-shemic*. Ce mot shemic (*sahmiyya: en forme de flèche*) n'a aucun rapport avec سماع (*samāʿ: audition*). „Shemic hängt mit سمع, *samāʿ*, Gehör, zusammen". (Hyrtl, Arab. u. Hebr. i. d. Anatomie p. 45).

6) Avicenne ne fait pas mention du muscle omoplat-hyoïdien.

„Mais il y a aussi deux muscles aplatis qui relient l'os hyoïde à la mâchoire inférieure (*mylo-hyoïdiens*), prenant leur origine aux parties latérales de la ligne droite (*corps*) de l'os hyoïde, s'implantant sur les parties latérales de la mâchoire après (à côté de) l'insertion des muscles propres de cet os. Deux autres muscles, réunis entre eux, aboutissent à la pointe de la mâchoire inférieure; leur point de départ est l'extrémité supérieure de la ligne droite de l'os hyoïde (*génio-hyoïdiens*). Deux autres muscles commencent à la racine de l'apophyse graphioïde (*styloïde*) et s'implantent sur l'extrémité infér. de la ligne droite de l'os hyoïde, un de chaque côté (*stylo-hyoïdiens*). Ces trois paires de muscles sont les seules qui appartiennent en propre à l'os hyoïde et lui impriment certains petits mouvements; celle qui commence à la base des apophyses bélonoïdes (*styloïdes*) portant l'os hyoïde en arrière, les autres paires le rattachant aux parties latérales de la mâchoire (ἐπὶ τὰ πλάγια τῆς γένυος διορίζουσαι) et le tirant en haut vers la mâchoire. Les autres muscles qui prennent leur origine sur l'os hyoïde ont été plutôt créés en vue d'autres parties, ceux qui se rendent aux omoplates (*omoplat-hyoïdiens*), pour mouvoir ces os-là, comme nous l'avons dit plus haut, et ceux qui se rendent à la langue (*hyo-glosses*), dont nous parlerons aussi". (Gal. De muscul. dissect.; o. c. T. XVIII B p. 957; Oribase o. c. III 444). Suivant Sprengel (o. c. III 75) on trouve le muscle *stylo-hyoïdien* pour la première fois chez Eustachi († 1570).

7) لسان (*lisān*). 8) Ms. بوسط . Le texte imprimé a باصل : à la base.

9) ضلع (*ḍilʿ*). 10) باطاكتنان . 11) قالبنتان.

à l'os entier de la mâchoire *(mylo-glosses?! génio-glosses?)* [1]. Parmi les muscles de la langue il est quelquefois fait mention [2] d'un muscle impair qui réunit la langue à l'os hyoïde et qui tire l'un vers l'autre. Il est évident que le muscle qui fait la langue s'étendre longitudinalement, la fait se mouvoir ainsi, parce que ce muscle, en s'étendant, a la propriété de se mouvoir en soi-même, de même qu'il a la propriété de se mouvoir en soi-même, quand il se raccourcit et se contracte.

Des muscles du cou [3].

Les muscles qui meuvent le cou [4] seul sont deux paires, l'une à droite, l'autre à gauche. Quand un seul muscle de l'une des paires se contracte, le cou est tiré obliquement vers ce côté. Par la contraction simultanée des deux muscles du même côté le cou s'incline vers ce côté, non pas obliquement, mais dans une direction droite, et quand les quatre muscles fonctionnent à la fois, le cou se tient droit sans s'incliner *(angulaires et scalènes?)* [5].

Des muscles de la poitrine [6].

Parmi les muscles qui meuvent le thorax, il y en a qui le dilatent seulement, mais ne le resserrent pas, par exemple le diaphragme [7], qui sépare les organes de la respiration de l'appareil digestif et que nous décrirons plus tard; puis une paire de muscles située sous la clavicule; elle prend son origine sur la partie [de la clavicule] qui s'étend au sommet de l'épaule *(acromion)* et nous la décrirons plus tard; elle s'insère sur la première côte, à droite et à gauche *(sous-claviers)* [8]. Ensuite il y a une autre paire dont chaque muscle est double. Il se compose de deux parties; la partie supérieure s'attache au cou, qu'elle meut, tandis que la partie inférieure meut la poitrine *(portion des scalènes)*. A cette paire s'unit un muscle dont nous parlerons, c'est celui qui s'insère sur la cinquième et la sixième côte *(portion des*

1) „Parmi les muscles qui meuvent la langue, il y en a deux qui sont minces et allongés et qui commencent à la base des apophyses bélonoïdes (*styloïdes*); ils s'emplantent,
en s'avançant, un de chaque côté, aux parties latérales de la langue, et président à des
mouvements obliques (*stylo-glosses*); tous les autres prennent leur origine sur l'os qui entoure la tête du larynx et que nous appelons hyoïde et lambdoïde; quatre de ces muscles
(*hyo-glosses*), divisés en deux paires (*basio-* et *cérato-glosses*), s'implantent dans la langue
et lui impriment un mouvement manifeste; le cinquième, qui est double et qui commence
à l'extrémité supér. de la ligne droite (*corps*) de l'os hyoïde, ... parvient à l'endroit
appelé menton où les os de la mâchoire se sont soudés (*génio-hyoïdien*). Ce muscle tire
l'os hyoïde en haut, ... mais il n'effectue aucun mouvement manifeste dans la langue.
Ceux qui lui impriment un mouvement manifeste sont les quatre autres muscles (*hyo-*
glosses) dont deux prennent leur origine aux parties supér. de l'os hyoïde (*basio-glosses*)......;
les deux autres (*cérato-glosses*) ont leur points de départ ...... aux parties latérales de
la ligne droite (*corps*) et des côtes inférieures (*grandes cornes*) de l'os hyoïde (ἐκ τῶν
ταπεινῶν αὐτοῦ πλευρῶν)". (Gal. De muscl. dissect. o. c. XVIII B, 959; Oribase o. c. III 445).
„En vue de la clarté de l'exposition, nommons les muscles qui viennent de l'apophyse
bélonoïde (*styloïde*) muscles transversaux ...., ceux qui viennent de l'extrémité supér.
de l'os hyoïde, muscles droits (Gal. Ibid. p. 961).

„Au-dessous de tous les muscles dont nous avons parlé, à la partie infér. [de la langue]
sont étendus les muscles qui ont des fibres transversales prenant leur origine de la langue
entière et s'implantant sur l'os presque entier de la mâchoire, à l'exception du menton;
ces muscles peuvent soulever (ἐπᾶραι) et courber (κυρτῶσαι) la langue (*génio-glosses*? D'après
la description ce serait un muscle *mylo-glosse*). (Gal. De musc. dissect.; o. c. T. XVIII B
p. 961; Oribase o. c. III 447).

2) Ms. وقد يُذكر. Texte imprimé: وقد نذكر.

3) Ms. عنق (*unq*). Le texte imprimé a: والرقبة العنق.

4) رقبة (*raqaba*).

5) „Il y a deux muscles de chaque côté [du cou], l'un situé, en quelque sorte, plutôt
en arrière, l'autre en avant. Le muscle postérieur ...... arrive à l'omoplate, après avoir
pris son origine sur toutes les vertèbres [cervicales] *(angulaire)* .... L'autre muscle
du cou, celui qui est situé en avant, commence à l'apophyse trouée *(transverse)* de la
seconde vertèbre; il naît aussi des autres vertèbres du cou; .... il arrive jusqu'à la
cinquième côte ......; il s'implante aussi, avec une de ses parties, sur la première côte
(*scalène.* V. plus bas page 545 note 1) ...... Sa fonction consiste, pour les parties avec
lesquelles il s'implante sur le cou, à fléchir celui-ci obliquement en avant ....; le
muscle nommé en premier lieu ...... fléchit le cou plutôt latéralement et en arrière. Si
les deux muscles se contractent à la fois, ils produisent une flexion latérale moyenne de
tout le cou; si les deux muscles antérieurs ...... se contractent seuls, ils forcent le cou
entier à se pencher en avant; si ce sont les muscles postérieurs, ils le forcent à se fléchir
en arrière; si tous les quatre se contractent à la fois, le cou demeure immobile et sans
inclinaison d'aucun côté ....." (Gal. De musc. dissect.; des muscles qui meuvent le cou;
T. XVIII B p. 962; Oribase o. c. III 448).

6) صدر (*ṣadr*).

7) حاجز (*ḥādjiz*).

8) „Sous chaque clavicule est placé un muscle qui ne peut être vu distinctement,
avant qu'on ait enlevé la clavicule *(sous-clavier)* ...... Il s'insère sur deux os, la clavicule même et la première petite côte du thorax, à laquelle quelques-uns donnent le nom
de κατακλείς. Il est attaché aux parties de la clavicule qui montent à l'acromion, et à
la côte à l'endroit où elle s'articule avec le sternum". (Gal. De musc. dissect.; o. c. T.
XVIII B p. 955).

scalènes) [1]); ensuite une paire cachée dans la face concave de l'omoplate *(grand dentelé)*; à cette paire se joint une autre paire qui descend des vertèbres à l'omoplate *(angulaire [levator scapulae])*, de manière qu'elles forment comme un seul muscle [2]) qui s'insère sur les fausses côtes [3]). Enfin il y a une troisième paire qui prend son origine sur la septième vertèbre cervicale et sur la première et la deuxième vertèbre dorsale et qui s'insère sur les côtes sternales *(petits dentelés supérieurs?)*. Ces muscles sont ceux qui dilatent la poitrine. Parmi les muscles qui resserrent la poitrine, il y en a un qui la resserre accidentellement [4]), c'est-à-dire le diaphragme [5]) quand il est en repos, et il y en a d'autres qui la resserrent essentiellement [6]). Parmi ces muscles il y a une paire étendue sous les racines *(parties postérieures)* des côtes supérieures; sa fonction consiste à resserrer et à rassembler *(sur-costaux?)*. Une autre paire se trouve près des extrémités des côtes; elle s'attache au sternum entre l'apophyse xiphoïde et la clavicule *(partie supérieure du droit abdominal chez la plupart des mammifères)* et se joint au muscle droit abdominal [7]), et il y a deux autres paires qui aident cette paire *(petits dentelés inf.)*. Quant aux muscles qui resserrent et dilatent à la fois, ce sont les muscles situés entre les côtes, mais un examen exact mène à la conclusion que ceux qui resserrent sont d'autres que ceux qui dilatent. Il y a, en effet, entre chaque deux côtes quatre muscles, bien qu'ils soient considérés comme un seul muscle; car ce muscle, considéré comme un seul, est tissé de fibres obliques dont quelques-unes sont situées en dedans *(intercostaux internes)*, tandis que d'autres couvrent [les premières] *(intercostaux externes)*. Parmi celles qui couvrent il y en a qui sont situées à l'extrémité cartilagineuse de la côte, et il y en a qui sont situées à l'autre extrémité, qui est forte. Le muscle situé en dedans a une direction tout opposée à celle du muscle qui couvre, et celui qui se trouve à l'extrémité cartilagineuse de la côte a une direction tout opposée à celle du muscle situé à l'autre extremité. Si les directions des fibres

1) Chez les cynocéphales le scalène postérieur s'insère sur les cinq premières côtes, comme chez les carnassiers. (Broca, Mémoires d'anthropologie p. 72). D'après Meckel il s'insère chez Cynocephalus sphinx sur la 3e jusqu'à la 5e côte. (Kohlbrugge, Muskeln und periphere Nerven der Primaten. Verhandelingen d. K. Akad. v. Wetenschappen. Tweede sectie Dl. V n°. 6. Amst. 1897 p. 43).

2) L'angulaire et le grand dentelé réunis peuvent former une couche ininterrompue comme chez Sem. nasicus. (Cynocephalus sphinx, d'après Broca). L'union des deux muscles chez les singes est mentionnée aussi par Cuvier, Barnard (Cynocephalus maimon, Cercopithecus, Macacus); elle se trouve exceptionnellement aussi chez l'homme. (Kohlbrugge o. c. p. 54).

3) On retrouve la description de ces muscles dans les descriptions suivantes de Galien: „Le muscle postérieur du cou...... arrive à l'omoplate après avoir pris son origine sur toutes les vertèbres [cervicales] *(angulaire)*...... et sa partie inférieure est en contact intime avec le muscle de la poitrine placé sur la face concave de l'omoplate *(grand dentelé)*. L'autre muscle, qui est situé en avant, commence à l'apophyse trouée *(transverse)* de la seconde vertèbre; il tire aussi son origine des autres vertèbres du cou......; il arrive jusqu'à la cinquième côte, quelquefois même il touche la sixième; il s'implante aussi, avec une de ses parties, sur la première côte *(scalènes)*...... Sa fonction consiste, pour les parties avec lesquelles il s'implante sur le cou, à fléchir celui-ci obliquement en avant, et, pour les parties par lesquelles il atteint les côtes de la poitrine, à dilater celle-ci".

„Ce muscle *(grand dentelé)* prend son origine à la base de l'omoplate et s'étend sur toute sa surface concave; cette partie de ce muscle est cachée, de sorte que vous ne pouvez la voir qu'après avoir enlevé l'omoplate, tandis que toute la partie suivante est visible; elle s'implante sur la poitrine jusqu'au muscle qui, descendant du cou, arrive à la sixième côte *(scalène)*, mais ce muscle dont nous parlons s'attache aussi à deux des fausses côtes près des apophyses cartilagineuses". (Gal. De musc. dissect.; T. XVIII B p. 963, 965; Oribase o. c. III 448, 451).

4) بالعرض .

5) „...... les muscles dont nous avons dit qu'ils resserrent la poitrine, et accidentellement (κατὰ συμβεβηκός) le diaphragme lui-même, sont les organes de l'exspiration sans violence". (Oribase, De la cause de la respiration; o. c. III 223).

6) بالذات .

7) Chez la plupart des mammifères le droit abdominal s'étend sur la partie antérieure du thorax jusqu'à la première côte; chez les singes la partie supérieure du muscle forme une aponévrose qui se trouve au-dessous du grand pectoral. (Gegenbaur, Lehrb. 1895 I 401).

„Les muscles qui mettent en mouvement la poitrine sont........ et avec eux les huit muscles abdominaux; parmi ces derniers, chacun des muscles droits donne naissance à un tendon large qui remonte jusqu'à la clavicule, et qui a quelque chose de charnu dans cette région-là *(sterno-costal ou transversal des côtes)*; pour cette raison, il convient de le compter pour un autre muscle, surtout parce qu'il est séparé du muscle droit par une partie intermédiaire (διαφύσει) nerveuse *(fibreuse)*". (Oribase, De la cause de la respiration; o. c. III p. 227).

„...... La paire [de muscles] qui s'étend le long du sternum est membraneuse; la partie supérieure seule de ces muscles est charnue, mais elle n'a toutefois que peu de chair. La partie intermédiaire est située sous les muscles du sternum *(pectoraux)* et [dans la dissection de ces muscles] elle est enlevée avec eux; c'est pourquoi elle n'est pas connue des anatomistes. Ce tendon...... est lié au muscle droit abdominal et situé sur toutes les extrémités des côtes qui aboutissent au sternum. Ce muscle s'étend chez tous les animaux jusqu'à la première côte, où il paraît aussi charnu et où il reçoit un épanouissement de chair mince *(sterno-costal ou transversal des côtes)* qui s'attache au tendon, surtout aux parties latérales......" (Gal. De anat. administr. Lib. V c. 3; o. c. T. II p. 496 et suiv.). Ce muscle sterno-costal, supracostal ou transversal des côtes

sont au nombre de quatre, il s'ensuit [1]) que les muscles sont [aussi] au nombre de quatre. Ceux qui sont situés en dessus (*externes*) dilatent [la poitrine], ceux qui sont situés en dessous (*internes*) la resserrent [2]). Pour cette raison (*c'est-à-dire en admettant quatre muscles dans chaque espace intercostal*) le total des muscles [intercostaux] de la poitrine atteint le nombre de quatre-vingt-huit. Les muscles de la poitrine sont secondés par deux muscles qui procèdent de [la partie de] la clavicule [qui s'étend] au sommet de l'épaule (*acromion*) et [dont chacun] s'insère sur la première côte, à droite [et à gauche] et la tire en haut, de sorte qu'il seconde la dilatation de la poitrine (*sous-claviers*) [3]).

Des muscles qui meuvent le bras [4]).

Du nombre des muscles du bras, c'est-à-dire de ceux qui meuvent l'articulation de l'épaule, sont trois muscles qui s'y rendent venant de la poitrine et qui tirent l'humérus en bas. Parmi eux il y a un muscle qui prend son origine au-dessous de la mamelle [5]) et s'attache à la partie antérieure de l'humérus près du bord antérieur de la cavité (*gouttière bicipitale*) [6]); il approche le bras de la poitrine d'un mouvement d'abaissement qui est suivi par l'omoplate (*petit pectoral*) [7]). Il y a un autre muscle qui naît de la partie la plus élevée du sternum. Il entoure la face interne de la tête de l'humérus et l'approche de la poitrine, en le relevant un peu en même temps (*faisceau sup. du grand pectoral?*) [8]); puis un grand muscle double qui prend son origine au sternum entier; il s'insère sur la partie inférieure (!) de la face antérieure de l'humérus [9]). Quand il agit avec les fibres qui font partie de sa portion supérieure, il approche le bras de la poitrine, en le relevant; quand il agit avec l'autre portion, il l'approche de la poitrine, en l'abaissant; quand il agit avec les deux portions à la fois, il approche le bras dans une direction droite (*fais-*

a été observé par M. Halbertsma chez Antilope euchore, Capra hircus, Felis catus, Canis lupus, Canis familiaris et Papio niger. (Halbertsma, De musculus thoracicus. Verslagen en mededeelingen der K. Akad. v. Wetensch. Afd. Natuurkunde Dl. XII, Amst. 1861), par M. Broca chez Cynocephalus sphinx (Mémoires d'anthropologie p. 73), par M. Testut chez le bonnet chinois (Cercocebus sinicus) et chez le guenon (Cercopithecus). Cuvier et Laurillard l'ont représenté dans leur atlas, chez le magot (Macacus sylvanus), le porcépic et l'agouti". (Testut, Les anomalies muscul. chez l'homme. Paris 1884, cité par M. Kohlbrugge o. c. p. 44).

1) فبالحرى.

2) „Parmi les muscles de la poitrine, il y a vingt-deux qui sont situés dans les espaces intercostaux (*muscles intercostaux*), et dont les fibres ont une direction opposée au sens de la longueur [des muscles]: en effet, leurs fibres ne se dirigent pas, comme les muscles eux-mêmes, de l'épine au sternum, mais, partant d'une côte, elles s'insèrent obliquement sur une autre, et ressemblent à la lettre X, les fibres externes et internes ayant une position opposée réciproque. Les fibres externes qui se trouvent aux parties des côtes qui se portent de haut en bas dilatent la poitrine, les fibres profondes la resserrent; quant aux fibres situées aux parties cartilagineuses près du sternum, c'est le contraire: celles qui sont superficielles resserrent, tandis que les profondes dilatent...... Une autre paire de petits muscles relève les premières côtes (*petits dentelés sup.*), de même deux autres paires abaissent la dixième et la onzième côte (*petits dentelés inf.*)........ Les muscles qui resserrent la poitrine sont: la moitié des fibres des muscles intercostaux, les muscles étendus le long de ceux de l'épine, près des racines des côtes (*sur-costaux ?*), la partie sup. des muscles droits abdominaux, et les muscles qui abaissent les dernières côtes (*petits dentelés inf.*). Quelquefois les [autres] muscles abdominaux prennent aussi quelque part à la contraction du thorax". (Gal. De musc. dissect.; o. c. T. XVIII B p. 988 et suiv.; Oribase o. c. III 462).

3) Je lis par conjecture (Cf. p. 542 l. 21): عضلتان تأتيان من [جزء] الترقوة [الّذى يَتَدّ] الى رأس الكتف فتتّصل [كلّ واحدة] بالصلع الاوّل يمنة (منه texte) [ويبسرة] وتشيله الى فوق.

„Ces muscles (*sous-claviers*) ont une fonction analogue à celle des muscles dits *intercostaux*: en effet, de même que chacun de ces muscles attire, à l'aide de ses fibres extérieures, la côte située au-dessous de lui vers celle qui est au-dessus, les muscles dont nous parlons attirent la première côte vers la clavicule". (Gal. De musc. dissect.; o. c. T. XVIII B p. 956; Oribase o. c. III 462).

4) عضد (*ʿaḍud*). Partie du membre sup. depuis l'épaule jusqu'au coude.

5) ثدى (*thadyun*).

6) Ms. زيغ النقوة. Le texte imprimé a زيغ الترقوة (bord de la clavicule).

„...... se terminant dans un tendon membraneux, il s'insère sur la partie antérieure de l'humérus, notamment sur le bord antérieur de la cavité (*gouttière bicipitale*) qu'occupe la plus grande tête du muscle qui s'étend le long de l'humérus (*longue portion du biceps*)......" (Gal. De musc. dissect.; o. c. T. XVIII B p. 968).

7) Chez plusieurs singes le petit pectoral, qui chez l'homme s'insère sur l'apophyse coracoïde, s'implante sur la grosse tubérosité de l'humérus. (Kohlbrugge o. c. p. 61).

8) La portion claviculaire du grand pectoral manque chez plusieurs singes c. a. chez Inuus [Duvernoy]. (Kohlbrugge o. c. p. 58).

9) باسفل مقدّم العضد.

ceaux moyen et inf. du grand pectoral?) [1]. Il y a deux autres muscles qui viennent de la région des îles. Ils s'insèrent plus en dedans que l'insertion du grand muscle double du sternum. L'un d'eux, qui est grand, vient de la région des îles et des fausses côtes *(grand dorsal)* et tire le bras vers les fausses côtes dans une direction droite; l'autre, qui est mince, procède de la peau des îles, non pas de l'os *(partie du pannicule charnu)*; il s'incline plus vers le milieu que le premier et s'attache dans la profondeur au tendon du muscle qui monte de la région de la mamelle *(petit pectoral)*. Ce muscle a la même action que le premier, en guise d'aide, mais il fait dévier le bras un peu en arrière [2]. Il y a encore cinq muscles qui prennent leur origine sur l'omoplate. L'un d'eux naît de l'omoplate et occupe [3] l'endroit entre la séparation [4] *(épine de l'omoplate)* et le bord supérieur de l'omoplate, et se rend à la partie supérieure de la face externe de la tête de l'humérus, s'inclinant un peu vers le côté interne; il éloigne le bras en le faisant dévier à la fois vers l'intérieur *(sus-épineux)*; puis deux muscles de ces cinq muscles, qui naissent tous les deux du côté supérieur *(face dorsale?)* de l'omoplate. L'un d'eux, qui est grand, envoie ses fibres vers les parties inférieures de la séparation *(épine de l'omoplate)*, occupe l'endroit entre la séparation et le bord inférieur [de l'omoplate] et s'insère sur la tête de l'humérus, mais bien plus à l'extérieur [5]; il éloigne [le bras] en le faisant dévier à la fois en dehors *(sous-épineux)*. L'autre, qui est réuni au premier, de sorte qu'il en fait pour ainsi dire partie, continue avec lui et a la même action, mais il ne s'attache pas sur une grande superficie du côté supérieur *(face dorsale)* de l'omoplate [6]; il s'insère obliquement sur le côté extérieur de l'humérus, qu'il fait dévier en dehors *(petit rond)*. Le quatrième est un muscle qui occupe l'endroit creux *(surface concave)* de l'omoplate; son tendon s'insère sur les parties internes du côté médian de la tête de l'humérus. Son action consiste à tourner le bras en arrière *(sous-scapulaire)*. Il y a encore un autre muscle qui prend son origine à l'extrémité inférieure du bord inférieur de l'omoplate. Son tendon s'insère au-dessus de l'insertion du grand muscle qui monte des îles *(grand dorsal)* et son action consiste à tirer en haut (!) l'extrémité supérieure de l'humérus *(grand rond)* [7].

L'humérus a encore un autre muscle qui a deux têtes; il a deux actions *(une pour chaque tête)* et une action commune. Il vient du bord inférieur de la clavicule et du cou (!) *(deltoïde)*, entoure la tête de l'humérus et s'approche de l'endroit où s'insère le tendon du grand

1) „Parmi les muscles qui rapprochent l'humérus de la poitrine, il y a un muscle qui prend son origine à l'endroit près de la mamelle (*petit pectoral*)......; il tire l'humérus légèrement en bas, de sorte qu'il est l'agent d'un mouvement d'adduction avec abaissement. Un autre, au rebours de celui-ci, prenant son origine aux parties les plus élevées du sternum (*faisceau sup. du grand pectoral?*) est l'agent d'un mouvement d'adduction avec élévation. Il y a en outre un troisième muscle double ou deux muscles réunis ensemble...... Ils naissent de l'os du sternum entier (*faisceaux moyen et inf. du grand pect.?*); ils attirent vers le sternum l'os du bras entier, qui reste en parfait équilibre (ἰσόῤῥοπον) quand tous deux se tendent; quand l'un d'eux agit seul, si c'est celui qui procède des parties inf. du sternum, il produit une adduction avec abaissement; si c'est l'autre, il produit une adduction avec élévation". (Gal. De usu part. Lib. XIII c. 13; o. c. T. IV p. 133; Daremberg o. c. II 83).

2) „Il y a deux muscles qui viennent d'en bas, dont l'un est le muscle le plus fort et le plus long des muscles qui meuvent le bras, et l'autre le plus mince, mais non moins long que le premier...... Le muscle mince montant de la peau près des îles et des fausses côtes, naît surtout des membranes situées sous la peau (*partie du pannicule charnu*). En montant vers l'aisselle il acquiert du volume et dans cet endroit il devient distinctement un muscle; il se termine en tendon membraneux en se plaçant (ἐποχούμενος) sur deux autres [tendons] avec lesquels il se confond. L'un de ces tendons naît du muscle inférieur du sternum, le second de la seconde partie du muscle double. L'autre muscle (*grand dorsal*)....., le plus grand, commence aux vertèbres près des fausses côtes......... Le muscle mince superficiel étend légèrement le bras vers les îles dans une direction latérale, l'autre, le plus grand, situé sous le premier, étend le bras vers les côtes dans une direction droite". (Gal. De musc. dissect.; o. c. T. XVIII B p. 969, 973). „Meckel a décrit un faisceau [du grand dorsal] allant au grand pectoral chez S. inuus et les prosimiens, un faisceau allant au tuberculum majus chez S. capucina...... Meckel a déjà mentionné que ces faisceaux aberrants s'unissent au pannicule charnu latéral qui, chez Semnopithecus aussi, est lié intimement à l'insertion du grand dorsal et en même temps à la face inférieure du grand pectoral. Aussi ne puis-je voir dans ces faisceaux aberrants du grand dorsal qu'une partie du pannicule charnu rudimentaire". (Kohlbrugge o. c. p. 69).

3) ‏تشغل‎.

4) ‏حاجز‎ (*ḥādjiz*).

5) ‏من لجانب الوحشى جدًا‎.

6) ‏لكن لا تتعلّق باعلى الكتف تعلّقا كثيرا‎.

7) „Les cinq muscles qui naissent de l'omoplate elle-même...... s'insèrent sur la partie [supérieure] de l'humérus. Celui qui...... commence à l'extrémité inférieure du bord inf. [de l'omoplate] (*grand rond*)............ s'insère sur l'humérus par un tendon...... qui s'unit à celui du muscle précédent (*grand dorsal*)...... Plus haut que le premier se trouve sur la tête de l'humérus le tendon fort et large du muscle qui occupe le creux de l'omoplate (*sous-scapulaire*). Le tendon du muscle qui occupe l'endroit entre l'épine [de l'omoplate] et le bord sup. de cet os, s'insère sur la partie sup. de la tête de l'humérus (*sus-épineux*)......; ...... le muscle qui vient des parties inf. de l'épine de l'omoplate, et qui occupe l'endroit entier entre l'épine et le bord inf. [de l'omoplate] envoie son tendon à la tête de l'humérus, mais un peu plus à l'extérieur (*sous-épineux*). Le muscle qui est réuni au précédent et qu'on peut considérer peut-être comme en faisant partie, envoie son tendon exactement aux parties extérieures de l'humérus; ce muscle procède des parties sup. du bord inf. à peu prés au milieu (*petit rond*). (Gal. de musc. dissect.; o. c. T. XVIII B p. 970 et suiv.).

„Celui qui se trouve près du bord sup. (*sus-épineux*) soulève...... [le bras], mais en [le] faisant dévier vers l'intérieur, tandis que le plus grand des muscles placés près du bord inf. (*sous-épineux*) [le] soulève aussi, mais en le faisant dévier vers l'extérieur, et muscle qui monte de la poitrine (*grand pectoral*). On dit aussi que l'une des têtes est située plus à l'intérieur et qu'elle fait dévier [le bras] un peu obliquement en dedans, que l'autre tête se trouve plus à l'extérieur sur la face dorsale de l'omoplate près de sa partie inférieure et qu'elle fait dévier [le bras] un peu obliquement en dehors; quand il agit avec les deux portions il soulève [le bras] dans une ligne droite [1]). Il y en a qui ajoutent encore deux muscles, un petit muscle qui vient de la mamelle et un autre qui est caché dans l'articulation de l'épaule. Parfois on les considère comme associés aux muscles du coude [2]).

Des muscles qui meuvent l'avant-bras.

Parmi les muscles qui meuvent l'avant-bras il y en a qui le fléchissent, et il y en a qui l'étendent; ces muscles sont situés sur l'humérus. Il y en a d'autres qui lui impriment un mouvement de pronation et il y en a qui lui impriment un mouvement de supination; ces muscles ne sont pas situés sur l'humérus. Les muscles extenseurs sont une paire de muscles (*triceps brachial considéré comme composé de deux muscles*), dont l'un étend l'avant-bras en le faisant dévier à la fois en dedans, parce qu'il naît sous la partie antérieure de l'humérus et au bord inférieur (latéral) de l'omoplate [3]) et s'attache au coude, là ou se trouvent les parties intérieures de ce dernier (*longue portion et portion interne*). L'autre muscle (*portion externe*) étend l'avant-bras en le déviant à la fois en dehors, parce qu'il vient de la face postérieure [4]) de l'humérus et s'attache aux parties extérieures du coude. Quand ils agissent simultanément ils étendent nécessairement l'avant-bras dans une direction droite [5]).

Les muscles fléchisseurs de l'avant-bras sont une paire (*biceps et brachial antérieur*) dont l'un des muscles, celui qui est le plus grand (*biceps*), fléchit l'avant-bras en le faisant dévier à la fois en dedans, parce qu'il prend son origine sur le bord [6]) inférieur (latéral) de l'omoplate (*longue portion*) et sur l'apophyse coracoïde (*courte portion*). A chaque origine se trouve une tête séparée du muscle. Il se dirige vers la face intérieure de l'humérus, et son tendon, qui a la forme d'un nerf, s'insère sur la face antérieure du radius. L'autre muscle de cette paire (*brachial antérieur*) fléchit l'avant-bras en le faisant dévier à la fois en dehors, parce qu'il naît du côté extérieur et postérieur de l'humérus. C'est un muscle à deux têtes charnues dont l'une se trouve à la face

que le muscle qu'on peut considérer comme une partie du précédent (*petit rond*) lui imprime un mouvement d'abduction oblique vers l'extérieur...... En outre, les deux muscles dont il nous reste à parler...... impriment au membre un mouvement de rotation en dehors et en arrière: celui qui procède de la surface concave de l'omoplate (*sous-scapulaire*), en roulant la tête de l'humérus en arrière, et celui qui provient de l'extrémité inf. du bord inf. (*grand rond*), en imprimant un mouvement d'abduction......." (Gal. De musc. dissect.; o. c. T. XVIII B p. 972 et suiv.; Oribase o. c. III 452 et suiv.).

1) „En effet, ce muscle (*deltoïde*) a deux têtes; l'une procède des parties internes du sommet de l'épaule, c'est la partie même qui vient de la clavicule, l'autre vient des parties externes, s'étendant un peu sur l'épine de l'omoplate, sur les parties les plus déclives. Quand cette tête agit seule, elle a la fonction d'élever le bras, en le faisant dévier un peu de la ligne moyenne et exactement droite. Quand c'est l'autre, celle qui se trouve à la clavicule, elle fait dévier également le bras vers la partie interne.......; quand toutes deux se tendent d'une force égale, le bras prend une position d'élévation exactement droite et moyenne, ne s'inclinant d'aucun côté". (Gal. De usu part. Lib. XIII c. 13; o. c. T. IV p. 134; Daremberg o. c. II 84).

2) وربّما جعل لعضل المرفق معها شركة .

„[Un muscle tout à fait petit est caché dans l'articulation [de l'épaule] (ἐγκατακέκρυπται τῇ διαρθρώσει). Il naît réuni (συνεκφυόμενος) à la petite tête (*courte portion?*) du grand muscle du bras (*biceps?*), s'insérant directement (καταφυόμενος δὲ εὐθέως) sous la tête de l'humérus, sur l'endroit entre les tendons du muscle qui prend son origine sur la surface concave de l'omoplate (*sous-scapulaire*) et en outre de celui qui s'attache au bord inférieur entier (*petit rond?*) (Gal.)]. On pourrait considérer ce muscle, soit comme une portion du grand muscle du bras (*biceps?*), soit comme un muscle à part, car il peut contribuer pour une part peu considérable à soulever obliquement [le bras]". (Gal. De musc. dissect.: περὶ τοῦ μικροῦ μυὸς τοῦ κατὰ τὴν ἐν ὤμῳ διάρθρωσιν; o. c. T. XVIII B p. 974; Oribase o. c. III 454). Vu que l'auteur compte parmi les ligaments de l'articulation de l'épaule les tendons du biceps et du sous-scapulaire (v. p. 495 note 10), il s'agit peut-être du *coracobrachial*, qui se trouve d'après cette manière de voir, pour ainsi dire dans l'enveloppe de l'articulation.

3) (من الضلع الاسفل ومن الكتف) le texte a (من الضلع الاسفل من الكتف).

4) Ms. قفا . Le texte imprimé a فقار .

5) „Quant aux muscles extenseurs de l'articulation du coude (*triceps brachial*), l'un d'eux prend son origine sur (ἀπὸ [Oribase]; ὑπὸ [Gal.]) la moitié du bord inférieur (latéral) de l'omoplate, sur la partie qui remonte vers l'épaule (*longue portion* dont l'insertion scapulaire est plus large chez les singes que chez l'homme [Kohlbrugge o. c. p. 115])); l'autre procède des parties postérieures (ὄπισθεν [Gal.]; ἔξωθεν [Oribase]) de l'humérus au-dessous de la tête de cet os (*portions externe et interne*). [Réunis ensemble, ils vous paraîtront former un très grand muscle qui s'insère sur le coude avec un tendon large...... (Gal.)]. Les deux muscles étendent l'articulation du coude; seulement le premier le fait en produisant en même temps une déviation vers le côté extérieur, l'autre en produisant une déviation un peu oblique vers le côté intérieur. Le muscle nommé en second lieu a une partie qui entoure l'humérus, car ce muscle forme comme un muscle double; cette partie, restant parfaitement charnue, s'implante sur la partie postérieure du coude (*portion interne?*) et produit en quelque sorte plutôt une extension en ligne droite, avec une déviation légère en dedans autour du cubitus". (Gal. De musc. dissect.; o. c. T. XVIII B p. 976; Oribase o. c. III 456).

6) الزبق (*al-zīq*). Le texte imprimé a الزند (*al-zand*), le ms. الربق . Le muscle naît de la partie la plus élevée du rebord de la cavité glénoïde.

postérieure et l'autre à la face antérieure de l'humérus. Pendant son trajet le muscle est un peu caché, jusqu'à ce qu'il parvienne à la face antérieure du cubitus. Le muscle qui, tout en fléchissant [l'avant-bras, le] fait dévier en dehors (*brachial antérieur*) est réuni à l'os inférieur (*cubitus*), et le muscle qui fait dévier [l'avant-bras] en dedans (*biceps*), à l'os supérieur (*radius*), pour que l'effet de la traction soit plus grand. Quand ces deux muscles agissent simultanément, ils fléchissent nécessairement [l'avant-bras] dans une direction droite [1]). Parfois un muscle entourant l'humérus cache (est caché par) les deux muscles extenseurs, mais le plus probable, c'est que c'est une portion du dernier (deuxième) muscle fléchisseur (extenseur) [2]).

Les muscles supinateurs de l'avant-bras sont une paire dont l'un des muscles est situé du côté extérieur, entre les deux os de l'avant-bras, et s'attache au radius sans tendon (*court supinateur*). L'autre, qui est grêle et long, naît de la partie supérieure de l'extrémité [inférieure] de l'humérus, du côté extérieur; la plus grande partie de ce muscle s'étend le long de l'avant-bras et continue son chemin jusqu'à ce qu'il se soit approché de l'articulation du carpe, alors il se dirige vers la partie interne (*face antérieure*) de l'extrémité du radius, où il s'insère au moyen d'un tendon membraneux (*long supinateur*) [3]).

Les muscles pronateurs sont une paire située du côté extérieur (!). L'un des muscles de cette paire commence à la partie supérieure de la tête intérieure (*tubérosité interne*) de l'humérus et s'implante sur le radius avant d'atteindre l'articulation du carpe (*grand pronateur*). L'autre muscle est plus court que le précédent, ses fibres se dirigent transversalement et son extrémité est plus membraneuse; il commence au cubitus même et s'insère sur l'extrémité du radius, près de l'articulation du carpe (*carré pronateur*) [4]).

Des muscles qui meuvent le carpe.

Parmi les muscles qui meuvent l'articulation du carpe il y a des fléchisseurs, des extenseurs, des pronateurs et des supinateurs.

Parmi les muscles extenseurs il y a un muscle qui est réuni à un autre comme si c'était un seul muscle; le premier naît du milieu du cubitus et son tendon s'implante sur le pouce qui par ce muscle est éloigné de l'index (*faisceau métacarpien du long abducteur du pouce*); l'autre muscle prend son origine sur le radius et son tendon s'insère sur le premier os du carpe, j'entends celui qui est situé en

1) „Le muscle antérieur de l'humérus (*biceps brachial*) . . . . . . a deux têtes qui s'attachent, l'une au rebord du col de l'omoplate (*longue portion*), l'autre à l'apophyse que les uns appellent *ancyroïde*, les autres *coracoïde* (*courte portion*) . . . . . . Quand ces têtes se sont rapprochées elles forment ce muscle . . . . . . qui va jusqu'à l'articulation du coude, où il produit aussi . . . . . . un tendon solide par lequel il s'insère sur le radius, tout en s'attachant quelque peu ($\sigma\nu\nu\epsilon\pi\iota\lambda\alpha\mu\beta\acute{\alpha}\nu\omega\nu$ $\tau\iota$) au ligament membraneux qui entoure l'articulation, et par lequel il fléchit toute l'articulation en la faisant dévier légèrement vers l'intérieur. Après avoir enlevé ce muscle vous trouverez l'autre (*brachial antérieur*), situé au-dessous, qui entoure l'humérus avec deux têtes charnues dont l'une se trouve du côté postérieur, l'autre plutôt du côté antérieur de l'humérus . . . . . . Vous verrez que ces têtes, en se réunissant, engendrent un seul muscle qui s'insère . . . . sur le cubitus par le tendon qu'il produit. Le muscle fléchit l'articulation en la faisant dévier à la fois légèrement en dehors". (Gal. De anat. administr. Lib. I c. 11 ; o. c. T. II p. 274).

2) „Sous ce muscle (*triceps brachial considéré comme composé de deux muscles*) se trouve un autre, entourant l'humérus, lequel s'unit au deuxième muscle [du triceps], et que les anatomistes regardent comme une portion (*p. interne?*) de ce muscle . . . . ." (Gal. Ibid. p. 277). Cf. p. 551 note 5.

3) „Les autres muscles extérieurs de l'avant-bras sont un muscle entièrement charnu qui s'implante obliquement sur les parties supérieures du radius (*court supinateur*), et un long muscle, placé en dessus sur le même os, muscle qui ne se termine non plus en véritable tendon (*long supinateur*). (Gal. XVIII B 981; Oribase III 458). En effet, son extrémité reste charnue, change peu à peu en large tendon membraneux et s'insère sur l'extrémité inférieure du radius, du côté intérieur (*antérieur*) près du carpe; sa tête atteint l'humérus". (Gal. XVIII B 981).

„ . . . . . . chacun de ces deux muscles imprime un mouvement à la partie du radius sur laquelle il s'implante, et, si les deux muscles agissent simultanément, le bras entier prend la position de supination". (Gal. De musc. dissect.; o. c. T. XVIII B p. 983; Oribase o. c. III 459).

4) „ . . . . . . deux autres muscles qui impriment au radius un mouvement de pronation". (Gal. De musc. dissect. XVIII B. 984; Oribase III 459).

„Parmi les muscles obliques qui meuvent le radius, l'un (*grand pronateur*) prend son origine sur la tubérosité interne de l'humérus . . . . . . ; il descend vers le radius, s'étendant sur la partie supérieure de cet os, environ jusqu'au milieu ($\sigma\chi\epsilon\delta\acute{o}\nu$ $\tau\iota$ $\mu\acute{\epsilon}\sigma\circ\varsigma$ $\grave{\epsilon}\kappa\tau\epsilon\iota\nu\acute{o}\mu\epsilon\nu\circ\varsigma$ $\dot{\omega}\varsigma$ $\grave{\epsilon}\pi\grave{\iota}$ $\tau\grave{\alpha}$ $\check{\alpha}\nu\omega$); il tourne le radius en pronation. L'autre muscle (*carré pronateur*) est beaucoup plus petit et plus court que le premier. Sa position est à peu près transversale, et dans les parties près du carpe il réunit les extrémités des deux os, le radius et le cubitus, se portant du cubitus au radius dans une direction légèrement oblique. La fonction de ce muscle est aussi de tourner le radius en pronation". (Gal. Ibid. p. 988).

face du pouce (*trapèze?*) (*faisceau carpien du long abducteur du pouce chez les singes*). Quand ces deux muscles agissent simultanément, ils étendent [le carpe] avec un léger mouvement de pronation (!); quand le second agit seul, il imprime [au carpe] un mouvement de supination et quand le premier agit seul, il éloigne le pouce de l'index [1]). Il y a encore un muscle qui s'étend sur le radius du côté extérieur. Il naît de l'extrémité inférieure de l'humérus et envoie un tendon à deux têtes qui s'implante au milieu du métacarpe, en avant du doigt du milieu et de l'index (*les deux radiaux externes réunis*) [2]). Le commencement de son tendon s'appuie sur le radius près du carpe. Il étend le carpe en lui imprimant à la fois un mouvement de pronation (!) [3]).

Les muscles fléchisseurs sont une paire située du côté externe (!) de l'avant-bras. Le muscle inférieur de cette paire commence à la tubérosité interne de l'humérus et parvient au métacarpe en avant du petit doigt; le muscle supérieur commence plus haut que le précédent et parvient au même endroit que lui (*cubital interne considéré comme deux muscles?*) [4]). Outre ces deux il y a encore un autre muscle qui naît des parties inférieures de l'humérus entre les deux précédents. Il a deux extrémités qui se coupent en forme de croix (!) et s'implantent ensuite sur l'endroit entre l'index et le doigt du milieu (*radial interne?*). Quand ces muscles agissent simultanément, ils fléchissent [le carpe] [5]).

Ce sont ces muscles fléchisseurs et extenseurs mêmes qui produisent les mouvements de pronation et de supination, quand les deux muscles agissent qui sont situés obliquement opposés l'un à l'autre. Quand le muscle qui s'implante sur le métacarpe en avant du petit doigt (*cubital interne?*) agit seul, il tourne la main en supination [légère] mais quand il est aidé par le muscle du pouce, dont nous parlerons plus tard [6]), il tourne la main en supination complète. Quand le muscle qui s'implante sur le carpe en avant du pouce [7]) agit seul, il imprime à la main un mouvement de pronation légère; quand il agit simultanément avec le muscle situé près du petit doigt et dont nous ferons mention [8]) (*cubital externe?*), il la tourne en pronation complète, sachez cela [9]).

Des muscles qui meuvent les doigts.

Parmi les muscles qui meuvent les doigts il y en a qui sont situés

1) „Au muscle qui meut le carpe du côté du pouce (*faisceau carpien du long abduc-teur*) adhère un autre muscle, comme s'ils étaient un seul muscle; ce muscle aboutit au premier os du pouce (*métacarpien I*) et il imprime à ce doigt un mouvement latéral (*faisceau métacarpien du long abducteur*)......(Gal. De musc. dissect.; o. c. T. XVIII B p. 980; Oribase o. c. III 458).

Galien dit ailleurs: „Le tendon qui éloigne le pouce de l'index a une origine commune avec celui qui tourne tout le carpe en supination (*faisceau carpien du long abducteur*); il a été créé rond comme une corde (τόνος) et s'étend sur le doigt entier jusqu'à la der-nière phalange". (De usu part. Lib. II c. 4; o. c. T. III p. 101; Daremberg o. c. I 176).

2) Les deux muscles (*radiaux ext.*) peuvent être réunis à leur origine (Semnopithecus e. a.); chez Cynocephalus anubis ils sont même tout à fait confondus [Champneys]. (Kohl-brugge o. c. p. 120).

3) „Il y a encore d'autres muscles...... dont l'un, s'étendant à l'extérieur sur le cubitus, s'implante par un seul tendon sur le métacarpien situé en avant du petit doigt (*cubital ext.*), et l'autre par deux tendons sur le métacarpien en avant de l'index et du doigt du milieu (*radiaux externes réunis*). Outre ceux-là il y a un troisième qui s'insère par un seul tendon sur le premier os du carpe qui correspond au pouce (*faisceau carpien du long abducteur*). Par ces trois muscles le carpe est étendu; quand cette extension a lieu du côté du petit doigt, la main s'incline dans le sens de la pronation, quand il a lieu du côté du pouce, dans le sens de la supination. (Gal. De musc. dissect.; T. XVIII B p. 979; Oribase III 457).

„Le muscle...... naissant du radius et de toute la partie suivante du bras (καὶ τὴ μετὰ ταῦτα χεἰραν ἅπασαν) est le muscle du carpe situé près du pouce (*faisceau carpien du long abducteur*). Celui qui s'implante sur le métacarpien en avant de l'index et du doigt du milieu (*radiaux externes*), s'étend sur le radius entier du côté extérieur et naît des parties supérieures du condyle externe de l'humérus". (Gal. De musc. dissect.; o. c. T. XVIII B p. 982).

4) L'une des têtes du muscle cubital antérieur naît de l'humérus, l'autre du cubitus; entre ces deux têtes se trouve une fente étroite par laquelle passe le nerf cubital.

5) „Deux muscles fléchissent le carpe". (Oribase o. c. III 459). „Des deux côtés..... il y a un muscle, dont l'un s'implante sur le carpe (*os pisiforme*) (*cubital interne*), l'autre sur le métacarpe par un seul tendon (*radial interne*); ces deux muscles fléchissent le carpe...... Celui des muscles qui fléchit le carpe du côté du petit doigt (*cubital interne*) commence au condyle interne de l'humérus, s'attachant aussi au cubitus; celui qui le fléchit du côté du pouce (*radial interne*) commence aux parties supérieures du même condyle". (Gal. De musc. dissect.; o. c. T. XVIII B p. 985, 986).

6) Il me semble qu'il s'agit du *faisceau carpien du long abducteur* dont l'auteur a déjà parlé.

7) Il s'agit probablement du *radial interne* qui s'implante sur le métacarpe.

8) Il me semble que c'est le *cubital externe* dont l'auteur ne fait pas mention, et que l'auteur a voulu rendre la description de Galien (V. la note suivante).

9) „Si les deux muscles internes se contractent ensemble, ils fléchissent la main; si ce sont les externes, ils l'étendent. Si l'un d'eux se contracte, soit le muscle interne situé près du pouce (*radial interne*), soit l'externe qui est près du petit doigt (*cubit. ext.*), la main est tournée légèrement en pronation (ἐπὶ πρανές). Si le muscle interne du côté du petit doigt (*cub. int.*), ou le muscle externe du côté du pouce (*faisc. carpien du long abducteur*) se contracte, la main est tournée légèrement en supination (ἐπὶ τὸ ὕπτιον); si le muscle interne du côté du pouce (*rad. int.*) et l'externe du côté du petit doigt (*cubit. ext.*) se contractent à la fois, la main n'est pas tournée en pronation légèrement, mais le plus possible; de même quand c'est le muscle interne du côté du petit doigt (*cubit. int.*) et l'externe du côté du pouce (*faisc. carpien du long abducteur*) qui se contractent simultanément, la main est tournée fortement en supination. (Gal. De usu part. Lib. II c. 4; o. c. T. III p. 102 et suiv.; Daremberg o. c. I 177).

dans la main, et il y en a d'autres qui sont situés sur l'avant-bras. S'ils étaient tous réunis dans la main, elle serait trop lourde à cause de la grande quantité de chair. Puisque les muscles qui passent sur le carpe sont éloignés des doigts, leurs tendons sont nécessairement longs. C'est pourquoi ces tendons sont gardés par des membranes qui leur parviennent de tous côtés, et ils sont créés ronds et forts, et non pas larges, excepté à l'endroit où ils atteignent la partie qu'ils doivent mettre en mouvement. Là ils sont larges pour bien embrasser cette partie [1]).

Tous les muscles extenseurs des doigts sont situés sur l'avant-bras, de même que ceux qui les inclinent en bas. Parmi les muscles extenseurs il y a un muscle situé au milieu de la face extérieure de l'avant-bras; il naît de la partie saillante de l'extrémité de l'humérus *(tubérosité externe)* et envoie aux quatre doigts des tendons qui les étendent *(extenseur commun)*. Quant aux muscles qui les inclinent en bas (haut?) [2]), ce sont trois muscles réunis ensemble, situés à côté du muscle précédent. L'un d'eux naît du milieu de la tête externe de l'humérus entre ses deux éminences et envoie deux tendons, l'un au petit doigt, l'autre à l'annulaire *(extenseur propre du petit doigt et de l'annulaire)* [3]). L'autre fait partie des deux muscles doubles, — c'est-à-dire les deux muscles de ces trois [muscles réunis ensemble], — qui naissent de l'apophyse inférieure de l'humérus, du côté intérieur, et du bord du cubitus; il envoie deux tendons, l'un au médius, l'autre à l'index *(extenseur propre de l'index et du médius)* [4]). Le second de ces muscles, — c'est-à-dire le troisième des trois muscles réunis ensemble, — prend son origine sur la partie supérieure du radius (!) et envoie un tendon au pouce *(long extenseur du pouce)*. Près de ce muscle il y a un autre muscle, c'est-à-dire un des deux muscles mentionnés parmi les muscles qui meuvent le carpe; il naît du milieu du cubitus et son tendon éloigne le pouce de l'index *(faisceau métacarpien du long abducteur)* [5]).

Parmi les muscles fléchisseurs il y en a qui sont situés sur l'avant-bras et il y en a qui sont situés dans la paume. Ceux de l'avant-bras sont trois muscles placés l'un sur l'autre et situés au milieu. Le plus important, c'est-à-dire le muscle inférieur, est caché [sous les autres] et attaché au cubitus. Sa fonction étant plus importante, il était juste que sa position fût plus gardée. Il commence au milieu de la tête externe de l'humérus, du côté intérieur, ensuite il passe plus loin, son tendon s'élargit et se divise en cinq tendons se rendant chacun

1) „Pourquoi la nature a-t-elle créé de longs tendons et n'a-t-elle pas implanté les muscles sur le carpe? Parce qu'il était préférable que la main fût légère et mince et qu'elle ne fût pas entièrement couverte (συσκιασθεῖσαν) d'une masse de chairs qui l'aurait rendue lourde et épaisse. . . . . . Comme il était nécessaire d'amener ces tendons de loin, et qu'il y avait du danger pour ces tendons nus et placés dans une région dépourvue de chairs, d'être facilement contondus ou coupés, échauffés ou refroidis, elle leur a fabriqué comme protection la substance des membranes dures dont elle les a revêtus de tous côtés . . . . Chaque tendon est exactement rond depuis sa sortie des muscles jusqu'aux articulations . . . . .; mais à l'endroit où il s'insère sur la phalange qu'il doit mettre en mouvement, il s'élargit, car ainsi il la mettra plus aisément en mouvement, la tirant au moyen d'un plus grand nombre d'insertions". (Gal. De usu part. Lib. I c. 17; o. c. T. III p. 48; Daremberg o. c. I 143).

2) Ces muscles qui d'après l'auteur inclinent les doigts en bas (المميّلة الى اسفل) sont: *l'extenseur propre du petit doigt et de l'annulaire*, *l'extenseur propre du médius et de l'index* et *le long extenseur du pouce*. Ils sont extenseurs. Galien dit que ces muscles meuvent les doigts latéralement:

„. . . . . . le muscle qui opère les mouvements latéraux des deux doigts les plus petits (*extenseur propre du petit doigt et de l'annulaire*); à celui-là sont contigus deux autres muscles, unis ensemble . . . . . . De l'un s'échappent deux tendons . . . . . . l'un se rend au doigt le plus long . . . . . . l'autre à l'index (*extenseur propre du médius et de l'index*); de l'autre muscle vient un tendon au grand doigt (*long extenseur du pouce*) . . . . . . Tous ces muscles meuvent les doigts latéralement". (Gal. De usu part. Lib. II c. 4; o. c. T. p. 99; Daremberg o. c. I 175).

3) Le tendon de *l'extenseur propre du petit doigt* se divise chez les Semnopithèques, une partie se rend au quatrième doigt, l'autre au petit doigt; c'est aussi le cas chez plusieurs autres singes: Cynocephalus maimon (Bischoff), Innus, Mandrill (Vrolik), Cynocephalus anubis (Champneys). (Kohlbrugge o. c. p. 123).

4) Chez les Semnopithèques, Cynocephalus maimon (Bischoff), Cynocephalus anubis (Champneys), *l'extenseur propre de l'index* se divise en deux tendons, pour l'index et le doigt du milieu. D'après ces auteurs et encore d'après d'autres cette bifurcation est la règle chez les singes inférieurs. (Kohlbrugge o. c. p. 129).

5) „De la tête externe de l'humérus, laquelle on nomme aussi condyle, procèdent trois muscles réunis ensemble. Le plus haut est celui qui est destiné aux quatre doigts (*extenseur commun*), le plus bas est le muscle du carpe près du petit doigt (*cubital externe*); celui qui se trouve au milieu de ces deux est le muscle destiné aux petits doigts (*extenseur propre du petit doigt et de l'annulaire*). Les muscles des autres trois doigts, lesquels sont partiellement réunis et adhérents les uns aux autres, tirent leur origine du cubitus presque entier. L'un d'eux, venant de la partie située près du carpe, s'implante sur l'index et le médius (*extenseur propre de l'index et du médius*); l'autre, venant de la partie . . . . . . qui s'étend vers l'articulation du coude, s'implante sur le pouce (*long extenseur du pouce*). (Gal. De musc. dissect.; o. c. T. XVIII B p. 981).

à la face intérieure (*palmaire*) d'un doigt (*fléchisseur profond des doigts et long fléchisseur propre du pouce réunis*) [1]). Chacun des tendons qui parviennent aux quatre doigts fléchit la première et la troisième phalange : la première phalange, parce qu'il y est attaché par un ligament qui l'entoure (*gaîne*), la troisième, parce que son extrémité aboutit à elle et s'y attache. Le tendon qui parvient au pouce en fléchit la seconde et la troisième phalange [2]), parce qu'il ne s'attache qu'à elles. Le deuxième muscle (*fléchisseur superficiel des doigts*), situé au-dessus du précédent, est plus petit que celui-ci ; il commence à la tête interne de l'humérus (*tubérosité interne*), adhérant un peu au cubitus et passe le long de la limite commune entre le côté extérieur et intérieur, c'est-à-dire la surface supérieure du radius. Quand il est parvenu à l'endroit du pouce il s'incline vers l'intérieur et envoie des tendons aux phalanges moyennes des quatre doigts pour les fléchir. Au pouce il ne parvient qu'une portion [tendineuse] [3]) qui ne provient pas du tendon de ce muscle, mais d'un autre endroit (*tendon du fléchisseur profond pour le pouce chez le singe*). Outre l'origine que nous avons mentionnée, le premier muscle (*fléch. profond*) prend encore son origine sur l'extrémité supérieure du cubitus et du radius, et le deuxième muscle (*fléch. superficiel*) naît encore de l'extrémité supérieure du cubitus [4]). La disposition est donc telle que le pouce, pour la flexion, n'a qu'un seul muscle, tandis que les [autres] doigts sont fléchis par deux muscles, parce que la fonction principale des doigts est la flexion, tandis que la fonction principale du pouce consiste à s'étendre et à s'éloigner de l'index. Le troisième muscle (*palmaire grêle*) ne sert pas à fléchir [les doigts], mais il pénètre avec son tendon dans la paume de la main et s'y étend dans la largeur, pour lui donner de la sensibilité, pour empêcher qu'il n'y pousse de poil et pour soutenir et fortifier la face palmaire de la main pour l'exécution de ses opérations [5]). Et ces muscles sont ceux qui passent sur le carpe.

Les muscles situés dans la main même sont dix-huit muscles, placés les uns sur les autres, dans deux rangs, un rang inférieur intérieur et un rang supérieur extérieur sous la peau. Ceux qui se trouvent dans le rang inférieur (*lisez* supérieur) sont au nombre de sept ; cinq de ces muscles (*les quatre lombricaux et le court abducteur du pouce*) inclinent les doigts en haut ; celui du pouce (*court abducteur*) naît du premier des os du carpe (*scaphoïde*). Le sixième (*adducteur du pouce*) est court et large, ses fibres ont une direction oblique et sa tête est attachée au métacarpe en face du doigt du

1) Chez la plupart des singes inférieurs ces deux muscles sont tout à fait réunis; ils forment un long fléchisseur pour les cinq doigts. (Kohlbrugge o. c. p. 85).

2) L'auteur considère le premier os métacarpien comme première phalange du pouce.

3) شعبة .

4) „.... deux autres [muscles fléchissent] les doigts". (Oribase III 459).

„Le muscle situé au milieu [de l'avant-bras] ...... est fort et se distribue dans les quatre doigts (*fléchisseur superficiel*) ......; il y a encore un autre grand muscle (*fléch. profond et long fléchiss. propre du pouce réunis*) situé au-dessous de celui qui se trouve au milieu; il fléchit les cinq doigts: il fléchit la première et la troisième phalange des quatre doigts par un seul tendon, mais la deuxième et la troisième phalange du pouce. Sur les grands tendons de ce muscle sont placés les tendons du muscle précédent (*fléch. superficiel*) dont chacun se rend à un doigt, à l'exception du pouce .... Quand ils sont arrivés près des phalanges moyennes, le petit tendon (*tendon du fléch. superf.*) en se bifurquant et entourant des deux côtés le grand tendon situé au-dessous de lui, s'insère au commencement de l'os moyen près de l'articulation. La première et la troisième phalange sont fléchies par le grand tendon (*tendon du fléch. profond*), mais non toutes les deux de la même manière: la troisième phalange est fléchie par le tendon même, la première par le ligament .... Le plus petit de ces muscles, qui est situé exactement au milieu (*fléch. superf.*), naît de la tubérosité interne de l'humérus, adhérent aussi un peu au cubitus. Le plus grand (*fléch. profond*) s'étend au-dessous du premier, occupant toute la région entre le cubitus et le radius et attaché aux deux os, enveloppant de même le cubitus aux endroits près du coude". (Gal. De musc. dissect.; o. c. T. XVIII B p. 985 et suiv.). Galien donne ailleurs une description détaillée de la disposition des tendons de ces muscles (V. Note F).

5) „Il reste donc à décrire le tendon étendu sous la peau de la partie interne de la main et qui tire son origine du muscle droit du milieu, lequel est plus petit que les quatre autres muscles (*cubit. int., rad. int. et les deux fléchisseurs*), parce qu'il ne met en mouvement aucune articulation (*palmaire grêle*) ...... Son tendon naît avant qu'il ait atteint l'articulation du carpe, et il commence à s'élargir quand il arrive à elle; là, il ressemble à une seconde peau blanche et exsangue étendue sous toute la peau de la paume et des doigts (*aponévrose palmaire*); ...... il faut savoir ...... qu'il y a certains tendons implantés dans la peau, soit pour lui donner une sensibilité plus exquise ...... soit pour la rendre plus dure ou sans poil ...... Or, l'absence de poil, produite à cet endroit par l'épanouissement sous-cutané de ce tendon, n'est pas de peu d'importance pour distinguer exactement toutes les qualités tangibles ...... Comme l'expansion du tendon donne de la dureté à cet endroit, il est évident pour tout le monde que cette disposition nous est utile à beaucoup d'opérations". (Gal. De usu part. Lib. II c. 6; o. c. T. III p. 108 et suiv.; Daremberg o. c. I 180, 181).

milieu (*troisième os métacarpien*). Son tendon s'implante sur le pouce qu'il incline en bas. Le septième muscle (*abducteur et court fléchisseur du petit doigt réunis*) est situé près du petit doigt; il commence à l'os du métacarpe qui touche au petit doigt [1]). Il incline ce doigt en bas. Aucun de ces sept muscles ne sert à fléchir; cinq servent à soulever [les doigts] et deux à les abaisser. Les muscles situés dans le rang supérieur (*lisez* inférieur), sous le muscle étendu sur la paume de la main (*palmaire grêle*), — c'est-à-dire le muscle que Galien seul connaissait [exactement] [2]), — sont onze muscles dont huit (*interosseux et l'opposant du petit doigt?*) s'attachent, deux à deux, l'un au-dessus de l'autre, à la première phalange des quatre doigts, pour fléchir cette phalange. Le muscle inférieur la fléchit en l'abaissant et en la déprimant en même temps, tandis que le muscle supérieur la fléchit en la tirant en haut et en la soulevant un peu en même temps. Quand ils agissent simultanément, ils l'étendent dans une direction droite. Les trois muscles qui restent sont propres au pouce; l'un sert à fléchir la première phalange (*premier os métacarpien; opposant du pouce)* et deux fléchissent la deuxième (*première)* phalange (*les deux portions du court fléchisseur du pouce)*, comme vous savez [3]).

Ainsi les muscles extenseurs [4]) des cinq doigts sont au nombre de cinq; les muscles abaisseurs [5]) sont un seul muscle pour chaque doigt, à l'exception du pouce et du petit doigt qui en ont deux; les muscles fléchisseurs sont pour chaque doigt au nombre de quatre et les muscles qui inclinent en haut sont un pour chaque doigt. Sachez cela.

Des muscles qui meuvent la colonne vertébrale.

Parmi les muscles de la colonne vertébrale il y en a qui la fléchissent en arrière et d'autres qui la fléchissent en avant, et par ces muscles se produisent aussi les autres mouvements. Les muscles qui la fléchissent en arrière sont ceux nommés spécialement les muscles de la colonne vertébrale. Ce sont deux muscles qu'on croit chacun composé de vingt-trois muscles, un muscle lui parvenant [6]) de chaque vertèbre, parce que lui arrivent des fibres obliques de chaque vertèbre, la première vertèbre exceptée. Quand ces muscles se tendent d'une manière modérée ils dressent la colonne vertébrale, s'ils se tendent excessivement ils la fléchissent en arrière, et si ce sont les muscles situés d'un seul côté qui agissent, ils l'inclinent vers ce côté (*iléo-costal, iléo-costal*

1) Ces muscles prennent leur origine sur l'os pisiforme et l'os crochu.

2) „..... muscle sur le compte duquel se sont trompés tous les anatomistes qui m'ont précédé, en pensant que les doigts étaient fléchis par lui".

„.... muscle dont aucun des anatomistes ne savait qu'il s'étendait sous toute la partie nue et sans poil de la main". (Gal. De usu part. Lib. II c. 3, 4; o. c. T. III p. 96, 99; Daremberg o. c. I 173, 175).

3) „A la partie intérieure de la main il y a deux espèces de muscles...... Il y a cinq muscles, un pour chaque doigt, qui meuvent les doigt obliquement vers le côté intérieur et supérieur *(lombricaux et court abducteur du pouce)*. Le sixième approche le grand doigt, appelé ἀντίχειρ, de l'index *(adducteur)*. Le septième éloigne le petit doigt aussi loin que possible des autres *(abducteur et court fléchis. du petit doigt)*. (Gal. XVIII B 951; Oribase III 460). Parmi ces muscles qui inclinent les doigts entiers vers le côté intérieur et supérieur, il y en a quatre *(lombricaux)* qui commencent aux revêtements (ἀμφιεσμάτων) des tendons dont nous avons dit qu'ils fléchissent la première et la troisième phalange *(fléch. profond)*; ils se terminent en tendon grêle, un peu rond, qui s'insère sur la partie latérale de chaque doigt...... Le cinquième qui éloigne le pouce aussi loin que possible de l'index *(court abducteur)* tire son origine du premier os du carpe *(scaphoïde)*...... Celui qui approche le pouce de l'index *(adducteur)*...... tire le [grand] doigt vers la tête du muscle laquelle est attachée à l'os métacarpien situé en avant du doigt du milieu *(troisième métacarpien)*. Un autre muscle qui naît du premier os du carpe lequel est situé en bas *(os crochu?)* a une action analogue; ils s'insère sur la partie inférieure du petit doigt......, l'éloignant aussi loin que possible du quatrième doigt *(abducteur et court fléch. du petit doigt réunis)*......... Quand ces muscles sont enlevés avec les tendons, il se présente d'autres muscles situés dans le métacarpe, ignorés de tous les anatomistes, et qui m'avaient échappé aussi pendant longtemps. Ils naissent du ligament qui entoure les os du carpe, principalement là où finit le carpe et commence le métacarpe. De là ils parviennent à la première phalange de chaque doigt, un de chaque côté, s'insérant aux deux côtés de la partie moyenne et occupant aussi quelque peu la partie latérale. A cause de cette disposition ils fléchissent la première phalange de chaque doigt, en l'inclinant à la fois latéralement *(interosseux et opposant du petit doigt?)*. (Gal. Ibid. p. 952 et suiv.)...... Pour le pouce le nombre [des muscles] n'est pas le même (κατὰ δὲ τὸν μέγαν δάκτυλον οὐκ ἴσος ἐστὶν ἀριθμός [Oribase]. Le texte de Galien porte: κατὰ δὲ τὸν μέγαν δάκτυλον οὐκ ἴσος γ'ἔστιν ὁ τῶν εἰρημένων μυῶν ἀριθμὸς τοῦ τὸν μέγαν δάκτυλον ἐπὶ πλεῖστον ἀπάγοντος τῶν ἄλλων): en effet, il y a un muscle plus petit qui s'implante sur le doigt près de la deuxième *(première)* phalange *(opposant du pouce?)*, n'imprimant pas un mouvement bien manifeste à cette phalange, mais plutôt à la première *(premier os métacarpien)*. Les deux autres muscles fléchissent la deuxième phalange *(1ᵉ phalange)*: le premier *(portion supér. du court fléchisseur)*, qui touche au muscle plus grand dont nous avons parlé *(court abducteur)*, en produisant une flexion sans déviation (ἀρρεπῆ), l'autre *(portion infér. du court fléchis.)*, qui vient après lui, en produisant une légère déviation latérale. (Gal. De muscul. dissect.; o. c. T. XVIII B p. 954; Oribase o. c. III 460).

4) Ms. فبواسط . Le texte impr. a فتواسط .

5) خافضات au lieu de خاططات du ms. et de حاططات du texte imprimé.

6) Ms. يأتيها . Le texte imprimé a ثانيها .

du cou [cervical descendant ou ascendant], long dorsal, transversaire du cou) [1]).

Les muscles qui la fléchissent en avant sont deux paires dont l'une, située à la partie supérieure [de la colonne vertébrale] est du nombre des muscles qui meuvent la tête et le cou et passent des deux côtés de l'œsophage. Son extrémité inférieure s'insère chez quelques hommes à cinq des vertèbres dorsales supérieures, mais chez la plupart des hommes à quatre de ces vertèbres; son extrémité supérieure parvient à la tête et au cou *(droits antérieurs et longs du cou réunis).* L'autre paire est située plus bas que la première paire; les deux muscles dont elle se compose s'appellent les deux [muscles des] lombes [2]) *(psoas)*; ils commencent à la dixième ou onzième [vertèbre] de la poitrine *(dorsale),* se dirigent en bas et fléchissent [la colonne vertébrale] en l'abaissant. Pour les mouvements de la partie moyenne [de la colonne vertébrale] l'existence des muscles nommés suffit, cette partie suivant les mouvements des deux extrémités, quand elles sont fléchies en avant ou en arrière ou latéralement [3]).

Des muscles de l'abdomen.

L'abdomen a huit muscles qui ont une utilité commune. Il y en a qui aident à évacuer les matières fécales et l'urine qui se trouvent dans les viscères, et les fœtus qui se trouvent dans les matrices; il y en a qui soutiennent le diaphragme et le secondent pendant les exsufflations et pendant la contraction [du thorax] et il y en a qui chauffent l'estomac et les intestins [4]). Parmi ces huit muscles il y a une paire droite qui descend en ligne droite du voisinage du cartilage xiphoïde; ses fibres se dirigent longitudinalement vers le pubis sur lequel son extrémité s'étend *(droits abdominaux et pyramidaux* [5]). La substance de cette paire est charnue du commencement à la fin. Deux muscles coupent ces deux muscles transversalement *(transverses)*; ils sont situés sur la membrane étendue sur le ventre entier *(péritoine)* et au-dessous des deux muscles longitudinaux. Le croisement qui a lieu entre les fibres de ces deux muscles et celles des deux premiers est un croisement rectangulaire. Il y a encore deux paires obliques *(obliques externes et internes),* l'une du côté droit et l'autre du côté gauche. Chaque paire est composée de deux muscles qui se coupent en forme de croix: l'un se dirigeant des extrémités des côtes asternales [6]) au pubis *(obliques externes),* l'autre de la région des îles au cartilage xiphoïde

1) „Les muscles de la colonne vertébrale commencent à la deuxième vertèbre du cou. On peut les considérer, soit comme autant de muscles réunis ensemble qu'il y a de vertèbres, à compter de la deuxième, soit comme un très grand muscle, de chaque côté de la colonne vertébrale, composé de plusieurs muscles *(iléo-costal, long dorsal* etc.). Les fibres de tous ces muscles sont légèrement obliques et en se contractant elles font dévier légèrement, dans le sens de leur direction, chacune des vertèbres auxquelles elles sont attachées, mais quand les deux muscles, celui à droite et celui à gauche de chaque vertèbre, se contractent, cette vertèbre, restant droite et sans déviation, est fléchie en arrière. Si cela a lieu pour toute la colonne vertébrale d'une manière modérée, la colonne entière est étendue; s'ils se contractent plus fortement, la colonne vertébrale est fléchie en arrière dans une position contraire à celle qu'on nomme une *bosse*". (Gal. De musc. dissect.; o. c. T. XVIII B p. 991; Oribase o. c. III 464).

2) المَتْنَيْن *(al-matnayu;* ψόαι). Les deux autres noms de ces muscles: νευρομήτραι et ἀλώπεκες, se rencontrent d'après M. Hyrtl (Arab. u. Hebr. i. d. Anatomie p. 170; Onomatologia anatom. p. 338 et 431) chez Hippocrate et Galien. Je n'ai trouvé que ψόαι. Le chapitre de Galien (De muscul. dissect. c. 25 [26]. De musc. spinam flectent.; ed. Kühn T. XVIII B p. 992) cité par M. Hyrtl a: δύο μύας οὓς ψόας ὀνομάζουσιν οἱ ἀνατομικοὶ πάντες. Les deux noms se trouvent chez Rufus d'Éphèse. „Quelques-uns les nomment *mères des nerfs,* d'autres *renards.* Ce dernier terme est écrit dans les Sentences cnidiennes. „„S'il y a une néphrite les signes sont les suivants: si le malade évacue l'urine, elle est épaisse et purulente et des douleurs occupent les lombes, les flancs, les aines, le pubis et parfois aussi les *renards*"" . . . . . . Clitarque dit, mais à tort, que ce sont les muscles externes de la colonne vertébrale, qui sont appelés *psoae, mères des nerfs* et *renards*". (Rufus d'Éphèse, Du nom des parties du corps; ed. Daremberg et Ruelle. Paris 1879 p. 159).

3) „Dans toute la partie supérieure jusqu'à la quatrième, quelquefois jusqu'à la cinquième vertèbre dorsale, les deux muscles dont nous avons dit qu'ils sont situés sous l'œsophage, fléchissent la colonne vertébrale *(droits ant. et longs du cou).* Dans la partie inférieure, toute la région antérieure des lombes a deux très grands muscles que tous les anatomistes appellent *psoae* (οὓς ψόας ὀνομάζουσιν). Ils tirent leur origine au-dessus du diaphragme de l'onzième, ou quelquefois de la dixième vertèbre dorsale et ils fléchissent la partie de la colonne vertébrale qui leur correspond. La partie de la colonne vertébrale située entre ces derniers muscles et ceux dont nous avons parlé plus haut, c'est-à-dire la région moyenne du thorax, n'a pas un seul muscle propre, mais elle se meut conjointement avec les parties situées à ses deux extrémités". (Gal. De musc. dissect.; o. c. T. XVIII B p. 992; Oribase o. c. III 465).

4) „La nature, en effet, ayant établi les muscles de l'abdomen à la fois comme protection et enveloppe des parties sous-jacentes et comme organes d'expulsion des excréments, en use aussi pour la production de la grande exsufflation et de la voix, et même encore pour l'enfantement et pour ce que Praxagore *(4ᵉ siècle avant notre ère)* appelle habituellement la *rétention du souffle.* (Gal. De usu part. Lib. V c. 15; o. c. T. III p. 403; Daremberg o. c. I 376).

5) Les muscles pyramidaux sont très peu développés chez tous les singes. Chez S. sphinx Meckel ne les trouvait représentés que par quelques fibres tendineux. (Kohlbrugge o. c. p. 147). Ils manquent chez les animaux domestiques. (Chauveau o. c. p. 297, 300).

6) شَرَسِيف *(shursūf,* pl. *sharāsīf)* „Serasif est pars micach *(mirach?* مراقّ [*marāqq*] *paroi du ventre)* chartilaginosa, quae continuatur cum extremitatibus costarum mendosarum ita, quod extremitas costarum mendosarum dicitur serasif et est juxta hypochondrium. (Andreas Alpagus Bellunensis, Arab. nomin. interpretatio. Avic. Canon Venet. 1595 p. 423).

(*obliques internes*). Les extrémités des deux muscles, c'est-à-dire de celui situé à droite et celui situé à gauche, se rencontrent au pubis, les extrémités des deux autres au cartilage xiphoïde. Ces deux paires sont situées des deux côtés sur les parties charnues des deux muscles transversaux. Ces deux paires restent charnues jusqu'à ce qu'elles atteignent les muscles droits avec des tendons larges qui sont comme des membranes (*aponévroses formant la gaîne du muscle droit abdominal*). Ces deux paires sont situées sur les muscles longitudinaux, qui à leur tour sont situés sur les muscles transversaux [1]).

Des muscles des testicules [2]).

Chez les hommes les muscles des testicules sont au nombre de quatre. Ils sont destinés à protéger les testicules et les tirer en haut, pour empêcher leur relâchement (*crémasters*). Chaque testicule en possède une paire [3]). Aux femmes une seule paire suffit, un muscle pour chaque testicule [4]) (*ovaire*), parce que leurs testicules ne sont pas suspendus à l'extérieur du corps, comme les testicules des hommes [5]).

Du muscle de la vessie.

Sachez qu'il y a à l'orifice de la vessie un muscle unique qui l'entoure (*sphincter*). Ses fibres se dirigent en largeur sur l'orifice [6]). L'utilité de ce muscle consiste à retenir l'urine jusqu'au moment où l'on veut uriner. Quand on veut uriner, la contraction de ce muscle fait place au relâchement et les muscles de l'abdomen pressent sur la vessie, en sorte que l'urine sort avec l'aide de la force expulsive [7]).

Des muscles de la verge.

Les muscles qui meuvent la verge sont deux paires. Il y a une paire dont les muscles s'étendent des deux côtés de la verge (*bulbocaverneux*); quand ils se contractent ils élargissent le canal et le dilatent, en sorte que le conduit devient droit et que le sperme y peut passer facilement. Il y a une autre paire qui tire son origine de l'os pubis et s'attache obliquement à la racine de la verge (*ischio-caverneux*).

1) „Des huit muscles de l'abdomen ($\varkappa \alpha \tau \grave{\alpha} \ \tau \grave{o} \ \dot{\epsilon}\pi\iota\gamma\acute{\alpha}\sigma\tau\rho\iota o\nu$), les deux muscles étendus en droite ligne suivant la longueur de l'animal *(droits abdominaux)* s'étendent jusqu'aux os du pubis, occupant surtout la région moyenne du ventre entier. Deux autres muscles transversaux *(transverses)*, étendus suivant la largeur et formant des angles droits avec les précédents, recouvrent circulairement tout le péritoine. Des quatre autres muscles obliques, deux ont leurs fibres étendues des hypocondres aux os des îles *(obliques internes)*, les deux autres, coupant ceux-ci en forme de la lettre X, s'étendent des côtes aux parties près de l'hypogastre *(obliques externes)*". (Gal. De usu part. Lib. V c. 14; o. c. T. III p. 393; Daremberg o. c. 1 370).

2) الانثيان *(al-unthayān)*.

3) „Deux muscles grêles parviennent à chaque testicule. L'un d'eux prend son origine sur le pubis, l'autre sur l'os des îles au moyen d'un ligament membraneux. (Oribase a: Ils prennent leur origine sur l'os pubis au moyen d'un ligament membraneux mince qui prend son point de départ sur l'os des îles). Ils descendent à partir de là à travers le canal qui se rend au testicule; ensuite en s'aplatissant ils entourent la [tunique] vaginale ($\tau \grave{o}\nu \ \dot{\epsilon}\lambda\upsilon\tau\rho o\epsilon\iota\delta\tilde{\eta}$, *en forme de fourreau* [Oribase]; $\tau \grave{o}\nu \ \dot{\epsilon}\rho\upsilon\theta\rho o\epsilon\iota\delta\tilde{\eta}$, *rougeâtre* [Gal.]). Leur fonction consiste à tirer le testicule en haut; c'est pourquoi quelques-uns les nomment *crémasters*". (Gal. De musc. dissect.; o. c. T. XVIII B p. 997; Oribase III 467).

„........ ortus *(c.-à-d. du muscle du testicule)*, qui cum in simiis ferme perpetuo geminus sit, et exquisite distinctus, et manifeste carneus, fuit in causa ut Gal. c. 27 lib. de dissect. musc. asseruerit geminos musculos habere utrumque testem....." (G. Falloppii Observat. anat.; Andr. Vesalii opera, cura Boerhaave et Albini. L. B. 1725. T. II p. 718).

„Zooals *Soranus* dezelve opgeeft uit *Galenus* waren zij *(les muscles des testicules)* in alle Aapen met staarten van het mannelijk geslacht, die ik ontleed hebbe: naamelijk er zijn twee spieren; de eene komt...... van het schaambeen, de andere hooger van den rand des darmbeens....." (P. Camper, Natuurk. Verhandel. over den orang-outang etc. Amst. 1782 p. 66).

4) خصية *(khuṣya)*.

5) „Le muscle appelé *crémaster*, dont il y a un de chaque côté, né des muscles des îles, se présente de même [chez les femelles] en se dirigeant vers l'utérus, près des orifices du péritoine...... Chez les femelles cet appendice du muscle est situé en dedans du péritoine et se rend à l'utérus, des deux côtés, à gauche et à droite, de sorte que ces appendices sont analogues aux crémasters des mâles". (Gal. De semine lib. II c. 5; o. c. T. IV p. 635).

6) علي فمها; manque dans le ms.

7) „Un muscle charnu entoure circulairement le col de la vessie *(sphincter uréthral)*. La plus grande partie est placée en dessous. Ce muscle ferme l'orifice de la vessie, afin que rien ne s'écoule involontairement; de même il pousse en avant l'urine qui traverse le col". (Gal. De musc. dissect.; o. c. T. XVIII B p. 998; Oribase, Des muscles situés au col de la vessie; o. c. T. III p. 468).

Chez Galien et Rufus d'Éphèse le *col de la vessie* est la partie de l'urèthre située entre la vessie et la verge. „Chez la femme ce conduit *(l'urèthre)* a une seule courbure dans le col même de la vessie; chez les hommes, où la verge fait extérieurement suite au col de la vessie, il s'ajoute encore une seconde courbure". (Gal. De usu part. Lib. V c. 16; o. c. T. III p. 407; Daremb. I 378).

„C'est donc avec raison que le col de la vessie occupe toute la région du périnée ($\pi\epsilon\rho\iota\nu\acute{\epsilon}o\upsilon$ [Oribase]. Le texte de Galien, ed. Kühn, a $\pi\epsilon\rho\iota\tau o\nu\alpha\acute{\iota}o\upsilon$) remontant du siège, sur lequel il repose dès son origine, jusqu'au membre viril". (Gal. Ibid. Lib. XV c. 3; o. c. T. IV p. 222; Daremb. II 137; Oribase, Des parties génitales de l'homme; o. c. T. III p. 368).

„La partie pendante des organes génitaux de l'homme s'appelle *tige* ($\varkappa\alpha\upsilon\lambda\acute{o}\varsigma$) et $\sigma\tau\tilde{\eta}\mu\alpha$; la partie non pendante est nommée $\dot{\upsilon}\pi\acute{o}\sigma\tau\eta\mu\alpha$ et *col de la vessie*". (Rufus d'Éphèse, Du nom des parties du corps; ed. Daremberg et Ruelle p. 146).

Quand elle se contracte d'une manière modérée, l'organe se dresse;
quand elle agit fortement, elle incline l'organe en arrière et quand
l'un de ses deux muscles se contracte, il l'incline de son côté [1]).

Des muscles de l'anus.

Les muscles de l'anus sont au nombre de quatre. Parmi eux il y
a un muscle qui est attaché à l'orifice anal et qui est mêlée fortement
à la chair de l'anus d'une manière qui ressemble à celle de la lèvre
(*portion inf. du sphincter externe?*). Il resserre et ferme l'orifice et par
sa pression il évacue ce qui reste des matières fécales. Puis il y a
un muscle situé plus à l'intérieur que le premier et au-dessus de celui-ci, par rapport à la tête de l'homme. Il y en a qui pensent qu'il
a deux extrémités, mais en réalité son extrémité [2]) s'attache à la racine
de la verge (*portion sup. du sphincter externe?*) [3]). Il y a encore une
paire de muscles obliques, située au-dessus de tous les muscles nommés.
Son utilité consiste à tirer l'anus en haut (*releveurs de l'anus*). La chute
de l'anus a lieu à cause du relâchement de ces muscles [4]).

Des muscles qui meuvent la cuisse.

Les plus grands muscles de la cuisse sont ceux qui l'étendent, puis
viennent ceux qui la fléchissent, parce que ses principales actions sont
ces deux mouvements; l'extension est plus importante que la flexion,
puisque la station a lieu par l'extension. Ensuite viennent les muscles
qui éloignent la cuisse (*abducteurs*), puis ceux qui la rapprochent (*adducteurs*), enfin ceux qui lui impriment un mouvement de rotation
(*rotateurs*).

Parmi les muscles extenseurs il y en a un qui est le plus grand
de tous les muscles du corps. C'est un muscle qui couvre l'os du
pubis et l'os de la hanche [5]) et qui entoure le fémur entier en dedans
et par derrière, jusqu'à ce qu'il se termine au genou (*grand et petit
adducteurs réunis*). Ses fibres ont des origines différentes et à cause
de cela ses actions sont de différentes espèces. Quelques-unes de ses
fibres tirant leur origine de la partie inférieure du pubis, la cuisse
est étendue et à la fois inclinée en dedans; quelques-unes de ses
fibres, naissant un peu plus haut que les premières, tirent la cuisse
seulement en haut; quelques-unes, prenant leur origine beaucoup
plus haut que les autres, tirent la cuisse en haut en l'inclinant à la

1) „La verge a deux muscles obliques et très petits qui s'implantent sur son point d'origine *(ischio-caverneux)*, et deux autres muscles adhérents entre eux, ou bien un seul muscle double et charnu, muscles qui sont principalement placés en dessous de cet organe, bien qu'ils l'entourent aussi circulairement. Les têtes de ces derniers muscles *(bulbo-caverneux)* n'aboutissent manifestement à aucun os, tandis que celles des deux autres *(ischio-caverneux)* aboutissent aux os dits du pubis". (Gal. De musc. dissect.; o. c. T. XVIII B p. 999; Oribase, Des muscles de la verge; o. c. T. III p. 468).

„....... deux muscles de chaque côté *(ischio- et bulbo-caverneux)*, afin que, tiré des deux côtés en sens opposé comme par des mains, le conduit *(urèthre)* s'élargisse, tandis que la verge entière demeure stable. Par suite de cette disposition le conduit sera aussi maintenu droit (Oribase. Gal. a: large); or il est utile dans l'éjaculation du sperme, que le conduit soit exactement maintenu à la fois très large et très droit, pour que tout le sperme arrive en un seul jet (ἀδρόως) ...... dans les sinus des matrices". (Gal. De usu part. Lib. XV c. 3; o. c. T. IV p. 222; Daremb. II 136; Oribase, Des parties génitales de l'homme; o. c. T. III p. 368).

2) Ms. طرفها. Le texte imprimé a طرفاها.

3) „La partie du rectum qui se rapproche le plus de l'extérieur (τὸ ἐξωτάτω πέρας τῆς κεφαλῆς) contient elle-même un muscle mêlé à la peau [dans le même genre à peu près que l'extrémité des lèvres (Oribase)], de telle manière qu'on peut l'appeler *muscle en forme de peau* ou *peau musculeuse*, et cela se trouve surtout dans les parties extérieures *(portion superficielle du sphincter externe?)* [...... (Oribase)]. Un [autre (Gal.)] muscle impair (Oribase et une note du texte de Galien [ed. Kühn] ont ἄζυγής, le texte de Galien a ἀκριβῶς) rond (στρογγύλος, *circulaire?*) et transversal entoure l'anus. Quand il se contracte, il [le (Gal.)] ferme exactement et vigoureusement [le rectum (Oribase)]; à sa partie moyenne ce muscle est en contact avec l'os appelé *coccyx*, tandis qu'il aboutit des deux côtés au commencement de la verge *(portion du sphincter externe?)*. Les deux autres muscles *(releveurs de l'anus)*, qui sont membraneux, [occupent une position plus élevée que le muscle rond; en effet, ils (Oribase)] prennent leur origine sur les parties intérieures des os du pubis et de l'os appelé *large* [ou *sacrum* (Oribase)]; ils s'insèrent obliquement, un de chaque côté, et relèvent l'anus [........ (Oribase)]. En même temps ces muscles soulèvent le commencement de la verge". (Gal. De musc. dissect.; o. c. T. XVIII B p. 999; Oribase III 469. Il commence avec le second muscle).

4) „L'un des muscles de l'anus est impair et entoure transversalement (circulairement) cette partie pour fermer le rectum d'une manière exacte et vigoureuse. A son extrémité inférieure se trouve un corps transversal d'une nature intermédiaire entre celle du muscle et celle de la peau, et mêlée de ces deux substances, comme est l'extrémité des lèvres .... Les deux autres muscles, qui sont obliques, relèvent l'anus *(releveurs de l'anus)*, occupant, un de chaque côté, une position plus élevée que le muscle rond ...... Lorsque ces muscles sont paralysés ou relâchés (ἀτονήσωσιν), l'anus est relevé difficilement et avec peine, et peut même demeurer complètement renversé". (Gal. De usu part. Lib. V c. 14; o. c. T. III p. 392; Daremberg o. c. I 370).

5) عظم الورك (*ʿaẓm al-wark*). L'*ischion* de Galien.

fois en dedans, et quelques-unes de ses fibres, naissant de l'os de la hanche, étendent la cuisse dans une direction parfaitement droite [1]). Parmi ces muscles il y en a un qui couvre toute l'articulation de la hanche par derrière. Il a trois têtes et deux extrémités. Ces têtes tirent leur origine de l'os des îles, de l'os de la hanche [2]) et du coccyx. Deux des têtes sont charnues et la troisième est membraneuse. Les deux extrémités s'implantent sur la partie postérieure de la tête *(extrémité supérieure)* du fémur *(grand fessier?)*. Quand le muscle tire avec une extrémité, il étend [la cuisse] en la faisant dévier vers ce côté; s'il tire avec les deux extrémités, il étend [la cuisse] dans une direction droite [3]). Puis un muscle qui tire son origine de toute la face externe de l'os des îles et s'implante sur le sommet de la plus grande apophyse qui est nommée le *grand trochanter* [4]), en s'étendant un peu en avant *(moyen fessier?)*. Il étend [la cuisse] en l'inclinant à la fois en dedans. Il y a encore un autre muscle, pareil au précédent, lequel s'attache d'abord à la partie inférieure de la petite (grande?) apophyse *(trochanter)* et se dirige ensuite en bas. Il a la même action que le muscle précédent, mais il étend légèrement et incline fortement [en dedans]. Il tire son origine de la partie inférieure et extérieure de l'os des îles *(petit fessier?)*. Parmi ces muscles il y en a encore un qui naît de la partie inférieure de l'os de la hanche en se dirigeant en arrière; il étend [la cuisse] en la portant un peu en arrière, tout en la portant assez fortement en dedans [5]).

Parmi les muscles qui fléchissent l'articulation du fémur *(coxo-fémorale)* il y a un muscle qui la fléchit avec une légère déviation en dedans. C'est un muscle droit qui descend de deux origines *(iléo-psoas)*: l'une des têtes est attachée à l'extrémité des lombes et l'autre à l'os des îles; il s'implante sur la petite apophyse située du côté intérieur *(petit trochanter)*. Puis un muscle qui vient de l'os pubis et s'attache à la partie inférieure de la petite apophyse *(pectiné)*. Ensuite il y a un muscle qui s'étend le long du précédent dans une direction oblique *(moyen [long] adducteur?)* et qui est comme une portion du plus grand muscle *(grand et petit adducteurs réunis)*. Le quatrième muscle tire son origine de la partie droite, élevée [6]) de l'os des îles *(épine iliaque antér. et infér.?)*; tout en fléchissant la cuisse il tire *(étend)* aussi la jambe *(droit antérieur?)* [7]).

Quant aux muscles qui portent [la cuisse] en dedans, quelques-uns en ont déjà été mentionnés parmi ceux qui étendent et qui fléchissent. Parmi les muscles qui exécutent cette espèce de mouvement il y a

1) „...... le plus grand des muscles de la cuisse [et de tous les muscles du corps.
(Oribase)] qui (Galien) recouvre tout l'os du pubis, en envahissant aussi une partie de
l'ischion dans la région à la fois latérale et inférieure jusqu'à la partie nue et décharnée
[des fesses]; il s'implante circulairement sur tout le fémur, s'y attachant par des attaches
charnus *(grand et petit adducteurs réunis)*. Par les fibres qui prennent leur origine sur
la partie inférieure .... et par lesquelles il atteint le voisinage de l'articulation du genou,
ce muscle porte plutôt la cuisse en arrière, lui imprimant en même temps un léger
mouvement d'adduction vers l'autre cuisse; par les fibres situées plus haut il lui imprime
seulement un mouvement d'adduction, tandis que par les fibres les plus élevées qui commencent en haut et qui s'implantent sur le commencement du fémur il lui imprime un
mouvement d'adduction en le soulevant à la fois". (Gal. De musc. dissect.; o. c. T.
XVIII B p. 1002; Oribase III 471).　2) الورك *(al-wark)*.

3) „A la partie postérieure, dans la région des fesses, il y a d'abord le muscle superficiel, [muscle qui s'accorde en position et en fonction avec celui qui occupe l'épaule
(deltoïde) (Gal.)]; il étend rigoureusement la cuisse, en la tirant en arrière. [De ses têtes
supérieures deux sont charnues et une est membraneuse. La plus grande des premières
commence à la crête droite de l'os des îles; la plus petite tire son origine de deux os:
l'ischion et celui qu'on appelle coccyx ...... Ce muscle entoure la partie postérieure de
la tête du fémur, s'avance un peu plus loin et, en se terminant en tendon large
déclive il s'implante sur les parties postérieures du fémur *(grand fessier?)* (Gal.)]. (Gal.
De musc. dissect.; o. c. T. XVIII B p. 1003; Oribase o. c. T. III p. 472).

4) Ms. طروخانطير الاعظم *(trūkhānṭīr al-aʿẓam; ὁ μέγας τροχαντήρ)*. Le texte imprimé a
طروخابطير *(tarūkhābṭīr)*. La traduction latine (Venet. 1595 p. 57) a en marge: *tharuca per
respectum ad os* et aussi *carchametra* (Conf. Hyrtl. Arab. u Hebr. i. d. Anat. p. 236; Onomatol.
anat. p. 568). Le traducteur aura lu طروخا نظرا الى عظم au lieu de طروخاطير الاعظم.
L'autre mot *carchametra* est aussi une corruption: قرخامطرا pour طروخانطير.

5) „La nature a donc avec raison confié cette action (l'extension de la cuisse) à des
muscles forts, nombreux et grands: d'abord à celui qui recouvre l'articulation tout entière
à la partie postérieure *(grand fessier?)* ......; en second lieu au muscle suivant qui naît
de toutes les parties externes de l'os des îles et qui s'insère sur le sommet du grand
trochanter, avançant même un peu à la partie antérieure *(moyen fessier?)*; troisièmement
au muscle suivant qui tire son origine de la partie externe et inférieure de l'os des îles,
s'implante surtout sur les parties internes *(πρώτοις μὲν τοῖς ἐντὸς μέρεσι)* du grand trochanter et qui entoure aussi les parties antérieures *(petit fessier?)*; quatrièmement au
muscle qui naît de l'os large *(sacrum)* et s'insère sur toutes les parties postérieures jusqu'au sommet du grand trochanter *(piriforme)* .... Des quatre muscles précités,
le premier de tous ...... qui étend la cuisse *(σκέλος)* par deux insertions, la rend exactement droite quand les deux agissent à la fois; quand une seule d'elles agit, il la fait
légèrement pencher de côté. De même le muscle nommé le second étend et à la fois
tire un peu en dedans la tête du fémur; de même encore le troisième et le quatrième
étendent très peu ...... et exécutent plutôt un léger mouvement de rotation". (Gal. De
usu part. Lib. XV c. 8; o. c. T. IV p. 255 et suiv.; Daremberg o. c. II 153).

6) من الشىء القائم المنتصب.

7) „Le muscle qui vient d'en haut est droit; procédant d'une double origine, il s'insère
avec un seul tendon sur le sommet du petit trochanter *(iléo-psoas)*. Celui qui s'implante
avec lui sur le même trochanter s'y insère plus bas *(pectiné)*. Un muscle issu des parties
antérieures du pubis *(moyen [long] adducteur?)* et qui semble une portion du plus grand
muscle *(grand et petit adducteurs réunis)* est étendu obliquement et agit de même; enfin
il y a le muscle qui étend l'articulation du genou au moyen de l'aponévrose qui passe
par-dessus la rotule *(droit antérieur?)*; il ne fléchit la cuisse qu'accidentellement ......
Celui qui étend l'articulation du genou .... naît de l'épine droite de l'os des îles".
(Gal. De usu part. Lib. XV c. 8; o. c. T. IV p. 258; Daremberg o. c. II 155).

un muscle qui naît de l'os pubis et qui est très long, en sorte qu'il atteint le genou (*faisceau du grand adducteur ?*) [1].

Les muscles qui portent [la cuisse] en dehors sont deux muscles dont l'un (*piriforme*) vient de l'os large (*sacrum*) [2].

Les muscles qui impriment à la cuisse un mouvement de rotation sont deux muscles dont l'un vient du côté extérieur de l'os pubis et l'autre du côté intérieur (*obturateurs externe et interne*); ils s'avancent obliquement, s'unissent et s'attachent dans l'endroit creux près de la partie postérieure de la plus grande apophyse (*grand trochanter*). Chacun de ces muscles quand il agit seul, tourne la cuisse vers son côté en l'étendant à la fois légèrement [3]. Sachez cela.

Des muscles qui meuvent la jambe et le genou.

Parmi les muscles qui meuvent l'articulation du genou il y en a trois qui sont situés à la face antérieure du fémur. Ce sont les plus grands des muscles situés sur le fémur même; leur fonction consiste à étendre [la jambe]. Un de ces trois muscles est comme double, il a deux têtes dont l'une (*vaste interne*) commence à la grande apophyse (*grand trochanter*) et l'autre à la face antérieure du fémur (*crural*). Il a deux extrémités dont l'une, qui est charnue, s'attache à la rotule, avant de devenir un tendon; l'autre, qui est membraneuse, s'implante sur l'extrémité intérieure du fémur. Quant aux deux autres muscles, l'un d'eux est celui que nous avons mentionné parmi les muscles fléchisseurs [de la cuisse], c'est-à-dire celui qui naît de l'épine [4]) qui se trouve sur l'os des îles (*droit antérieur*); l'autre commence à l'apophyse extérieure qui se trouve sur le fémur (*vaste externe*). Ces deux muscles se réunissent et deviennent un seul muscle. Ils produisent un large tendon qui entoure la rotule et la rattache aux parties situées au-dessous d'elle d'une manière solide [5]), ensuite il s'implante sur le commencement du tibia et étend le genou en tirant la jambe [6]). Il y a encore un autre muscle destiné à étendre [la jambe]. Il tire son origine du lieu de rencontre de l'os (des os) du pubis [7]) (*symphyse*) et descend obliquement le long du côté intérieur du fémur; ensuite

1) „Les muscles qui portent la cuisse en dedans sont d'abord les deux muscles précités qui naissent des parties antérieures du pubis, et qui sont capables non seulement de tirer le membre en dedans, mais encore de le fléchir modérément (*moyen adducteur et la portion sup. du grand adducteur?*); un troisième muscle, sans avoir la longueur des précédents (οὐ κατὰ τοῦτο τὸ μῆκος) est encore assez long. En effet, issu des parties antérieures du pubis (*portion du grand adducteur*), il s'étend le long de tout le membre jusqu'au genou où il se termine sur sa tête interne (*condyle interne du fémur?*). La portion interne du plus grand muscle a encore la même action". (Gal. De usu part. Lib. XV c. 8; o. c. T. IV p. 259 et suiv.; Daremberg o. c. II 156).

2) „La cuisse est ramenée en dehors par l'une des portions du muscle cité le premier entre tous (*grand fessier*) et par le muscle (*piriforme*) qui naît de l'os large (*sacrum*), et qui, disons-nous, lui imprime aussi un léger mouvement de rotation". (Gal. Ibid. o. c. IV 260; Daremberg o. c. II 156).

3) „Il y a encore deux muscles qui meuvent la cuisse [s'implantant dans la cavité du grand trochanter au moyen de forts tendons légèrement aplatis (Galien)]. Ils naissent des os du pubis tout entiers, l'un à l'intérieur, l'autre à l'extérieur (*obturateurs interne et externe*) [.......... (Gal.)]. Ces muscles occupent aussi le trou naturel de l'os du pubis, ayant au milieu d'eux un ligament membraneux; en arrière ils aboutissent tous les deux au même point, adhérant (παραφυόμενοι [Gal.]; περιφυόμενοι [Oribase]) à l'os de l'ischion par des attaches charnus (*jumeaux*). La fonction de ces muscles consiste à imprimer un mouvement de rotation à la tête du fémur, pour le premier muscle à la fois en dedans et en avant, pour l'autre à la fois en dehors et en arrière". (Gal. De musc. dissect.; o. c. T. XVIII B p. 1006; Oribase III 473).

4) الحَاجِز (*al-ḥādjis*). Littéralement „ce qui sépare", séparation, cloison. Dans le chapitre des muscles qui meuvent le bras *l'épine* de l'omoplate est nommée الحَاجِز .

5) ويوثقها بما تحتها ايثاقا محكما

6) „Trois muscles (*triceps crural*) placés à la partie antérieure du fémur....... se rendent droit au genou; l'un deux (*crural et vaste interne*) s'insère sur la rotule par des attaches charnues, les deux autres (*vaste externe et droit antérieur*) engendrent un très grand tendon. Celui-ci s'élargissant s'insère sur toute la rotule, la serrant (σφίγγων) exactement et la rattachant aux parties inférieures; puis dépassant l'articulation il se fixe aux parties antérieures du tibia. Quand il se contracte il relève le tibia et étend toute l'articulation du genou". (Gal. De usu part. Lib. III c. 16; o. c. T. III p. 257; Daremberg o. c. I 272).

„Les commencements de ces muscles antérieurs sont au nombre de quatre. L'un naît de l'épine de l'os des îles (*droit antérieur*).... l'autre (*vaste externe*) des parties extérieures du fémur, surtout du grand trochanter même (γλουτός = grand trochanter. Gal. de ossibus c. 21; o. c. II 773).... L'une des têtes du muscle double...... est attachée à l'éminence première (antérieure?) du grand trochanter et au col du fémur (*vaste interne*), l'autre tête (*crural*) naît des parties antérieures du fémur situées au-dessous de la tête précitée (ἐκ τῶν ταύτης κάτω μερῶν ἐκ τῆς προσθίου χώρας.... τῶν μηρῶν) et se rend...... à la rotule, demeurant tout à fait charnue. La tête qui commence en haut a l'extrémité membraneuse et se termine au condyle interne du fémur". (Gal. De musc. dissect.; o. c. XVIII B p. 1011 et suiv.).

7) ملتقى عظم العانة .

il s'insère sur la partie non charnue [1]) de l'extrémité supérieure du tibia et étend la jambe en la portant à la fois en dedans (*droit interne*). Dans quelques livres traitant d'anatomie il est fait mention d'un autre muscle situé au côté opposé, à l'extérieur. Il commence à l'os de la hanche [2]), se dirige obliquement le long du côté extérieur, jusqu'à ce qu'il atteigne l'endroit non charnu; il n'y a pas de muscle qui produise un mouvement oblique plus grand que celui-ci [3]). Il étend la jambe en la portant à la fois en dehors. Quand les deux [derniers] muscles étendent [la jambe], l'extension a lieu dans une direction droite [4]).

Parmi les muscles qui fléchissent la jambe il y a un muscle étroit et long (*couturier*) qui tire son origine de l'os des îles et du pubis (!) près de l'origine du muscle extenseur interne, et naissant de l'épine [5]) qui se trouve au milieu de l'os des îles; puis il passe obliquement vers l'extrémité intérieure du genou (*condyle interne du tibia?*), ensuite il se dirige en avant et se termine à l'éminence qui se trouve à l'endroit décharné du genou, à laquelle il s'attache. Par ce muscle la jambe est tirée en haut, tandis que le pied est porté vers le côté de l'aine [6]). Il y a encore trois muscles, un du côté intérieur, un du côté extérieur et un au milieu. Le muscle du côté extérieur et celui situé au milieu fléchissent [la jambe], la portant à la fois en dehors; le muscle du côté intérieur la fléchit en la portant à la fois en dedans. Le muscle situé du côté intérieur tire son origine de la base de l'os de la hanche (*ischion*) [2]), ensuite il passe obliquement par la partie postérieure de la cuisse jusqu'à ce qu'il ait atteint l'endroit décharné du tibia du côté intérieur où il s'attache. Sa couleur est verdâtre [7]). Les deux autres tirent aussi leur origine de la base de l'os de la hanche, mais ils s'inclinent [latéralement] pour s'attacher à la partie décharnée du côté extérieur (!) [8]). Sur l'articulation du genou se trouve un muscle (*poplité*) qui est comme caché dans le pli du genou [9]) (jarret); il a la même action que celui qui est situé au milieu [10]).

Il y en a qui pensent que la portion du muscle extenseur double [de

1) معرّق (mu‘arraq). La traduction de Gérard de Crémone (o. c. I 58) a *venosa* (عرق, veine) et en marge *profunda*. Plempius a *profunda*: „*Maghrakh* cum gaiu [مغرق] est *profundus, demersus*. Sic habent omnes codices Arabici [le ms. de Leyde a معرق]; et Bellunensis quoque sic corrigit. Sed et *marakh* locum excarnem significat; quo modo an non legendum et vertendum sit, tu vide". (O. c. I 60 Schol.). Il s'agit ici du „locus excarnis" (τὸ τῆς κνήμης ἄσαρκον ὃ δὴ ἀντικνήμιον ὀνομάζεται. Gal. De musc. dissect.; o. c. XVIII B p. 1010).

2) عظم الورك (‘a*z*m al-wark).

3) ولا عضلة اشك توريبا منها.

4) „Deux autres muscles de chaque côté des trois *(triceps crural)* que nous avons nommés, s'insèrent sur les côtés de la jambe, l'un à la partie externe, l'autre à la partie interne; tous deux président à un mouvement oblique. L'un des muscles porte la jambe de dehors en dedans, l'autre la porte en dehors. Le premier *(droit interne)* naît à la symphyse des os du pubis; l'autre (*biceps* [Daremberg]) aux parties les plus externes de l'ischion. Il n'y avait pas de situation meilleure pour imprimer à la jambe des mouvements obliques (κάλλιστα γὰρ οὕτως ἔμελλεν εἰς λοξὰς κινήσεις ἀπάξειν τὸ σκέλος)". (Gal. De usu part. Lib. III c. 16; o. c. T. III p. 257; Daremberg o. c. I 272). Chez les singes inférieurs le biceps n'a le plus souvent qu'une seule tête, la longue. (Kohlbrugge o. c. p. 191).

5) الحاجز *(al-*ḥ*adjiz).

6) „Il y a d'abord le muscle superficiel qui est très étroit et très long; son origine supérieure est à la partie moyenne de l'épine droite de l'os des îles; il se rend au genou par la partie intérieure de la cuisse et s'implante là sur ce qu'on appelle *antienémion (face antérieure du tibia)* pas beaucoup au-delà de l'articulation *(couturier)*. Ce muscle fléchit à la fois la jambe vers l'intérieur, la tire un peu en haut et met tout le membre dans la position où il se trouve principalement lorsque nous croisons (μεταλλαττόντων [Oribase], μαλαττόντων [Galien]) l'une des jambes sur l'autre. (Gal. De musc. dissect.; o. c. XVIII B p. 1009; Oribase III 474). Galien dit ailleurs (De usu part. Lib. III c. 16) „lorsque nous portons le pied vers l'aine de l'autre membre".

Dans son Manuel des dissections Galien dit: „Si vous tirez sur ce muscle à son commencement vous donnerez à la jambe la position que lui donnent les garçons croisant (μεταλλάττοντες) la jambe dans les palestres, quand ils placent sur la cuisse l'autre jambe". (De anat. administr. Lib. II c. 4; o. c. T. II p. 294). Ce muscle n'effectue pas ce mouvement complexe; il tourne en dedans la jambe fléchie.

7) الّذى الخضرة. „L'un des muscles....., qu'on trouve généralement d'une couleur livide (πελιδνός), parvient à la partie interne du tibia, pas beaucoup au-delà de l'articulation". (Gal. De musc. dissect.; o. c. XVIII B p. 1011).

8) „Au milieu de ceux-ci *(c'est-à-dire des muscles décrits dans note 4)* naissent trois autres muscles disposés sur une ligne (κατὰ στίχον) et qui impriment de petits mouvements au genou. Celui *(demi-tendineux* [Daremberg]) qui est contigu au muscle interne *(droit interne)* fléchit le genou et porte la jambe en dedans; celui *(demi-membraneux* [Daremberg]) qui touche le muscle externe *(biceps* [Daremberg]) porte la jambe en dehors en même temps qu'il la fléchit comme s'il la déroulait. Le dernier, qui est situé au milieu *(faisceau isolé du grand adducteur* [Daremberg]), s'insère sur la tête *(condyle)* interne du fémur, fléchit toute la cuisse, entraine en même temps la jambe et se rattache aux parties voisines de l'articulation jusqu'à l'un des plus grands muscles de la jambe *(jumeau interne* [Daremberg]) avec lequel il tire la jambe tout entière". (Gal. De usu part. Lib. III c. 16; o. c. T. III p. 258; Daremberg o. c. I 273).

9) معطف الرُكبة (ma‘ṭif al-rukba).

10) „Il y a encore un autre petit muscle *(poplité)* caché dans l'articulation au niveau du jarret.......... Il est situé sur l'articulation qu'il est destiné à fléchir". (Gal. De musc. dissect.; o. c. XVIII B p. 1014; Oribase III 477).

la jambe], laquelle tire son origine de l'épine [1] [iliaque?] (*droit antérieur*), fléchit parfois accidentellement le genou (la cuisse?) [2] et qu'il naît de l'endroit de leur union un tendon qui maintient [3] la boîte de la hanche [4] (*cavité cotyloïde*) et la rattache aux parties avoisinantes.

Des muscles de l'articulation du pied.

Parmi les muscles qui meuvent l'articulation du pied il y en a qui relèvent le pied et il y en a qui l'abaissent. Du nombre de ceux qui le relèvent est un grand muscle situé à la face antérieure de la canne interne (*tibia*). Il tire son origine de la partie extérieure de la tête du tibia; en s'avançant il passe sur la jambe, se dirige du côté du gros orteil et s'attache près de la racine du gros orteil; il relève le pied (*tibial antérieur*) [5]. Un autre muscle naît de la tête de la canne externe (*péroné*); de ce muscle se produit un tendon qui s'attache près de la racine du petit orteil (*court péronier latéral*) [6]. Il relève le pied, surtout quand le premier muscle agit conformément à lui et si cela a lieu d'une manière égale et dans une direction droite [7].

Les muscles qui abaissent le pied sont une paire (*jumeaux*) qui tire son origine de l'extrémité [inférieure] du fémur. Ensuite les deux muscles descendent et remplissent de chair la partie intérieure et postérieure de la jambe (*mollet*). De ces deux muscles naît un tendon qui est un des plus grands (*tendon d'Achille*): c'est le tendon du talon; il se fixe au calcanéum qu'il tire en arrière et obliquement en dehors, d'où résulte la station solide du pied sur le sol. Il est secondé par un muscle (*soléaire*) d'une couleur qui ressemble à celle de l'aubergine [8]; il naît de la tête de la canne externe (*péroné*) [9], ensuite il descend et sans l'intermédiaire d'un tendon qu'il envoie, restant charnu, il s'attache à la partie postérieure du talon au-dessus de l'insertion du muscle précédent [10]. S'il arrive quelque lésion à ces deux muscles ou à leur tendon le pied sera paralysé [11]. Il y a encore un muscle qui se divise en deux tendons dont l'un fléchit (abaisse) le pied et l'autre étend(!) le gros orteil, parce que ce muscle, naissant de la canne interne (*tibia*) à l'endroit où celle-ci s'unit à la canne externe (*péroné*), descend entre ces deux os et se divise en deux tendons dont l'un s'attache à la partie inférieure du tarse, en avant du gros orteil (*tibial postérieur*): c'est par ce tendon qu'a lieu l'abaissement du pied. L'autre tendon naît de la portion de ce muscle située au-delà de

1) الحاجز.

2) Il s'agit peut-être du passage suivant de Galien: „......... enfin il y a le muscle qui étend l'articulation du genou au moyen de l'aponévrose qui passe par dessus la rotule *(droit antérieur)*; mais ce muscle ne fléchit la cuisse qu'accidentellement". (Gal. De usu part. Lib. XV c. 8; o. c. T. IV p. 258; Daremberg o. c. II 155).

3) يضبط.

4) حقّ الورك *(huqq al-wark)*.

5) „Celui qui relève tout le pied en s'implantant sur le tarse [et qui (Galien)] est le plus grand des muscles antérieurs [commence aux parties extérieures du tibia, à la tête de cet os, et l'entoure sur toute sa longueur *(tibial antérieur)* (Gal.)]". (Gal. De musc. dissect.; o. c. XVIII B p. 1019; Oribase III 478).

6) Avicenne ne fait pas mention du long péronier latéral.

7) „Il y a trois muscles qui tirent leur origine du péroné........; le troisième *(court péronier latéral)* relève le pied entier........ se terminant dans un seul tendon qui s'implante sur l'os placé en avant du petit orteil. (Gal. Ibid., p. 1021). ·

„S'ils sont tendus tous deux *(tibial ant. et court péronier lat.)* ils relèvent et recourbent tout le pied". (Gal. De usu part. Lib. III c. 10; o. c. T. III 227; Daremberg o. c. I 255).

8) باذنجان: باذنجانيّة اللون *(bādindjān, Solanum melongena)*. Le fruit de la variété employée en Orient dans la cuisine a une couleur violette foncée.

9) Chez les singes inférieurs, à l'exception des semnopithèques, le muscle soléaire s'attache seulement au péroné. (Kohlbrugge o. c. p. 195).

10) „In simiis vero quartus hic musculus *(soleus)* quodammodo etiam carneus calci inseritur". (Vesalii De hum. corp. fabrica lib. II c. 59; ed. Boerhaave Lugd. Bat. 1725 T. I p. 292).

11) زمنت.

„Deux des muscles qui s'implantent sur le calcanéum naissent aux parties postérieures des têtes *(condyles)* du fémur *(jumeaux)*; le troisième *(soléaire)* situé au-dessous d'eux tire son origine de la tête du péroné. Ce muscle, qui se rend à la partie postérieure du calcanéum reste charnu jusqu'au bout; les deux premiers, lorsqu'ils se sont réunis et qu'ils ont passé l'endroit nommé *gastrocnemia (mollet)*, produisent un tendon vigoureux et s'implantent au moyen de ce tendon sur l'extrémité du calcanéum, près de l'insertion charnue du muscle qui naît du péroné........ L'utilité des muscles qui s'attachent au calcanéum consiste à porter en arrière cet os et avec lui le pied entier........ Celui...... dont l'insertion sur le calcanéum est charnue...... a une couleur livide". (Gal. de musc. dissect.; o. c. XVIII B p. 1015, 1016).

„...... ce tendon si apparent qui s'attache à la partie postérieure du calcanéum, tendon très fort et très grand; si ce tendon seul reçoit quelque lésion, le pied boitera nécessairement *(χωλεύειν ἀνάγκη τῷ ποδί)*". (Gal. De usu part. Lib. III c. 10; o. c. T. III p. 228; Daremberg I 256).

l'origine du premier tendon; cette portion envoie un tendon à la première articulation du gros orteil, qu'il étend obliquement en dedans [1]). Enfin il y a un muscle qui tire son origine de la tête (*condyle*) externe du fémur; il est réuni à l'un des deux muscles du talon (*jumeaux ext.*), ensuite il s'en sépare quand il passe [2]) la partie interne de la jambe (*mollet*), produit un tendon qui passe sous le pied et s'étend sous le pied entier (*plantaire grêle chez le singe*), de la même manière et pour la même utilité que le muscle qui s'étend sur la paume de la main [3]).

Des muscles des orteils.

Du nombre des muscles qui meuvent les orteils il y a plusieurs muscles fléchisseurs. Parmi eux il y a un muscle qui tire son origine du péroné (*fléchisseur péronier*); il descend en s'étendant sur cet os et envoie un tendon qui se divise en deux pour fléchir l'orteil du milieu et le quatrième orteil. Puis un autre muscle, plus petit que le précédent, lequel naît de la partie postérieure du tibia (*fléchisseur tibial*). Quand il a envoyé son tendon, celui-ci se divise en deux tendons qui fléchissent le petit orteil et le deuxième orteil; ensuite il se détache de chacune des deux portions [tendineuses] un tendon qui s'unit à celui qui s'est détaché de l'autre portion; ils deviennent un seul tendon qui se rend au gros orteil qu'il fléchit (*long fléchisseur du gros orteil et long fléchisseur des orteils chez le singe*) [4]). Il y a encore un troisième muscle dont nous avons déjà parlé. Il naît de l'extrémité [supérieure] extérieure du tibia, descend entre les deux os de la jambe et envoie une portion [tendineuse] pour fléchir (abaisser) le pied (*tibial post.*) et une autre portion qui se rend à la première articulation du gros orteil. Ces muscles sont ceux qui fléchissent les orteils et qui sont situés sur le tibia, à la partie postérieure de cet os.

Parmi les muscles situés dans la plante du pied [5]) il y a dix muscles qui avaient échappé aux anatomistes, et le premier qui les ait connus est Galien. Ils s'attachent aux cinq orteils, deux muscles à chaque orteil, un à droite et un à gauche, qui impriment un mouvement de flexion, soit dans une direction droite, quand les deux muscles agissent simultanément, soit dans une direction latérale, quand un seul des muscles agit (*court fléchisseur du gros et du petit orteil?*). Puis quatre muscles situés au tarse, un muscle pour chaque orteil (*court fléchisseur des orteils?*) et deux muscles propres au gros orteil et au petit orteil, qui servent à les fléchir (*abducteur du gros et du petit*

1) „Il y a un autre tendon produit par un autre muscle qui descend au milieu des muscles précités (*fléchisseurs*). Lorsqu'il est arrivé près du calcanéum, il se dirige seul en avant......, ensuite il se réfléchit vers la partie inférieure du pied et s'insère sur le tarse, en s'élargissant vers les parties près du gros orteil (*tibial postérieur*). Il porte le pied légèrement à la fois en arrière et en dehors, de la même manière que les muscles qui s'insèrent sur le calcanéum. Ce muscle semble être une portion du muscle précité dont j'ai dit qu'il s'insère sur le petit orteil et celui qui correspond à l'index (*fléchisseur des orteils chez le singe*. V. note 4). Une assez grande partie du tendon mentionné s'implante sur la phalange précitée (!) du gros orteil, qu'il étend (!) obliquement et légèrement en dehors". (Gal. De musc. dissect.; o. c. XVIII B p. 1017).

2) جازت. Le texte a حازت.

3) „Un quatrième muscle (*plantaire grêle chez le singe*) a la même origine que l'un des muscles précités qui naît du condyle externe du fémur (*jumeau ext.*). Au mollet il se sépare distinctement de ce muscle se terminant en tendon large qui s'étend d'abord sous une forme aplatie au-dessous de la partie inférieure de l'os du talon et ensuite..... au-dessous du pied entier. L'utilité de ce muscle consiste à rendre la partie appelée plante du pied ($\pi\acute{\epsilon}\lambda\mu\alpha$), solide ($\delta\upsilon\sigma\pi\epsilon\rho\acute{\iota}\tau\rho\epsilon\pi\tau o\nu$), tendue et dure, et, de plus, à y empêcher la croissance de poils et à lui donner une sensibilité exquise". (Gal. De musc. dissect.; o. c. XVIII B p. 1015).

4) „Le muscle qui adhère au péroné (*fléchisseur péronier*)....... lequel est plus grand et se termine en tendon assez fort, passe entre le calcanéum et l'extrémité du tibia et se rend à la partie inférieure du pied. A cet endroit est placé à côté de lui un autre tendon, produit par un muscle né du tibia (*fléchisseur tibial*), et qui se rend avec lui à la partie inférieure du pied. Ces deux tendons s'insèrent sur les doigts du pied, le premier sur l'orteil du milieu et le quatrième orteil, le second sur le petit orteil et celui qui correspond à l'index. Le gros orteil seul reçoit un faisceau des deux tendons; ce ne sont pas deux tendons qui s'insèrent sur lui, mais un seul né de ces deux et qui parfois se rend aussi à l'orteil du milieu (*long fléch. du gros-orteil et long fléch. des orteils chez le singe*). (Gal. De musc. dissect.; o. c. XVIII B p. 1016).

Chez l'homme il y a un long fléchisseur pour les quatre orteils et un long fléchisseur propre du gros orteil.

5) كفّ الرِجل (*kaff al-ridjl*).

orteil?). Ces muscles sont fortement mêlés les uns aux autres, de sorte qu'il résulte de la lésion d'un d'eux un affaiblissement de l'action des autres, non seulement de leur action spéciale, mais aussi de leur faculté de le remplacer en quelque sorte dans son action spéciale. Pour cette raison il est difficile de fléchir un des doigts du pied séparément, sans fléchir aussi un autre.

Du nombre des muscles des orteils il y a cinq muscles situés sur le haut du pied; leur action consiste à porter [les orteils] en dehors (*court extenseur commun des orteils et du gros orteil chez le singe*)[1]), et cinq autres situés en dessous du pied. Chacun de ces muscles réunit un orteil avec ce qui lui est contigu du côté intérieur[2]) (*lombricaux et adducteur du gros orteil*). Ces cinq muscles et ceux qui sont propres au gros et au petit orteil (*abducteur du gros et du petit orteil*) correspondent aux sept muscles qui se trouvent dans la paume de la main, et de même les dix premiers[3]).

Le total des muscles du corps fait cinq cent vingt-neuf muscles.

Discours spécial sur les nerfs.

L'utilité des nerfs est double : une utilité qui dépend de l'essence même du nerf et une autre qui est accidentelle. L'utilité essentielle, c'est que le cerveau procure par leur intermédiaire la sensibilité et le mouvement aux autres parties du corps; l'utilité accidentelle, c'est que les nerfs consolident la chair et fortifient le corps. Ils font percevoir aussi les lésions qui atteignent les organes auxquels la sensibilité fait défaut, comme le foie, la rate et le poumon, car ces organes, bien que la faculté de sentir leur manque, sont couverts d'une enveloppe nerveuse et revêtus d'une membrane nerveuse. Quand ils sont atteints d'une tumeur ou qu'ils sont distendus par un vent, la pesanteur de la tumeur ou la distension causée par le vent parvient[4]) à l'enveloppe et à son origine, en sorte qu'elle ressent un tiraillement par la pesanteur et une distension par le vent, et de cette manière la perception a lieu[5]).

L'origine des nerfs, d'après l'opinion connue[6]), est le cerveau et la fin de leur distribution est la peau. Dans la peau, en effet, pénètrent des fibres ténues et se distribuent des nerfs venus des parties voisines[7]). Le cerveau est l'origine des nerfs de deux manières, car l'origine de quelques nerfs est le cerveau lui-même, tandis que d'autres nerfs

1) Avicenne ne fait pas mention du *long extenseur des orteils* et du *long ext. du gros orteil*.

2) ‏.يصل كلّ واحد منها اصبعا بالّذى يليه من الشقّ الانسىّ‎

3) „Au pied il y a quatre classes de muscles...... trois de ces classes aux parties inférieures du pied et une à la partie supérieure, s'étendant sur le tarse ($\varkappa\alpha\tau\grave{\alpha}\ \tau o\tilde{v}\ \tau\alpha\rho\sigma o\tilde{v}$. Galien (de musc. dissect.) ᴧ: $\varkappa\alpha\tau\grave{\alpha}\ \tau o\tilde{v}\ \pi\alpha\rho\alpha\lambda\lambda\acute{\eta}\lambda ov$). Ces muscles, au nombre de cinq, président à des mouvements obliques des orteils *(court extenseur des orteils et du gros orteil chez le singe)*....... Les sept muscles placés en dessous du pied et qui correspondent aux sept muscles dans la main, impriment un mouvement oblique à chacun des orteils; deux de ces muscles....... éloignent les orteils extérieurs aussi loin que possible des autres *(abducteur du gros orteil, abducteur du petit orteil)*. [Les cinq autres seront mentionnés un peu plus bas (Oribase; Galien, De anat. administr.)]. Aux parties inférieures du pied il y a d'autres petits muscles *(court fléch. des orteils du singe* [Kohlbrugge o. c. p. 204]) prenant leur origine des tendons qui fléchissent les orteils, avant que ces tendons se ramifient complètement. La fonction de ces muscles consiste à fléchir l'articulation moyenne de chaque orteil; en effet, après leur séparation, les tendons donnent [encore] naissance à d'autres muscles plus petits *(lombricaux)* qui correspondent aux muscles situés à la partie intérieure de la main et qui président au mouvement oblique de chaque orteil. Comme ceux de la main, ces muscles sont au nombre de quatre. Si à ces muscles on en ajoute deux qui éloignent autant que possible les orteils extérieurs des autres et que nous avons mentionnés plus haut *(abducteur du gros et du petit orteil)*, et, de plus, un muscle qui rapproche le gros orteil de celui qui est analogue à l'index *(adducteur du gros orteil)*, il en résulte un nombre total de sept muscles. A la plante du pied il y a une troisième classe de muscles, qui s'implantent sur les os mêmes; ils correspondent à ceux de la main qui étaient restés entièrement inconnus *(interosseux, court fléch. du gros et du petit orteil?)*. On peut les voir distinctement après avoir enlevé tous les tendons......; ils correspondent entièrement pour la position, le nombre et l'utilité à ceux de la main dont nous avons parlé plus haut: en effet, deux muscles placés au-devant de la première articulation de chaque orteil lui impriment une flexion modérée, sans déviation latérale s'ils agissent simultanément, avec une légère déviation si chacun des muscles agit seul. Quelquefois on les trouve tellement adhérents entre eux, qu'il semble qu'il n'y ait qu'un seul pour chaque orteil". (Gal. De musc. dissect.; o. c. T. XVIII B p. 1024 et suiv.; De anatom. administr. Lib. II c. 9; o. c. T. II p. 326 et suiv.; Oribase III p. 480 et suiv.).

4) Ms. ‏تاّدى‎. Le texte imprimé a ‏بادى‎.

5) „La nature, en effet, a eu un triple but dans la distribution des nerfs: donner la sensibilité aux organes des sens, le mouvement aux organes moteurs, à tous les autres la faculté de reconnaître les lésions qu'ils éprouvent". (Gal. De usu part. Lib. V c. 9; o. c. T. III p. 378; Daremberg I 361). „La raison pourquoi le foie ressent toutes ces affections *(inflammation, abcès)* d'une façon obscure et non pas vive comme les autres parties, c'est que le nerf étant petit est distribué sur la tunique qui l'enveloppe....." (Gal. Ibid. Lib. IV c. 13; o. c. III 310; Daremberg I 314).

6) ‏.علىّ الوجه المعلّم‎

7) „C'est pourquoi....... des fibres dérivées de chaque partie parviennent à la peau tout entière. En effet....... des parties sous-jacentes il y arrive des fibres qui, en même temps qu'elles la rattachent à ces parties, servent d'organes de sensation". (Gal. De usu part. Lib. XVI c. 2; o. c. T. IV p. 272; Daremberg II 162).

prennent leur origine de la moelle épinière qui découle du cerveau [1]).
Les nerfs qui naissent du cerveau même ne servent qu'à procurer la
sensibilité et le mouvement aux parties de la tête, de la face et des
viscères intérieurs; les autres parties du corps reçoivent ces deux
facultés au moyen des nerfs de la moelle épinière. Galien a démontré
le grand soin prodigué spécialement aux nerfs qui descendent du cerveau
aux viscères. Le Créateur, dont le nom est grand, les a protégés avec
un soin qu'il n'a pas jugé nécessaire pour les autres nerfs. La raison
en est qu'il était nécessaire de les pourvoir d'un renfort particulier,
quand ils sont éloignés de leur origine. C'est pourquoi il les a enveloppés d'une substance qui pour la solidité tient le milieu entre le nerf
et le cartilage, et qui ressemble à ce qui se produit dans la substance
des nerfs quand ils sont tordus. Ils possèdent ce renfort à trois endroits; en premier lieu près du larynx *(ganglion cervical sup. du grand
sympathique)*, deuxièmement, quand ils sont parvenus aux racines des
côtes *(gangl. cervic. inf.)*, et troisièment, quand ils ont dépassé la
région de la poitrine *(gangl. semilunaire)* [2]).

Quant aux autres nerfs encéphaliques dont l'utilité consiste à procurer la sensibilité, il les a fait passer de leur origine à la partie pour
laquelle ils sont destinés dans une direction droite, la ligne droite
conduisant au but par le chemin le plus court. Ainsi l'impression qui
dérive de l'origine est plus forte, puisqu'il n'était pas désirable de
donner aux nerfs sensitifs la dureté qui exige [pour sa formation] que
les nerfs s'éloignent de la substance du cerveau par des détours, afin
de s'éloigner graduellement de la ressemblance à la mollesse de la
substance du cerveau, — dureté désirable pour les nerfs moteurs —;
au contraire plus ils sont mous, plus ils sont capables de transmettre
énergiquement la sensibilité. Les nerfs moteurs se rendent à la partie
pour laquelle ils sont destinés, après avoir fait des détours qu'ils suivent
pour s'éloigner de leur origine et pour devenir graduellement plus
durs [3]). Chacune des deux catégories est secondée pour la dureté ou
la mollesse qui lui est nécessaire, par la substance de son origine,
puisque la plus grande partie des nerfs qui procurent la sensibilité
naît de la partie antérieure du cerveau, la partie antérieure du cerveau étant d'une substance plus molle, tandis que la plus grande
partie des nerfs qui procurent le mouvement naît de la partie postérieure du cerveau, la partie postérieure du cerveau étant d'une substance plus dure [4]).

1) „[Que (Galien)] le cerveau est le principe des nerfs aussi bien que de la moelle épinière, et [que (Galien)] les nerfs naissent en partie du cerveau lui-même, et en partie de la moelle épinière [n'est pas connu à tous les médecins...... (Galien)]. (Gal. De nerv. dissect. c. 1; o. c. T. II p. 831; Oribase III 482).

2) „Il existe encore une autre œuvre admirable de la nature que ne connaissent pas les anatomistes. Quand elle doit conduire un nerf par un long trajet, ou que ce nerf doit servir pour le mouvement violent d'un muscle, elle entrecoupe sa substance d'un corps plus épais, mais, du reste, semblable. Vous croiriez, en effet, voir un nerf en forme de boule (ἐσφαιρώμενον); il vous semblera, au premier aspect, être surajouté à ces nerfs et les envelopper, puis en disséquant, vous verrez clairement que ce n'est pas un corps surajouté ni enveloppant le nerf, mais une certaine substance semblable aux nerfs, unie de tout point et parfaitement identique au nerf qui vient à elle et à celui qui en sort. Cette substance, semblable à ce qu'on appelle *ganglion*, a pour but d'épaissir les nerfs, en sorte que le nerf qui lui fait suite paraît évidemment d'un diamètre supérieur à celui qui la précède. Vous verrez que cette substance existe dans certaines autres parties, et, dans ces nerfs descendus du cerveau, vous la verrez, non pas une fois ou deux, mais six fois: la première dans le cou, un peu au-dessus du larynx *(ganglion cervical sup. du grand sympathique)*; la deuxième, quand ces nerfs entrent dans le thorax, se rendant aux racines des côtes *(gangl. cervic. inf.)*; en troisième lieu, quand ils sortent du thorax *(gangl. semi-lunaire)*". (Gal. De usu part. Lib. XVI c. 5; o. c. T. IV p. 290; Daremberg o. c. II 172).

Galien considère le nerf grand sympathique, qu'il ne connaissait qu'imparfaitement, comme une partie du nerf trijumeau et du n. pneumogastrique. (V. plus bas la description de ces nerfs):

3) „....... on doit croire que les nerfs durs ont été disposés comme les meilleurs pour les mouvements et les moins propres pour les sensations; qu'au contraire il existe dans les nerfs mous aptitude pour une sensation exacte et incapacité pour la vigueur du mouvement........ Quand un nerf mou naît de l'encéphale, il est incapable d'être immédiatement nerf moteur, néanmoins, en s'allongeant et en s'avançant, s'il devient plus sec et plus dur qu'il n'était, il sera complètement nerf moteur". (Gal. De usu part. Lib. IX c. 14; o. c. T. III p. 740; Daremberg o. c. I 597).

„Les nerfs mous et les nerfs durs n'ont pas les mêmes origines de l'encéphale même, et ne suivent pas les mêmes chemins pour arriver aux organes des sens. En effet, naissant, les uns des parties molles, les autres des parties dures, ils se dirigent vers les organes des sens, ceux-là en ligne droite, ceux-ci par un détour. (Gal. De usu part. Lib. VIII c. 5; o. c. T. III p. 634; Daremberg o. c. I 540).

4) „Ces nerfs devant avoir une double nature....... l'encéphale lui-même a été créé double, plus mou à sa partie antérieure, plus dur dans l'autre partie......" (Gal. Ibid. c. 6; o. c. III p. 637; Daremberg I 541).

Des nerfs encéphaliques et de leur trajet.

Du cerveau naissent sept paires de nerfs.

I. La première paire (*nerfs optiques; 2ᵉ paire des modernes*) [1]) prend son origine au fond des deux ventricules antérieurs du cerveau (*ventricules latéraux*), près du passage [2]) des deux prolongements qui ressemblent aux mamelons [3]) (*lobules olfactifs ou ethmoïdaux chez les animaux*) par lesquels a lieu l'olfaction. Cette paire est grande et creuse [4]). Le nerf qui naît du côté gauche se dirige à droite, et celui qui naît du côté droit se dirige à gauche; ensuite ils se rencontrent, se coupant à la manière d'une croix (*chiasma des nerfs optiques*), puis celui qui naît du côté droit parvient à l'œil [5]) droit, tandis que celui qui naît du côté gauche parvient à l'œil gauche. Leurs orifices s'élargissent, en sorte qu'ils enveloppent le liquide qu'on appelle *vitreux* [6]) (*corps vitré*), et ce n'est pas Galien, mais un autre, qui a dit que les deux nerfs s'avancent en se coupant en forme de croix sans qu'ils se réfléchissent [7]). On a attribué à cette manière d'entrecroisement trois espèces d'utilités. La première utilité, c'est que le pneuma qui coule vers l'un des yeux n'est pas empêché de couler vers l'autre, quand le premier a été atteint de quelque lésion; c'est pourquoi chacun des yeux, quand l'autre est fermé, a la vue plus nette et plus claire que ne serait le cas s'il regardât pendant que l'autre œil regardait [8]) en même temps. Par cette raison même l'ouverture de l'iris [9]) (*pupille*) devient plus large quand l'autre œil est fermé, à cause de la force avec laquelle le pneuma est poussé vers cet endroit. La deuxième utilité, c'est que les deux yeux n'ont qu'un seul recepteur [10]) auquel ils font parvenir les formes des choses qui doivent être vues et qui s'unissent là, et qu'un objet regardé par les deux yeux est vu simple, parce qu'il est figuré sur la limite commune [11]) (l'endroit commun). C'est pourquoi il arrive qu'une personne qui louche voit un seul objet comme deux, quand l'une des pupilles est déviée en haut ou en bas, de sorte que le canal ne pénètre plus dans une direction droite à l'endroit où les nerfs se coupent, et que, à cause de la flexion du nerf, il y a en avant de la limite commune une [autre] limite [où

1) La première paire des modernes ce sont les nerfs olfactifs.

2) عند جَوْاز. Ibn al-Habal [12e siècle de notre ère] a عند جَوْار: au voisinage.

كتاب المختار في علم الطبّ): Choix de la médecine. Mss. Or. de Leyde n°. 108). Galien a: τούτων δὲ ἐκατέρωθεν. V. note 4.

3) αἱ μαστοειδεῖς ἀποφύσεις (Leo, Conspectus medicinae Lib. III c. 1. Ermerins, Anecdota graeca. L. B. 1840 p. 127).

4) „Les ventricules antérieurs *(latéraux)* eux-mêmes, en se portant en avant, se rétrécissent peu à peu en forme de cône, jusqu'à ce qu'ils arrivent au commencement du nez *(lobules olfactifs chez les animaux)*.......... On ne compte pas ce prolongement parmi les [véritables] prolongements du cerveau, parce qu'il ne donne naissance à aucun nerf comme les autres, et qu'il ne sort pas des os. (Oribase tiré de Galien, De usu part. Lib. IX c. 9). Aux deux côtés de ces prolongements, à droite et à gauche, il y a un nerf d'une épaisseur considérable [et plus mou que presque tous les autres nerfs (Galien)] qui naît du cerveau lui-même et qui s'avance vers les yeux *(nerf optique)*........; chacun de ces nerfs, en pénétrant dans l'œil qui lui correspond, s'étend en largeur et entoure sous forme d'une sphère le liquide qu'on appelle *vitreux (corps vitré)*". (Gal. De nerv. dissect. c. 2; o. c. T. II p. 832; Oribase III 483).

„....... vous admirerez la structure des nerfs optiques, intérieurement creux pour recevoir le pneuma, et, par le même motif, s'étendant jusqu'à la cavité même du cerveau. En effet, l'origine des nerfs optiques se trouve à l'endroit où chacun des ventricules antérieurs *(latéraux)* se termine sur les côtés, et c'est à cause de ces nerfs qu'existe cette espèce de chambre (θαλάμη) des ventricules". (Gal. De usu part. Lib. XVI c. 3; o. c. T. IV p. 275; Daremberg II 164). Cette θαλάμη n'est pas la *couche optique (thalamus nervor. optic.)* des modernes, mais, selon Galien, un prolongement latéral du ventricule lequel se continue dans le nerf optique creux. (Hyrtl, Onomat. anat. p. 539). Dans un de ses livres précédents (Arab. u. Hebr. i. d. Anat. p. 114, 116) M. Hyrtl dit à tort que le nom *thalamus* a été donné par Galien à la *couche optique.*

5) حَدَقَة (*ḥadaqa*, ordinairement *pupille*).

6) زجاجِيَّة (*zadjādjiyya*).

7) Suivant cette opinion le nerf droit se rend à l'œil gauche, le nerf gauche à l'œil droit. „Les nerfs sensitifs qui descendent du cerveau aux yeux...... après s'être unis en avançant, se séparent ensuite et se divisent...... En effet, elle (la nature) ne les a pas transposés, en dirigeant celui du côté droit sur l'œil gauche et celui du côté gauche vers l'œil droit, mais la figure de ces nerfs est très semblable à la lettre X. A moins d'une dissection minutieuse, on croirait qu'ils sont transposés et qu'ils passent l'un sur l'autre. Il n'en est pas ainsi. Après s'être rencontrés dans le crâne et avoir uni leurs conduits, ils se séparent à l'instant, montrant clairement qu'ils ne se sont rapprochés que pour rattacher leurs conduits". (Gal. De usu part. Lib. X c. 12; o. c. T. III p. 813; Daremberg o. c. I 637).

8) Ms. تلاكظ. Le texte imprimé a تلاكظ لا.

9) عِنَبِيَّة (*ʿinabiyya*); ῥαγοειδῆς [χιτῶν].

10) مُؤدّى.

11) „J'avais l'intention..... de désigner comme la plus plausible [opinion] celle qui affirme que c'est pour éviter une rupture que les conduits sont obliques...... et d'ajouter ...... qu'il était préférable que le pneuma, dérivant du cerveau dans chaque œil, se rendît, au cas où l'un des yeux serait ou fermé ou complètement perdu, tout entier dans l'autre œil. La force visuelle étant, en effet, ainsi doublée, l'œil devait mieux voir. C'est ce qui paraît évidemment avoir lieu, car si vous voulez étendre sur le nez, dans sa longueur entre les yeux une planchette ou votre main même, ou toute autre chose qui puisse empêcher de voir avec les deux yeux à la fois chacun des objets extérieurs, vous verrez

l'objet est figuré] ¹). La troisième utilité, c'est que chaque nerf est soutenu par l'autre et s'y appuie, et devient comme s'il prend son origine près de l'œil.

II. La deuxième paire de nerfs encéphaliques (*n. oculo-moteurs communs* ²); *3ᵉ paire des modernes*) naît derrière l'endroit où naît la première paire; se détournant de là vers l'extérieur elle sort par le trou qui se trouve dans [la paroi de] la cavité qui entoure le globe de l'œil (*fente sphénoïdale*) et se distribue dans les muscles du globe de l'œil ³). Cette paire est très épaisse, afin que l'épaisseur en compense la mollesse, — qu'il doit nécessairement avoir parce qu'il est près de son origine, — pour qu'elle soit assez forte pour effectuer des mouvements, surtout parce qu'elle n'a pas d'aide, la troisième paire étant destinée à mouvoir un grand membre, c'est-à-dire la mâchoire inférieure, de sorte qu'elle n'a non seulement rien de superflu mais qu'elle a même besoin d'un autre aide, comme nous le dirons.

III. La troisième paire (*n. trijumeaux; 5ᵉ p. des modernes*) naît à la limite commune entre la partie antérieure et la partie postérieure de la base du cerveau ⁴). Elle est d'abord en quelque sorte mêlée à la quatrième paire (*n. palatins des trijumeaux*), ensuite elle s'en sépare et se divise en quatre branches.

A. L'une des branches sort par l'entrée de l'artère soporifère ⁵) (*artère carotide interne*), dont nous parlerons plus tard, avance en descendant le long du cou, jusqu'à ce qu'elle dépasse le diaphragme et se distribue dans les viscères situés au-dessous du diaphragme (*n. grand sympathique regardé comme une partie des trijumeaux*) ⁶).

B. La deuxième branche sort par un trou dans l'os des tempes, et quand elle l'a quitté, elle se joint au nerf qui se détache de la cinquième paire (*7ᵉ et 8ᵉ p. des mod.*) dont nous décrirons le trajet (*rameau anastomotique entre le trijumeau et le facial; n. auriculo-temporal?*) ⁷).

C. Il y a une [troisième] branche (*branche ophthalmique*) qui passe par le trou (*fente sphénoïdale [fissura orbitalis sup.]*) par lequel sort la deuxième paire (*oculo-moteurs communs; 3ᵉ p. des mod.*), parce qu'elle se dirige vers les parties antérieures du visage. Il n'aurait pas été convenable que cette branche traversât le canal (*trou optique*) de la première paire qui est creuse (*nerfs optiques*), car dans ce cas elle aurait serré et comprimé le plus noble des nerfs, et elle aurait fermé la cavité [du nerf] ⁸).

Quand cette branche a quitté cet endroit, elle se divise en trois

imparfaitement avec l'un ou l'autre œil. Fermez un œil, vous verrez beaucoup plus nettement, comme si la force visuelle, jusqu'alors partagée, passait dans l'autre œil. Je ne
voulais citer que cette utilité de l'union des conduits...... mais comme je l'ai démontré
par maints exemples, la nature a créé certaines choses dans un but principal et d'autres
dans un but accessoire; ainsi dans ce cas encore, l'utilité première et indispensable, c'est
de ne voir pas double chacun des objets extérieurs......" (Gal. De usu part. Lib. X
c. 14; o. c. T. III p. 836; Daremberg I 648).

1) „........ toute déviation de la pupille ne fait pas paraître double l'objet regardé,
mais celle seulement qui l'élève ou l'abaisse plus qu'elle n'est dans l'état naturel......
Ceux qui ont les yeux tournés...... sans que l'une des pupilles soit relevée et dont
l'œil seulement se rapproche ou s'écarte du nez, ne commettent pas d'erreurs de vision.
Mais ceux dont la pupille incline trop bas ou trop haut, ont beaucoup de peine à les
faire changer de place et à les maintenir sur une même ligne, afin de voir nettement".
(Gal. Ibid. c. 12; o. c. III 826; Daremberg I 643).

2) Les *nerfs pathétiques* et les *oculo-moteurs externes (4e et 6e paire des modernes)*
ont été découverts plus tard. (Sprengel. Gesch. d. Arzneykunde, III 135, 139).

3) „Ensuite il y a une autre paire qui se distribue dans les muscles qui meuvent les
yeux *(oculo-moteurs communs; 3e p. des mod.)*, et qui est beaucoup plus dure et plus
petite que la précédente; elle sort du crâne près de cette paire *(nerfs optiques)*, et en
est séparée par un os très mince". (Gal. De nerv. dissect. c. 3; o. c. T. II p. 833; Oribase
III 484).

4) „...... la troisième paire de nerfs *(trijumeaux; 5e p. des mod.)*...... laquelle
a son origine à l'endroit où la partie antérieure du cerveau s'unit à la partie postérieure".
(Gal. De usu part. Lib. IX c. 9; o. c. T. III p. 722; Daremberg I 588; Oribase, Des
nerfs III 485).

5) العرق السباتي *(al-ʿirq al-subātī).* *ʿIrq* (pl. *ʿurūq*) est un mot général; il y a des
ʿurūq ḍawārib, veines battantes *(artères)* et des *ʿurūq sākina*, veines tranquilles *(veines)*.

„Très anciennement on appelait les artères *veines*, et quand on disait que les veines
battaient, on voulait parler des artères, car battre est l'office des artères......" (Rufus
d'Éphèse, Du nom des parties du corps; o. c. p. 163).

6) „D'abord il s'en détache *(c'est-à-dire des trijumeaux)* une partie qui se rend aux
organes situés au-dessous de la tête, et qui est restée inconnue aux anatomistes; le trou
du crâne par où elle passe est le même que celui par lequel la partie restante de l'artère
carotide *(car. interne)* monte vers le cerveau, et il y en a un de chaque côté *(n. grand
sympathique regardé comme une partie des trijumeaux)*....... La suite du discours fera
connaître comment ce nerf se rend, en passant par le cou et par la poitrine, dans la
région située au-dessous du diaphragme, et quelle est sa distribution". (Gal. De nerv.
dissect, c. 5; o. c. T. II p. 835; Oribase III 485).

7) „...... en ajoutant...... que de ces nerfs *(trijumeaux)* se détache vers les muscles
temporaux un rameau *(auriculo-temporal?)* qui s'échappe à travers les os des tempes". (Gal.
de usu part. Lib. IX c. 9; o. c. T. III p. 721; Daremberg o. c. I 588).

„Il y a aussi une partie de ce nerf *(trijumeau)* qui sort près de l'articulation de la
mâchoire pour se rendre aux parties situées en avant des oreilles et qui se mêle aux
rameaux provenant de la cinquième paire *(facial; 7e p. des mod.)*; vous apprendrez un
peu plus bas, comment s'opère ce mélange *(n. auriculo-temporal)*". (Gal. De nerv. dissect.
c. 5; o. c. T. II p. 836; Oribase III 485).

8) „Ensuite la nature a fait usage, dans cet endroit, du trou à travers lequel elle a
implanté les nerfs sur les muscles des yeux *(oculo-moteurs communs)*, de sorte que les
deux nerfs traversent un même trou *(fente sphénoïdale)*". (Oribase, Des nerfs III 487).

„Le Créateur a donc avec raison séparé ces nerfs *(branches des trijumeaux)* des nerfs
optiques, attendu que ces derniers passent par des trous qui sont déjà grands et qu'ils
sont beaucoup plus importants et plus mous [que les premiers]". (Gal. De usu part. Lib.
IX c. 8; o. c. T. III p. 718; Daremberg o. c. I 586).

portions. *a*. La première portion se dirige du côté de l'angle interne [1]) de l'œil et se rend aux muscles des tempes et à ceux des mâchoires [2]), aux sourcils, au front et aux paupières [supérieures] (*n. frontal?*). *b*. La deuxième portion pénètre dans le trou qui a été créé près de l'angle interne de l'œil [3]), jusqu'à ce qu'elle parvienne à l'intérieur du nez et se distribue dans la couche [membraneuse] qui tapisse le nez (*rameau ethmoïdal du n. nasal?*) [4]). *c*. La troisième portion (*n. maxillaire supérieur*), qui n'est pas petite, descend à travers la cavité en forme de canal qui a été ménagée dans l'os de la joue (*canal sous-orbitaire de l'os maxillaire sup.*) et se divise en deux branches dont l'une se dirige à la cavité intérieure de la bouche et se distribue aux dents (*rameaux dentaires* [*n. alveolaris sup.*]); la partie destinée aux molaires est distinctement visible, mais l'autre partie est tout à fait dérobée à la vue [5]). Cette branche se distribue aussi dans les gencives [de la mâchoire] supérieure. L'autre branche (*rameau sous-orbitaire*) se répand dans les parties extérieures qui se trouvent à cet endroit, comme la peau de la partie supérieure de la joue, l'extrémité du nez et la lèvre supérieure. Voilà les portions (*a. b. c.*) de la troisième branche (C) de la troisième paire [6]).

D. La quatrième branche de la troisième paire (*n. maxillaire inf.*) pénétrant dans un trou de la mâchoire supérieure (*trou ovale de l'os sphénoïde*), parvient à la langue (*n. lingual*), se distribue dans la couche extérieure et lui procure le sens qui lui est propre, c'est-à-dire le goût. Le reste de cette branche se répand dans les gencives qui entourent les dents inférieures, dans la partie inférieure des gencives [7]) (*n. dentaire inf.*) et dans la lèvre inférieure (*n. mentonnier*) [8]). La partie qui se rend à la langue (*n. lingual*) est plus mince que le nerf de l'œil (*n. oculo-moteurs communs?*), parce que la dureté de la première et la mollesse du second compensent l'épaisseur du second et la minceur de la première.

IV. La quatrième paire (*n. palatins des trijumeaux*), prend son origine derrière la troisième paire (*trijumeaux*), mais plus incliné vers la base du cerveau. Elle est mêlée à la troisième paire, comme nous avons dit, ensuite elle s'en sépare et parvient au palais auquel elle donne la sensibilité. C'est une petite paire, mais elle est plus dure que la troisième, parce que le palais et la tunique du palais sont plus durs que la tunique de la langue [9]).

V. Quant à la cinquième paire (*n. faciaux et n. acoustiques*; 7e *et* 8e *p. d. mod.*), chacun des nerfs de cette paire se divise en deux,

1) مأْق.

2) Ces muscles reçoivent des rameaux du nerf maxillaire inf. (3ᵉ branche des trijumeaux).

3) Ms. مأْق (*māq*). Le texte imprimé a لحاظ (*laḥāẓ, angle extérieur de l'œil*).

4) „Au grand angle (*a. intérieur*) de chacun des yeux on voit que l'os commun au nez et aux yeux est percé d'un trou qui pénètre dans les cavités du nez et que chacun de ces trous livre passage à un nerf assez fort (*n. nasal de la br. ophthalmique?*) qui se détache de [la branche placée dans] la cavité des yeux, aussitôt que les nerfs de la troisième paire (*trijumeaux; 5ᵉ p. d. mod.*) y sont arrivés. Ce nerf ne paraît pas se distribuer dans la membrane du nez seulement, mais s'avancer jusqu'au palais". (Gal. De usu part. Lib. IX c. 16; o. c. T. III p. 747; Daremberg I 601).

5) „Les molaires reçoivent des ramifications grandes et visibles; les gencives, ainsi que les autres dents, des ramifications petites et difficiles à voir". (Gal. De usu part. Lib. IX c. 15; o. c. T. III p. 744; Daremberg I 599).

6) „Ce qui forme, pour ainsi dire, le tronc de toutes les parties qui en proviennent (*c'est-à-dire des trijumeaux*) comme branches et rameaux, se divise d'abord en deux parties, et chacune de ces deux parties se divise à son tour en un grand nombre d'autres. La première partie se distribue aux muscles temporaux, aux muscles nommés masséters et à tous les autres muscles qui prennent leur origine sur la mâchoire supérieure, et, de plus, à ce qu'on appelle les gencives, aux dents, [aux paupières, aux sourcils (Oribase)], et à [toute (Oribase)] la peau qui enveloppe la face, [et c'est encore à ces nerfs que la tunique qui tapisse le nez à l'intérieur doit sa sensibilité (Oribase)] (*branche ophthalmique; nerf maxillaire sup.; rameaux du nerf maxill. inf.*). (Gal. De nerv. dissect. c. 5; o. c. T. II p. 836; Oribase III 486).

7) فى عمور الاسنان السفلى ولثاتها. Le ms. et le texte imprimé ont erronément غمور. Andreas Alpagus Bellunensis (Arabic. nomin. interpret. Can. Avicennae. Venet. 1595 T. II p. 406, 408) dit: „Algamur, vel alhamur [العمور, العمور (*al-ᶜamr* pl. *al-ᶜumūr*)] est caro rubea continens et circuës radicem dentis". „Allethe [اللثة (*al-litha*)] est pars gingivae infra extremitatem superiorem, ex qua oritur et egreditur secundum partem eius, quae apparet visui".

8) „L'autre portion se ramifie sur les racines des dents de la mâchoire inférieure....; elle envoie également des ramifications aux gencives et aux lèvres inférieures...... La plus grande partie de ce nerf se distribue dans la tunique de la langue, et quelques-uns appellent cette paire de nerfs les nerfs du goût, parce que c'est par eux que s'opère la sensation du goût (*rameaux du n. maxillaire inf.*)". (Gal. De nerv. dissect. c. 5; o. c. T. II p. 836; Oribase III 486).

9) „La quatrième paire de nerfs (*n. palatins des trijumeaux*) est établie un peu derrière ceux-ci (*trijumeaux*); elle naît de la base même du cerveau plus que les précédents, leurs origines étant placées les unes près des autres; puis se joignant immédiatement aux nerfs de la troisième paire (*trijumeaux*), elle se prolonge ensuite très loin, puis se divise et se distribue sur toute la tunique du palais. Ces nerfs sont assez petits et un peu plus durs que ceux de la troisième paire, parce que la tunique qui tapisse la bouche est plus dure, non seulement que la langue, mais encore que presque toutes les parties de la face". (Gal. De usu part. Lib. IX c. 9; o. c. T. III p. 722; Daremberg o. c. I 588).

comme s'ils étaient doubles, mais suivant la plupart des anatomistes chaque nerf de cette paire forme une paire de nerfs (*c'est-à-dire chaque paire est composée de deux nerfs*). Elle naît des deux côtés du cerveau et la première partie de chaque paire (*n. acoustique*) se rend à la membrane qui tapisse la cavité intérieure de l'oreille ¹) et s'y distribue entièrement. Cette partie naît en réalité de la partie postérieure du cerveau et c'est par elle que s'opère l'audition. L'autre partie (*n. facial*), qui est plus petite que la première, sort par le trou percé dans l'os pétreux, c'est-à-dire le trou qu'on appelle *trou borgne* et *trou aveugle* (*aqueduc de Fallope*) à cause de ses détours nombreux et de la sinuosité de son trajet ²) [qui ont été créés] dans l'intention d'agrandir la distance et d'éloigner la fin du commencement, afin que le nerf avant sa sortie s'éloignât de son origine, en sorte qu'il devînt dur ³). Quand le nerf est sorti, il se mêle aux nerfs de la troisième paire (*5ᵉ p. d. mod.; anastomose du n. facial avec le trijumeau*). La plus grande partie de ces deux nerfs se rend à la région de la joue (*rameaux buccaux*) et au muscle large (*peaussier; ram. cervicaux*), tandis que le reste se rend aux muscles des tempes (*ram. temporaux*) ⁴). Le goût a été créé dans le quatrième nerf (*n. palatins*) et l'ouïe dans le cinquième (*n. acoustique*), parce qu'il était nécessaire pour l'organe de l'ouïe d'être découvert et que l'accès de l'air ne fût pas empêché, tandis qu'il était nécessaire pour l'organe du goût d'être bien gardé ⁵). Pour cela il était nécessaire que le nerf de l'ouïe fût plus dur; c'est pourquoi son origine se trouve plus proche de la partie postérieure du cerveau. Les muscles de l'œil sont bornés à un seul nerf, tandis qu'il y a plusieurs nerfs pour les muscles des tempes. Le trou de l'œil exigeait une grande largeur, parce qu'il faut que le nerf qui amène la force visuelle possède une grande épaisseur, devant être creux, et parce que l'os destiné à contenir le globe de l'œil ne peut supporter plusieurs trous. Les nerfs des tempes exigent une grande dureté, mais non pas une grande épaisseur; au contraire, l'épaisseur rendrait pour eux le mouvement difficile. D'ailleurs l'os pétreux (*temporal*) qui est dur et par lequel ces nerfs sortent peut supporter un grand nombre de trous ⁶).

VI. La sixième paire (*n. glosso-pharyngiens, pneumogastriques et spinaux ou accessoires du nerf vague; 9ᵉ, 10ᵉ, 11ᵉ p. des mod.*) naît à la partie postérieure du cerveau, avec la cinquième paire (*n. faciaux et acoustiques; 7ᵉ et 8ᵉ p. des mod.*) et réunie à cette paire par des membranes et des ligaments, comme si elles étaient un seul nerf.

1) صماخ *(ṣimākh)*.

2) „Ensuite il y a une autre paire de nerfs *(n. faciaux et n. acoustiques; 7e et 8e p. d. mod.)* [qui prend son origine des parties latérales du cerveau, et (Oribase)] que Marinus *(premier siècle de notre ère)* nomme la cinquième paire, quoiqu'elle ne surgisse pas exactement d'une racine unique; mais chaque nerf a sa racine spéciale, bien qu'elles soient situées l'une près de l'autre. A la partie antérieure il y a un nerf mou (ἐν μὲν τοῖς πρόσω μαλακὸν [Oribase]. Galien a μᾶλλον), nommé *n. acoustique*, qui entre le trou auditif [interne] conjointement avec la dure-mère, avec laquelle il tapisse le conduit en s'épanouissant. L'autre nerf *(n. facial)*, venant de la partie postérieure, entre dans un autre trou, nommé *trou aveugle (aqueduc de Fallope)*". (Gal. de nerv. dissect. c. 6; o. c. II 837; Oribase III 488).

„En réalité ce trou n'est pas aveugle comme on le dit; mais les premiers, je pense, qui lui donnèrent ce nom, ayant insinué un petit jonc (σχοινίον) ou une soie de porc, et ne pouvant le faire traverser, s'imaginèrent que le trou se terminait dans cet endroit. Si rien n'en sort, ce n'est pas qu'il soit aveugle; la sinuosité du conduit en est la cause. Si vous coupez peu à peu tout l'os à l'entour et mettez à nu le nerf, ses détours apparaîtront et vous verrez le nerf sortir près de l'oreille *(par le trou stylo-mastoïdien)*". (Gal. De usu part. Lib. IX c. 10; o. c. T. III p. 723; Daremberg I 589).

3) Le ms. de Leyde a encore: في الجوامع, ce que je ne comprends pas, puis: „Quant au nerf par lequel s'opère l'audition, il naît spécialement de la partie antérieure du cerveau". C'est le contraire de ce que l'auteur dit un peu plus haut, mais conforme à l'opinion de Galien. (V. note 2).

„Si, plus chacun des nerfs s'éloigne de son principe, plus il est possible de le rendre dur, on trouvera que la nature a très habilement ménagé à ce nerf son trajet par l'os pétreux, car la longueur du trajet et la sécheresse du lieu devaient aisément donner à ce nerf dureté et sécheresse". (Gal. De usu part. Lib. IX c. 13; o. c. III 737; Daremberg I 596).

4) „Ce nerf *(facial)* se mêle immédiatement à celui de la 3e paire *(trijumeaux)* dont nous avons dit (page 585 note 7) qu'il sortait à côté de l'articulation de la mâchoire....... La plus grande partie des rameaux provenant du mélange de ces deux nerfs...... se ramifie dans le muscle large, situé sous la peau *(peaussier)*......; [une partie peu considérable de ce nerf vient en aide aux rameaux provenant de la 3e paire *(trijumeaux)* et aboutissant aux muscles temporaux...... Quelques rejetons de ce nerf se rendent...... à la partie amincie des joues (Oribase)]". (Gal. De nerv. dissect. c. 6; o. c. T. II p. 838; Oribase III 489).

5) „Quant aux oreilles...... il n'était pas possible ici, comme pour les yeux, de disposer un tégument sur les nerfs; il en serait résulté un obstacle considérable à ce que l'air mis en mouvement parvînt aux oreilles.......... C'est pourquoi le nerf acoustique a été créé un peu plus dur qu'il ne convient à sa fonction. Pour la raison opposée le nerf de la langue est plus mou, car la nature avait là, comme moyen de protection, la bouche qui l'enveloppe". (Gal. De usu part. Lib. XIII c. 6; o. c. T. III p. 644, 647; Daremberg I 545 et suiv.).

6) „Pourquoi la nature a-t-elle fait dériver la force de ces muscles [temporaux], non d'un seul grand nerf, mais de trois petits, et pourquoi cette force résulte-t-elle d'un seul grand nerf dans ceux des yeux? C'est que dans les régions des yeux *(orbites)* il était contraire à la raison de faire plusieurs trous au lieu d'un....... Pour les os des tempes, beaucoup plus forts que ceux des yeux,...... il était mieux que la nature, pratiquant de petites ouvertures, détachât des branches du nerf de la troisième paire *(trijumeaux)*, puisque le trou de l'os pétreux *(temporal)* ne pouvait être large". (Gal De usu part. Lib. IX c. 13; o. c. T. III p. 739; Daremberg I 596).

Ensuite elle s'en sépare et sort par le trou qui se trouve à l'extrémité de la suture lambdoïde (*trou déchiré post.* [*foramen jugulare*]). Avant sa sortie le nerf s'est divisé en trois parties qui sortent ensemble par ce trou.

Une partie de ce nerf (*n. glosso-pharyngien*) s'achemine vers les muscles du pharynx (*r. pharyngien*) et vers la racine de la langue (*br. linguales*) pour aider la septième paire (*n. grand hypoglosse; 12ᶜ p. des mod.*) à mouvoir la langue.

La deuxième partie (*spinal*) descend aux muscles de l'omoplate et aux parties avoisinantes, et la plus grande partie se distribue dans le muscle large qui est situé sur l'omoplate (*trapèze*) ¹). Cette partie est assez grande et s'avance, suspendue (!) ²), jusqu'à ce qu'elle soit parvenue à sa destination.

La troisième partie (*n. pneumogastrique*), la plus grande des trois parties, descend aux viscères suivant la route par laquelle monte l'artère soporifère (*artère carotide*) à laquelle elle est jointe et liée. Quand elle se trouve en face du larynx, il s'en détache des branches qui se rendent aux muscles du larynx, muscles dont les têtes se trouvent en haut et qui tirent en haut le larynx et ses cartilages (*n. laryngés supérieurs*). Quand cette partie a dépassé le larynx il en remonte des branches qui se rendent aux muscles renversés dont les têtes se trouvent en bas, c'est-à-dire ceux qui sont nécessaires à fermer et à ouvrir le cartilage aryténoïde, parce qu'ils le tirent nécessairement en bas. C'est pourquoi ce nerf s'appelle le nerf récurrent (*n. laryngés inf. ou n. récurrents*) ³). Ce nerf descend du cerveau, parce que, s'il remontait de la moelle épinière, il monterait de son origine dans une direction oblique et non droite, et il ne remplirait pas d'une manière convenable sa fonction de tirer en bas. Il a été créé de la sixième paire, parce que tous les nerfs qui sont mous ou qui inclinent à la mollesse, avant la sixième paire ⁴), se sont déjà distribués aux muscles de la face et de la tête et à ce qui se trouve dans ces parties, et parce que la septième paire (*n. grands hypoglosses; 12ᶜ p. des mod.*) ne descend pas droit comme la sixième, mais devait nécessairement avoir un trajet oblique. Puisque le nerf remontant et récurrent avait besoin d'un soutien convenable semblable à une poulie ⁵), afin que la partie remontante le pût contourner et qu'elle en reçût du secours, et puisque ce soutien devait avoir une position droite (horizontale) et devait être dur, solide, lisse et situé à proximité, il n'y avait que la grande artère (*art. aorte*) [qui répondît à toutes

1) „La sixième paire des nerfs encéphaliques (*n. glosso-pharyngiens, pneumogastriques et spinaux* [*accessoires du nerf vague*]; *9e, 10e, 11e p. des mod.*) se sert d'un seul trou situé à l'extrémité inférieure de la suture lambdoïde (*trou déchiré post.* [*for. jugulare*]). En naissant de [la base de (Oribase)] l'encéphale elle se compose de trois nerfs; mais, après être sortis du crâne, ces nerfs s'entremêlent, d'une façon variée, entre eux et aux nerfs voisins....... [Une partie de ce nerf (*n. pneumogastrique et grand sympathique*) descend jusqu'à l'os large (*sacrum*) et se distribue peu s'en faut sur tous les intestins et tous les viscères; (Oribase)]...... Les muscles du larynx reçoivent aussi des rameaux de ces nerfs; quant aux deux autres nerfs, l'un (*n. glosso-pharyngien*) aboutit aux muscles du pharynx et à la racine de la langue, et l'autre (*spinal*) se rend au muscle large de l'omoplate (*trapèze*) et à quelques autres muscles de cette région". (Gal. De nerv. dissect. c. 7, 10; o. c. T. II p. 839, 841; Oribase III 491; 492).

2) معلّقا.

3) العصب الراجع (*al-ʿaṣab al-rādjiʿ*).
„......, les nerfs propres du larynx appelés par moi *nerfs récurrents* (παλινδρομοῦντα)...." (Gal. De locis affectis Lib. I c. 6; o. c. T. VIII p. 53; Daremberg II 497).

4) لان ما فيه من الاعصاب الليّنة والماثلة الى اللين ما كان منها قبل السادس.

5) بكرة (*bakra*). La traduction de Gérard de Crémone (o. c. p. I 62) porte *girgillus*. „Locus, circa quem moventur, seu cui inhaerent nervi reversivi, a Galeno vocatur *Dyablum* [δίαυλον] et *Flexor* [καμπτήρ], ab aliquibus *Girgilus* et *Bacham* [*bakra?*]". (Berengarii Isagogae breves, cité par M. Hyrtl, Arab. u. Hebr. i. d. Anat. p. 69; Onomatol. anatom. p. 40).

ces qualités]. La partie remontante de cette branche, située du côté gauche, rencontre cette artère, qui est droite et épaisse, en sorte qu'elle peut la contourner sans avoir besoin d'y être attachée solidement. Le nerf qui remonte du côté droit, au contraire, n'a pas à sa proximité cette artère de la même manière. Cette artère ne s'approche d'elle qu'après être devenue mince, parce qu'il s'en est détaché des rameaux. A cette artère manque la position droite, parce qu'elle s'avance obliquement, en s'inclinant vers l'aisselle, (*tronc brachio-céphalique* (*art. axillaire droite*); *art. sous-clavière droite chez l'homme*). Il était donc nécessaire de raffermir le nerf par quelque chose sur laquelle il pût s'appuyer, c'est-à-dire par des ligaments qui attachent la branche à l'artère, pour compenser ainsi ce qui lui manque d'épaisseur et de position droite [1]). L'utilité de l'éloignement de ces branches récurrentes, c'est qu'elles peuvent se rapprocher d'un tel point d'appui [2]) et qu'en s'éloignant de leur origine, elles acquièrent de la force et de la dureté. La partie la plus forte du nerf récurrent est celle qui se distribue dans les deux séries des muscles du larynx, avec des branches de nerfs qui les secondent [3]). Ensuite le reste de ce nerf (*n. pneumo-gastrique*) descend et il s'en détache des branches qui se distribuent dans les membranes du diaphragme et de la poitrine (*plèvres*) et leurs muscles, dans le cœur (*rameaux cardiaques*) et le poumon (*r. pulmo-naires*) et aux veines et aux artères qui se trouvent à cet endroit (*plexus du n. grand sympathique*). Ce qui reste du nerf passe à travers le diaphragme, s'associe au nerf qui descend de la troisième partie (*lisez* paire: *n. trijumeaux; c'est-à-dire le n. grand sympathique regardé comme une partie des trijumeaux*) et tous les deux se distribuent dans les enveloppes des viscères et se terminent à l'os large (*sacrum*) [4]).

VII. La septième paire (*n. grands hypoglosses; 12ᵉ p. des mod.*) naît à la limite commune entre l'encéphale et la moelle épinière. La plus grande partie va se distribuer dans les muscles qui meuvent la langue (*branches terminales*) et ceux qui sont communs au cartilage thyréoïde et l'os hyoïde (*rameau thyréo-hyoïdien de la branche descendante*). Il arrive quelquefois que la partie qui reste se distribue dans d'autres muscles situés au voisinage des muscles nommés, mais ce n'est pas toujours le cas [5]). Puisque les autres nerfs étaient destinés à d'autres fonctions et qu'il n'était pas convenable qu'il y eût beaucoup de trous par-devant ou par-dessous, le mieux était qu'un nerf vînt de cet endroit pour mouvoir la langue, la langue ayant déjà reçu sa sensibilité d'un autre endroit.

1) „A ces muscles [du larynx]..... la nature envoie de la sixième paire (*10e p. des mod.*) deux rameaux, l'un pénétrant, près du sommet du cartilage thyréoïde, dans l'intérieur même du larynx, l'autre allant aux muscles obliques (*crico-thyréoïdiens ; n. laryngés sup.*)........ Pour les trois autres paires de muscles (*thyréo-aryténoïdiens, crico-aryténoïdiens et aryténoïdiens*)..... ayant une position droite telle que leurs têtes sont en bas et leurs extrémités en haut, il fallait leur envoyer des nerfs de la partie inférieure...... La nature a donc décidé de les dériver du cerveau...... en suivant la sixième paire......; mais elle leur a fait exécuter une double course (*diaule; δίαυλον δέ τινα τῆς φορᾶς*), en les amenant d'abord aux parties situées au-dessous du larynx, puis en les faisant remonter à leurs muscles principaux (*n. laryngés inf. ou récurrents*). Or, ces nerfs ne pouvaient revenir sur leurs pas sans faire une courbe. La nature a donc dû chercher pour ces nerfs une sorte de borne (*νύσσα*) autour de laquelle elle les enroulât, les arrêtant dans leur marche en bas, et où elle commençât à les conduire au larynx. Il fallait donc que cette borne fût un corps solide et qu'elle eût une position transversale ou du moins oblique". (Gal. De usu part. Lib. XVI c. 4; o. c. T. IV p. 279 et suiv.; Daremberg II 166 et suiv.).

„Il est temps maintenant de parler de l'admirable partie, qu'il convient d'appeler *poulie* (*τροχηλία*), *borne* ou *point de réflexion* (*καμπτήρ*) des nerfs du larynx...... Pour le nerf gauche, la nature le prolongeant très loin, n'a pas hésité à lui faire contourner la grande artère (*art. aorte*), à l'endroit où, naissant du cœur, elle se courbe vers la colonne vertébrale. Le nerf devait ainsi avoir tout ce qui lui était nécessaire, position transverse, flexion lisse et circulaire, borne très solide et très sûre. Quant au nerf droit, qui n'a pas de ce côté du thorax de soutien semblable pour remonter, il a été contraint de contourner l'artère existant de ce côté, artère qui du cœur remonte obliquement vers l'aisselle droite (*tronc brachio-céphalique* [*art. axillaire droite*]; *a. sous-clavière dr. chez l'homme*). Quant à l'infériorité de cette flexion (*ὅσον δὲ ἦν χεῖρον ἡ καμπὴ τῆς ἐν καρδίᾳ*) [*c'est-à-dire la position de l'artère n'étant pas transverse, mais oblique*], la nature l'a compensée par la multitude des ramifications issues des deux côtés du nerf et par la force des ligaments". (Gal. De usu part. Lib. VII c. 15; o. c. T. III p. 581 et suiv.; Daremberg I 506, 507).

2) ‫.هى أن تقارب مثل هذا المتعلّق‬

3) „...... mais chacun d'eux (*c'est-à-dire des n. récurrents*) se distribue tout à fait et avec équité dans les muscles du larynx de son côté, l'un dans les muscles situés à droite, l'autre dans les trois muscles situés à gauche......" (Gal. De usu part. Lib. VII c. 15; o. c. T. III p. 585; Daremberg I 508).

„Dans le larynx ces nerfs récurrents...... se mêlent aux nerfs dont j'ai parlé plus haut (*n. laryngés sup.*), lesquels issus, disions-nous, de la 6e paire vont au fond du larynx, car des parties des nerfs récurrents s'unissent à ces derniers chez tous les animaux que j'ai observés". (Gal. De usu part. Lib. XVI c. 4; o. c. T. IV p. 288; Daremberg II 171).

4) „La distribution de ces nerfs au-dessous du diaphragme est aussi variée; en effet...... ils se ramifient sur les viscères de cette région et s'entremêlent aux nerfs de la troisième paire (*n. grands sympathiques regardés comme une partie des trijumeaux*) dont nous avons dit plus haut (page 585 note 6) qu'ils descendaient à travers le cou et la poitrine, bien que tous [les anatomistes] croient que ces nerfs qui descendent le long des racines des côtes (*n. grands sympathiques*) sont des rejetons de la sixième paire". (Gal. De nerv. dissect. c. 10; o. c. T. II p. 843; Oribase III 493).

5) „La paire qui reste est la septième paire des nerfs encéphaliques (*n. grands hypoglosses ; 12e p. des mod.*) [laquelle prend son origine à l'endroit où finit l'encéphale et où commence la moelle épinière...... (Oribase)]; la plus grande partie de ces nerfs se distribue dans les muscles de la langue, car il y a une petite partie de ces nerfs qui parvient toujours aux muscles communs au cartilage thyréoïde du larynx et aux côtes inférieures (*grandes cornes*) de l'os hyoïde, mais non toujours aussi à certains autres muscles". (Gal. De nerv. dissect. c. 8; o. c. T. II p. 839; Oribase III 495).

Des nerfs de la moelle épinière cervicale et de leur trajet.

Les nerfs qui naissent de la moelle épinière et qui passent par les vertèbres cervicales sont huit paires. Il y a une paire qui sort des deux trous de la première vertèbre et se distribue seulement dans les muscles de la tête [1]). Elle est petite et grêle, puisqu'il était le plus sûr pour l'endroit de sa sortie d'être étroit, comme nous l'avons mentionné dans le chapitre des os. (V. p. 480).

La deuxième paire sort entre la première et la deuxième vertèbre [2]), c'est-à-dire par le trou dont nous avons parlé dans le chapitre des os. La plus grande partie de cette paire procure la sensibilité à la tête, parce qu'elle monte obliquement à la partie supérieure de la nuque [3]), se porte en avant et se distribue [4]) dans la couche extérieure des oreilles. Elle compense complètement la défectuosité de la première paire, due à la petitesse et à l'insuffisance de celle-ci à se distribuer et à s'étendre dans les régions voisines. Le reste de cette paire se rend aux muscles de la partie postérieure du cou et au muscle large (*peaussier*) et leur procure le mouvement [5]).

La troisième paire naît et sort du trou entre la deuxième et la troisième vertèbre. Chacun des deux nerfs se divise en deux branches. L'une des branches (*br. postérieure*) distribue un rameau dans la profondeur des muscles qui se trouvent à cet endroit, surtout ceux qui fléchissent en arrière la tête conjointement avec le cou. Ensuite elle monte aux épines des vertèbres; arrivée en face d'elles, elle s'attache aux racines des épines, puis elle s'élève vers leurs têtes; des ligaments membraneux qui naissent de ces épines se mêlent à elle, et ensuite, en se recourbant, elle pénètre [6]) jusqu'à la région des oreilles. Chez les animaux autres que l'homme elle s'étend aux oreilles et fait mouvoir les muscles des oreilles (*br. auriculaire*). La deuxième branche (*br. antérieure*) s'étend en avant, jusqu'à ce qu'elle soit parvenue au muscle large (*peaussier*). Dès qu'elle est montée, des veines et des muscles l'enveloppent et la protègent, afin qu'elle soit plus forte en soi-même, et parfois elle pénètre aussi dans les muscles des tempes et les muscles des oreilles chez les animaux, mais la plupart de ses ramifications se trouve dans les muscles des joues [7]).

La quatrième paire sort par le trou entre la troisième et la quatrième vertèbre et se divise, comme la précédente, en une partie

1) „La première paire de nerfs [rachidiens (Galien)] sort de la moelle épinière par un trou de la première vertèbre . . . . ; elle se divise immédiatement en deux parties dont l'une se porte en arrière et l'autre vers les côtés . . . . [Chez les singes, qui sont très semblables à l'homme dans la plupart des autres parties et surtout dans le cou, (Gal.)] la première paire se distribue seulement aux muscles qui entourent l'articulation de la tête . . . . . ." (Gal. De nerv. dissect. c. 11; o. c. T. II p. 844; Oribase III 496).

2) Ms. الْفَقِرة. Le texte imprimé a الْتَقِمة.

3) Ms. الْقَفا. Le texte imprimé a الْفَقار.

4) يِنْمِت au lieu de يِنْبِت.

5) „La deuxième paire de nerfs rachidiens . . . . ne sort pas par des trous comme la première, car il existe de chaque côté de la colonne vertébrale, entre la première et la deuxième vertèbre, un espace vide de substance osseuse appartenant aux vertèbres, et c'est par cet espace que sortent les nerfs; . . . . ils se distribuent pour la plupart aux muscles de la partie postérieure du cou . . . . outre qu'ils envoient aussi un rameau aux muscles larges qui meuvent les joues (peaussier). Ce qui reste de ces nerfs remonte vers la tête et enveloppe de ses réseaux toute la région postérieure de cette partie, les parties voisines des oreilles et la région qui s'étend jusqu'au sommet de la tête et au commencement du bregma (sinciput). De même la partie qui se porte en avant se ramifie, elle aussi, sur presque toute la partie antérieure de la tête". (Gal. De nerv. dissect. c. 12; o. c. T. II p. 845; Oribase III 496).

„Comme la première paire est grêle et qu'il était par conséquent impossible d'en distribuer une partie à la tête, la nature s'est servie pour cela de la deuxième". (Gal. De usu part. Lib. XIII c. 5; o. c. T. IV p. 97; Daremberg II 63).

6) Le texte a يِنْقذان منعطفين.

7) „La troisième paire de nerfs rachidiens sort à la partie latérale où la deuxième et la troisième vertèbre, en se rencontrant, forment un trou rond . . . . ; le nerf se bifurque immédiatement et se porte avec l'une de ses branches en arrière en traversant la partie profonde des muscles de cette région auxquels elle envoie quelques rameaux; ensuite elle remonte le long de l'épine (série des apophyses épineuses) de la colonne vertébrale elle-même, et de là ce nerf se dirige de nouveau obliquement en avant se distribuant dans les muscles placés derrière l'oreille . . . . Par l'autre branche, qui se porte en avant, cette troisième paire dont il est question, se mêle à des rameaux voisins (προσχώροις. Oribase a: ce nerf s'entrelace et s'entremêle avec les rameaux voisins (πλησιαζούσαις) de la troisième paire), et envoie quelques ramifications aux autres parties (σώμασι) situées dans cette région, ainsi qu'aux muscles larges, à ceux placés au-devant de l'oreille, à ceux qui meuvent les joues et à ceux qui renversent le cou entier conjointement avec toute la tête. La branche qui se porte en avant se mêle aux deux autres paires, à la deuxième . . . . . . et à la quatrième . . . . . ." (Gal. De nerv. dissect. c. 13; o. c. T. II p. 846; Oribase III 497).

„La nature prenant une ramification de chacun des nerfs cervicaux, après le deuxième, la dirige transversalement par la région profonde jusqu'à la racine de l'épine (apophyses épineuses); de là elle l'élève avec l'épine jusqu'au ligament cité plus haut (lig. cervical post.?), mince et large comme une membrane; puis, perçant cette membrane de trous très étroits égaux aux nerfs, elle ramène ces nerfs à la partie antérieure à travers le cou". (Gal. De usu part. Lib. XVI c. 6; o. c. T. IV p. 299; Daremberg II 177).

antérieure et une partie postérieure. La partie antérieure (*br. antérieure*) est petite et se mêle pour cette raison à la cinquième paire, et il y en a qui disent qu'elle envoie un rameau comme un fil d'araignée s'étendant sur la veine soporifère (*art. carotide*), jusqu'à ce qu'elle parvienne à la membrane séparante [1]) (*diaphragme*), en s'avançant le long des deux côtés de la membrane qui sépare la poitrine en deux moitiés (*plèvres médiastines*). L'autre partie (*br. postérieure*), qui est plus grande, se dirige en arrière et pénètre dans la profondeur des muscles, jusqu'à ce qu'elle arrive aux apophyses épineuses et envoie des branches aux muscles communs à la tête et au cou. Ensuite, en se recourbant, elle s'achemine en avant et parvient aux muscles de la joue et des oreilles chez les animaux, et il y en a qui disent qu'il descend de cette partie quelques ramifications à la colonne vertébrale [2]).

La cinquième paire sort par le trou entre la quatrième et la cinquième vertèbre et se divise aussi en deux parties. L'une des parties, savoir la parte antérieure et la plus petite, arrive aux muscles des joues, aux muscles qui fléchissent la tête en avant et aux autres muscles communs à la tête et au cou. L'autre partie se divise en deux branches. L'une d'elles, située entre la première partie et la deuxième branche, se rend à la partie supérieure de l'omoplate, et avec cette branche se mêle une partie de la sixième et de la septième paire. La deuxième branche se mêle avec des branches de la cinquième (quatrième), sixième et septième paire et pénètre au milieu du diaphragme (*nerf phrénique*) [3]).

La sixième, septième et huitième paire sortent successivement par les autres trous. La huitième paire sort par le trou commun à la dernière des vertèbres cervicales et à la première des vertèbres dorsales. Leurs branches s'entremêlent fortement (*plexus brachial*), mais la plus grande partie de la sixième paire se rend à la surface [concave] de l'omoplate, et une [autre] partie, plus grande que la partie qui vient de la quatrième et plus petite que celle qui appartient à la cinquième paire, se rend au diaphragme. La plus grande partie de la septième paire parvient au bras, bien que quelques-unes de ses branches se rendent aux muscles de la tête, du cou, de la colonne vertébrale et au diaphragme, en compagnie d'une branche de la cinquième paire. La huitième paire, après s'être mêlée et associée [à la sixième et la septième paire cervicale et la première paire dorsale] (*plexus brachial*) parvient pour la plus grande partie [4]) au bras et à l'avant-bras [5]) et il n'en parvient rien au diaphragme. La partie de la sixième paire

1) الْحِجاب الْحاجِز (al-ḥidjāb al-ḥādjiz).

2) Le texte porte اتّه ينحدر منه الى الصلب: „qu'elle descend de là à la colonne vertébrale", mais il me semble qu'il vaut mieux suivre la leçon de Ibn al-Habal (كتاب الْمُختار في علم الطبّ. Choix de la médecine) qui porte ان منه ما ينحدر الى الصلب. Conf. la description suivante de Galien. „Toutes les paires suivantes ont cela de commun que les nerfs passent par des trous de la nature de ceux que j'ai décrits (κοινὸν ...... τὸ διὰ τρημάτων οἵων εἶπον ἐκπίπτειν τὰ νεῦρα [Oribase]. Galien a: κοινὸν ...... τὸ διάτρημα δι' οὗ ἐκπίπτει τὰ νεῦρα); elles ont aussi de commun que les nerfs se bifurquent dès leur origine et se portent en avant avec l'une des branches, qui est la plus petite, tandis que l'autre, qui est la plus grande, traverse les parties profondes, se dirige d'abord vers l'épine et de là également en avant à travers le muscle large (εἰς τὰ πρόσω [διὰ (Oribase)] τοῦ πλατέος μυός) qui écarte latéralement les joues conjointement avec les lèvres (peaussier) .... Toutes les paires suivantes ont encore cela de commun qu'elles envoient immédiatement après leur sortie un petit rameau aux muscles de la colonne vertébrale, et c'est encore quelque chose de commun à tous ces nerfs d'envoyer, pendant qu'ils se dirigent en arrière vers la colonne vertébrale, quelques ramifications aux muscles communs au cou et à la tête .... La nature a envoyé au diaphragme un rameau mince comme un fil d'araignée de la quatrième paire ...... un rameau considérable de la cinquième, et ensuite un autre provenant de la sixième paire, plus petit que le précédent, mais plus grand que le premier". (Gal. De nerv. dissect. c. 14, 15; o. c. T. II p. 848 et suiv.; Oribase III 499 et suiv.).

3) „La paire qui vient après les quatre déjà nommées, c'est-à-dire la cinquième, sort à l'endroit où la quatrième vertèbre rencontre la cinquième; aussitôt sortie, elle se distribue comme les précédentes. Une partie de cette paire se porte profondément en arrière, aux muscles communs au cou et à la tête, une autre partie se dirige en avant aux muscles qui meuvent les joues et à ceux qui fléchissent la tête. Une troisième partie, située au milieu des précédentes, monte au sommet de l'omoplate; elle se distribue aux muscles de cette région et à la peau qui les entoure .... A la racine des nerfs, une partie de cette paire se mêle aux deux paires voisines, la sixième et la quatrième; le nerf grêle qui de la quatrième paire descend à la cinquième, paraît surtout se confondre avec elle là où le nerf du diaphragme ...... se dirige, un de chaque côté, le long des membranes qui séparent le thorax (plèvres médiastines)". (Gal. De usu part. Lib. XIII c. 5; o. c. T. IV p. 99; Daremberg II 65).

4) Ms. جَلْمَه . Le texte imprimé a جلْد (peau). Ibn al-Habal a اكثْرَه.

5) Le texte porte: الساعد والْذراع (al-sāʿid wa'l-dhirāʿ). Sāʿid est d'après Avicenne l'avant-bras. (V. p. 496). Dhirāʿ est suivant les dictionnaires l'avant-bras et le bras entier. Il me semble qu'il s'agit ici du bras (depuis l'épaule jusqu'au coude) et de l'avant-bras, comme chez Galien et Oribase qui ont: εἰς τε τοὺς [τοῦ (Oribase)] βραχίονος (humérus) μῦς καὶ τοὺς τοῦ πήχεως. (Gal. De nerv. dissect. c. 16; o. c. T. II p. 852; Oribase III 502).

laquelle se rend à la région du membre supérieur ne dépasse pas l'omoplate, celle de la septième paire ne dépasse pas le bras, mais le nerf qui passe de l'omoplate à l'avant-bras provient de la huitième paire mêlée au premier des nerfs qui naissent des vertèbres dorsales (*première paire dorsale*) [1]).

Ce sont les nerfs précités qui se distribuent dans le diaphragme et non pas les nerfs rachidiens situés au-dessous d'eux, afin que les nerfs qui y parviennent descendent d'un endroit élevé et qu'ils puissent s'y diviser d'une manière convenable, surtout puisque le premier endroit vers lequel ils se dirigent est la membrane qui divise la poitrine. Il n'était pas possible que les nerfs rachidiens se rendissent au diaphragme dans une direction droite sans faire une flexion anguleuse. Si tous les nerfs qui descendent au diaphragme venaient du cerveau, leur trajet serait long. La raison pourquoi ces nerfs sont réunis au milieu du diaphragme, c'est que leur distribution et leur dispersion dans cet organe ne pourrait se faire d'une manière raisonnable et convenable, s'ils étaient réunis à l'extrémité et non pas au milieu, ou s'ils étaient réunis à la circonférence entière, car cela changerait le trajet nécessaire [des nerfs], puisque les muscles effectuent le mouvement par leurs extrémités. Or, la partie mobile du diaphragme c'est sa périphérie, il était donc nécessaire qu'à cet endroit se trouvât l'extrémité des nerfs et non pas le commencement [de leur distribution]. Puisqu'il était nécessaire que les nerfs arrivassent au milieu [du diaphragme], ils devaient nécessairement être suspendus. Il était nécessaire de les protéger et de les couvrir pour les garder, c'est pourquoi ils ont été couverts par un abri protecteur fourni par la membrane divisant la poitrine (*plèvres médiastines*), laquelle les accompagne, et qu'ils ont été faits s'appuyant sur cette membrane [2]). La fonction de cet organe (le diaphragme) étant importante, les nerfs ont reçu plusieurs origines, afin qu'elle ne fût pas abolie par quelque lésion de l'origine unique [3]).

Des nerfs des vertèbres de la poitrine.

La première paire sort entre la première et la deuxième vertèbre de la poitrine et se divise en deux parties. La plus grande partie se distribue dans les muscles des côtes et de la colonne vertébrale. L'autre partie s'avance en s'étendant par-dessus les premières côtes, s'associe au huitième nerf cervical [4]) et ils s'étendent ensemble

1) „Quant aux paires suivantes, la sixième sort après la cinquième vertèbre, la septième après la sixième et la huitième après la septième, en passant, comme il a été dit, à travers les trous communs; ces nerfs se mêlent entre eux, se dirigent vers la surface concave des omoplates et vers le bras, en passant par l'aisselle (*plexus brachial*). A ces paires se mêle, pour la plus grande partie, une autre paire qui sort déjà des vertèbres de la poitrine (*1e p. dorsale*) entre la première et la deuxième vertèbre de cette région ......
.... Une grande partie de ces nerfs se distribue aux muscles du bras et de l'avant-bras; le reste se répand dans la main. Les nerfs qui arrivent à la main correspondent surtout à la dernière des paires, les nerfs de l'avant-bras à celle située au-dessus de la précédente et les nerfs du bras, ainsi que ceux qui, étant placés encore plus haut, aboutissent à l'omoplate, correspondent aux paires plus élevées". (Gal. De nerv. dissect. c. 15, 16; o. c. T. II p. 851 et suiv.; Oribase III 501 et suiv.).

2) وتترك متّكئًا عليه.

3) „Pour le diaphragme, la tête, c'est-à-dire le point où dans tous les muscles les fibres se rattachent, ne se trouve pas, comme on pourrait le penser, dans la région du sternum, ni dans celle des lombes, mais dans la partie moyenne nerveuse (*centre fibreux*) du muscle entier. Les nerfs qui mettent les fibres en mouvement devaient donc dériver de quelque région élevée pour étendre leur action d'une manière égale à toutes les parties ....
Si le diaphragme existe pour mouvoir le thorax, il devait avoir des extrémités pour s'unir au thorax et une tête placée à la partie opposée; or, cette tête ne pouvait trouver une situation plus convenable que le centre du muscle où aboutit évidemment la paire de nerfs. Si, au contraire, les nerfs se fussent insérés sur le diaphragme aux parties par lesquelles il se rattache au thorax, ils se seraient terminés dans sa partie moyenne et la plus nerveuse (*fibreuse*); or, les nerfs moteurs doivent s'insérer, non pas à l'extrémité des muscles, mais à leur principe. C'est pourquoi le diaphragme est la seule des parties situées au-dessous des clavicules qui reçoive ses nerfs de la moelle cervicale; ...... En effet, conduire les nerfs par un long trajet, quand on pourait les tirer des parties voisines, c'eût été le fait d'un Créateur ignorant de ce qui est préférable; mais dans la circonstance présente il était utile que des nerfs suspendus (μετέωρα) arrivassent au diaphragme après avoir traversé tout le thorax. Or, ces nerfs devant être nécessairement suspendus et s'insérer sur la partie élevée (τῷ μετεώρῳ) du diaphragme, la nature s'est servie des membranes qui séparent le thorax (*plèvres médiastines*) pour assurer leur trajet; étendus le long de ces membranes et portés par elles, ils en reçoivent solidité et soutien". (Gal. De usu part. Lib. XIII c. 5; o. c. T. IV p. 102; Daremberg II 66).
„........ si la nature pensait qu'il valait mieux réunir les nerfs en les tirant de plusieurs origines, afin que si une ou deux des racines venaient à être lésées, le diaphragme eût, du moins, la dernière qui fonctionnât........ La nature a évité d'établir leurs principes près du thorax, afin qu'ils n'eussent été obligés de faire une flexion anguleuse, pour se diriger vers les membranes qui séparent le thorax ......" (Gal. Ibid. c. 9; o.c. T. III p. 118; Daremberg II 75).

4) Une petite partie de cette paire (*1e p. dorsale*) se divise dans le premier espace intercostal et parvient en arrière aux muscles de la colonne vertébrale, mais toute l'autre partie, passant par-dessus la première côte, se rattache au nerf qui sort après la septième vertèbre [cervicale]". (Gal. De nerv. dissect. c. 16; o. c. T. II p. 851; Oribase III 501).

aux membres supérieurs, jusqu'à ce qu'ils parviennent à l'avant-bras et à la main.

La deuxième paire sort par le trou qui vient après le trou nommé. Une portion de cette paire se dirige à la partie extérieure (superficielle) du bras et lui prête la sensibilité *(n. intercosto-huméral?)*. Le reste s'associe aux autres paires qui restent et se rend aux muscles situés sur l'omoplate, à ceux qui meuvent l'articulation et aux muscles de la colonne vertébrale [1]).

Les branches de ces nerfs qui sortent des vertèbres dorsales, lesquelles n'aboutissent pas à l'omoplate, se rendent aux muscles de la colonne vertébrale, aux muscles situés entre les vraies côtes [2]) *(n. intercostaux)* et aux muscles situés à la surface extérieure de la poitrine. Les nerfs qui sortent des vertèbres des fausses côtes se rendent aux muscles situés entre les côtes et aux muscles de l'abdomen [3]). Les branches de ces nerfs sont accompagnées d'artères et de veines [4]) qui vont à la moelle épinière, entrant par les trous par lesquels sortent les nerfs.

Des nerfs lombaires.

Les nerfs des lombes ont cela de commun qu'une partie parvient aux muscles de la colonne vertébrale et une autre partie aux muscles de l'abdomen et à ceux situés à l'intérieur de la colonne vertébrale [5]) *(m. psoas)*. Les trois nerfs supérieurs, mais non pas les autres, se mêlent à ceux qui descendent du cerveau *(n. grand sympathique. V. p. 592)*. Les deux paires inférieures envoient des branches considérables à la région des jambes. A ces deux paires se mêlent une branche de la troisième paire et une branche du premier des nerfs du sacrum; ces deux branches ne dépassent pas l'articulation de la hanche, mais se distribuent dans les muscles de l'articulation, tandis que les autres dépassent ces muscles et se dirigent aux jambes *(grands nerfs sciatiques)* [6]).

Les nerfs des cuisses et des jambes diffèrent de ceux des membres supérieurs en ce qu'ils ne sont pas tous réunis ensemble et qu'en s'enfonçant ils se portent vers les parties profondes, parce que le bras ne se réunit pas à l'omoplate de la même manière qui la cuisse se réunit à l'os de la hanche et que le bras n'est pas réuni à l'origine de ses nerfs de la même manière que la cuisse est réunie à l'origine de ses nerfs. Ces derniers, en effet, se dirigent à la région de la jambe

1) „...... De la même façon il sort de tous les vertèbres de la poitrine des nerfs qui se distribuent tous de la même manière, à l'exception de celui qui correspond au deuxième espace intercostal; car de cette paire provient un nerf facile à reconnaître qui se rend à la peau du bras (*n. intercosto-huméral?*). Toutes les autres paires envoient dès leur sortie un rameau aux muscles de la colonne vertébrale, aux autres muscles du dos, comme par exemple ceux qui meuvènt les omoplates, et à ceux qui remontent vers l'articulation de l'épaule". (Gal. Ibid. p. 852; Oribase III 502).

2) الاضلاع الخلّص (*al-aḍlā' al-khullaṣ*).

3) „En général ces paires s'avancent avec la partie considérable qui leur reste, à travers les espaces intercostaux au sternum, se ramifient dans les muscles des espaces intercostaux et dans ceux situés sur la surface extérieure de la poitrine, à travers lesquels elles font passer des rameaux. Mais comme les fausses côtes ne parviennent pas au sternum, les paires de nerfs rachidiens qui correspondent à ces côtes ne distribuent chacune qu'un petit rameau à l'espace intercostal qui leur correspond; avec tout le reste de leur substance elles vont au dehors vers l'hypocondre et se distribuent aux premiers muscles [abdominaux] placés extérieurement et se dirigeant de la poitrine obliquement en bas (*m. obliques ext.*), ainsi qu'aux muscles descendants et charnus (*m. droits abdominaux*)". (Gal. De nerv. dissect. c. 16; o. c. T. II p. 853; Oribase III 503).

4) عروق ضاربة وساكنة (*'urūq ḍāriba wa sākina; veines battantes et tranquilles*).

5) المستبطنة للصلب.

6) „Après ces paires viennent les troncs nerveux correspondant aux lombes .... Ce qui est commun à tous ces nerfs, c'est d'aller aux muscles de la colonne vertébrale, à ceux de l'abdomen et aux psoas. Un petit rameau, produit par chacun des nerfs sortant des premières vertèbres venant après le diaphragme, se mêle aux nerfs qui descendent de haut en bas du cerveau (*n. grand sympathique*). Au niveau des dernières vertèbres des lombes se forment deux troncs de nerfs très considérables qui se dirigent vers les jambes; à ces troncs se mêlent d'autres petits, l'un situé en-dessus, et l'autre plus bas qui sort par le premier trou de l'os qu'on appelle large (*sacrum*). Ces troncs s'implantent, dès qu'ils se sont séparés, sur les premiers muscles qui meuvent l'articulation de la hanche, mais tout le reste descend vers les jambes (*grands nerfs sciatiques*) et se ramifie dans ces membres jusqu'à leur extrémité dans chaque muscle, d'une manière analogue à ce qui a lieu pour les bras". (Gal. De nerv. dissect. c. 17; o. c. T. II p. 854; Oribase III 503).

de différentes manières; il y en a qui passent par le côté intérieur, il y
en a qui passent par le côté extérieur, et il y en a d'autres qui pénètrent
dans la profondeur, cachés sous les muscles [1]). Les [nerfs pour les] muscles
qui viennent de la région de l'os pubis ne pouvant se rendre aux
jambes par les parties postérieures du corps, ni par les parties intérieures des cuisses, à cause du grand nombre de muscles et de veines
qui s'y trouvent, le Créateur a fait passer une partie des nerfs destinés
spécialement aux muscles des jambes de telle façon, qu'elle traverse
le canal qui descend aux testicules [2]), pour se rendre aux muscles de
l'os pubis *(n. obturateur?)* et pour descendre ensuite aux muscles
du genou [3]).

Des nerfs sacrés et coccygiens.

La première paire de nerfs sacrés se mêle aux nerfs lombaires,
comme il est dit. Les autres paires et le nerf impair qui vient de
l'extrémité du coccyx *(nerf coccygien)* se distribuent dans les muscles
de l'anus, dans la verge même, dans les muscles de la vessie et de
la matrice, dans la membrane de l'abdomen, dans les parties situées
à l'intérieur de l'os pubis et dans les muscles qui prennent leur origine
au sacrum [4]).

Description des artères [5]).

Les veines battantes, c'est-à-dire les artères, à l'exception d'une
seule *(artère veineuse ou veine pulmonaire)*, sont formées par deux
tuniques. La plus dure de ces tuniques est placée à l'intérieur, puisque c'est elle qui est exposée aux pulsations et au mouvement énergique de la substance du pneuma, et que c'est elle qui est destinée
à protéger et à garder la substance du pneuma et à fortifier le vaisseau dans lequel elle est contenue [6]). Les artères naissent de la cavité
gauche du cœur, parce que la cavité droite se trouve plus proche du
foie et qu'il était donc convenable de la destiner à attirer et à employer la nourriture.

De l'artère veineuse (veine pulmonaire).

Ce qui naît d'abord de la cavité gauche, ce sont deux artères dont
l'une *(veine pulmonaire)* se rend au poumon et s'y ramifie pour aspirer

1) „Le trajet des nerfs de la jambe...... diffère de celui des nerfs du bras, en ce que, pour le bras, les nerfs traversent tous la région interne du bras, et que pour la jambe cela n'a pas lieu pour tous; car, à l'exception de quelques nerfs........ la totalité descend à travers les parties postérieures de la cuisse (*grands nerfs sciatiques*): et cela s'ensuit nécessairement de la différence entre l'articulation de l'épaule et celle de l'ischion........ Comme [à la hanche] il n'existe aucune région intermédiaire analogue à ce qui est l'aisselle pour les bras, la nature a été obligée de faire descendre aux jambes, par les parties. postérieures de la cuisse, les nerfs issus des côtés de chacune des vertèbres. Trouvant à cet endroit des muscles considérables sous lesquels elle pouvait les cacher....... c'est avec un art admirable qu'elle les a fait passer entre la tête du fémur et l'os large, les cachant sous ces os et sous le muscle qui recouvre en arrière l'articulation (*grand fessier*). De là elle conduit avec sûreté les nerfs, par les régions profondes de la cuisse, jusqu'au jarret......" (Gal. De usu part. Lib. XVI c. 8; o. c. T. IV p. 308; Daremberg II 181).

2) Chez Galien il s'agit de la gouttière obturatrice. Conf. la note suivante.

3) „Les muscles issus des os du pubis ayant besoin de nerfs, il était nécessaire de leur en amener quelques-uns par les parties internes. Cela n'était pas possible pour tous....... surtout à cause de l'étroitesse de l'endroit....... Cet endroit est occupé par d'autres parties qui ne sauraient être transportées ailleurs. En effet, l'artère et la veine (*art. et veine fémorales*) dérivées des grands vaisseaux lombaires (*art. et veines iliaques*) ne peuvent se diriger vers les jambes par un autre chemin; en second lieu le muscle fléchisseur de l'articulation, lequel est inséré sur le petit trochanter (*iléo-psoas*) et aussi, chez les mâles, le conduit (*canal déférent*) qui vient du péritoine avec les vaisseaux qui l'entourent, doivent nécessairement s'acheminer par cette région. Puisque tous les nerfs ne pouvaient donc pas descendre dans les jambes à travers cette région, et que les muscles précités en avaient un besoin indispensable, ce qui suffit à ces muscles seuls arrive à leurs têtes en traversant le grand trou de l'os pubis (*n. obturateur*). Un nerf assez considérable accompagne aussi les vaisseaux dans l'intérêt de ces vaisseaux et de la région qu'il traverse jusqu'au genou, région qui est très éloignée du trajet des nerfs postérieurs (*br. du n. crural*)". (Gal. De usu part. Lib. XVI c. 9; o. c. T. IV p. 311; Daremberg II 183).

4) „Pour le moment il suffit de dire que les muscles de l'anus, de la verge et de la vessie, ainsi que la verge elle-même, et, de plus, les muscles qui prennent leur origine sur l'os large (*sacrum*) et à la surface intérieure de l'os pubis, et enfin toutes les parties (σώματι) placées extérieurement sur l'os appelé large et sacrum (ἱερόν) reçoivent, à travers les trous internes et externes de cet os, les troncs des nerfs rachidiens, lesquels finissent sur l'os appelé coccyx". (Gal. De nerv. dissect. c. 17; o. c. T. II p. 855; Oribase III 505).

„La dernière de toutes les vertèbres...... que nous appelons aussi *os sacré* (ἱερὸν ὀστοῦν) conformément à la coutume des anciens d'appeler *sacré* ce qui est grand". (Des os. Traité anonyme attribué à Rufus d'Éphèse; ed. Daremberg et Ruelle p. 190. Conf. Hyrtl, Lehrb. d. Anat. des Menschen. 15e Aufl. § 124).

5) شرايين (*sharāyīn*; sing. *shiryān*).

6) „Les veines de tout le corps sont formées par une seule tunique propre........ Les tuniques propres des artères sont au nombre de deux, une externe, semblable à la tunique des veines, une interne [à peu près (Galien)] cinq fois plus épaisse et aussi plus dure......" (Gal. De anat. administr. Lib. VII c. 5; o. c. T. II p. 601; Oribase, Du poumon. III 327).

„...... le pneuma étant ténu, léger et rapide, il était à craindre qu'il ne s'échappât aisément, s'il n'était gardé par des tuniques épaisses, denses et parfaitement serrées". (Gal. De usu part. Lib. VI c. 10; o. c. T. III p. 447; Daremberg I 409).

j'air et pour faire parvenir du cœur au poumon le sang qui nourrit le poumon, car la nourriture du poumon passe par le cœur, et du cœur elle parvient au poumon [1]). Cette artère prend son origine de la partie la plus mince du cœur, là où les veines pénètrent dans le cœur. Contrairement aux autres artères elle n'a qu'une seule tunique, et c'est pour cette raison qu'elle est appelée *artère veineuse* [2]). Elle a été formée par une seule tunique, afin qu'elle fût plus molle et plus lâche, qu'elle pût se dilater et se contracter plus facilement et qu'elle pût faire transsuder plus facilement dans le poumon le sang subtil et vaporeux qui convient à la substance du poumon [3]) et qui dans le cœur a atteint la maturité parfaite, n'ayant pas besoin d'être mûri davantage, comme le sang qui coule dans la veine cave [4]) dont nous parlerons plus tard. Cette artère a été formée de la sorte surtout parce qu'elle est située près du cœur, de sorte que la force chauffante et mûrissante de cet organe y est conduite facilement, et aussi parce que la partie dans laquelle elle bat est un organe lâche et qu'il n'est pas à craindre que l'artère, en frappant cet organe lâche pendant ces battements, aura une influence [nuisible] sur cet organe par sa dureté. C'est pourquoi il était superflu de rendre sa substance dure, ce qui n'était pas superflu pour toutes les autres artères se trouvant dans le voisinage de parties dures. La veine artérieuse [5]) *(artère pulmonaire)*, dont nous parlerons, bien qu'elle soit voisine du poumon, ne se trouve qu'à la partie postérieure de cet organe laquelle touche à la colonne vertébrale, tandis que cette artère veineuse *(veine pulmonaire)* ne se distribue que dans la partie antérieure du poumon dans lequel elle s'enfonce, se divisant en branches et rameaux [6]). Mais quand on compare les deux choses dont cette artère a besoin, savoir la solidité et la laxité qui lui permet de se dilater et de se contracter aisément et de faire transsuder les matières qui en transsudent, on trouvera qu'elle a plus grand besoin d'être lâche que solide et épaisse.

L'autre artère, c'est-à-dire la plus grande et qu'Aristote nomme *aorte* [7]), dès qu'elle a pris naissance dans le cœur *(aorte primitive)*, envoie deux branches *(artères coronaires)* dont la plus grande entoure le cœur circulairement et se distribue dans ses parties, tandis que la plus petite entoure la cavité droite et s'y distribue [8]). Ce qui reste après que ces deux branches s'en sont séparées, se divise en deux parties [9]) *(aortes antérieure [ascendante] et postérieure [descendante] chez les ruminants)*, une partie plus grande destinée à descendre *(aorte descendante.* Fig. I *d* p. 607 note 4) et une partie plus petite destinée

1) „L'origine de ces vaisseaux (*artères*) est la cavité gauche du cœur; partant de cet endroit, une artère mince et formée d'une seule tunique, comme les veines, se ramifie dans le poumon (*veine pulmonaire*), [........ elle se ramifie dans le poumon (Galien)] en vue de l'utilité de l'aspiration". (Gal. De ven. et art. dissect. c. 9; o. c. T. II p. 816; Oribase III 525).

„Le cœur semble communiquer au poumon comme une récompense (ἀμοιβήν), la nourriture qu'il tire du foie, et lui envoyer cette contribution (ἔρχνον) en échange de l'air qu'il reçoit de lui". (Gal. De usu part. Lib. VI c. 10; o. c. T. III p. 444; Daremberg I 406).

2) الشريان الوريدى (*al-shiryān al-waridī*).

„Nous avons suivi...... ceux qui ont appelé *artère veineuse* le vaisseau qui sort de la cavité gauche du cœur (*veine pulmonaire*), et *veine artérieuse* celui qui sort de la cavité droite (*artère pulmonaire*)". (Gal. De anat. administr. Lib. VII c. 6; o. c. T. II p. 600). D'après Rufus d'Éphèse (Du nom des parties du corps; ed. Daremberg et Ruelle p. 162) c'est Hérophile qui a donné à ce vaisseau le nom de *veine artérieuse*.

3) „De tous les organes, de toutes les parties, il n'y a que le poumon où l'artère (*veine pulmonaire*) ait les tuniques d'une veine, et la veine (*artère pulmonaire*) celles d'un artère". (Gal. De usu part. Lib. VI c. 10; o. c. T. III p. 445; Daremberg I 407).

„En effet chaque partie est nourrie d'aliments analogues à sa nature...... Or, la substance du poumon est légère, lâche et comme formée d'une écume de sang solidifiée; elle a besoin, en conséquence, d'un sang vaporeux, subtil et pur...... C'est pourquoi elle a des vaisseaux d'une nature opposée...... à celle des autres parties de l'animal..... .... Pour ce qui regarde l'alimentation et l'aspect de sa substance le poumon est tout opposé à toutes les autres parties de l'animal (Galien; Oribase, Du cœur III 334) .... Si les veines dont la tunique est serrée et épaisse lui fournissent trop peu d'aliments, les artères y suppléent en lui envoyant largement un sang subtil, pur et vaporeux". (Gal. Ibid.; o. c. III 450 et suiv.; Daremberg I 411, 412).

4) الوريد الاجوف (*al-warīd al-adjwaf*).

5) الوريد الشريانى (*al-warīd al-shiryāni*).

6) „Pourquoi la veine (*artère pulmonaire*) est-elle située en arrière, du côté de la colonne vertébrale, et l'artère (*veine pulmonaire*) en avant? C'est qu'il n'était pas sûr d'éloigner du cœur l'artère qui a une tunique faible et mince. C'est donc avec raison que la nature divise ce vaisseau issu du cœur immédiatement dans le poumon. Elle dirige plus loin l'autre vaisseau qui est plus fort et l'établit derrière l'artère". (Gal. De usu part. Lib. VII c. 8; o. c. T. III p. 543; Daremberg I 477).

7) اورطى (*awurṭi*, ἀορτή).

„...... une autre artère épaisse, formée de deux tuniques, et beaucoup plus grande que la précédente (*veine pulmonaire*), formant, pour ainsi dire, le tronc de toutes les artères [est appelée *aorte* (Oribase)]......" (Gal. De ven. et art. dissect. c. 9; o. c. T. II p. 816; Oribase III 526).

„...... celle qu'Aristote appelle *aorte* et que les autres appellent *grande artère*......" (Gal. Ibid. c. 1; o. c. T. II p. 780).

„....... que quelques-uns appellent *aorte*, parce que la partie tendineuse de cette veine est encore visible dans les cadavres (ἐκ τοῦ τεθεᾶσθαι καὶ ἐν τοῖς τεθνεῶσι τὸ νευρῶδες αὐτῆς μόριον)". (Aristot. Hist. animal Lib. III c. 3; ed. Aubert u. Wimmer I 318 § 31).

8) „...... la substance du cœur possède deux artères qui l'entourent circulairement; l'une d'elles, qui est plus grande, se ramifie sur la plus grande partie du cœur, tandis que l'autre se divise surtout à l'endroit où Aristote croyait que se trouvait la troisième cavité. C'est la cavité qui se trouve à la partie large (κατὰ τὸ πλατύ; *base*) du cœur et qui fait partie de la cavité droite, mais ne forme pas une troisième cavité". (Gal. Ibid. c. 9; o. c. T. II p. 817).

9) وما يبقى بعد الشعبتين فانّه اذا انفصل انقسم قسمين : „ce qui reste après les deux branches se divise en deux parties, quand il s'est séparé [de ces branches]".

à remonter (*c*; *aorte ascendante*). La partie destinée à descendre a été créée d'une dimension plus grande que l'autre partie, parce qu'elle se dirige à des parties plus nombreuses et de plus grandes dimensions, savoir les parties situées au-dessous du cœur [1]). A l'endroit où l'aorte sort du cœur il y a trois membranes dures (*valvules sigmoïdes*) tournées de dedans en dehors. S'il n'y en avait qu'une ou deux, elles n'atteindraient pas l'utilité désirée, à moins qu'il leur eût été donné une grande dimension, ce qui eût rendu difficiles leurs mouvements. S'il y en avait quatre, elles seraient très petites et leur utilité serait perdue, et si elles étaient d'une grande dimension, elles rétréciraient le passage.

L'artère veineuse (*veine pulmonaire*) a deux membranes tournées en dedans (*valvule bicuspide ou mitrale de l'orifice auriculo-ventriculaire gauche considéré comme celui des veines pulmonaires*). Il n'y en a que deux, parce qu'il n'est pas nécessaire de fermer ici exactement cet orifice, comme cela est nécessaire là (*à l'orifice de l'aorte*); au contraire, ici il est plus besoin d'une fermeture lâche [2]), afin que la vapeur fuligineuse et le sang qui coule vers le poumon puissent être éloignés facilement [3]).

De l'artère ascendante (aorte ascendante).

La partie ascendante des deux parties de l'aorte [4]) (Fig. I *c*) se divise en deux parties (*e, i*; *tronc brachio-céphalique et art. sous-clavière gauche*).

La plus grande des deux (*e*; *tronc brachio-céphalique*), en remontant,

1) „Il était juste, en effet, que cette artère (*aorte*) qui naît de la cavité gauche du cœur
et se ramifie dans tout le corps de l'animal, se partageât d'abord en deux parties (*chez
les ruminants*), et que la partie qui se dirige en bas fût beaucoup plus grande, parce
que les parties situées au-dessous du cœur sont chez chaque animal beaucoup plus nombreuses et plus grandes que les parties supérieures......" (Gal. De usu part. Lib. VI
c. 5; o. c. T. III p. 428; Daremberg I 394).

2) ان ليس هناك من الحاجة التى احكام السكر ما ههنا بل للحاجة هناك الى. Le ms. a السكر, les textes imprimés السكن. Pour السلامة le ms. a
السلامة اكثر. أنهائه, l'édition romaine أذهائه.

3) „A chacun de ces orifices (*de l'aorte et de l'artère pulmonaire*) vous verrez trois
membranes en forme de C (*valvules sigmoïdes*) s'inclinant vers l'extérieur du cœur". (Oribase, Du cœur III 333. Conf. Note H).

„C'est encore une admirable disposition de la nature d'avoir établi trois membranes à
chaque orifice pour l'ouvrir et le fermer exactement et rapidement. S'il y en avait deux,
les replis de ces membranes, étant trop grands, ne seraient propres ni à fermer, ni à
ouvrir exactement et rapidement les orifices; s'il y en avait plus de trois, ces deux fonctions seraient accomplies beaucoup plus exactement, il est vrai, et plus rapidement à cause
de la brièveté des replis; mais aussi la facilité à être renversés et la faiblesse résulteraient
nécessairement de cette petitesse........ C'est donc avec raison qu'à l'orifice de l'artère
veineuse (*veine pulmonaire*) seule il y a deux épiphyses membraneuses (*valvule bicuspide
ou mitrale de l'orifice auriculo-ventriculaire gauche considéré comme celui des veines pulmonaires*). Pour lui seul, en effet, il valait mieux ne pas être exactement fermé, puisque
lui seul, de préférence, avait mission de laisser passer dans le poumon les résidus fuligineux du cœur qui s'y trouvent nécessairement à cause de la grande chaleur innée....."
(Gal. De usu part. Lib. VI c. 15; o. c. T. III p. 485; Daremberg I 436).

4)

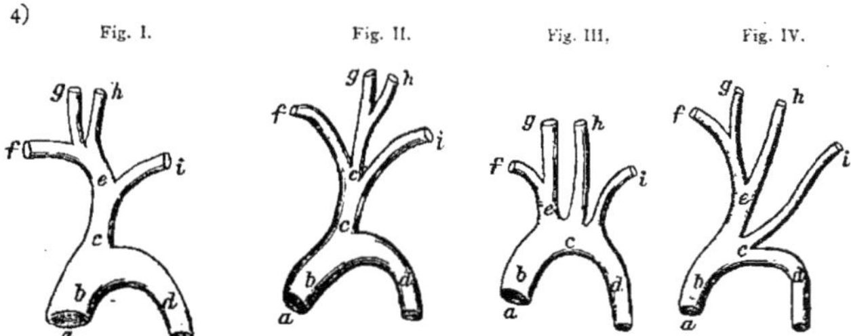

Figure I montre la ramification de l'aorte ascendante d'après la description de Galien
et d'Avicenne, description qui répond à la disposition chez les ruminants (Hyrtl Onomatol.
anatom. p. 40), seulement les artères carotides (*g, h*) naissent d'un tronc commun, comme
le montre Fig. II (Type des ruminants et des solipèdes; Broca Mémoires d'anthropologie
p. 112).

a bout cardiaque de l'aorte. *b* aorte primitive. *c* aorte antérieure (ascendante). *d* aorte
postérieure (descendante). *e* tronc brachio-céphalique. *f.* art. sous-clavière [axillaire] droite.
g art. carotide droite. *h* art. carotide gauche. *i* art. sous-clavière [axillaire] gauche.

Figure III montre la disposition chez l'homme : *a* bout cardiaque de l'aorte. *b* aorte
ascendante. *c* crosse de l'aorte. *d* aorte descendante. *e* tronc brachio-céphalique. *f* art.
sous-clavière droite. *g* art. carotide droite. *h* art. carotide gauche. *i* art. sous-clavière gauche.

Figure IV montre la disposition chez les carnassiers et les singes inférieurs. (Broca o. c.
p. 112, 114).

se rend à la fossette jugulaire (*sus-sternale*) [1]); ensuite elle se dirige obliquement vers le côté droit, jusqu'à ce que, ayant atteint la chair molle ressemblant à une mûre [2]) (*thymus*), qui se trouve là, elle se divise en trois branches (*f, g, h*). Deux de ces branches (*g, h*) sont les deux artères appelées *soporifères* (*art. carotides*). Elles montent à droite et à gauche avec les deux veines jugulaires profondes [3]), dont nous parlerons plus tard, et les accompagnent dans leurs ramifications, comme nous le dirons plus tard. La troisième branche (*f*; *art. sous-clavière droite*) envoie des rameaux au sternum (*art. mammaire int.*), aux premières vraies côtes (*art. intercostale sup.*), aux six premières vertèbres cervicales (*art. vertébrale*) et à la région de la clavicule [4]), jusqu'à ce qu'elle atteigne le sommet de l'épaule; ensuite elle se rend de là aux différentes parties des membres supérieurs (*art. axillaire, humérale et ses ramifications*).

La plus petite des deux parties de l'aorte ascendante (*i*; *artère sous-clavière gauche*) s'étend à la région de l'aisselle [gauche] et se divise de la même manière que la troisième branche (*f*) de la partie la plus grande (*e*) [de l'aorte ascendante] [5]).

Des deux artères soporifères [6]) (art. carotides).

Chacune des deux artères carotides [primitives], quand elle a atteint le cou, se divise en deux parties, une partie antérieure et une partie postérieure.

La partie antérieure (*art. carotide ext.*) se divise en deux parties, une profonde se rend à la langue (*a. linguale*) et aux muscles intérieurs de la mâchoire inférieure (*rameaux sus-hyoïdiens?*); l'autre est superficielle et remonte à la région située au devant des oreilles et aux muscles des tempes; après y avoir laissé plusieurs branches, elle passe au sommet de la tête, les extrémités de l'artère du côté droit rencontrant celles de l'artère du côte gauche (*art. temporale superficielle*).

La partie postérieure (*a. occipitale?*) se divise en deux branches. La branche la plus petite remonte, pour la plus grande partie, en arrière et se distribue dans les muscles qui entourent l'articulation de la tête (*a. occipito-musculaire?*), et l'autre partie de cette branche se dirige vers la partie postérieure de la base du cerveau, en passant par un grand trou situé près de la suture lambdoïde. La branche la plus grande, entrant, devant ce trou, dans le trou qui se trouve dans

1) Ms. لَبّة (*labba*; σφαγή, *jugulum*). Le texte imprimé a لَبّة.

2) النّوثى (*al-tūthī*).

3) الوداجان الغائران (*al-widādjān al-ghā'irān*).

4) Les ruminants n'ayant pas de clavicule, il s'agit ici probablement du singe, et de même pour les autres rameaux. Mais la division de l'aorte primitive en deux branches, une ascendante et une descendante, est propre aux ruminants et aux solipèdes.

5) „On peut voir cette artère (*aorte*; *b* Fig. I), dès qu'elle est née du cœur, se diviser en deux parties inégales (*c, d*), ensuite la partie la plus petite (*c*; *aorte ascendante*) se porter en haut et se diviser immédiatement à son tour en deux parties inégales (*e, i*) dont la plus grande (*e*; *tronc brachio-céphalique*) se dirige obliquement en haut vers la fossette jugulaire (σφαγή) en passant du côté gauche au côté droit du thorax, tandis que l'autre partie (*i*; *art. sous-clavière gauche*) occupe une position opposée: en effet, elle monte aussi obliquement vers l'omoplate et l'aisselle gauches, en envoyant des rameaux au sternum (*a. mammaire int.*), aux premières côtes de la poitrine (*a. intercostales sup.*), aux six vertèbres du cou (*a. vertébrale*), à la région qui entoure la clavicule jusqu'au sommet de l'épaule, et, après toutes ces ramifications, le reste de l'artère se distribue sur l'omoplate (*a. scapulaires*) et sur le membre supérieur (*a. axillaire, a. humérale et ses ramifications*). Quand la partie la plus grande de l'artère (*e*), laquelle se dirige en haut vers la fossette jugulaire, est arrivée près du thymus, elle produit d'abord une branche (*h*; *art. carotide gauche*) qui accompagne (παρὰ) la veine jugulaire gauche et, après cette branche, une autre (*g*; *a. carotide droite*) qui accompagne la veine jugulaire droite; ensuite tout le reste de cette artère (*f*; *a. axillaire droite [sous-clavière dr. de l'homme]*) se ramifie de la même manière que celle qui, disions-nous, remonte vers l'omoplate et l'aisselle gauches". (Gal. De ven. et arter. dissect. c. 9; o. c. T. II p. 817; Oribase III 526).

6) الشريانان السباتيّان (*al-shiryānān al-subatiyyān*).

„On a autrefois donné le nom de *soporifères* (καρωτίδες, *carotides*) aux vaisseaux qui montent à travers le cou, parce que ceux chez qui on les comprime deviennent soporeux et aphones (ὅτι πιεζόντων καρώδεις καὶ ἄφωνοι ἐγίνοντο); mais on sait aujourd'hui que cela est dû non pas aux artères mais aux nerfs sensitifs ...." (Rufus d'Éphèse, Du nom des parties du corps; o. c. p. 163). „Les commencements de ces veines s'appellent *jugulaires* (σφαγίτιδες) là où elles se divisent d'abord; dès qu'elles se séparent de la grande veine, en se dirigeant vers le cou, elles s'étendent le long de la trachée-artère. Quand ces veines sont saisies et serrées (ὧν ἐπιλαμβανομένων) extérieurement, il arrive que les hommes tombent évanouis, les paupières closes, sans symptomes de suffocation .... De la même manière se divisent les branches de la veine plus petite, appelée *aorte*, lesquelles accompagnent les branches de la grande veine". (Aristot. Hist. animal. Lib. III c. 3, 4; ed. Aubert und Wimmer. Leipz. 1868 I p. 322, 324). Suivant Aristote c'est donc la compression des veines jugulaires et non celle des artères carotides qui cause cet évanouissement.

„...... une paire de grandes artères qu'on nomme inexactement *soporifères (carotides)*; le nom pourtant est resté à cause de la grande ignorance de tous les philosophes et les médecins après Hippocrate". (Gal. De Hippocr. et Platonis decretis. Lib. I c. 7; o. c. T. V p. 195).

„En effet, quand les artères du cou sont serrées par des lacs, l'animal ne souffre ni immédiatement, ni plus tard ...." (Gal. De caus. respirationis liber c. 5; o. c. T. IV p. 502).

l'os pétreux, se rend au réseau [1]), ou plutôt le réseau est formé par cette artère, de vaisseaux sur vaisseaux, de couches sur couches, de replis sur replis, de telle manière qu'il n'est pas possible d'en enlever un séparément, mais seulement ensemble avec un autre qui y est attaché comme un réseau. Elle s'étend en avant et en arrière, à droite et à gauche, et se répand dans le réseau. Ensuite, les artères se réunissant, il s'en forme une paire d'artères, comme auparavant. La membrane (*dure-mère*) a été percée pour laisser passer cette paire qui monte au cerveau et se ramifie dans [2]) la membrane mince [3]) (*pie-mère*), ensuite dans la substance du cerveau (*a. cérébrales*), aux ventricules du cerveau et à la membrane des ventricules (*a. chorioïdiennes*) [4]). Les orifices de ses branches montantes rencontrent à cet endroit [5]) les orifices des branches veineuses qui descendent. Le Créateur a fait monter les artères et descendre les veines, parce que celles-ci sont des canaux qui versent le sang, et que la meilleure position des vaisseaux qui versent [le sang] est celle où les extrémités sont dirigées en bas. Quant aux artères, elles transmettent le pneuma [aux organes]. Or, le pneuma, qui est subtil, mobile et monte [facilement], n'a pas besoin que le vaisseau qui le contient soit dirigé en bas pour le verser; au contraire, si c'était le cas, cela mènerait à une effusion excessive du sang qui accompagne le pneuma et à un mouvement difficile du pneuma dans le vaisseau, parce que le mouvement en haut lui est plus facile. Puisque le mouvement et la subtilité du pneuma suffisent pour qu'il s'en répande dans le cerveau ce dont il a besoin [pour ses fonctions] et pour le réchauffer, le réseau a été étendu au-dessous du cerveau, afin que le sang artériel et le pneuma pussent parcourir en tous sens [6])

1) شَبَكَة (*shabaka*; διχτυοειδὲς πλέγμα). *Réseau admirable* chez certains animaux e. a. les ruminants, le porc.

„Chacune des artères carotides [primitives] se divise en deux branches, l'une marche plutôt en arrière et l'autre en avant; chacune de ces branches à son tour se divise en deux parties. Une des branches de l'artère qui marche en avant (*carotide ext.*) va à la langue (*a. linguale*) et aux muscles internes de la mâchoire inférieure (*r. sus-hyoïdiens*?); l'autre, située plus à la surface que celle-ci......... monte en avant des oreilles jusqu'au muscle temporal. Là, elle se divise, et des parties postérieures elle s'élève jusqu'au sommet; là aussi se réunissent en plusieurs endroits les extrémités des vaisseaux du côté gauche de la tête avec celles de l'autre côté (*a. temporale superficielle*)...... L'autre branche de l'artère carotide qui, disions-nous, se porte plutôt en arrière, se divise d'abord, elle aussi, en deux parties considérables, mais inégales; la plus petite remonte en arrière plutôt vers la base du cervelet; elle est reçue dans un trou grand et allongé qui se trouve à l'extrémité inf. de la suture lambdoïde, tandis que l'autre, venant des parties antérieures, passe par le trou qui existe dans l'os pétreux et remonte, elle aussi, au plexus rétiforme qui s'étend...... sous presque toute la base du cerveau". (Gal. De usu part. Lib. XVI c. 12; o. c. T. IV p. 333; Daremberg II 194).

La description de ces dernières artères chez Galien et chez Avicenne ne m'est pas claire. Chez le mouton et le bœuf l'*artère maxillaire interne* produit une *artère sphéno-épineuse* qui pénètre dans le crâne par le trou ovale pour aller concourir à la formation du réseau admirable, et deux *artères génératrices du réseau*, remplaçant la *carotide interne* proprement dite, qui traversent d'avant en arrière le conduit sus-sphénoïdal (*trou grand rond*). Chez le porc la *carotide interne*, après avoir fourni une grosse *art. méningée*, pénètre par le trou déchiré postérieur dans la cavité crânienne et s'y divise en formant un réseau admirable. (Chauveau o. c. p. 664, 666).

2) Je lis par conjecture شى. Le ms. a شِبَة; le texte imprimé شِبَة مَيْه.

3) الغِشاء الرَّقِيق (*al-ghishā' al-raqīq*; ἡ μῆνιγξ ἡ λεπτή).

4) „Le plexus appelé *réticulé* [par les anatomistes (Galien)] est la plus grande merveille de tout ce qui est situé dans cette région...... En effet, peu s'en faut qu'il ne s'étende sous toute la base du cerveau. Ce réseau n'est pas simple, mais c'est comme si vous preniez plusieurs de ces filets de pêcheurs, et que vous les étendiez les uns sur les autres. Ce filet naturel a ceci de particulier que toujours les couches sont reliées les unes aux autres (τὸ τὰς ἐπιβολὰς ἀεὶ θατέρου συνῆφθαι θατέρῳ) et qu'on ne saurait enlever séparément un des filets, car les autres viennent successivement à la suite de celui qu'on a saisi, parce que tous sont rattachés les uns aux autres [......(Gal.)]. Ce n'est pas en vérité d'une matière commune qu'il est formé: la plus grande partie des artères remontant du cœur à la tête a été employée par la nature à cet admirable réseau.......: dépassant le crâne, ces artères se divisent d'abord, dans la région située entre celui-ci et l'épaisse membrane, en [un grand nombre de (Galien)] branches très petites et déliées. Alors se portant, les unes à la partie antérieure de la tête, les autres à la partie postérieure, celles-ci au côté gauche, celles-là au côté droit, se traversant et s'entrelaçant, elles font penser qu'elles ont oublié la route du cerveau. Mais cela...... n'est pas exact. En effet, de toutes ces nombreuses artères venant de nouveau à se réunir...... naît une autre paire d'artères semblable à celle qui remontait originairement; ces artères pénètrent alors dans le cerveau par les trous de l'épaisse membrane". (Gal. De usu part. Lib. IX c. 4; o. c. T. III p. 696; Daremberg I 575; Oribase, Du cerveau III 286).

5) قُدَّم. Le ms. a بِيمْرَة; l'édition romaine لَمْرَة.

6) يَنْتَرِدْ.

ce réseau et devenir semblables à la constitution du cerveau, et se
rendre ensuite graduellement au cerveau, après être arrivés à la maturité [1]). Le réseau est situé entre l'os et l'épaisse membrane (*dure-mère*).

De l'artère descendante (aorte descendante).

La partie descendante [de l'aorte] s'avance d'abord dans une direction droite, jusqu'à ce qu'elle s'appuie [2]) sur la cinquième vertèbre
[dorsale] qui est située en face de la base du cœur; à cet endroit
se trouve le thymus [3]) pour se placer comme un soutien et un support
entre l'artère et les os de la colonne vertébrale [4]). L'œsophage, arrivé
à cet endroit, s'incline à droite, ne passe pas par-dessus l'artère et
s'élève ensuite au moyen de membranes, quand il est arrivé au diaphragme, pour ne pas gêner l'artère [5]). Quand cette artère descendante
a atteint la cinquième vertèbre elle change de direction et descend
en bas, en s'étendant le long de la colonne vertébrale, jusqu'à ce
qu'elle soit parvenue au sacrum.

Quand l'artère se trouve en face de la poitrine en traversant le
thorax, elle produit des branches parmi lesquelles il y a une branche
petite et grêle qui se ramifie dans la partie du thorax contenant le
poumon (?) [6]) et dont les extrémités parviennent à la trachée-artère.
Au niveau de chaque vertèbre qu'elle passe, l'aorte donne un rameau
qui se rend [7]) aux espaces intercostaux (*art. intercostales*) et à la
moelle épinière (*br. dorso-spinales des a. intercostales*) [8]).

Lorsque l'artère a dépassé le thorax, il s'en détache deux artères
qui se rendent au diaphragme (*a. diaphragmatiques inf.*) et s'y ramifient
à droite et à gauche; puis elle produit une artère (*tronc cœliaque*)
dont les branches se distribuent dans l'estomac (*a. gastriques [coronaire
stomachique]*), le foie (*a. hépatique*) et la rate (*a. splénique*), et du foie

1) „Mais quelle est cette merveille et pourquoi a-t-elle été créée par la nature qui ne fait rien sans but?......... En effet, quand la nature veut élaborer parfaitement la matière, elle lui ménage un long séjour dans les organes de coction...... Le cerveau tout entier est entrelacé par ces artères à ramifications variées; beaucoup d'entre elles aboutissent aux ventricules, ainsi qu'une grande partie des veines qui descendent du sommet de la tête. Venant de régions opposées, elles rencontrent les artères, se distribuent comme dans les autres parties............ les veines évacuent leurs superfluités...... dans les ventricules du cerveau et retiennent le sang, tandis que les artères exhalent principalement le pneuma......: La nature a pourvu admirablement à ce que les substances qui tombent de leurs orifices traversent le cerveau tout entier........, mais une fois qu'elles sont sorties des vaisseaux, chacune se dirige selon l'impulsion qui lui est propre: la substance légère et subtile monte; la substance épaisse et lourde descend...... Le pneuma, bien élaboré dans le plexus réticulé, s'écoule des artères qui se dirigent, en montant, vers le cerveau...... Il ne peut traverser promptement les artères du plexus; il est retenu errant dans leurs détours et leurs circuits nombreux et variés, dirigés de haut en bas et vers les côtés; de sorte que, restant longtemps dans ces artères du plexus, il est élaboré, et une fois élaboré il tombe à l'instant dans les ventricules du cerveau". (Gal. De usu part. Lib. IX c. 4; o. c. T. III p. 698 et suiv.; Daremberg I 576 et suiv.; Oribase (en abrégé), De l'encéphale; o. c. T. III p. 288).

2) Ms. ينتوكّي. Le texte imprimé a ينتدلّى.

3) نوئة (tñtha). La traduction de Gérard de Cremone a: pulmo (رئَة) comme Galien. (V. la note suivante).

4) „...... l'artère (*aorte descendante*) étant à son origine suspendue, et devant en conséquence traverser tout le thorax en haut et en bas sans appui, la nature a pourvu à sa sûreté en plaçant sous elle le poumon comme un soutien, en l'entourant de membranes qui tiennent lieu de ligaments, en la conduisant par le plus court chemin vers les parties à la fois les plus fortifiées et les plus solides. En effet, la partie descendante de l'artère se porte [en marchant d'avant en arrière] à la région qui est opposée au lieu de sa naissance, n'inclinant d'aucun côté, mais allant par la route la plus directe et la plus courte à la cinquième vertèbre du thorax". (Gal. De usu part. Lib. XVI c. 10; o. c. T. IV p. 314; Daremberg II 184).

5) „Au niveau de la cinquième vertèbre, il (*l'œsophage*) se détourne du trajet droit qu'il suivait en descendant, et se dirige vers la droite pour céder la meilleure place à un autre organe plus important, à la plus grande de toutes les artères (*aorte*)".

„Dès qu'il (*l'œsophage*) a touché le diaphragme...... il s'élève à une hauteur suffisante par de fortes membranes et passe de nouveau de l'autre côté par-dessus la grande artère...... S'il s'élève, c'est pour ne pas peser sur l'artère pendant le passage des aliments plus durs......" (Gal. De usu part. Lib. VI c. 5, 6; o. c. T. III p. 427, 431; Daremberg I 394, 396).

6) في وعاء الرئة من الصدر. Plempius (I 68) a: in pulmonis substantiam.

7) Ms. دحبير. Le texte imprimé a حتّى يصير.

8) „L'autre partie de l'artère qui provient du cœur (*aorte descendante*) se courbe vers la colonne vertébrale, en se portant à la 5e vertèbre du thorax; à partir de là elle passe le long de toute la colonne vertébrale jusqu'à l'os large (*sacrum*) et fait partir d'abord une petite artère qui se ramifie dans les parties du thorax sur lesquelles est situé (καθ' ἃ ἐπίκειται) le poumon. [Les extrémités de cette artère montent à la trachée-artère (Galien).] Après cela il naît, au niveau de chaque vertèbre, des rameaux pour les espaces intercostaux (*a. intercostales*) et pour la moelle épinière (*br. dorso-spinales*)". (Gal. De ven. et art. dissect. c. 9; o. c. T. II p. 819; Oribase III 528).

se rend une branche à la vésicule biliaire [1] (*a. cystique, branche de l'artère hépatique*). Après cette artère il en naît une artère (*a. mésentérique sup.*) arrivant aux mésentères [2] qui entourent les intestins grêles et le colon [3]. Ensuite il s'en détache trois artères dont la plus petite est destinée au rein gauche (*a. capsulaire gauche?*), elle se distribue dans son enveloppe [4] et dans les corps qui l'entourent et leur donne la vie. Les deux autres se rendent aux deux reins (*a. rénales*), afin que le rein attire par elles la partie aqueuse du sang, car ces organes attirent souvent de l'estomac et des intestins un sang impur [5]. Ensuite deux artères s'en détachent se rendant aux testicules (*a. spermatiques*); celle qui va au testicule gauche s'associe toujours à une partie de celle qui va au rein gauche (*c'est-à-dire s'anastomose avec cette artère*). Il arrive même parfois que l'artère qui va au testicule gauche naît exclusivement du rein gauche (*c'est-à-dire de l'artère rénale gauche*), tandis que celle qui se rend au testicule droit naît toujours de la grande artère (*aorte*), et ce n'est que très rarement qu'elle s'associe à une partie de l'artère qui se rend au rein droit [6]. Ensuite il se détache de cette grande artère des artères qui se distribuent dans le mésentère [7] entourant l'intestin droit (*a. mésentérique inf.*), puis des branches qui se distribuent dans la moelle épinière, en entrant par les trous des vertèbres (*ram. spinaux des art. lombaires*), des vaisseaux qui vont à la région des îles et d'autres qui se rendent aux testicules [8].

1) Le texte a مثانة (*vessie*). C'est probablement un lapsus calami pour مرارة (*vésicule biliaire*).

„L'autre poche, située au foie, reçoit une artère et un nerf détachés de l'artère et du nerf qui pénètrent dans le viscère lui-même......" (Gal. De usu part. Lib. V c. 8; o. c. T. III p. 375; Daremb. I 359.

2) جداول sing. جدول (*djadāwil*, sing. *djadwal*).

3) Ce passage prouve que M. Hyrtl se trompe en disant que dans le Canon „gedeguil" (*djadāwil*) se rencontre seulement dans la signification de canal intestinal (Arab. u. Hebr. i. d. Anat. p. 133). Il est vrai *djadwal* signifie *canal*, mais aussi *colonne* d'un livre, *tableau* (Dozy Suppl. I 175, 176). Ici *djadāwil* correspond à *mésentères* dans la description de Galien. (v. note 5). Dans les chapitres traitant d'anatomie du Canon d'Avicenne et du Malakī (Livre royal) de ᶜAli ibn al-ᶜAbbās, *djadāwil* (جداول) ne signifie jamais *canal intestinal*, mais *mésentères*. ᶜAli ibn al-ᶜAbbās dit expressément (v. p. 217) „Les *djadāwil* sont des membranes qui sont situées entre les circonvolutions des intestins, et dans lesquelles passent les veines, les artères et les nerfs qui parviennent aux intestins". Il les appelle aussi *marābiḍ* (مرابض): „......: al-marābiḍ, et ce sont les *djadāwil* qui entourent les intestins". (v. page 203).

4) Ms. نفافتنها. Le texte imprimé a لفانتها.

5) „Mais, en descendant, la grande artère donne d'abord, après avoir traversé le thorax, deux artères au diaphragme *(a. diaphragmatiques inf.)*; ensuite elle donne une artère [impaire *(tronc cœliaque)* à l'estomac, à la rate et au foie. Après cette artère elle produit une autre artère impaire *(a. mésentérique sup.)*. Parfois il y a une seule racine qui se bifurque, l'une portion se distribuant à l'estomac, à la rate et au foie, l'autre aux intestins, en suivant les deux mésentères: celui du côté droit, qui se rend aux premières parties du colon, et le mésentère des intestins grêles (Galien)] (Oribase a seulement: à l'estomac, à la rate, au foie et aux deux mésentères); car le troisième mésentère, qui arrive dans le voisinage de l'anus, étant situé au côté gauche, ne reçoit aucune artère de ce point, mais il s'y insère en bas une petite artère *(a. mésentérique inf.)* prenant son origine de la grande artère [impaire (Galien)], au niveau des reins. Entre cette artère et les précédentes, deux artères d'une grandeur considérable vont aux reins *(a. rénales)*, et il y a encore une autre, placée au côté gauche au-dessus d'elles, qui s'étend à côté de la veine qui vient d'en bas". (Gal. De ven. et art. dissect. c. 9; o. c. T. II p. 820; Oribase III 529).

6) „Ce qui est plus digne de remarque, c'est qu'après les artères qui vont aux reins se trouvent les artères qui vont aux testicules *(a. spermatiques)*: l'une, issue du côté gauche, emprunte toujours quelque chose à (*c'est-à-dire reçoit une branche anastomotique de*) l'artère qui va aux reins (*au rein gauche*), parfois même elle vient exclusivement de [l'artère qui se rend à] ce rein (ποτὲ δὲ καὶ τούτῳ μόνῳ χρωμένη), tandis que l'artère du côté droit, toujours issue de la grande artère (*aorte*) elle-même, emprunte parfois aussi quelque chose de l'artère qui va au rein [droit]". (Gal. De usu part. Lib. XVI c. 10; o. c. T. IV p. 321; Daremberg II 188). Chez l'homme les artères spermatiques partent quelquefois des artères rénales (Gegenbaur, Sappey). D'après M. Hyrtl (Lehrbuch 15ᵉ Aufl. p. 1012) c'est ordinairement l'artère spermat. droite qui est fournie par l'artère rénale droite.

7) جداول العروق (*djadāwil al-ᶜurūq*). Viae venarum (Gérard de Crémone; o. c. I 66).

8) „De plus, des branches issues de la grande artère aboutissent, au niveau de chaque vertèbre, conjointement avec les veines, à la moelle épinière (*ram. spinaux des art. lombaires*). De même, des artères issues de la grande artère qui s'étend sur les lombes se dirigent de la même manière que les veines dont nous avons dit qu'elles se dirigent à la région des îles; enfin il y a encore des artères qui s'avancent de la même manière que les veines dont nous avons dit qu'elles se rendent aux testicules". (Gal. De ven. et art. dissect. c. 9; o. c. T. II p. 821).

Parmi ces artères il y a une petite [1]) paire (*a. petite testiculaire; a. utérine chez les animaux?*) qui parvient aux parties génitales et diffère de la paire dont nous parlerons plus tard, et cette paire se trouve chez les hommes et chez les femmes et se mêle aux veines (*accompagne les veines?*) [2]). Ensuite, lorsque cette grande artère a atteint la dernière des vertèbres [lombaires], elle se divise, conjointement avec la veine qui l'accompagne, comme nous le dirons plus tard, en deux parties (*a. iliaques*), à la manière de la lettre L dans l'écriture grecque: de cette manière Λ; l'une des parties se rend à droite, l'autre à gauche et chacune de ces parties est située sur le sacrum en s'étendant aux cuisses [3]). Avant d'atteindre la cuisse chacune de ces artères (*a. iliaques*) produit un vaisseau qui se rend à la vessie et à l'ombilic [4]) (*a. ombilicale*); à l'ombilic les vaisseaux se rencontrent. Dans les fœtus ils sont très distincts, mais dans les individus complètement développés leurs extrémités sont desséchées (*lig. vesico-umbilicalia lateralia*) et leurs commencements seuls sont restés [perméables]. De ces vaisseaux se détachent des branches qui se distribuent dans les muscles situés sur le sacrum (*a. sacrée latér.?*) [5]); celles des branches qui se rendent à la vessie se distribuent dans cet organe [6]), et les extrémités vont à la verge; le reste se rend chez les femmes à la matrice, et c'est une petite paire (*ramifications de l'artère honteuse interne*) [7]).

Les deux artères qui descendent aux membres inférieurs se divisent dans les cuisses en deux grandes branches, l'une externe, l'autre interne (*a. fémorale profonde*). La branche externe (*a. fémorale*), s'incline aussi à l'intérieur et fournit des rameaux aux muscles situés à cet endroit; ensuite elle descend et il s'en détache, en se portant en avant, un grand rameau entre le gros et le deuxième orteil et le reste pénètre dans la profondeur [8]). Ces artères pénètrent dans la plus grande partie [9]) du membre inférieur, en s'étendant sous les branches veineuses, dont nous parlerons plus tard [10]).

Parmi ces artères il y en a qui n'accompagnent pas [11]) les veines, par exemple les deux [artères] qui vont du foie (!) à l'ombilic dans les corps des fœtus [12]), les branches de l'artère veineuse (*v. pulmonaire*), l'artère qui parvient à la cinquième vertèbre [dorsale] (*commencement de l'aorte descendante*), celle qui remonte à la fossette sus-sternale (*tronc brachio-céphalique*), celle qui se dirige vers l'aisselle [gauche], les deux artères carotides là où elles se distribuent dans le réseau [admirable] et dans le *plexus chorioïde* [13]), celles qui vont au diaphragme,

1) صغير . Le ms. a كبير .

2) غير الّذى نذكره بعد [و .ms] ذلك فى الرجال والنساء وبخالط الاوردة

3) „Au niveau des dernières vertèbres lombaires on peut voir que l'artère (*aorte*) n'est plus placée au-dessous de la veine [cave], c'est tout le contraire qui a lieu. L'artère, soulevée, est portée par la veine et la veine touche les vertèbres elles-mêmes. A cet endroit les deux vaisseaux se bifurquent (*a. et v. iliaques*) et l'ensemble de leur figure a une certaine ressemblance avec la lettre L (Λ); chacun des vaisseaux qui forment cette lettre (ἕκαστον δὲ τῶν συνθέντων [συνθέτων (Galien)] ἀγγείων) se porte obliquement vers la jambe située de son côté". (Gal. De ven. et art. dissect. c. 8; o. c. T. II p. 811; Oribase III 520).

4) سُرّة (*surra*). D'après le dictionnaire de Freytag *surra* est le cordon ombilical, et سُرّ (*surr*) l'ombilic. Comme Avicenne, Abulcasis emploie سُرّة pour l'ombilic (Chirurgie Lib. II c. 52; ed. Channing p. 258) et pour le cordon ombilical (Ibid. Lib. II c. 75 p. 324, 330).

5) „Pendant ce trajet [des artères iliaques] il se présente d'abord une branche (*a. ombilicale*) qui se détache de chacune d'elles et parvient aux fœtus par l'ombilic (ἀπισχιτ-μένου ἑκατέρας αὐτῶν φαίνεται πρῶτον ὃ τοῖς ἐμβρύοις ἐξ ὀμφαλοῦ προσγίνεται; *nous dirions*: qui dans les fœtus se rend à l'ombilic), mais dans les animaux complètement développés la partie moyenne (τὸ ἐν τῷ μεταξύ: *la partie située entre l'ombilic et la vessie*) entière devient membraneuse, sèche et inutile (*lig. vesico-umbilicale lat.*), tandis que la partie située près de l'endroit où elle s'insère (τὸ δὲ κατὰ τὴν ἔμφυσιν) [sur l'artère iliaque] reste [perméable]. De même que dans les fœtus, quelques branches de cette artère [iliaque] accompagnent dans les animaux complètement développés les ramifications des veines situées à l'os nommé large (*sacrum*), veines dont nous avons dit plus haut qu'elles se distribuent dans les muscles situés à cet endroit". (Gal. De ven. et art. dissect. c. 9; o. c. T. II p. 822).

6) Ms. ثِيبًا . Le texte imprimé a ثيبة .

7) „Les vaisseaux qui vont aux parties près du col des matrices et celles situées au-dessous des testicules (*ovaires*) naissent des vaisseaux qui se dirigent vers les jambes, au même endroit d'où, chez les mâles, des vaisseaux se rendent à la verge (*a. et v. honteuses internes*)......." (Gal. De usu part. Lib. XVI c. 10; o. c. T. IV p. 326; Daremberg II 190).

8) „La grande artère de chacune des jambes passe à travers les parties profondes, accompagnant la grande veine. Les branches des artères s'étendent et se ramifient avec celles de la veine desquelles nous avons dit qu'elles passent à travers les parties profondes". (Gal. De ven. et art. dissect. c. 9; o. c. T. II p. 823).

9) Ms. اكثر اجزاء . Texte imprimé اكبر اجزاء .

10) „Quand les vaisseaux...... vont se ramifier dans les jambes, il était mieux que dans ces parties, comme dans l'animal tout entier, les veines fussent situées sur les artères, et que la nature, pourvoyant à la sûreté du trajet à travers les jambes, ne changeât pas leur position". (Gal. De usu part. Lib. XVI c. 10; o. c. T. IV p. 325; Daremberg II 190).

11) Ms. يوافق لا. Dans le texte imprimé لا manque. Je lis par conjecture لا يرافق .

12) Il s'agit des artères ombilicales. (Conf. page 619 note 3) „Agit de arteriis, quae non habent sibi conjugatas venas. Et quo modo illae a iecore prodeunt, adeuntque umbilicum? Jacobus de Partibus in commentariis dicit *literam in hoc passu esse incorrectam*. Omnes tamen versiones ita habent, et omnia exemplaria Arabica. An ergo per iecur intelligat hepar uterinum seu placentam?" (Scholium Plempii o. c. I p. 69).

13) مشيمة (*mashīma*) est le chorion (*enveloppe extérieure du fœtus*). Il s'agit ici du *plexus chorioïde*, prolongement de la pie-mère dans les ventricules du cerveau laquelle s'appelle aussi *chorioïde* (v. p. 305).

celle qui parvient avec ses branches[1]) à l'omoplate, celles qui se rendent à l'estomac, au foie, à la rate et aux intestins (*tronc cœliaque; a. mésentériques*), celle qui descend de la paroi du ventre et les vaisseaux qui [entrent] dans[2]) l'os sacrum seul[3]).

Tant que l'artère (*aorte descendante*) accompagne la veine (*v. cave*)[4]) le long de la colonne vertébrale, elle est placée sur la veine, afin que la partie la moins noble des deux porte la partie plus noble, mais dans les parties extérieures l'artère s'enfonce sous la veine, afin qu'elle soit plus cachée et plus gardée et que la veine lui serve d'abri.

Les artères ont pris les veines pour compagnes pour deux raisons: l'une, pour que les veines fussent liées par les membranes qui couvrent les artères et fussent fixées dans les parties qui se trouvent entres les artères et les veines[5]); l'autre, pour que chacune d'elles pût puiser de l'autre. Sachez cela.

Description des veines.

Toutes les veines tranquilles naissent du foie. Ce qui naît d'abord du foie, ce sont deux veines dont l'une provient de la face concave et dont la plus grande utilité consiste à attirer la nourriture au foie: elle s'appelle *la porte*[6]) (*veine porte*). L'autre veine provient de la

1) Ms. ܫܥܒܝܬܐ ܡܥ. Le texte imprimé a مع شعبة .

2) ‏والعروق ألتى فىى‎.

3) „Des artères sans veines sont celles qui chez les animaux pas encore nés entourent la vessie *(a. ombilicales)*, et dont j'ai dit qu'elles vont de l'ombilic à l'artère située le long de la colonne vertébrale, à l'endroit où, après la bifurcation de l'artère, chacune des portions envoie une branche à la jambe de son côté. Le vaisseau qui dans les animaux pas encore nés naît de la grande artère *(aorte)* et s'insère sur la veine artérieuse *(a. pulmonaire)* est aussi une artère, non seulement quant à sa structure ($\sigma\tilde{\alpha}\mu\alpha$), mais encore quant à son utilité dans les fœtus, et s'avance seul sans veine *(canal artériel [ductus arteriosus Botalli])*. Les autres artères sans veines se trouvent non seulement dans les fœtus, mais aussi dans les animaux parfaits, savoir les grandes artères issues du cœur; l'une est celle qui parvient à la cinquième vertèbre du thorax *(commencement de l'aorte descendante)*, l'autre celle qui monte à la fossette sus-sternale *(tronc brachio-céphalique)*, et encore une troisième dont j'ai dit qu'elle va à l'omoplate et l'aisselle gauches *(a. sous-clavière gauche)*. Chacune d'elles s'avance seule un long bout de chemin, sans veine ......
Une artère sans veine est encore celle qui monte de l'artère carotide au plexus rétiforme, une de chaque côté, car le trou qui lui est destiné est très éloigné de celui à travers lequel j'ai dit que l'extrémité de la veine jugulaire monte au cerveau; le plexus rétiforme lui-même est aussi sans veine. Les artères qui montent de cet endroit au bassin ($\pi\acute{u}\epsilon\lambda o\varsigma$, tige pituitaire *[infundibulum]* dans laquelle se prolonge la cavité du ventricule moyen) ne sont accompagnées pendant leur trajet d'aucune veine, avant qu'elles commencent à se ramifier. De même, les artères qui vont au diaphragme n'ont pas de veine qui les accompagne, avant qu'elles aient rencontré les extrémités des veines détachées, disions-nous, de la veine cave, ni les premières branches envoyées au foie, à l'estomac, à la rate et aux intestins, avant qu'elles commencent à se ramifier". (Gal. De ven. et art. dissect. c. 10; o. c. T. II p. 828).

4) ‏واذا رافق الشريان [العضل الموضوعة علىى‎ texte imprimé] انوريد.

5) Ms. ‏وبىستنقى ممّا فيىستنقّر فيىما بيىنهما من الاعضاء‎. Le texte imprimé a ممّا etc.

6) ‏البماب‎ *(al-bāb)*.

„La porte du foie ($\pi\acute{u}\lambda\eta$ $\H{\eta}\pi\alpha\tau o\varsigma$) est la veine *(v. porte)* par où lui arrive la nourriture". (Rufus d'Éphèse, Du nom des parties du corps; ed. Daremberg et Ruelle p. 158).

„Il y a non seulement la veine cave, qui naît de la surface convexe du foie, mais de la face concave aussi il naît une autre veine que quelques-uns appellent *portes du foie* et d'autres *la veine située aux portes* ($\tau\grave{\eta}\nu$ $\grave{\epsilon}\pi\grave{\iota}$ $\pi\acute{u}\lambda\alpha\iota\varsigma$)". (Gal. De placitis Hippocr. et Platonis Lib. VI c. 5; o. c. T. V p. 542).

„Ce viscère (le foie) reçoit dans sa partie la plus profondément creusée ($\sigma\iota\mu\acute{o}\tau\alpha\tau o\nu$) les veines qui du mésentère remontent vers lui; on nomme cet endroit où elles se rassemblent toutes *portes du foie*. Vous trouverez donc là ($\grave{\epsilon}\nu\tau\alpha\tilde{u}\vartheta\alpha$ $o\tilde{u}\nu$ [$\kappa\alpha\tau\grave{\alpha}$ $\H{o}\nu$ (Oribase)] $\epsilon\acute{u}\rho\acute{\eta}\sigma\epsilon\iota\varsigma$) une très grande embouchure de veine *(v. porte)*". (Gal. De anat. administr. Lib. VI c. 11; o. c. T. II p. 575; Oribase, Du foie; o. c. T. III p. 358).

Πύλη ($\pi\acute{u}\lambda\alpha\iota$) est donc tantôt la veine porte elle-même, tantôt l'endroit où elle entre dans le foie *(sillon transversal)*.

face convexe; son utilité consiste à faire parvenir la nourriture du foie aux parties du corps et elle s'appelle la [*veine*] *cave* [1]).

De la veine nommée porte.

Pour commencer l'anatomie de la veine nommée porte, nous disons que l'extrémité de la [veine] porte laquelle s'enfonce dans la cavité du foie, se divise d'abord en cinq branches qui se ramifient, jusqu'à ce qu'elles parviennent aux parties convexes du foie; une de ces veines se rend à la vésicule biliaire (*v. cystique*). Ces branches sont comme les racines de l'arbre croissant qui s'étendent à l'endroit le plus profond où l'arbre est implanté. L'[autre] extrémité, qui se trouve à la face concave du foie, se divise, dès qu'elle est sortie du foie, en huit branches dont deux sont petites et six plus grandes. L'une des deux petites branches parvient à l'intestin même nommé long de douze [doigts] [2]) (*v. duodénale*), pour en attirer la nourriture; de cette branche se détachent des rameaux qui se distribuent dans le corps nommé pancréas [3]) (*br. pancréatico-duodénales*). La deuxième branche se distribue aux parties inférieures de l'estomac et au portier [4]), c'est-à-dire l'orifice inférieur de l'estomac (*v. pylorique*), pour attirer la nourriture. Quant aux six autres branches, l'une se rend à la surface plane [5]) (*externe*) de l'estomac pour nourrir la surface externe (*v. gastrique* [*coronaire stomachique de l'homme*]), puisque la surface interne de l'estomac rencontre la première nourriture qui s'y trouve et qu'elle s'en nourrit par cette rencontre [6]). La deuxième branche se rend à la région de la rate *(v. splénique)* pour nourrir cet organe, et de cette branche, avant qu'elle ait atteint la rate, se détachent des rameaux qui nourrissent le corps nommé pancréas [7]) de la partie la plus pure de ce qui passe par le vaisseau à la rate; ensuite la veine parvient à la rate et dès qu'elle y est parvenue, il s'en retourne un rameau considérable qui se distribue dans la partie gauche de l'estomac pour la nourrir *(v. gastro-épiploïque gauche)*. Lorsque la branche qui parvient à la rate est entrée dans cet organe et en a atteint le milieu, l'une de ses parties remonte et l'autre descend. De la partie montante un rameau se distribue dans la moitié supérieure de la rate pour la nourrir, et l'autre partie sort de la rate et s'avance, jusqu'à ce qu'elle soit parvenue à la partie convexe de l'estomac, et se divise ensuite en deux parties dont l'une se distribue dans la partie extérieure gauche de l'estomac, pour la nourrir; l'autre partie, en s'enfonçant, se rend

1) الاجوف (*al-adjwaf*).

„Quant aux noms des autres veines...... toutes les grandes veines sont appelées *caves* (καλοῦνται...... κοῖλαι). Plus tard les médecins ont pris l'habitude de nommer *cave* la veine qui, du foie (*partie de la veine cave inf.*) envoie des branches aux reins, là où, suivant Praxagore, est le point de départ de toutes les fièvres; ce médecin nomme cette veine seule *cave*, mais d'autres appellent aussi *cave* la veine qui monte au cœur à travers le diaphragme (*partie thoracique de la v. cave inf.*)". (Rufus d'Éphèse. Ibid. p. 161).

„...... la plus grande des veines du corps à laquelle on donne pour cette raison le nom de *cave* (κοίλη), parce qu'elle surpasse les autres veines, voulant indiquer par ce nom sa grandeur". (Gal. De fœtuum formatione c. 3; o. c. T. IV p. 668).

2) اثنى عشرى (*ithna ʿashrī*; δωδεκαδάκτυλος ἔκφυσις).

3) (Ms. بانقراس) المسمّى بانقراس (*bānqarās*, πάγκρεας). La traduction de Gérard de Crémone (o. c. I p. 67) a *pancreon*; en marge *bancharas* et *encharas*. Un peu plus bas (v. note 7) le texte imprimé a انقراس (*anqarās*), comme si le mot grec était ἄγκρεας et *b* la préposition ب (*bi*)`dépendant de المسمّى (*nommé*).

4) بوّاب (*bawwāb*).

5) المسطح [texte imprimé الجانب] الى.

6) بالملاقاة.

7) (Ms. بانقرااس) المسمّى انقراس.

à l'orifice de l'estomac pour éloigner vers cet endroit les superfluités âcres et astringentes de la bile noire, afin qu'elles soient éloignées avec les [autres] superfluités et qu'elles stimulent l'orifice de l'estomac d'une manière qui aiguise l'appétit [1]); nous en avons déjà parlé auparavant. La partie descendante se divise aussi en deux branches dont l'une produit un rameau qui se distribue dans la moitié inférieure de la rate pour la nourrir; l'autre branche sort de la rate et se rend à l'épiploon et s'y distribue pour le nourrir (*br. de la v. gastro-épiploïque gauche*). La troisième des six premières [branches] se dirige vers le côté gauche et se distribue dans les mésentères [2]) qui entourent l'intestin droit *(v. mésentérique inf.)*, pour absorber ce qui se trouve encore de nourriture dans les matières fécales. La quatrième branche des six se ramifie en rameaux fins comme des cheveux; quelques-uns se distribuent dans la partie convexe droite de l'estomac *(v. gastro-épiploïque droite)* opposés à la partie qui arrive, à gauche, du côté de la rate *(v. gastro-épiploïque gauche)*, d'autres se rendent à la partie droite de l'épiploon et s'y ramifient dans une direction opposée à la partie des branches de la veine splénique qui y arrive du côté gauche. La cinquième des six branches se ramifie dans les mésentères qui entourent l'intestin colon *(v. coliques)*, pour en tirer la nourriture, et la sixième se ramifie de même avec sa plus grande partie autour du jéjunum et avec le reste autour des circonvolutions [des intestins] grêles *(iléon)* réunies à l'intestin borgne *(caecum)*, pour en tirer la nourriture *(v. mésentérique sup.)*. Sachez cela [3]).

De la veine cave et [d'abord] de la partie
ascendante de cette veine (v. cave supérieure + la
partie thoracique de la v. cave inférieure chez
les animaux).

La racine de la veine cave se ramifie d'abord, dans le foie même, en branches fines comme des cheveux (*v. hépatiques*), pour attirer la nourriture des branches de la veine porte qui se ramifient aussi comme des cheveux. Les branches de la veine cave (*v. hépatiques*) parviennent de la partie convexe du foie à l'intérieur de cet organe, tandis que les branches de la veine porte (*dernières divisions de la v. porte*) parviennent de la partie concave du foie à l'intérieur de cet organe. Ensuite le tronc de la veine cave sort [du foie] à la face convexe du foie et se divise en deux parties, une partie ascendante et une

1) „Parfois ce résidu *(la bile noire)* cause .... un appétit très violent". (Gal. In Hippocr. de humor. lib. comment. II c. 27; o. c. T. XVI p. 300).

„La bile noire est, en effet, astringente, âcre ...., nous trouverons non seulement que la bile noire n'est pas nuisible, mais qu'elle aide même à l'action de l'estomac. Car elle le reserre, le contracte sur lui-même et le contraint à se mouler exactement sur les aliments et à les retenir jusqu'à ce qu'ils soient suffisamment cuits". (Gal. De usu part. Lib. V c. 4; o. c. T. III p. 361; Daremberg I 349).

2) جداول العروق .

3) „Je vous rappellerai donc d'abord les veines qui aboutissent aux organes du ventre (τῶν εἰς τὰ [Oribase; Galien (ed. Kühn) a τῶν ἑπτὰ] κατὰ τὴν γαστέρα καθηκουσῶν) et qui ont une seule origine (μίαν ἀρχήν [Galien]; ἀρχήν [Oribase]) sur la partie du foie qu'on appelle *portes*; en effet, une grande veine, qui naît à cet endroit *(v. porte)*, s'étend obliquement vers les parties inférieures et vers d'autres encore de l'animal, à peu près dans la région médiane du prolongement (ἔκφυσις, c'est-à-dire de *l'estomac*) [appelé par Hérophile (Gal.)] *long de douze doigts* (δωδεκαδάκτυλος, *duodénum*). [Il appelle ainsi le commencement de l'intestin, avant qu'il commence à faire des circonvolutions (Gal.)]. A ce prolongement la veine donne un petit rameau qui se voit seul chez quelques individus, tandis que le plus souvent il est accompagné d'autres veines, fines comme des cheveux, qui vont à ce prolongement et au [pancréas que quelques-uns appellent (Gal.)] callicréas *(br. pancréatico-duodénales)*: c'est une glande placée au-dessous des artères et des veines qui se ramifient dans cette région. Une autre petite veine, qui remonte vers le pylore *(v. pylorique)*, se distribue sur la partie de l'estomac qui entoure et qui précède cette ouverture. La première branche considérable de la veine située aux portes est celle qui va à la partie concave de l'estomac *(v. gastrique [coronaire stomachique de l'homme])*, [et qui (Oribase); Galien a: la deuxième est celle qui va à la rate *(v. splénique)* .....
.... Celle qui va à la partie concave de l'estomac) s'implante (ἐμφύεται [Oribase]; ἐκφύεται [Gal.]) près du pylore [ainsi s'appelle l'extrémité inférieure de l'estomac, située à droite près du foie, car dans ces animaux *(singes)* l'estomac a une position assez oblique (Gal.)]; mais cette veine ne se ramifie pas sur toute la partie concave de l'estomac (οὔκετι εἰς ἅπαν τὸ σιμὸν αὐτῆς [Oribase]; οὐκ ἔτ' εἴσω παρ' αὐτῆς τὸ σιμόν [Galien]), [car d'autres veines, produites par celle qui se rend à la rate, forment un réseau sur toute la partie gauche ...... (Gal.)]. En effet, cette veine (La veine qui se rend à la rate [Oribase]) fournit au pancréas, sur son passage, de nombreuses petites veines, fines comme des cheveux; ensuite, lorsqu'elle est déjà arrivée près de la rate, elle envoie une branche considérable à la partie concave de l'estomac. La partie de la veine qui parvient à la rate est placée à peu près au milieu de cet organe; là, elle se bifurque (διχῇ σχιζόμενον [Oribase]; διασχιζόμενον [Galien]) et s'avance au-dessous de toute la surface concave du viscère sans y adhérer, en y implantant plusieurs rameaux en guise de racines. Cependant elle ne se ramifie pas complètement dans cet endroit; au contraire, chacune de ses deux extrémités est assez considérable. L'une se porte de la tête de la rate à la partie convexe de l'estomac, et l'autre de l'extrémité inférieure de ce viscère au côté gauche de l'épiploon *(v. gastro-épiploïque gauche)* [........ (Gal.)]. Outre les veines nommées il y a une troisième qui se détache de la grande veine ...... et forme un réseau sur le dernier mésentère appartenant aux gros intestins jusqu'à l'anus *(v. mésentérique inf.)*. [De même il y a encore une autre veine située du côté droit. Elle se détache de la grande veine près du pylore et monte à la partie convexe de l'estomac; ses branches vont à l'épiploon du côté droit *(v. gastro-épiploïque droite)*, ayant une position tout opposée à celle de la veine dont j'ai dit un peu plus haut qu'elle se rend de l'extrémité inférieure de la rate à l'épiploon. Outre cette veine il y en a encore une autre, située du côté droit ...... laquelle se distribue au mésentère appartenant au colon *(v. coliques)* (Gal.)]. Tout ce qui reste de la veine laquelle, disions-nous, prend son origine aux portes, arrive au milieu des deux mésentères, et ce reste a un très grand nombre de veines; elle se divise d'abord sur le jéjunum et ensuite sur l'intestin grêle tout entier; la dernière partie forme des

partie descendante. La partie ascendante (*partie thoracique de la v. cave inf. chez les animaux*) entre dans le diaphragme, qu'elle traverse, laissant deux veines qui s'y distribuent (*v. diaphragmatiques*) et lui amènent la nourriture. Ensuite elle passe en face de l'enveloppe du cœur et lui envoie plusieurs [1]) branches fines comme des cheveux, qui s'y ramifient et la nourrissent (*v. péricardiques*) [2]); puis elle se divise en deux parties dont l'une, qui est grande, se rend au cœur et y entre près de l'oreillette droite. Cette veine est la plus grande des veines du cœur; elle est plus grande que les autres veines, parce que les autres veines servent à aspirer l'air, tandis que celle-ci sert à nourrir; la nourriture étant plus épaisse que l'air, il est nécessaire que son canal soit plus large et son volume plus grand. Dès que cette veine est entrée dans le cœur, il a été créé pour elle trois membranes qui se ferment de dehors en dedans [3]) (*valvule tricuspide de l'orifice auriculo-ventriculaire droit considéré comme celui de la veine cave.* Conf. Note H), afin que le cœur, en s'étendant (se dilatant) [4]) attirât par elles la nourriture, et qu'ensuite la nourriture ne retournât pas quand le cœur se dilate [5]) (*lisez* se contracte). Les membranes de cette veine sont les plus dures des membranes [6]).

Cette veine envoie, en face du cœur, trois veines dont l'une se rend [7]) de là au poumon; elle naît à l'origine des artères (*art. aorte et art. veineuse* [*v. pulmonaire*]), près de l'artère gauche (*v. pulmonaire?*), et, changeant de direction dans la cavité droite, elle se rend au poumon [8]). Elle a été créée formée de deux tuniques, comme les artères, et pour cette raison elle s'appelle *la veine artérieuse* (*art.*

réseaux sur le caecum et sur une petite partie du colon [laquelle est réunie au caecum (*v. mésentérique sup.*) . . . . . . Je vous rappellerai encore que les extrémités des veines qui forment un réseau sur la partie convexe de l'estomac, veines qui sont au nombre de deux, comme j'ai dit un peu plus haut, s'unissent l'une à l'autre, et que chacune de ces veines . . . . . . entoure la partie convexe de l'estomac (*anastomose des v. gastro-épiploïques dr. et gauches*) (Gal.)]". (Gal. De ven. et art. dissect. c. 1; o. c. T. II p. 780; Oribase III 506).

1) Ms. كبيرة . Texte imprimé كثيرة .

2) „L'aliment est amené à ces portes [du foie] par les veines qui aboutissent à l'estomac et aux intestins; [c'est pour cette raison que les anciens semblent avoir appelé ainsi cet endroit (Gal.)]; partant de cet endroit il pénètre dans le foie entier à travers les veines qui se ramifient dans les lobes de cet organe. De là, il est reçu de nouveau dans d'autres veines placées à la surface convexe du foie (*v. hépatiques*) et provenant d'une autre veine très considérable qu'on nomme, pour cette raison même, [veine] cave (κοίλην). De cette veine proviennent aussi celles qui amènent le sang dans tout le corps; en effet, sortant du foie des deux côtés (ἐκατέρως [Gal.], ἐκατέρα [Oribase]) elle remonte d'une part par le diaphragme au cœur (*partie thoracique de la v. cave inf.*), d'autre part elle se courbe en bas vers la colonne vertébrale (*partie de la v. cave inf. située au-dessous du foie*) [. . . . . . (Gal.)]. Les veines qui prennent leur origine de la partie ascendante sont les suivantes: la première paire se rend au diaphragme même (*v. diaphragmatiques*); ensuite viennent des veines nombreuses, de l'épaisseur d'un cheveu, qui se rendent aux membranes qui séparent le thorax (*v. médiastines*) et à la tunique nommée péricarde [τὸν περικάρδιον χιτῶνα] (*v. péricardiques*)". (Gal. De ven. et art. dissect. c. 1, 2; o. c. T. II p. 785; Oribase III 508).

3) خارج الى [texte imprimé ومن] من [داخل الى خارج ومن] اغشية ثلاثة مسفقها داخل . Le ms. de Leyde et le texte imprimé à Būlāq ont مسفقها , mais l'édition romaine a مسفقها ; chez Ibn al-Habal se trouve مصفقها . La traduction de Gérard de Crémone a:

quorum fissurae (مشققها) et en marge: *partitiones vel rami*. Plempius dit: tres membranae foris intro spectantes. Les trois membranes sont les trois segments de la valvule tricuspide.

4) عند تمدده . Conf. la description de Galien. Note H.

5) عند الانبساط .

6) „A la veine qui amène le sang (*v. cave*) se trouvent aussi trois membranes tournées de dehors en dedans (*valvule tricuspide de l'orifice auriculo-ventriculaire droit considéré comme celui de la veine cave. Conf. Note H.*), mais dépassant beaucoup les précédentes par l'épaisseur, la force et la grandeur". (Gal. De usu part. Lib. VI c. 14; o. c. T. III p. 477; Daremberg I 431).

„Il y a pour toutes [les valvules] une utilité commune, qui consiste à s'opposer au retour des matières et pour chacune [des deux catégories] une utilité spéciale. Celles qui font sortir les matières du cœur (*valv. de l'aorte et de l'art. pulmonaire*) les empêchent d'y rentrer; celles qui les y introduisent (*valv. auriculo-ventriculaires*) les empêchent d'en sortir". (Gal. Ibid. c. 11; o. c. T. III p. 460; Daremberg I 417).

7) Ms. عروقا ثلاثة عرق يصير . Texte imprimé عروقا ثلاثة تصير .

8) في التجويف (texte impr. نابتا ثابتا) عند منبت الشرايين بقرب الايسر منعطفا في التجويف الايمن الى الرئة .

pulmonaire) [1]). La première utilité de cette disposition, c'est que le sang qui en transsude est extrêmement subtil, ressemblant à la substance du poumon [2]), puisque ce sang qui vient de quitter le cœur n'y est pas devenu si mûr que le sang qui se jette dans l'artère veineuse *(v. pulmonaire)*. La seconde utilité, c'est que le sang devient parfaitement mûr dans cette veine. La deuxième de ces trois veines entoure le cœur et se répand ensuite dans l'intérieur de cet organe pour le nourrir *(v. coronaire)*, à l'endroit où la veine cave est sur le point de pénétrer dans l'oreillette droite pour entrer dans le cœur [3]). La troisième veine, spécialement chez l'homme, s'incline vers le côté gauche, ensuite elle se dirige vers la cinquième des vertèbres de la poitrine, s'y appuie et se distribue dans [les espaces entre] les huit côtes inférieures et dans les muscles et les autres parties [4]) voisines *(v. azygos)* [5]).

Quand la partie de la veine cave qui continue son chemin après avoir produit les trois branches [dont nous venons de parler] a dépassé, en montant, la région du cœur, il s'en détache des veines de l'épaisseur d'un cheveu dans la partie supérieure des membranes qui séparent le thorax, dans la partie supérieure de l'enveloppe [du cœur] et dans la chair molle appelée *mûre* [6]) [*thymus*] *(v. médiastines, péricardiques et thymiques)* [7]).

Ensuite il s'en détache près de la clavicule deux branches qui se rendent à la région de la clavicule dans une direction oblique; plus elles s'avancent, plus elles s'éloignent l'une de l'autre *(troncs brachiocéphaliques)* [8]). Chacune de ces branches devient deux branches; de chaque côté l'une d'elles descend le long du bord du sternum, à droite et à gauche, jusqu'à ce qu'elle atteigne l'appendice xiphoïde *(v. mammaires int.)*. Pendant leur trajet elles produisent des branches qui se distribuent dans les muscles intercostaux *(v. intercostales)* et leurs bouches rencontrent celles der veines qui s'y distribuent. Une partie de ces veines sort [du thorax pour se rendre] aux muscles externes de la poitrine. Quand ces veines ont atteint l'appendice xiphoïde, une partie d'elles se rend aux muscles entassés [9]) qui meuvent l'omoplate et s'y ramifient [10]); une autre partie descend sous les muscles droits [abdominaux] et leurs rameaux s'y ramifient. Les extrémités de ces veines s'unissent aux branches ascendantes *(v. épi-*

1) „Les veines qui naissent de la partie ascendante de la veine cave sont . . . .
Après ces veines (v. *péricardiques*) une veine assez considérable se rend à l'oreillette
droite du cœur, de cette oreillette à la cavité (*ventricule*) droite du cœur, et de cette
cavité au poumon, ayant [alors] la même tunique que les artères (*veine artérieuse* [*art.
pulmonaire*])". (Gal. De ven. et art. dissect. c. 2; o. c. T. II p. 786; Oribase III 509).

D'après cette description la veine artérieuse (*art. pulmonaire*) est une branche de la
veine cave laquelle change dans le cœur la tunique d'une veine en celle d'une artère.
(Conf. Note I).

„La grande veine (v. *cave*) est suspendue à la plus grande cavité qui est située au-
dessus et à droite; ensuite, après avoir traversé la cavité du milieu, elle redevient veine,
comme si la cavité était une partie de la veine dans laquelle le sang se rassemble . . . .
La veine passe par le cœur . . . ." (Aristot. Hist. animal. Lib. III c. 3 § 33; ed. Aubert
u. Wimmer T. I p. 320).

2) „En effet, chaque partie est nourrie d'aliments analogues à sa nature . . . . . . Or, la
substance du poumon est légère, lâche . . . . . .; elle a besoin . . . . . . d'un sang vaporeux,
subtil et pur . . . . . . Dans le poumon, comme la tunique du vaisseau est épaisse et serrée,
elle ne laisse échapper que la partie la plus subtile du sang". (Gal. De usu part. Lib.
VI c. 10; o. c. T. III p. 450; Daremberg I 411).

3) „. . . . . . avant que la veine cave pénètre dans la cavité droite, un rameau (v. *coronaire*) assez fort pour nourrir le cœur, s'en détache, et s'enroulant extérieurement autour
de la tête (*base*) de ce viscère, se distribue dans toutes ses parties". (Gal. Ibid. Lib. VI
c. 17; o. c. T. III p. 499; Daremberg I 446).

La veine coronaire s'ouvre dans l'oreillette droite qui pour Galien fait partie de la
veine cave. V. Note H.

4) Ms. اجسام. Texte imprimé اجرام.

5) „. . . . . chez la plupart des animaux une veine se rend aux parties gauches du
thorax, en se plaçant sur la cinquième vertèbre dorsale, mais chez les singes cette veine
est située dans les parties droites, un peu au-dessus de l'oreillette du cœur, et descend
de même le long de la colonne vertébrale, se distribuant dans tout le thorax, à l'exception des deux, parfois des trois, premiers espaces intercostaux (v. *azygos*)". (Gal. De ven.
et art. dissect. c. 2; o. c. T. II p. 787).

„Cette partie [inférieure du thorax] est nourrie par une seule veine impaire (ὑπὸ μιᾶς
ἀζύγου φλεβός; v. *azygos*) qui chez quelques animaux naît au-dessus du cœur, chez d'autres,
comme aussi chez les hommes, à l'endroit où la veine cave touche l'oreillette du cœur . . . .
Cette veine se distribue dans les parties inférieures du thorax aux huit côtes des deux
côtés jusqu'au diaphragme". (Gal. in Hippocr. de acutorum morb. victu librum commentarius II c. 10; o. c. T. XV p. 529).

6) توثة (*tūtha*).

7) „Après avoir dépassé le cœur, la veine cave, en remontant vers les fossettes jugulaires
(σφαγάς) [. . . . . (Gal.)], envoie d'autres petites veines, [les unes (Gal.)] de l'épaisseur
d'un fil d'araignée, [les autres de l'epaisseur d'un cheveu (Gal.)], aux membranes qui séparent la poitrine (v. *médiastines*) et à l'organe appelé *thymus* (v. *thymiques*)". (Gal.
De ven. et art. dissect. c. 2; o. c. T. II p. 787; Oribase III 509).

8) „Quand elle (*la v. cave*) est déjà arrivée près des fossettes jugulaires, elle se bifurque et [chacune des deux branches (*troncs brachio-céphaliques*), en déviant latéralement dans une direction oblique, s'éloigne un peu de la région médiane (Gal.)] (Oribase
a: remonte vers chacune des deux clavicules)". (Gal. Ibid.; Oribase p. 509, 510).

9) المتزاكمة [ms. العضل] الى.

10) Je ne sais pas quelles veines l'auteur a en vue. Galien parle de rameaux pour les
mamelles. (V. la note suivante).

gastrique inf.) de la veine du sacrum (*v. iliaque ext.*) dont nous parlerons [1]).

Quant au reste de chacun de ces deux troncs, car c'est une paire, chacun d'eux (*c'est-à-dire le tronc brachio-céphalique droit et gauche*) produit cinq branches: l'une d'elles se distribue dans la poitrine et nourrit les quatre côtes supérieures (*v. intercostale sup.*); une autre nourrit la région des omoplates (*v. sus-scapulaire?*); une troisième s'étend aux muscles profonds du cou pour les nourrir (*v. cervicale profonde?*); une quatrième pénètre dans les trous des six vertèbres cervicales supérieures et se porte de là à la tête (*v. vertébrale*), et une branche considérable, la plus grande, se rend à l'aisselle, des deux côtés (*v. sous-clavière*), et se divise en quatre rameaux. Le premier se distribue dans les muscles situés sur le sternum, qui sont du nombre de ceux qui meuvent l'articulation de l'épaule (*v. thoracique*); le deuxième se distribue dans la chair molle (*glandes axillaires*) et les membranes qui se trouvent dans l'aisselle; le troisième descend le long du côté de la poitrine à la paroi du ventre (*v. thoracique longue*); le quatrième, qui est le plus grand, se divise en trois parties dont l'une se distribue dans les muscles situés à la surface concave de l'omoplate (*v. scapulaire post.*); l'autre dans le grand muscle situé dans l'aisselle (*m. grand dentelé?*) et la troisième, qui est la plus grande, passe le long du bras à la main et s'appelle la veine de l'aisselle [2]).

Ce qui reste de la première division, — dont chacune des deux parties s'est divisée en branches nombreuses, — remonte au cou, mais avant d'y pénétrer, il se divise en deux branches dont l'une est la veine jugulaire externe [3]) et l'autre la veine jugulaire profonde (*interne*) [4]).

La veine jugulaire externe, en remontant de la clavicule, se divise en deux branches dont l'une, aussitôt qu'elle s'est détachée, s'étend d'abord en avant et vers le côté; l'autre s'étend d'abord en avant et en bas, ensuite elle remonte, s'élève superficiellement de la clavicule et entoure la clavicule, ensuite elle remonte et s'élève à l'extérieur du cou, jusqu'à ce qu'elle rencontre la première branche avec laquelle elle se réunit. De ces deux branches naît la veine jugulaire externe connue. Avant que la seconde branche se réunisse à la première il s'en détache deux parties (*lises* paires) [5]); l'une d'elles s'étend transversalement et ensuite les deux parties [de cette paire] se rencontrent au lieu de rencontre des clavicules à l'endroit creux (*fossette sus-sternale*).

1) „Au milieu des deux branches qui proviennent de la bifurcation de la veine cave
(*troncs brachio-céphaliques*), la veine qui se rend au côté droit du sternum naît de ce
côté même, tandis que l'autre prend son origine au côté gauche *(v. mammaires int.)*.
Situées sous le sternum, ces veines traversent toute la poitrine [jusqu'à la racine (μέχρι
τῆς ῥίζης ἑξῆς) du cartilage nommé xiphoïde (Gal.)] (Oribase a : jusqu'au cartilage xiphoïde)
et envoient dans chaque espace intercostal un petit rameau [avec lequel elles se mêlent
aux extrémités de la veine située dans les espaces intercostaux. Une partie de ces veines
sort de la poitrine pour se rendre aux muscles sous-jacents *(extérieurs?)*. Celles qui remontent le long du cartilage xiphoïde (Gal.)] (Oribase a : puis en sortant de la poitrine elles
remontent et) donnent des rameaux aux mamelles; le reste de ces veines descend, adhérant à la face intérieure des muscles droits [abdominaux] (αὗται δὲ αἱ παρὰ τὸν ξιφοειδῆ
χόνδρον ἀνίσχουσαι τοῖς τιτθοῖς ἀπονεμήσεις δοῦσαι τῷ λοιπῷ φέρονται κάτω τοῖς ὀρθίοις ὑπο-
φυόμεναι μυσί. Oribase a : κἄπειτα διεκπίπτουσαι ἔξω τοῦ θώρακος ἀνίσχουσι καὶ τοῖς τιτθοῖς
etc.) [auxquels elles envoient un rameau. Sous ces muscles une assez grande partie de
ces veines se réunit aux extrémités d'autres veines qui remontent d'en bas *(v. épigastrique
inf.)* et que nous mentionnerons, lorsque nous parlerons des veines situées près de l'os
nommé *large (sacrum)* (Gal.)]". (Gal. De ven. et art. dissect. c. 5; o. c. T. II p. 796;
Oribase III 514).

2) الأبطى *(al-ibṭī)*. Dans le chapitre de la saignée (Can. Livre I, Fen 4, Traité 5,
chap. 20) Avicenne énumère cette veine parmi celles, sur lesquelles on pratique la saignée:
„ . . . . et celle qui porte spécialement le nom de *veine de l'aisselle* (الابطى,
al-ibṭī), et c'est une branche de la veine basilique . . . . ."
„La veine basilique située au côté interne, nommée aussi la veine de l'aisselle (الابطى,
al-ibṭī) et qu'on appelle vulgairement la veine du ventre". (Abulcasis, De chirurgia Lib. II
c. 95; ed. Channing p. 460).

„Après ces vaisseaux, une autre paire de grandes veines [qui se ramifient (Gal.)] nourrit
les espaces intercostaux supérieurs du thorax *(v. intercostales sup.)*, les endroits voisins
des omoplates *(v. sus-scapulaires?)* et quelques-uns des muscles de la région profonde
du cou *(v. cervicale prof.?)* De ces veines (*troncs brachio-céphaliques*) proviennent aussi
celles qui remontent jusqu'à la tête, le long des [six (Gal.)] vertèbres cervicales, entrant
dans leurs trous *(v. vertébrale)*. Tout ce qui reste de ces troncs, [ce qui en est la plus
grande partie (ὅσον πλεῖστόν ἐστιν) (Gal.)] s'étend vers les aisselles *(v. sous-clavières)* . . . .
De chacun de ces troncs une petite veine se distribue aux muscles allant du sternum à
l'épaule *(v. thoracique)*; une seconde veine très petite se distribue [aux corps glanduleux
et membraneux situés (Gal.)] dans l'aisselle; une troisième veine considérable *(v. thoracique longue)* descend à travers les mêmes parties, [chacune (Gal.)] étendue de haut en bas
le long [du côté du thorax qui leur correspond (τῇ παρ' αὐτῶν πλευρᾷ) (Gal.)] (Oribase a :
de chaque côté du thorax) jusqu'aux hypocondres et placée sous la peau conjointement
avec un nerf mince *(n. thoracique post. long.)*. Après ces veines la quatrième veine naît
de celle qui se rend au membre supérieur à travers l'aisselle, et se distribue dans les
muscles placés à la surface concave de l'omoplate *(v. scapulaire post.)* [et dans le plus
grand muscle de l'aisselle même *(m. grand dentelé?)* (Gal.)]. Le reste de cette veine se
ramifie sur le membre supérieur entier". (Gal. De ven. et art. dissect. c. 2, 3; o. c. T.
II. p. 787; Oribase III 510).

3) الوداج الظاهر *(al-widādj al-ẓāhir)*.

4) الوداج الغائر *(al-widādj al-ghā'ir)*.

5) Je lis par conjecture زوجان au lieu de جزأان.

630

La seconde [paire] passe obliquement à la région extérieure du cou, et les deux parties ne se rencontrent plus après. De ces deux paires se détachent des branches fines comme un fil d'araignée, qui échappent à la vue. Mais parmi les branches qui se détachent de cette seconde paire il y a particulièrement trois veines qui sont visibles et qui ont un certain volume, le reste n'étant pas visible. L'une de ces veines s'étend sur l'épaule, elle s'appelle la veine de l'épaule [1]) (*partie supérieure de la veine céphalique*) et produit la veine céphalique [2]). Deux autres branches, situées des deux côtés de cette veine de l'épaule, l'accompagnent ensemble à la tête de l'omoplate (*acromion*), mais l'une d'elles s'arrête là, ne va pas plus loin, mais se distribue à cet endroit; l'autre branche, située plus en avant, allant plus loin, arrive à la tête de l'humérus et se distribue à cet endroit [3]). La veine de l'épaule dépasse les deux branches et se rend à l'extrémité du membre supérieur [4]). La veine jugulaire externe, après la réunion des deux parties, se divise en deux portions, dont l'une pénètre dans l'intérieur (*v. faciale post.*) et se divise en petites branches qui se distribuent dans la mâchoire supérieure, et en branches beaucoup plus grandes qui se distribuent dans la mâchoire inférieure (*v. maxillaire int.*); des portions des deux catégories de branches se distribuent autour de la langue (*v. linguales*) et dans les parties extérieures des muscles situés à cet endroit. L'autre portion passe superficiellement et se distribue dans les régions voisines de la tête et des oreilles (*v. temporales, auriculaires, occipitales*).

La veine jugulaire profonde (*interne*) accompagne l'œsophage, remonte avec lui en ligne droite et produit pendant son trajet des branches qui se réunissent aux branches qui viennent de la veine jugulaire externe, et toutes se distribuent dans l'œsophage, le larynx et toutes les parties profondes des muscles. La fin de cette veine parvient à l'extrémité de la suture lambdoïde; à cet endroit il s'en détache des branches qui se distribuent dans les parties situées entre la première et la deuxième vertèbre, et une veine fine comme un cheveu s'étend au voisinage de l'articulation entre la tête et le cou. Il se détache encore de cette veine des branches qui se rendent à la membrane qui couvre le crâne (*périoste?*), parviennent au lieu de rencontre des deux os du crâne [5]) et s'enfoncent là dans le crâne. Ce qui reste de la veine, après qu'elle a envoyé ces branches, pénètre dans la cavité du crâne par l'extrémité de la suture lambdoïde (*trou déchiré post.*), et il s'en distribue des branches dans les deux mem-

1) الكتفى (*al-katifī*; ὠμιαία).

„Cette veine superficielle qu'on appelle *veine de l'épaule* (ὠμιαία)........ passant le long du bord intérieur du muscle deltoïde, arrive à l'extrémité de ce muscle et descend de là le long du côté extérieur du bras....." (Gal. De anat. administr. Lib. III c. 5; o. c. T. II p. 373).

2) القيفال (*al-qīfāl*). V. Note K. „Elle est nommée vulgairement la veine de la tête". (Abulcasis, De chirurgia Lib. II c. 95; ed. Channing p. 460).

3) „A l'endroit où les clavicules sont situées sur les branches de la veine cave, il se trouve au-dessous d'elles [une racine de veine très considérable (ῥίζα μεγίστη φλεβός) (Oribase)] (Galien a: des racines d'une veine très considérable [ῥίζαι μεγίστης φλεβός], une de chaque côté); remontant immédiatement, elle se bifurque et forme deux grandes veines dont l'une traverse les parties profondes du cou pour aller à la région postérieure et inférieure, tandis que l'autre se dirige d'abord un peu en avant et en bas, puis remonte et entoure la clavicule à l'extérieur pour rejoindre la veine précédente; du mélange de ces deux veines naît la veine jugulaire superficielle, une de chaque côté....... La veine dont j'ai dit qu'elle entoure la clavicule produit quelques branches fines comme un fil d'araignée, qui ne sont pas visibles dans tous [les individus] (ἐπὶ πάντων)...... et quelques veines de l'épaisseur d'un cheveu, qui sont visibles....... Il y a là deux paires de ces veines; l'une des paires se dirige transversalement, et les deux veines de cette paire se réunissent au creux jugulaire *(fossette sus-sternale)*; les veines de l'autre paire ne se réunissent pas, car elles dévient obliquement vers la région extérieure du cou........ En fait de veines qu'on voit manifestement, il y en a toujours trois tirant leur origine de celle qui s'enroule autour de la clavicule: une qui est assez considérable........; on la nomme *veine de l'épaule* (ὠμιαία; *v. céphalique*), parce qu'elle s'étend sur l'épaule en s'éloignant peu à peu obliquement de la clavicule, et deux autres, ayant des racines plus petites, de chaque côté de la veine de l'épaule. Celle qui a la racine plus élevée monte jusqu'à la région de l'acromion et se distribue dans les parties voisines *(v. scapulaire [transversa scapulae]?)*, tandis que la veine plus basse, traversant plutôt la région profonde...... arrive jusqu'à la tête de l'humérus". (Gal. De ven. et art. dissect. c. 6; o. c. T. II p. 798; Oribase III 516 (abrégé).

4) ‏وامّا الكتفى فيبجاوزهما جميعا الى آخر اليد هذا.

5) جماجمتى القحف (*djumdjumatay al-qiḥf*). جمجمة (*djumdjuma*) est *crâne* et *os du crâne*. Il s'agit probablement des deux os pariétaux qui se rencontrent à la suture sagittale. La traduction de Gérard de Crémone a: duo semigranea, en marge: ossa cranei; celle de Plempius a: duo calvae ossa.

branes du cerveau pour les nourrir et pour réunir la membrane dure *(dure-mère)* aux parties situées autour et au-dessus d'elle; ensuite la veine sort pour nourrir la membrane qui couvre le crâne, puis elle descend de la membrane mince *(pie-mère)* au cerveau et s'y distribue de la même manière que les artères [1]). Une duplicature de l'épaisse membrane *(sinus de la dure-mère)* enveloppe [2]) toutes ces veines et les conduit à l'endroit spacieux, c'est-à-dire l'endroit vide [3]) vers lequel le sang coule, dans lequel il se rassemble et d'où il se répand ensuite dans l'espace entre les deux replis; cet endroit s'appelle pressoir [4]) *(pressoir d'Hérophile)*. Quand ces branches se sont rapprochées du ventricule moyen du cerveau, il est nécessaire qu'elles deviennent de grandes veines *(veines de Galien)* qui absorbent [le sang] du pressoir et des conduits qui en proviennent. Ensuite ces veines s'étendent du ventricule moyen aux deux ventricules antérieurs *(latéraux)*, rencontrent les artères qui remontent à cet endroit et tissent la membrane nommée réseau (plexus) chorioïde [5]).

1) „La plupart des branches des veines jugulaires superficielles sont petites et se distribuent surtout aux parties (μέρεσι [Oribase]; μυσί [Gal.]) situées au-dessous de la peau .... Après la bifurcation cependant, des branches considérables, en remontant (ἄνω φερόμεναι ἀξιόλογοι [Oribase]; Galien a ἄνω φερομένας ὧν ἀξιόλογοι τῶν φλεβῶν τούτων εἰσὶν αἱ ἀποφύσεις καθ' ἃς) se distribuent sur toute la face, sur la région qui environne les oreilles et sur la tête. En effet, chacune de ces veines se divisant en deux parties, l'une d'elles se distribue sous forme de grands vaisseaux sur toute la région de la mâchoire inférieure et sous forme d'autres petits vaisseaux sur celle de la mâchoire supérieure. L'autre branche se distribue sur la région qui entoure les oreilles et sur la tête. Les extrémités de toutes ces veines communiquent entre elles [....... La veine qui de l'intérieur se distribue aux parties situées autour de la mâchoire inférieure communique à plusieurs endroits avec les branches de la jugulaire profonde. Ces branches envoient un grand nombre de rameaux (Gal.)] (Oribase a: le reste de la jugulaire profonde se distribue) au larynx, à l'œsophage et aux parties des muscles situées dans la région profonde du cou. [...... (Gal.)]. La langue reçoit aussi des veines considérables issues des jugulaires profondes. [...... (Gal.)]. Tout le reste des jugulaires profondes, remontant vers le cerveau, entre dans le crâne par l'extrémité de la suture lambdoïde (trou déchiré post.). [Avant d'y entrer la veine envoie un petit rameau à l'endroit entre la première et la deuxième vertèbre et un autre rameau, fin comme un cheveu, entre la première vertèbre et la tête (Gal.)] (Oribase a: Après y être entré, ce vaisseau se distribue dans le cerveau lui-même et dans les deux méninges)". (Gal. De ven. et art. dissect. c. 7; o. c. T. II p. 804; Oribase III 518).

2) يشملها . Le ms. a يشتّها .

3) الفضاء .

4) معصرة (maʿṣara).

„...... la nature, ayant créé pour le passage du sang dans la méninge épaisse (dure-mère) un grand nombre de routes (sinus) [παμπόλλας κατὰ τὴν ἐν τῇ παχείᾳ μήνιγγι δίοδον τοῦ αἵματος ὀπὰς ποιησαμένη], en fit sortir des veines, les unes petites, les autres grandes, dirigées soit en haut vers le diploé du crâne et vers la membrane péricranienne avoisinante, soit en bas vers la méninge mince (pie-mère) sous-jacente. Ces veines ont été créées, non en vue d'une seule utilité, mais à la fois pour nourrir......, et pour servir à rattacher tous les corps voisins avec la méninge épaisse. Les replis de la méninge épaisse qui amènent le sang se réunissent au sommet de la tête (chez les animaux) dans un endroit vide, comme dans un réservoir, et que pour cette raison Hérophile appelle ordinairement ληνόν (réservoir, pressoir). De là, comme d'une acropole (οἷον ἐξ ἀκροπόλεώς τινος) elles envoient des canaux à toutes les parties inférieures". (Gal. De usu part. Lib. IX c. 6; o. c. T. III p. 708; Daremberg I 581).

„...... vous chercherez à pousser en haut le scalpel jusqu'au sommet de la tête, où se réunissent les deux veines, endroit qu'Hérophile appelle ληνόν. L'endroit auquel Hérophile a donné ce nom est situé plutôt profondément, mais il y a encore une autre réunion superficielle de petites veines placées au-dessus du pressoir et située également dans la membrane épaisse". (Gal. De anat. administr. Lib. IX c. 1; o. c. T. II p. 712).

Pour le mot ληνός v. Hyrtl, Onomatol. anat. Wien 1880 p. 552: Torcular Herophili.

5) الشبكة المشيميّة (al-shabakat al-mashīmiyya).

„Ensuite lorsqu'en avançant, ce conduit (sinus droit) s'est rapproché déjà du ventricule moyen, et devait engendrer de grandes veines (v. de Galien) destinées à se distribuer dans les plexus chorioïdes (τὰ χοριοειδῆ πλέγματα), la nature ...... lui a créé une glande (gl. pinéale) pour soutien ...... De cette façon, les veines qui se divisent autour de la glande se rendent par le ventricule moyen aux ventricules antérieurs (latéraux), s'entrelaçant à cet endroit avec les artères qui remontent, et composant les plexus chorioïdes". (Gal. De usu part. Lib. IX c. 7; o. c. T. III p. 709; Daremberg I 582).

Des veines du membre supérieur.

La veine de l'épaule, c'est-à-dire la veine céphalique, produit d'abord [1]), lorsqu'elle se trouve en face de l'humérus, des branches qui se distribuent dans la peau et les parties superficielles du bras. Ensuite elle se divise près de l'articulation du coude en trois branches, dont l'une est la corde de l'avant-bras [2]) qui s'étend le long du côté extérieur du radius, se dirige [3]) ensuite en dehors s'inclinant vers la partie convexe *(dorsale)* du cubitus et se distribue dans la partie inférieure de la région externe du carpe *(v. céphalique du pouce)*. La deuxième branche *(v. médiane céphalique)* se rend au pli du coude à la surface de l'avant-bras et se réunit à une branche de la veine de l'aisselle *(v. médiane basilique)*; de ces deux branches naît la veine noire [4]) *(v. médiane)*. La troisième branche pénètre dans la profondeur et y communique avec une branche qui vient aussi de la veine de l'aisselle.

Dès que la veine de l'aisselle [5]) produit des branches, elle en envoie qui s'enfoncent dans le bras [6]), se distribuent dans les muscles situés à cet endroit et y disparaissent, à l'exception d'une des branches qui parvient à l'avant-bras. Lorsque la veine de l'aisselle s'est rapprochée de l'articulation du coude, elle se divise en deux branches dont l'une pénètre dans la profondeur, se réunit à la branche profonde de la veine céphalique et l'accompagne [7]) un petit bout; ensuite elles se séparent et l'une s'incline vers l'intérieur, jusqu'à ce qu'elle atteigne le petit doigt, l'annulaire et la moitié du doigt du milieu; une partie de cette branche s'élève et se distribue dans les parties externes de la main qui touchent l'os. La seconde des deux branches de la veine de l'aisselle se divise à l'avant-bras en quatre branches dont l'une se distribue dans les parties inférieures de l'avant-bras jusqu'au carpe. La deuxième se distribue de la même manière au-dessus de l'endroit où se divise la première; la troisième se distribue de même au milieu de l'avant-bras, et la quatrième, la plus grande, est celle qui passe superficiellement et en haut; elle envoie des branches qui se réunissent à une branche de la veine céphalique, et de ces branches naît la veine noire *(v. médiane)*. Le reste est la veine basilique [8]) qui de même [tantôt passe superficiellement?], tantôt s'enfonce et pénètre la profondeur [9]).

La veine noire *(v. médiane)* commence au côté intérieur, monte sur le radius, se dirige ensuite vers le côté extérieur et se divise en deux branches à la manière de la lettre grecque L (Λ). La partie

1) اما . Gérard de Crémone (o. c. I p. 69) الكتفى وهو النقيفال فاوّل ما يتفرّع منه
traduit inexactement: Primum autem quod ex spatulari dividitur vena est cephalica. (Hyrtl,
Arab. u. Hebr. i. d. Anat. p. 76).

2) حبل الذراع (ḥabl al-dhirāʿ).

3) Ms. يميل . Texte imprimé يمتك .

4) الاكحل (al-akḥal). V. Note K. „La veine noire ou la veine médiane (الاوسط ;
al-awsaṭ) . . . . qu'on appelle vulgairement la veine du corps". (Abulcasis, De chirurgia
Lib. II c. 95; ed. Channing p. 460).

5) „Die Beschreibung, welche Avicenna von der *Ascellaris* [الابطى ; *al-ibṭi*] giebt, ist,
wie alle seine Angaben über den Verlauf und die Verästlung der Armvenen, im höchsten
Grade confus. Er konnte unmöglich sie selbst verstanden haben. In solcher Wortfülle, in
solchen Mengen von Theilungen, kann sich kein Anatom orientiren". (Hyrtl, Arab. u.
Hebr. i. d. Anat. p. 64).

6) Ms. واّما الابطى فانّه اوّل ما يفرع يفرع شعبا تتعمّق فى العضد . Le texte
imprimé a فى العضل .

7) Ms. ياجاريه . Le texte imprimé a تجاوريه .

8) الباسليق (al-bāsilīq). V. Note K. „Elle est appelée vulgairement la veine du ventre".
(Abulcasis, De chirurgia Lib. II c. 95; ed. Channing p. 460).

9) وهو ايضا يغور ويعمق مرّة اخرى .

supérieure se rend à l'extrémité du radius, s'étend jusqu'au carpe et se ramifie derrière le pouce, dans la région entre le pouce et l'index et dans l'index. La partie inférieure se rend à l'extrémité du cubitus et se divise en trois branches dont l'une se dirige à l'endroit entre le doigt du milieu et l'index, se réunit à une branche de la veine qui de la partie supérieure parvient à l'index, pour former avec cette branche une seule veine. Il s'en détache une deuxième branche, c'est-à-dire la petite veine salutaire [1] *(v. salvatelle)*, qui se ramifie entre le doigt du milieu et l'annulaire. La troisième branche s'étend à l'annulaire et au petit doigt et toutes ces branches se distribuent dans les doigts [2].

De la veine cave descendante.

Nous avons terminé le discours sur la partie ascendante de la veine cave, et c'est la plus petite de ses parties; commençons à présent à parler de la veine cave descendante.

Nous disons donc que ce qui se détache d'abord de la partie des-

1) Ms. الأسيلم *(al-usaylim).* Le texte imprimé a الأسليم *(al-aslīm).* V. Note K.

2) „Le reste de cette veine *(v. axillaire et ses troncs d'origine)* se ramifie sur le membre supérieur entier. Elle traverse le bras de haut en bas, s'étendant le long des parties internes du grand muscle .... Tout le reste de la grande veine arrive au milieu de l'articulation du coude, conjointement avec le nerf voisin, et étend ses ramifications sur les parties intérieures des muscles de cette région jusqu'au condyle intérieur de l'humérus, et tout aussi bien à travers la région profonde sur les parties postérieures et antérieures de ces muscles. Avant de se placer sur l'articulation, la veine se divise en plusieurs branches dont la plupart sont superficielles, quoique la plus grande de toutes traverse la région profonde. Les branches superficielles n'ont ni le même volume, ni le même nombre .... Le plus souvent il y a une veine qui se détache de la grande veine, s'incline plutôt obliquement en bas et se ramifie ensuite sur les parties inférieures de l'avant-bras jusqu'au carpe; une autre, située plus haut, qui se ramifie de la même manière, et ensuite une troisième située plutôt au milieu de l'avant-bras .... En effet, ces veines du bras entier, sont au nombre de deux: celle qui se rend au bras à travers l'aisselle, et celle située près de la clavicule et qu'on appelle la veine de l'épaule (ὠμιαία). Il est nécessaire de savoir qu'il parvient toujours de chacune d'elles une assez grande branche au pli du coude, mais dont la position n'est pas toujours la même, ni le volume égal .... Ordinairement et chez la plupart des individus les branches qui se rendent, de chacune des veines, au pli du coude sont à peu près égales, et la veine née de la réunion de ces deux branches est la plus grande, de toutes les veines superficielles de l'avant-bras *(v. médiane),* tandis que le second rang sous le rapport du volume est occupé par la veine de l'épaule *(ὠμιαία; v. céphalique)* qui s'étend de l'articulation du coude le long du radius, se dirige ensuite à l'extérieur, arrive à l'extrémité convexe du cubitus près du carpe, et se distribue ensuite, de là, à la partie inférieure de la région extérieure du carpe *(partie de la veine céphalique située à l'avant-bras).* Celle qui, disais-je, est la plus grande des veines superficielles *(v. médiane)* étant engendrée par les deux veines, commence dans la région intérieure de l'avant-bras, se place d'abord sur le radius, puis elle passe à l'extérieur où elle se divise en deux rameaux, dont l'un se rend à l'extrémité du radius près du carpe, tandis que l'autre arrive à l'extrémité du cubitus .(πρὸς τὸ τοῦ πήχεως [Oribase]; πρὸ τοῦ πήχεως [Gal.]) où il touche la veine dont nous avons dit qu'elle se détache de la veine de l'épaule. Les deux veines se trouvent ordinairement de cette manière; chez quelques individus il n'en est pas ainsi, mais la branche de la veine de l'épaule augmente le volume de la veine qui vient de l'aisselle, ou la branche de celle-ci augmente au contraire la veine de l'épaule. Quant à la position, souvent l'une se cache sous le muscle, et l'autre seule est visible. Aussi, quand il s'agit de saigner, on peut voir ou les trois veines, ou seulement deux, soit égales, soit toutes inégales .... Telle est la disposition des veines superficielles; quant aux profondes .... elles naissent des deux grandes veines desquelles proviennent, disions-nous, les veines du membre supérieur entier ...... A l'endroit où, disions-nous, des branches se détachent de chaque grande veine pour se rendre au pli du coude ...... deux autres veines ...... s'enfoncent et s'entrelacent de la même manière [que les veines superficielles], puis il naît de ces veines deux autres veines d'une grandeur considérable, dont l'inférieure *(v. cubitale?)* arrive aux parties intérieures de la main, tandis que la branche la plus élevée, continuant pendant longtemps à parcourir la région moyenne profonde et touchant presque le ligament commun des os *(v. interosseuse?)* .... enveloppe de ses réseaux toutes les parties qui touchent les os. La veine dont nous avons dit qu'elle se porte aux parties intérieures de la main, arrive aux petits doigts et envahit une partie du doigt du milieu. Une autre veine, qui tire son origine des veines superficielles, étend ses réseaux sur ce qui reste du doigt du milieu et en outre aux deux grands doigts, ainsi que sur les parties du carpe et du métacarpe situées au-devant de ces doigts". (Gal. De ven. et art. dissect. c. 3, 4; o. c. T. II p. 789; Oribase (en abrégé) III 511.

cendante, dès qu'elle est sortie du foie et avant qu'elle s'appuie sur la colonne vertébrale, sont des rameaux fins comme des cheveux, qui se rendent aux enveloppes du rein droit et se distribuent dans ces enveloppes et dans les parties avoisinantes, pour les nourrir. Ensuite il s'en détache une grande veine qui parvient [1] au rein gauche, et il s'en détache aussi des veines fines comme des cheveux qui se distribuent dans l'enveloppe du rein gauche et dans les parties avoisinantes, pour les nourrir (*veines capsulaires et adipeuses*). Ensuite il se détache de la veine cave deux grandes veines, appelées les deux veines montantes [2] (*v. rénales*), qui se rendent aux reins pour purger la partie aqueuse du sang, parce que le rein attire par ces veines sa nourriture, c'est-à-dire la partie aqueuse du sang. De la veine rénale gauche se détache une veine qui arrive au testicule gauche chez les hommes et les femmes (*ovaire*), de la même manière que cela a lieu, disions-nous, pour les artères. La veine ne diffère pas en cela de l'artère, ni en ce qu'il s'en détache, après ces deux veines [rénales], deux veines qui se rendent aux testicules (*v. spermatiques*). Celle qui arrive au testicule gauche reçoit toujours un rameau (*v. anastomotique*) de la veine rénale gauche, et parfois, chez quelques individus, elle naît exclusivement de cette veine. Il arrive quelquefois, mais rarement, que la veine qui se rend au testicule droit reçoit un rameau de la veine rénale droite, mais la disposition qui se présente le plus souvent c'est qu'elle ne communique pas avec cette veine. Ce qui arrive du rein (de la v. rénale) aux testicules (*v. spermatiques; plexus pampiniformes)* contient? le canal dans lequel le sperme, après avoir été rouge, mûrit et blanchit à cause du grand nombre de détours et de circonvolutions de ses vaisseaux, et [contient?] ce qui leur arrive aussi de la colonne vertébrale [3]. La plus grande partie de cette veine disparaît dans la verge et le col de la matrice de la manière que nous avons décrite en traitant des artères. Après que les deux veines rénales et leur ramifications [4] sont nées, la veine cave s'appuie bientôt sur la colonne vertébrale et commence à des-

1) Ms. يأتنى. Texte imprimé في.

2) الطالعين (al-ṭāliʿayn). Les traductions latines de Gérard de Crémone et de Plempius ont *emulgentes*, nom employé encore aujourd'hui comme synonyme des veines rénales. Pour traduire ainsi il faut lire الحالبين (al-ḥālibayn), nom dont se sert Avicenne dans le chapitre de la vessie pour désigner les uretères, et que Gérard de Crémone traduit par *duo emunctoria*. On retrouve ce nom الطالعين (al-ṭāliʿayn) pour les veines rénales chez Avicenne dans le chapitre des reins et chez Ibn al-Habal (Choix de la médecine. Ms. Orient. de Leyde n°. 108; chap. des veines).

„Près du foie, des veines larges et courtes se détachent vers les reins, non pas qu'ils aient besoin d'aliments abondants, mais parce que ces veines...... font office de canaux attractifs (ἀνάλογόν εἰσιν στομάχοις ἑλκτικοῖς), dont les reins se servent pour attirer les superfluités séreuses". (Gal. De usu part. Lib. XVI c. 14; o. c. T. IV p. 342; Daremberg II 199).

3) Ce passage ne m'est pas clair. Le texte porte: وما يأتنى الانثيين من الكاينة وشبه
(فيه Ibn al-Habal) المجرى الّذى ينضج فيه المنى فيبيّض بعد احمراره لكثرة معاطف عروقه واستدارتها *وما يأتبيها (يأتبيهما ؟) ايضا من الصلب. Pour ces derniers mots Ibn al-Habal a (et ولما يكتنوى عليها من اللحم السخيف الغددى)
à cause de la chair glanduleuse et lâche qui les comprend).

„On voit une artère et une veine s'acheminer vers chacun des testicules, non pas en ligne droite......... mais en s'entortillant d'abord de mille manières comme des vrilles (δίκην ἑλίκων) ou des varices (κιρσῶν [Oribase]; Galien (ed. Kühn) a κισσῶν [lierre]) .... Dans ces circonvolutions nombreuses que forment les vaisseaux avant d'arriver aux testicules, on peut voir que le sang blanchit peu à peu, et finalement, lorsque le vaisseau touche déjà au testicule, la substance du sperme y apparaît manifestement". (Gal. De semine Lib. I c. 12; o. c. T. IV p. 555; Oribase, Du sperme o. c. T. III p. 41).

„Dès que cette veine [cave] est sortie du foie, avant de s'appuyer sur les lombes et pendant qu'elle est encore suspendue, elle envoie de son côté droit des branches tantôt de l'épaisseur d'un fil d'araignée, tantôt fines comme des cheveux, [tantôt plus épaisses (Gal.)], à la tunique du rein droit et aux parties qui l'environnent, et de son côté gauche une veine considérable qui se ramifie sur les parties situées dans cette région (v. *capsulaires et adipeuses*)....... Les veines qui s'insèrent sur les [cavités mêmes des (Oribase)] reins (v. *rénales*) sont les plus grandes de toutes celles qui se détachent de la veine cave. [A la suite de ces vaisseaux, des veines se rendent aux testicules (v. *spermatiques*)........ La disposition commune est qu'il se rend au testicule gauche une branche venant de la veine rénale gauche; la disposition propre (à quelques singes), c'est que tantôt la veine qui se rend au testicule a deux origines, l'une dans la veine rénale gauche, l'autre dans la veine cave, tantôt une seule origine dans la veine qui se rend à la cuisse. La veine du côté droit, se rendant au testicule droit, naît de la veine cave elle-même, mais j'ai vu une fois qu'elle aussi avait deux origines, comme cela arrive souvent pour la veine du côté gauche. Ces veines se rendent aux testicules, qu'il s'agisse d'un animal mâle ou femelle (Gal.)] (Le texte d'Oribase porte: A la suite de ces vaisseaux, des veines qu'on appelle *uretères* se rendent à la vessie; mais c'est de la veine rénale que viennent celles qui se rendent aux deux testicules, de la veine droite celle qui va au testicule droit, et de la gauche celle qui va au testicule gauche, qu'il s'agisse d'un animal mâle ou femelle)". (Gal. De ven. at art. dissect. c. 8; o. c. T. II p. 808; Oribase T. III p. 519).

4) Ms. شعنيهما (شعبيهما ؟). Texte imprimé شعبة.

cendre; près de chaque vertèbre il s'en détache des branches qui pénètrent dans les vertèbres et se distribuent dans les muscles situés près d'elles. Il s'en détache encore des veines qui se dirigent à la région des îles et aboutissent aux muscles de l'abdomen, puis des veines qui parviennent à la moelle épinière en passant par les trous des vertèbres (*v. lombaires*) [1]).

Lorsque la veine cave est parvenue au bout des vertèbres, elle se divise en deux parties *(v. iliaques)* qui s'éloignent l'une de l'autre, à droite et à gauche; chacune d'elles se dirige au devant de la cuisse. De chacune de ces parties, avant qu'elle ait atteint la cuisse [2]), se détachent dix groupes [3]) [de branches]. L'un d'eux se rend aux muscles grands psoas *(v. ilio-lombaires)*. Le deuxième est menu; ses rameaux fins comme des cheveux se rendent aux parties inférieures du péritoine. Le troisième se distribue dans les muscles situés sur le sacrum. Le quatrième se distribue dans les muscles du siège et les parties extérieures du sacrum *(v. fessières?)*. Le cinquième se rend au col de la matrice des femmes (*v. utérines*), se distribue sur le col et les parties avoisinantes et se rend aussi à la vessie (*v. vésicales*); la partie qui se rend à la vessie se divise en deux rameaux dont l'un se ramifie sur la vessie, tandis que l'autre se rend au col de la vessie (*urèthre*). Ce rameau est très grand chez les hommes, à cause de la verge, chez les femmes il est petit. [Des veines qui vont aux deux côtés de la matrice, il se détache des veines qui remontent aux mamelles, afin que par elles la matrice soit en communication [4]) avec les mamelles] [5]). Le sixième se rend aux muscles situés sur l'os pubis (*v. obturatrice*). Le septième remonte aux muscles placés sur le ventre suivant la ligne droite du corps; ces veines (*v. épigastriques inf.*) communiquent avec les extrémités des veines dont nous avons dit qu'elles descendent dans la poitrine au paroi du ventre (*v. mammaires int.*). De la racine de ces veines se détachent, chez les femmes, des veines qui se rendent à la matrice; des veines qui vont aux deux côtés de la matrice, se détachent des veines qui remontent aux mamelles, afin que par elles la matrice soit en communication avec les mamelles. Le huitième se rend aux parties honteuses des hommes aussi bien que des femmes (*v. honteuses*). Le neuvième arrive aux muscles de l'intérieur de la cuisse et s'y distribue. Le dixième groupe s'étend superficiellement de la région de l'aine [6]) à la région des îles (*v. épigastrique superficielle?*) et se réunit aux extrémités des veines qui descendent, surtout de celles qui descendent de la région des ma-

1) „Après ces vaisseaux, des veines se portent au niveau de chaque vertèbre vers la région des îles, et les extrémités de ces veines remontent aux muscles de l'abdomen, [car les muscles abdominaux sont nourris par ces veines (Gal.)] (Oribase a: pour les nourrir). [....... Il a été dit plus haut que des veines, venant de la veine cave située à cet endroit, s'insèrent sur la moelle épinière des lombes, une veine pénétrant par chaque trou *(v. lombaires)* (Gal.)]". (Gal. De ven. et art. dissect. c. 8; o. c. T. II p. 810; Oribase T. III p. 520).

2) Ms. فاخـذ . Texte imprimé كبد *(foie)*.

3) طبقات . ʿAli ibn al-ʿAbbās a عروق طوائف .

4) Ms. يشارك . Texte imprimé يشاكل .

5) Le passage entre crochets est de trop. On retrouve ce même passage quelques lignes plus bas. „Haec omittuntur in vetere interpretatione. Adduntur a Bellunensi: atque omnia quidem Arabica exemplaria habent; sed postea tamen idem repetitur proxime ante octavum rivulum. Quae de sexto et septimo rivulo seu ramulo dicuntur, desunt in Romano. (Plempius o. c. I p. 73 Schol.).

6) الحالب *(al-ḥālib)*. Gérard de Crémone a *emulgentis* (c'est la traduction littérale). Plempius a *ureteris*. *Ḥālib* est l'uretère, mais c'est ici probablement *l'aine*, comme chez Galien. V. la note suivante vers la fin.

melles; une partie considérable de toutes ces veines se rend aux muscles des fesses [1]).

Ce qui reste de ces veines (*v. iliaques ext.*) se rend à la cuisse (*v. fémorale*), dans laquelle se distribuent des branches et des rameaux. Une de ces branches se divise dans les muscles situés à la partie antérieure de la cuisse, une autre, pénétrant dans la profondeur, se distribue dans les muscles de la partie inférieure et intérieure de la cuisse, et un grand nombre d'autres branches se distribuent dans les parties profondes de la cuisse (*v. musculaires et v. fémorale profonde*). Ce qui reste après tout cela, dès qu'il est arrivé un peu au-dessus de l'articulation du genou [2]), se divise en trois branches dont celle située du côté extérieur s'étend le long de la petite canne (*péroné*) à l'articulation de l'astragale (*artic. tibio-tarsienne; v. saphène ext.*). Celle du milieu, en descendant, s'étend dans le pli du genou [3]) (*fosse poplitée; v. poplitée*), fournit des branches aux muscles intérieurs de la jambe et se divise en deux branches dont l'une disparaît dans les parties intérieures de la jambe (*v. tibiale post.?*), tandis que l'autre se rend à la région située entre les deux cannes (*os*) de la jambe, en s'étendant vers le côté antérieur du pied (*v. tibiale ant.?*) et se réunit à un rameau de la branche extérieure que nous avons mentionnée. La troisième branche, c'est-à-dire celle située du côté intérieur, s'incline vers la partie non charnue de la jambe, s'étend ensuite à l'astragale et à l'extrémité convexe de la grande canne (*tibia; malléole int.*) et descend à la partie intérieure du pied [4]), et c'est la veine saphène [5]) (*v. saphène int.*). Ces trois branches sont devenues [6]) quatre branches: deux situées au côté extérieur, s'étendant vers le pied du côté du péroné et deux situées au côté intérieur. De celles situées au côté extérieur [7]) l'une se place sur le pied et se distribue dans la partie supérieure de la région du petit orteil; l'autre est celle qui se réunit au rameau externe de la branche située du côté interne dont nous avons parlé. Toutes les deux se distribuent dans les parties inférieures [du pied] [8]).

Voilà l'énumération des veines. Nous avons terminé à présent l'anatomie des parties du corps composées de parties similaires. Quant aux organes, nous traiterons de l'anatomie de chacun d'eux dans le discours qui comprend ses dispositions [morbides] et le traitement. Commençons à présent à parler des facultés, avec l'aide de Dieu.

1) Ms. الالِيتين (*al-alyatayn*). Texte imprimé الانثيين (*al-unthayayn: des testicules*). „Au niveau des dernières vertèbres lombaires...... les deux vaisseaux (*aorte et v. cave*) se bifurquent...... Chacun des vaisseaux...... se porte obliquement vers la jambe située de son côté. Pendant ce trajet on peut voir en premier lieu une branche (des branches [Oribase]) de chacune des deux veines se distribuer en arrière sur les muscles psoas (*v. ilio-lombaires*), [et quelques branches fines comme des cheveux, parfois à peine visibles, se rendre à la partie du péritoine située aux lombes..... (Gal.)]; après ces veines viennent [des branches (Gal.)] (Oribase a: celles) qui se portent en avant et en bas vers les jambes, se rendant d'abord aux muscles placés sur l'os appelé *large* (*sacrum*); [une assez grande portion de ces branches se mêle à la branche suivante, en se rendant aux muscles du siège (Gal.)]. Les extrémités des deux paires (veines [Oribase]) vont au dehors aux parties extérieures de l'os large et se distribuent aux muscles situés à cet endroit (*v. fessières*). Après ces veines, il y en a qui vont aux parties inférieures de la matrice, un peu au-dessus de la première origine du col, et ces veines se distribuent sur le col lui-même et sur la matrice (*v. utérines*)...... Des veines qui se rendent aux parties inférieures de la matrice se détachent également les veines de la vessie (*plexus vésical*). Ensuite vient une autre paire de veines ayant [en général (Gal.)] deux racines, mais, en s'avançant, ces racines se réunissent et forment de chaque côté une [seule (Oribase)] veine qui se rend à l'extérieur, en passant à travers l'os du pubis, conjointement avec le nerf de cet endroit (*v. obturatrice*). Ce vaisseau se distribue alors, de même que le nerf, aux muscles inférieurs de l'os pubis. Après ces vaisseaux il y a une autre paire de veines (*v. épigastriques inf.*)...... qui remontent (remonte [Oribase]) le long des muscles droits [de l'abdomen] et qui se rendent (se rend [Orib.]) ensuite au même endroit que les extrémités des veines [dont j'ai dit qu'elles descendent (Gal.); qui descendent (Oribase)] à travers le thorax aux hypocondres (*v. mammaires int.*). De chaque côté il y a encore une autre petite veine qui provient de la même racine et se rend à la matrice; c'est par ces veines que s'établit surtout la communication entre les mamelles et la matrice. Ces veines sont placées à la surface intérieure des muscles droits...... A la partie extérieure de ces muscles il y a une paire de veines qui aboutissent aux parties génitales, qu'il s'agisse d'un animal mâle ou femelle (*v. honteuses int.*)...... [Immédiatement après ces veines il y en a une qui, naissant aux deux côtés de celle qui s'étend vers les jambes, se rend aux muscles intérieurs de la cuisse (Gal.)]. Après ces veines il vient une autre paire de veines situées superficiellement sous la peau......; elles commencent aux aines (ἀπὸ τῶν βουβώνων) et remontent par la région des îles (*v. épigastriques superf.?*). [A leurs extrémités s'unissent d'autres branches, à peine visibles, qui se dirigent de haut en bas et qui tirent surtout leur origine des veines situées aux mamelles, mais j'ai dit qu'une assez grande portion de cette paire dont nous parlons à présent, remonte de bas en haut et se rend aux muscles des fesses (Gal.)]". (Gal. De ven. et art. dissect. c. 8; o. c. T. II p. 811; Oribase T. III p. 520).

2) يَتَنَجّل. Le ms. semble avoir كما يتنحلّل (يتنجلّل ?) مفصل الركبة قليلا Galien dit: μικρὸν δ'ἀνωτέρω τῆς κατὰ γόνυ διαβρώσεως. V. note 8.

3) مثنى الركبة (*mathna al-rukba*).

4) Je lis par conjecture القدم au lieu de المقدم. Ibn al-Habal (Choix de la médecine) a القدم.

5) الصافن (*al-ṣāfin*). V. Note K.

6) قد صارت

7) فالوحشيان manque dans le texte imprimé.

8) „A partir de ce point, la grande veine se ramifie dans la [cuisse et la] jambe (*v. fémorale et ses racines*) produisant une première branche aux aines, laquelle se distribue avec une petite artère aux muscles antérieurs; une deuxième branche située [à la fois plus bas (Oribase)] (Galien a: une de chaque côté) et à l'intérieur, laquelle se distribue superficiellement jusqu'au genou, et encore un grand nombre d'autres branches qui traversent la région profonde et qui vont aux muscles de la cuisse (*v. musculaires et v. fémorale profonde*). Un peu au-dessus de l'articulation du genou la veine se divise en trois branches;

De l'utilité[1]) de la tête et de ses parties.

Galien dit que le but en vue duquel la tête a été créée, n'est ni le cerveau, ni l'ouïe, ni l'odorat, ni le goût, ni le toucher, — car ces parties et ces facultés se trouvent [aussi] chez les animaux qui n'ont pas de tête[2]), — mais que le but en vue duquel elle a été créée est la bonne condition de l'œil pour remplir les fonctions pour lesquelles il a été créé, afin que l'œil fût placé en haut et élevé au-dessus de toutes les parties, de tous côtés. En effet, l'œil est pour le corps ce que le guetteur[3]) est pour l'armée, et le meilleur endroit et l'endroit le plus convenable pour les guetteurs est un endroit élevé. Il n'était pas nécessaire de créer la tête pour tous les yeux en général, mais spécialement pour les animaux qui ont l'œil mou, ayant besoin d'un abri sûr et d'un endroit fortifié. Chez un grand nombre d'animaux qui n'ont pas de tête, il existe deux prolongements s'élevant du corps (*pédoncules*) sur lesquels sont placés les yeux, afin que chaque œil eût une position haute et élevée pour la vue[4]). Aussi n'était-il pas nécessaire pour les fonctions de l'œil, de créer une tête [chez ces animaux], à cause de la dureté du globe de l'œil, la tête n'étant nécessaire que pour les animaux dont les yeux ont besoin d'un abri, et pour lesquels il est nécessaire qu'il s'y rende des nerfs pour les mouvements divers du globe de l'œil et des paupières. A ces animaux une seule partie allongée et mince ne convient pas[5]). Nous examinerons cela à fond dans le chapitre de l'œil.

celle du milieu, qui est la plus grande, descend [à travers la fosse poplitée ($\delta\iota\grave{\alpha}\ \tau\tilde{\eta}\varsigma$ $\iota\gamma\nu\acute{\nu}o\varsigma$ [Oribase]); Galien a: $\delta\iota'\ \alpha\grave{\nu}\tau\tilde{\eta}\varsigma\ \epsilon\grave{\iota}\varsigma\ \iota\gamma\nu\acute{\nu}\alpha\varsigma$], ensuite à partir de là, elle passe ($\delta\tilde{\nu}\sigma\alpha$ [Oribase]; $\iota o\tilde{\nu}\sigma\alpha$ [Gal.]) à travers la profondeur de ce qu'on appelle mollet, et donne des rameaux nombreux aux muscles de cette région; la deuxième branche, située au côté extérieur le long de la surface externe du péroné, parvient superficiellement à l'articulation du pied (*v. saphène ext.*); la troisième partie, située au côté intérieur, va à la partie antérieure même de la jambe ($\dot{\alpha}\nu\tau\iota\kappa\nu\acute{\eta}\mu\iota o\nu$ [Oribase]; $\dot{\alpha}\nu\tau\iota\kappa\epsilon\acute{\iota}\mu\epsilon\nu o\nu$ [Gal.]), ensuite elle arrive de là à la malléole, à l'extrémité même du tibia (*v. saphène int.*); elle se prête particulièrement aux saignées. De plus, la grande veine qui traverse la région profonde et se ramifie dans les muscles avec une artère, forme deux branches terminales dont l'une, qui est la plus grande (*v. tibiale post.?*), se rend à l'intérieur de la jambe ($\epsilon\grave{\iota}\varsigma\ \tau\grave{o}\ \tau\tilde{\eta}\varsigma\ \kappa\nu\acute{\eta}\mu\eta\varsigma\ \check{\epsilon}\sigma\omega$ [Oribase]; $\dot{\alpha}\pi\grave{o}\ \tau\tilde{\eta}\varsigma\ \kappa\nu\acute{\eta}\mu\eta\varsigma\ \check{\epsilon}\sigma\omega$ [Gal.]), tandis que l'autre traverse la région intermédiaire entre le tibia et le péroné et arrive à la partie antérieure du pied (*v. tibiale ant.?*), en se mêlant à une branche d'une autre veine laquelle, disionsnous, descend par les parties extérieures de la jambe, le long du péroné, de sorte qu'il y a quatre veines qui descendent vers le pied........ En vérité elles entourent ($\pi\epsilon\rho\iota$-$\lambda\alpha\mu\beta\acute{\alpha}\nu o\nu\sigma\iota$ [Oribase]; Galien a ......$\kappa\alpha\grave{\iota}\ \tau\epsilon\tau\acute{\alpha}\rho\tau\eta\nu$.....$\pi\epsilon\rho\iota\lambda\alpha\mu\beta\acute{\alpha}\nu o\nu\sigma\alpha\nu$) les apophyses convexes (*malléoles*): la première et la deuxième celle du péroné, les deux autres celles du tibia. A partir de là, la quatrième enveloppe de ses réseaux toute la surface inférieure du pied....... mais les deux veines intermédiaires se ramifient sur la surface supérieure du pied. Cependant la face supérieure du pied est aussi occupée par un rameau de la première veine, lequel enveloppe surtout de ses réseaux les parties situées près du petit orteil". (Gal. De ven. et art. dissect. c. 8; o. c. T. II p. 814; Oribase T. III p. 523).

1) Ms. et édition romaine مَعْرِفَة. Texte imprimé à Būlāq مَعْرِفَة (connaissance).

2) „La tête existe principalement en vue du cerveau". (Aristot. De partibus animal. Lib. IV c. 10; ed. Frantzius p. 220).

„La tête a paru à la plupart [des anatomistes] avoir été créée en vue du cerveau ...... Mais les crabes ($\kappa\alpha\rho\kappa\acute{\iota}\nu o\iota$. Aristot. Thierkunde ed. Aubert u. Wimmer I 151) et les autres crustacés n'ont pas de tête. La partie qui dirige les sensations et les mouvements volontaires est certainement placée dans le thorax, à l'endroit où chez eux se trouvent tous les organes des sens". (Gal. De usu part. Lib. VIII c. 1; o. c. T. III p. 614; Daremberg I 527).

„Si le cerveau est le principe de la sensation et du mouvement, et si la sensation et le mouvement existent chez des animaux qui n'ont pas de tête mais un cerveau ou l'analogue d'un cerveau, il est évident que la tête n'existe pas en vue du cerveau". (Gal. Ibid. c. 4; o. c. T. III p. 629; Daremberg I 537).

3) طليعة.

4) Ms. ليكون لكلّ منهما مطلعا ومشرفا. Texte imprimé ليكون كلّ منهما مطلع ومشرف.

5) منباعد متضائل.

„Mais dans quel but la nature a-t-elle attribué une tête à la plupart des animaux?....... Si nous trouvons quelle est, entre les parties établies dans la tête, celle qui manque sur la poitrine des animaux qui n'ont pas de tête, nous n'aurons pas tort de dire que la tête existe en vue de cette partie...... Chez les crabes, les *phalènes?* ($\varphi\alpha\lambda\alpha\acute{\iota}\nu\alpha\iota$), les langoustes ($\kappa\acute{\alpha}\rho\alpha\beta o\iota$. Aristot. Thierk. ed. Aubert u. Wimmer I 151) et tous les animaux acéphales, les yeux se trouvent sur des cols (*pédoncules*) allongés; ces yeux, en effet, ne pouvaient être dans une partie basse, comme la bouche, le nez et les oreilles, car leur fonction exige un endroit élevé. Pour cette raison, ceux qui épient la marche des ennemis ou des brigands montent sur des murailles, sur des tours élevées ou sur des montagnes...... Chez les animaux en question, qui ont la peau écailleuse et dure, il était possible d'établir sûrement, sur des cols élevés, les yeux qui devaient être durs dans eux-mêmes, et suscep-

Les parties essentielles de la tête, et celles qui viennent au deuxième rang [1]) sont: les cheveux, la peau, la chair, la membrane (*périoste*), la voûte du crâne, la membrane dure [2]) (*dure-mère*), la membrane mince [3]) (*pie-mère*) qui ressemble au chorion [4]), l'encéphale, sa substance et ses cavités et le contenu des cavités, les deux membranes situées au-dessous du cerveau (*pie- et dure-mère*), ensuite le réseau (*réseau admirable*) et enfin l'os qui forme la base de l'encéphale.

De l'encéphale [5]).

Quant à l'anatomie de l'encéphale [de l'homme (*ms.*)], l'encéphale est divisé en une substance enveloppante, une substance médullaire et des cavités intérieures remplies de pneuma. Les nerfs sont comme des branches qui en naissent, mais ils ne sont pas des parties de la substance propre de l'encéphale. Le cerveau entier est divisé longitudinalement en deux parties par une division qui intéresse les membranes enveloppantes, la substance médullaire et les cavités, en vue de l'utilité connue qui résulte de la gémination [des parties] [6]), bien que cette gémination soit plus apparente seulement dans la cavité antérieure (*ventricules latéraux*).

La substance de l'encéphale est créée froide et humide. L'encéphale est froid, afin que le grand nombre de mouvements vigoureux des nerfs, les impressions des sens et les mouvements du pneuma pendant les altérations produites par l'imagination, la pensée et la mémoire qui lui arrivent, ne l'enflamment pas [7]), et afin que le pneuma très chaud, qui lui arrive du cœur par les deux vaisseaux montant du cœur au cerveau, soit modéré par lui. Il est créé humide, afin que les mouvements ne le dessèchent pas, et qu'il ait une forme convenable. Il est créé mou et gras: il est gras, afin que les nerfs qui en naissent soient tenaces [8]). Quant à sa mollesse, Galien dit que l'encéphale est mou, afin qu'il soit propre à prendre des formes diverses et à se changer pendant les imaginations [9]), car la substance molle se prête plus aisément aux changements. C'est l'opinion de Galien [10]), moi je dis que l'encéphale est créé mou afin qu'il soit gras et qu'il nourrisse graduellement d'une manière convenable [11]) les nerfs durs, car les nerfs sont nourris tant par l'encéphale que par la moelle épinière. Une substance dure ne saurait procurer la nourriture à une substance molle, comme le ferait une substance molle. L'encéphale est aussi mou, afin que ce qui en naît soit souple. En effet, puisque [12]) quelques

tibles d'être recouverts par une tunique issue de la peau et aussi dure qu'elle. Pour l'homme et les autres animaux qui lui ressemblent, destinés nécessairement à avoir les yeux entiers mous...... il était plus dangereux de placer en saillie les yeux sur des cols allongés...... Pour nos yeux....... la nature ne voulant ni les priver d'une partie de leur utilité, ni abolir leur sécurité, a imaginé de les établir dans un lieu élevé et propre en même temps à les protéger". (Gal. Ibid. c. 5; o. c. T. III p. 630; Daremberg I 538).

1) الذاتية وما يتبعها.

2) الغشاء الصلب (*al-ghishā' al-ṣulb*).

3) الغشاء الرقيق (*al-ghishā' al-raqīq*).

4) المشيمي (*al-mashīmi*).

„Ainsi la méninge chorioïde (*pie-mère*) est l'enveloppe adhérente de l'encéphale". (Gal. De usu part. Lib. VIII c. 9; o. c. T. III p. 660; Daremberg I 555; Oribase III 276).

5) الدماغ (*al-dimāgh*).

6) „Il était nécessaire aussi que le cerveau fût double. La nature a fait servir à cet usage...... la dure-mère en étendant jusqu'au front une partie de celle-ci (*faux du cerveau*) pour diviser le cerveau". (Gal. De usu part. Lib. IX c. 7; o. c. T. III p. 711; Daremberg I 582).

„Mais la première utilité la plus générale de tous les organes doubles, c'est que si l'un vient à être lésé, l'autre le supplée dans son office...... L'existence d'un organe double est donc, quand elle est possible, une garantie plus sûre que celle d'un organe simple. Mais cela n'est pas possible dans tous les cas. Ainsi l'existence de deux colonnes vertébrales sur un seul animal était complètement impossible; par conséquent celle de deux moelles épinières; par conséquent encore, il ne pouvait exister une double ventricule du cervelet, puisque c'est de lui que la moelle épinière tire son origine". (Gal. Ibid. Lib. VIII c. 10; o. c. T. III p. 664; Daremberg I 557).

7) Ms. فلئلا يشعله . Texte imprimé فلشعله قليلا .

8) علكا .

9) ليبحسن تشكّله واستحالته بالمتخيّلات .

10) „Pour la substance l'encéphale ressemble beaucoup aux nerfs...... excepté qu'il est plus mou qu'eux; c'était en effet convenable dans un organe qui reçoit toutes les sensations, où naissent toutes les imaginations et toutes les pensées. En effet, ce qui se change facilement est le plus propre à de pareilles fonctions et impressions; et toujours ce qui est plus mou se change plus facilement que ce qui est plus dur. C'est pourquoi l'encéphale est plus mou que les nerfs". (Gal. De usu part. Lib. VIII c. 6; o. c. T. III p. 636; Daremberg I 541).

11) Ms. ليبحسن غذوه . Texte imprimé ليبحسن غذاوه .

12) Ms. أن . Texte imprimé اذا .

nerfs qui en naissent doivent être durs à leurs extrémités, en vue des utilités des nerfs desquelles nous ferons mention, que ces nerfs qui en naissent doivent devenir graduellement durs et que, tout en étant durs, ils doivent être souples [1]), il est nécessaire que leur origine soit une substance souple et grasse; or, ce qui est gras et tenace [2]) est nécessairement mou. L'encéphale est aussi mou, afin que le pneuma qu'il contient et qui exige un mouvement rapide, soit aidé par la mollesse, et encore afin que l'encéphale soit léger à cause de sa laxité, car une partie dure est plus lourde qu'une partie molle, humide et lâche.

La substance de l'encéphale elle-même cependant, diffère aussi quant à la mollesse et la dureté, la partie antérieure *(cerveau)* étant plus molle, la partie postérieure *(cervelet)* étant plus dure. Ces deux parties sont séparées par la membrane dure *(dure-mère)*, dont nous parlerons, qui se dirige graduellement jusqu'à un certain point en formant un pli [3]) *(tente du cervelet)*. La partie antérieure de l'encéphale est molle, parce que la plupart des nerfs des organes des sens et surtout ceux de la vue et de l'odorat [4]) en naissent, puisque l'organe des sens est une sentinelle pour le corps et qu'il vaut mieux que la sentinelle soit tournée vers le côté antérieur.

La plupart des nerfs moteurs naissent de la partie postérieure de l'encéphale, et c'est de cette partie aussi que tire son origine la moelle épinière, organe qui est l'envoyé et le vicaire de l'encéphale [5]) dans le canal de la colonne vertébrale. Puisqu'il est nécessaire qu'il naisse de cette partie postérieure des nerfs vigoureux et des nerfs moteurs ayant besoin d'une grande dureté que n'exigent pas les nerfs des organes des sens, auxquels au contraire la mollesse convient mieux, l'origine des nerfs moteurs a été faite plus dure.

La membrane s'introduit comme un pli entre ces deux parties [6]) pour former une cloison [7]), d'autres disent [8]) pour que la partie molle soit exempte du contact de la partie dure, parce que la partie dans laquelle la membrane pénètre est très molle [9]).

Cette duplicature possède encore d'autres utilités; les veines, en effet, qui descendent à l'encéphale et s'y distribuent ont besoin d'un soutien et de quelque chose qui les affermit; c'est pourquoi cette duplicature est établie comme un soutien pour les veines. Au-dessous de l'extrémité de cette duplicature et à sa partie postérieure se trouve le pressoir [10]), c'est un endroit où le sang coule dans un endroit vide [11]), comme dans un réservoir [12]). De ce pressoir se ramifient les canaux *(sinus)* dans lesquels le sang se distribue, et dans lesquels il est as-

1) لدن.

2) اللزج.

3) وفرق ما بين الجزءين باندراج انحجاب الصلب...... الى حدّ ما (الى قدّام ms.)؛ „διπλουμένην τε ἅμα καὶ μέχρι τινὸς ἐγκαταβαίνουσαν τῷ ἐγκεφάλῳ". (Gal. De administr. anat. Lib. IX c. 1; o. c. T. II p. 709, 710; Oribase III 273).

4) Le ms. a encore: et de l'ouïe.

5) رسوله وخليفته.

6) ادرج.....فيه.

7) فصلا. Le ms. a فضلا.

8) وقيل.

9) Texte imprimé وليّن ما يغوص فيه جدّا؛ le ms. a لأن ما يغوص فيه صلب وليّن جدّا
„Mais ces nerfs devant avoir une double nature...... l'encéphale lui-même a été créé double, plus mou à sa partie antérieure (*cerveau*), plus dur dans l'autre partie, que les anatomistes appellent [*par*]encéphale (*cervelet*). Ces deux parties sont séparées par une duplicature de la dure méninge (*tente du cervelet*)...... Comme la partie antérieure devait être plus molle, en tant que principe des nerfs mous, lesquels vont aux sens, et que la partie postérieure devait être plus dure, en tant que principe des nerfs durs, lesquels se distribuent dans tout le corps; comme aussi le contact du mou avec le dur n'était pas sans danger, la nature a établi une séparation entre les deux parties de l'encéphale et entre ces deux parties elle a placé la dure méninge......" (Gal. De usu part. Lib. VIII c. 6; o. c. T. III p. 637; Daremberg I 541).

10) معصرة (*maʿṣara*).

11) فضاء.

12) بركة (*birka; étang*).

similé à la substance de l'encéphale; ensuite les veines absorbent le sang par leurs bouches et le rassemblent dans deux veines *(veines de Galien)*, comme nous l'avons mentionné [1]) en traitant de l'anatomie de ces veines. Cette duplicature a encore l'utilité de servir de lieu d'origine [2]) aux ligaments de la membrane adhérant [3]) à l'encéphale, en face de la suture [4]) de la voûte crânienne laquelle l'avoisine (*adhérences de la dure-mère au paroi du crâne*) [5]).

A la partie antérieure de l'encéphale naissent les deux prolongements qui ressemblent aux mamelons [6]) (*lobules olfactifs des animaux*) et par lesquels a lieu l'olfaction. Ils diffèrent un peu de l'encéphale en mollesse, mais ils n'ont pas encore la dureté des nerfs.

L'encéphale entier est entouré de deux membranes dont l'une, qui est mince [7]), est contiguë à l'encéphale (*pie-mère*), tandis que l'autre, qui est épaisse [8]), est contiguë à l'os (*dure-mère*). Elles sont créées comme deux séparations entre l'encéphale et l'os, afin que l'encéphale ne soit pas en contact avec la substance de l'os et que cet organe ne soit pas endommagé par l'os. Ce contact n'a lieu que dans l'état d'accroissement de la substance de l'encéphale, ou dans l'état de dilatation qui se produit dans l'encéphale à la suite de sa contraction. L'encéphale s'élève aussi parfois jusqu'au crâne dans certaines conditions, par exemple quand on crie fortement. C'est en vue d'une pareille utilité (*c'est-à-dire pour empêcher ce contact*) qu'il a été établi entre l'encéphale et l'os deux séparations qui tiennent le milieu [9]) entre ces deux parties par rapport à la mollesse et à la dureté. Il y en a deux, afin que ce qui se prête bien à être en contact avec l'os sans intermédiaire, ne soit pas la même chose que ce qui se prête à être en contact avec l'encéphale sans intermédiaire. Au contraire, il y a de la différence entre ces deux séparations: celle qui est proche de l'encéphale est mince, celle qui est près de l'os est épaisse, et toutes les deux ensemble forment comme une seule protection [10]).

Cette membrane (*c'est-à-dire la pie-mère*), outre qu'elle est une protection de l'encéphale, forme aussi un lien pour les veines dans l'encéphale, les veines tranquilles comme les veines battantes; semblable au chorion, elle maintient la position des veines, parce qu'elles sont tissées dans cette membrane, et pour une pareille raison (?) elle entre aussi dans la substance de l'encéphale [11]) en plusieurs endroits ridés (?) [12]) et parvient aux cavités de l'encéphale [13]); elle se termine abruptement à la partie postérieure de l'encéphale, parce que cette partie peut s'en passer à cause de sa dureté.

1) ذكرناه (édition romaine). V. page 632. Le ms. et le texte imprimé en Orient ont سنذكره (nous le mentionnerons).

2) Ms. منبتنا . Texte imprimé منبتنا (lieu d'attache).

3) اللحيف .

4) Ms. الدرز . Texte imprimé الدروز (des sutures).

5) „La dure méninge existant donc en cet endroit, le Créateur n'a pas pensé qu'il fallût disposer une autre tunique, puisque celle-ci pouvait se replier et recevoir les veines..... Le cerveau devant être séparé du cervelet..... il a placé la duplicature *(tente du cervelet)* justement dans cet endroit, pour qu'elle servît à la fois de route aux vaisseaux *(sinus)* et d'enveloppe, d'un côté au cerveau, et de l'autre au cervelet..... Comme la dure méninge devait être rattachée au crâne..... il était beaucoup mieux pour la sécurité de la méninge elle-même et des parties sous-jacentes, qu'à l'endroit où elle devait être plus épaisse en se doublant, elle engendrât les ligaments *(adhérences de la dure-mère au crâne)*. Et comme il fallait que ces ligaments sortissent par les sutures......, c'est à raison qu'il a établi en cet endroit la suture appelée *lambdoïde*". (Gal. De usu part. Lib. IX c. 5; o. c. T. III p. 706; Daremberg I 580).

6) الزائدتان الحلميتان (*al-zā'idatān al-ḥalamiyyatān*; αἱ μαστοειδεῖς ἀποφύσεις. [Leo, Conspectus medicinae Lib. III c. 1. Ermerins Anecdota medica graeca p. 127]).

7) رقيق (*raqīq*).

8) صفيق (*ṣafīq*).

9) Le ms. a حاجز لين متوسط .

10) „...... l'encéphale et le crâne étant de substances bien différentes, la nature établit entre eux les deux méninges, ne se contentant pas d'un seul lien qui rattache des parties de la même nature (δεσμῷ φιλίας συναγωγῷ)....... Si la nature eût créé seulement la mince méninge *(pie-mère)*, les rapports de cette méninge avec le crâne n'eussent pas été exempts de danger. Si elle eût créé seulement la dure méninge *(dure-mère)*, dans ce cas c'était l'encéphale même qui était exposé. En conséquence, pour que ni l'encéphale ni son enveloppe n'éprouvassent de lésion, la mince méninge a été établie la première, et sur elle la dure méninge, plus molle qu'un os dans la même proportion qu'elle est plus dure que la mince méninge. Celle-ci, de son côté, est plus molle que la dure méninge dans la même proportion que l'encéphale est plus mou qu'elle-même". (Gal. De usu part. Lib. VIII c. 9; o. c. T. III p. 659; Daremberg I 555).

11) وكذلك (؟ ولذلك) (l. ولذلك) ما يداخل ايضا جوهر الدماغ .

12) فى مواضع كبيرة (l. كثيرة) مزردة . Je ne suis pas sûr de ce que l'auteur veut dire; زرد (*zarad*) signifie *tissu à mailles* et aussi *ride, rugosité*. Il s'agit probablement des rides, des circonvolutions du cerveau. Le ms. a فى مواضع كثيرة من دروزه (à plusieurs endroits de ses sutures). La traduction latine a: in multis locis commissurarum. Glose marginale: in multis locis anfractuum.

13) „La mince méninge *(pie-mère)* affermit l'encéphale en même temps qu'elle le recouvre, et de plus elle devient un lien pour tous les vaisseaux de cet organe, car elle ressemble au chorion d'un fœtus et au mésentère d'un animal. En effet, l'une et l'autre membrane est composée d'un grand nombre de veines et d'artères situées les unes près des autres, réunies par une membrane mince qui remplit leurs interstices (ὑμένι [τε (Oribase)] λεπτῷ τὰ μεταξὺ διαστήματα συνυφασμένων (Oribase); Galien a συνυφασμένῳ). La méninge relie de la même manière toutes les artères et toutes les veines de l'encéphale; [...... C'est pourquoi (Gal.)] elle n'enveloppe pas seulement l'encéphale, mais encore s'introduit dans sa profondeur, le traverse en tout sens, forme des tissus dans l'organe entier, s'étendant avec les vaisseaux jusque dans la cavité des ventricules". (Gal. De usu part. Lib. VIII c. 8; o. c. T. III p. 656; Daremberg I 553; Oribase III 275).

La membrane épaisse [1]) n'est réunie ni à l'encéphale, ni à la membrane mince de manière qu'elle y adhère partout, au contraire elle s'en écarte, les membranes n'étant réunies que par les vaisseaux qui pénètrent par la membrane épaisse à la membrane mince [2]). La membrane épaisse est clouée [3]) au crâne par des ligaments membraneux qui naissent de la membrane épaisse et l'attachent aux sutures, afin que la membrane ne pèse pas fortement sur l'encéphale. Ces ligaments montent par les sutures à la surface externe du crâne et s'y établissent, de sorte qu'il en est tissé la membrane qui couvre le crâne (péricrâne) [4]), et par cette disposition la membrane épaisse est en même temps attachée solidement au crâne.

L'encéphale présente longitudinalement trois ventricules. Bien que chaque ventricule présente transversalement deux parties, la partie antérieure [seulement] est divisée manifestement en deux parties, l'une à droite, l'autre à gauche (ventricules latéraux des modernes). Cette partie sert à aspirer l'air, à éloigner les superfluités par l'éternuement, à distribuer la plus grande partie du pneuma percepteur, et à opérer les facultés formatives (formation des idées) qui font partie des facultés de la perception intérieure [5]),

Le ventricule postérieur (4e ventricule des modernes) est aussi grand, parce qu'il remplit la cavité d'une partie considérable et parce qu'il est l'origine d'un grand organe, c'est-à-dire de la moelle épinière. De ce ventricule se distribue la plus grande partie du pneuma moteur, et dans ce ventricule ont lieu les opérations des facultés rétentives (mémoire); mais il est plus petit que le ventricule antérieur, ou plutôt que chacun des deux ventricules antérieurs (latéraux) [6]), et en outre il devient graduellement plus petit vers la moelle épinière et s'épaissit peu à peu jusqu'à la dureté.

Le ventricule moyen (3e ventricule ou ventricule moyen des modernes) est comme un passage qui mène de la partie antérieure à la partie postérieure et comme un corridor établi entre elles [7]). Il a été fait grand et long, parce qu'il mène d'une partie grande à une autre partie grande. Par ce passage le pneuma antérieur parvient au pneuma postérieur et c'est par lui que passent aussi les choses destinées à être retenues par la mémoire [8]). Le commencement de ce ventricule moyen est couvert d'un toit dont la surface interne est sphérique comme une voûte [9]), dont il porte le nom (voûte à quatre piliers), afin qu'il forme un passage; qu'en outre, à cause de sa forme ronde, il ne soit pas exposé à des lésions, et qu'il soit solide pour supporter la membrane

1) الغشاء الثخين (*al-ghiskā' al-thakhīn*).

2) „Mais la mince méninge est [véritablement (Gal.)] l'enveloppe adhérente de l'en-
céphale. En effet l'épaisse méninge s'écarte de la mince ($\grave{\alpha}\pi\grave{o}$ $\alpha\grave{v}\tau\tilde{\eta}\varsigma$ [Oribase]; $\grave{\alpha}\pi'$ $\alpha\grave{v}\tau o\tilde{v}$:
de l'encéphale [Gal.]), ne s'y rattachant que par les vaisseaux qui la traversent". (Gal.
Ibid. c. 9; o. c. T. III p. 659; Daremberg I 554; Oribase III 276).

3) مسمّر.

4) V. page 457 note 6.

5) „[Les (Gal.); Il y a (Oribase)] deux ventricules antérieurs (*latéraux*) [qui (Oribase)]
opèrent l'inspiration, l'expiration et l'exsufflation de l'encéphale...... Nous avons aussi
démontré qu'ils préparent et élaborent pour lui le pneuma psychique et, de plus,.....
que par leurs parties inférieures qui se trouvent près des narines, ils sont à la fois un
organe de l'odorat et un espèce de canal pour l'écoulement des superfluités". (Gal. De usu
part. Lib. VIII c. 10; o. c. T. III p. 663; Daremberg I 557; Oribase III 277).

6) „...... les cavités qui reçoivent des substances plus matérielles sont, avec raison,
plus grandes; et moins grandes sont celles qui reçoivent des substances où les facultés
prédominent pour ainsi dire sur la substance...... C'est pourquoi le ventricule du cervelet (*4e ventricule*) a été naturellement créé moins grand que les ventricules antérieurs".
(Gal. Ibid. c. 12; o. c. T. III p. 670; Daremberg I 561).

7) دهليز مضروب بينهما (*dihlīz madrūb baynahuma*). M. Hyrtl (Arab. u. Hebr. i. d.
Anat. p. 111) dit a tort qu'Avicenne donna au ventricule moyen le nom de دهليز المضارب
(*dahlīz al-madārib*). *Dahlīz* ou *dihlīz* est un vestibule, un corridor; *al-madārib* signifie
d'après les dictionnaires: les os contenant de la moelle, donc: vestibule des os contenant
de la moelle; mais le texte a *madrūb* et non pas *al-madārib*, et l'explication recherchée
qu'en donne M. Hyrtl (les *os contenant de la moelle* seraient ici les vertèbres, ou la
colonne vertébrale, entourant la moelle épinière, et les ventricules du cerveau seraient le
vestibule de la colonne vertébrale) peut donc être supprimée. *Madrūb* est le participe
passé du verbe *daraba* qui signifie e. a. établir, dresser, par ex. une tente. La traduction
de Gérard de Crémone (o. c. p. 429) a: *deilix situs inter eos*. Une glose marginale a:
dhelizi medareb, id est sicut spatium intermedians.

8) الاشباح المتذكّرة.

9) أزج (*azadj*).

qui forme un repli et qui s'y appuie. A cet endroit se réunissent les deux ventricules antérieurs du cerveau, de telle manière qu'elles font face à l'extrémité postérieure de ce passage; cet endroit est appelé l'endroit de réunion des deux ventricules, et ce passage lui-même est un ventricule [1]). Puisque ce ventricule est un passage qui mène de l'endroit où les idées sont formées à l'endroit où elles sont conservées, c'est l'endroit le plus convenable pour la cogitation et l'imagination, comme vous savez. Que ces ventricules sont des endroits pour des facultés d'où émanent ces opérations, est démontré par les lésions qui les frappent, car par la lésion de chaque partie la fonction en est abolie ou dérangée.

Une partie de la membrane mince pénètre dans l'intérieur et tapisse les ventricules de l'encéphale jusqu'à l'espace [2]) (*cavité*) qui se trouve près de la voûte (*ventricule moyen*); quant à la partie située en arrière, sa dureté la dispense du revêtement de la membrane [3]). Les anfractuosités [4]) qui se trouvent dans les ventricules de l'encéphale existent pour que le pneuma psychique puisse pénétrer dans la substance de l'encéphale comme dans ses ventricules, puisque les ventricules ne sont pas dilatés et ouverts en tout temps, ou que la quantité du pneuma n'est pas toujours si petite que les ventricules seuls suffisent à le contenir [5]), et parce que le pneuma ne se change complètement de la constitution du cœur en celle de l'encéphale que par une coction dans l'encéphale, laquelle change la constitution qu'il avait auparavant [6]). Cela a lieu de la manière suivante: dès que le pneuma arrive à l'encéphale il parvient au premier ventricule où il est cuit, ensuite il pénètre dans le ventricule moyen où il est cuit davantage, ensuite la coction est achevée dans le ventricule postérieur. La coction parfaite ne se fait que quand les parties qui doivent être cuites se réunissent, se mêlent avec et pénètrent dans les parties de l'organe qui cuit [7]), comme cela a lieu pour les aliments dans le foie, comme nous le décrirons dans la suite. Mais les anfractuosités de la partie antérieure son formées par un plus grand nombre de parties constituantes [8]) que celles de la partie postérieure, parce que la proportion entre les anfractuosités de l'une et de l'autre partie est à peu près comme la proportion entre l'une et l'autre partie, et la cause qui réduit la partie postérieure réside dans les anfractuosités [9]).

Entre ce ventricule [moyen] et le ventricule postérieur et au-dessous d'eux il y a un endroit où les deux grandes veines (*veines de Galien*) qui remontent au cerveau et dont nous avons parlé [10]), se divisent

1) „...... ce ventricule du cervelet (*4e ventricule des modernes*) doit être d'une grandeur considérable et recevoir le pneuma psychique élaboré dans les ventricules antérieurs; il était donc nécessaire qu'il existât un canal entre eux et lui. En effet, le ventricule paraît grand et le canal qui des ventricules antérieurs vient y déboucher est très grand aussi ...... Le cerveau séparé du cervelet ..... par le repli de l'épaisse méninge (*tente du cervelet*), ayant besoin de lui être rattaché, du moins en un point, pour engendrer le susdit canal, a fait d'abord aboutir ses deux ventricules à un même endroit que certains anatomistes comptent pour le quatrième ventricule de tout l'encéphale (*3e ventricule ou ventricule moyen des modernes*). Il en est qui l'appellent *ouverture commune* (σύντρησις) *des deux ventricules* ...... Je veux me rendre compte de la jonction des ventricules antérieurs au même endroit; la cause en est la génération du canal qui les rattache au cervelet. En effet ce canal, issu de cette cavité [commune] et recevant le pneuma qu'il renferme, le transmet au cervelet. Quant à la partie du cerveau située au-dessus de la cavité commune, et arrondie pour former la surface d'une sphère creuse, à l'instar du toit d'une maison, il semble qu'on a eu raison de l'appeler *en forme de voûte* et *en forme de cintre* ([μόριον] καμάριόν τε καὶ ψαλιδοειδές) (*voûte à quatre piliers*), attendu que les architectes ont également l'habitude d'appeler *voûtes* et *cintres* (καμάρας τε καὶ ψαλίδας) les parties semblables des bâtiments ..... De même, en effet, que ces voûtes sont plus propres que toute autre figure à supporter le fardeau superposé, de même celle-ci supporte sans inconvénient toute la partie du cerveau située au-dessus ..... En effet, le corps arrondi est le moins exposé aux lésions, le plus spacieux et le plus propre à supporter un fardeau". (Gal. De usu part. Lib. VIII c. 9; o. c. T. III p. 665; Daremberg I 558; Oribase (abrégé) III 278).

2) فاجوة . Le ms. a en marge قمهدوة (*qamaḥduwa*): la partie la plus saillante de l'occiput.

3) فصلابته تكفيه تغشية للحجاب اياه .

„La méninge chorioïde (*pie-mère*) qui, disions-nous, tapisse intérieurement les ventricules arrive jusqu'à la cavité du corps voûté (*ventricule moyen*). Les corps qui viennent à la suite et qui environnent le canal ont déjà une consistance trop ferme pour avoir besoin d'êtres revêtus. Il en est de même de ceux qui entourent tout le ventricule postérieur". (Gal. De usu part. Lib. VIII c. 12; o. c. T. III p. 671; Daremberg I 561).

4) التنزيد (*al-tazrīd*); زرد (*zarad*): tissu à mailles, ride, rugosité.

5) او الروح قليلا بحيث تسعه البطون فقط .

6) بان ينطبخ فيه انطباخا ياخذ به من مزاجه .

7) والانطباخ الفاضل انما يكون لمخالطة وممازجة ونفوذ من (في .texte impr) اجزاء المطبوخ في (من .texte impr) اجزاء الطابخ .

8) لكن زرد المقدم اكثر افرادا . Le ms. a اكثر افراجا .
La traduction de Gérard de Crémone (o. c. I p. 429) porte: plura habet singularia. Une glose marginale a: anfractus .... major est.

9) Chez Galien se trouve le passage suivant auquel répond peut-être celui d'Avicenne. Dans ce cas زرد (*zarad*) signifie les circonvolutions du cerveau.

„Arrivé à ce point du discours, il ne faut pas laisser sans explication la forme du cervelet. Ce n'est pas de grandes circonvolutions séparées par la mince méninge (*pie-mère*), comme le cerveau, qu'il est composé, mais de corps nombreux, de corps très petits autrement disposés que dans celui-ci". (Gal. De usu part. Lib. VIII c. 13; o. c. T. III p. 672; Daremberg I 563).

10) V. page 632.

en leurs branches dont est tissée la toile choroïdienne [1]) à la partie inférieure de l'encéphale. Ces branches sont soutenues par un corps de l'espèce des glandes qui remplit l'espace entre ces branches. Cette glande les soutient comme cela se fait dans les autres bifurcations des veines, car la disposition de l'espace libre entre elles exige qu'il soit rempli aussi par de la chair glanduleuse, et la forme de cette glande répond à celle des branches dont nous avons parlé, suivant la figure de la bifurcation que nous avons décrite. De même que cette bifurcation ou division mentionnée est étroite au commencement et large à sa fin, — ce qui résulte de l'écartement [des branches], — de même cette glande prend la forme d'une pomme de pin (*glande pinéale*) dont la tête touche au commencement de la bifurcation, en haut; la glande s'avance en se dirigeant vers son extrémité jusqu'à ce que la suspension des branches se termine, et à cet endroit se trouve un tissu qui ressemble à celui du chorion (*toile chorioïdienne*), où elle s'établit [2]).

Celles des parties de la couche de l'encéphale entourant ce ventricule moyen, qui sont placées spécialement en dessus [3]), ont la forme d'un ver; elles sont ridées par des rides [4]) situées longitudinalement [5]), réunies entre elles, afin que cette partie puisse s'étendre et se contracter comme un ver. La partie intérieure située en dessus [6]) est couverte par la membrane qui entre dans l'encéphale jusqu'à la limite de la partie postérieure (*cervelet*). Ce ver est réuni à deux éminences oblongues [7]) du cerveau, ressemblant aux deux cuisses qui s'approchent l'une de l'autre jusqu'au contact, et s'éloignent l'une de l'autre jusqu'à ce qu'elles soient séparées par une certaine distance ($\gamma\lambda o\nu\tau\acute{\iota}\alpha$ de Galien; *tubercules quadrijumeaux*); cette réunion se fait par des ligaments, appelés tendons, afin que le ver ne s'éloigne pas de ces éminences. Quand le ver [8]) (*éminence vermiculaire du cervelet*) s'étend et que sa largeur se rétrécit, il resserre ces deux éminences jusqu'à ce qu'elles se touchent, de sorte que le canal est bouché; quand il se contracte, de sorte qu'il devient plus court et que sa largeur augmente, elles s'éloignent l'une de l'autre en laissant un espace entre elles, et le canal s'ouvre. La partie du ver qui touche à la partie postérieure de l'encéphale est plus mince et un peu convexe, et s'adapte à la partie postérieure de l'encéphale, comme une chose qui entre dans une autre s'adapte à celle-ci [9]), tandis que sa partie antérieure est plus large que sa partie postérieure, suivant la forme que l'encéphale permet. Les éminences dont nous avons parlé s'appellent les deux raisins (?) [10])

1) المشيمة (*al-mashīma*).

2) „Quant à cette glande qui ressemble à une pomme de pin (*gl. pinéale*) et qui remplit la bifurcation de la grande veine (*veines de Galien*) par laquelle sont formés presque tous les plexus chorioïdes des ventricules antérieurs, je crois qu'elle existe en vue de la même utilité que les autres glandes qui soutiennent les bifurcations des veines. [En effet, la position de cette glande est, sous tous les rapports, la même que celle des glandes analogues dont le sommet soutient les parties de la veine où elle se bifurque, tandis que tout le reste devient plus volumineux à mesure que s'écartent les vaisseaux issus de la bifurcation et s'avance aussi longtemps qu'ils restent suspendus. Aussitôt que ces veines appuient sur le corps de l'encéphale même, le *conarium* (κωνάριον) les abandonne. Le corps de l'encéphale devient en cet endroit un appui pour la glande elle-même et en même temps pour les veines (Gal.)]". (Gal. De usu part. Lib. VIII c. 14; o. c. T. III p. 675; Daremberg I 564; Oribase III 279).

3) والجزء من الدماغ المشتمل على هذا البطن الاوسط خاصة اجزاؤه (ms. واجزاؤه عامّته) الّتى من فوق.

4) مزردة من زرد.

5) فى طوله. C'est probablement un lapsus calami: les rides (anneaux) d'un ver, c'est-à-dire d'une chenille, étant situées transversalement.

6) وباطن فوقه.

7) مستديرتين احاطة الطول.

8) دودة (*dūda*). V. Note L.

9) كالوالج منه فى المولج. Je crois que منه est de trop.

10) العنبتين (*al-ʿinabatayn*). Le ms. a المتنيين (*al-matnayn?*): c'est le nom donné par Avicenne aux muscles *psoas*. Le ms. a en marge العنبتين والاليتين (*al-ʿinabatayn wa'l-alyatayn: les deux raisins et les deux fesses*). ʿAli ibn al-ʿAbbās a الاليتين (*les deux fesses*). Galien les appelle les *fesses* et les *testicules* (v. la note suivante). Ibn al-Habal a العتبتين (*al-ʿatabatayn: les deux seuils*). Gérard de Crémone a: uvalia; en marge: uvalia vel duo coxne.

(*tubercules quadrijumeaux*). Elles ne présentent aucune anfractuosité, au contraire elles sont unies, afin qu'elles puissent mieux boucher le canal et se serrer l'une contre l'autre, et que la manière dont elles obéissent au mouvement causé par le mouvement d'une autre partie ressemble plus à la manière dont une partie simple obéit au mouvement [1]).

Pour éloigner les superfluités de l'encéphale il y a deux conduits dont l'un se trouve dans le ventricule antérieur, près de la limite commune entre ce ventricule et celui qui vient ensuite, tandis que l'autre conduit se trouve dans le ventricule moyen. Le ventricule postérieur n'a pas de conduit particulier, parce qu'il est situé à l'extrémité [de l'encéphale] et aussi parce qu'il est petit en comparaison du ventricule antérieur, de sorte qu'il ne peut pas avoir de conduit [2]). A ce ventricule et au ventricule moyen un conduit commun suffit, surtout parce que ce conduit a été fait comme une issue pour la moelle épinière, dans laquelle se dissout une partie de ses superfluités et par laquelle elles sont expulsées de ce côté [3]). Lorsque ces deux conduits ont pris leur origine des deux ventricules et ont pénétré dans l'encéphale même, ils se rendent obliquement à l'endroit où ils se rencontrent près d'un seul passage profond qui commence à la mince membrane (*pie-mère*), tandis que sa fin, qui est située plus bas, se trouve près de la membrane dure (*dure-mère*). Ce passage est étroit, car il ressemble à un entonnoir commencant par un cercle large et se rétrécissant dès ce point; c'est pourquoi il est appelé entonnoir [4]) (*tige pituitaire; infundibulum*) et il est appelé aussi bassin [5]). Quand ce conduit a pénétré dans la membrane dure (*dure-mère*), il y rencontre un canal qui se trouve dans une glande (*corps ou glande pituitaire*) qui ressemble à une sphère comprimée de deux côtés situés l'un en face de l'autre, en haut et en bas. Cette glande est située

1) „..... ce n'est pas le *conarium* (*glande pinéale*) [qui surveille et régit le passage du pneuma] mais l'apophyse semblable à un ver (*éminence vermiculaire du cervelet*) qui s'étend sur tout le canal [entre les ventricules ant. et le ventricule post.]. Ceux qui sont versés dans l'anatomie lui donnent un nom tiré de sa seule figure, en l'appelant *apophyse vermiculaire* (ἀπόφυσις σκωληκοειδής) [Oribase a: L'épiphyse (ἐπίφυσις) vermiculaire qui s'étend sur tout le canal, surveille et régit le passage du pneuma]. Voici quelles sont sa position, sa nature et sa relation avec les parties voisines. De chaque côté du canal, il existe des éminences minces et oblongues du cerveau appelées *petites fesses* (γλουτία; *tubercules quadrijumeaux*. V. Note L). Leur jonction ne peut mieux se comparer qu'aux cuisses (μηροῖς) de l'homme qui se touchent l'une l'autre. Il en est qui, les comparant aux testicules, aiment mieux les appeler *petits testicules* (διδύμια) que petites fesses [Oribase a: les appellent petits testicules]; quelques-uns appellent *petits testicules* les corps qui sont en rapport avec la glande pinéale (*tuberc. quadrijumeaux ant.; nates des modernes*) et *petites fesses* les corps situés en arrière de ceux-ci (*tub. quadr. post.; testes des mod.*). Les parties gauches et droites du canal sont formées par la substance de ces corps mêmes; les parties supérieures sont recouvertes par une membrane mince qui n'est cependant pas faible (*arachnoïde?* Sur ce canal voyez Note L.) et qui se rattache aux *petites fesses* des deux côtés; cette membrane qui s'étend jusqu'au ventricule postérieur est l'extrémité inférieure de l'épiphyse vermiculaire qui ne ressemble en rien aux testicules ni aux petites fesses. En effet, l'épiphyse présente des articulations diverses (πολυειδῶς διήρθρωται), tandis que les testicules et les fesses sont semblables dans toutes leurs parties (ὁμοιά τε πάντη) et n'ont pas du tout une composition variée (οὐ πάντη [οὐ πάνυ τι (Oribase)] σύνθετα). Outre qu'elle a des articulations diverses et qu'elle semble être composée de parties très nombreuses réunies par de minces membranes (*sillons transversaux et anneaux de l'épiphyse vermiculaire qui rappellent les anneaux d'une chenille*), l'épiphyse vermiculaire offre encore une particularité; son extrémité qui correspond au ventricule postérieur à l'endroit où elle aboutit, disions-nous, à la membrane superposée, est convexe et mince. A partir de cet endroit, augmentant [peu à peu (Oribase)] en volume et s'élargissant, elle a presque la surface supérieure (νῶτον) égale à l'intervalle des fesses. Pour cette raison, en s'allongeant sur le canal, elle le bouche complètement, et quand elle se replie (ἀνακλωμένη [Oribase], ἀνακυκλουμένη [Gal.]) en arrière, elle entraîne en même temps (συναποσπᾷ [Gal.], συνανασπᾷ [Oribase]) la membrane qui adhère à ses parties convexes et ouvre tout le canal dans la même proportion qu'elle recule. En effet, comme elle s'arrondit en se repliant et se ramasse sur elle-même, autant elle perd en longueur, autant elle gagne en largeur .... [Comme .... il était à craindre que portée sur les parties supérieures convexes des petites fesses, elle n'en glissât et n'abandonnât le canal, la nature a imaginé de l'attacher (Gal.)] (Oribase a seulement: La nature l'a attachée) aux petites fesses par des ligaments que ceux qui sont versés dans l'anatomie appellent *tendons*, et qui la serrant et la retenant des deux côtés l'empêchent de s'écarter". (Gal. De usu part. Lib. VIII c. 14; o. c. T. III p. 677; Daremberg I 565; Oribase III 280).

2) (Ms. ‏نثقبا‏) ‏فلا يحتمل الماجرى‏ .

3) ‏ويكفيه وللاوسط ماجرى مشترك لهما وخصوصا وقد جعل مخرجا للمنخاع‏ ‏يتحلل [فيه؟] بعض فضوله ويندفع من جهته.‏

4) ‏قمع‏ (*qimᶜ*). La traduction de Gérard de Crémone (o. c. I 430) a: caput rosae, en marge: *al-chamha*; ‏قمع‏ signifie aussi: ce qui entoure le pétiole (*calice?*).

5) ‏مستنقع‏ (*mustanqaᶜ*). Galien a πύελος et Gérard de Crémone *infusorium*.

entre la membrane dure et le conduit du palais. Ensuite se trouvent
à cet endroit les conduits situés dans les parties spongieuses du filtre
(*os ethmoïde*), dans la partie supérieure du palais [1]).

De l'œil [2]).

Nous disons que la faculté visuelle et la matière du pneuma visuel
parviennent à l'œil au moyen des deux nerfs creux (*nerfs optiques*)
qui vous sont connus par l'anatomie [des nerfs]. Quand le nerf et les
membranes qui l'accompagnent sont descendus à l'os qui entoure
l'œil [3]) (*orbite*), l'extrémité de chacun d'eux s'élargit, se remplit, et
se déploie de manière à entourer les humeurs qui se trouvent dans
l'œil [4]) et dont celle du milieu est l'humeur glaciale [5]) (*cristallin*). C'est
une humeur limpide comme la grêle et la glace; elle est sphérique,
mais sa forme sphérique est diminuée par l'aplatissement [léger] de
sa face antérieure. Elle est aplatie, afin que les images qui s'y forment [6])
aient une plus grande dimension [7]), et que les petits objets qui doivent
être vus, trouvent une partie suffisante pour la formation de leurs
images. Sa face postérieure s'amincit un peu, pour bien s'adapter aux
corps qui la reçoivent et qui, de minces qu'ils étaient, s'élargissent et
s'évasent pour la recevoir convenablement [8]). Cette humeur est placée
au milieu [de l'œil], parce que cet endroit est le plus propre à
servir d'abri.

Derrière cette humeur est placée une autre humeur qui lui vient
de l'encéphale pour la nourrir, car entre la première et le sang pur
il y a une transition graduelle; cette humeur ressemble au verre fondu
par la limpidité [9]) (*corps vitré*), mais elle tire un peu sur le rouge.
Elle est limpide parce qu'elle nourrit quelque chose de limpide; elle
est un peu rouge, parce qu'elle est de la substance du sang et qu'elle
ne s'est pas complètement changée de manière à devenir semblable
à la partie nourrie par elle [10]). Cette humeur se trouve derrière la
première (*cristallin*), parce qu'elle lui est envoyée de l'encéphale par
l'intermédiaire de la tunique qui ressemble à un filet (*rétine*); pour

1) „[Pour les deux conduits qui aboutissent aux narines, nous en avons traité dans le livre précédent (Gal.)]. Quant aux deux autres [conduits (Oribase)] qui aboutissent au palais, l'un sortant du fond du ventricule moyen de l'encéphale se dirige en bas, le second naît du canal qui unit · le cerveau au cervelet et se dirige vers l'autre (ἕτερον [Gal.]; ἐγκέφαλον [Oribase]) en descendant obliquement. Dès qu'ils sont arrivés au même point, ils sont reçus tous les deux dans un endroit commun, creux et dirigé en bas *(tige pituitaire)* dont le bord supérieur est un cercle parfait. De là, se rétrécissant toujours davantage, il s'implante sur une glande située au-dessous, semblable à une sphère aplatie *(glande pituitaire)* et ayant elle aussi une cavité manifeste. Cette glande est reçue par un os qui ressemble à un crible *(os sphénoïde; fosse pituitaire ou selle turcique)* et [se termine au palais. Tel est le chemin des superfluités épaisses (Gal.)] (Oribase a : à travers lequel a lieu le passage des superfluités épaisses au palais)...... La cavité *(tige pituitaire)* qui reçoit les conduits, cavité que les uns nomment *bassin* (πύελος) à cause de sa forme, et d'autres *entonnoir* (χοάνη) à cause de son utilité, remplit, pour ainsi dire, à sa partie supérieure, l'office d'un réservoir, tandis qu'à sa partie inférieure, comme l'indique son nom même, elle représente un entonnoir; en effet, cette partie est percée en sens déclive [par un conduit visible (Oribase)] jusqu'à la cavité de la glande. Comme cette partie devait se rattacher en haut à l'encéphale même et s'implanter en bas sur la glande, elle . est nécessairement faite membraneuse. [Comme une membrane mince, la méninge chorioïde *(pie-mère)*, entoure l'encéphale même, il n'était pas convenable de lui chercher un autre lien avec l'encéphale (Gal.)]. C'est donc [comme il le fallait (Gal.)] une partie [de cette méninge (Gal.)] (Oribase a : de la méninge mince qui ressemble au chorion) qui en s'étendant a constitué le corps du bassin. [Quant à l'utilité de la glande qui reçoit l'entonnoir, il est évident qu'elle filtre les superfluités..... (Gal.)]". (Gal. De usu part. Lib. IX c. 3; o. c. T. III p. 693; Daremberg I 573; Oribase III 284).

2) عين *(ʿayn)*.

3) حجاج *(ḥadjādj)*. Une glose marginale du ms. porte : Le *ḥadjādj* est l'os sur lequel croît le sourcil.

4) حلقة *(ḥadaqa; pupille)* signifie aussi œil.

„[.... qu'à (Gal.); A (Oribase)] chacun des yeux aboutissent des prolongements de l'encéphale comprimés en traversant les os, pour être moins vulnérables, mais qui, arrivés aux yeux mêmes, se développent de nouveau, s'étendent, embrassent circulairement en forme de tunique l'humeur vitrée et s'insèrent sur l'humeur glaciale *(cristallin)*". (Gal. De usu part. Lib. X c. 1; o. c. T. III p. 760 : Daremberg I 607; Oribase, Des yeux o. c. T. III p. 294).

5) الجليدية *(al-djalīdiyya*; ὑγρὸν κρυσταλλοειδές).

„..... l'autre humeur *(cristallin)* est dure comme la glace modérément gelée (οἷος ὁ μετρίως παγεὶς κρύσταλλος)". (Gal. De placitis Hippocr. et Platonis Lib. VII c. 5; o. c. T. V p. 623).

6) المتشبج . Le texte imprimé a المتشنج; le ms. المسمج.

7) „L'humeur glaciale *(cristallin)* n'est pas une sphère parfaite, égale de tous points.... (Gal. De usu part. Lib. X c. 6; o. c. T. III p. 788; Daremberg I 624). V. Note M.

8) يستدق يسيرا لبحسن انطباقها فى الاجسام الملتقمة لها المستعرضة المستوسعة
عن دقة ليحسن التقامها ايآها.

9) صفاء تشبه الزجاج الذائب [ولون الزجاج الذائب]. Les mots entre crochets ont été biffés dans le ms.

10) وامّا قليل حمرة فلانها من جوهر الدم ولم يستحل الى مشابهة ما يغتذى
به (ms. بها) تمام الاستحالة.

cette raison il est nécessaire qu'elle soit située de ce côté [1]). Cette humeur s'élève (s'étend) sur la moitié postérieure de l'humeur glaciale jusqu'à son cercle le plus grand (*circonférence*).

Devant la première humeur (*cristallin*) se trouve une autre humeur qui ressemble au blanc d'œuf et s'appelle humeur albumineuse [2]) (*humeur aqueuse*); elle est comme la superfluité de l'humeur glaciale, et la superfluité de quelque chose de limpide est limpide elle-même. Elle est située au devant pour une raison principale et pour une raison complémentaire. La raison principale est que le côté de la superfluité est opposé à celui de l'aliment, et la raison complémentaire est que la lumière pénètre graduellement dans l'humeur glaciale et qu'il existe pour cette dernière une sorte d'abri [3]). L'extrémité du nerf entoure l'humeur vitrée [4]) et l'humeur glaciale jusqu'à la limite entre l'humeur glaciale et l'humeur albumineuse (*humeur aqueuse*), — la limite jusqu'à laquelle parvient l'humeur vitrée se trouvant à la couronne [5]), — comme un filet renferme la prise; pour cette raison [l'extrémité de] ce nerf s'appelle [tunique] rétiforme [6]) (*rétine*). De son extrémité naît un tissu qui ressemble à une toile d'araignée (*zone de Zinn*), par lequel est engendrée une membrane mince (*moitié antér. de la capsule du cristallin*) conjointement avec laquelle pénètrent des fils de la partie semblable au chorion dont nous ferons mention. Cette membrane (*capsule du cristallin*) sépare l'humeur glaciale de l'humeur albumineuse, afin qu'il y ait une certaine séparation entre la substance ténue et la substance épaisse, et que, du côté antérieur, il lui arrive de la nourriture lui parvenant de la rétine et de la chorioïde. La membrane est mince comme une toile d'araignée; en effet, si cette membrane, se trouvant en face de l'humeur glaciale, était épaisse, il résulterait probablement de l'altération de sa consistance [7]) qu'elle empêchât la lumière d'arriver à l'humeur glaciale du côté de l'humeur albumineuse [8]). L'extrémité de la membrane mince est remplie et entrelacée de veines, comme le chorion, parce qu'elle est en vérité la partie qui amène la nourriture; il n'est pas nécessaire que toutes ses parties soient disposées pour l'utilité de

1) L'humeur glaciale *(cristallin)* étant blanche, claire, brillante et pure ...... ne pouvait pas être nourrie directement par le sang même ...... Aussi la nature a-t-elle créé et préparé pour elle un aliment approprié, l'humeur vitrée: autant celle-ci est plus épaisse et plus blanche que le sang, autant elle est inférieure au cristallin pour la densité ($\pi\alpha\chi\dot{\upsilon}\tau\eta\tau\iota$ [Oribase]; $\dot{\upsilon}\gamma\rho\acute{o}\tau\eta\tau\iota$ [Gal.]) et le brillant. [L'humeur vitrée est comme du verre fondu par la chaleur; elle est blanche, si l'on suppose un peu de noir mêlé à beaucoup de blanc, en sorte que la blancheur parfaite est altérée dans toute cette humeur (Gal.)]. Il n'existe aucune veine ni dans l'une ni dans l'autre de ces substances blanches (humeurs [Oribase]); évidemment donc elles sont nourries par transmission ($\kappa\alpha\tau\dot{\alpha}$ $\delta\iota\dot{\alpha}\delta o\sigma\iota\nu$), l'humeur glaciale par l'humeur vitrée, et celle-ci par le corps qui l'enveloppe, lequel est une portion épanouie descendue de l'encéphale *(rétine)*". (Gal. De usu part. Lib. X c. 1; o. c. T. III p. 761; Daremberg I 608; Oribase o. c. III 294).

2) بيضِيَّة (*baydiyya*; $\dot{\omega}\tilde{\omega}\delta\epsilon\varsigma$ [Leo, Conspectus medicinae; Ermerins, Anecdota graeca p. 129]).

„Le Créateur ...... a versé autour de l'humeur glaciale *(cristallin)* un liquide ténu et limpide *(humeur aqueuse)*, comme il s'en trouve dans les œufs". (Gal. Ibid. c. 4; o. c. T. III p. 780; Daremberg I 620; Oribase III 301). Cette humeur s'appelle *aqueuse* ($\dot{\upsilon}\delta\alpha\tau\acute{\omega}\delta\eta\varsigma$ $\dot{\upsilon}\gamma\rho\acute{o}\tau\eta\varsigma$) dans Gal. De sympt. causis. Lib. I c. 2; o. c. T. VII p. 99, et $\dot{\upsilon}\gamma\rho\grave{o}\nu$ $\dot{\upsilon}\delta\alpha\tau o\epsilon\iota\delta\acute{\epsilon}\varsigma$ dans Introductio s. medicus (lib. suspectae orig.) c. 11; o. c. T. XIV p. 712.

3) „Car il a été démontré ...... que l'humeur glaciale *(cristallin)* a toujours besoin d'un abri ($\pi\rho\acute{o}\beta\lambda\eta\mu\alpha$), afin qu'elle puisse supporter l'éclat de la lumière qui lui arrive du dehors. Un des abris est cette humeur [aqueuse] ......" (Gal. De symptom. causis Lib. I c. 2; o. c. T. VII p. 91).

4) الزُّجاجِيَّة (*al-zadjādjiyya*).

5) اكليل (*iklil*, $\sigma\tau\epsilon\phi\acute{\alpha}\nu\eta$; *région ciliaire*). Cercle au niveau duquel se réunissent, d'après Galien, toutes les tuniques et les humeurs de l'œil. V. Note N.

6) شبكِيَّة (*shabakiyya*). Pour rendre cet adjectif en latin, Gérard de Crémone (o. c. I 531) a forgé l'adjectif *retinus* à l'instar de *equinus*: extremitas nervi comprehendit vitreum ...... sicut rete comprehendit venationem, quapropter nominatur retīna.

„Quelques-uns appellent improprement ($o\dot{\upsilon}$ $\kappa\upsilon\rho\acute{\iota}\omega\varsigma$ [Oribase]; $\kappa\upsilon\rho\acute{\iota}\omega\varsigma$ [Galien]) cet épanouissement de l'encéphale *tunique rétiforme* ($\dot{\alpha}\mu\phi\iota\beta\lambda\eta\sigma\tau\rho o\epsilon\iota\delta\acute{\eta}\varsigma$); elle ressemble, en effet, à un filet de pêcheur ($\dot{\alpha}\mu\phi\iota\beta\lambda\acute{\eta}\sigma\tau\rho\dot{\omega}$) pour la forme, mais ce n'est en aucune façon une tunique ni pour la couleur ($\chi\rho o\iota\acute{\alpha}\nu$ [Gal.]; $\chi\rho\epsilon\acute{\iota}\alpha\nu$, usage [Oribase]), ni pour la substance. Au contraire, si, après l'avoir enlevé, vous le posez seul, et que vous le ramassiez en boule, vous croirez voir clairement une partie de l'encéphale détachée". (Gal. De usu part. Lib. X c. 2; o. c. T. III p. 762; Daremberg I 609; Oribase III 295).

„La troisième tunique *(rétine)* entoure l'humeur vitrée; son nom ancien est *arachnoïde* à cause de sa ténuité; comme Hérophile l'a comparée à un filet ramassé, quelques-uns l'appellent *rétiforme* ($\dot{\alpha}\mu\phi\iota\beta\lambda\eta\sigma\tau\rho o\epsilon\iota\delta\acute{\eta}\varsigma$); d'autres l'appellent *hyaloïde* à cause de l'humeur [vitrée qu'elle contient]". (Rufus d'Éphèse, Du nom des parties du corps; o. c. p. 154).

7) لم يبعد أن يعرِض منه لاستِكالتِه.

8) „La tunique propre de l'humeur glaciale *(moitié antér. de la capsule du cristallin)* [ne ressemble pas seulement à la mince pelure de l'oignon sec ($\chi\iota\tau\grave{\omega}\nu$ ...... $o\tilde{\iota}o\varsigma$ $\tau\epsilon$ $\kappa\rho o\mu\mu\acute{\upsilon}o\upsilon$ $\lambda\acute{\epsilon}\pi o\varsigma$ $\kappa\alpha\tau\grave{\alpha}$ $\iota\sigma\chi\alpha\lambda\acute{\epsilon}o\iota o$. Conf. Hom. Odyss. XIX 232, 233), elle (Gal.)] est encore plus ténue et plus blanche que les minces toiles d'araignée, et ce qui est encore plus étonnant, c'est qu'elle ne s'étend pas autour de tout le cristallin; la partie placée sur ($\dot{\epsilon}\nu o\chi o\upsilon\mu\epsilon\nu o\nu$ [Gal.]; $\dot{\epsilon}\nu o\acute{\upsilon}\mu\epsilon\nu o\nu$, réunie à [Oribase]) l'humeur vitrée est complètement à nu et dépourvue de cette tunique ...., mais toute la partie qui fait saillie en dehors et qui est en contact avec l'iris est enveloppée de cette mince et brillante tunique". (Gal. De usu part. Lib. X c. 6; o. c. T. III p. 787; Daremberg I 623; Oribase o. c. III 303).

l'alimentation, mais seulement la partie postérieure qui s'appelle choriöïde [1]). La partie qui dépasse en avant cette limite s'épaissit et devient une membrane d'une certaine épaisseur (*iris*); elle a une couleur bleu de ciel [2]), entre le blanc et le noir, pour rassembler la vue et pour tempérer la lumière, comme nous fermons l'œil quand nous sommes fatigués, pour avoir recours à l'obscurité ou à une combinaison d'obscurité et de lumière. Elle sert aussi à séparer les humeurs d'avec la cornée qui est très dure, à s'établir entre elles comme un intermédiaire convenable, et encore pour nourrir la cornée avec la nourriture qu'elle a reçue de la choriöïde [3]). A sa partie antérieure cette membrane ne forme pas un enclos complètement fermé, afin que l'entrée des [images des] objets ne soit pas empêchée; il a été ménagé dans sa partie antérieure une ouverture, un trou (*pupille*), comme il en reste dans un grain de raisin quand la queue en a été arrachée. Par ce trou a lieu l'entrée de ce qui arrive; quand cette ouverture est bouchée, la vue est empêchée. La face interne de cette tunique semblable à un grain de raisin [4]) (*choriöïde*) présente des inégalités molles [5]), là où elle rencontre l'humeur glaciale, pour ressembler plus à un tissu lâche et mou, et pour diminuer le dommage de son contact. Sa partie la plus dure est la face antérieure, où elle rencontre la dure tunique cornée et où elle est percée, afin que la partie qui entoure l'ouverture soit plus dure [6]). L'ouverture est remplie d'humeur (*hum. aqueuse*), en vue de l'utilité dont nous avons parlé, et aussi de pneuma, ce qui est démontré par l'affaissement de l'endroit situé en face de l'ouverture, à l'approche de la mort [7]).

La deuxième tunique est très épaisse, pour bien tenir ensemble [ce qu'elle contient]. La partie postérieure s'appelle tunique dure et épaisse [8]) (*sclérotique*); la partie antérieure entoure toute la prunelle (*c'est-à-dire est située devant l'iris et la pupille*), et elle est transparente afin qu'elle n'empêche pas la vue. Pour cette raison elle a la couleur d'une lame de corne qu'on a amincie en la rabotant et la polissant, et c'est pourquoi elle est appelée cornée [9]). Sa partie la plus mince est celle située du côté antérieur. Elle est en vérité comme composée de quatre couches minces, semblables à des pelures placées les unes sur les autres, afin que, si l'une d'elles est enlevée, la lésion ne s'étende pas, [surtout?] sur la partie de la tunique laquelle est située en face de [10])

1) مشيمى *(mashīmī)*.

„De la tunique choroïde qui enveloppe le corps rétiforme s'étendent sur ce corps des prolongements (διαφύσεις) minces, semblables à des toiles d'araignée, qui lui servent de ligaments et lui apportent en même temps la nourriture. On voit, en effet, que cette tunique choroïde possède elle-même dans toutes ses parties un grand nombre de vaisseaux. [Cela ressort aussi de son nom même; car on ne l'aurait pas ainsi appelée ni dénommée, si elle ne rassemblait pas un grand nombre de vaisseaux, comme le chorion (Gal.)]". (Gal. Ibid. c. 2; o. c. T. III p. 763; Daremberg 1 609; Oribase III 296).

2) اسمانجونى .

3) „[La nature ne devait donc pas dissiper dans les yeux mêmes la lueur de l'humeur glaciale *(cristallin)*. Mais pour que cette lueur, et avec elle celle de l'humeur vitrée se conservât soigneusement, concentrée et pressée de toutes parts, la nature a disposé la tunique choroïde . . . . (Gal.)]. La nature l'a faite noire en plusieurs endroits, grise (φαιόν) et bleu foncé (κυανόν [Gal.]; κυανοῦν [Oribase]) en plusieurs autres. Elle a prolongé (tout en prolongeant [Oribase]) à partir de l'iris *(région ciliaire.* V. Note N) . . . . . . cette tunique [. . . . . . (Gal.)] qui devait nourrir la cornée en l'avoisinant, empêcher la cornée, qui est dure, de tomber sur l'humeur glaciale [Oribase] (Galien a: κωλύσοντα προσπίπτειν τῷ κρυτταλλοειδεῖ τι βλαβερόν) et servir à soulager (θέαμα γενησόμενον ἰατήριον) la vue fatiguée *(iris des modernes)*; c'est donc involontairement (φύσει), je pense, que nous fermons tous à l'instant les paupières, quand nous souffrons de l'éclat de la lumière, recourant en hâte au soulagement naturel". (Gal. De usu part. Lib. X c. 3; o. c. T. III p. 777; Daremberg I 619; Oribase III 300). V. Note O.

4) الطبقة العنبية *(al-ṭabaqat al-ʿinabiyya)*.

5) فى باطن هذه الطبقة العنبية خمل .

6) „Je n'admire pas moins les inégalités (τραχύτητα [Gal.]; δασύτητα [Oribase]) qui existent (ἐπιτραφεῖσαν) intérieurement sur la tunique qui doit envelopper l'humeur vitrée. En effet, ces inégalités étant elles-mêmes humides et molles, comme des éponges, et touchant à l'humeur glaciale, rendent exempt de gêne le voisinage de toute la tunique. J'admire encore plus la densité de la partie externe qui est en contact avec la dure tunique cornée . . . . . . La nature a percé cette tunique bleu foncé, semblable à un grain de raisin (ῥαγοειδής), car c'est ainsi qu'on l'appelle, la comparant, je pense, à un grain de raisin pour le poli extérieur et les inégalités intérieures". (Gal. De usu part. Lib. X c. 4; o. c. T. III p. 778; Daremberg I 619; Oribase III 300).

7) „Qu'une humeur ténue *(hum. aqueuse)* soit contenue dans l'espace entre l'humeur glaciale *(cristallin)* et l'iris, et que la région de la pupille soit remplie de pneuma, c'est ce que vous apprennent surtout les faits suivants: . . . . . ., mais si vous prenez, pour le disséquer, l'œil d'un animal mort, vous le trouverez déjà plus ridé que dans l'état naturel, même avant la dissection . . . . . ." (Gal. Ibid. c. 5; o. c. T. III p. 781; Daremberg I 621).

8) طبقة صلبة وصفيقة *(ṭabaqa ṣulba wa ṣafīqa)*.

9) قرنية *(qarniyya)*.

10) وهى بالحقيقة كالمؤلّفة من طبقات رقاق اربع كالقشور اتراكبة ان النقشرت منها واحدة لم تعمّ الآفة (وقل قوم انّها ثلاث طبقات) ومنها ما يحاذى . Les mots entre crochets (et quelques-uns disent qu'il y a trois couches) manquent dans le ms. La signification des mots ومنها ne m'est pas claire; peut-être se rapportent-ils aux quatre couches.

de la pupille, parce que cet endroit a plus besoin qu'un autre d'être gardé et protégé [1]).

La troisième tunique se mêle aux muscles qui meuvent l'œil [2]; elle est entièrement remplie de chair blanche et grasse pour amollir l'œil et la paupière, et pour empêcher qu'ils ne se dessèchent; cette tunique entière s'appelle la tunique adhérente [3] *(conjonctive)*.

Dans l'anatomie [des muscles] nous avons déjà parlé des muscles qui meuvent le globe de l'œil.

Les cils [4]) ont été créés pour repousser ce qui vole dans l'œil et ce qui y descend de la tête et pour tempérer la lumière par leur couleur noire [5]). Ils sont implantés dans une membrane qui ressemble à du cartilage *(cartilage tarse)*, afin qu'ils y trouvent une base solide et qu'ils ne s'affaissent pas à cause de la faiblesse de l'endroit où ils sont implantés [6]), et [ce cartilage existe aussi] pour que le muscle qui ouvre l'œil trouve un point d'appui semblable à un os, afin que son action ait lieu d'une manière convenable.

Les parties de la paupière sont: la peau, ensuite l'une des deux couches de la membrane *(conjonctive)*, puis la graisse, ensuite le muscle, enfin l'autre couche [de la conjonctive]. Telle est la disposition de la paupière supérieure. De ces parties c'est le muscle qui manque [7]) à la paupière inférieure. L'endroit où il est dangereux de faire une incision, est celui qui est situé près de l'angle interne de l'œil [8]), au commencement du muscle.

De l'oreille [9]).

Sachez que l'oreille est une partie créée pour l'ouïe, en vue de laquelle il a été disposé une conque recourbée *(pavillon de l'oreille)* qui reçoit tous les sons et qui est la cause de leur résonnance [10]). L'oreille possède un canal qui entre dans l'os pétreux; il est en spirale et tortueux [11]), afin que ses détours [12]) augmentent la distance que l'air doit parcourir en pénétrant, bien que l'épaisseur [13]) [de l'os traversé par le canal] soit petite. En effet, si le canal qui pénètre dans l'os le traversait dans une direction droite, la distance à parcourir par l'air serait courte, mais le Créateur a pris soin d'allonger la distance, afin que la chaleur et le froid excessifs ne frappassent pas subitement l'intérieur [de l'oreille], mais y parvinsent graduellement [14]). Le canal de l'oreille mène à une cavité dans laquelle se trouve de l'air en repos [15]), et dont la surface interne est tapissée des fibres

1) „Cette tunique [*sclérotique*] (..... la cornée [Oribase]) étant suffisamment épaisse, mais moins dense que l'utilité ne le réclamait, la nature a commencé à en tirer un prolongement (*cornée*) à la fois plus mince et plus dense, et puis le faisant avancer peu à peu, elle a fait sa partie centrale très mince et très dense. Cette tunique vous paraîtra ressembler étonnamment à des cornes coupées en lames minces. Aussi, jugeant que le nom de *cornée* lui convient, les habiles anatomistes l'ont appelée (on l'appelle [Oribase]) ainsi. [...... (Gal.)]. Cette tunique cornée étant mince, dure et [très (Oribase)] dense, devait donc nécessairement aussi être claire, pour être très apte à transmettre la lumière, comme des cornes amincies et polies avec soin". (Gal. De usu part. Lib. X c. 3; o. c. T. III p. 771; Daremberg I 615; Oribase III 299).

2) الحلقة.

3) الملتحم (*al-multaḥim*). Ce mot ne signifie pas *consolidans*, comme on trouve chez certains arabistes (Hyrtl, Arab. u. Hebr. i. d. Anat. p. 60; Onomatol. anat. p. 147). Le verbe التحم (*iltaḥama*) n'a pas une signification active, mais signifie se fermer, se consolider (se dit d'une plaie), se coller, *coaluit*. C'est donc la membrane qui se colle, qui adhère, ἐπιπεφυκώς (*adnata*) de Galien (De comp. medic. sec. locos. Lib. IV c. 3). Gérard de Crémone a rendu *multaḥim* par *conjunctiva*, que les anatomistes emploient dans un sens actif (conjonctive, Bindehaut).

„Conduisant, en effet, la membrane nommée *périoste* du bord du sourcil et la prolongeant dans l'étendue juste que devaient avoir les paupières, la nature l'a ramenée par les parties inférieures de la paupière, sans placer l'une sur l'autre [les deux lames]...... et sans amener la membrane à l'endroit d'où elle est dérivée, mais en l'insérant sur les muscles sous-jacents qui enveloppent l'œil, et en l'étendant de là jusqu'à l'iris (V. Note N.), où elle l'a insérée sur la tunique cornée. L'intervalle entre les deux portions du périoste (*conjonctive*) est rempli de corps (*l.* σώματα) visqueux et gras avec des membranes qui s'étendent des muscles". (Gal. Ibid. c. 7; o. c. T. III p. 792; Daremberg I 626).

4) هلب (*hudb, hudub*).

5) Le texte imprimé a encore: puisque le noir rassemble la lumière de la vue (اذ السواد يجمع نور البصر).

6) „Ce [cartilage] tarse est percé de petits trous, d'où naissent les poils des paupières, poils auxquels le tarse, vu sa dureté, fournit une base et une position droite.......; les poils des sourcils devaient recevoir tout ce qui découle du front et de la tête, avant qu'il tombe dans les yeux, ceux des paupières devaient empêcher le sable, la poussière, les petits animaux volatiles d'entrer dans l'œil". (Gal. De usu part. Lib. X c. 7; o. c. T. III p. 793; Daremberg I 627).

7) Ms. فيفقل. Texte imprimé فينعقل.

8) هو ما (ms. ممّا) يلى موقه (Ms. فوقه).

9) اذن (*udhn*).

10) ويوجب طنينه.

11) ملولب معوّج (Ms. معرّج).

12) Ms. تعريجه. Texte imprimé تعويجه.

13) Ms. ثاكنه (*l.* ثاكخنه). Texte imprimé ذاكنته.

14) „...... la nature...... a placé là un os épais et dur, et l'a percé de spirales (ἕλιξι) obliques à l'instar d'un labyrinthe: [par cette disposition] elle a pris soin d'émousser peu à peu la force intacte de l'air froid...... par la réfraction répétée [dans ces détours]......" (Gal. De usu part. Lib. VIII c. 6; o. c. T. III p. 645; Daremberg I 546).

15) راكد.

du nerf acoustique [1]) qui vient de la cinquième paire (7e *et 8e des modernes; n. faciaux et acoustiques*) des nerfs de l'encéphale [2]). Le nerf a été fait très dur, afin qu'il ne fût pas faible et qu'il ne fût pas influencé par le choc et la qualité de l'air [3]). Quand l'onde sonore [4]) parvient à ce [nerf] qui se trouve là, l'ouïe la perçoit [5]). Ce nerf est pour l'ouïe ce que l'humeur glaciale (*cristallin*) est pour la vue; les autres parties de l'oreille sont analogues aux autres tuniques et humeurs qui entourent l'humeur glaciale (*cristallin*), et qui ont été créées en vue de cette humeur, pour la servir ou la protéger ou la seconder [6]); le conduit auditif externe [7]) répond à l'ouverture de l'iris (*pupille*). L'oreille a été créée cartilagineuse, car si elle eût été créée charnue ou membraneuse, elle ne conserverait pas la forme concave et recourbée qu'elle possède, et si elle eût été créée osseuse, elle serait endommagée ou endommagerait à chaque coup; elle a été faite cartilagineuse pour pouvoir conserver sa forme et pour être en même temps molle, afin qu'elle pût être pliée [8]). L'oreille a été créée des deux côtés, parce que le côté antérieur convenait mieux à l'organe de la vue, comme vous savez, et pour cette raison il est occupé par l'œil. Elle a été créée au-dessous du bord où s'arrêtent les cheveux chez l'homme, afin qu'elle ne fût couverte ni par les cheveux, ni par la coiffure. L'organe de l'ouïe est affecté de diverses espèces de maladies; parfois ses maladies [9]) sont mortelles [10]), et souvent des fièvres graves se présentent par suite de ses maladies.

Du nez [11]).

L'anatomie du nez embrasse celle de ses os, de ses cartilages et des muscles qui meuvent ses extrémités (*ailes*), mais cela fait partie de ce que nous avons achevé de décrire. Les deux conduits du nez pénètrent jusqu'au filtre [12]) *(os ethmoïde)*, situé au-dessous des deux corps semblables aux mamelons *(lobules olfactifs ou ethmoïdaux des animaux)*; la membrane de l'encéphale est aussi percée à cet endroit, en face des ouvertures [13]) du filtre, afin que les odeurs puissent pénétrer par ces ouvertures; chaque conduit pénètre [aussi] dans la gorge. L'anatomie du nez embrasse aussi celle de l'organe par lequel s'opère l'olfaction: ce sont les deux prolongements semblables aux mamelons qui se trouvent à la partie antérieure de l'encéphale et s'étendent des deux ventricules antérieurs (*latéraux*) de l'encéphale. Les superfluités sont filtrées aussi par ces ouvertures,

1) سامع. Le ms. et le texte impr. ont سابع (*septième*).

2) „...... un nerf, nommé *n. acoustique*, qui entre dans le trou auditif conjointement avec la dure-mère, avec laquelle il tapisse le conduit en s'épanouissant". (Gal. De nerv. dissect. c. 6; o. c. T. II p. 838; Oribase III 488).

3) „..... la nature...... n'a pas négligé de donner aux nerfs acoustiques une structure propre, en les rendant tous les deux aussi durs que possible.....; s'ils eussent été mous..... ils auraient été très sensibles, mais en même temps très exposés aux lésions". (Gal. De usu part. Lib. VIII c. 6'; o. c. T. III p. 646; Daremberg I 546).

4) الموج الصوتى.

5) „Quant aux oreilles, il fallait aussi nécessairement qu'il y parvînt un prolongement de l'encéphale pour recevoir l'impression qui arrive du dehors. Or, cette impression est un bruit, un son produit par l'air frappé ou frappant peu importe, pourvu que l'on convienne que le mouvement engendré par le coup doit, avançant comme une onde (κῦμα), remonter à l'encéphale". (Gal. Ibid.; o. c. T. III p. 644; Daremberg I 545).

6) „Dans les oreilles l'extrémité intérieure du conduit auditif, à l'endroit où elle touche le nerf qui s'épanouit, est analogue à l'humeur glaciale *(cristallin)* dans l'œil; toutes les autres parties qui se trouvent dans les détours du conduit sont analogues aux parties situées devant (προκειμένοις) l'humeur glaciale dans l'œil". (Gal. De symptom. causis Lib. I c. 3; o. c. T. VII p. 103).

7) صماخ (*ṣimākh*).

„Alsamach, seu alsemach est foramen in osse petroso in aure, sicut se habet foramen uvae in oculo. Quandoq. vero apud Arabes accipitur pro panniculo, seu nervo strato in concavo ossis petrosi, et quandoq. accipitur pro instrumento auditus". (Andreas Alpago Bellunensis, Arabic. nominum interpret. Can. Avic. Venet. 1595 II 410).

8) „En effet, comme les oreilles sont modérément molles et pour cette raison cèdent aisément aux pressions extérieures, elles en amortissent la violence. Si elles étaient complètement dures comme les os, ou molles comme les chairs, il arriverait de deux choses l'une: ou qu'elles seraient aisément brisées, ou qu'elles seraient entièrement broyées. C'est pour cela qu'elles ont été créées cartilagineuses". (Gal. De usu part. Lib. XI c. 12; o. c. T. III p. 894; Daremberg I 680).

9) اوجاعها.

10) قائلة. Ms. قابلة.

11) أنف (*anf*).

12) مصفاة (*miṣfāt*).

13) Ms. ثقب. Texte imprimé ثَقْبَة.

et par ce même chemin l'encéphale et les deux prolongements qui font saillie reçoivent les odeurs par l'aspiration de l'air. L'encéphale lui-même respire, afin que la chaleur naturelle s'y conserve, et il se dilate et se contracte [1]) à la manière d'une artère. Parfois l'encéphale se dilate quand on pousse des cris et que l'air et le pneuma sont pressés vers le haut [2]).

A la partie la plus reculée du nez il y a deux canaux (*canaux nasaux*) qui mènent aux deux angles intérieurs de l'œil [3]), et c'est à cause de ces canaux qu'on goûte la saveur du collyre [4]), parce qu'il descend vers la langue [5]).

Quant à la manière dont s'opère l'olfaction, nous en avons parlé dans le chapitre des facultés. C'est du domaine des philosophes de décider si l'odeur naît dans l'air par une influence qu'il subit, ou si quelque chose y est amenée, ou bien s'il naît par une vapeur qui se dissout; mais le médecin doit admettre que l'olfaction s'opère principalement [6]) par une certaine altération de l'air, parce que quelque chose y est amenée, et qu'elle est ensuite secondée de la vapeur répandue par quelque chose qui possède de l'odeur [7]).

Ayant parlé, dans ce qui précède, de l'anatomie du nez, de son utilité, des muscles qui meuvent les narines, il nous reste à présent à parler de ses maladies, leurs causes, leurs symptômes et leur traitement.

De la bouche [8]) et de la langue [9]).

La bouche est une partie nécessaire pour faire parvenir la nourriture à la cavité inférieure; elle coopère à conduire l'air à la cavité supérieure, et elle sert [encore] à éloigner les superfluités rassemblées dans l'orifice de l'estomac, quand il est impossible ou difficile de les pousser en bas. La bouche est le réservoir général des parties qui servent à la parole chez l'homme et à rendre des sons chez les autres animaux qui rendent des sons par le souffle. La langue, qui est une partie de la bouche, est un organe servant à remuer les aliments qui doivent être mâchés, à articuler la voix, à prononcer les lettres; elle a encore la charge de distinguer les saveurs [10]). La tunique de sa face inférieure est continue avec celle de l'œsophage et de la surface intérieure de l'estomac [11]). La tunique du palais [12]) est séparée et divisée en deux, en face de la suture sagittale, et entre ces deux moitiés il y a une communication et une réunion formée par des ligaments [13]). Vous

1) (Texte impr. بِأُزر) فيربو ويأرز.

2) وعند اختناق الهواء والروح الى فوق.

„Comme la membrane qui couvre ce sens [de l'odorat] devait être percée de trous nombreux et larges pour transmettre facilement à l'encéphale l'air en vue de la respiration, les exhalaisons en vue de l'appréciation des odeurs, enfin pour expulser subitement, s'il en était besoin, la masse des superfluités, et comme il résultait nécessairement d'une semblable structure une grande susceptibilité pour la membrane même, un grand inconvénient pour l'encéphale...... la nature a placé près de cette membrane un os percé de diverses façons, comme une éponge *(os ethmoïde)*......" (Gal. De usu part. Lib. VIII c. 6; o. c. T. III p. 651; Daremberg I 549).

„Le mouvement de l'encéphale apparaît manifestement; on le voit chez les petits enfants et chez ceux qui sont trépanés. Ce mouvement-là est donc naturel à l'encéphale et il existe de tout temps, mais il s'y ajoute un autre qu'on voit manifestement chez tous les animaux. En effet, quand on a pratiqué l'excision des os de la tête, on voit, aussi longtemps que les animaux se taisent, un mouvement de pulsation s'accordant avec le mouvement rythmique des artères et du cœur, mais quand ils poussent des cris, tout l'encéphale se lève et se gonfle. Cela me paraît tenir à l'augmentation de la chaleur...... et à ce que les matières sont pressées vers le haut (ἐκθλιβομένων τε τῶν ὑλῶν ἄνω)". (Oribase, De l'organe de l'odorat; o. c. T. III 307).

3) Ces canaux nasaux font suite aux sacs lacrymaux, dans lesquels s'ouvrent les conduits lacrymaux qui commencent aux points lacrymaux des paupières.

4) الكَحل (*al-kuḥl*).

5) „La nature a établi le corps charnu *(caroncule lacrymale)* au grand angle (*a. interne*) [de l'œil] pour couvrir l'ouverture qui conduit aux fosses nasales (*can. lacrymo-nasal*).....
Toutes les superfluités des yeux coulent par ces ouvertures dans le nez, et souvent l'on rend en crachant ou en se mouchant les médicaments dont on vient d'enduire l'œil....
La nature a, de plus, encore établi aux paupières mêmes de très petits trous (*points lacrymaux*), un peu en dehors du grand angle. Ils s'étendent jusqu'au nez et donnent ou reçoivent tour à tour une humeur ténue". (Gal. De usu part. Lib. X c. 11; o. c. T. III p. 809; Daremberg I 635).

6) فى الاصل.

7) ثمّ يعبينه سطوع البخار من نى الرائحة.

8) فم (*fam*).

9) لسان (*lisān*).

10) „Il est clair pour tout le monde que la langue nous est utile pour le langage (διαλέγεσθαι) et pour la distinction des saveurs; mais on s'aperçoit que, de plus, pendant la mastication, elle transporte et remue les aliments là où nous le voulons". (Oribase, De la langue; o. c. T. III p. 311; Conf. Gal. De motu muscul. Lib. I c. 3; o. c. T. IV p. 377).

„La langue, en articulant (διαρθροῦσα) le son, sert au langage (διαλέγεσθαι)....." (Gal. De locis affectis Lib. IV c. 9; o. c. T. VIII p. 272; Daremberg II 613).

11) „La tunique de la langue est continue avec la tunique entière de la cavité buccale jusqu'au pharynx; cette même tunique descend par l'œsophage et la trachée-artère comme une tunique continue et commune aux organes suivants: à la langue, à toute la bouche, à l'épiglotte et au pharynx, à l'œsophage et à l'estomac, au larynx et à la trachée-artère". (Oribase Ibid.; o. c. T. III p. 309).

12) نطع (*niṭ'*).

13) وبيينهما مشاركة فى اربطة واتصال. Je ne sais pas ce que l'auteur veut dire.

connaissez déjà les muscles qui meuvent et retiennent [1]) la langue. La langue la mieux disposée pour l'action de parler est celle qui est modérément longue et large, et effilée à la pointe, car si la langue est très grande et large, ou petite, comme celle qui est contractée, le possesseur d'une pareille langue n'est pas en état de parler. La substance de la langue est une chair lâche et blanche entourée de vaisseaux sanguins qui y entrent et par lesquelles sa couleur devient rouge; parmi ces vaisseaux il y a des veines et des artères. Dans la langue se trouvent un grand nombre de nerfs se détachant de quatre nerfs [2]) qui lui parviennent [3]) et dont nous avons parlé dans l'anatomie des nerfs. Il y a plus de vaisseaux et de nerfs dans la langue qu'on ne s'y attendrait dans un pareil organe.

Au bas de la langue il y a deux orifices (*orif. des conduits de Wharton*), dans lesquels on peut introduire une sonde; ce sont les sources de la salive et ils mènent à la chair glanduleuse qui se trouve à la racine de la langue et s'appelle le lieu de naissance [4]) de la salive (*glandes salivaires*) [5]). Ces deux sources (*orifices*) s'appellent les deux déversoirs de la salive [6]); elles conservent l'humidité de la salive. La tunique qui s'étend sur la langue est continue avec la tunique de la bouche entière, et s'étend jusqu'à l'œsophage et l'estomac. Sous la langue il y a deux grandes veines vertes dont se détachent des veines nombreuses; elles s'appellent les deux *ṣurad* [7]) (*veines linguales inférieures ou ranines*).

Des lèvres.

Les deux lèvres sont créées pour couvrir la bouche et les dents, pour retenir la salive, et chez les hommes pour aider à l'action de parler et en vue de la beauté. Elles ont été créées de chair et de nerfs qui sont des divisions en forme de fibres des muscles qui les entourent [8]).

Des parties de la gorge (pharynx) [9]).

On entend par pharynx l'espace où se trouvent les canaux pour le souffle et pour les aliments [10]). Les organes additionnels suivants en font partie: la luette [11]), les deux amygdales [12]) (*tonsilles*) et l'épiglotte [13]). Vous connaissez déjà l'anatomie de l'œsophage [14]) et du larynx.

1) المَحْبِسة.

2) La langue reçoit des rameaux de trois nerfs, comme l'auteur le décrit dans le chapitre des nerfs: le n. trijumeau (r. III), le n. glosso-pharyngien et le n. grand hypoglosse (la troisième [4ᵉ branche], sixième et septième paire de l'auteur).

3) Le ms. a نأبته (qui prennent leur origine). Le texte imprimé a نَأتَمّة. Je lis par conjecture تأنيه d'après la traduction latine qui a: venientibus ad ipsam.

4) مولد.

5) „Des deux côtés de ce ligament (*frein*) vous trouverez les orifices des vaisseaux appelés *salivaires* (*conduits de Wharton*) dans lesquels on peut introduire une sonde à deux boutons (διπύρηνον). Ces vaisseaux prennent leur origine à la racine de la langue, là où se trouvent les glandes de cet organe (*glandes salivaires*), car c'est d'elles que proviennent ces vaisseaux qui, pour la forme, ressemblent aux artères. A travers ces vaisseaux passe un liquide pituiteux qui humecte la langue elle-même, les parties inférieures et latérales de la bouche et toutes celles placées à l'entour; car les parties supérieures ont les méats qui descendent du cerveau". (Oribase, De la langue; o. c. T. III p. 310).

6) ساكبى اللعاب.

7) الصردان (*al-ṣuradān*). *Ṣurad* est le nom d'un oiseau au plumage blanc et noir et d'un autre au plumage vert. Gérard de Crémone a rendu le mot *ṣuradān* par *duo raninae* (Canon, Livre III, Fen 6, Discours I, chap. 1; o. c. T. I p. 586). Ce n'est donc pas à Berengario Carpi (Hyrtl, Arab. u. Hebr. i. d. Anat. p. 23; 273; Onomatol. anat. p. 441) que l'anatomie doit le nom de *veines ranines*. L'explication que donne M. Hyrtl (Ibid.) de l'étrange dénomination de veines *vertes*, c'est que parfois la muqueuse buccale a une couleur tirant sur le jaune et qu'une veine bleue couverte par une pareille muqueuse présente une couleur verdâtre.

8) Ms. شظايا المطيف بهما. Texte imprimé به شظايا العضل المطيف.

„Il existe une quatrième variété [de la peau] dans les lèvres où les muscles viennent se perdre, pour ainsi dire, et se mêler entièrement à la peau". (Gal. De usu part. Lib. XI c. 15; o. c. T. III p. 912; Daremberg I 691).

9) حلق (*ḥalq*).

10) „Le pharynx est la région interne de la bouche à laquelle aboutit l'extrémité de l'œsophage et celle du larynx......" (Definit. med. 65; Gal. opera (op. spurium); ed. Kühn T. XIX p. 359).

Al-magabani (المغبانى, *al-maghbāni* [duel] ou المغابين, *al-maghābin* [pluriel]) ne sont pas les *fauces*, passage entre la bouche et le pharynx (Hyrtl, Arab. u. Hebr. i. d. Anat. p. 49, 278), mais les aisselles. „Almagabin seu almagaben sunt emunctoria aut loca sub ascellis". (Bellunensis, Interpret. nomin. arab. Can. Avicennae; o. c. II p. 409).

„Souvent la matière se porte...... aux chairs glanduleuses et cause des inflammations, par exemple dans les aines, les aisselles (*maghābin*) et derrière les oreilles". (Can. Avic. Livre III, Fen. 10, Discours 4, chap. de la pleurésie).

11) لهاة (*lahāt*).

12) لوزتان (*lawsatān*).

13) غلصمة (*ghalṣama*).

14) La description de l'œsophage se trouve dans un des chapitres suivants.

La luette est une substance charnue suspendue sur la partie supérieure du larynx comme un voile (*voile du palais*). Son utilité consiste à faire entrer l'air graduellement, afin qu'il ne frappe pas subitement le poumon de son froid, à empêcher l'entrée de la fumée et de la poussière et à être un instrument servant à frapper [l'air] pour la voix, qui est renforcée et agrandie par elle. Elle est comme une porte qui ferme la sortie de la voix par sa force [1]). Pour cette raison l'abscission de cet organe est nuisible à la voix. Elle prépare le poumon à recevoir le froid et le dommage et la toux qui en résultent [2]).

Les amygdales (*tonsilles*) sont [les organes charnus qui font saillie à la racine de la langue, dirigés en haut comme deux petites oreilles et ce sont] [3]) deux organes charnus nerveux, comme deux glandes, afin qu'elles soient plus fortes. Elles sont en quelques sorte [4]) comme des racines pour les oreilles, et le passage à l'œsophage se trouve entre elles. Leur utilité est qu'elles reçoivent [5]) l'air près de la tête du larynx, comme [dans] un réservoir, afin que tout l'air n'entre pas brusquement pendant l'aspiration du cœur, ce qui causerait la suffocation de l'animal [6]).

L'épiglotte est une chair membraneuse réunie au palais, suspendue au-dessous de la luette et se plaçant en guise de couvercle sur [7]) la tête de la trachée-artère (*larynx*) [8]). Au-dessus de l'épiglotte se trouve l'os de la langue (*os hyoïde*) [9]); c'est un os [10]) muni de quatre côtes (*cornes*), deux dirigées en haut et deux en bas. Nous parlerons plus tard de l'anatomie de la trachée-artère et de l'œsophage.

١) كأنّه باب موصد على مخرج الصوت بقدره .

٢) ويهيّئُ الرئة لقبول البرد والتأذّى به والسعال عنه .

„La luette est un petit organe charnu suspendu au pharynx......" (Gal. Defin. med.
[lib. spur.] 89; o. c. T. XIX p. 368).

„La luette contribue à l'élévation et la beauté de la voix; d'abord l'air est divisé par
elle à son entrée, la violence de son courant ($τῆς ῥύμης αὐτοῦ$) est amortie, et par cela
même celle du froid. Aussi quelques-uns de ceux auxquels on avait coupé la luette jusqu'à
la base, non-seulement ont éprouvé dans la voix une altération manifeste, mais s'aperçurent
aussi que l'air inspiré était plus froid. Beaucoup de ces personnes périrent même d'un
refroidissement du poumon et de la poitrine, et il ne faut pas couper la luette précipi-
tamment, ni au hasard, mais laisser une partie de la base. Il est encore évident que la
luette ne contribue pas peu à ce qu'il ne tombe dans le larynx ni poussière, ni autre
substance semblable". (Oribase, De la luette o. c. III 319, 320, tiré de Gal. De usu part.
Lib. XI c. 11; o. c. T. III p. 888, 891; Daremberg I 677, 679).

„Il a été démontré...... que la voix est renforcée par la voûte palatine établie en
avant [pour renvoyer le son] comme un bassin ($ἠχεῖον$) et par la luette qui joue le rôle
d'un plectrum ($πλῆκτρον$)". (Gal. Ibid. Lib. VII c. 5; o. c. T. III p. 525; Daremberg I 465).

„..... elle (la luette) n'a pas d'utilité importante; aussi chez ceux qui ont la luette
coupée, aucune fonction n'est altérée". (De l'anatomie des parties du corps. Traité anonyme attribué à Rufus d'Éphèse; Oeuvres de Rufus o. c. p. 173).

3) Les mots entre crochets manquent dans le ms.

4) من وجه .

5) Ms. تعبّا. Texte impr. يعبيا .

6) „Les *paristhmia, corps opposés* ($ἀντιάδες$) ou *pommes* sont les corps charnus et glanduleux situés de chaque côté du pharynx. Ils sont au nombre de quatre......" (Rufus
d'Éphèse, Du nom des parties du corps; o. c. p. 141).

„Situés plus profondément que la langue et de chaque côté se trouvent les *paristhmia*,
au nombre de six.....; quatre se voient de chaque côté, deux sont moins visibles. On
les appelle *paristhmia* parce qu'ils sont placés dans un passage étroit, car les anciens
appelaient *isthmes* des passages étroits. Ils s'appellent *corps opposés* ($ἀντιάδες$), parce qu'ils
paraissent opposés l'un à l'autre quand on ouvre la bouche, et cela surtout quand ils sont
enflammés". (Anat. d. parties du corps. Traité anon. attribué à Rufus d'Éphèse; o. c. p. 173).

„...... les *corps opposés* ($ἀντιάδες$) au nombre de quatre, deux bien visibles à la racine
de la langue, des deux côtés, et deux voisins des premiers, situés plus à l'intérieur. Ils
sont appelés aussi *paristhmia*, parce que l'endroit où ils se trouvent ressemble à un
isthme, surtout quand ils sont enflammés et que pour cette raison ils rétrécissent trop
ce passage". (Gal. Introductio s. medicus [lib. suspectae originis]; o. c. T. XIV p. 713).

7) منطبق على .

8) „[Pour cette raison (Gal.)], la nature, dans sa prévoyance, a placé devant l'orifice
du larynx, en guise de couvercle, l'épiglotte, laquelle se tient droite pendant tout le
temps que respirent les animaux, et s'abaisse sur le larynx dans tout acte de déglutition.
En effet, l'objet avalé tombant d'abord sur la racine, puis passant sur la face dorsale de
l'épiglotte, l'oblige à s'incliner et à retomber [parce qu'elle est d'une substance cartilagineuse et assez mince (Gal.)]". (Gal. De usu part. Lib. VII c. 16; o. c. T. III p. 586;
Daremberg I 509; Oribase, Du larynx et de l'épiglotte, o. c. III 318).

9) فائق (*fā'iq*).

10) Ms. عظم. Texte imprimé عظيم (grand).

Du larynx [1]), du conduit [du poumon][2]) (trachée-
artère) et du poumon [3]).

La trachée-artère est un organe composé d'un grand nombre de
cartilages (*cerceaux cartilagineux*), formant des cercles ou des parties
de cercles, réunis entre eux. La partie qui touche le canal pour les
aliments situé derrière la trachée-artére, c'est-à-dire l'œsophage, est
incomplète; elle forme presque un demi-cercle et la partie retranchée
est tournée vers l'œsophage. La partie qui touche l'œsophage est
membraneuse, non pas cartilagineuse, tandis que la substance cartilagineuse est tournée en avant. Ces cartilages sont réunis par des ligaments couverts d'une membrane, et sur tout cela s'étend intérieurement
une membrane (*m. muqueuse*) lisse qui est quelque peu sèche et dure;
il se trouve aussi une membrane à l'extérieur (*gaîne fibreuse*) et sur
son extrémité supérieure qui touche à la bouche et au larynx. L'extrémité inférieure se divise en deux branches (*bronches*) qui se divisent
ensuite en diverses branches (*divisions bronchiques*) qui traversent le
poumon, en accompagnant les branches des artères et des veines [4]).
Les divisions de la trachée-artère se terminent en orifices beaucoup
plus étroits que les orifices de ce qui leur ressemble et les accompagne [5]).

La trachée-artère est créée de cartilage, afin qu'il s'y trouve un
canal [toujours ouvert] [6]) et que la mollesse [de ses parois] ne l'oblige
pas à s'affaisser; afin que sa dureté, se trouvant du côté antérieur,
la protège et que sa dureté soit la cause de la formation de la voix,
ou bien qu'elle la seconde. Elle est composée d'un grand nombre de
cartilages réunis par des ligaments, afin qu'elle puisse se dilater et se
contracter pendant l'inspiration et l'expiration [7]), qu'elle ne souffre
pas des coups qui lui arrivent en bas et en haut et des tiraillements
qui lui arrivent à ses extrémités, et que, si elle est endommagée, la
lésion ne s'étende pas et ne devienne pas générale. Elle est faite ronde,
afin que sa capacité soit plus grande et qu'elle soit plus à l'abri
des lésions. La partie qui touche l'œsophage est incomplète (*c'est-
à-dire non pourvue de cartilage*), afin que le bol alimentaire qui
passe ne soit pas pressé, mais glisse le long d'elle, quand l'œsophage
s'étend en largeur. La cavité de la trachée-artère est alors prêtée
pour ainsi dire à l'œsophage, puisque l'œsophage se dilate vers la
trachée-artère et s'y enfonce [8]), et surtout puisque la déglutition ne

1) حنكجرة (*ḫandjara*).

2) قصبة [الرئة] (*qasbat [al-ri'a]*).

3) رئة (*ri'a*).

4) „La nature, employant une grande quantité de cette matière cartilagineuse à la construction de la trachée-artère, l'a recourbée [entièrement (Gal.)] en forme de cercle parfait dont la face convexe, que nous touchons, est tournée vers l'extérieur, et dont la face interne est concave ....; elle a réuni ces cartilages par de forts ligaments membraneux ...... Cependant elle n'a pas fait cartilagineuse la partie qui devait toucher l'œsophage placé en-dessous (*en arrière*); il manque dans cette région quelque chose au cartilage pour que le cercle soit complet, et chaque cartilage ressemble à la lettre C [...... (Gal.)]. Sur ces ligaments et les autres ligaments ronds (*cerceaux fibreux*) et, de plus, sur les cartilages est étendue uniformément à l'intérieur une autre tunique exactement circulaire; elle tapisse toutes ces parties, est dense et solide, pourvue de fibres droites, longitudinales et fait suite ...... à celle qui tapisse toute la bouche et l'intérieur de l'œsophage et de tout le canal intestinal (*muqueuse*). De plus, toutes ces parties sont entourées extérieurement d'une membrane qui sert comme de vêtement et d'enveloppe à toute la trachée-artère (*gaîne fibreuse*) ...... A l'endroit où, après avoir dépassé les clavicules, elle entre dans la cavité du thorax, la trachée-artère se divise (*bronches*) et se porte dans toutes les parties du poumon, s'y distribuant dans tous les lobes avec les vaisseaux qui viennent du cœur". (Gal. De usu part. Lib. VII c. 3; o. c. T. III p. 519; Daremberg I 459; Oribase, De la trachée-artère; o. c. III 320).

5) الى فوهات هي اضيق جدًا من فوهات ما يشاكلها ويجري معها .

6) الانفتاح المذكور . Le ms. a فليوجد فيها الانتفاخ (l'ouverture dont nous avons parlé).

7) عند الاستنشاق والنفس (والتنفس .Ms) .

„Le cartilage de la trachée-artère est l'organe particulier de la voix même. Elle serait tout entière composée de cartilage, n'ayant en aucune façon besoin de ligament et de tunique, si elle ne devait éprouver aucun mouvement quand l'animal inspire, souffle ou émet un son. Maintenant, comme dans toutes ces actions elle devait s'allonger et se rétrécir, puis se raccourcir, c'est avec raison qu'elle n'a pas été faite seulement de matière cartilagineuse incapable de se dilater ni de se contracter, mais qu'elle a encore été pourvue de substance membraneuse pour se prêter aisément aux mouvements susdits". (Gal. Ibid. Lib. VII c. 4; o. c. T. III p. 523; Daremberg I 462).

8) „Dans l'état actuel, les parties dures [de la trachée-artère] se trouvant à la face antérieure du cou et les parties molles touchant l'œsophage, la nature a pris des dispositions admirables pour qu'aucun de ces organes ne fût lésé, ni l'œsophage par la trachée-artère, ni celle-ci par les corps extérieurs ...... Si les cartilages formaient des cercles complets, outre qu'ils eussent pressé l'œsophage en s'enfonçant dans sa convexité, ils auraient encore notablement rétréci le passage pendant la déglutition des bols alimentaires volumineux. Dans l'état actuel, en de semblables circonstances, la tunique de la trachée-artère établie dans cet endroit, repoussée par les aliments avalés et repliée sur l'espace laissé libre par les cartilages, permet à l'œsophage de prêter au passage des aliments toute sa capacité ...... De plus, la forme ronde de chacun des organes a été disposée parfaitement pour que le plus de matière passât par un endroit très petit, et pour que ces organes fussent à l'abri des lésions". (Gal. Ibid. Lib. VII c. 7; o. c. T. III p. 530; Daremberg I 469).

peut avoir lieu en même temps que la respiration, parce qu'il est nécessaire que pendant la déglutition le canal de la trachée-artère soit fermé en haut, afin que les aliments qui passent en dessus n'y entrent pas. L'occlusion de la trachée-artère se fait par le cartilage en forme de couvercle [1]) (*cart. aryténoïdes*) qui se place sur le canal [2]), et de même par le cartilage nommé celui qui n'a pas de nom (*cricoïde*) [3]). Puisqu'il est nécessaire pour la déglutition et le vomissement que l'orifice de ce canal soit fermé, il n'est pas possible que ces mouvements aient lieu pendant la respiration [4]).

Il a été créé pour la production de la voix un corps appelé la langue (l'anche) de la flûte [5]) (γλωττίς *et* γλῶσσα *de Galien: les cordes vocales sup. et inf. et les ventricules qui se trouvent entre les cordes du même côté*). Près de ce corps l'extrémité de la trachée-artère se rétrécit [6]) pour s'élargir ensuite au larynx, de sorte que, étant d'abord large, elle va en se rétrécissant et devient ensuite un endroit spacieux, comme dans la flûte, car il est absolument nécessaire pour la voix que le réservoir [de l'air] se rétrécisse [7]). Ce corps qui ressemble à l'anche de la flûte a la fonction de se fermer et de s'ouvrir, afin que par là se produise la percussion de la voix [8]).

La membrane qui tapisse la face interne de la trachée-artère est faite dure, afin qu'elle résiste à l'âcreté des humeurs descendantes (*catarrhes*), aux crachats nuisibles et à la vapeur fuligineuse qui est éloignée du cœur, et qu'elle ne soit pas amollie par la percussion de la voix [9]).

La trachée-artère se divise d'abord en deux branches (*bronches*), parce que le poumon présente deux parties (*poumon droit et gauche*); elle se ramifie avec les veines tranquilles, afin qu'elle en reçoive la nourriture; ses orifices sont étroits pour être proportionnés à l'air [10]) passant par eux dans les artères qui mènent au cœur (*veines pulmonaires*), et pour qu'il ne pénètre pas de sang par ces orifices dans la trachée-artère [11]), car

1) Ms. المكسى (*al-mikabbî*). Texte imprimé المُتنكىُ (qui s'appuie). V. p. 536.

2) ويكون انطباقها بركوب الغضروف المكبّى (المُتنكىُ texte impr.) على الماجرى.

3) Je ne vois pas comment l'auteur se figure l'occlusion du canal par le cartilage cricoïde. Il s'agit probablement de l'épiglotte. V. la note suivante.

4) „[Il faut savoir que (Oribase)] de la même manière que l'épiglotte est inclinée sur le conduit du larynx par les aliments, le cartilage aryténoïde est incliné par les matières vomies. En effet, ce cartilage est tourné vers la cavité du larynx, en sorte que le flux des matières qui remontent de l'œsophage venant frapper sa face postérieure, renverse aisément tout le cartilage dans l'espace qui cède". (Gal. Ibid. Lib. VII c. 16; o. c. T. III p. 588; Daremberg I 510; Oribase III 319).

5) لسان المزمار (*lisān al-mizmār*). La flûte antique (αὐλός) qui ressemblait à la clarinette et au hautbois.

6) يتضايق عنده (عند .ms) طُرف القصبة.

7) فلا بدّ للصوت من تضييق المحبس.

8) „A l'intérieur du conduit même du larynx, se trouve un corps semblable pour la forme à l'anche d'une flûte (σῶμα...... αὐλοῦ γλώττῃ παραπλήσιον), mais formé d'une substance particulière telle qu'il n'existe dans aucune des parties du corps. Il est à la fois membraneux, adipeux et glanduleux". (Gal. De usu part. Lib. VII c. 11; o. c. T. III p. 553; Daremberg I 487).

„Dans la cavité du larynx, par où entre et sort l'air, est placé un corps [dont j'ai parlé un peu plus haut (Gal.)] qui ne se rapproche ni pour la substance, ni pour la forme, d'aucune autre des parties dans tout l'animal. [J'en ai parlé dans les livres *Sur la voix* et j'ai démontré que c'est le premier et le plus important organe de la voix...... (Gal.)]. Le corps ressemble [donc (Gal.)] à l'anche d'une flûte, surtout quand on le regarde d'en haut ou d'en bas. J'appelle *en bas* là où la trachée-artère et le larynx se relient l'un à l'autre, et *en haut* là où se trouve l'orifice formé par les extrémités du cartilage aryténoïde et thyréoïde, situées à cet endroit. [Ce corps a une substance à la fois adipeuse et membraneuse et c'est le premier et le plus important organe de la voix, car (Oribase)] (Galien a:...... J'ai démontré...... que), pour que l'animal émette un son, il est absolument nécessaire que l'air se porte brusquement d'en bas en haut, mais [que (Gal.)] le rétrécissement du conduit du larynx n'est pas moins nécessaire, et [qu'(Gal.)] il ne s'agit pas d'un rétrécissement simple, mais [que (Gal.)] le conduit, de large qu'il est, doit peu à peu se rétrécir, et d'étroit qu'il est devenu, reprendre peu à peu sa largeur [comme cela a été montré dans les livres *Sur la voix* (Oribase)]. Cet acte est exactement accompli par le corps dont nous nous occupons à présent, et que j'appelle *glottide* et *glotte* du larynx (γλωττίς, γλῶσσα)". (Gal. Ibid. c. 13; o. c. T. III p. 560; Daremberg I 493; Oribase III 316).

9) „Pourquoi était-il préférable que les cartilages de la trachée-artère fussent tapissés par une semblable tunique? Parce que souvent il devait y couler de la tête une sérosité phlegmatique non bénigne; que dans la déglutition il devait y pénétrer fréquemment un peu de boisson, parfois même des fragments d'aliments; que l'inspiration devait souvent entraîner un air d'une qualité âcre, chargé de fumée, de cendre, de charbon ou de quelque autre substance délétère; que dans la toux on évacue parfois du pus maligne et mordicant, ou quelque autre humeur, bile aune ou noire, pituite salée pourries intérieurement, toutes matières devant nécessairement entamer, ronger et ulcérer le cartilage". (Gal. Ibid. Lib. VII c. 7; o. c. T. III p. 533; Daremberg I 470).

10) Le ms. a encore البارد (froid).

11) [Texte imprimé ولا ينفذ فيها انيبها دم [الغذا.

s'il y pénétrait, il en résulterait un crachement de sang [1]). Et voilà la figure (description) de la trachée-artère [2]).

Le larynx est l'organe pour la perfection de la voix et pour la rétention du souffle. A l'intérieur de cet organe se trouve le corps qui ressemble à l'anche de la flûte dans la flûte. Nous en avons déjà parlé, comme aussi de la partie du palais (*luette?*) située en face de ce corps, et qui est comme une partie accessoire par laquelle est fermée la tête de la flûte, de sorte que la voix est perfectionnée [3]). Le larynx avec la trachée-artère est réuni solidement par (à?) l'œsophage [4]). Quand l'œsophage veut avaler et se porte en bas pour attirer le bol alimentaire, le larynx se ferme et remonte [5]), quelques-uns de ses cartilages se serrant fortement [6]) les uns contre les autres, de sorte que les membranes et les muscles s'étendent. Quand les aliments se trouvent en face de l'orifice de l'œsophage, l'orifice du larynx et celui de la trachée-artère sont collés contre le palais en haut, de sorte que rien n'y peut entrer de ce qui se trouve près de l'œsophage. De cette manière les aliments et les boissons passent par l'œsophage sans que rien n'en tombe dans la trachée-artère, excepté au moment où l'on se hâte trop en avalant, avant que ce mouvement ne soit entièrement achevé, ou quand les aliments se dirigent vers l'œsophage d'une manière désordonnée [7]), et alors la nature s'efforce sans cesse à éloigner par la toux ce qui y est tombé.

Nous avons déjà traité de l'anatomie des cartilages et des muscles du larynx dans le livre premier (V. p. 534).

Quant au poumon, il est composé de différentes parties : d'abord des ramifications de la trachée-artère, deuxièmement de celles de l'artère veineuse (*veine pulmonaire*) et troisièmement de celles de la veine artérieuse (*artère pulmonaire*). Ces ramifications sont réunies nécessairement par une chair molle, lâche et aérienne, créée de la partie la plus ténue et la plus subtile du sang qui sert aussi à nourrir ces parties. Cette chair a un grand nombre d'ouvertures, sa couleur est blanchâtre, surtout dans les poumons des animaux dont la formation est achevée. Elle est créée lâche, afin que l'air y trouve un espace large, qu'il y puisse être élaboré et que les superfluités puissent en être éloignées, comme le foie est créé par rapport aux aliments [8]). Le poumon est formé de deux parties, l'une à droite, l'autre à gauche. La partie gauche (*poumon gauche*) a deux lobes, la partie droite (*p. droit*) en a trois. L'utilité du poumon est en général d'aspirer l'air, et l'utilité de l'aspiration est de garder l'air à la disposition du cœur

1) „...... la nature ...... a dû nécessairement proportionner les orifices des bronches, de façon qu'ils donnent seulement passage à la vapeur et à l'air, mais qu'ils le refusent au sang et aux matières aussi épaisses. Si, par hasard, venant à s'ouvrir, ils perdent la juste proportion, une partie du sang se verse des artères lisses dans les bronches et provoque à l'instant la toux et le crachement de sang". (Gal. Ibid. Lib. VII c. 8; o. c. T. III p. 539; Daremb. I 474).

2) ‏فهذه صور[ة] قصبة الرئة‎.

3) ‏ومن داخلها لجرم الشبيه بلسان المزمار من المزمار وقد ذكرناه وما يقابله من‎ ‏الحنك وهو مثل الزائدة التى يسدّ (ms. ‏نشد‎) بها (texte impr. ‏تشابه‎) ‏رأس‎ ‏المزمار فيتمّ‎ [texte impr. ‏به‎] ‏الصوت‎.

4) ‏ولحنجرة مشدودة مع القصبة بالمرىء شدًّا‎.

5) „...... Ce rétrécissement, l'œsophage devrait nécessairement le subir, étant établi près du larynx, corps entièrement cartilagineux [Gal.] (Oribase a: Comme le larynx est cartilagineux et arrondi de tous côtés, l'œsophage devrait nécessairement éprouver un rétrécissement pendant le passage des aliments). Comment donc ne se rétrécit-il pas quand nous avalons? Cela ne peut arriver qu'à la condition que l'œsophage est tiré en bas [lui-même, tandis que le larynx remonte (Gal.)]. Ainsi, en effet, est modifiée la position réciproque des deux organes, de telle manière que le commencement de l'œsophage répond à la trachée-artère, tandis que le larynx remonte dans le pharynx". (Gal. Ibid. Lib. VII c. 18; o. c. T. III p. 591; Daremberg I 511; Oribase III 319).

6) Ms. ‏انطباق‎ ‏اشتق‎. Texte imprimé ‏استند‎.

7) ‏او يعرض للطعام حركة الى المرىء مشوشة‎.

8) „Ce viscère (le poumon) est, comme le foie, un lacis de vaisseaux très nombreux, dont les intervalles sont remplis par une chair molle à l'instar d'une bourre (καθαπερεὶ στοιβῇ τινι). L'un des vaisseaux naît de la cavité gauche du cœur (veine pulmonaire), l'autre de la cavité droite (artère pulmonaire), le troisième du pharynx (trachée-artère)". (Gal. Ibid. Lib. VII c. 2; o. c. T. III p. 517; Daremberg I 457).

„Pour cette raison la chair du poumon, qui est très légère et à peu près blanche, comme si elle était formée d'écume figée, est nourrie d'un sang parfaitement pur, jaune, subtil et spiritueux". (Gal. in Hippocr. librum De alimento comment. IV c. 4; o. c. T. XV p. 381).

„La chair du poumon apparaît aérienne et pleine de pneuma, montrant ainsi évidemment qu'elle a été préparée pour élaborer l'air (εἰς πέψιν ἀέρος), comme celle du foie pour élaborer les aliments". (Gal. De usu part. Lib. VII c. 8; o. c. T. III p. 539; Daremberg I 475; Oribase, Du poumon; o. c. III 330).

en plus grande quantité qu'il n'en faut pour une seule pulsation. L'utilité de garder l'air à la disposition du cœur est que l'animal ait de l'air prêt à être reçu par le cœur, quand il plonge dans l'eau, quand il émet un son continu et de longue durée, ce qui l'empêche à aspirer l'air, ou quand il a de la répugnance pour aspirer l'air à cause de quelques circonstances ou raisons qui le forcent [à s'en abstenir], par exemple une mauvaise odeur ou quelque autre chose. L'utilité de cet air gardé à la disposition est qu'il tempère par son souffle la chaleur du cœur [1]) et qu'il donne au pneuma la substance qui prédomine dans sa constitution. Toutefois ce n'est pas l'air seul qui se transforme en pneuma, comme le pensent quelques-uns, comme aussi ce n'est pas l'eau seule qui nourrit une partie du corps, mais chacune de ces deux substances sert soit à nourrir, soit à faire pénétrer [une autre substance] et à [la] conduire [2]). L'eau sert à nourrir le corps, tandis que l'air sert à nourrir le pneuma, et chacune d'elles, la nourriture du corps et celle du pneuma, est un corps composé, non pas un corps simple.

L'utilité de l'éloignement des superfluités brûlées du pneuma, c'est-à-dire ses parties fuligineuses, est de débarasser le poumon, afin que l'air froid puisse y entrer [3]), car l'air aspiré sera nécessairement déjà changé en chaleur et ne pourra donc plus servir à tempérer le pneuma.

Quant à la ramification des vaisseaux et de la trachée-artère dans le poumon, la trachée-artère et l'artère veineuse (*veine pulmonaire*) s'associent pour compléter l'action de la respiration, tandis que l'artère veineuse et la veine artérieuse (*artère pulmonaire*) s'associent pour nourrir le poumon du sang élaboré et clair qui vient du cœur.

L'utilité de la chair du poumon est qu'elle remplit les interstices et réunit les ramifications diverses. Elle est lâche, afin qu'elle soit propre à aspirer l'air, car l'air pénètre non seulement dans la trachée-artère, mais il en parvient aussi à la substance du poumon même. Cette disposition de la chair aide le poumon à recevoir une grande quantité [d'air] [4]), et la chair aide aussi par sa contraction à éloigner [l'air], de sorte qu'elle est disposée pour les deux mouvements. C'est pourquoi le poumon se dilate par l'aspiration [5]). Sa couleur est blanche à cause de la prédominance de l'air sur la matière par laquelle elle est nourrie et parce que l'air y arrive fréquemment [6]).

Le poumon est divisé en deux parties (*poumon droit et gauche*), afin que la respiration ne soit pas supprimée par une lésion qui atteint l'une des parties [7]). Chaque partie [8]) (*poumon*) se divise de même [9]) en

1) „La respiration chez les animaux a lieu ...... dans l'intérêt du cœur, lequel a besoin de la substance de l'air, et brûlé de chaleur, désire bien plus encore à être rafraîchi ...... Il convient maintenant d'abord de louer la nature, qu'elle n'a pas chargé le cœur d'aspirer l'air immédiatement par le pharynx, mais qu'entre ces deux organes elle a placé le poumon, comme un réservoir de l'air ...... Si le cœur, en se dilatant, eût attiré l'air du pharynx, et le lui eût bientôt renvoyé en se contractant, la concordance eût été nécessaire entre le rythme de la respiration et le battement ($\sigma\phi\upsilon\gamma\mu\tilde{\alpha}$) du cœur; il en résulterait pour l'animal de nombreux et graves inconvénients ......; de même il serait impossible de se plonger dans l'eau de peur d'être suffoqué. L'impossibilité de traverser, sans respirer, la fumée, la poussière, un air d'une qualité mauvaise et délétère, corrompu par la putréfraction [des corps] d'animaux ou par d'autres causes, attaquerait bientôt la vie elle-même et détruirait complètement l'animal. Mais puisque ce n'est pas du pharynx, ni du dehors immédiatement, mais du poumon que le cœur attire l'air bientôt renvoyé au poumon, il nous est possible, tantôt d'user longtemps de la voix, tantôt de nous abstenir complètement de respirer, sans nuire en rien à la fonction du cœur". (Gal. De usu part. Lib. VI c. 2; o. c. T. III p. 412; Daremberg I 381).

2) ولكن كلّ واحد منهما امّا جزء غاذ وامّا منفذ [او .ms] مبذرق.

3) و البارد الهواء لدخول الرئة فاخلاء. Pour فاخلاء le texte impr. a

4) وفى ذلك استظهار فى الاستكثار.

5) ولذلك ما تنتفخ (بسفتنخ .ms) الرئة بالنفخ.

6) فلغلبة الهواء علمى ما يغتذى به ولتردّده الكثير فيه.

7) الشقّبين.

8) شعبة.

9) كذلك . Ms. لذلك (pour cette raison).

deux (*lobes*)[1]. Le cinquième lobe *(lobe azygos des mammifères)*, qui se trouve du côté droit, forme une couche pour la veine appelée veine cave, et n'est pas d'une grande utilité pour la respiration[2]. Le cœur, étant un peu incliné vers le côté gauche[3], se trouve du côté gauche, occupant l'espace libre du thorax, mais non du côté droit. Il était donc convenable que le poumon possédât du côté droit une partie accessoire, comme une couche pour les veines, car il en était besoin[4]. Le poumon est revêtu d'une membrane nerveuse *(plèvre viscérale)*; afin qu'il possède, comme vous savez (v. le chapitre premier p. 436 et le chapitre des nerfs p. 578), une certaine sensibilité (?)[5], et si cette membrane ne pénètre pas dans le poumon, elle l'enveloppe pourtant[6], tandis que le poumon même est par sa mollesse une couche et une protection pour le cœur[7].

Le thorax est divisé en deux cavités séparées par une membrane qui naît en face du milieu du sternum; les cavités ne communiquent pas l'une avec l'autre. Cette membrane se compose en réalité de deux membranes *(médiastines)*; elle est attachée par derrière aux vertèbres et en haut à l'endroit de réunion des deux clavicules. Le but dans lequel elle est créée, est que le thorax possède deux cavités, en sorte que, si l'une est lésée, l'autre puisse effectuer les fonctions et les intentions de la respiration. Une de ses utilités est qu'elle réunit entre eux l'œsophage, le poumon et les parties du thorax[8].

Nous avons parlé de la forme et de l'utilité du diaphragme en traitant de l'anatomie des muscles, car c'est en vérité un des muscles. Il se compose de trois couches dont celle du milieu est en réalité le tendon par lequel s'effectue son action; la couche située au-dessus d'elle est pour ainsi dire le fondement et la base des membranes du thorax qui le tapissent intérieurement, tandis que la couche inférieure remplit la même fonction par rapport aux membranes du péritoine. Il y a dans le diaphragme deux ouvertures dont la plus grande livre passage à l'œsophage et à la grande artère *(aorte)*; à travers la plus petite passe la veine appelée *al-abhar*[9] *(veine cave)*, qui est solidement suspendue et attachée au diaphragme[10].

1) „De plus, la division en lobes existe pour que tout le viscère puisse se dilater et se contracter plus aisément et qu'il soit en même temps moins exposé aux lésions". (Gal. De usu part. Lib VII c. 10; o. c. T III p. 550; Daremberg I 480).

2) „La nature a créé le cinquième lobe *(lobe azygos des mammifères qui manque chez l'homme)*...... en vue de la grande veine *(v. cave)*...... Vous verrez non seulement le lobe placé sous la veine, vous le verrez encore se creuser peu à peu, afin que la veine se repose plus sûrement sur lui. Ce lobe n'est pas tissu de vaisseaux grands et nombreux, mais la plus grande partie de sa substance se compose de la chair du poumon, chair que quelques-uns appellent *parenchyme*. Ceci montre clairement que la nature n'a pas fait ce lobe comme un organe de respiration, mais comme une couche molle pour la veine cave". (Gal. Ibid. Lib. VI c. 4; o. c. T. III p. 420; Daremberg I 390). V. Note P.

3) الشمال [ms. انيسار يسيرا منه الى] اميل يسيرا الى.

4) ثقل وقعت حاجة.

5) (Ms. بوجه [ou حسير؟] حسى) ما يوجه حسن لها ليكون. Ce n'est pas clair.

6) فان لم يكن مداخلا كان مجللا.

„Tous les lobes sont enveloppés d'une membrane mince *(plèvre viscérale)* laquelle reçoit quelques rameaux des nerfs qui descendent le long de l'œsophage vers l'estomac *(n. pneumogastriques)*". (Gal. De usu part. Lib. VII c. 3; o. c. T. III p. 518; Daremberg I 458).

7) وطاء للقلب بلينتها ووقاية له.

„En effet, comme ce dernier (le foie) embrasse d'une façon plus sûre l'estomac avec ses lobes comme avec des doigts, de même le poumon embrasse le cœur". (Gal. De usu part. Lib. VII c. 10; o. c. T. III p. 550; Daremb. I 480).

„..... mais la nature a placé autour du cœur le poumon et le thorax...... dont le premier lui servira encore de coussin élastique mollet (ἅλμα μαλακόν), comme le disait déjà Platon....." (Gal. Ibid. Lib. VII c. 2; o. c. T. III p. 414; Daremb. I 382).

8) „Tout le thorax est séparé et divisé au milieu par de fortes membranes *(médiastines)* (Oribase a: La plèvre forme aussi les membranes qui séparent le thorax et) qui se portent de haut en bas dans sa longueur. Elles s'insèrent solidement, en arrière aux vertèbres du rachis, en avant à l'os situé au milieu de la poitrine *(sternum)*, os dont l'extrémité inférieure est le cartilage appelé *xiphoïde*..... et dont l'extrémité supérieure forme le moyen de jonction des clavicules. La première, la plus importante utilité des membranes est de diviser le thorax en deux cavités, afin que, si l'une venait à recevoir une grave blessure [..... (Gal.)] et perdait la faculté de respirer, l'autre cavité, intacte, remplît la moitié de la fonction......; mais la nature est si ingénieuse qu'un organe créé pour une fin est encore employé par elle pour une autre (Oribase a: la nature les a employées encore pour une autre fin)...... En effet, ces membranes rattachent à tout le thorax et enveloppent, en s'étendant autour d'eux, les artères, les veines, les nerfs de cette région, l'œsophage et aussi le poumon lui-même tout entier *(plèvre médiastine et viscérale)*". (Gal. Ibid. Lib. VI c. 3; o. c. T. III p. 416; Daremb. I 385; Oribase, De la plèvre; o. c. III 324.

9) الابهر. Gérard de Crémone a rendu ce mot par *alhabari*. Le mot *Alabari* pour la veine cave que M. Hyrtl a trouvé chez Carpi et Achillini ne vient donc pas de *al-warīd* (الوريد: *la veine*) (Hyrtl. Arab. u. Hebr. p. 17). Chez ᶜAlī ibn al-ᶜAbbās l'aorte est appelée *al-abhar*. V. p. 193.

10) „La substance propre du diaphragme est un muscle revêtu de deux tuniques; celle de la surface inférieure est le sommet de la tunique péritonéale, celle de la surface supérieure est la base de la tunique qui ceint les côtes *(plèvre)*". (Gal. De usu part. Lib. VII c. 21; o. c. T. III p. 596; Daremb. I 515).

„Les ouvertures du diaphragme (τῶν φρενῶν) sont au nombre de deux; l'une, qui est [plus (Oribase)] grande, se trouve à l'endroit où il s'est implanté (ἵνα ἐπιπεφύκασι [Gal.];

Du cœur [1]).

Le cœur est créé de chair solide, afin qu'il soit moins exposé aux lésions. Dans le cœur sont tissées diverses espèces de fibres fortes, qui sont très différentes [quant à leur action]: des fibres longitudinales qui servent à attirer, des fibres transversales qui servent à expulser et des fibres obliques qui servent à retenir, afin que le cœur puisse faire des mouvements de différentes espèces [2]). Il est créé d'une dimension justement suffisante, afin qu'il n'y ait rien de superflu. Il est grand, parce que les artères en tirent leur origine, et parce qu'il est le lieu d'attache des ligaments. Il est large, afin qu'il y ait dans l'endroit d'origine une protection pour ce qui en naît [3]). Cette partie [large] du cœur forme la partie supérieure de ses deux parties [4]), afin qu'elle ne s'appuie pas sur les os de la poitrine *(sternum)* et qu'elle ne soit pas lésée par leur contact. L'autre extrémité du cœur est faite mince, comme aboutissant en pointe, afin que la partie exposée au contact des os soit la plus petite de ses parties. Cette partie du cœur est faite extrêmement dure, afin que la partie exposée aux rencontres (lésions) soit plus solide. Le cœur se rétrécit graduellement en forme de pomme de pin, afin qu'il soit façonné en bas et en haut d'une manière convenable et qu'il n'y ait rien de superflu [5]).

Le cœur est placé dans une enveloppe très solide. Bien qu'elle fasse partie de la catégorie des membranes, on ne rencontre aucune membrane qui approche de cette enveloppe en épaisseur; elle est solide pour être un abri et une protection pour le cœur. La substance du cœur se trouve à quelque distance de cette enveloppe [6]), excepté près de sa racine *(base)* et là où naissent les artères, afin que le cœur puisse se dilater dans cette enveloppe sans être étranglé [7]).

A la racine *(base)* du cœur se trouve une partie qui en forme pour ainsi dire le fondement; elle ressemble un peu à un cartilage *(anneaux fibreux du cœur?)* pour servir de base solide au cœur. Dans le cœur il y a trois cavités, deux grandes et une autre qui se trouve pour ainsi dire au milieu [8]), afin que le cœur ait un dépôt pour la nourriture avec laquelle il se nourrit, nourriture épaisse et

ἵνα ἐπιβεβήκασι [Oribase]) sur les vertèbres, disposée pour livrer passage à l'œsophage et à la grande artère (aorte); l'autre qui est [plus (Oribase)] petite, reçoit la veine cave qui apporte le sang aux parties supérieures de l'animal, et l'y conduit avec une grande sûreté: en effet, le diaphragme entoure cette veine à l'aide d'une adhérence difficile à rompre, et la veine est accompagnée par la membrane qui se trouve dans la partie droite du thorax". (Gal. De anat. administr. Lib. V c. 8; o. c. T. II p. 522; Oribase, Du diaphragme; o. c. T. III p. 356).

1) قلب (qalb).

2) „Le cœur possède ces deux espèces de fibres (droites et transverses) et, de plus, une troisième espèce, les fibres obliques. Les fibres du cœur se distinguent encore beaucoup de toutes les autres par leur dureté, leur tension, leur vigueur totale et leur résistance aux lésions..... L'estomac, l'utérus et les deux vessies attirent, retiennent et expulsent comme le cœur. Ainsi dans chacun de ces organes les fibres sont de diverses espèces......: droites, pour attirer par leur contraction; transverses, pour expulser et pour retenir....." (Gal. De usu part. Lib. VI c. 8; o. c. T. III p. 438; Daremb. I 402).

3) وقدر خلقنته بمقدار [الكفاية manque dans le ms.] لمثلا يكون فضل (فضلا وقللا .ms) وعظم [لان .ms] منه منابت الشرايين ومتعلق الرباط وعرض (وعرضا .t. impr) ليكون في المنبت وقاية لمنابت (المنابت .l).

4) وجعل هذا الجزء منه اعلى جزويه (على حربة .T. impr).

5) „Les parties [du cœur] situées près de la base sont consacrées à la génération des vaisseaux......; l'extrémité inférieure est un prolongement solide et épais qui sert en même temps de couvercle aux ventricules et de rempart à tout le cœur, et qui, dans les secousses un peu fortes, l'empêche de se heurter violemment contre les os antérieurs du thorax (sternum) et d'être lésé d'une manière quelconque...... Cette partie du cœur est la moins importante;..... Il n'est donc pas étonnant que le cœur ait la forme d'un cône, et que les parties situées à sa tête (base), étant les plus importantes, occupent l'endroit le plus sûr, tandis que les parties situées au fond (pointe), étant les moins importantes de toutes, occupent l'endroit le plus exposé". (Gal. Ibid. Lib. VI c. 7; o. c. T. III p. 433; Daremb. I 398).

6) برأ (يرى) ms. يرى; texte impr. جرمه من ذلك الغلاف بقدر.

7) من غير اختناق.

„Cette tunique nommée *péricarde* n'adhère pas au corps même du cœur, mais, à l'exception de la base, partout ailleurs l'espace intermédiaire destiné au mouvement du cœur est assez considérable; à la base qui, [disions-nous (Gal.)], forme un cercle, elle adhère aux vaisseaux provenant du cœur". (Gal. De anat. administr. Lib. VII c. 3; o. c. T. II p. 595; Oribase, Du péricarde; o. c. T. III p. 338.

„Le nom de tunique (χιτών) donné au péricarde est mal choisi...... Il enveloppe plutôt le cœur comme une habitation, ou un rempart sûr, car de tous côtés il en est à une grande distance, laissant entre lui et le cœur un intervalle assez grand pour contenir le cœur quand celui-ci se dilate". (Gal. De usu part. Lib. VI c. 16; o. c. T. III p. 488; Daremb. I 439).

8) Le ms. a encore: considérée par Galien comme un vestibule et un passage. „La plus grande cavité [du cœur] est située du côté droit et à l'endroit le plus haut, la plus petite du côté gauche; celle d'une grandeur moyenne se trouve entre ces deux". (Aristot. Hist. animal. Lib. III c. 3; ed. Aubert u. Wimmer T. I p. 318·§ 32).

„...... l'endroit où Aristote croyait que se trouvait la troisième cavité. C'est la cavité qui se trouve à la partie large (κατὰ τὸ πλατύ; base) du cœur et qui fait partie de la cavité droite, mais ne forme pas une troisième cavité". (Gal. De ven. et art. dissect. c. 9; o. c. T. II p. 817).

Vesale dit: Caeterum iste in sinistro cordis ventriculo ad septi eminentissimam sedem,

forte, semblable à la substance du cœur [1]), [ensuite] un endroit où se forme [2]) un pneuma qui y est engendré d'un sang subtil et [enfin] un canal entre ces deux. Ce canal se dilate dans le cœur quand cet organe s'élargit, et se contracte quand le cœur s'allonge. La base de la cavité gauche se trouve plus haut, tandis que la base de la cavité droite descend beaucoup plus bas [3]).

Les veines battantes, c'est-à-dire les artères, à l'exception d'une seule *(artère veineuse ou veine pulmonaire)*, sont formées de deux tuniques [4]). La plus dure de ces tuniques est placée à l'intérieur, puisque c'est elle qui est exposée aux pulsations et au mouvement énergique de la substance du pneuma, et que c'est elle qui est destinée à protéger et à garder la substance du pneuma et à fortifier le vaisseau dans lequel elle est contenue [5]). Les artères naissent de la cavité gauche du cœur, parce que la cavité droite se trouve plus proche du foie et qu'il était donc convenable de la destiner à attirer et à employer la nourriture. La cavité droite du cœur contenant une matière épaisse et lourde *(c'est-à-dire le sang)* et la cavité gauche une matière subtile et légère *(le pneuma)*, les deux côtés sont rendus égaux par la ténuité de la [paroi de la] cavité qui contient la matière épaisse *(ventricule droit)* [6]), surtout puisqu'il n'était pas à craindre que cette matière ne disparût en transsudant et en s'évaporant, [comme le ferait le pneuma]; le réceptacle de la matière plus subtile *(ventricule gauche)* est fait au contraire plus étroit, et le sang le plus tempéré du cœur se trouve au milieu [7]). Le cœur a deux parties accessoires *(oreillettes)* placées sur les deux orifices par où entrent dans le cœur les deux matières, c'est-à-dire le sang *(orifice auriculo-ventriculaire droit considéré comme l'orifice de la veine cave)* et l'air *(orifice auriculo-ventriculaire gauche considéré comme l'orifice des veines pulmonaires qui aspirent l'air du poumon)*. Ces parties nerveuses ressemblent aux oreilles; elles sont ridées [8]) et lâches, tant que le cœur est contracté, mais quand le cœur se dilate, elles sont tendues. Elles servent à pousser leur contenu dans l'intérieur du cœur; ce sont donc, pour ainsi dire, deux dépôts qui reçoivent le contenu des vaisseaux et l'envoient ensuite au cœur d'une manière modérée. Elles sont faites minces, afin que leur capacité fût plus grande et qu'elles obéissent mieux à la contraction; elles sont faites dures pour être plus à l'abri d'influences [nuisibles] [9]). Le cœur avec ses forces naturelles est nourri par la dilatation [10]), le sang étant attiré dans l'intérieur du cœur de la même manière que l'air est attiré [dans le poumon?].

adeoque ad magnae arteriae (*aorte*) orificium adscensus post dextram orificii venalis arteriae (*veine pulmonaire*) membranam (*valv. mitrale*) inter dissecandum latens conscendensque, Aristoteli imposuit, ut inibi tertium cordis ventriculum constituerit, illum arteriae magnae principium esse recensens. (De corp. hum. fabrica Lib. VI c. 12; L. B. 1725 T. I p. 512).

1) „Comme la substance du cœur était épaisse, dense et réclamait un aliment assez épais ...." (Gal. De usu part. Lib. VI c. 17; o. c. T. III p. 498; Daremb. I 445).

2) معلّين.

3) „Quand le cœur entier est mis à nu, vous verrez que la cavité gauche monte jusqu'à l'extrémité du sommet (ἀνήκουσαν ἐπ' ἄκραν τὴν κορυφήν), tandis que la cavité droite cesse (παυομένην) beaucoup plus bas et possède souvent une circonscription propre......" (Gal. De anat. administr. Lib. VII c. 11; o. c. T. II p. 623; Oribase, Du cœur; o. c. T. III p. 335).

4) „De tous les organes, de toutes les parties, il n'y a que le poumon où l'artére (*art. veineuse; veine pulmonaire*) ait les tuniques d'une veine, et la veine (*v. artérieuse; artère pulmonaire*) les tuniques d'une artère". (Gal. De usu part. Lib. VI c. 10; o. c. T. III p. 445; Daremb. I 407).

5) Le texte a وتقويته, mais dans la description des artères (v. page 602), où se retrouve ce passage, le texte porte وتقوية وعائه.

6) „En effet, toute la substance de la partie gauche du cœur est assez épaisse et dure, comme devant servir d'enveloppe à la cavité pneumatique; la substance de la partie droite, au contraire, est mince et molle, afin que l'une et l'autre soient conformes aux matières [qu'elles contiennent] et que l'équilibre du cœur soit maintenu...... Dans l'état actuel la substance plus lourde (*paroi du ventricule gauche*) enveloppant la matière plus légère (*pneuma*), et la substance plus légère (*paroi du ventricule droit*) la matière plus lourde (*sang*), l'équilibre du cœur résulte de la pondération des deux parties". (Gal. De usu part. Lib. VI c. 16; o. c. T. III p. 487; Daremb. I 438).

7) وخصوصا اذ (اذا texte) أمن التنحلّل بالرشح والتفشّى بل جعل وعاء الادقّ اضيق واعدل [دمه .ms] فى الوسط.

„...... la cavité du milieu tient le milieu quant à la quantité et la chaleur du sang, mais elle contient le sang le plus pur". (Aristot. De part. animal. Lib. III c. 4; ed. Frantzius p. 140 § 63).

8) Je lis منغضّنتين. Le ms. a منعضّنتين, le texte impr. منعصّبتين. La traduction latine a: rugosa.

9) „Les oreillettes (ὦτα), épiphyses nerveuses et creuses, placées au devant des orifices, sont lâches et conséquemment creuses pendant quelque temps (τέως, *c'est-à-dire tant que le cœur est contracté*), mais tendues et contractées comme les membranes (*valvules*), quand le cœur se dilate, et par là elles compriment les matières qu'elles poussent dans le cœur...... Il me semble que le cœur eût rompu quelqu'un des vaisseaux en usant à la fois de toutes ses puissances, si notre Créateur...... n'eût imaginé dans cet endroit un expédient admirable en plaçant, au dehors de chacun des orifices introducteurs des matières, une cavité particulière en guise de réservoir de l'aliment...... Leur ténuité contribue beaucoup à faciliter leur contraction, et la force de leur substance, à les mettre à l'abri de toute lésion: car la substance nerveuse est très forte. Elles ont été nommées ainsi non à cause d'une utilité ou d'une fonction, mais à cause d'une légère ressemblance, parce qu'elles sont situées de chaque côté du cœur, comme les oreilles sont situées de chaque côté de la tête de l'animal". (Gal. De usu part. Lib. VI c. 15; o. c. T. III p. 480, 81, 84; Daremb. I 433, 35, 36).

10) والقلب يغتذى مع قواه الطبيعيّة بانبساط.

Le cœur est placé au milieu de la poitrine, parce que c'est l'endroit le plus convenable; il est incliné un peu à gauche [1]) pour être éloigné du foie, de sorte qu'il y a pour le foie un endroit spacieux. Quant à la rate, elle est située plus bas que le cœur et à quelque distance et cette position basse a une utilité dont nous parlerons. Il vaut mieux que le cœur laisse un endroit spacieux [2]) au foie, que de laisser un endroit spacieux à la rate, parce que le foie est plus noble. Les raisons pourquoi le cœur dévie du foie sont que toute la chaleur ne se réunisse pas d'un seul côté; que le côté gauche ait le même degré de chaleur [que le côté droit], la rate elle-même n'étant pas très chaude, et que le cœur pèse moins sur la veine cave qui se rend au cœur, en lui laissant un peu d'espace. Quand un animal a un grand cœur et qu'il est en même temps timide [3]) et peureux, comme les lièvres et les cerfs, la raison en est que leur chaleur est faible et se répand [4]) dans quelque chose de grand, de sorte qu'elle n'échauffe pas complètement le cœur; au contraire, quand un animal a un cœur petit et qu'il est en même temps courageux, c'est qu'il y a dans le cœur beaucoup de chaleur qui est retenue et devient intense; mais la plupart de ceux qui sont courageux ont un grand cœur [5]).

Le cœur ne tolère ni douleur ni tumeur inflammatoire; pour cette raison on ne trouve dans le cœur d'aucun animal égorgé les affections morbides qu'on trouve dans les autres parties [6]).

Parfois il se trouve un os dans le cœur de quelques animaux grands de corps, surtout chez les taureaux; cet os est quelque peu cartilagineux, et l'os le plus grand, le plus gros et en même temps le plus dur se trouve dans le cœur de l'éléphant [7]).

1) „Le cœur est situé chez tous les autres animaux au milieu de la région de la poitrine, mais chez les hommes il s'incline un peu à gauche pour compenser le refroidissement du côté gauche, car de tous les animaux l'homme a le côté gauche le plus froid". (Aristot. De partium animal. Lib. III c. 4; ed. Frantzius p. 138 § 62).

„La nature a établi le cœur au centre même de la cavité du thorax. La plupart (οἱ πολλοί) pensent que le cœur n'occupe pas exactement la position centrale, mais qu'il incline davantage du côté gauche. Ils sont enduits en erreur par le battement du cœur qui se montre près de la mamelle gauche, le ventricule situé à cet endroit étant l'origine de toutes les artères; mais du côté droit se trouve un autre ventricule tourné vers la veine cave et le foie. C'est une preuve que le cœur n'est pas situé en totalité dans le côté gauche, mais qu'il occupe précisément le centre......" (Gal. De usu part. Lib. VI c. 2; o. c. T. III p. 415; Daremb. I 382).

„[Vous verrez...... que (Gal.)] le cœur est placé au milieu entre les deux cavités du thorax [...... (Oribase)]. Si le mouvement [apparent] de cet organe indique qu'il est plutôt situé à gauche, cela tient à deux causes: d'abord à ce que le ventricule pneumatique *(v. gauche)* est situé de ce côté de l'animal, et ensuite à ce que tout le cœur penche en quelque sorte plutôt vers ce côté; car la pointe du cœur n'est pas comme la base placée exactement au milieu entre les parties gauches et droites du thorax, parce que le cœur ne s'étend pas, en partant de sa propre base, dans une direction parfaitement droite, mais qu'il dévie, comme je viens de le dire, à gauche". (Gal. De anat. administr. Lib. VII c. 7; o. c. T. II p. 605; Oribase, Du cœur; o. c. T. III p. 332).

2) Je lis par conjecture توسيع .... اولى . Les textes ont : اولى .... وكان توسيع . ولان توسيع .

3) Ms. جزعا . Texte impr. جذعا .

4) Je lis par conjecture ينفشى . Le ms. a بسفش; le texte impr. ينفس . La traduction latine a: exsiccatur; en marge: spargitur.

5) „Les animaux qui ont un grand cœur sont timides; ceux qui ont un cœur petit ou moyen sont plus courageux. En effet, l'état qui résulte de la peur existe déjà auparavant chez eux, parce que la chaleur n'est pas proportionnée au volume du cœur, que la chaleur, étant [déjà] faible, est diminuée encore dans les grands cœurs et que le sang est plus froid. Le lièvre, le cerf, la souris, l'hyène, l'âne, le léopard (πάρδαλις), la belette et presque tous les autres animaux manifestement timides ou méchants à cause de la timidité ont un grand cœur...... De plus, les mouvements étrangers (ἀλλότριαι) refroidissent toute chaleur, et dans les cœurs spacieux il y a un pneuma plus abondant et plus fort". (Aristot. De part. animal. Lib. III c. 4; ed. Frantzius p. 140 § 64).

6) „..... le cœur ne devient pas douloureux, car c'est une chose solide et dense que le cœur, et c'est pourquoi il ne souffre pas". (Hippocr. De morbis Lib. IV; ed. Kühn T. II p. 334; ed. Littré T. VII p. 554).

„...... aucune maladie ne s'engendre dans le cœur". (Ibid. ed. Kühn p. 339; ed. Littré p. 560).

„Seul de tous les viscères, et en général de toutes les parties du corps, le cœur ne tolère pas d'affection grave...... La preuve que le cœur ne tolère pas d'affection, c'est que sur aucun des animaux immolés pour les sacrifices on ne voit dans le cœur des affections morbides comme on en voit dans les autres viscères...... Mais chez tous les animaux qui meurent de maladies...... on trouve, en les disséquant, des états morbides du côté du cœur". (Aristot. De part. animal. Lib. II c. 4; ed. Frantzius p. 140 § 64).

„En sens inverse, il est impossible que le cœur soit affecté d'un abcès....." (Gal. De locis affectis. Lib. I c. 5; o. c. T. VIII p. 47; Daremb. II 493).

7) „Le cœur est sans os chez tous les animaux que nous avons examinés, excepté chez les chevaux et une espèce de bœuf...." (Aristot. Ibid. p. 138 § 63).

„Il est à remarquer qu'on trouve constamment chez les Solipèdes, dans le point d'adossement des zones aortique et auriculo-ventriculaires, un noyau cartilagineux plus ou moins

Parfois [1]) le cœur de quelques singes se trouve muni de deux têtes [2]).

C'est une preuve de la force vitale du cœur qu'on le voit battre encore quelque temps après qu'il a été enlevé de l'animal, et ceux qui pensent que le cœur est un muscle se trompent [3]), bien qu'il y ressemble beaucoup, mais son mouvement est involontaire [4]).

De la mamelle [5]).

Nous disons que la mamelle est une partie créée pour produire le lait, afin que l'enfant en soit nourri dans le commencement de sa vie, jusqu'à ce qu'il soit devenu plus fort, que sa force se soit accrue et qu'il soit en état de digérer la nourriture solide et épaisse [6]).

La mamelle est un corps composé de veines, d'artères et de nerfs. Les interstices que se trouvent entre eux sont remplis d'une chair glanduleuse qui n'a pas de sensibilité et qui a une couleur blanche; à cause de sa couleur blanche le sang qui la nourrit devient blanc en s'y assimilant, et de même devient blanc ce qui en sort en forme de lait [7]). Le rapport entre la mamelle et le lait qui provient du sang est le même que celui entre le foie et le sang qui provient du chyme, en tant que chacun d'eux transforme l'humeur en quelque chose qui lui ressemble quant à la nature et à la couleur, car le foie rougit le chyme blanc, le transformant en sang, et la mamelle blanchit le sang rouge, le transformant en lait.

Les veines, les artères et les nerfs qui se répandent dans la substance de la mamelle s'y ramifient jusqu'à la fin du conduit [8]) et ils forment dans la mamelle des détours et des replis nombreux. Quant à la communication entre la mamelle et la matrice par les veines tissées [9]) entre elles, vous la connaissez déjà par l'anatomie des veines [10]) (V. p. 640).

De l'œsophage [11]) et de l'estomac [12]).

L'œsophage est composé de chair et de tuniques membraneuses qui le tapissent intérieurement et dont les fibres se dirigent longitudinalement, afin qu'elles puissent attirer facilement pendant la déglutition, car vous savez que l'attraction ne se fait que par le raccourcissement des fibres longitudinales. Sur l'œsophage se trouve une membrane à fibres transversales, afin que la propulsion en bas ait lieu aisément par elle, car vous savez que la propulsion ne se fait que par les fibres

développé, qui se transforme chez les grands Ruminants en un os véritable". (Chauveau, Traité d'anat. comp. des animaux domest. p. 574).

„Chez le Bœuf on trouve dans l'épaisseur de la zone aortique deux petits os appelés *os du cœur*. L'un, le plus grand, est placé à droite.....; l'autre, situé à gauche, n'est peut-être point constant". (Chauveau, Ibid. p. 579). V. Note Q.

1) وجد (texte impr. وكذلك) وقد.

2) Galien fait mention du cœur d'un coq ayant deux sommets.

„Quelqu'un sacrifiant un coq aux dieux trouva que le cœur avait deux sommets; croyant que c'était un augure, il interrogeait à ce sujet ceux qui sont experts dans ces choses. M'ayant rencontré par hasard il dit d'avoir trouvé, en sacrifiant aux dieux, deux cœurs dans un animal. Ce n'étaient pas deux cœurs, comme il croyait, mais le sommet de la cavité droite présentait une circonscription propre". (Gal. De anat. administr. Lib. VII c. 11; o. c. T. II p. 623).

3) „...... le cœur est un muscle très fort, non par les nerfs *(parties tendineuses)*, mais par le feutrage ($\pi\iota\lambda\acute{\eta}\mu\alpha\tau\iota$) de la chair". (Hippocr. De corde liber; ed. Littré T. IX p. 82; ed. Kühn T. I p. 486).

„Qu'on voit le cœur, même enlevé du thorax, se mouvoir pendant longtemps, c'est une preuve non faible de ce que le cœur n'a nullement besoin de nerfs pour effectuer convenablement son action. Il me semble donc que tout cela n'est pas connu de ceux qui pensent que le cœur est un muscle et qui ne voient pas que son action parfaite réside nécessairement dans la substance propre du viscère. Ceux qui pensent que le cœur est un muscle se trompent donc grandement". (Gal. De anat. administr. Lib. VIII c. 8; o. c. T. II p. 614).

4) „Le cœur est une chair dure, résistante aux lésions, constituée par des fibres de diverses espèces; bien que par ces deux caractères il semble ressembler aux muscles, il en diffère évidemment. Les muscles, en effet, ont des fibres d'une seule nature..... Le cœur, lui, en possède des droites, des transverses, et de plus, il en a d'obliques". (Gal. De usu part. Lib. VI c. 8; o. c. T. III p. 437; Daremb. I 400).

5) ثلى *(thadyun, thidyun)*.

6) „En effet, attendu que tout être né recémment est mou et débile, il était impossible qu'il digérât dès lors des aliments solides. En conséquence, la nature..... lui a ménagé l'aliment tiré de sa mère". (Gal. De usu part. Lib. XIV c. 4; o. c. T. IV p. 152; Daremb. II 94).

7) ولبيباضه اذا (ان ؟) تشبه الدم به ابيض ما يغذوه وابيض ما ينفصل (نفصل .ms) عنه لبنا.

8) الى اجزاء لسقيه (ليفيتة ؟). Le ms. a انى آخر النقبة. Le traduction latine a: ad partes villosas.

9) Ms. دنتسج. Texte impr. تشنج (qui se contractent).

10) Ms. فامر قد وقفت عليه في تشريح العروق. Au lieu de في le texte imprimé a: خصوصا من التشريح.

11) مرىء *(mari')*

12) معدة *(ma'ida, mi'da).*

transversales, et dans l'œsophage se trouve une substance manifestement charnue [1]). La déglutition a lieu complètement par l'action simultanée des deux tuniques, c'est-à-dire par ce que les fibres attirent
et par ce qu'elles pressent [2]). La déglutition est difficile pour celui
dont l'œsophage est fendu longitudinalement, puisque la partie qui
attire et qui aide à faire descendre [les aliments] fait défaut. Le
vomissement se fait par la tunique externe seule, et pour cette raison
il a lieu plus difficilement [3]).

L'œsophage est situé sur les vertèbres du cou, dans une direction
droite, bien gardé et attaché solidement; en descendant il est accompagné d'une paire de nerfs encéphaliques (*n. pneumogastriques*).
Quand l'œsophage est arrivé en face de la quatrième des vertèbres de
la colonne vertébrale, appelées vertèbres de la poitrine, il la dépasse
et se dirige un peu à droite pour laisser la place libre au vaisseau
qui vient du cœur (*aorte*), ensuite il descend le long des huit autres
vertèbres, jusqu'à ce que, ayant atteint le diaphragme, il y soit attaché
par des ligaments qui le soulèvent un peu, afin qu'il ne pèse pas
sur le grand vaisseau (*aorte*) qui traverse le diaphragme et que les
nerfs qui l'accompagnent descendent obliquement, ce qui les garantit
de la lésion à laquelle ils seraient exposés en s'étendant dans une
direction droite quand l'estomac devient lourd. Quand l'œsophage se
trouve près du diaphragme [4]) il se dirige de nouveau à gauche, comme
il s'est auparavant dirigé à droite, et ce retour à gauche a lieu quand
il passe le long de la dixième vertèbre jusqu'à la onzième et douzième;
ensuite, après avoir traversé le diaphragme, il s'élargit et s'épanouit
en se dilatant et en formant un orifice pour l'estomac [5]).

Après l'œsophage vient le corps spacieux de l'estomac. La partie
intérieure (*lumière*) de l'œsophage a été créée plus large et [la tunique
intérieure] plus épaisse que celles du premier des intestins (*duodénum*),
parce que l'œsophage est un passage pour les aliments durs [6]). La
tunique intérieure de l'estomac est [d'une épaisseur] moyenne et la
partie la plus molle se trouve à l'orifice de l'estomac, ensuite la tunique
intérieure de l'intestin (*duodénum*) est [encore] plus molle. L'œsophage
est tapissé intérieurement d'une membrane qui s'étend jusqu'à l'extrémité de l'estomac, venant de la membrane qui revêt la bouche,
afin que l'attraction soit continue et qu'elle seconde le soulèvement
du larynx pendant la déglutition, quand l'œsophage s'étend vers le
bas. Si vous observez exactement, vous verrez que l'œsophage est
une partie de l'estomac laquelle s'élargit graduellemànt vers ce

1) „La tunique interne de l'estomac et de l'œsophage, qui est plus membraneuse, a des fibres longitudinales qui se portent de haut en bas; la tunique externe, qui est plus charnue, a des fibres transversales...... [Cela est juste (Gal.)]: en effet, l'estomac devait attirer à lui, par l'œsophage, les aliments et les boissons, en les entraînant au moyen de ces fibres droites comme avec des mains; il devait les pousser en avant au moyen [de la contraction circulaire (Oribase)] des fibres transversales". (Gal. De usu part. Lib. IV c. 8; o. c. T. III p. 282; Daremb. I 290; Oribase, De l'estomac; o. c. T. III p. 343).

2) ‫اعنى بما يَجذب ليف وبما يعصر ليف‬.

3) „Prenez un animal, et après avoir mis à nu les corps situés autour de l'œsophage....., partagez par des sections droites, à partir du menton jusqu'au thorax, la tunique externe pourvue de fibres transversales, puis donnez de la nourriture à l'animal, vous le verrez avaler, bien que l'action péristaltique soit abolie. Si chez un autre animal vous coupez les deux tuniques par des sections transversales, vous le verrez aussi avaler sans que la tunique externe agisse, ce qui démontre qu'avec l'une d'elles il est capable d'avaler, mais moins aisément qu'avec toutes les deux". (Gal. De natural. facult. Lib. III c. 8; o. c. T. II p. 175; Daremb. II 300).

„Pour cette raison il est plus facile d'avaler que de vomir, attendu que la déglutition s'opère par l'action des deux tuniques de l'estomac......; on vomit, au contraire, par l'action de l'une des deux, de l'externe seule....." (Oribase, De l'estomac; o. c. T. III p. 345).

4) ‫اذا جاوز (جاور /.) الحجاب‬. Conf. la note suivante.

5) „En effet, l'œsophage s'étend exactement sur le milieu des quatre premières vertèbres dorsales, sans dévier en aucun sens [...... (Gal.)]. Au niveau de la cinquième vertèbre, il se détourne de la ligne droite qu'il suivait en descendant, et se dirige vers la droite pour céder la meilleure place à un autre organe plus important, à la plus grande de toutes les artères *(aorte)*...... Le conduit de l'estomac s'appuie [donc (Oribase)] sur les quatre premières vertèbres [de la poitrine (Gal.)], il s'infléchit à la droite des huit autres pour les raisons indiquées. Dès qu'il a touché le diaphragme...... il est soulevé à une hauteur suffisante par de fortes membranes et passe de nouveau de l'autre côté par-dessus la grande artère; ensuite, traversant le diaphragme, il s'implante sur l'orifice de l'estomac. [S'il s'élève, c'est pour ne pas peser sur l'artère pendant le passage d'aliments un peu durs..... De plus, les nerfs *(n. pneumogastriques)* qui de l'encéphale descendent le long du conduit jusqu'à l'estomac, devaient trouver, dans un trajet oblique, bien plus de sécurité que dans un trajet droit. En effet, ces nerfs mous et grêles, supposez-les tendus en ligne droite pendant un long trajet et tenant suspendu un très grand organe, l'estomac, destiné à être rempli d'aliments, ils seraient toujours tendus par sa masse et son poids, et ils rompraient aisément (Gal.)]". (Gal. De usu part. Lib. VI c. 5, 6; o. c. T. III p. 427, 430; Daremb. I 394, 396; Oribase, De l'œsophage; o. c. T. III p. 339).

6) „Pour quelle raison les parties de l'estomac présentent-elles une certaine opposition avec ses prolongements? car à la partie supérieure, où l'estomac lui-même est étroit, l'œsophage s'élargit, et à l'extrémité inférieure, où l'estomac est large, le prolongement qui se dirige vers les intestins est fait plus étroit. N'est-ce pas parce que les animaux avalent parfois des aliments (ὄγκους) non broyés, durs et volumineux qui pour passer exigent qu'une large voie leur soit ouverte à travers l'œsophage, tandis qu'au contraire, par la partie inférieure, rien ne doit passer qui soit gros, dur, non réduit en chyle et non cuit......?" (Gal. Ibid. Lib. IV c. 7; o. c. T. III p. 280; Daremb. I 289).

„Pourquoi les parties intérieures de ces organes sont elles plus dures et plus serrées que celles des intestins? C'est que les intestins sont organisés pour distribuer [les aliments cuits], tandis que l'estomac, l'œsophage et la bouche sont organisés pour être résistants [aux aliments durs]....... C'est pour la même raison que cette tunique, commune à la bouche, à l'œsophage et à l'estomac, se rarifie et se ramollit peu à peu en avançant vers le fond de la cavité; en sorte que cette dernière partie comparée à la bouche vous paraîtra beaucoup plus molle". (Gal. Ibid. Lib. IV c. 8; o. c. T. III p. 283; Daremb. I 292).

viscère [1]); ses tuniques sont analogues aux deux tuniques de l'estomac, l'interne ressemble plus aux membranes et ses fibres se dirigent longitudinalement, tandis que l'externe est charnue, épaisse et munie de fibres transversales; elle est plus charnue que la tunique externe de l'estomac, mais elle en fait partie et forme avec elle une seule tunique continue [2]).

Le premier des intestins *(duodénum)* n'est pas une partie de l'estomac, mais quelque chose qui y est liée étroitement. Pour cette raison l'estomac ne se rétrécit pas graduellement vers cet intestin dont les tuniques ne sont pas analogues aux tuniques de l'estomac [3]). De plus, la substance de l'œsophage ressemble plus au muscle et celle de l'estomac plus au tendon. Une partie de l'estomac se rétrécit [4]) à l'endroit où l'œsophage s'attache à l'estomac et où il rencontre le diaphragme, tandis que l'estomac s'élargit en bas, parce que l'endroit où les aliments séjournent quelque temps se trouve en bas, en sorte qu'il devait être plus large. L'estomac a été fait rond en vue de l'utilité que vous connaissez; sa surface est plane du côté postérieur, afin qu'il rencontre la colonne vertébrale d'une manière convenable [5]). L'estomac a deux tuniques dont l'interne est munie de fibres longitudinales, nécessaires pour l'attraction, comme vous savez; pour cette raison l'estomac se contracte [6]) pendant la déglutition, et le larynx est soulevé. La tunique externe a des fibres transversales, nécessaires pour la propulsion, comme vous savez. Les fibres servant à la propulsion sont placées à l'extérieur, parce que l'attraction est la première et la plus proche (importante) des actions de l'estomac, ensuite vient la propulsion. Sa fonction est complétée par une contraction continue du vaisseau entier pour expulser le contenu. A la tunique interne sont mêlées des fibres obliques pour seconder la rétention; elles sont placées dans la tunique qui attire et non dans celle qui expulse, en sorte qu'elles ne sont pas mêlées à la tunique externe [7]), puisqu'elle [8]) ne sert pas à retenir [9]). La tunique interne entière est nerveuse (tendineuse), parce qu'elle est en contact avec des substances épaisses [10]); quant à la tunique.externe le fond en est plus charnu [11]), afin qu'elle soit plus chaude [12]) pour pouvoir mieux digérer. L'orifice de l'estomac est plus nerveux, afin qu'il soit plus sensible.

Il arrive à l'estomac une branche des nerfs de l'encéphale *(n. pneumogastriques)* qui lui prête la sensibilité, afin qu'il puisse percevoir la faim et les dommages [qui l'atteignent] [13]). Les autres parties qui viennent après l'orifice de l'estomac n'en ont pas besoin [14]); l'estomac a besoin

1) Dans les ruminants et les carnassiers l'insertion de l'œsophage sur l'estomac se fait en forme d'entonnoir. (Chauveau, o. c. p. 435).

2) لكنّه منه وفى وضعه واتّصاله.

3) „[...... et en outre que (Gal.)] l'estomac s'élargit peu à peu à partir de l'insertion de l'œsophage, ce qui nous enseigne clairement que l'œsophage est une partie allongée de l'estomac s'éloignant de lui, tandis que l'intestin *(duodénum)* ne naît pas peu à peu, mais tout d'un coup du fond de l'estomac, de sorte qu'il n'est pas une partie du corps même de l'estomac, mais un autre organe rattaché à lui. De plus, la nature des tuniques de l'estomac et de l'œsophage est semblable, mais celle des intestins est différente". (Gal. Ibid. Lib. IV c. 7, 8; o. c. T. III p. 281, 282; Daremb. I 290; Oribase, Ibid.; o. c. T. III p. 342).

4) ينانخروط.

5) „L'estomac...... présente [avec raison (Gal.)] une forme arrondie et allongée. [L'estomac est arrondi, parce que cette forme est la moins exposée aux lésions et offre la plus grande capacité...... (Gal.)]; là où il rencontre les vertèbres, il se moule sur elles, et sa convexité disparaît pour cette raison. Chez les hommes le fond de l'estomac est plus large que la partie située à l'orifice". (Gal. Ibid. Lib. IV c. 7; o. c. T. III p. 279; Daremb. I 288; Oribase, Ibid. III 341).

6) تتنعاصر.

7) „L'estomac doit, pendant la déglutition, attirer les aliments, les retenir pendant la coction, les expulser quand ils sont élaborés. Aussi est-il avec raison pourvu de toutes les espèces de fibres".

„Pourquoi la tunique externe présente-t-elle seulement des fibres transverses, tandis que celles de la tunique interne sont droites pour la plupart et qu'il y en a peu d'obliques?" (Gal. Ibid. Lib. V c. 11, 12; o. c. T. III p. 387; Daremb. I 367).

8) Ms. اذل. Texte imprimé اذا.

9) Ms. للاممساك. Texte imprimé الاسهال.

10) „...... l'estomac, l'œsophage et la bouche sont créés pour être résistants. Souvent, en effet, nous avalons des choses dures, volumineuses et rugueuses, qui meurtriraient et écorcheraient les parties, si elles n'étaient pas dures et serrées". (Gal. Ibid. Lib. IV c. 8; o. c. T. III p. 283; Daremb. I 292).

11) وأمّا (وان) (texte impr. لخارجنة فقعرها (فقرها) اكثر لكحمينة (texte impr.

12) Ms. احرّ. Texte imprimé آخر.

13) النقصان.

14) „...... une paire de nerfs assez grands *(n. pneumogastriques)* se rend de haut en bas à l'estomac, s'y divise, enlace surtout l'orifice et les parties contiguës, mais ces nerfs s'étendent aussi sur les autres parties jusqu'au fond du viscère". (Gal. Ibid. Lib. IV c. 7; o. c. T. III p. 277; Daremb. I 287; Oribase, De l'estomac; o. c. T. III p. 340).

„L'orifice de l'estomac a le sentiment du besoin des aliments dont l'animal se nourrit, sentiment que nous appelons faim". (Gal. Ibid. Lib. V c. 9; o. c. T. III p. 378; Daremb. I 362).

d'être sensible, parce qu'il faut qu'il soit averti [1]) quand le corps est sans nourriture, mais si la première partie est sensible et acquiert la nourriture pour elle-même et pour les autres parties, le reste n'en a pas besoin, parce qu'une autre partie s'en est chargée à sa place. Ce nerf descend d'en haut s'enroulant sur l'œsophage; il s'y enroule d'un seul tour tout près de l'estomac, ensuite il arrive à l'estomac [2]).

Sur l'endroit le plus convexe de l'estomac est placée une grande veine *(v. gastro-épiploïques)* qui s'étend dans la longueur de l'estomac et lui envoie un grand nombre de branches qui s'y rattachent et se ramifient en rameaux fins se rassemblant dans un seul rang. Cette veine est accompagnée d'une artère [qui s'étend] de la même manière; de cette artère proviennent aussi [des branches], comme de la veine, et toutes les deux s'appuient sur le pli du péritoine; de toutes ces parties est tissé [3]) l'épiploon [4]), de la manière que nous décrirons [5]).

L'estomac digère par une chaleur naturelle dans sa chair et par d'autres chaleurs qu'il reçoit des corps avoisinants; le foie, en effet, est placé sur sa partie droite, parce qu'il y a là une partie mince [du foie] qui s'étend d'une manière convenable sur l'estomac [6]). La rate est étendue sous l'estomac, du côté gauche, à une petite distance du diaphragme, à cause de sa saleté [7]), et encore parce que la rate et le foie étendus tous les deux sur l'estomac auraient été trop lourds pour lui. C'est pourquoi le Créateur a préféré que le foie fût placé sur l'estomac, de telle façon qu'il l'embrasse avec des éminences s'étendant comme des doigts *(lobes du foie chez certains animaux: carnassiers, singes)*, et que la rate s'étendît sous l'estomac. D'ailleurs le foie est très grand en comparaison de la rate, parce qu'il devait être grand, et comment pourrait-il en être autrement? [8]) la rate n'étant qu'un réceptacle pour une des superfluités du foie *(bile noire)*. Il était donc nécessaire que la tête de l'estomac s'inclinât à gauche pour donner une place large au foie, en sorte que le côté gauche devînt étroit, que la partie inférieure de l'estomac s'inclinât en bas vers un espace inoccupé par le foie, et que l'endroit pour la rate, à gauche et en bas, fût aussi spacieux. C'est pourquoi le plus noble des deux côtés, c'est-à-dire le côté droit et supérieur, a été donné au foie, et le côté le plus ignoble, situé du côté opposé, à la rate [9]).

L'estomac est réchauffé par devant par l'épiploon, étendu sur lui et sur tous les intestins, particulièrement chez des hommes, parce qu'ils

1) (Texte impr. ان تتنبه) لانها تحتاج الى تنبه.

2) „...... et de plus, quand ces nerfs *(n. pneumogastriques)* se sont approchés de l'estomac, la nature les y insère après les avoir enroulés sur l'œsophage". (Gal. Ibid. Lib. VI c. 6; o. c. T. III p. 432; Daremb. I 397).

3) Ms. ينتسج. Texte impr. يتشنّج (se contracte).

4) ثرب *(tharb)*.

5) „Laissant de côté pour quelque temps le foie, vous suivrez le péritoine qui entoure l'estomac, jusqu'à ce que, tout en le mettant à nu, vous soyez arrivé à la partie la plus convexe de ce viscère, où vous verrez suspendue une grande veine située tout le long de l'estomac; vous verrez aussi s'insérer dans l'estomac un grand nombre de branches ténues de cette veine suspendue, placées l'une à côté de l'autre, dans un seul rang et sur une seule ligne". (Gal. De anat. administr. Lib. VI c. 4; o. c. T. II p. 554).

„Les parties du péritoine qui remontent de chaque côté de l'épine, se rencontrant à la partie la plus convexe et la plus élevée de l'estomac, et y trouvant une grande artère et une veine s'étendant dans sa longueur, toute cette région donne naissance à l'épiploon". (Gal. De usu part. Lib. IV c. 11; o. c. T. III p. 294; Daremb. I 302).

6) لان هناك انخراطا يحسن تمطيد.

7) Ms. لقذارته. Texte impr. لتذاريد. La traduction latine a: capiens in ipso; en marge: propter fœditatem vel vilitatem eius (لقذارته).

8) للحاجة الى كبرها وكيف لا.

9) „Pourquoi l'estomac est-il entouré par le foie? Est-ce pour être échauffé par lui, et pour que lui-même échauffe les aliments? C'est en effet pour cela que le foie avec ses lobes, comme avec des doigts, embrasse exactement l'estomac. Le nombre de ces lobes n'est pas le même chez tous les animaux...... De plus, comme à sa gauche s'étend la rate, qui a une longueur considérable, il est aussi échauffé de ce côté par ce viscère". (Gal. Ibid. Lib. IV c. 8; o. c. T. III p. 284; Daremb. I 293).

„Ce n'est pas seulement pour avoir établi l'estomac au-dessous du thorax, qu'il faut louer la nature, mais bien plus encore pour l'avoir placé, non pas exactement au centre...... mais plutôt du côté gauche. En effet, comme la nature devait entourer l'estomac de deux viscères qui ne sont ni égaux pour la grandeur, ni équivalents pour l'importance, elle a donné au plus grand et au plus important des deux *(foie)* une place à la fois plus grande et plus noble, et l'a établi au côté droit; quant à l'autre *(rate)* qui est comme un émonctoire (ἐκμαγεῖον) du premier, elle l'a étendu au côté gauche de l'estomac. Le foie occupant une position élevée...... et la rate une position inférieure...... la nature, avec raison, a dirigé vers la droite le fond de l'estomac, autrement cette place eût été inoccupée et complètement vide, le foie n'y parvenant pas". (Gal. Ibid. Lib. IV c. 7; o. c. T. III p. 278; Daremb. I 288).

ont plus besoin d'être secondés dans la digestion, à cause de la faiblesse de leur faculté digestive en comparaison des autres animaux. L'épiploon a été fait dense pour retenir la chaleur, et il a été fait mince, afin que sa graisse fût légère, en sorte qu'il gardât la chaleur par devant; car la substance graisseuse est très propre à recevoir la chaleur et à la garder, à cause de sa viscosité graisseuse [1]). Au-dessus de l'épiploon membraneux se trouve la membrane [2]) nommée péritoine [3]) et sur elle les *marāqq* [4]) et les muscles de l'abdomen qui sont tous couverts de graisse [5]). Ces deux membranes sont réunies avec leurs parties supérieures au diaphragme et séparées à leurs parties inférieures. Derrière elles se trouve la colonne vertébrale sur laquelle s'étend une grande artère qui est chaude à cause de la chaleur de sa grande quantité de pneuma et de sang; elle est accompagnée d'une grande veine [qui est chaude à cause de la chaleur de sa grande quantité de sang] [6]). L'une de ces membranes, le péritoine, est la première membrane qui entoure tous les viscères qui servent à la nutrition. En effet, elle les revêt, se porte à l'intérieur, ses deux extrémités se réunissant à la colonne vertébrale; avec sa partie supérieure elle s'unit au diaphragme, tandis qu'en bas elle s'unit à la partie inférieure de la vessie et des îles [7]). A cet endroit cette membrane présente près des aines deux ouvertures *(chez les animaux; fossettes inguinales ext. de l'homme; orifices abdominaux du canal inguinal)* servant de passage à des veines et des organes suspenseurs *(cordon spermatique et crémaster* [8]). Quand ces ouvertures sont larges l'intestin y descend.

Les utilités du péritoine sont qu'il protège ces viscères et qu'il forme une séparation entre les intestins et les muscles des *marāqq (paroi du ventre)*, afin qu'ils (les intestins) n'y pénètrent pas, d'où résulterait un dérangement de leurs fonctions [9]). Aux actions de cette membrane participent aussi les membranes connues qui se trouvent dans l'abdomen. La membrane extérieure, c'est-à-dire les *marāqq*, possède [aussi] des propriétés utiles, car elle comprime l'estomac par le mouvement des muscles, et en mettant en mouvement l'estomac lui-même [10]). Le tout s'étend sur des vaisseaux dans lesquels il y a des corps (!) qui ont la propriété d'évacuer par une expression qui aide à évacuer les matières fécales [11]). De même cette membrane comprime la vessie et aide à évacuer l'urine, elle comprime les flatuosités gonflantes, afin qu'elles sortent et que les intestins ne soient pas affaiblis, et elle seconde l'accouchement. Le péritoine rattache tous les viscères les uns aux autres et à la colonne vertébrale, de sorte

1) „Aussi la nature, dans le but même de réchauffer l'estomac, n'a pas hésité à créer à sa partie antérieure et à étendre sur l'estomac entier, un corps à la fois dense, léger et chaud *(épiploon)*: dense, pour retenir intérieurement la chaleur naturelle; léger, pour réchauffer sans nuire et sans comprimer; chaud, — ceci n'a pas besoin d'explication, — parce qu'il devait être ainsi, étant créé pour réchauffer..... Pour être chaud, il doit être pourvu de nombreux vaisseaux, veines et artères, et enveloppé d'une graisse abondante........ Pourquoi dans l'homme cette partie se prolonge-t-elle au point de couvrir tous les intestins? Est-ce parce que [chez lui] les forces digestives ($\alpha i \ \pi \epsilon \psi \epsilon \iota \varsigma$) de ces parties sont très faibles......? Chez les autres animaux l'épiploon ne couvre pas non plus l'estomac seulement, mais il s'étend sur les intestins plus ou moins, selon la nature de chacun d'eux". (Gal. Ibid. Lib. IV c. 9; o c. T. III p. 285 seqq.; Daremb. I 294 seqq.).

2) الصفاق *(al-ṣifāq)*.

3) Ms. باريطلاون *(bāriṭawun; περιτόναιον)*. Texte impr. باريطارون *(bāriṭārūn)*).

4) المراق. Dans le chapitre de l'épiploon (v. plus bas à la fin du dernier chapitre) l'auteur dit qu'on appelle *marāqq* la partie de la paroi du ventre composée de la peau et de la membrane extérieure *(fascia superficiel?)*.

5) الشحميّة كلّها.

„En effet, en cet endroit *(paroi abdominale)* les muscles sont grands, la graisse qui se trouve sur eux est abondante et la peau est épaisse". (Gal. Ibid. Lib. IV c. 9; o. c. T. III p. 289; Daremb. I 298).

6) Les mots entre crochets manquent dans le ms.

7) „Le péritoine s'étend uniformément sur les parties antérieures de tous les organes situés sous le thorax; de là il descend à droite et à gauche le long des îles jusqu'aux vertèbres lombaires, de telle sorte qu'il enveloppe chacun des intestins et des viscères, toutes les artères, les veines et les nerfs. Quant à ses extrémités supérieure et inférieure, la première s'unit à la face inférieure du diaphragme, l'autre s'attache aux os appelés os du pubis et encore aux os des îles. Il en résulte donc que parmi les organes situés à ces endroits, la partie supérieure de l'estomac et du foie est revêtue ($\varkappa \alpha i \ \tau o i \nu u \nu \ \dot{\alpha} \mu \varphi \iota \acute{\epsilon} \nu \nu u \tau \alpha \iota$ $\tau \tilde{\omega} \nu \ \varkappa \alpha \tau \grave{\alpha} \ \tau \alpha \tilde{u} \tau \alpha \ \tau \epsilon \tau \alpha \gamma \mu \acute{\epsilon} \nu \omega \nu \ \dot{o} \rho \gamma \acute{\alpha} \nu \omega \nu \ \tau \grave{o} \ \mu \grave{\epsilon} \nu \ \ddot{\alpha} \nu \omega \ \mu \acute{\epsilon} \rho o \varsigma \ \tau \tilde{\eta} \varsigma \ \gamma \alpha \sigma \tau \rho \grave{o} \varsigma \ \varkappa \alpha \grave{\iota} \ \tau o \tilde{u} \ \ddot{\eta} \pi \alpha \tau o \varsigma$) par la portion du péritoine qui s'unit à la face inférieure du diaphragme, tandis que la partie inférieure de la vessie et des intestins ($\tau \grave{o} \ \delta \grave{\epsilon} \ \varkappa \acute{\alpha} \tau \omega \ \tau \tilde{\eta} \varsigma \ \tau \epsilon \ \varkappa \acute{u} \sigma \tau \epsilon \omega \varsigma \ \varkappa \alpha \grave{\iota} \ \tau \tilde{\omega} \nu \ \dot{\epsilon} \nu \tau \acute{\epsilon} \rho \omega \nu$) est revêtue par la portion qui s'attache aux os du pubis...... La portion venant du diaphragme et qui s'insère extérieurement à l'orifice de l'estomac, s'unit aux parties qui montent de chaque côté de l'épine". (Gal. Ibid. Lib. IV c. 5; o. c. T. III p. 292; Daremb. I 301)

8) En effet, aussi longtemps que l'artère et la veine [spermatiques] sont dans l'intérieur des flancs elles sont recouvertes...... de l'enveloppe....... qu'on appelle péritoine; mais à partir de ce point le péritoine est percé de chaque côté d'un trou considérable et de ce trou part un canal très grand qui se rend aux testicules. C'est aussi dans ce canal que se forment les circonvolutions des vaisseaux et que le vaisseau spermatique *(canal déférent)* qui naît de l'épididyme, remonte vers les flancs...... (Gal. De semine Lib. I c. 15; o. c. T. IV p. 565; Oribase, Du sperme; o. c. T. III p. 42).

9) وللحاجز بين المعى وعضل المراق لثلا يتتخلّلها فيشوش فعلها. Conf. la description de Galien page 703 note 1.

10) Le texte ne m'est pas clair: فانّه يعصر المعدة بحركة العضل معها وتحريكها ايّاها.

11) Je ne sais pas ce que l'auteur veut dire. Le texte porte فتتمكّد الجملة على اوعية فيها اجسام من حقّها ان تدفع عصرا ما يعين على دفع انثفل.

que leur union est solide et qu'ils forment avec la colonne vertébrale comme une seule chose [1]).

Quand le péritoine a atteint le diaphragme et que ses deux extrémités se sont rencontrées à la colonne vertébrale, il s'attache à cet endroit et là se trouve son commencement. En effet, son commencement est un reste [2]) (une portion) qui descend du diaphragme à l'orifice de l'estomac, et à cette portion s'unit une autre portion de la partie qui monte à la colonne vertébrale. Ces deux portions se rencontrent et là se forme le péritoine comme un corps membraneux, non divisé en fibres perceptibles, au contraire c'est un corps simple à l'œil. Il comprend l'estomac derrière les (à l'extérieur des) deux membranes qui se trouvent dans la substance de l'estomac; il est une protection pour la membrane charnue de ce viscère auquel il se joint et qu'il réunit aux corps voisins de la colonne vertébrale [3]). Il présente un pli, une partie montante et une partie descendante, et sa partie la plus épaisse est la partie gauche et inférieure; il a une couche qui le couvre, formée par la partie amincie des muscles de l'abdomen *(aponévrose des muscles transverses abdominaux et fascia transverse?)* et au-dessous de lui se trouve la partie mince qui est véritablement le péritoine [4]), et cette partie est extrêmement mince [5]). La membrane qui revêt intérieurement la poitrine *(plèvre pariétale)* tire son origine du péritoine (!), et des deux côtés il reste une partie de l'origine du péritoine [6]). De cette partie et de branches de deux veines, une veine battante et une veine non battante qui s'étendent le long de l'estomac *(a. et v. gastro-épiploïques)*, est tissée la substance de l'épiploon, de telle manière qu'il se compose de deux tuniques ou de plusieurs tuniques selon les endroits, tuniques superposées qui contiennent de la graisse [7]).

1) „Les utilités du péritoine chez les animaux sont nombreuses; d'abord il sert d'enveloppe pour toutes les parties sous-jacentes [..... (Gal.)]; en second lieu il sert de cloison entre ces parties et les muscles placés sur eux à l'extérieur; troisièmement il accélère la descente du résidu des aliments secs [...... (Oribase)]; quatrièmement il prévient le développement trop facile des vents dans les intestins et dans l'estomac; [cinquièmement il sert à relier toutes les parties placées au-dessous du diaphragme...... Voici quelle est son utilité comme cloison. Des muscles nombreux et grands étant disposés sur l'abdomen...... il pouvait entrer, dans les intervalles qui les séparent, quelques-uns des intestins grêles qui comprimant et comprimés, resserrant et resserrés, causant de la douleur et en éprouvant auraient contrarié les mouvements de ces muscles, et rendu eux-mêmes très difficile la propulsion des superfluités vers le bas...... Il y a une autre utilité de cette enveloppe nommée péritoine: s'étendant autour de ($\pi\epsilon\rho\iota\tau\epsilon\tau\alpha\mu\acute{\epsilon}\nu\sigma\nu$) toutes les parties internes, — c'est de là que lui vient son nom, — touchant par ses extrémités supérieures au sternum, aux fausses côtes, rencontrant les faces inférieures obliques du diaphragme, il aide au mouvement péristaltique de l'estomac et des intestins...... La quatrième utilité de cette enveloppe...... qui s'étend exactement sur toutes ces parties et les comprime, est qu'il prévient que les parties qui avoisinent l'estomac soient envahies aisément par des vents. Ces viscères sont aidés eux-mêmes par leur faculté propre; en l'exerçant, ils opèrent un mouvement péristaltique ($\pi\epsilon\rho\iota\sigma\tau\acute{\epsilon}\lambda\lambda\epsilon\tau\alpha\iota$) sur leur contenu et le compriment de tous côtés (Gal.)]". (Gal. De usu part. Lib. IV c. 9; o. c. T. III p. 288 et suiv.; Daremb. I 298 et suiv.; Oribase, Du péritoine, o. c. T. III p. 351.

2) فضل.

3) „La portion [du péritoine] venant du diaphragme et qui s'insère extérieurement à l'orifice de l'estomac, s'unit aux parties qui montent de chaque côté de la colonne vertébrale. C'est l'origine de la troisième tunique de l'estomac *(tunique séreuse)* qui l'enveloppe de tous côtés extérieurement, et que la nature a donné comme enveloppe, comme rempart à la seconde tunique, laquelle est charnue *(tunique musculaire)*, et comme ligament de l'estomac entier avec les corps voisins de la colonne vertébrale". (Gal. De usu part. Lib. IV c. 10; o. c. T. III p. 293; Daremb. I 301).

„Le péritoine même est très semblable à de larges toiles d'araignée, il est simple et extrêmement mince; il n'est pas comme certains tendons qui s'amincissent en forme de membrane et qui présentent à ceux qui les examinent soigneusement au grand jour des fibres minces qui les parcourent". (Gal. De anat. administr. Lib. V c. 6; o. c. T. II p. 511).

وله طبقة من مسترق عضل البطن مجلّلة وتحته (تحتها ؟) الرقيق منه الّذى (4

هو بالحقيقتة الصفاق.

5) „Toutes ces parties...... adhèrent les unes aux autres, et ceux qui ont décrit comment il faut faire l'opération nommée *sutures du ventre* ($\tau\grave{\alpha}\varsigma$ $\varkappa\alpha\lambda\sigma\upsilon\mu\acute{\epsilon}\nu\alpha\varsigma$ $\gamma\alpha\sigma\tau\rho\sigma\rho\rho\alpha\phi\acute{\iota}\alpha\varsigma$) appellent *paroi du ventre* ($\grave{\epsilon}\pi\iota\gamma\acute{\alpha}\sigma\tau\rho\iota\sigma\nu$) l'ensemble de ces parties. Ce qui fait suite est nommé par eux *péritoine*, parce qu'ils pensent que c'est un corps simple, non composé; il n'en est pas ainsi, car cette couche est composée de deux corps, tous les deux exsangues et tendineux, mais l'un d'eux est l'aponévrose des muscles transverses, tandis que l'autre est une membrane très mince, comme une toile d'araignée et qui est véritablement le péritoine". (Gal. De methodo medendi Lib. VI c. 4; o. c. T. X p. 411).

ويفضل من منبت الصفاق فضل من الجانبين. (6

7) [...... (Gal.)] la partie appelée épiploon [est (Oribase)] composée de deux tuniques minces et denses, placées l'une sur l'autre, d'artères et de veines nombreuses et d'une graisse assez abondante". (Gal. De usu part. Lib. IV c. 9; o. c. T. III p. 286; Daremb. I 295; Oribase, De l'épiploon; o. c. T. III p. 351).

„Les parties du péritoine qui remontent de chaque côté à partir de la colonne vertébrale, se rencontrent à la partie la plus recourbée et la plus élevée de l'estomac, et y

L'épiploon couvre l'estomac, les intestins, la rate et le mésentère [1]), se repliant vers le côté plan [2]) (*postérieur, dorsal?*). A cet épiploon avec sa graisse (?) [3]) sont attachées des ligaments suspenseurs [4]) venant de l'estomac, de la face concave de la rate (*épipl. gastro-splénique*), des endroits de ses artères, des glandes qui se trouvent entre les veines absorbantes nommées [veines] mésaraïques [1]) et de l'intestin duodénum; mais les ligaments suspenseurs sont petits et faibles, et parfois l'épiploon s'attache au foie et aux fausses côtes d'une manière légère. Ces ligaments suspenseurs sont les origines de l'épiploon et le premier est [celui qui vient de?] l'estomac [5]).

Cet épiploon est comme un sac; si quelque chose de liquide fût mise dedans, il la retiendrait [6]). En observant soigneusement vous verrez que la peau, la membrane charnue qui vient ensuite et les muscles situés dans la couche supérieure des muscles connus de l'abdomen, font tous partie de l'ensemble de la paroi de l'abdomen, que la couche inférieure des muscles de l'abdomen (*aponévroses des muscles transverses?*) et la membrane mince qui est en réalité le péritoine font partie de l'ensemble des membranes du ventre, et que l'épiploon est comme une doublure du péritoine et un revêtement de l'estomac. Toutes ces parties s'entre'aident pour réchauffer l'estomac, comme elles s'entr'aident aussi pour le protéger.

A la partie inférieure de l'estomac se trouve un orifice auquel fait suite le duodénum; cet orifice est appelé portier (*pylore*) [7]) et il est plus étroit que l'orifice supérieur (*orifice cardiaque*), parce qu'il est un passage pour les aliments digérés et atténués, tandis que l'autre orifice est un passage pour les aliments qui se trouvent dans une condition contraire. Ce passage est fermé jusqu'à ce que la digestion soit complète; ensuite il s'ouvre jusqu'à ce que l'expulsion soit accomplie [8]).

Sachez que l'estomac est nourri de trois manières: d'abord par les aliments qui sont introduits dans l'estomac et y sont préparés [9]). En second lieu par la nourriture qui lui arrive dans les veines mention-

trouvant une grande artère et une veine qui s'étend dans sa longueur, toute cette région donne naissance à l'épiploon .... La région située entre les vaisseaux est tissée des portions du péritoine qui, se plaçant l'une sur l'autre en façon de replis, y accumulent une quantité considérable de graisse ....." (Gal. Ibid. c. 11; T. III p. 294; Daremb. I 302).

1) ‫ماساريقا‬ (*māsārayqā; μεσάραιον*).

2) ‫منعطفا الى الجانب المسطح‬. Le ms. a ‫منعطفا‬ (se terminant à?). La traduction latine a: reflexa (en marge: terminata) ad latus subterius.

3) Le texte imprimé a ‫مع ذلكذه‬; le ms. ‫مع تبوينته‬. La traduction latine porte: cum sua separatione. En marge se trouve e. a. la traduction: cum sua pinguedine Zirbosa, ce qui répond probablement à la leçon: ‫مع ثوبيتنه‬.

4) ‫مناويط‬. Ms. ‫مناويط‬.

5) „Il était bon...... que l'épiploon fût placé et surnageât pour ainsi dire (*οἶον ἐποχεῖσθαι*) sur l'estomac, c'est de là qu'il tire son nom, mais il ne fallait pas qu'il flottât complètement détaché des autres parties...... C'est pour cette raison, je pense, que la nature l'a attaché à la rate *(épipl. gastro-splénique)* et à l'organe nommé pancréas, de même au prolongement [de l'estomac] *(duodénum)* vers l'intestin grêle, au mésentère, au colon et aux parties convexes de l'estomac même". (Gal. Ibid. Lib. IV c. 11; o. c. T. III p. 295; Daremb. I 303).

6) „[...... (Gal.)] l'épiploon [qui (Gal.)] a à peu près la forme d'une poche, d'une bourse ou d'un sac (*φασκωλίου τε καὶ θυλάκου καὶ σάκκου*) qui a pour orifice le prolongement (*ἔκφυσις*) supérieur et inférieur de l'estomac, tandis qu'à partir des deux points d'origine nommés, tout le ventre du sac jusqu'au fond s'étend vers le bas. Vous reconnaîtrez plus clairement qu'il en est ainsi, si, après l'avoir détaché de ces deux points sans toutefois le percer ou le déchirer en aucun autre point, vous voulez le remplir d'une substance, soit liquide, soit solide; en effet, il se remplira de cette substance comme les poches, puisqu'il est entièrement intact et continu. Il vous sera très facile de le détacher entièrement de l'animal: en effet, après qu'on l'aura détaché de ses premiers points d'origine, il lui restera encore de petites adhérences avec la rate et le côlon. L'épiploon adhère aussi quelquefois, quoique rarement, à quelque lobe du foie, tantôt à l'un, tantôt à l'autre, et à quelque fausse côte, pas toujours à elle seule, mais au hasard. En général, l'épiploon est détaché et séparé de tous les autres organes, excepté des trois suivants, l'estomac, la rate et le côlon auxquels il se rattache toujours". (Gal. De anat. administr. Lib. VI c. 5; o. c. T. II p. 559; Oribase, De l'épiploon; o. c. T. III p. 352).

7) ‫بوّاب‬ (*bawwāb; πυλωρός*).
Chez Rufus d'Éphèse le portier est le duodénum : „...... ensuite vient la première partie (ἡ πρώτη ἔκφυσις) de l'intestin, *le portier* (πυλωρός); ensuite le jéjunum ....." (Du nom des parties du corps; ed. Daremb. et Ruelle p. 157).

„...... la partie nommée *portier* ou [*intestin*] *long de douze doigts* (ὁ πυλωρὸς λεγόμενος ἢ δωδεκαδάκτυλος; *duodénum*)". (De l'anatomie des parties du corps. Traité anonyme attribué à Rufus d'Éphèse; o. c. p. 179).

8) ...... et que le conduit étroit est comme un portier (πυλωρός) équitable qui n'accorde un passage facile vers le bas à aucune particule alimentaire avant qu'elle ne soit chylifiée et cuite". (Gal. De usu part. Lib. IV c. 7; o. c. T. III p. 280; Daremb. I 290).

„Pour moi, dans mille cas où j'ai incisé le péritoine d'animaux encore vivants, j'ai toujours trouvé tous les intestins pressant leur contenu; pour l'estomac...... immobile, il embrasse exactement les aliments en haut, en bas, de tous côtés, de manière à paraître uni et adhérent à ces aliments. Dans ce cas, je trouvais toujours le pylore exactement clos et fermé comme l'orifice utérin des femmes enceintes. Quand la coction était accomplie, alors s'ouvrait le pylore, et l'estomac exerçait son mouvement péristaltique comme les intestins". (Gal. De natural. facult. Lib. III c. 4; o. c. T. II p. 157; Daremb. II 291).

9) ‫احدها بما يتعلّل (يتغذّل /.) به [من] الطعام ويبعّث فيها‬.

nées dans l'anatomie des veines; troisièmement par le sang rouge et pur qui par une faim violente afflue vers lui du foie et le nourrit [1]).

Sachez que les anciens en disant orifice de l'estomac, entendent parler tantôt de l'entrée de l'estomac, c'est-à-dire l'endroit étroit des parties de l'estomac qui viennent après l'œsophage et qui ne s'élargit pas après, tantôt de la partie supérieure de l'entrée qui est la limite commune entre l'œsophage et l'estomac. Il y a des personnes qui appellent l'orifice de l'estomac cœur [2]) ($\varkappa\alpha\rho\delta\iota\alpha$), comme il y en a qui se servent dans leur discours de l'expression orifice de l'estomac, voulant parler du cœur, soit parce que ces parties portent le même nom, soit parce que ces personnes ne distinguent pas assez minutieusement, et ce sont les médecins très anciens [3]). Quant à Hippocrate, il dit souvent cœur [4]) ($\varkappa\alpha\rho\delta\iota\alpha$) en entendant par ce mot l'orifice de l'estomac, comme cela paraît du contexte [5]).

Du foie [6]).

Nous disons que le foie est l'organe qui forme le sang d'une manière complète, bien que les vaisseaux mésaraïques transforment aussi en quelque sorte le chyle en sang, en vertu de la faculté du foie qui s'y trouve [7]). Le sang est en réalité de la nourriture transformée de façon à ressembler au foie, qui est une chair rouge comme du sang, mais du sang coagulé [8]). Le foie n'a pas de fibres nerveuses *(tissu fibreux?)*, [mais] dans cet organe se répandent les veines qui sont les racines de ce qui en naît *(c'est-à-dire des grandes veines qui naissent du foie)*, se ramifiant dans lui comme des fibres [9]) et de la manière que vous connaissez par l'anatomie des veines tranquilles.

Le foie attire en suçant [le chyle] de l'estomac et des intestins par l'intermédiaire des branches de la veine porte, appelées veines mésaraïques, venant de la face concave du foie. Il le cuit là et le convertit en sang qu'il envoie dans le corps par l'intermédiaire de la veine cave qui prend son origine de la face convexe du foie. Du côté de la face convexe il envoie la partie aqueuse aux deux reins; du côté de la face concave, au-dessus de la veine porte, il envoie à la vésicule biliaire l'écume bilieuse et, du côté concave aussi, il envoie à la rate le sédiment atrabilaire [10]). La face du foie qui touche à l'estomac est concave, afin qu'elle s'adapte bien à la partie convexe

1) „L'estomac attire facilement des aliments du foie, quand il a un appétit violent et que le foie est plein [de nourriture]". (Gal. in Hippocr. libr. de alimento commentar. III c. 23; o. c. T. XV p. 353).

2) فؤاد وقلب *(fu'âd wa qalb)*.

3) „Les anciens donnent le nom de cœur (καρδία) au viscère situé dans le thorax et aussi à l'orifice de l'estomac....." (Gal. De Hippocr. et Plat. placitis Lib. II c. 8; o. c. T. V p. 274).   4) فؤاد *(fu'âd)*.

5) „Une femme souffrait de cardialgie (ἐκαρδιάλγει) sans que rien la soulageât; elle saupoudra du suc de grenade avec de la fleur de farine d'orge, elle ne mangea qu'une fois par jour, et elle n'eut pas les vomissements qu'eut Charion". (Hippocr. De morbis vulgar. Lib. II c. 1; ed. Kühn T. III p. 436; ed. Littré T. V p. 84).

„Quant à toutes les autres douleurs qui dans l'été affectent le ventre, pour celles qui affectent les hypocondres et le cardia, vous préparerez trois cotyles de mélicrat étendu d'eau, vous ajouterez du vinaigre et vous ferez boire cela tiède, puis.... le malade.... vomira". (Hippocr. De affectionibus; ed. Kühn T. II p. 392; ed. Littré T. VI p. 222).

6) كبد *(kabid)*.

7) „La chair du foie, qui est sa substance même, est le premier organe de la sanguification [et l'origine des veines (Gal.)]. C'est aussi pour cela que les veines qui arrivent à l'estomac et à tous les intestins sont douées d'une [certaine (Gal.)] faculté formatrice du sang, en vertu de laquelle les veines sont capables de convertir en sang le suc (χυμόν) provenant des aliments, même avant qu'il arrive au foie". (Gal. De usu part. Lib. IV c. 12; o. c. T. III p. 299; Daremb. I 306; Oribase, Du foie; o. c. T. III p. 359).

8) „Si vous vous représentez du sang desséché et épaissi par la chaleur, vous ne verrez rien autre chose se produire que la chair du foie". (Gal. Ibid. p. 298).

9) Ce passage ne m'est pas clair. Le texte porte: وهي خَالِيَة (وهو خَال .ms) عن ليف انعصب منبثّة فيها (فيه .ms) العروق التي هي اصول لها (ما .ms) ينبث (ينبت ?) [منه manque dans le ms.] متفرّقة فيه كالليف.

10) [....... les veines conduisent la nourriture élaborée dans l'estomac à un lieu de coction..... que nous appelons foie.....; les veines ne conduisent pas seulement la nourriture de l'estomac au foie, elles l'attirent et la préparent à la fois pour lui d'une manière très conforme à celle du foie, attendu qu'elles sont d'une nature semblable à la sienne et qu'elles tirent de lui leur première origine. Après que le foie a reçu la nourriture préparée d'avance par ses serviteurs...... il lui donne la préparation qui achève la formation d'un sang parfait...... (Gal.)]. Figurez-vous que le suc versé de l'estomac dans le foie, par suite de la chaleur du viscère, bouillonne et fermente comme du vin nouveau (γλεύκινον) et se transforme en un sang utile.. Dans ce bouillonnement les parties féculentes et épaisses du résidu se déposent, tandis que les parties ténues et légères surnagent sur le sang comme une écume...... La nature a attaché au foie la vessie *(vésic. biliaire)* qui devait recevoir le résidu léger et jaune *(bile jaune)*; quant à la rate qui tire à elle les parties épaisses et féculentes *(bile noire)*......, un large espace restant libre au côté gauche, la nature y a placé ce viscère...... L'humeur préparée dans le foie...... ayant déposé les deux résidus mentionnés...... remonte rouge et pure à la partie convexe du foie. [....... (Gal.)]. Cette humeur est alors reçue par une très grande veine *(v. cave)* qui, née de la partie convexe du foie *(par les veines hépatiques)*, se porte aux deux extrémités supérieure et inférieure de l'animal...... Mais dans cette veine le sang est encore chargé d'une grande quantité d'humidité ténue et aqueuse, qu'Hippocrate appelle *véhicule de la nourriture*...... Ces humeurs ténues ne doivent plus demeurer dans le corps...... C'est en vue de cette utilité *(c'est-à-dire l'évacuation de ces humeurs)* qu'existent les reins......" (Gal. De usu part. Lib. IV c. 2, 3, 4, 5, 6; o. c. T. III p. 268 et suiv.; Daremb. I 280 et suiv.; Oribase, Des forces et des fonctions naturelles; o. c. T. III p. 34).

de l'estomac, La face qui touche au diaphragme est convexe [1]), afin qu'elle ne resserre pas l'espace nécessaire pour les mouvements du diaphragme; elle le touche au contraire d'un point à peine [2]), de telle façon qu'elle s'y attache [seulement] par la partie située près de la grande veine qui prend son origine de la face convexe *(v. cave)* [3]) et elle s'y attache d'une manière solide. Cette face est encore convexe, afin qu'elle puisse être bien comprise par les côtes qui se courbent autour d'elle. Le foie est couvert d'une membrane nerveuse engendrée par un nerf petit *(plexus hépatique)* qui parvient au foie pour lui donner quelque sensibilité, comme nous l'avons mentionné dans le chapitre du poumon, sensibilité qui est plus évidente au côté concave, et cette membrane sert aussi pour lier le foie aux autres viscères. Il parvient au foie une petite artère *(a. hépatique)* qui s'y ramifie, lui amenant le pneuma et conservant la chaleur naturelle qu'elle maintient dans un degré moyen par ses pulsations [4]). Ce vaisseau pénètre dans la face concave, parce que la face convexe elle-même est rafraîchie par le mouvement du diaphragme [5]). Il n'a pas été créé dans le foie un espace large pour le sang, mais des branches [veineuses] qui se ramifient, afin que l'ensemble de ces veines pût mieux contenir le chyle et que, par la distribution du chyle, il pût être élaboré plus parfaitement et plus promptement. Les veines contiguës au foie [6]) ont des tuniques plus minces, afin que la chair du foie puisse opérer plus promptement sur le chyle [7]).

La membrane qui entoure le foie le réunit à la membrane qui entoure l'estomac et les intestins *(lig. hépato-gastrique, hép.-duodénal, hép.-colique)*, et dont nous avons parlé; elle le rattache aussi au diaphragme par un ligament grand et solide *(lig. suspenseur du foie)* et elle le rattache aux fausses côtes par d'autres ligaments minces et petits [8]). Le foie et le cœur sont réunis par la veine qui se porte de l'un à l'autre *(v. cave)* et dont vous savez qu'elle remonte [9]) *(lisez descend)* du cœur au foie ou [10]) qu'elle remonte du foie au cœur, selon l'une ou l'autre des deux manières de voir. Cette veine est attachée d'une manière convenable au foie au moyen d'une membrane dure et épaisse qui passe sur le foie et dont le côté le plus mince est celui qui se trouve [11]) à l'intérieur, étant plus à l'abri, parce qu'il touche aux parties subtiles [12]).

Le foie de l'homme est plus grand que celui de tout animal de la même grandeur [13]), et il y en a qui disent que tout animal, plus il mange et plus il est faible de cœur *(timide)*, plus il a le foie grand [14]).

1) Ms. حلب. Texte impr. جذب.   2) بقرب من نقطة.

3) „Le diaphragme (αἱ φρένες) n'étant pas seulement ...... une cloison (διάφραγμα) ......
mais ...... un instrument important de la respiration, il ne fallait pas qu'il fût ni comprimé, ni resserré, ni gêné dans la liberté de ses mouvements par aucune des parties
inférieures. Dans cette prévision le Créateur ...... n'a pas attaché ..... au diaphragme
toute la convexité du foie, mais élevant très haut, recourbant et étendant en haut la partie
située près de la veine cave, c'est par ce côté seul qu'il a mis les parties en contact".
(Gal. Ibid. Lib. IV c. 14; o. c. T. III p. 314; Daremb. I 318).

4) „La membrane extérieure est pour le foie une sorte de peau. Un nerf *(plexus hépatique)* s'y insère, afin que le viscère ne soit pas complètement dépourvu de sensibilité,
comme aussi une artère *(a. hépatique)* pour maintenir la chaleur naturelle dans un degré
moyen". (Gal. Ibid. c. 12; o. c. T. III p. 300; Daremb. I 307).

„...... l'artère [hépatique] est très petite, le nerf plus petit qu'elle .....". (Gal. Ibid.
c. 13; o. c. T. III p. 301; Daremb. I 308).

5) „La nature n'a pas établi les artères entre les veines supérieures *(v. hépatiques)* et
inférieures *(v. porte)* ......, mais elle les a placées au-dessous des veines de la partie
concave seulement, sachant que le voisinage du diaphragme communiquait à la partie
convexe du foie un mouvement incessant. Ces artères ont été créées très petites, et c'est
avec raison. car elles servent seulement à rafraîchir la partie concave du viscère .....".
(Gal. Ibid. c. 13; o. c. T. III p. 307; Daremb. I 312).

6) ما يلى الكبد من العروق. Il s'agit des veines dans le foie même. V. la note suivante.

7) „Ce n'est donc pas en vue de la sécrétion [de la bile] que la nature a créé dans
le foie un si grand réseau de veines, c'est pour que la nourriture séjournant dans le
viscère s'y hématose complètement ...... S'il n'eût existé dans le foie qu'une grande
cavité, le sang n'eût pas séjourné aussi longtemps ...... en sorte que l'hématose eût été
imparfaite ...... C'est aussi pour cela que la nature a créé les veines mêmes du foie
les plus minces de toutes celles du corps entier. Elle a fait celles du foie très minces,
parce qu'elles ne courent aucun risque (attendu qu'elles trouvent un appui sûr dans le
viscère) et qu'elles opèrent ainsi beaucoup mieux l'hématose". (Gal. Ibid. Lib. IV c. 13;
o. c. T. III p. 305; Daremb. I 310).

8) „Le foie se rattache à l'estomac et à tous les intestins ...... par la tunique qui
les relie ...... Par un autre grand ligament il se rattache au diaphragme, et par quelques autres, membraneux et petits, aux fausses côtes". (Gal. Ibid. Lib. IV c. 14; o. c.
T. III p. 311; Daremb. I 315; Oribase, Du foie; o. c. T. III p. 359).

9) طلع.   10) Ms. أو. Texte impr. و.   11) فى. Ms. يلى.

12) „...... ce n'est pas seulement au diaphragme que se rattache le foie; par l'intermédiaire du diaphragme, il se rattache encore au cœur. Car cette veine cave dont j'ai
déjà parlé ...... devait nécessairement remonter au cœur....... Il n'était donc pas
convenable de disposer pour la veine des ligaments autres que pour le viscère. Il valait
mieux de donner à la veine et à tout le viscère un ligament dur et épais, servant à la
fois et de revêtement à la veine cave et de lien commun avec le diaphragme ...... La
nature a établi aux parties postérieures le côté le plus mince du grand et dur ligament
qui enveloppe la veine cave, et aux parties antérieures le côté le plus épais, afin d'écarter
d'elle la facilité d'être lésée .....". (Gal. Ibid. Lib. IV c. 14; o. c. T. III p. 312;
Daremb. I 316).

13) يقاربه فى قدره وعظمه . Ms. يقارنه فى القدر.

14) „Hérophile traitant du foie avec la plus grande exactitude, s'exprime en ces
mots: Chez l'homme le foie est d'une grandeur considérable et il est plus grand que
celui de certains autres animaux de la même force *(grandeur?)* que l'homme (καὶ μεῖζον
[μέγα, Gal. éd. Kühn] τοῦ ἔν τισιν ἑτέροις ζώοις ἰσοπάλεσιν ἀνθρώπῳ [ἀνθρώποις, Ori-

Le foie et l'estomac sont réunis par un nerf, mais il est grêle, de sorte que ces deux organes ne sont en connexion (?) que dans le cas où il y a une grande tumeur du foie [1]).

Ce qui naît d'abord du foie sont deux veines dont l'une vient de la face concave; la plus grande utilité de cette veine consiste à attirer la nourriture vers le foie et elle s'appelle la [veine] porte. L'autre vient de [2]) la face convexe; son utilité consiste à faire parvenir la nourriture du foie aux parties du corps et elle s'appelle la [veine] cave; nous en avons exposé l'anatomie dans le livre premier. Le foie possède des prolongements [3]) (*lobes chez certains animaux: carnassiers, singes*) avec lesquels il embrasse l'estomac auquel il s'attache, comme les doigts embrassent quelque chose qu'on saisit [4]). Le plus grand de ses lobes est celui nommé spécialement le lobe, sur lequel est placée la vésicule biliaire et qui s'étend en bas. Il y a en tout quatre ou cinq lobes du foie [5]). Sachez que le corps du foie n'est pas serré chez tous les hommes contre les fausses côtes, s'y appuyant fortement, bien qu'il en soit ainsi chez beaucoup d'hommes, et la connexion [6]) a lieu en raison de cette disposition, je veux dire la connexion du foie avec les fausses côtes et avec le diaphragme. La chair du foie n'a pas de sensibilité, à l'exception de la partie de cette chair qui touche à la membrane enveloppante, parce qu'elle en obtient un peu au moyen des parties de la membrane nerveuse [7]); c'est pourquoi cette connexion [6]) et ses règles [8]) diffèrent chez les hommes.

Vous savez déjà que la formation du sang a lieu dans le foie et que la bile jaune et noire et l'aquosité sont sécrétées par lui. Parfois ces deux fonctions sont dérangées, parfois c'est la formation du sang qui est dérangée, mais non la sécrétion de la bile. Quand la sécrétion de la bile est dérangée, la formation du sang parfait est aussi dérangée; parfois ce dérangement [9]) de la sécrétion de la bile n'a pas sa cause dans le foie, mais dans les parties qui en attirent les humeurs sécrétées.

Dans le foie opèrent les quatre facultés naturelles. La plus grande partie de sa faculté digestive réside dans sa chair, et la plus grande partie des autres facultés dans les veines [10]). Il est probable que toutes ces facultés se trouvent [aussi] dans les veines mésaraïques, bien qu'un des écrivains modernes [11]) soit en opposition avec les écrivains anciens, en disant: Celui qui a attribué aux veines mésaraïques une faculté attractive et une faculté rétentrice s'est trompé, car elles sont la voie pour ce qui est attiré, et il n'est pas possible qu'elles possèdent une

base]......" (Gal. De anat. administr. Lib. VI c. 8; o. c. T. II p. 570; Oribase, Du foie; o. c. T. III p. 357).

„Dans les animaux gloutons et timides le foie est grand et divisé en plusieurs lobes (πολυσχιδές); dans les animaux d'une nature opposée il a une disposition contraire". (Gal. Ibid.).

١) ويحصل بينها وبين المعدة عصب لكنّه دقيق فلا ينتشاركان الّا لامر عظيم من اورام الكبد.

2) Ms. من. Texte impr. في.

٣) زوائد.

4) „...... le foie avec ses lobes, comme avec des doigts, embrasse exactement l'estomac". (Gal. De usu part. Lib. IV c. 8; o. c. T. III p. 284; Daremb. I 293).

5) „Dans les animaux qui en sont munis, la vésicule biliaire a toujours la même situation, étant placée sur le plus grand lobe du foie". (Gal. De anat. administr. Lib. VI c. 8; o. c. T. II p. 569).

„Hérophile...... dit:...... Le foie ne se ressemble pas chez tous......; en effet, chez les uns il n'a pas de lobes, mais offre partout une rondeur parfaite......; chez d'autres il a deux lobes, chez d'autres encore plus, et même chez plusieurs quatre". (Gal. Ibid. p. 570, 71; Oribase, Du foie; o. c. T. III p. 357).

„Tout autre est le type du foie chez les singes ordinaires. De nombreuses et profondes incisures, occupant la face convexe comme la face concave de cet organe, le divisent et le subdivisent en lobes multiples, inégaux, irréguliers, distincts jusqu'à leur base......" (Broca, Mémoires d'anthropol. p. 97). Dans le chien et le chat le foie est divisé en cinq lobes principaux. (Chauveau, Traité d'anat. comp. des anim. domest. p. 491).

٦) المشاركة.

7) „La raison pourquoi le foie ressent toutes ces affections (inflammation, abcès) d'une façon obscure et non pas vive comme les autres parties, c'est que le nerf, étant petit et distribué sur la tunique qui l'enveloppe, ou n'entre pas du tout dans le viscère, ou ne pénètre pas dans la totalité. Nous avons démontré que les facultés d'une partie se communiquent jusqu'à un certain point aux parties voisines. Aussi était-il superflu que le nerf s'insérât dans le viscère entier, car il devait lui communiquer son obscure sensation par transmission". (Gal. De usu part. Lib. IV c. 13; o.c. T. III p. 310; Daremb. I 314).

٨) واحكامها.

9) Ms. اختلال. Texte impr. اختلاف.

10) Ms. العروق. Texte impr. نيفها (ses fibres).

١١) بعض من جاء من بعد.

faculté attractive. Il a allégué pour cela des arguments qui ressemblent aux arguments faibles qu'il y a dans chaque question, car il dit que si les veines mésaraïques possédaient une faculté attractive, elles possèderaient aussi une faculté digestive, et comment auraient-elles une faculté digestive, puisque la nourriture n'y séjourne pas assez longtemps pour qu'elle y puisse être digérée. Il dit encore: si elles avaient une faculté attractive comme le foie, elles auraient la même substance que le foie, parce qu'elles possèdent les mêmes facultés. Il ne sait pas, cet homme de jugement faible, que l'action sera plus efficace quand le canal à travers lequel quelque chose est attirée, possède lui-même la faculté attractive, de même que l'action est plus efficace quand le canal à travers lequel quelque chose est expulsée, possède lui-même la faculté expulsive, comme dans les intestins. Il oublie que l'œsophage, qui est [pourtant] un canal, possède une faculté attractive, et il ne sait pas qu'il n'y ait point de mal à ce que quelques canaux possèdent une faculté attractive et non pas une faculté digestive de quelque importance, parce qu'ils n'ont pas besoin de digérer, mais d'attirer. Il oublie que le chyle est transformé en quelque sorte dans les veines mésaraïques, et on ne peut pas nier que la faculté digestive des veines mésaraïques en est la cause, et qu'elles possèdent une faculté rétentrice qui retient en quelque sorte [le contenu], bien que cela ne dure pas longtemps. Il oublie qu'il y a différentes espèces de fibres pour les fonctions connues, et il lui semble étrange que la matière qui passe rapidement dans ces veines subisse une certaine digestion. Ce n'est pourtant pas étrange, car les médecins disent qu'il y a lieu dans la bouche même une certaine digestion et ils ne nient pas non plus qu'il y ait une faculté expulsive et une faculté digestive dans le jéjunum[1]) qui est une partie qui évacue promptement son contenu. Il oublie qu'il est possible que les substances des organes soient différentes et qu'elles concourent pourtant à attirer une chose, bien qu'elle passe par une seule voie, comme cela a lieu dans toutes les autres parties[2]). Il oublie que l'attraction du foie a lieu pour la plus grande partie par les fibres de ses veines, fibres qui sont semblables à la substance des veines mésaraïques et ne s'en éloignent pas beaucoup. Comme cet homme s'est trompé dans ce jugement![3]). Quant à Galien, il veut dire que l'attraction première et forte a lieu là où il y a un commencement de mouvement de quelque importance, et son intention est de détourner de son méthode de traitement le médecin qui se borne à traiter le

1) الصائم (*al-ṣā'im*).

2) الاعضاء (ms. للجميع) كالجميع كجميع واحد فى طريق سالكها كان وإن.

3) [Ms. الحكم] هذا فى.

mésentère en négligeant le foie [1]), ce qui est démontré par ses paroles: „Celui qui dans cette maladie va traiter le mésentère et néglige de traiter le foie, est comme celui qui applique des emplâtres sur la jambe paralysée par une affection née dans la partie dorsale de la moelle épinière, et qui néglige de traiter l'origine et la racine, c'est-à-dire la moelle épinière" [2]). Et ce sont des paroles de Galien qui sont en rapport avec le discours précédent, car vous savez que la jambe n'est dépourvue ni des facultés naturelles, ni des facultés motrice et sensitive qui se trouvent dans la moelle épinière [3]). La différence entre la faculté de la jambe et celle de la moelle est que les facultés sensitive et motrice de l'une sont primaires, tandis que pour l'autre elles sont secondaires. Il en est de même pour les veines mésaraïques, car elles ne sont pas non plus dépourvues d'une faculté, bien que leur origine soit le foie. Comment en serait-il autrement, puisqu'elles sont en quelque sorte un organe, c'est-à-dire les organes naturels par lesquels le foie attire de loin, et non pas par un mouvement local comme dans les muscles. En effet, pour la plupart elles ne sont pas dépourvues d'une faculté qui passe [4]) par elles et qui rencontre la matière qui doit subir une influence, de la même manière que le fer subit une influence de l'aimant, en sorte qu'il attire à son tour un autre morceau de fer, et de même l'air entre le fer et l'aimant suivant l'opinion de la plupart de ceux qui sont versés dans cette matière [5]).

De la vésicule biliaire [6]).

Sachez que la vésicule biliaire est une bourse [7]) attachée au foie, du côté de l'estomac, formée d'une seule tunique nerveuse. Elle a un orifice tourné vers le foie et un conduit à travers lequel est attirée l'humeur subtile qui lui convient, et [c'est] la bile jaune; ce conduit s'unit avec le foie même et avec les veines dans lesquelles est engendré le sang. A cet endroit il a un grand nombre de branches qui s'enfoncent dans la profondeur [8]), bien que l'entrée du conduit principal se trouve au côté concave [du foie]. La vésicule a [en outre] un orifice et un conduit se dirigeant vers l'estomac et les intestins *(canal cholédoque)* [9]), à travers lesquels elle envoie à ces deux endroits la superfluité de la bile jaune, comme nous l'avons mentionné dans le premier livre. La plupart des branches de ce conduit parviennent au duodénum, et parfois une petite branche arrive à la partie

1) دون الكبد.

2) المبدأ والاصل و[هو] النخاع.

„J'engage à étudier toujours, sur chaque partie affectée, à quel degré de force ou de faiblesse se trouvent ces facultés [naturelles] *(fac. attractive, altératrice, rétentrice et expulsive)*. Ainsi pour le foie....... si la faculté attractive est affectée en quelque chose, il délaissera l'aliment transformé en chyle dans l'estomac; en sorte que cet aliment sera expulsé par le siège, exactement cuit, il est vrai, mais liquide et non pas desséché..... Il en est qui attribuent cette affection au *mésaraion* et qui appellent *mésaraïques* les individus ainsi affectés, parce qu'ils trouvent pervertie la distribution qui a lieu par les veines de l'organe appelé *mésaraion* et *mésentère*. Ils tombent dans la même erreur que ceux qui réputent affectés les bras des gens saisis de syncopes provenant de l'orifice de l'estomac ou du cœur, parce qu'ils ne peuvent plus se servir des bras comme auparavant; en effet les veines du mésentère servent de mains au foie, en lui amenant sa nourriture de l'estomac. Ils agissent d'une manière analogue, ceux qui, dans le cas où les jambes sont paralysées par une affection de la moelle épinière à la région lombaire, appliquent les remèdes sur les jambes elles-mêmes, en négligeant la moelle épinière". (Gal. De locis affectis Lib. V c. 8; o. c. T. VIII p. 367; Daremb. II 660).

3) Le texte impr. a encore والمجارى (et les canaux).

4) Ms. تسرى. Texte impr. ترى.

5) حتّى ان الحديد ينفعل [منه manque dans le ms.] من المغناطيس ما يجذب به حديدا آخر وكذلك الهواء بين الحديد والمغناطيس عند [اكثر manque dans le ms.] اهل التحقيق.

„Cherchons donc ensemble comment l'aliment est attiré. Comment, si ce n'est de la même façon que le fer est attiré par la pierre d'Héraclée *(aimant)*, laquelle possède une faculté attractive semblable". (Gal. De natural. facultat. Lib. II c. 7; o. c. T. II p. 106; Daremb. II 266).

6) مرارة *(marāra)*.

7) كيس *(kīs)*.

8) „C'est donc avec raison que la vésicule attachée au foie *(ves. biliaire)*, par les terminaisons invisibles et tout à fait étroites des vaisseaux qu'elle envoie dans le viscère, attire une seule humeur exempte de toute autre qualité, et que la nature l'a destinée à attirer". (Gal. De usu part. Lib. V c. 6; o. c. T. III p. 372; Daremb. I 357).

9) „Ces conduits [de la bile], en effet, naissent de la vésicule (κύστις) attachée au foie et appelée [*vésicule*] *qui reçoit la bile* (χοληδόχος)...... On les trouve...... aussi hors du foie, par exemple celui qui se rend dans l'intestin *(canal cholédoque)* et ceux qui aboutissent à la vésicule même *(conduits hépato-cystiques)*......" (Gal. Ibid. Lib. IV c. 12; o. c. T. III p. 297; Daremb. I 304). V. Corrections et additions.

inférieure de l'estomac; mais parfois c'est le contraire, en sorte que la plus grande partie des branches réunies au vaisseau le plus épais, parvient à la partie inférieure de l'estomac, tandis que la partie la plus petite arrive au duodénum. Chez la plupart des hommes il n'y a qu'un seul conduit qui se rend au duodénum [1]. Quant à l'endroit où le conduit qui attire la bile [2] entre dans la vésicule biliaire, il se trouve près de l'endroit où le conduit de la vessie entre dans la vessie, et les anciens médecins ont la coutume d'appeler petite bourse [3] la vésicule biliaire, comme ils ont la coutume d'appeler grande bourse la vessie.

Les utilités en vue desquelles la vésicule biliaire a été créée sont qu'elle purge le foie de la superfluité écumeuse, qu'elle échauffe le foie comme le combustible sous le chaudron, qu'elle subtilise le sang, qu'elle dissout les superfluités, qu'elle fait avancer les matières fécales, qu'elle purifie les intestins et qu'elle renforce les muscles relâchés qui les entourent [4]. Le plus souvent il n'a pas été créé pour la vésicule biliaire une voie vers l'estomac pour laver ses humeurs par la bile, comme sont lavées par elle les humeurs des intestins, parce que l'estomac en serait endommagé, qu'il surviendrait des nausées et que la digestion serait pervertie dans l'estomac par l'humeur mauvaise qui se mêlerait aux aliments [5].

A la vésicule biliaire parviennent deux branches très petites de l'artère et du nerf qui se rendent au foie *(a. cystique, branche de l'artère hépatique; branche du plexus solaire)* [6]. Comme la vessie, la

1) „Si vous examinez exactement la région des portes, vous verrez tout de suite que
le conduit provenant de la vésicule qui reçoit la bile (*canal cholédoque*) [conduit fait pour
excréter (διακρίνεσθαι) la bile (Oribase)], aboutit aussi au commencement du prolongement
des intestins (*duodénum*), un peu au-dessous de ce qu'on appelle le pylore [..... (Gal.)].
Quelquefois le conduit biliaire (ὁ χολώδης πόρος) envoie [près de son insertion dans cet
endroit (Gal.)] un rameau de lui-même un peu au-dessus du pylore [....... On nomme
ces conduits non seulement ainsi (*c'est-à-dire* χολώδεις; *biliaires*), mais aussi [*conduits*] *qui
reçoivent la bile* (χοληδόχους)...... (Gal.)]". (Gal. De anat. administr. Lib. VI c. 12;
o. c. T. II p. 577; Oribase, Du foie; o. c. T. III p. 358).

„Mais ici se présente un théorème anatomique qu'ignorent quelques médecins......
ne sachant pas que le conduit par lequel le foie vomit la bile dans l'estomac (εἰς τὴν
γαστέρα) est double chez quelques-uns, simple chez d'autres, comme on peut le voir dans
la dissection des quadrupèdes. Le plus souvent il est simple, s'insérant dans la partie
située entre le pylore et le jéjunum, partie qu'on appelle prolongement de l'estomac
(γαστρὸς ἔκφυσιν; *duodénum*). S'il est double, le plus grand conduit se jette dans le prolongement (*duodénum*), le plus petit dans le fond de l'estomac (κατὰ τὸν πυθμένα), un
peu au-dessus du pylore; mais ce n'est que très rarement qu'on trouve le conduit supérieur plus grand et le conduit inférieur plus petit". (Gal. De temperamentis Lib. II
c. 6; o. c. T. I p. 631).

Ailleurs Galien dit: „Pourquoi la nature n'a-t-elle donc pas inséré une partie du conduit
de la bile dans l'estomac (εἰς τὴν κοιλίαν).....?..... Qui donc ignore que la bile jaune
est notablement âcre et qu'elle exerce une action mordante et détersive sur toutes les
parties?...... Cependant si l'action de la bile jaune est généralement connue, on peut
facilement en conclure qu'elle détruirait toute la fonction de l'estomac (τῆς γαστρός), si
elle se versait dans ce viscère". (Gal. De usu part. Lib. V c. 4; o. c. T. III p. 354; 356
357; Daremb. I 345, 346).

2) Ms. مرار (*marār*). Texte impr. مرارة (*marāra; vésicule biliaire*).

3) الكيس الاصغر.

4) „La vésicule attachée au foie purge la superfluité bilieuse". (Gal. In Hippocr. librum
de humoribus commentar. II 17; o. c. T. XVI p. 300).

„On est d'accord, en effet, que la fonction des reins et de la vésicule qui reçoit la
bile, consiste à purger le sang". (Gal. De placitis Hippocr. et Platonis. Lib. VI c. 4;
o. c. T. V p. 536).

„L'énergie des intestins devient puissante quand la bile n'est pas encore mêlée aux
excréments, mais circule, pure, le long des tuniques des intestins, les mordant et excitant
leur faculté d'expulsion". (Gal. De usu part. Lib. V c. 3; o. c. T. III p. 349; Daremb.
I 342).

5) „Qui donc ignore que la bile jaune a une qualité âcre, mordante et qu'elle exerce
sur toutes les parties une action détersive?...... On sait bien, en effet, que les substances mordantes expulsent les aliments encore crus. Il est donc clair que, si une bile
abondante affluât dans l'estomac, les aliments ne pourraient y séjourner...... Si cette
humeur remonte vers l'orifice de l'estomac (*cardia*), les personnes qui éprouvent ce dérangement, mordus par cette humeur, ont des douleurs vives, des nausées et des vomissements...... Il résulte évidemment de là que cette humeur affluant en abondance dans
l'estomac pervertirait et détruirait la fonction propre de ce viscère.....". (Gal. De usu
part. Lib. V c. 4; o. c. T. III p. 356 et suiv.; Daremb. I 346).

6) „Pour l'autre vessie, celle attachée au foie, la nature a détaché de l'artère et du
nerf qui s'implantent sur le viscère lui-même, une artère et un nerf, l'un et l'autre assez
petit et difficile à voir". (Gal. Ibid. Lib. V c. 8; o. c. T. III p. 375; Daremb. I 359;
Oribase, Des vessies; o. c. T. III p. 364).

vésicule biliaire a une seule tunique composée des trois espèces de fibres [1]).

Quand la vésicule biliaire n'attire pas la bile ou bien qu'elle l'attire, mais n'en purge pas complètement [le foie] [2]), il en résulte des dommages, car la bile, retenue au-dessus de la vésicule biliaire, engendre des inflammations du foie et cause l'ictère [3]). Parfois la bile devient putride et engendre des fièvres malignes [4]); quand elle afflue en abondance vers les organes urinaires, elle les ulcère et quand elle afflue vers quelque partie, elle produit l'érysipèle [5]) et la fourmi [6]). Quand elle se répand dans le corps entier, tranquillement, non pas brusquement, elle produit l'ictère, et quand elle coule en abondance de la vésicule biliaire aux intestins, elle produit la diarrhée bilieuse et la dysenterie [7]).

De la rate [8]).

La rate est en général [9]) un organe dans lequel se décharge le sédiment du sang et sa partie piquante [10]), c'est-à-dire la bile noire naturelle et accidentelle [11]). La rate a une certaine fonction et une certaine faculté; elle est placée en face du cœur, en bas, et en face du foie et de la vésicule biliaire, latéralement. Quand la rate a attiré les parties troubles du sang, elle les élabore; quand elles sont devenues acides ou astringentes et capables de stimuler l'orifice de l'estomac [12]) et de le tanner [13]), et que leur chaleur est tempérée, elle les y envoie par une grande veine. Quand la rate est trop faible pour purger le foie et les parties voisines de bile noire, il se produit des maladies atrabilaires, comme le cancer [14]), les varices [15]), la maladie de l'éléphant [16]), la dartre [17]), la morphée noire [18]), le *baraṣ*

1) „Les deux vessies devant donc avoir chacune une seule tunique .... il était bon que chaque espèce de fibres se trouvât en elles pour produire toute espèce de mouvement". (Gal. Ibid. Lib. V c. 11; o. c. T. III p. 386; Daremb. I 366).

2) ‏او (ms. و)‏ ‏جذبت فلم تستنقّ عنه (Ms. عنها)‏.

3) ‏يرقان‏ (yaraqān).

„Si, en effet, ainsi que nous l'avons démontré, la vésicule biliaire attire à elle l'humeur bilieuse ...... le sang parfois deviendra impur par suite de l'atomie de cette vésicule, et c'est une autre mode de production d'ictère ....." (Gal. De locis affectis Lib. V c. 8; o. c. T. VIII p. 372; Daremb. II 663).

„L'ictère est parfois critique ...... parfois c'est un symptôme d'une affection du foie. Les affections d'où résulte habituellement l'ictère sont au nombre de trois: le squirre, l'inflammation et l'obstruction". (Gal. In Hippocr. aphorism. commentar. IV 52; o. c. T. XVII B p. 742).

4) „Il faut apprendre à présent ...... qu'il y a en tout trois espèces de fièvres allumées par des humeurs putrides: quelques-unes de ces fièvres sont engendrées par la bile jaune ......" (Gal. De crisibus Lib. II c. 9; o. c. T. IX p. 678).

5) ‏حمرة‏ (ḥumra [rougeur]; ἐρυσίπελας).

6) ‏نملة‏ (namla; ἕρπης).

Par herpès (ἕρπης: éruptions qui s'étendent en rampant, de ἕρπω) Galien entend des affections chroniques de la peau, soit superficielles, soit pénétrant dans la profondeur des tissus et les détruisant. Par ἐρυσίπελας il entend non seulement l'érysipèle mais encore d'autres formes de dermatite (V. Note R).

7) „La bile nommée ...... bile jaune engendre souvent la dysenterie". (Gal. In Hippocr. aphorism. commentar. IV 24; o. c. T. XVII B p. 688).

8) ‏طحال‏ (ṭiḥāl).

9) ‏بالجملة‏; manque dans le ms.

10) ‏حراثته‏. Ms. ‏حراقمه‏.

11) „[Nous avons démontré ..... que (Gal.)] la rate est un organe destiné à purifier les humeurs féculentes, épaisses, atrabilaires qui sont engendrées dans le foie". (Gal. De usu part. Lib. IV c. 15; o. c. T. III p. 316; Daremb. I 319; Oribase, De la rate; o. c. T. III p. 360).

12) „En effet, la bile noire est acide, astringente, capable de contracter et de resserrer l'estomac ......" (Gal. Ibid. Lib. V c. 4; o. c. T III p. 361; Daremb. I 349).

13) ‏ودباغته‏.

14) ‏سرطان‏ (saraṭān).

„De même sont engendrés par la bile noire: des cancers (καρκίνοι), des éléphantiases (ἐλέφαντες [Gal., Aretée]; elephantiasis Graecorum; lepra Arabum; djudhām [‏جذام‏]; lèpre) ..... l'affection nommée mélancolie, l'agrandissement du foie et beaucoup d'autres". (Gal. In Hippocr. libr. de alimento comment. III 26; o. c. T. XV p. 369).

15) ‏دوالي‏ (dawālī).

„...... les affections engendrées par l'abondance de cette humeur (bile noire) ...... comme ...... les varices noires". (Gal. In Hippocr. libr. de humoribus comment. I 1; o. c. T. XVI p. 14).

16) ‏داء الفيل‏ (dā' al-fīl; elephantiasis Arabum; pachydermie).

17) ‏قوباء‏ (qūbā'; eczéma; impetigo [Celse]).

18) ‏البهق الاسود‏ (al-bahaq al-aswad). V. Note S.

„La morphée noire (ἀλφὸς μέλας [Gal.]; vitiliginis species μέλας [Celse]; lepra maculosa nigra) est engendrée par la bile noire". (Gal. In Hippocr. libr. de alimento comment. III 21; o. c. T. XV p. 348).

noir [1]), et même la mélancolie [2]), la lèpre [3]) et autres semblables. Quand la rate est trop faible pour évacuer la bile noire qu'elle doit évacuer, il en résulte nécessairement qu'elle devient grande et grosse, qu'elle s'enflamme, qu'il n'y a pas de place pour la bile noire qui y est engendrée, et que la matière qui stimule l'orifice de l'estomac est retenue. Quand elle envoie [au contraire] la bile noire en abondance [à l'orifice de l'estomac], la faim devient violente, et quand la bile noire est acide et non abondante, elle cause des nausées et des vomissements. Parfois la bile noire cause dans les intestins une dysenterie atrabilaire mortelle [4]). Quand la rate devient grande, le corps et le foie s'amaigrissent [5]), et cela est très nuisible [6]) au foie. Parfois la bile noire est brûlée dans la rate de telle façon qu'elle ne devient que médiocrement acide [7]), et parfois elle coule vers l'estomac dans une quantité excessive et cause le vomissement atrabilaire. Parfois cela arrive périodiquement et alors se produit la maladie appelée subversion de l'estomac [8]). Quand l'excrétion de la bile noire est abondante et qu'il n'y a pas de fièvre, la cause en est la faiblesse de la faculté rétentrice ou l'énergie de la faculté expulsive; mais quand une grande quantité de bile noire est retenue, c'est la disposition contraire de ces facultés qui en est la cause.

La rate est un organe oblong, en forme de langue, réuni au côté gauche de l'estomac, par derrière et là où se trouve la colonne vertébrale. Elle attire la bile noire par un col *(veine splénique)* qui parvient à la face concave du foie, au-dessous de l'endroit où le col de la vésicule biliaire parvient au foie. Elle évacue la bile noire par un col qui prend son origine à l'intérieur de la rate *(v. courtes?)* [9]). La face concave de la rate répond à l'estomac, et sa face convexe aux côtes. Sa réunion avec les côtes ne se fait pas par des ligaments nombreux et forts, mais petits et fibreux, renforcés [10]) par les membranes des côtes. A cette face [concave] elle s'unit aux veines et aux artères, et la face concave horizontale (?) est tournée vers le foie et l'estomac, bien qu'elle soit placée du côté opposé à la partie inférieure du foie, étant située à la partie inférieure de l'estomac [11]). Entre la rate et l'estomac se trouve une veine qui s'attache à chacun d'eux; elle sert aussi à suspendre [la rate], et elle est soutenue par la membrane formée de deux replis, au moyen des branches qui se détachent de la veine et se ramifient dans la membrane [12]), branches nombreuses,

1) البرص الاسود (*al-baraṣ al-aswad; psoriasis*). V. Note S.

2) مالانخوليا (*mālankhūliya*).

3) جذام (*djudhām*; ἐλέφας; *elephantiasis Graecorum; lepra Arabum; lèpre; lepra tuberculosa s. nodosa*). V. Note S.

4) „Une dysenterie provenant de la bile noire est mortelle". (Hippocr. Aphorismes Sect. IV 24; ed. Kühn T. III p. 730; ed. Littré T. IV p. 511).

5) „Au contraire, chez les personnes dont la rate devient grande et suppure intérieurement, le corps s'amaigrit et devient cacochyme". (Gal. De natural. facultat. Lib. II c. 9; o. c. T. II p. 133; Daremb. II 279).

6) فهو اشكّ ضدا (ضرّا .l) .

7) الّا (texte impr. لا) الى للحموضة المعتدلة .

8) انقلاب المعدة .

„Le vomissement et l'effort pour vomir (النهوّع; la traduction latine a: *subversio*) sont des mouvements de l'estomac pour évacuer son contenu à travers l'orifice cardiaque. L'effort pour vomir est le mouvement de la partie qui évacue, lequel n'est pas accompagné du mouvement de la matière qu'elle veut évacuer ......" (Avic. Canon, Livre III, Fen. 13, Traité 5, Chap. 4 [8 de la traduction latine]).

„Les médecins qui nous ont précédé ont décrit des remèdes pour les autres affections de cette partie (*orifice cardiaque de l'estomac*), comme aussi pour celles qu'ils appellent *subversions* (ἀνατροπάς). Ils paraissent nommer ainsi les anorexies et les nausées (ναυτιώδεις διαθέσεις), accompagnées parfois de vomissements". (Gal. De compos. medicam. secundum locos. Lib. VIII c. 1; o. c. T. XIII p. 121).

„Dans ce cas nous disons que l'animal a des nausées (ναυτιᾶδες γίνεσθαι), ce qui signifie que l'estomac fait effort pour se vider par le vomissement". (Gal. De natural. facultat. Lib. III c. 13; o. c. T. II p. 193; Daremb. II 309).

9) „La rate attire les humeurs atrabilaires ...... par un vaisseau veineux (v. *splénique*), comme à travers un col étroit (οἶον στομάχου) .... Tout ce qui a échappé à l'élaboration dans la rate .... est déversé par elle dans l'estomac par un autre col (στομάχου) veineux (v. *courtes*?)". (Gal. De usu part. Lib. IV c. 15; o. c. T. III p. 316; Daremb. I 319; Oribase, De la rate; o. c. T. III p. 361). „...... car le col (αὐχήν) étroit placé comme un isthme à l'entrée de toute cavité est nommé ainsi (στόμαχος)". (Gal. Ibid. c. 1; o. c. p. 267).

10) Ms. مَنْشَكّة . Texte impr. مَسِمِكّة . Édition romaine مَسِمِكّة .

11) وجانبه المقعّر المسطوح يقبل على الكبد والمعدة وان كان موازيا (texte impr. موازيا) لاسفل الكبد واقعا عند اسفل المعدة . Le texte ne m'est pas clair.

„La partie concave (*face interne*) de la rate est tournée vers le foie et l'estomac; il est clair que la partie convexe (*face externe*) est opposée à la partie concave. A la partie concave (*scissure de la rate*) se trouvent les insertions des veines et des artères et le prolongement vers l'épiploon. Sur la partie convexe qui se porte vers les fausses côtes et les cavités iliaques, il ne s'insère aucun vaisseau; mais quelques prolongements fibreux relient dans cet endroit la rate aux parties environnantes ......" (Gal. De usu part. Lib. IV c. 16; o. c. T. III p. 322; Daremb. I 322).

12) وفيه التعليبق (الباسليبق texte impr.) ايضا ويدعمه الصفاق المطوى طاقين بشعب تتفرّق منه فيه .

mais de petites dimensions, qui pénètrent dans la rate et dans l'épiploon [1]). Dans la rate il y a un grand nombre de veines battantes et non battantes, dans lesquelles le sang est élaboré et assimilé à la substance de la rate; ensuite les parties superflues sont évacuées. La substance de la rate est lâche, afin qu'elle absorbe facilement la superfluité atrabilaire épaisse qui y pénètre [2]). La rate est enveloppée d'une membrane qui naît du péritoine, et pour cette raison elle est en connexion avec le diaphragme, car la membrane du diaphragme prend aussi son origine du péritoine [3]).

Des six intestins [4]).

Le Créateur, qui est élevé, qui est très grand, dont les noms sont saints et qui est le seul Dieu, dans sa bonté prévoyante pour l'homme et dans sa connaissance prévoyante de ce qui lui convient, a créé les intestins qui sont les organes destinés à expulser les superfluités sèches. Il y en a plusieurs et ils possèdent beaucoup de circonvolutions et de replis, afin que la nourriture qui descend de l'estomac séjourne pendant un temps convenable dans ces circonvolutions et ces replis. En effet, si les intestins étaient créés comme un seul intestin, ou d'une dimension moindre, la nourriture serait évacuée rapidement du ventre, et l'homme devrait prendre de la nourriture à chaque moment et continuellement. De plus, il serait obligé de se lever et de sortir [à tout moment] pour aller à la selle, et il serait si occupé par le premier de ces besoins qu'il n'aurait pas le temps pour les devoirs de sa profession; par le second il serait incommodé continuellement, il y devrait toujours faire attention, il serait éprouvé par une grande envie de manger et il ressemblerait aux bêtes [5]). C'est pourquoi le Créateur, qui est élevé, a créé ces intestins en grand nombre, donné une grande longueur à plusieurs d'eux en vue de cette utilité, et créé pour cette raison un grand nombre de circonvolutions. L'autre utilité est que les veines qui réunissent le foie aux organes de la digestion, n'attirent que la partie subtile de la nourriture par leurs orifices qui pénètrent dans les tuniques de l'estomac, ou plutôt dans les tuniques des intestins, et qu'elles n'attirent que cette partie de la nourriture subtile avec laquelle elles sont en contact. Quant à la partie qui est éloignée de ces veines et se trouve dans la profondeur de la nourriture qui n'est pas en contact avec les orifices des veines, elle est impossible ou difficile à attirer; c'est pourquoi le Créateur, qui est

1) „A la rate parvient une veine du foie (*v. splénique*) et cette veine en envoie une à l'estomac; quand la veine venue du foie s'est ramifiée dans toutes les parties du viscère, une partie de cette veine se porte à la partie convexe de l'estomac (*v. courtes*), une autre au côté gauche de l'épiploon (*v. gastro-épiploïque gauche*)". (Gal. De anat. administr. Lib. VI c. 10; o. c. T. II p. 573).

2) „Les humeurs atrabilaires une fois attirées, la rate ne les déverse pas immédiatement dans l'estomac, mais d'abord elle les élabore et les transforme elle-même à loisir, [en se servant principalement pour ce travail des artères grandes et nombreuses répandues dans tout le viscère . . . . . . (Gal.)]. Tout ce qui est transformé en un suc approprié au viscère, devient l'aliment de la rate. Tout ce qui a échappé à l'élaboration laquelle s'opère dans ce viscère et qui ne peut ni se transformer en un sang ténu et utile, ni servir aucunement à la nutrition, est déversé par la rate dans l'estomac par un autre col veineux (*v. courtes?*), et là il est d'une utilité non médiocre. [. . . . . . Actuellement nous examinerons les autres détails de la structure de la rate et d'abord la (Gal.)] (La [Oribase]) substance propre de la rate, appelée par quelques-uns *parenchyme* [. . . . . . Cette substance (Gal.)] est assez flasque et rare, à la manière d'une éponge, pour attirer et recueillir aisément les humeurs épaisses". (Gal. De usu part. Lib. IV c. 15; o. c. T. III p. 317; Daremb. I 320; Oribase, De la rate; o. c. T. III p. 361).

3) „La tunique qui enveloppe la rate n'est pas seulement un ligament, mais aussi une tunique, comme l'indique son nom, couvrant et revêtant le viscère de tous les côtés. Elle tire aussi son origine du péritoine . . . . . ." (Gal. Ibid. Lib. IV c. 16; o. c. T. III p. 322; Daremb. I 323).

4) امعاء (*ami͑ā'*).

5) „Nous avons donc montré que les circonvolutions des intestins existent pour l'exacte distribution de tout l'aliment élaboré. A cela se rapportent les paroles de Platon: „„afin que la nourriture, en passant rapidement [par les intestins], ne réduisît le corps à prendre bientôt des aliments nouveaux, et qu'en produisant ainsi une insatiable gloutonnerie, tout le genre humain ne devînt étranger à la philosophie et aux Muses"". Tous les animaux dépourvus de ces circonvolutions et dont l'intestin s'étend en ligne droite de l'estomac au siège, sont insatiables et gloutons, et comme les plantes ils ne sont occupés qu'à se nourrir". (Gal. De usu part. Lib. IV c. 17; o. c. T. III p. 327; Daremb. I 326).

élevé, a eu soin, dans sa bonté, de faire un grand nombre de circonvolutions, afin que la nourriture qui se trouve dans la profondeur d'une partie de l'intestin fût mise en contact à son tour [avec les orifices des veines] dans une autre partie [de l'intestin], afin qu'une autre partie des veines pût absorber la partie pure [1] de cette nourriture, laquelle a échappé à la première partie [des veines] [2].

Les intestins sont au nombre de six: le premier s'appelle intestin long de douze [doigts] [3] *(duodénum)*, puis vient celui qu'on appelle intestin qui est à jeun [4] *(jéjunum)*, ensuite un long intestin tortueux, nommé intestin grêle [5] et circonvolutions [6] *(iléon)*, puis l'intestin nommé intestin borgne [7] *(cæcum)*, puis l'intestin nommé côlon [8], enfin l'intestin nommé intestin droit [9] *(rectum)*, c'est-à-dire le *surm* [10]. Ces intestins sont tous réunis à la colonne vertébrale par des ligaments *(mésentère)* qui les attachent selon que leurs positions l'exigent. Les intestins supérieurs ont été créés d'une substance mince, parce qu'ils ont plus besoin de digérer et de laisser pénétrer la faculté du foie que les intestins inférieurs, parce que leur contenu est ténu et qu'il n'y a pas de danger qu'il attaque la substance de l'intestin en y pénétrant et en le traversant, ni qu'il la râcle. Les intestins inférieurs, commençant à l'intestin borgne *(cæcum)*, sont gros, épais et adipeux à l'intérieur, afin qu'ils puissent résister aux matières fécales dont la plus grande partie ne se durcissent que dans ces intestins, ni ne deviennent putrides que dans eux, dans le cas qu'elles commencent à devenir putrides. Les intestins supérieurs n'ont pas de graisse, mais leur face interne n'est pourtant pas sans un certain enduit, c'est-à-dire une humeur visqueuse et muqueuse qui remplace pour eux la graisse.

Le duodénum est joint au fond de l'estomac et possède un orifice qui touche à l'estomac et qu'on appelle portier *(pylore)*. Cet intestin est en général opposé à l'œsophage, car comme ce dernier sert à attirer [les aliments] dans l'estomac, en haut, le duodénum sert à [les] expulser de l'estomac, en bas. Il est plus étroit que l'œsophage; il était superflu de créer le duodénum aussi large que l'œsophage pour deux raisons: l'une d'elles est que la matière qui passe à travers l'œsophage est plus grossière, plus dure et plus volumineuse, tandis que la matière qui passe à travers le duodénum est plus molle, plus liquide et plus fine, parce qu'elle a été digérée dans l'estomac et qu'elle est mêlée à une humeur aqueuse [11]. La deuxième raison est que

1) Ms. صفاوته . Texte impr. صفاقته .

2) „Mais il faut apprendre que les intestins n'ont pas été créés directement ni pour charrier les excréments, ni pour élaborer les aliments, mais pour distribuer dans les veines tout ce qui est transformé en chyle dans l'estomac...... Supposez la jonction de l'estomac et du rectum, les veines courraient souvent risque de recevoir un aliment cru et mal élaboré...... Dans l'état actuel les circonvolutions des intestins dans lesquelles pénètre un nombre infini de veines venant du foie, envoient à ce viscère toute l'humeur cuite dans l'estomac...... En effet les orifices des vaisseaux doivent être en contact avec l'humeur élaborée et cuite...... Dans l'état actuel l'étroitesse du conduit réduisant tout l'aliment en minces particules, le contraint en totalité ou à peu près à se mettre en contact avec la tunique des intestins, où viennent s'aboucher les veines, et par conséquent avec les orifices mêmes de ces vaisseaux. Si quelque particule de l'aliment échappe en traversant le premier repli, elle sera en contact avec la tunique du second, et si elle échappe encore à celle-ci, avec celle du troisième, du quatrième, du cinquième ou d'un des suivants, car ils sont très nombreux". (Gal. De usu part. Lib. IV c. 17; o. c. T. lll 324 et suiv.; Daremb. I 325).

3) الاثنى عشرى (al-ithnay ʿasharī).

4) الصائم (al-ṣā'im).

5) الدقاق (al-duqāq).

6) اللفائف (al-lafā'if).

7) الاعور (al-aʿwar).

8) القولون (al-qūlūn).

9) المستقيم (al-mustaqīm).

10) السرم .

„...... en sorte que voici l'énumération des organes qui reçoivent les aliments et qui font suite à l'estomac: d'abord il y a le prolongement (ἔκφυσις) [de l'estomac vers les intestins] (duodénum), ensuite le jéjunum (νῆστις), troisièmement l'intestin grêle (τὸ λεπτὸν ἔντερον; iléon), quatrièmement le cæcum (τὸ τυφλόν), cinquièmement le côlon (τὸ κῶλον) et sixièmement le rectum (τὸ ἀπευθυσμένον)". (Gal. Ibid. Lib. V c. 3; o. c. T. lll p. 346; Daremb. I 339).

11) „[Pour quelle raison (Gal.)] les parties de l'estomac présentent [-elles (Gal.)] une certaine opposition avec ses prolongements [?]. En effet, à la partie supérieure, où l'estomac lui-même est étroit, le conduit (œsophage) s'élargit, et à l'extrémité inférieure, où l'estomac est large, le prolongement (duodénum) qui se dirige vers les intestins est fait plus étroit. [N'est-ce pas parce que les animaux avalent parfois des aliments non broyés, durs et volumineux qui, pour passer, exigent qu'une large voie leur soit ouverte, tandis qu'au contraire, par la partie inférieure, rien ne doit passer qui soit gros, dur, non réduit en chyle et non cuit.....? (Gal.)]". (Gal. Ibid. Lib. IV c. 7; o. c. T. lll p. 280; Daremb. I 289; Oribase, De l'estomac; o. c. T. lll p. 342).

sur la matière qui passe par l'œsophage n'agit [1]) qu'une seule des facultés naturelles, bien que la volonté la seconde, car elle la seconde d'une part; cette faculté est la faculté attractive qui est aidée par l'élargissement et la dilatation de la voie. La matière qui passe par le premier intestin (*duodénum*) subit l'influence de deux facultés, dont l'une est la faculté expulsive qui réside dans l'estomac et l'autre la faculté attractive qui réside dans l'intestin et qui est secourue par la pesanteur produite par la masse des aliments, en sorte que l'expulsion se fait aisément à travers une voie médiocrement large. Ce conduit (*duodénum*) diffère de l'œsophage en ce que le dernier forme pour ainsi dire une partie de l'estomac, étant composé de tuniques semblables à celles de l'estomac, tandis que l'autre conduit est comme quelque chose d'étranger, attachée à l'estomac et différent, par la substance de ses tuniques, des deux tuniques de l'estomac, parce que l'estomac exige une faculté attractive que l'intestin n'exige pas. C'est pourquoi prédominent dans les deux tuniques de l'intestin les fibres transversales (*circulaires*) [2]). Dans l'intestin droit (*rectum*), cependant, se trouvent beaucoup de fibres longitudinales, parce ce que c'est un organe destiné à nettoyer [3]) les intestins, organe d'une action considérable et qui doit attirer les matières qui se trouvent au-dessus de lui. [Il possède ces fibres longitudinales], afin qu'il puisse s'en servir pour bien exprimer, expulser et éloigner [les matières fécales], car une petite quantité de ces matières est difficile à expulser et à exprimer [4]); c'est pourquoi il a été créé large et muni d'une grande cavité.

Il a été créé deux tuniques pour l'intestin afin de veiller à ce que la corruption et la putréfaction qui les menacent [5]) promptement à la moindre lésion qui les atteint, ne se répandent pas [6]), et encore à cause de la différence des deux actions dans les deux tuniques.

Ce conduit (*duodénum*) a été créé droit, s'étendant de l'estomac en bas, afin que le commencement de l'expulsion eût lieu aisément, car le passage de matières lourdes par un conduit qui s'étend en bas dans une direction droite, se fait plus aisément que par un conduit tortueux ou placé horizontalement. Cette disposition est encore utile sous un autre rapport, c'est-à-dire que, le conduit s'étendant dans une direction droite, il reste à droite et à gauche un espace pour les autres parties qui entourent l'estomac des deux côtés, comme une partie du foie à droite et la rate à gauche [7]). Cet intestin est surnommé intestin long de douze [doigts], parce que sa longueur a

1) ‏لا يتعاطاه (تتعطاه‎ .Ms) ‏.

2) „[...... et en outre que (Gal.)] l'estomac s'élargit peu à peu de l'insertion de l'œsophage, ce qui nous enseigne clairement que l'œsophage est une partie allongée de l'estomac....., tandis que l'intestin *(duodénum)* ne naît pas peu à peu, mais tout d'un coup du fond de l'estomac, de sorte qu'il n'est pas une partie du corps même de l'estomac, mais un autre organe rattaché à lui. De plus, la nature des tuniques de l'estomac et de l'œsophage est semblable, mais celle des intestins est différente......: en effet, l'estomac devait attirer à lui, par l'œsophage, les aliments et les boissons, en les entraînant au moyen de ces fibres droites comme avec des mains; il devait les pousser en avant par les fibres transverses [...... (Oribase)]. Quant aux intestins, comme ils n'ont (ἔχει [Oribase]; Galien a ἔδει : n'avaient besoin d')aucune faculté attractive, ils ne possèdent que les fibres propres à pousser en avant". (Gal. Ibid. Lib. IV c. 7, 8; o. c. T. III p. 281, 282; Daremb. I 290, 291; Oribase Ibid. p. 342, 343).

3) ‏لأنّه منقّ‎ .

4) „Certains intestins sont recouverts extérieurement dans leur longueur de fibres droites destinées à protéger les fibres transversales...... Dans le rectum ces fibres sont plus nombreuses, parce que l'accumulation d'une quantité d'excréments durs des aliments solides en cet endroit exigeait un mouvement péristaltique considérable des tuniques. Elles sont donc entourées à l'extérieur par un ligament que constituent quelques fibres droites". (Gal. Ibid. Lib. IV c. 17; o. c. T. III p. 331; Daremb. I 328).

5) ‏المهيّأ لهما‎ .

6) „Pourquoi donc les intestins sont-ils pourvus de deux tuniques......? L'une des deux paraît superflue. Il n'en est rien, car c'est en vue de l'intensité de la faculté expulsive et de la résistance des organes mêmes contre les lésions, que la tunique des intestins est double......... Nous avons vu maintes fois beaucoup de malades atteints d'affections à la fois graves et chroniques, ayant une très grande partie des intestins pourrie au point qu'en beaucoup d'endroits la tunique interne était détruite. Ils vivaient cependant, et continuaient de vivre; mais ils n'eussent pas été sauvés, s'il n'y avait pas été une seconde tunique, placée extérieurement sur la tunique détruite". (Gal. Ibid. Lib. IV c. 17; o. c. T. III p. 330; Daremb. I 328; Oribase, Des intestins; o. c. T. III p. 347).

7) Le texte impr. a encore: et les autres intestins.

„Si le jéjunum eût été attaché au fond de l'estomac, les circonvolutions propres à cet intestin n'auraient pas peu rétréci la place. Dans cette prévision la nature n'a pas fait décrire immédiatement des replis au premier de tous les intestins *(duodénum)*, attaché à l'estomac, mais elle l'a prolongé le long de la colonne vertébrale autant qu'il fallait pour laisser un espace suffisant aux corps dont nous avons parlé *(c'est-à-dire la veine porte, le pancréas)*". (Gal. Ibid. Lib. V c. 2, 3; o. c. T. III p. 345; Daremb. I 338).

cette dimension d'après les doigts de son possesseur [1]), et sa largeur est celle de son orifice [2]) appelé portier *(pylore)*.

La partie des intestins grêles qui succède au duodénum est nommée intestin qui est à jeun (*jéjunum*); dans cette partie commencent les circonvolutions, les replis et les tortuosités et il s'y trouve un grand nombre de canaux [3]) (*rameaux des veines mésentériques*). Cet intestin s'appelle intestin qui est à jeun, parce qu'on le trouve le plus souvent vide et dépourvu d'aliments [4]); la cause en est le concours de deux choses. La première est que le chyle qui y est attiré s'en éloigne promptement: une partie est attirée vers le foie, parce que la plupart des veines mésaraïques sont réunies à cet intestin qui de tous les intestins se trouve le plus proche du foie. Aucun des intestins ne possède autant de branches mésaraïques que cet intestin et après lui le duodénum. Cet intestin (*jéjunum*) devient très étroit, très mince et très petit en cas de maladie. Une autre partie du chyle est éloignée [5]) vers les intestins placés plus bas, parce que la bile jaune, [encore] pure et non mêlée [aux excréments], coule de la vésicule biliaire à cet intestin, de sorte qu'elle est très puissante pour laver [l'intestin] et pour en exciter l'énergie par sa mordacité. Ainsi la bile tout en lavant l'intestin, seconde la propulsion [du contenu] en bas, et en excitant la faculté propulsive elle seconde l'expulsion [du contenu] vers les deux côtés à la fois, c'est-à-dire vers le foie et en bas; le résultat de ces dispositions est que cette partie des intestins reste vide, et pour cette raison elle est appelée intestin qui est à jeun [6]).

Au jéjunum se joint une partie de l'intestin qui est longue, tortueuse, formée de circonvolutions, l'une suivant l'autre (*iléon*) [7]). L'utilité du grand nombre de replis et de la présence des circonvolutions dans cet intestin est ce que nous avons exposé dans ce qui précède [8]), c'est-à-dire que l'aliment y séjourne quelque temps et qu'il soit pendant ce séjour en contact [9]) avec les orifices des veines absorbantes [10]). Cet intestin est la fin des intestins supérieurs, nommés intestins grêles, et la digestion y est plus importante que dans les intestins inférieurs, nommés gros intestins, car la fonction principale des intestins inférieurs consiste à préparer les matières fécales pour l'évacuation, bien qu'ils s'occupent aussi à digérer [leur contenu], comme ils ne sont pas non plus dépourvus de veines du foie qui leur arrivent en vue de l'absorption et de l'attraction [du chyle].

A la partie inférieure des intestins grêles se joint l'intestin nommé intestin borgne (*cæcum*), appelé ainsi parce qu'il n'a qu'un seul orifice,

1) „........ ce prolongement qui a une longueur de douze doigts (δωδεκαδάκτυλον), comme Hérophile le dit conformément à la vérité ....” (Gal. De anat. administr. Lib. VI c. 9; o. c. T. II p. 572; Oribase, Des intestins; o. c. T. III p. 349).

2) Ms. فمها. Texte impr. فما.

3) Ms. مجار. Texte impr. مخازن (*réservoirs*).

4) فارغا خاليا.

„Après ce prolongement (*duodénum*)........ l'intestin qu'on appelle jéjunum, parce qu'on le trouve toujours vide d'aliments; il possède un très grand nombre de vaisseaux et forme des circonvolutions variées”. (Gal. De anat. administr. Lib. VI c. 9; o. c. T. II p. 572; Oribase, Des intestins; o. c. T. III p. 349).

5) Texte impr. ينفصل. Ms. دمغسل (*est lavée*).

6) „D'un côté, en effet, comme le jéjunum est muni d'un grand nombre de vaisseaux, qu'il est situé près du foie, qu'il reçoit le premier les aliments cuits et qu'il les envoie au foie encore vide, la distribution qui s'opère par cet intestin est abondante et rapide; de l'autre, comme il est voisin de l'endroit où se verse dans l'intestin le premier excrément biliaire, l'énergie de son action en est augmentée ...... L'énergie des intestins devient puissante quand la bile n'est pas encore mêlée aux excréments, mais circule pure le long des tuniques des intestins, les mordant et excitant leur faculté d'expulsion. Quand donc l'intestin (*jéjunum*) qui envoie [l'aliment] agit énergiquement et que le viscère (*foie*) destiné à recevoir cet aliment le saisit promptement, il est nécessaire que l'aliment passe assez vite pour ne pas s'attarder dans l'intestin et n'y pas séjourner, mais pour le traverser seulement et encore rapidement”. (Gal. De usu part. Lib. V c. 3; o. c. T. III p. 349; Daremb. I 341).

7) „Après cet intestin (*jéjunum*) vient l'intestin grêle (*iléon des modernes*) qui lui est identique sous le rapport de la substance, mais qui en diffère en ce qu'on ne le trouve ni vide, ni muni d'un aussi grand nombre de vaisseaux”. (Gal. De anat. administr. Lib. VI c. 9; o. c. T. II p. 572; Oribase, Des intestins; o. c. T. III p. 349).

8) فى الفصول المتقدمة.

9) ومع المكث اتّصال.

10) Le texte a encore: بعد اتّصال (après avoir été en contact).

par lequel il reçoit ce qui lui arrive d'en haut et par lequel [1]) il éloigne et expulse aussi ce qu'il expulse; il est situé un peu en arrière et incliné à gauche. Il a été créé en vue de plusieurs utilités. Une de ces utilités est qu'il existe pour les matières fécales un endroit où elles puissent être retenues, afin qu'il ne soit pas nécessaire d'aller à la selle à tout moment et en tout temps qu'il en arrive un peu dans les intestins inférieurs, mais qu'il existe un réservoir où elles puissent s'amasser en leur totalité et ensuite en être expulsées aisément, quand toute la nourriture s'est transformée en matières fécales [2]). Une autre utilité est que cet intestin (*cæcum*) est le premier où a lieu complètement la transformation de la nourriture en une matière qui ressemble aux fèces [3]), et où la nourriture est préparée pour une absorption réitérée qui lui arrive par les veines mésaraïques, bien que cette absorption n'ait pas lieu tant que la nourriture est en mouvement, se déplace et se répand; au contraire, elle n'a lieu complètement que quand la nourriture a échappé au foie et s'en approche [4]), afin que lui arrive du foie, par son voisinage, une digestion après celle de l'estomac, et qui a lieu dans le repos et en outre [5]) dans le voisinage [du foie]. La nourriture est amassée et pressée dans un seul endroit [6]), où elle reste longtemps en repos et amassée. Le rapport entre l'intestin borgne et les gros intestins est le même que celui entre l'estomac et les intestins grêles [7]). Pour cette raison il est nécessaire qu'il se trouve près du foie, afin que la nourriture reçoive du foie une digestion complète et que le reste, qui n'est pas digéré et qui n'est pas propre à être absorbé par le foie, soit transformé de la meilleure manière possible. Ce reste a résisté [à la faculté digestive] dans l'estomac et n'a pas été digéré complètement, à cause de la grande quantité de matière et parce que la partie qui se prête plus à être digérée subit d'abord l'influence [de la faculté digestive], puisqu'elle couvre la partie qui résiste plus [à la faculté digestive]; et à présent (*c'est-à-dire dans le cæcum*) la partie qui resiste plus se trouve mise à nu. Quand il arrive [8]) à cette partie une force qui agit sur elle, elle la trouve préparée, dénuée, excepté de la superfluité qui doit se transformer en matière fécale. On trouve cette partie [qui résiste plus à la digestion] dans les deux situations (*c'est-à-dire dans l'estomac et dans le cæcum*) à la fois, mais dans l'estomac elle est accompagnée d'une autre partie qui la couvre, tandis que dans le cæcum c'est la partie couvrante seule [9]). Ce qui y est mêlé est plus propre à subir une influence particulière. Toutefois cette partie [qui résiste plus à la digestion] a

1) Ms. منه [texte impr. ما] و.

2) اذا تمّ تفلا.

3) الى التفلبّة.

4) اذا سلم من الكبد وقرب منها.

5) بعد. Manque dans le ms.

6) مجتمع محصور فى شىء واحد.

7) „[Nous avons démontré que (Gal.)] les circonvolutions des intestins sont la cause pourquoi nous n'avons pas besoin d'une introduction perpétuelle d'aliments. [De même (Oribase)] si nous n'allons pas à la selle à tout moment (ἑτοίμως [Gal.]; πολλάκις [Oribase]), mais seulement à des intervalles assez éloignés, cela résulte de la largeur du gros intestin, espèce de second estomac établi au-dessous des intestins [comme la vessie est établie pour l'urine (Gal.)]. En effet, pour que les animaux n'évacuent pas continuellement les matières fécales et l'urine, la nature a disposé pour les excréments liquides la vessie, pour les excréments solides l'intestin nommé gros intestin (τὸ παχὺ καλούμενον ἔντερον) que quelques-uns appellent aussi ventre inférieur (τὴν κάτω γαστέρα [Gal.]; κάτω κοιλίαν [Oribase]). Le commencement du gros intestin est le cæcum. Le cæcum est évidemment une espèce d'estomac épais propre à recevoir les résidus, et le côlon présente des conditions analogues. [Dans la plupart des oiseaux...... le cæcum est double. Si donc quelque particule de l'aliment a échappé à la distribution en traversant l'intestin grêle, il est à coup sûr complètement épuisé pendant son séjour prolongé dans le cæcum...... Chez l'homme et tous les animaux qui marchent, la nature a créé un cæcum unique qu'elle a établi dans la région iliaque droite (Gal.)]". (Gal. De usu part. Lib. IV c. 18; o. c. T. III p. 332; Daremb. I 330; Oribase, Des intestins; o. c. T. III p. 348).

Galien décrit le cæcum des herbivores qui forme un sac très ample et allongé. Chez l'homme ce n'est qu'un petit réservoir dont l'extrémité arrondie offre un mince prolongement *(appendice vermiculaire)*, qui ne se trouve que chez lui et les anthropoïdes.

8) اتنه. Le ms. a اتيبه; le texte impr. فاتنه.

9) وفى الاعور كان هو الغامر وحده.

subi dans l'estomac une certaine influence, digestion et préparation
en vue de l'influence et de la digestion complètes [qu'elle subira],
quand elle sera exposée à l'influence de la force qui agit sur elle
[dans le cæcum]. L'intestin borgne est donc l'intestin où devient
complète la digestion de ce qui a résisté [à la faculté digestive] dans
l'estomac et de ce qui reste de la partie facile à digérer; ce reste
couvrant la partie qui a résisté à la digestion et la séparant du chyme
humide qui doit être absorbé, est peu considérable [1]. Il en résulte
qu'un peu de force [digestive] suffit pour agir sur cette partie de
la nourriture [2], quand elle a trouvé un lieu de repos où elle séjourne
quelque temps pendant lequel sa digestion devient complète. Ensuite
elle quitte cet intestin pour se rendre aux intestins d'où l'anus (le foie?)
l'attire en suçant [3]. Il y en a qui disent que cet intestin a été créé
borgne afin que le chyme y séjournât [4], en sorte que le foie en pût
tirer tout ce qui est resté de la substance de la nourriture, et ils pensent
que les veines mésaraïques ne parviennent qu'à l'intestin borgne, mais
ils se trompent en cela [5], car l'utilité de cet intestin n'est autre que
celle que nous avons exposée. A cet intestin un seul orifice suffit,
parce qu'il n'est pas situé, comme l'estomac, dans la longueur du
corps. Une autre utilité de l'intestin borgne est qu'il est le réservoir
des superfluités; si elles s'introduisaient toutes dans les autres intestins,
il serait à craindre qu'il n'en provînt la colique, mais quand elles se
rassemblent dans l'intestin borgne, elles se détournent de la voie [6].
Comme elles se rassemblent, il est possible qu'elles soient expulsées
de (par?) la nature [7] dans leur totalité, car ce qui est réuni peut être
évacué plus aisément que ce qui est dispersé [8]. Une autre utilité de
cet intestin est qu'il sert d'habitation à ce qui est engendré nécessairement dans les intestins, je veux dire les vers de toute sorte [9],
car ce n'est que rarement qu'un corps en est exempt, et leur naissance
présente aussi des utilités, quand ils sont peu nombreux et petits.
Cet intestin est de tous les intestins celui qui est le plus disposé à
descendre dans la rupture de l'aine [10] *(hernie inguinale)*, parce qu'il
est libre, non réuni, ni lié à quelque chose lui arrivant du mésentère,
car, suivant quelques-uns, il ne lui arrive rien du mésentère [11].

A la partie inférieure de l'intestin borgne se joint l'intestin nommé
côlon et c'est un intestin épais et gros. Dès qu'il s'éloigne de l'intestin
borgne il s'incline à droite de manière à s'approcher du foie, ensuite
il se porte à gauche, en descendant. Quand il est arrivé en face du
côté gauche, il s'incline à droite et en arrière, descendant aussi, et là

1) (t. impr. وقلّما) ما وقلّ ما يغمره ويحول بينه وبين ما يمتنص من الكيموس الرطب

Quand on lit قلّما: Ce n'est que rarement que ce reste couvre la partie qui a résisté à la digestion et qu'il la sépare etc. Ce passage ne m'est pas clair. La traduction latine a: et parum [est illud quod (*en marge*)] submergit ipsum et separat inter ipsum et inter virtutem agentem in chymo humido.

2) وصار بحيث القليل من القوّة يصادحه .

3) الى أمعاء تمتص منها [المقعدة .Ms]. La traduction latine a: „ex quo sugit stomachus illud, quod preparatum est". En marge se trouvent les trois traductions suivantes „ex quo sugit ficteri vel anus"; „ex quo sugit hepar"; „cum quo conjungitur ficteri".

4) Ms. لسلبت. Le texte impr. a لينبت .

5) فى ذلك هذا المحدث . فى هذا . Le ms. a

6) تنحّت عن المسلك .

7) امكن ان تندفع عن الطبيعة .

8) Ms. المسشنت. Texte imprimé المنشبث (ce qui est collé).

9) الديدان والحيّات .

„Les espèces de vers [intestinaux] sont au nombre de quatre: les vers longs et grands, les vers ronds *(ascaris lumbricoides)*, les vers larges, c'est-à-dire le grain de courge (حبّ القرع; *proglottide du taenia*) et les petits vers *(oxyuris vermicularis)*" (Avic. Canon Livre III, Fen 16, Traité 5, Chap. 1. Des vers).

Chez Aristote (Hist. anim. Lib. V c. 19 § 94; ed. Aubert u. Wimmer T. I p. 506), dans le livre intitulé *Introductio s. Medicus* attribué à tort à Galien (c. 13; o. c. T. XIV p. 755) et chez Paul d'Égine (Lib. IV, sect. 57) il n'est fait mention que de trois espèces de vers intestinaux: les vers ronds *(ascaris lumbricoides)*, les vers larges *(taenia)* et les petits vers nommés ascarides *(oxyuris vermicularis)*.

„Le ver large seul s'attache à l'intestin et engendre des corps qui ressemblent à la graine de concombre (σικύου σπέρμα; Galien [De loc. affect. I 5] a κολοκύνθης σπέρμα: *graine de courge*) et qui sont pour les médecins un indice de sa présence". (Arist. Ibid.).

10) فتنق الاربيّة .

11) لانّه متخلّى غير مربوط ولا مشدود لما يأتيه من الماساريقا فانّه ليس يأتيه من الماساريقا شىء فيها يقال .

A l'exception des anthropoïdes, chez qui le cæcum est fixé sur la fosse iliaque droite, le cæcum des singes est mobile et entièrement tapissé par le péritoine qui lui forme un mésocæcum comme on le voit chez les quadrupèdes. (Broca, Mémoires d'anthropologie zoologique p. 96).

il se joint à l'intestin droit. En passant à côté de la rate il se rétrécit, et pour cette raison une tumeur de la rate empêche la sortie d'un vent tant qu'on ne le presse pas. L'utilité de cet intestin est qu'il rassemble les matières fécales qu'il retient et qu'il évacue graduelle-ment [1]), après que le reste de la nourriture en est absorbé entièrement, s'il y en a encore. C'est le plus souvent cet intestin qui est atteint de colique, et c'est de là qu'est dérivé son nom.

L'intestin droit, le dernier des intestins, succède à l'extrémité in-férieure du côlon, ensuite il descend de là dans une direction droite et parvient à l'anus [2]), s'appuyant sur le dos (!) des lombes [3]), s'élar-gissant de façon qu'il ressemble presque à l'estomac, surtout sa partie inférieure. L'utilité de cet intestin est qu'il évacue les matières fécales [4]), et le Créateur, qui est élevé, a créé pour lui quatre muscles, comme vous savez. Cet intestin a été créé droit *(c'est-à-dire chez les animaux)*, afin que l'évacuation eût lieu plus aisément [5]). Les muscles qui le secondent dans l'expulsion des matières fécales ne se trouvent pas dans l'intestin, mais dans la paroi du ventre et ce sont huit muscles [6]).

Que ceci suffise pour l'anatomie des intestins et pour la mention de leur utilité. Aucune de ces parties formant le canal des aliments ne se meut par des muscles, à l'exception des deux extrémités, je veux dire le commencement, savoir l'œsophage et le pharynx [7]), et l'extrémité inférieure, c'est-à-dire le siège. A tous les intestins arrivent des veines, des artères et des nerfs en plus grand nombre que les nerfs du foie, parce qu'ils exigent une grande sensibilité [8]). [Il faut savoir tout ceci, puisque le médecin qui traite les maladies des in-testins doit savoir et connaître l'anatomie des intestins] [9]).

Du rein [10]).

Le rein a été créé pour être l'organe qui purge le sang de la super-fluité aqueuse dont il avait besoin, comme nous l'avons exposé [11]). Ce besoin n'existe plus, dès que le sang est élaboré et qu'il est prêt à pénétrer dans le corps, comme vous le savez déjà. Puisque cette super-fluité aqueuse est abondante, il était nécessaire que l'organe qui la purge et l'attire fût créé, soit comme un seul organe considérable, soit comme une paire d'organes. Si c'était un seul organe considérable, il serrerait et comprimerait [les autres parties]; c'est pourquoi il en a été créé deux, au lieu d'un seul [12]). La dualité de ces organes présente l'utilité connue de la création d'une paire d'organes ou bien d'organes

1) „Si l'intestin grêle est disposé pour la distribution,...... le gros intestin de son côté a été créé pour que l'expulsion des excréments ne fût pas trop précipitée......" (Gal. De usu part. Lib. IV c. 18; o. c. T. III p. 332; Daremb. I 330).

2) شرج (shardj).

3) على ظهر القطن.
„Le rectum est placé (ἐφίδρυται [Gal.]; ἐφήδρασται [Oribase]) sur l'os nommé sacrum et sur quelques-unes des vertèbres lombaires". (Gal. De uteri dissect. lib. c. 1; o. c. T. II p. 880; Oribase, De la matrice; o. c. T. III p. 365).

4) Ms. المفل. Texte impr. السفل.

5) Ms. اسهل. Texte impr. أسفل.

6) „...... le *rectum*, à l'extrémité duquel sont les muscles constricteurs qui retiennent les excréments". (Gal. De usu part. Lib. V c. 3; o. c. T. III p. 346; Daremb. I 339).

„Les muscles qui constituent le siège préviennent une expulsion intempestive; tous ceux de l'abdomen la hâtent au moment convenable". (Gal. Ibid. c. 14; o. c. T. III p. 391; Daremb. I 370).

7) حلقوم (hulgūm).

8) „Si donc dans l'état actuel l'extrême sensibilité des intestins ne suffit pas pour prévenir toute lésion...... que n'auraient-ils pas à souffrir, pensez-vous, s'ils étaient insensibles? C'est pour cette raison que dans chacun des replis vient se ramifier un nerf aussi bien qu'une artère et qu'une veine. Cependant sur le foie, viscère si grand et si important, la nature n'a implanté qu'un nerf très petit, parce qu'il ne se meut pas comme les muscles, et qu'il n'a pas besoin comme les intestins d'une sensibilité exquise". (Gal. De usu part. Lib. V c. 10; o. c. T. III p. 381; Daremb. I 363).

9) Les mots entre crochets ne se trouvent pas dans le ms.

10) كلية (kulya). *Al-kulyatān* (الكليتان) ne signifie pas les deux testicules („Hoden". Hyrtl, Arab. u. Hebr. i. d. Anat. p. 299), mais les deux reins.

11) „Il reste encore la superfluité ténue et aqueuse que nous appelons urine; la nature qui a créé les reins pour séparer cette superfluité [du sang] les a placés près du foie....." (Gal. De usu part. Lib. V c. 5; o. c. T. III p. 362; Daremb. I 350).

12) „Mais pourquoi la nature avait-elle absolument besoin de deux organes pour purifier le sang du liquide séreux?...... Supposons que le rein droit soit doué d'un volume double et que l'autre manque entièrement, ce n'est pas un reproche calomnieux, mais un reproche fondé qu'on ferait à la nature en l'accusant d'avoir créé l'animal dépourvu de symmétrie; et cela, je pense, est manifeste. En effet...... au lieu de ce bel et juste équilibre actuel, supposons un rein unique considérable, nous faisons pencher l'animal en un sens. La nature n'a rien fait de semblable. Au lieu d'un seul rein considérable, placé dans un côté, elle a reconnu qu'il était plus équitable d'en placer deux petits de part et d'autre". (Gal. Ibid. Lib. V c. 6; o. c. T. III p. 368 et suiv.; Daremb. I 355 et suiv.).

composés de deux ou de plusieurs parties, c'est-à-dire que, quand l'un d'eux est atteint d'une lésion, l'autre se charge d'une partie ou de la plus grande partie de sa fonction. En faisant les reins denses, il a été pris soin de leur donner une grande quantité de substance. Ils sont faits denses en vue de différentes utilités: d'abord pour que la grande quantité de leur substance compense la petitesse de leur volume; la seconde utilité est qu'ils ne puissent ni attirer, ni absorber que des matières ténues; la troisième, que leur substance soit solide et ne soit pas aisément affectée par la superfluité aqueuse âcre qui les remplit en tout temps et qui est le plus souvent accompagnée d'humeurs âcres [1]). Puisqu'ils ont été créés de la sorte *(c'est-à-dire doubles et placés un de chaque côté?)* le *watin (v. cave?)* passe aisément près d'eux et entre eux [2]). Ils sont placés à quelque distance l'un de l'autre en vue des viscères qui se trouvent à cet endroit. Pour être plus proche du foie et pour exercer son attraction le mieux possible, le rein droit est situé plus haut que le rein gauche, à tel point qu'il touche le foie [3]), ou plutôt qu'il touche la partie accessoire *(le lobe)* située près de lui. Le rein gauche est situé plus bas, parce qu'il est serré par la rate dans le côté gauche [4]). Le rein droit est placé plus haut, afin que le liquide aqueux attiré ne reste pas immobile entre deux parties égales [5]) [agissant en sens opposé], mais qu'il soit attiré d'abord vers le rein le plus proche, et en second lieu vers celui qui est plus éloigné [6]).

Les deux reins se regardent de leur face concave, tandis que leur face convexe se trouve près de l'os de la colonne vertébrale [7]). A l'intérieur de chaque rein se trouve une cavité (*bassinet*) vers laquelle est attirée le liquide aqueux de la veine rénale [8]) qui s'y rend et qui est courte. Ensuite ce liquide coule de l'intérieur du rein vers la vessie à travers l'uretère [8]) qui se sépare peu à peu du rein [9]), après que le rein a absorbé aussi complètement que possible le reste du sang qui accompagne ce liquide aqueux. Le rein se nourrit de ce qu'il en a absorbé et éloigne le reste, car le liquide aqueux ne parvient pas au rein extrêmement pur et sans mélange, au contraire il lui arrive

1) „Voici donc la cause de la densité des reins, ou plutôt les causes, car il y en a deux: l'attraction facile d'un tel liquide [ténu], surtout quand l'organe qui attire est si proche, et la condition imposée aux reins de se nourrir de ce fluide. Car nous avons démontré aussi...... qu'aucune partie du corps attirant une humeur spéciale par de larges orifices, ne peut attirer cette humeur seule, pure, sans mélange, mais altérée toujours par la présence de quelque substance étrangère......... Les deux reins attirent beaucoup de bile...... et aussi beaucoup de sang, c'est-à-dire la partie aqueuse et ténue de ce sang...... Le sang vient imprégner la chair même des reins...... et devient la nourriture des reins. Il était donc préférable de leur donner un corps dense, afin que le sang ne s'échappât pas, comme la bile ténue, avec l'urine par les conduits des reins......" (Gal. Ibid. Lib. V c. 6, 7; o. c. T. III p. 371; Daremb. I 357).

2) Le ms. et le texte imprimé ont سهل نفوذ الوتينين في مجاورتهما بينهما . La traduction latine a: alleviatur penetratio in meatibus eorum (مجاريهما); en marge: facilitatur penetratio subtilis (الرقيق P) in meat. eorum. Le nom *watīn* ne se trouve pas dans les chapitres du Canon traitant des veines et des artères. D'après les dictionnaires *watīn* est „veine du cœur".

„Les reins sont situés aux deux côtés de la veine cave". (Gal. Ibid. Lib. IV c. 6; o. c. T. III p. 273; Daremb. I 285).

3) Texte impr. تمسها . Ms. نكاد دماسها (qu'il touche presque le foie).

4) „Chez tous les animaux le rein droit est situé plus haut, et il touche quelquefois le grand lobe du foie". (Gal. De anat. administr. Lib. VI c. 13; o. c. T. II p. 579; Oribase, Des reins; o. c. T. III p. 362).

„Mais pourquoi le rein droit est-il placé en haut et le premier, tandis que le rein gauche est en bas et le second? Parce que le viscère purifié *(foie)* était situé à droite......; or, tout corps doué de force attractive exerce mieux cette attraction en ligne directe. Il a été démontré précédemment qu'il valait mieux pour la rate être rapprochée de la partie inférieure de l'estomac, et pour le foie, de la partie supérieure. La place n'était donc pas aussi libre à gauche qu'à droite, en sorte qu'autant le foie est plus élevé que la rate, autant il était raisonnable que le rein droit fût établi plus haut que le rein gauche". (Gal. De usu part. Lib. V c. 6; o. c. T. III p. 367; Daremb. I 354).

„Au contraire de ceux de l'homme, c'est le [rein] droit *(des mammifères)* qui est toujours le plus avancé; il dépasse quelquefois le gauche de la moitié de sa hauteur, et même davantage, et il se creuse dans la partie correspondante du foie une fossette où se loge le sommet de cette partie avancée". (Cuvier, Leçons d'anat. compar. 2ᵉ ed. T. VII p. 563).

5) Le texte a بين قسمة معتدلة (entre une partie égale).

6) „En effet, si les reins purifient le sang en attirant le sérum, il est évident que s'ils eussent été placés sur la même ligne (ἅμα), chacun eût empêché l'attraction exercée par l'autre en agissant dans un sens opposé". (Gal. De usu part. Lib. V c. 6; o. c. T. III p. 367; Daremb. I 354).

„Galien semble ici comparer très improprement l'urine à un corps solide qui, sollicité par deux forces égales, mais agissant en sens opposé, reste immobile". (Daremb. Ibid. note 1).

7) „De plus, ces organes ont leurs faces concaves tournées l'une vers l'autre, et leurs faces convexes tournées en sens opposé vers les parties latérales de l'animal". (Gal. De anat. administr. Lib. VI c. 13; o. c. T. II p. 580; Oribase, Des reins; o. c. T. III p. 362).

7) الطالع *(al-ṭāliʿu)*.

8) الخالب *(al-ḫālib)*.

9) „Vous verrez clairement [....... (Gal.)] que la cavité [même (Oribase)] du rein *(bassinet)* est tapissée d'un corps membraneux, et que dans l'une de ses parties, non loin du point d'insertion des vaisseaux, elle est pourvue d'un autre corps allongé et creux qui s'implante sur elle et [que quelques-uns nomment *vaisseau*......, d'autres *conduit*,

47

accompagné d'un reste d'humeur sanguine [1]); c'est pour ainsi dire une lavure de chair [2]) qui a été lavée à fond. Pour cette raison [3]) le rein, quand il est faible, n'absorbe pas toute l'humeur sanguine, en sorte que le liquide aqueux sort accompagné de l'humeur sanguine. Cela arrive de même quand le foie est faible, qu'il ne sépare pas suffisamment la partie aqueuse d'avec la partie sanguine, et qu'il passe avec le liquide aqueux plus d'humeur sanguine qu'il n'en faut pour le faire passer, de sorte que la partie sanguine qui l'accompagne excède la quantité dont le rein a besoin pour se nourrir. Dans ce cas, ce qui en sort dans l'urine est aussi une lavure qui ressemble à celle qui sort quand le rein est trop faible pour se nourrir.

Au rein arrive un petit nerf dont se forme son enveloppe, et il lui arrive une veine du côté de la porte du foie et une artère du volume de l'artère qui parvient au foie. Sachez cela [4]).

De la vessie [5]).

De même que le Créateur, qui est élevé et très grand, dont les noms sont saints et qui est le seul Dieu, a créé pour les matières fécales un réservoir qui les reçoit toutes jusqu'à ce qu'elles soient réunies et d'où elles sont évacuées ensuite en masse [6]), en sorte que par là il n'était pas nécessaire de sortir sans cesse pour satisfaire le besoin naturel à tout moment, comme vous l'avez appris à sa place, de même Celui qui est loué et élevé a projeté et créé pour la partie superflue du liquide aqueux, laquelle est attirée et propre à être expulsée et évacuée, un réservoir et un sac qui reçoit la masse entière ou la plus grande partie, jusqu'à ce qu'on procède à l'évacuer par une seule évacuation, sans qu'il soit nécessaire de l'évacuer continuellement, comme cela arrive à celui qui souffre de dégouttement de l'urine. Ce réservoir est la vessie [7]).

Elle a été créé nerveuse, composée des nerfs des ligaments, afin qu'elle fût plus forte et que, tout en étant solide, elle se prêtât à une distension qui la dilate et qu'elle pût résister quand elle se remplit du liquide aqueux. Quand elle est remplie, le contenu est évacué par la volonté qui est éveillée par le besoin. Dans son col il y a une partie charnue par laquelle est empêché le passage [involontaire] de la superfluité [8]) *(l'urine)*.

La vessie possède deux tuniques; la tunique interne, située dans la profondeur, a deux fois l'épaisseur de la tunique externe *(tunique*

d'autres *artère*; il y en a qui l'appellent *veine* (Gal.)] (Oribase a: qu'on appelle *conduit urinaire*, reliant le rein à la vessie) ...... Ce conduit [est appelé (Gal.)] l'*uretère* (οὐρητήρ), [il (Gal.)] n'a qu'une seule tunique propre ......" (Gal. De anat. administr. Lib. VI c. 13; o. c. T. II p. 580; Oribase, Des reins; o. c. T. III p. 362).

1) „Mais ni la rate, ni les reins n'attirent uniquement leur humeur spéciale; .... les deux reins attirent beaucoup de bile jaune ...... et aussi beaucoup de sang, c'est-à-dire la partie aqueuse et ténue de ce sang". (Gal. De usu part. Lib. V c. 6; o. c. T. III p. 572; Daremb. 1 357).

2) غسالة لحم.

3) Ms. لذلك. Texte impr. كذلك.

4) „Les reins ont des nerfs *(plexus rénal du n. grand sympathique)*, comme la rate, le foie et la vessie qu'on appelle réceptacle de la bile. Tous ces corps reçoivent des nerfs très grêles qu'on voit sur la face externe de leurs tuniques". (Gal. De usu part. Lib. V c. 9; o. c. T. III p. 377; Daremb. I 361).

„Des vaisseaux d'un volume assez considérable, venant de ceux situés le long de la colonne vertébrale, aussi bien de l'artère que de la veine, s'implantent sur les reins". (Gal. De anat. admin. Lib. VI c. 13; o. c. T. II p. 579; Oribase, Des reins; o. c. T. III p. 362).

5) مثانة *(mathāna)*.

6) الى ان يجتمع (يجمع .ms) [ثم نندفع .ms] جملة واحدة.

7) „[De même (Oribase)] si nous n'allons pas à la selle à tout moment, mais seulement à des intervalles assez éloignés, la cause en est la largeur du gros intestin, espèce de second estomac établi au-dessous des intestins [comme la vessie pour l'urine. (Gal.)]. En effet, pour que les animaux n'évacuent pas continuellement les matières fécales et l'urine, la nature a disposé pour les excréments liquides la vessie, pour les excréments solides l'intestin qu'on appelle le gros intestin ......" (Gal. De usu part. Lib. IV c. 18; o. c. T. III p. 332; Daremb. I 330; Oribase, Des intestins; o. c. T. III p. 348).

8) الفضلة ? Les textes ont الفضلة *(du muscle)*. Je ne suis pas sûr que ma traduction soit bonne. Le texte porte: (محاورة) مجاورة بها (محسن .ms) تحبس حميّة لحقها عنقها وفي (محاورة .ms) العضلة. La traduction latine a: carnositas retenta vicina lacerto. Pour *retenta* une glose marginale a: cum qua sit sensatio [تحتس بها].

séreuse fournie par le péritoine) [1]), parce qu'elle est en contact avec
le liquide aqueux âcre. Le Créateur dans sa sagesse a eu soin que
l'affluence du liquide aqueux dans la vessie et l'éloignement de ce
liquide de la vessie se fît d'une manière subtile. Il a fait parvenir
des reins à la vessie les deux [2]) uretères. Quand ils sont arrivés à la
vessie, il a donné à la vessie deux tuniques [3]) séparées, et il a conduit
les uretères entre les deux tuniques. Ils commencent d'abord par entrer [4]) dans la première tunique en la perçant, puis ils passent un
bout de chemin entre les deux tuniques, ensuite ils s'enfoncent dans
la tunique interne à travers laquelle ils s'ouvrent un passage dans la
cavité de la vessie. Ils y versent la superfluité aqueuse jusqu'à ce
que, la vessie étant remplie et tendue, la tunique interne s'applique
à l'externe, poussée vers elle du côté intérieur et de la cavité, de
telle manière qu'elles semblent former une seule tunique, en sorte
qu'il n'y peut rien entrer; pour cette raison le liquide aqueux et
l'urine ne retournent pas en arrière et dans les uretères, quand la
vessie est tendue [5]). Ensuite le Créateur, dont la puissance est grande,
a créé pour la vessie un col *(partie de l'urèthre entre la vessie et la
verge)* qui pousse le liquide aqueux vers la verge et qui est muni de
plusieurs courbures, à cause desquelles le liquide aqueux n'est pas
évacué complètement, surtout chez les hommes, car chez eux le col
a trois courbures, tandis que chez les femmes il n'en a qu'une seule,
parce que leurs vessies sont situées près de leurs matrices *(vulves?)* [6]).

Le commencement de ce col est muni d'un muscle l'entourant
comme un organe qui étrangle et qui serre [7]), en sorte qu'il empêche le
liquide aqueux de sortir de la vessie autrement que par l'action de la volonté, relâchant ce muscle qui est secondé par les muscles de l'abdomen [8]),

1) „Si Asclépiade *(né en environ 124 avant notre ère)* eût disséqué la vessie, peut-être saurait-il que la tunique externe étant fournie par le péritoine, a la même nature que celui-ci, tandis que la tunique interne propre à la vessie a une épaisseur plus que double de celle du péritoine lui-même". (Gal. De natur. facult. Lib. I c. 13; o. c. T. II p. 32; Daremb. II 229).

2) الاثنتين . Le texte impr. a الانثيين; le ms. الانسن .

3) ثرَّق للمثانة طبقتين . La traduction latine a: duos annulos.

4) يبتدئان اوّلا فينفذان .

5) „Le mode d'insertion des uretères dans la vessie..... dépasse tout ce qu'il y a de plus merveilleux. En effet, les uretères, s'implantant obliquement dans la vessie et pénétrant obliquement et par un long trajet jusqu'à la cavité intérieure, détachent des parties intérieures une espèce de membrane *(repli de la muqueuse)* qui est renversée et ouverte par l'introduction des superfluités *(urine)*, et qui le reste du temps retombe, se contracte (προσεσταλμένον) et forme un couvercle (πῶμα) qui s'adapte si exactement au conduit *(uretère)* qu'il est impossible, non seulement aux fluides, mais à l'air lui-même de retourner en arrière". (Gal. De usu part. Lib. V c. 13; o. c. T. III p. 390; Daremb. I 368; Oribase, Des vessies; o. c. T. III p. 364).

„En effet, l'insertion oblique des uretères dans la vessie est la cause que l'urine ne retourne pas dans les reins". (Gal. Ibid. c. 16; o. c. T. III p. 405; Daremb. I 377).

„Si vous voulez ouvrir longitudinalement l'uretère jusqu'à la vessie...... il vous apparaîtra qu'il ressemble à la substance de la vessie...... et vous verrez à la fois la disposition du conduit qui s'implante dans elle; il y arrive obliquement et possède à l'intérieur de la vessie une espèce de couvercle (ἐπίβλημα) qui ressemble aux parties des pigeonniers appelées *scyphones* (σκυφῶνες). Ce couvercle ne diffère pas de la substance de la vessie, c'est une partie de son corps et il est à la fois disposé si exactement qu'il est seulement ouvert par ce qui passe à travers le conduit". (Gal. De anat. admin. Lib. VI c. 13; o. c. T. II p. 582).

„Si l'urine, après avoir pénétré dans la vessie, ne peut refluer vers l'uretère, ce n'est nullement parce que le repli [de la muqueuse vésicale] fonctionne à la manière d'une valvule, mais parce que la paroi supérieure de la portion intra-vésicale des uretères s'applique alors à la paroi inférieure, et s'y applique d'autant mieux que la vessie est plus pleine". (Sappey, Traité d'anat. descript. 3e ed. T. IV p. 570).

6) „Il est évident que le conduit urinaire suit une marche très oblique et qu'il ressemble beaucoup à l'S des Romains..... Chez les femmes ce conduit a une seule courbure dans le col même de la vessie, chez les hommes, où la verge fait extérieurement suite au col de la vessie, il s'ajoute encore une seconde courbure". (Gal. De usu part. Lib. V c. 16; o. c. T. III p. 406; Daremb. I 378).   7) كالخانقة العاصرة .

8) „A présent, ayant mis à nu le muscle qui se trouve à l'extrémité de la vessie où naît la partie nommée col, vous verrez qu'il est semblable quant à sa fonction et à son utilité au muscle circulaire du siège, car comme lui il serre l'orifice devant lequel il est établi. Pour cette raison quelques-uns l'appellent comme l'autre *sphincter*". (Gal. De anat. administr. Lib. VI c. 14; o. c. T. II p. 587).

„Un muscle charnu entoure circulairement le col de la vessie *(sphincter uréthral)*. La plus grande partie est placée en-dessous. Ce muscle ferme l'orifice de la vessie, afin que rien ne s'écoule involontairement; de même il pousse en avant l'urine qui traverse le col". (Gal. De musc. dissect.; o. c. T. XVIII B p. 998; Oribase, Des muscles situés au col de la vessie; o. c. T. III p. 468).

„Au moment de l'expulsion les muscles donnent aussi à la vessie un secours considérable; tandis que celui qui entoure le conduit urinaire se relâche à son point de jonction à la vessie, tous les muscles de l'abdomen sont fortement tendus pour refouler et comprimer la vessie, et le muscle du col se contractant, presse sur l'urine qu'elle pousse dans le canal". (Gal. De usu part. Lib. V c. 16; o. c. T. III p. 404; Daremb. I 377).

comme vous avez appris à sa place, à moins que ce muscle [1]) ne soit atteint d'une lésion.

Aux deux côtés de la vessie arrivent des nerfs assez considérables et des veines tranquilles et battantes. La vessie possède beaucoup de nerfs, afin que sa sensibilité pour ce qui la distend et la dilate soit plus grande [2]).

Des deux testicules [3]) et des vaisseaux spermati-
ques [4]) (canaux déférents).

Comme vous savez, les deux testicules ont été créés comme deux organes principaux dans lesquels le sperme est engendré de l'humeur qui afflue vers eux dans les veines, et qui est comme une superfluité de la quatrième nourriture [5]) dans le corps entier [6]). Le sperme est la partie la plus élaborée et la plus subtile du sang; il est agité avec le pneuma dans les testicules et dans les canaux [7]) leur arrivant des veines battantes et tranquilles *(a. et v. spermatiques)* qui se détachent de la veine battante et de la veine tranquille, c'est-à-dire les deux troncs principaux *(aorte et v. cave)*, et se ramifient en formant un grand nombre de replis, de détours et de branches [8]), en sorte que l'incision que vous faites dans une seule de ces veines ressemble à l'incision que vous faites dans un grand nombre de veines, à cause des orifices nombreux qui se présentent [9]). Ensuite le sperme, quittant les testicules, se verse dans l'urèthre [10]) à travers les vaisseaux spermatiques *(canaux déférents)* dont nous parlerons, et il est éjaculé dans la matrice pendant le coït avec les femmes, et c'est le coït naturel; il est reçu par l'orifice de la matrice qui s'ouvre et l'attire complètement quand les deux émissions ont lieu simultanément.

Les testicules sont creux et la substance du testicule [11]) est glanduleuse; c'est une chair blanche [12]) qui ressemble le plus à la chair de la mamelle [13]). Le sang qui se verse dans le testicule prend la même couleur que cet organe et devient blanc, surtout parce que la partie aérienne du pneuma s'agite avec lui [14]). Le canal *(canal inguinal)* à travers lequel les veines parviennent aux testicules se trouve dans la membrane la plus grande *(péritoine)* qui est placée sur le pubis. Quant à la membrane qui revêt les artères et les veines qui se rendent aux testicules *(art. et v. spermatiques)*, elle prend son origine de la membrane [15]) la plus grande *(péritoine)*, comme vous avez appris en son lieu et à sa place, et par là elle est réunie aussi à la membrane

1) Le texte imprimé a encore: ou les muscles de l'abdomen.

2) „La nature...... a donné à cette partie (*la vessie*) des nerfs plus grands et plus nombreux, afin qu'elle eût une sensibilité plus grande". (Gal. Ibid. Lib. V c. 10; o. c. T. III p. 384; Daremb. I 365).

3) انثيان (*unthayān*).

4) أوعية المنى (*aw'iyat al-manī*).

5) Dans le chapitre de la cause du sperme l'auteur dit: „le sperme est la superfluité de la quatrième digestion qui a lieu pendant la distribution de la nourriture dans les parties, superfluité qui transsude des veines, quand la troisième digestion est achevée....." (Canon, Lib. III, Fen. 20, Traité 1, chap. 3).

6) „En effet, le sperme provient de toutes les parties du corps......" (Hippocr. De aëre, locis et aquis; ed. Kühn T. I p. 551; ed. Littré T. II p. 60).

„Le sperme de l'homme vient de tout l'humide qui est dans le corps...... (Ibid. De genitura; ed. Kühn T. I p. 371; ed. Littré T. VII p. 470).

7) فيهما [ms. و] فى المجارى.

8) „En effet, le lait et le sperme sont produits par un sang parfaitement élaboré. Cette élaboration parfaite résulte de leur séjour prolongé dans le vaisseau qui les apporte....... Aussi, non seulement la nature amène de loin aux testicules comme aux mamelles les artères et les veines, mais elle les replie de mille façons avant de les y insérer, prolongeant par là, je pense, le séjour des matières dans le vaisseau qui les apporte". (Gal. De usu part. Lib. XVI c. 10; o. c. T. IV p. 322; Daremb. II 188).

9) „Ces vaisseaux (*art. et veine utéro-ovariennes*) réunis les uns aux autres avant qu'ils s'insèrent sur le testicule (*ovaire*), s'entortillent comme des boucles (βοστρυχοειδῶς), tout à fait de la même manière que chez les mâles, en sorte que si vous incisez la circonvolution, une seule incision vous donnera un grand nombre d'orifices, non parce que vous avez coupé plusieurs vaisseaux, mais parce que vous avez coupé plusieurs fois le même vaisseau". (Gal. De uteri dissect. lib. c. 9; o. c. T. II p. 900).

10) احليل (*iḥlīl; partie de l'urèthre qui se trouve dans la verge*).

11) بيضة (*bayḍa*).

12) Le texte a عضو غدى ابيض اللاحم [texte impr. من].

13) Le texte impr. a encore: grasse (السمين).

14) „Pendant qu'ils circulent dans ces circuits [de l'artère et de la veine spermatiques], le sang et le pneuma portés aux testicules sont élaborés très longtemps; on voit clairement que l'humeur contenue dans les premières spirales a encore l'apparence du sang, que dans les suivantes elle devient de plus en plus blanche, jusqu'à ce qu'elle soit rendue tout à fait blanche dans les dernières de toutes, dans celles qui aboutissent aux testicules. Les testicules qui contiennent des espaces vides et des cavernes reçoivent l'humeur qui a déjà subi un commencement de coction dans les vaisseaux, l'élaborent à leur tour...... Lors donc que les testicules, après avoir reçu le suc spermatique, l'auront élaboré......, il est évident qu'un autre vaisseau devra le prendre à son tour et lui fournir une voie d'excrétion...... Comme le mâle devait émettre le sperme au dehors...... la nature a dirigé les vaisseaux (*canaux déférents*) qui le reçoivent des testicules...... vers la verge, et les a fait déboucher dans le canal qui s'y trouve et par lequel l'urine est portée au dehors (*urèthre*)......." (Gal. De usu part. Lib. XIV c. 10; o. c. T. IV p. 184, 186; Daremb. II 115, 116).

15) صفاق (*ṣifāq*).

de la moelle épinière (!) [1]; elle descend sur les veines et les organes suspenseurs qui descendent aux testicules à travers les deux canaux inguinaux [2]), de sorte que le canal, en la traversant, en est formé, et de même en est formée la membrane qui couvre ce qui passe à travers le canal [3]).

Vous avez déjà appris, dans le chapitre de l'anatomie des veines, qu'il parvient au testicule gauche une veine différente de celle qui amène la nourriture au testicule droit, et que celle qui parvient au testicule droit y verse un sang plus élaboré et plus purgé des parties aqueuses [4]). Chez la plupart des hommes le testicule droit est plus fort que le testicule gauche, excepté chez celui qui est de la catégorie des gauchers [5]).

Les vaisseaux spermatiques (*canaux déférents*) commencent comme des canaux, un canal [6]) de chaque testicule; c'est comme s'il se détache du testicule sans être engendré par lui, bien qu'il le touche et lui soit contigu [7]). Chaque canal s'élargit près du testicule de manière à former une cavité sensible; ensuite il commence à se rétrécir, bien que tous les deux se dilatent de nouveau à leur extrémité, surtout chez les femmes [8]). Ces vaisseaux remontent d'abord, ensuite ils arrivent [9]) au col de la vessie au-dessous du canal de l'urine [10]).

La verge [11]) est un organe composé de parties simples, ligamenteuses, nerveuses, veineuses et charnues. Le commencement de son origine est un corps qui naît de l'os pubis (*corps caverneux de la verge*). Ce corps est ligamenteux, muni d'un grand nombre de cavités spacieuses, bien qu'elles soient le plus souvent affaissées; c'est quand elles se remplissent de pneuma qu'a lieu l'érection [12]). Sous ce corps s'étendent des artères spacieuses en plus grand nombre qu'il ne s'accorde avec la dimension de cet organe. Il lui arrive des nerfs des

1) Ibn al-Habal (Choix de la médecine. Ms. Orient. de Leyde n⁰. 108) dit: „Les membranes qui revêtent ces veines et ces artères prennent leur origine de la membrane la plus grande (*péritoine*), et de même la bourse (كيس; *kīs*) interne (*tunique vaginale*) des testicules".

„La *gaîne* ou *tunique vaginale* n'est, chez nos animaux domestiques, qu'un diverticule de la cavité abdominale dont la membrane séreuse (*le péritoine*) a fait hernie dans le trajet inguinal, en passant par l'anneau inguinal supérieur, et s'est prolongée au-dessous de l'anneau inférieur, de manière à former un sac séreux enveloppé de parois membraneuses". (Chauveau, Traité d'anat. comp. des animaux domest. p. 931). Cette disposition n'existe chez l'homme qu'à la fin de la vie fœtale. Après la naissance le canal qui forme la communication entre la cavité abdominale et la gaîne vaginale s'oblitère.

2) دِرْباخَى الأرْبِيَّة (*barbakhay al-urbiyya*).

3) „En effet, aussi longtemps que l'artère et la veine [spermatiques] sont dans les fosses iliaques, elles sont recouvertes...... de l'enveloppe...... qu'on appelle péritoine; mais à partir de ce point le péritoine est percé de chaque côté d'un trou considérable (*chez les animaux; fossette inguinale ext. de l'homme*) et de ce trou part un canal (*c. inguinal*) très grand qui se rend aux testicules. C'est aussi dans ce canal que se forment les circonvolutions des vaisseaux et que le vaisseau spermatique (*canal déférent*), qui naît de l'épididyme, remonte vers les fosses iliaques......" (Gal. De semine Lib. I c. 15; o. c. T. IV p. 565; Oribase, Du sperme; o. c. T. III p. 42).

4) „........ tandis que les vaisseaux qui arrivent au testicule gauche...... ou à la matrice de ce côté...... ne se détachent pas des mêmes grands vaisseaux (*aorte et v. cave*), mais de ceux qui se portent aux reins (*art. et v. rénales*). Il est donc clair que (δῆλον οὖν ὡς) le testicule gauche...... et la matrice gauche...... reçoivent un sang encore impur, chargé de superfluités, humide et séreux......" (Gal. De usu part. Lib. XIV c. 7; o. c. T. IV p. 170; Daremb. II 107).

5) في حكم الأعسر.

„De même le testicule droit est généralement plus fort; mais chez tel ou tel en particulier, il peut arriver que le gauche soit le plus fort". (Gal. Ibid. p. 173; Daremb. II 109).

6) بُرَيْخ (*barbakh*).

7) „........ ce vaisseau (*canal déférent*) touchant le testicule à son point d'origine, mais n'étant pas engendré par lui". (Gal. De semine Lib. I c. 15; o. c. T. IV p. 566; Oribase, Du sperme; o. c. T. III p. 43).

8) „Les vaisseaux spermatiques [chez les femmes] (*oviductes*) qui prennent leur origine des testicules (*ovaires*) paraissent contenir du sperme, comme chez les mâles; ils sont larges près des ovaires, possédant une cavité perceptible; un peu plus loin ils sont plus étroits et comme sans lumière, ensuite ils redeviennent larges aux cornes où ils s'insèrent dans la matrice". (Gal. De uteri dissect. c. 9; o. c. T. II p. 900).

9) تتَّصل. Ms. سميل.

10) „.......... il faut admirer la nature qui, en faisant remonter d'abord les vaisseaux spermatiques (*can. déférents*) des testicules vers les fosses iliaques, les a fait redescendre vers le membre du mâle, puis les a ouvert dans le canal qui part de la vessie, et par lequel l'urine est excrétée". (Gal. De usu part. Lib. XIV c. 13; o. c. T. IV p. 197; Daremb. II 123).

11) قضيب (*qaḍīb*).

12) „Le membre viril est formé d'un corps nerveux, issu des os appelés pubis, corps à la fois creux et exempt de toute humidité (*corps caverneux*); c'est quand ce nerf creux se remplit de pneuma que le membre entre en érection......." (Oribase, Des parties génitales de l'homme; o. c. T. III p. 367, tiré de Galien, De usu part. Lib. XV c. 1, 2; o. c. T. IV p. 217, 220).

vertèbres sacrées [1]), mais ils ne s'enfoncent pas dans sa substance, car les nerfs de sa substance sont ligamenteux, privés de sensibilité, et les nerfs par lesquels a lieu l'érection sont, selon Galien, autres que les nerfs relâchants par lesquels l'organe est relâché [2]). Dans le chapitre des muscles vous avez déjà appris les muscles propres à la verge. Dans la verge il y a trois canaux: le canal de l'urine, le canal du sperme et le canal du *wadî* [3]) *(humeur prostatique?)*. Sachez que la faculté érectrice et le pneuma arrivent à la verge du cœur, que la sensibilité lui arrive du cerveau et de la moelle épinière et que le sang qui lui convient et le désir lui arrivent du foie. Le désir naturel lui arrive parfois par le concours [4]) du rein, mais selon moi le principe du désir lui vient du foie [5]).

De la matrice [6]).

Nous disons que l'organe de la génération chez les femmes est la matrice qui dans la formation primitive est analogue à l'organe de la génération chez les hommes, c'est-à-dire la verge [7]) et les parties annexes, mais l'un de ces organes est complet et tourné en dehors, tandis que l'autre est incomplet et retenu dans l'intérieur du corps et pour ainsi dire l'inverse de l'organe des hommes: le scrotum [8]) est la membrane de la matrice, la verge est le col de la matrice [9]). Les testicules se trouvent chez les femmes *(ovaires)*, comme chez les hommes [10]), mais chez les hommes ils sont grands, situés extérieurement et oblongs, tandis que chez les femmes ils sont petits, arrondis, très aplatis, situés à l'intérieur dans la vulve, à ses deux côtés [11]), *(c'est-à-dire aux deux côtés de la matrice)*, un de chaque côté de son fond, séparés l'un de l'autre [12]). Chacun des deux testicules *(ovaires)* a une enveloppe propre, ils ne sont pas réunis dans une bourse [commune] et l'enveloppe de chaque testicule est nerveuse [13]).

De même que les hommes ont des vaisseaux spermatiques *(canaux déférents)* [qui s'étendent] entre les testicules et l'organe éjaculateur [14]) à la racine de la verge, de même les femmes ont des vaisseaux spermatiques *(oviductes)* [qui s'étendent] entre les testicules *(ovaires)* et l'organe qui lance [15]) [le sperme féminin] dans l'intérieur de la matrice, mais le vaisseau spermatique des hommes commence au testicule, remonte et se cache dans la cavité de laquelle descend l'organe suspenseur du testicule *(cordon spermatique)* d'une manière sûre et solide [16]);

1) „En effet, les nerfs [des parties génitales] sont d'une dimension médiocre, les veines et les artères non seulement sont très considérables, mais encore y arrivent par doubles paires; il en vient une des régions des reins (*art. et v. spermatiques*)......, une autre qui se détache des vaisseaux situées près de l'os sacrum, s'insère sur les parties d'où part....... ce qu'on appelle la verge (*vaisseaux honteux internes*).......... C'est ainsi que la paire de nerfs s'étend et se distribue avec les vaisseaux dérivés de ceux situés près de l'os sacrum......" (Gal. De usu part. Lib. XIV c. 13; o. c. T. IV p. 200, 202; Daremb. II 124, 125).

2) Je n'ai pas trouvé ce passage chez Galien.

3) الودى (*al-wadī*). „Alguadi (*al-wadī*) est humor qui egreditur a virga, cum quis tangit mulierem". (Gerardi Cremonensis antiqua expositio arabicorum nominum. Canon Avic. Venet. 1595 T. II p. 427).

„Aludi (*al-wadī*) est humiditas quae egreditur post coitum vel ante coitum absque delectatione et desiderio coitus et absque erectione virgae". (Andr. Bellunensis. Arabic. nominum interpretatio. Ibid. p. 412).

4) قد تكون بمشاركة .

5) Ms. من الكبد . Texte impr. من القلب (du cœur).

6) رحم (*raḥim*).

7) ذكر (*dhakar*).

8) صفن (*ṣafn*).

9) عنق الرحم (*ʿunq al-raḥim*). V. Note T.

10) „Toutes les parties [génitales] des hommes se trouvent aussi chez les femmes. Il n'y a de différence qu'en un point...... c'est que les parties des femmes sont internes et celles des hommes externes, à partir de la région dite périnée...... Supposez...... celles des hommes retournées et s'étendant à la fois intérieurement entre le rectum et la vessie; dans cette supposition le scrotum occuperait nécessairement la place des matrices avec les testicules (*ovaires*) situés de chaque côté à la partie externe; la verge du mâle deviendrait le col (αὐχήν; *vagin*) de la cavité qui se produit, et la partie située à l'extrémité de la verge, nommée maintenant prépuce, deviendrait les parties génitales externes de la femme (τὸ γυναικεῖον αἰδοῖον)". (Gal. De usu part. Lib. XIV c. 6; o. c. T. IV p. 158; Daremb. II 99).

D'après Ibn al-Habal „le clitoris (بظر; *baṣar*) est pour l'orifice de la matrice (*du vagin*) ce que le prépuce (قلفة; *qulfa, qalafa*) est pour la verge".

11) باطنتان في الفرج موضوعتان عن جنبيه .

12) متمايزتان .

13) „Les testicules de la femelle (*ovaires*) sont situés aux côtés de la matrice, un de chaque côté du fond, près des cornes; ils sont beaucoup plus petits que ceux du mâle, et en diffèrent aussi beaucoup quant à la forme et la structure. Ceux de la femelle sont aplatis, ceux du male arrondis et oblongs; ceux de la femelle sont glanduleux, ceux du mâle sont formés d'une chair molle. Chaque testicule de la femelle est entouré d'une membrane mince, comme le testicule du mâle est entouré du dartos, mais les testicules de la femelle n'ont ni de tunique érythroïde, ni de scrotum". (Gal. De uteri dissect. lib. c. 9; o. c. T. II p. 899).

14) المستفرغ .

15) المقذف .

16) لكن الّذى للرجال يبتدئ من البيضة ويرتفع الى فرق وينحدس فى النقرة
الّتى تنحطّ منها علاقة البيضة محرزة موثّقة.

ensuite il se réfléchit et descend, formant une courbe [1]) dans une direction oblique, et muni de sinuosités dans lesquelles [2]) a lieu la maturation complète du sperme, jusqu'à ce qu'il change de nouveau de direction et parvienne, des deux côtés, au canal qui se trouve à la racine de la verge [3]). Près de lui se trouve la partie qui s'y rend aussi, c'est-à-dire l'extrémité du col de la vessie; ce col est long chez les hommes, tandis qu'il est court chez les femmes. Chez les femmes les vaisseaux spermatiques s'inclinent des testicules (*ovaires*) vers la région des îles comme une paire de cornes qui se dirigent en forme d'arc [4]) vers les uretères [5]) et dont les extrémités arrivent aux aines [6]); ces organes se tendent pendant le coït et rendent le col de la matrice propre à la conception en le tirant vers les deux côtés, en sorte qu'il se dilate, s'ouvre et absorbe le sperme. Ils sont plus courts que la dimension ordinaire de ces organes chez les hommes [7]). Les vaisseaux spermatiques [des hommes et des femmes] diffèrent entre eux en ce que ceux des femmes sont réunis aux testicules (*ovaires*); dans les deux parties accessoires, en forme de cornes, il pénètre quelque chose qui prend son origine de chaque testicule (*ovaire*) et qui lance le sperme dans le vaisseau: ces deux organes s'appellent les deux lanceurs du sperme [8]). Les vaisseaux spermatiques des femmes sont réunis aux testicules (*ovaires*) parce que les vaisseaux sont presque aussi mous que ces organes; il n'était nécessaire ni de les créer durs, ni de faire dure leur enveloppe, parce qu'ils se trouvent à l'abri [à l'intérieur du corps] et qu'ils n'ont pas besoin de jeter loin [le sperme]. Chez les hommes il n'était pas bon de réunir les vaisseaux spermatiques (*canaux déférents*) aux testicules; ils ne sont pas confondus avec ces organes, car si c'était le cas, ils les nuiraient en se tendant, à cause de leur dureté, mais il a été placé entre les vaisseaux et les testicules un organe intermédiaire, nommé épididyme [9]), à l'inté-

1) Ms. منعرجا . Texte impr. منعرجا .   2) Ms. فيبها . Texte impr. فيما بينهما .

3) „En effet, le canal qui commence à partir du péritoine (*canal inguinal*) et dont la nature s'est servie comme d'un tuyau pour amener les vaisseaux nourriciers des testicules, elle l'emploie pour faire remonter le vaisseau spermatique, faisant de ce seul canal une protection commune aux trois espèces de vaisseaux (*art. et v. spermatiques, can. déférent*)". (Gal. De usu part. Lib. XIV c. 13; o. c. T. IV p. 198; Daremb. II 123).

„Il était mieux . . . . . . que chez les mâles . . . . . . les canaux spermatiques (*can. déférents*) fussent plus grands. . . . . La nature a donc trouvé pour eux un long circuit, en les faisant remonter d'abord vers les fosses iliaques, puis redescendre à travers les parties internes jusqu'à la naissance de la verge, où ils devaient lancer le sperme. C'est en cet endroit qu'elle les a rendus sinueux, les élargissant et les dilatant considérablement, disposant de tous côtés autant que possible des réceptacles nombreux pour le sperme abondant". (Gal. Ibid. c. 12; T. IV p. 194; Daremb. II 121).

4) „[A l'exception des prolongements latéraux] la forme de la matrice ressemble pour tout le reste [de son corps (Gal.)], et surtout pour le fond, à une vessie; mais eu égard aux prolongements latéraux qu'elle possède (*chez les animaux*) lesquels ressemblent à des mamelles et remontent (ἀνανευούσας) vers la région des îles, elle n'y ressemble plus. Hérophile compare la forme de ces prolongements à un arc de demi-cercle et Dioclès à des cornes en croissance; pour cette raison il les a appelés *cornes* (κεραίας), nom dérivé de κέρας. Eudème les appelle *bras de poulpe* (πλεκτάνας) . . . . . .". (Gal. De uteri dissect. lib. c. 3; o. c. T. II p. 890; Oribase, De la matrice; o. c. T. III p. 367). Soranus (De muliebr. affect. c. 3; ed. Ermerins p. 10; Oribase III 372) et Rufus (Anat. des parties du corps; ed. Daremberg et Ruelle p. 183) comparent la matrice aux „ventouses des médecins".

5) الحالبين,   6) اربيتيتين .

7) L'édition romaine a: وهما أقصر من مرسل ذرعيهما في الرجال . L'édition impr. en Orient a au lieu de ذرعيهما: مما زرقه . .

8) „Les vaisseaux spermatiques des femmes (*oviductes*) n'arrivent pas au même endroit que chez les mâles, parce que la femelle ne devait pas, comme le mâle, éjaculer au dehors son sperme [. . . . . . (Oribase)], mais dans ses propres matrices. [Par conséquent le vaisseau qui prend son origine au testicule (*ovaire*) s'implante dans la corne de la matrice, se présente plein de sperme et verse à travers la corne un liquide séminal dans l'intérieur de la matrice par un orifice étroit; en effet, les parties nommées cornes de la matrice (Oribase)] (Galien a: Par conséquent les matrices) venant, pour ainsi dire, à la rencontre du canal spermatique, étendent latéralement des excroissances allongées qui font partie de leur substance et à travers lesquelles elles reçoivent le sperme". (Gal. De semine Lib. II c. 1; o. c. T. IV p. 593; Oribase, Du sperme; o. c. T. III p. 49). D'après M. Hyrtl (Onomat. anat. p. 573/74) c'étaient les ligaments de l'ovaire qui furent considérés avant Falloppio comme les conduits excréteurs des ovaires, mais il me semble qu'il s'agit ici des oviductes.

9) أفيديدومس (*afīdīdhūmis*). La traduction latine a: quod nominatur *endros*.

„En effet, le testicule ne saurait être réuni sans danger à ces organes (*can. déférent, art. et v. spermatiques*) vu l'excessive tension qui a lieu pendant l'éjaculation du sperme, car la tunique . . . . . . du vaisseau spermatique (*can. déférent*) est nerveuse (*fibreuse*), tandis que les testicules sont glanduleux et mous. Pendant une tension vigoureuse, l'organe dur devait donc être facilement arraché de l'organe mou. Par conséquent la nature a inventé le corps de l'épididyme qui tient le milieu entre les deux". (Gal. De semine Lib. I c. 17; o. c. T. IV p. 590; Oribase III 47).

„Pourquoi les épididymes dans les testicules des femmes (*ovaires*) ne sont-ils pas visibles et manifestes? pourquoi vous paraîtront-ils même ou n'exister absolument pas, ou être extrêmement petits? N'est-ce pas d'abord parce que le testicule même de la femme est petit et le conduit spermatique également petit . . . . . . et ensuite que la différence entre leurs substances est peu considérable et non pas très grande comme dans les mâles". (Gal. De usu part. Lib. XIV c. 14; o. c. T. IV p. 209; Daremb. II 129).

rieur duquel parvient selon les médecins l'organe qui lance le sperme [1]).

A l'intérieur de la matrice se trouve une partie [2]) nerveuse *(fibreuse)* circulaire, au milieu de laquelle se trouve quelque chose comme une courroie (?) (*ms.* voile?) et sur laquelle se trouvent plusieurs éminences (*ms.* des éminences qui ressemblent à des hémorrhoïdes) [3]).

La matrice a été créée munie d'un grand nombre de veines se détachant des veines que nous .avons mentionnées, afin qu'il y eût là de la nourriture prête pour le fœtus, et qu'il y eût une large issue [4]) pour les superfluités menstruelles [5]). La matrice est rattachée à la colonne vertébrale par plusieurs ligaments solides, [elle est aussi rattachée] à la région du nombril, à la vessie et à l'os large (*sacrum*), mais ces ligaments sont lâches [6]). Parmi ses ligaments il y en a qui lui arrivent des nerfs et des vaisseaux mentionnés dans l'anatomie des nerfs et des veines. Elle est faite d'une substance nerveuse qui lui permet de se dilater considérablement quand elle contient le fœtus, et de se contracter en un petit volume pendant l'accouchement. La cavité n'atteint sa dimension complète que quand la croissance est achevée, comme les mamelles n'atteignent leur volume complet qu'à l'achèvement de la croissance [7]), parce qu'avant cette époque elle est sans emploi et il n'est pas besoin d'une cavité considérable [8]). Pour cette raison la matrice est beaucoup plus petite chez les filles que chez celles qui ne sont pas vierges. Chez les hommes elle a deux cavités et chez les animaux elle a autant de cavités qu'il y a de mamelons [9]). Elle est située derrière la vessie qu'elle dépasse en haut, comme en bas la vessie la dépasse de son col, et elle est située devant l'intestin [droit] [10]), afin qu'elle eût des deux côtés un endroit de repos [11]) et une couche molle, et qu'elle fût dans un endroit sûr. Cette disposition n'existe pas en premier lieu en vue de la matrice même, mais en vue du fœtus. La matrice occupe l'endroit entre la région du nombril et l'extrémité du passage vers la vulve, et ce passage est le col de la matrice (*vagin*). Sa longueur moyenne chez les femmes est de six à onze doigts; il est tantôt plus court, tantôt plus long, selon qu'on use du coït ou qu'on s'en abstient [12]). Parfois la dimension du vagin d'une femme s'adapte à celle de [la verge de] celui qui a la coutume de cohabiter avec elle. La matrice même a presque

1) باتى المقذف عند الى ماظنه . Le ms. a ‏باتى المقذف عند الاطبّاء الى باطنه.

„C'est encore dans l'épididyme que le canal spermatique *(can. déférent)* .... va puiser le sperme pour le porter à l'origine de la verge". (Gal. De semine Lib. I c. 15; o. c. T. IV p. 565; Oribase III 42).

2) Le texte a طوق *(ṭawq)*: c'est tout ce qui entoure quelque chose, collet, collier, bord.

3) (ms. كالسنر) وفى داخل الرحم طرق عصبى مستديرة [ms. ثم] فى وسطه كالسبير وعليه زوائد كثيرة (كبواسير .ms).

Ibn al-Habal a كالسبير et كثيرة. Je ne sais pas à quelle partie cette description se rapporte. Galien compare les cotylédons aux hémorrhoïdes. V. plus bas page 753 note 5.

4) مدرّة.

5) „...... la nature évacue ...... le sang superflu accumulé, au moyen des vaisseaux qui parviennent aux matrices; quand les femmes sont grosses, le fœtus tire de ces vaisseaux sa nourriture". (Gal. De usu part. Lib. XIV c. 8; o. c. T. IV p. 177; Daremb. II 111).

6) Ms. سلمة. Texte impr. سلمة.

„La matrice est rattachée par de minces membranes, en dessus à la vessie, en dessous au rectum, latéralement et en arrière par les membranes qui prennent leur origine aux hanches (ἰσχία) et au sacrum". (Soranus, De muliebr. affect. lib. c. 3; ed. Ermerins p. 10; Oribase III 371).

„La matrice est rattachée au rectum et à la vessie suivant (par?) quelques intervalles (parties intermédiaires?) fibreux et minces (κατά τινας ἰνώδείς καὶ λεπτὰς διαστάσεις) ..... Elle est aussi rattachée au sacrum par quelques ligaments forts (διά τινων εὐτόνων δεσμῶν) .... Par de pareils corps elle est aussi rattachée aux vertèbres lombaires ...... Mais tous ces ligaments sont lâches (χαλαροί), de sorte que la matrice peut se mouvoir et changer de forme au plus haut degré". (Gal. De uteri dissect. lib. c. 4; o. c. T. II p. 892).

7) „En effet, les mamelles sont petites, comme les matrices, pendant la croissance; dans l'âge adulte et quand arrive l'âge d'engendrer, elles se développent en même temps que les matrices, jusqu'à ce qu'elles aient atteint la dimension convenable". (Gal. De usu part. Lib. XIV c. 4; o. c. T. IV p. 154; Daremb. II 96).

8) „...... attendu qu'une dimension considérable [de la matrice] est nécessaire aux animaux entièrement développés pour la gestation, et que chez les autres, dont la matrice ne devait pas fonctionner, cette dimension était complètement inutile". (Gal. Ibid. p. 156; Daremb. 97).

9) حلم الاثداء *(ḥalam al-athdā')*.

„Les sophistes n'ont pas le droit de prétendre ici que c'est une cause inintelligente, un hasard inhabile qui a créé deux sinus (κόλπους) utérins chez les hommes, et un grand nombre chez les porcs: le fait que le nombre des sinus égale celui des mamelles (τῶν τιτθῶν) éloigne l'idée que cette disposition est fortuite; .... les plus éhontés même n'oseraient prétendre que le nombre égal de sinus utérins et de mamelles chez tous les autres animaux a été réalisé sans intention". (Gal. Ibid. Lib. XIV c. 4; o. c. T. IV p. 151; Daremb. II 94).

10) „La matrice est située à l'intérieur du péritoine, entre la vessie et le rectum, reposant sur l'étendue presque entière de ce dernier organe. Au niveau du nombril, où se trouve le fond de la matrice, elle dépasse ordinairement la vessie, tandis que dans la région des parties honteuses la vessie dépasse la matrice de son col". (Gal. De uteri dissect. lib. c. 1; o. c. T. II p. 887; Oribase, De la matrice; o. c. T. III p. 365).

11) مهاد.

12) „La matrice n'a pas la même grandeur chez toutes les femmes ....; car ..... elle est toujours plus petite chez les femmes qui n'usent pas du coït ....: à sa partie supérieure le fond de l'organe se trouve près du nombril, tandis qu'elle a son extrémité inférieure aux parties honteuses de la femme, et la distance de l'endroit auquel

la même longueur que le vagin ¹) et parfois elle touche aux intestins supérieurs.

La matrice a été créée de deux tuniques dont l'interne est plus veineuse ²), d'où lui vient sa rugosité ³). Les orifices de ces veines sont ceux qui pénètrent dans la matrice et ils s'appellent les cavités ⁴) de la matrice. Les membranes du fœtus sont réunies à ces orifices ⁵), d'où coule le sang menstruel et par lesquels le fœtus est nourri. La tunique externe de la matrice est plus nerveuse (*tendineuse*) et chacune des tuniques se contracte et se dilate par sa disposition naturelle. La tunique externe est simple et unique, l'interne est comme divisée en deux parties; c'est comme si elles se touchaient sans s'adhérer, en sorte que, quand la tunique externe est séparée de ces deux parties, elle est séparée pour ainsi dire de deux matrices ayant un seul col, et non pas d'une matrice unique ⁶). On trouve chaque espèce de fibres dans la tunique interne. La matrice devient épaisse et grossit comme si elle devint grasse; cela a lieu pendant la menstruation, ensuite elle devient flasque et sèche dans l'intervalle entre les règles ⁷). Elle s'adapte au volume du fœtus et elle se dilate en proportion du développement du corps fœtal. Pendant le coït la matrice est poussée vers l'orifice de la vulve; c'est comme si elle s'avance par un désir naturel d'attirer le sperme.

En disant que la matrice est nerveuse nous ne voulons pas dire qu'elle est créée de nerfs encéphaliques, mais qu'elle est créée d'une substance qui ressemble aux nerfs, c'est-à-dire blanche, exsangue, molle et extensible. Il ne lui arrive qu'un petit nombre de nerfs encéphaliques au moyen desquels elle sent ⁸), car si elle était largement

elle parvient ($\dot{\alpha}\pi\dot{o}$ $\tau o\tilde{v}$ $\tau\dot{o}\pi o\upsilon$ $\epsilon\dot{i}\varsigma$ $\dot{o}\nu$ $\dot{\epsilon}\pi\iota\beta\dot{\alpha}\lambda\lambda\epsilon\iota$ [Gal.]); Oribase a: du nombril: $\dot{\alpha}\pi\dot{o}$ $\tau o\tilde{v}$ $\dot{o}\mu\phi\alpha\lambda o\tilde{v}$) jusqu'à l'extrémité extérieure des parties honteuses n'est pas la même chez toutes les femmes; ordinairement la longueur moyenne de cet espace est de onze ($\ddot{\epsilon}\nu\delta\epsilon\kappa\alpha$ [Gal.]; $\dot{\epsilon}\nu\nu\dot{\epsilon}\alpha$ $\ddot{\eta}$ $\delta\dot{\epsilon}\kappa\alpha$, de neuf ou de dix [Oribase]) doigts". (Gal. De uteri dissect. lib. c. 2; o. c. T. II p. 889; Oribase, De la matrice; o. c. T. III p. 366).

1) ‏وبيقرب من ذلك طول الرحم نفسها‎.

2) ‏اقرب الى ان تكون عرفيّة‎.

3) (Texte impr. ‏كذلك‎) ‏وخشونتها لذلك‎.

4) ‏نقر‎ (nuqar).   ·

5) „A ces vaisseaux [qui s'ouvrent dans la matrice] se trouvent les *cotylédons* ($\varkappa o\tau\upsilon\lambda\acute{\eta}\delta o\nu\epsilon\varsigma$) qui forment un lien solide entre le chorion et la matrice, bien qu'il y en ait qui disent que la matrice de l'homme n'a pas de cotylédons, mais qu'ils se trouvent chez les vaches, les chèvres et les biches et d'autres animaux pareils, comme des corps mous et muqueux dont la forme ressemble à la plante *cotylédon* ...... *(écuelle, nombril de Vénus)* d'où leur vient le nom. Mais Hippocrate dit: Les femmes ...... qui avortent à deux ou trois mois, sans cause apparente, ont les cotylédons pleins de mucosité; ils ne peuvent retenir le fœtus à cause de son poids, et ils se rompent. Dioclès.... et Praxagore.... et encore beaucoup d'autres écrivains disent la même chose.......... Qu'est-ce qu'ils entendent donc par ces cotylédons? Ce sont les orifices des vaisseaux de la matrice qu'ils nomment ainsi; en effet, au temps de la grossesse ces vaisseaux présentent des éminences adhérentes en forme de cotylédons et qui ressemblent à celles qui se trouvent au rectum dans les hémorrhoïdes. Je ne dis pas cela par conjecture, mais sur l'autorité de Praxagore, car il s'exprime en ces termes: les cotylédons sont les orifices des veines qui parviennent à la matrice". (Gal. De uteri dissect. lib. c. 10; o. c. T. II p. 905). D'après Soranus „on ne trouve pas de cotylédons". (Soranus, Ibid. c. 3; o. c. p. 15; Oribase III 377). Dans la plupart des ruminants la face interne de la matrice est parsemée de *cotylédons*, corps vasculaires arrondis présentant des reliefs et des cavités *(vache)*, ou creusés à leur centre en forme d'écuelle *(brebis, chèvre)* et dans lesquels s'enfoncent les placentas, corps analogues, disséminés sur l'enveloppe externe du fœtus *(chorion)*. (Chauveau o. c. p. 970, 991, 992).

6) „Le corps même de la matrice se compose de deux tuniques...... dont l'externe est plus nerveuse, l'interne plus veineuse; elles sont de telle nature qu'elles peuvent s'étendre et se contracter considérablement. La tunique externe est simple et unique, l'interne est double; les parties de cette dernière se touchent, ne s'adhèrent pas et ne sont pas réunies, mais situées seulement l'une contre l'autre........ Si vous voulez les séparer après avoir enlevé la tunique externe ($\epsilon\dot{\iota}$ $\theta\epsilon\lambda\acute{\eta}\sigma\alpha\iota\varsigma$ $\dot{\alpha}\pi o\delta\epsilon\acute{\iota}\rho\alpha\varsigma$ $\chi\omega\rho\acute{\iota}\sigma\alpha\iota$), il vous paraîtra qu'il y a deux matrices *(sinus que l'auteur suppose dans la matrice humaine)* situées sous une seule et même tunique". (Gal. Ibid. c. 6; o. c. T. II p. 896).

7) ‏اذا طهرت‎ (*quand la femme est pure*). Le ms. a ‏ظهر‎; le texte impr. a ‏ظهرت‎.

„Pendant ($\ddot{o}\tau\alpha\nu$ $\sigma\upsilon\nu\delta\iota\delta\tilde{\omega}\tau\alpha\iota$) la purgation menstruelle, la matrice paraît épaisse, grossie et tuméfiée, car alors elle devient humide par l'humidité du sang; elle est mince et sèche au moment le plus éloigné de la menstruation". (Gal. Ibid. c. 8; o. c. T. II p. 899).

8) „La matrice ne reçoit pas un grand nombre de nerfs d'une de ces trois espèces *(c'est-à-dire nerfs, ligaments et tendons)*, mais puisqu'on voit le corps de la matrice s'étendre et se contracter considérablement....... c'est à cet égard qu'on l'a nommée nerveuse, d'après une certaine ressemblance, en lui donnant un nom dérivé des nerfs, comme du reste on a l'habitude d'appeler ainsi la vessie et tous les autres organes d'une substance blanche et exsangue qu'on voit s'étendre considérablement et revenir à leur forme première....... Bien entendu il y a quelques nerfs qui s'insèrent dans la matrice, autrement elle ne pourrait sentir, mais ils sont très petits par rapport à la grandeur de l'organe......" (Gal. in Hippocr. Epidem. VI commentar. I c. 2; o. c. T. XVII A p. 804).

pourvue de nerfs, elle serait en rapport intime avec le cerveau [1]).

Le col de la matrice [2]) est formé d'une chair musculeuse, c'est comme s'il est [3]) cartilagineux et [4]) comme s'il forme pli [5]) sur pli; l'âge [6]) le rend plus dur et plus cartilagineux, de même la grossesse pendant le temps de la grossesse [7]). Dans ce col il y a un canal situé en face de l'orifice externe de la vulve, canal par lequel est absorbé le sperme, par lequel est évacué le sang menstruel et par lequel sort le fœtus. Ce canal (*canal du col de la matrice*) est extrêmement étroit pendant la grossesse, de sorte que le bout d'une sonde peut à peine y entrer; ensuite il s'élargit avec la permission de Dieu qui est élevé, de sorte que le fœtus peut sortir par le canal. Quant au conduit de l'urine, il se trouve à un autre endroit situé plus près de l'orifice de la matrice (du vagin), du côté supérieur. Il y a des femmes dont le col de la matrice s'incline à gauche, et il y en a chez lesquelles il s'incline à droite [8]).

Avant la défloration de la vierge il y a dans le col de la matrice (*vagin*) des membranes tissées de veines et de ligaments très minces dont une portion naît de chaque pli du col [9]). Ces membranes sont déchirées par la défloration et alors le sang qui s'y trouve sort en coulant [10]). Sachez tout ce que nous avons dit.

De la formation du fœtus [11]).

Quand la matrice a reçu le sperme, la première chose qui a lieu est que le sperme devient écumeux, ce qui est causé par l'action de la faculté formatrice; la cause véritable de cette spumosité est que la faculté formatrice dirige le pneuma vital, naturel et animal qui se trouvent dans le sperme, vers l'endroit spécial de chaque pneuma, afin qu'il s'y fixe. De ce sperme se forme cette partie [siège de ce pneuma], de la manière que nous avons exposée et expliquée dans les livres des origines. Pour cette raison on trouve que la partie gonflée [12]) (écumeuse) entière est poussée vers le milieu du liquide pour préparer la place du cœur. Ensuite il naît du côté droit et du côté supérieur de ce gonflement, deux autres gonflements, comme s'ils s'en ramifient [13]). Ils le touchent pendant quelque temps, ensuite ils s'en éloignent et s'en séparent; le premier devient un grumeau de sang [14]) pour le cœur, celui placé à droite devient un grumeau de sang pour le foie [15]) et l'autre se remplit de sang blanchâtre et pénètre jusqu'à la partie extérieure du liquide étendu, à la manière d'une

1) لكانت اشدّ مشاركة للدماغ. Ibn al-Habal ajoute: „et le cerveau serait bien incommodé par elle" (وكان الدماغ كثير انتاذى بها).

2) رقبة الرحم (*raqabat al-raḥim*). V. Note T.

3) Ms. كانّها. Texte impr. كلّها.

4) Ms. و.

5) غصن. Le ms. a عصن; le texte impr. غصن.

6) Je lis par conjecture السنّ. Le texte a السمن (*la graisse*). V. note 8.

7) والحمل ايضا فى وقت (ms. حال) الحمل.

8) „Le col (αὐχήν) de la matrice, étant musculeux, est formé d'une chair dure et cartilagineuse, et il devient plus dur et [plus] cartilagineux avec le temps, en sorte que chez les femmes qui ont eu beaucoup d'enfants ou qui sont vieilles, le col est très dur et très cartilagineux. Hérophile compare cet organe quant à sa nature au sommet de la trachée-artère *(larynx)*. Ce col a un orifice par lequel la femme évacue le sang menstruel, reçoit le sperme de l'homme et par lequel le fœtus sort de la matrice. Il est incroyable combien la largeur de ce passage (πόρος) varie selon les circonstances: à tout autre moment il admet l'introduction d'un bouton de sonde ou de quelque chose un peu plus épais, mais quand la femme est enceinte il se ferme, en sorte qu'il ne laisse rien passer; quand le fœtus se dégagera de la matrice, les douleurs d'accouchement le dilatent tellement....... que l'animal entier passe par cet orifice. Ce canal ne parvient pas au sinus féminin (γυναικεῖον κόλπον; *vagin*) dans une direction droite, ni directement chez toutes les femmes, mais [parfois] il s'incline et se dirige à gauche et à droite, en haut et en bas". (Gal. De uteri dissect. lib. c. 7; o. c. T. II p. 897).

9) ينبت من كلّ غصن منها شىء.

10) „Chez les vierges le vagin (ὁ γυναικεῖος κόλπος) est affaissé et plus étroit, parce qu'il est pourvu de plis retenus par (συνεχομέναις ὑπὸ) des vaisseaux qui prennent leur origine à la matrice et qui, au moment de la défloration, produisent de la douleur parce que les plis se déplient; car ils se rompent et laissent sortir (ἀποκρίνει [ed. Ermerins]; ἀποκρίνεται [Oribase]) le sang qui s'écoule ordinairement; mais c'est une erreur de croire qu'une membrane (ὑμήν; *hymen*) mince pousse au milieu du vagin (κόλπον) et lui sert de cloison, que cette membrane se rompt et cause de la douleur lors de la défloration...........; en effet...... on ne trouve pas cette membrane par la dissection......." (Soranus, De mulieb. affect. lib. c. 3; ed. Ermerins p. 17; Oribase, Des parties honteuses de la femme; o. c. T. III p. 379).

11) جنين (*djanīn*).

12) النفخ.

13) Ms. كالمتنشعبين. Texte impr. كالمنتسعبين.

14) علقة (*'alaqa*).

15) „Au commencement [de la formation] les organes ne sont pas visibles à cause de leur petitesse, mais dès qu'ils peuvent être vus, ce sont les trois organes suivants, situés l'un près de l'autre et se touchant, qui sont les plus grands: l'organe qui deviendra le principe des nerfs et que nous appelons encéphale, situé à l'endroit le plus haut, et au-dessous de lui le cœur et le foie qui se touchent. Après quelque temps ces trois principes se séparent l'un de l'autre......" (Gal. De semine Lib. I c. 8; o. c. T. IV p. 541).

bulle d'air qui le pénètre, pour que l'embryon reçoive par lui de la matrice le pneuma et le sang nécessaires, et l'ombilic est créé [1]). La première chose qui est créée est l'ombilic qui se montre distinctement, mais les gonflements du cœur, du foie et de l'encéphale précèdent la création du cordon ombilical, bien que la formation complète de ces trois organes ait lieu après la formation complète de la substance de l'ombilic. Nous avons déjà constaté cela et exposé les différences qui se présentent, dans les livres des origines de la science naturelle. Dès que le sperme s'est fixé, qu'il est devenu écumeux et que l'écume a pénétré dans la profondeur pour former un gonflement pour le cœur, se forme la membrane [qui entoure le sperme] parce que le sperme de la femelle est porté vers le sperme du mâle; elle se détache [de la matrice] et ensuite elle n'est rattachée à la matrice que par les cavités [2]) *(orifices des veines de la matrice)*, pour attirer la nourriture [3]). L'embryon n'est nourri par cette membrane que tant que la membrane est molle et qu'il y a peu besoin de nourriture; mais quand elle est devenue dure, la nutrition a lieu par les canaux veineux distincts qui se forment dans les ouvertures de la membrane [4]). Ensuite elle se divise après quelque temps en des membranes différentes.

La vérité est que le premier organe qui se forme est le cœur, bien qu'on dise qu'Hippocrate ait dit que les premiers organes qui se forment sont l'encéphale et les yeux, selon les dispositions qu'on voit chez les poussins dans les œufs. Mais le cœur n'est pas dans tous les cas le premier organe qui se forme clairement et distinctement [5]). Plus tard a surgi une personne se mêlant de choses qui ne le regardent pas [6]) et disant qu'en vérité le premier organe qui se forme est le foie, parce que la première fonction du corps est la nutrition, comme si la chose eût lieu selon son désir et selon ce qu'il approuve. Cette opinion est tout à fait erronée, comme l'enseigne l'expérience, car ceux qui ont étudié cette question n'ont nullement vu que la chose se passe comme il le prétend; l'opinion est aussi contraire à la logique, car si la chose se passait comme il le prétend, c'est-à-dire que l'organe dont la fonction est nécessaire en premier lieu est créé le premier, il faut qu'on sache qu'un organe animal dans lequel la vie n'est pas entretenue par la chaleur naturelle ne se nourrit pas. S'il en est ainsi, il est nécessaire que l'organe d'où procèdent la chaleur naturelle et le pneuma animal soit créé avant que soit créé l'organe nutritif. La faculté formatrice n'a pas besoin d'amener de la nourriture pendant la formation [7]), tant qu'il n'arrive pas une

١) وينفذ الى ظاهر الرطوبة المبثوثة نفذ نفخ ريحىّ يثقبه لينال منه المدد من الرحم من الروح والدم وتخلق السرّة،

2) نَقَر *(nuqar)*. V. le chapitre de la matrice page 752 et page 753 note 5.

3) „[En effet (Gal.)] le sperme qui, au moment où il est attiré par la matrice, forme un corps continu, s'étend et se dilate parce que toutes les parties de la matrice le recherchent d'une manière égale et, comme il est visqueux, épais et en contact avec des corps chauds, il se transforme facilement en membrane [. . . . . . . (Gal.)], et cette membrane se détache de ces parties . . . ., car il est impossible qu'un corps lisse s'attache à un autre corps lisse. La plus grande preuve de mon assertion, c'est que la membrane s'attache seulement aux endroits de la matrice où sa tunique est raboteuse; or, elle est ainsi faite aux orifices des vaisseaux". (Gal. De semine Lib. I c. 4; o. c. T. IV p. 526; Oribase, De la formation du fœtus; o. c. T. III p. 71).

4) „Quand la membrane qui entoure le sperme est encore molle et que les orifices des vaisseaux [de la matrice] sont ouverts, la matrice s'attache à la membrane par ces orifices, comme les poulpes s'attachent avec leurs ventouses (κοτυληδόσιν) aux choses qu'ils touchent . . . . Les vrais cotylédons sont les extrémités des vaisseaux, par lesquelles chaque mois la superfluité du sang du corps entier découle dans la matrice. Chacun de ces orifices qui touche le sperme attire pour lui les aliments, la membrane étant percée devant cet orifice tant qu'elle est encore molle et de formation récente. Ensuite dans le cours du temps . . . . . . il se forme [à cet endroit] un vaisseaux semblable à celui de la matrice et se réunissant à lui pour former un seul vaisseau". (Gal. De semine Lib. I c. 7; o. c. T. IV p. 537).

5) „Chez tous les animaux qui possèdent du sang c'est le cœur qu'on voit se séparer le premier, car il est le principe de toutes les parties similaires et dissimilaires". (Aristot. De generat. animal. Lib. II c. 4 § 65; ed. Aubert u. Wimmer p. 166).

„Pourquoi Chrysippe et plusieurs autres philosophes . . . . disent-ils du cœur qu'il naît le premier . . . . . . ? En effet, il ne paraît pas manifestement qu'il se forme le premier, et il a été démontré . . . . que les artères et les veines sont nécessairement les premiers de tous les organes qui sont formés de la substance du sperme . . . . . ." (Gal. De fœtuum formatione lib. c. 4; o. c. T. IV p. 674).

6) وقد نبغ فضونىّ من بعد.

7) والقوّة المصوّرة لا تحتاج فى حال التصوير إلى تغذية.

dissolution sensible manifestement nuisible, en sorte qu'il est nécessaire d'y rémédier, et dans ce cas la subvention du pneuma animal et de la chaleur naturelle est nécessaire pour le maintien des choses. S'il dit encore que le produit de la faculté formatrice vient du père, eh bien! de même la faculté nutritrive accompagnant la faculté formatrice et génératrice vient aussi du côté du père, et comment en serait-il autrement puisqu'elle existe plus tôt [1]).

La deuxième période est qu'il paraît dans la membrane un point de sang et que ce point s'étend quelque peu sur la membrane. Dans cette période l'écume des gonflements se transforme de quelque manière en sang et l'ombilic se change d'une manière sensible en la forme [permanente] de l'ombilic. La troisième période est la transformation du sperme en un grumeau de sang; ensuite il se change en une petite masse de chair [2]), et alors a lieu la séparation des parties principales d'une manière distincte et avec des dimensions perceptibles. Après cela a lieu le changement par lequel se forment complètement le cœur et les parties principales qui commencent à s'éloigner les unes des autres, et entre elles se trouvent les liens supérieurs (?) [3]). Les membres sont déjà circonscrits par des lignes, mais ils ne sont pas encore complètement séparés [4]). Ensuite [la transformation continue] jusqu'à ce que les membres soient [complètement] formés [5]). Pour chaque transformation ou pour deux transformations il y a un certain espace de temps déterminé [6]), mais ce n'est pas une chose qui ne présente pas de différences, et le temps diffère en outre chez les fœtus mâles et les fœtus femelles: chez les fœtus femelles la formation a lieu plus lentement [7]). Les personnes qui ont fait des expériences et des recherches sont d'avis différent sur cette matière, mais en réalité il n'y a pas de différence entre elles [8]), car chacun d'eux ne juge sur ce qu'il a trouvé que d'après son examen et rien n'empêche que l'investigation d'un autre aboutisse à un résultat différent, car dans tout cela il ne s'agit nécessairement que de ce qui a lieu le plus fréquemment, et le plus fréquent c'est ce qui a lieu le plus souvent dans la formation [9]).

La période de l'écume dure de six à sept jours; pendant ces jours la faculté formatrice agit sur le sperme sans demander du secours à la matrice, mais ensuite elle lui en demande. Le commencement des lignes et des points a lieu après trois autres jours, c'est donc neuf tours depuis le commencement, et parfois cela a lieu un jour plus tôt ou plus tard. Ensuite après six autres jours, c'est-à-dire le quin-

١) فان قال انّه حاصل للمصوّرة من الاب فكذلك القوّة الغاذية ايضا مصاحبة

للمصوّرة المولّدة من جهة الاب وكيف لا وتلك اسبق فى الوجود.

2) „Une chair molle informe qui ressemble à un grumeau de sang succède à la pre
mière forme du fœtus......." (Gal. adversus Lycum lib. c. 7; o. c. T. XVIII A p. 236).

3) وبينها (texte impr. تلبيها) الوشائج العلوية. Je ne sais pas ce que l'auteur veut
dire. La traduction latine a: et inter ea sunt meatus supremi; en marge: inter ea sunt
meatus noti (المعلومة) seu membra intermedia communicautia nota.

4) Le texte a encore واوعيتها (et leurs vaisseaux).

5) „........ divisons la formation entière des fœtus en quatre periodes: la première
est celle où........ domine la nature du sperme........ Quand l'embryon s'est rempli
de sang, le cœur, l'encéphale et le foie sont encore indistincts et informes, mais ils ont
déjà une certaine consistance et un volume considérable; c'est la seconde période dans
laquelle la substance de l'embryon a la nature de la chair et non plus celle du sperme.........
La troisième période est celle où l'on peut voir distinctement les trois principes *(cœur,
encéphale, foie)*...... et une ébauche et pour ainsi dire une sciagraphie de toutes les
autres parties...... La quatrième et dernière période est celle où toutes les parties des
membres sont déjà distinctes". (Gal. De semine Lib. I c. 9; o. c. T. IV p. 542).

6) مدّة موقوف عليها.

7) „Tous ceux qui se sont occupés de ces choses...... disent que le fœtus mâle est
façonné et formé dans un espace de temps plus court, le fœtus femelle dans un espace
de temps plus long". (Gal. Ibid. Lib. II c. 5; o. c. T. IV p. 631).

8) ولاهل التجربة والامتحان فى ذلك آراء ليس بينهما بالحقيقة خلاف.

9) Je ne sais pas si c'est là ce que l'auteur a voulu dire. Le texte ne m'est pas clair:

فان [ms. فى] جميع ذلك انّما (ms. ما) هو اكثرى لا محالة والاكثرى فيمن توّلد فى
الاكثر.

zième jour après la conception, le sang pénètre dans le sperme entier, en sorte qu'il devient un grumeau de sang, et parfois cela a lieu un jour ou deux plus tôt. Douze jours plus tard *(27 jours)* le liquide devient de la chair, des morceaux de chair se distinguent, les trois parties *(cœur, foie, encéphale)* sont distinctement visibles, l'une s'éloigne déjà du contact avec l'autre et l'humidité (!) de la moelle épinière s'étend [1]). Parfois cela a lieu deux ou trois jours plus tard ou plus tôt. Ensuite après neuf jours *(36 jours)* la tête se détache des épaules, et chez quelques-uns les membres se séparent des côtes et du ventre d'une manière sensible, tandis que chez d'autres cette séparation ne se montre que quatre jours plus tard. De cette manière la formation complète a lieu en quarante jours. Rarement elle dure plus longtemps, jusqu'à quarante-cinq jours, et elle dure au moins trente jours. Nous avons dit dans l'enseignement premier [2]) que l'embryon avorté après quarante jours, quand la membrane enveloppante [3]) en a été enlevée et qu'il est placé dans de l'eau froide, se présente comme quelque chose de petit dont les membres sont distincts. Le fœtus mâle est plus prompt dans tout cela que le fœtus femelle et il semble que le plus petit espace de temps pour la formation des fœtus mâles est de trente jours. Le plus court espace de temps après lequel a lieu l'accouchement est de six mois, comme nous l'exposerons sous peu. Quant à la détermination de la condition du fœtus mâle et femelle dans les périodes différentes, c'est une chose sur laquelle une partie des médecins juge étourdiment et par conjecture; ils disent que le sperme respire dès qu'il a trouvé un endroit pour respirer et que la faculté formatrice, dès qu'elle agit, produit un endroit où se rassemble la chaleur naturelle, ensuite les passages et les canaux, et qu'ensuite la faculté nutritive commence à agir. Suivant quelques-uns il arrive parfois que le fœtus respire par la bouche et que surtout la respiration par la bouche a lieu, pour la plus grande partie, quand il est arrivé à sa maturité dans la matrice, mais il n'y a pas de preuve pour cela. D'après quelques-uns le fœtus se remue dans le double de l'espace de temps qu'il a mis à se former, et il est né quand son mouvement a duré pendant un espace de temps deux fois plus grand que celui à l'expiration duquel il se remue, en sorte qu'il s'écoule depuis le commencement de la première formation [jusqu'à la naissance] un espace de temps trois fois plus grand que celui qui s'écoule depuis la conception jusqu'au moment où il se remue [4]). Le lait se forme en même temps que le fœtus se remue [5]). On dit aussi que le temps

1) وامتدّت رطوبة النخاع.

2) التعليم الاوّل.

3) السلا *(al-salā)*. Al-Qazwīnī (Kosmographie; ed. Wüstenfeld I 324) et Ali ibn al-ʿAbbās (V. plus haut p. 402 l. 3) donnent ce nom à la membrane appelée par Avicenne انفس *(anfas)* [amnios].

4) Le texte porte: حتى يكون الابتداء من الاوّل ومن ابتداء العلوق ثلاثة اضعاف المدّة الى الحركة.

Pour obtenir la traduction donnée il a fallu transposer ces mots de la manière suivante: حتى يكون من الابتداء الاوّل ثلاثة اضعاف المدّة من ابتداء العلوق الى الحركة.

L'auteur veut dire que le fœtus, s'il est formé par exemple en 45 jours, se remuera le 90e jour et qu'il naîtra après s'être remué pendant 2 × 90 jours, c'est-à-dire le 270e jour ou 3 × 90 jours après la conception.

„Il n'y a pas de terme unique, mais le temps de la formation est de 35 jours ou de 40 ou de 45. Le terme du mouvement est le double du temps de la formation........ Le terme de l'accouchement est le triple de celui du mouvement; ce qui paraît être vrai dans la plupart des cas". (Gal. in Hippocr. libr. de alimento commentar. IV 20; o. c. T. XV p. 407).

5) „Quand le fœtus s'est remué, alors aussi le lait donne signe chez la mère; les mamelles se gonflent et les mamelons deviennent turgescents, mais le lait ne coule pas". (Hippocr. De natura pueri; ed. Littré T. VII p. 510; ed. Kühn T. I p. 401).

moyen de la formation du fœtus est de 35 jours, qu'il se remue le 70ᵉ jour et qu'il naît le 210ᵉ jour, c'est-à-dire à sept mois; parfois cela a lieu quelques jours plus tôt ou plus tard, parce qu'il se présente parfois une petite différence dans [ces] 35 jours, de sorte que le nombre devient plus grand par le redoublement. Quand ce nombre plus grand est 45 jours, le fœtus se remue au 90ᵉ jour et naît le 270ᵉ jour, c'est-à-dire à neuf mois; ici se présente aussi pour les jours la même différence que celle dont nous avons parlé, mais c'est une chose dont le résultat ne peut pas être indiqué avec certitude.

L'enfant né à huit mois, — quand il n'est pas du nombre de ceux qui ne survivent ordinairement pas, comme vous l'apprendrez plus tard, — est pourtant formé complètement selon la proportion que nous avons mentionnée [1]), et il est né quand il est complètement formé, car les espaces de temps différents sont 40 jours, puis 80 jours, ensuite 240 [2]) jours, soit un peu plus, soit un peu moins, comme vous savez [3]). On dit que dans les fausses couches on ne trouve pas de fœtus mâle formé, avant trente, et pas de fœtus femelle formé, avant quarante jours [4]), et on dit que la force et la vigueur n'entrent dans l'enfant né à sept mois qu'après qu'il a atteint l'âge de sept mois, dans l'enfant de neuf mois après neuf mois et dans l'enfant de dix mois après dix mois. Nous parlerons de la durée de la grossesse et de l'accouchement dans un chapitre de la section [5]) qui suit celle-ci.

Sachez que le sang menstruel dans la femme enceinte se divise en trois parties dont l'une sert à nourrir [le fœtus], une autre partie monte aux mamelles et la troisième est une superfluité qui reste en arrière, jusqu'à ce que le temps des lochies [6]) soit venu et qu'elle soit évacuée [7]).

Le fœtus est entouré de trois membranes: le chorion [8]), c'est-à-dire la membrane qui l'entoure et dans laquelle sont tissées les veines dont les veines battantes et les veines tranquilles se rendent chacunes à deux vaisseaux; la deuxième membrane s'appelle *bilās* [9]) (*allantoïde des ruminants*), c'est la membrane en forme d'enveloppe [10]), dans laquelle coule l'urine du fœtus; la troisième membrane s'appelle *anfas* [11]) (*amnios*), c'est l'endroit où se répand la sueur. Il n'était pas besoin d'un autre réservoir pour les superfluités fécales, puisque la matière dont le fœtus se nourrit est ténue et ne contient rien de dur, ni des matières fécales, le fœtus ne sécrétant qu'une matière aqueuse: de l'urine ou de la sueur [12]). La membrane qui se trouve le plus près du fœtus est la troisième membrane (*amnios*); c'est la plus mince des

والمولود لثمانية اشهر ان لم يكن ممّن اكثر حكمه ان لا يعيش على ما (1

ستعلمه من بعد انّما يكون قد تمّ تمامه على النسبة المذكورة.

„Pour la naissance à huit mois, je dis que........ les fœtus de huit mois ne survivent pas". (Hippocr. De octimestri partu; ed. Littré T. VII p. 452; ed. Kühn T. I p. 455).

„En Égypte et dans quelques régions où les femmes sont fécondes, portent et mettent au monde aisément beaucoup d'enfants, ceux de huit mois peuvent survivre...... mais dans les régions de la Grèce, il y en a très peu qui restent en vie; la plupart périssent". (Aristot. Hist. animal. Lib. VII c. 4 *(liber spurius)*; ed. Aubert u. Wimmer T. II p. 350 § 33; Oribase, Des fœtus de huit mois; o. c. T. III p. 64).

2) Ms. Le texte impr. a: 120.

3) „Pour la formation 35 jours, pour le mouvement 70 jours, pour l'achèvement 210 jours *(7 mois)*; d'autres pour la forme 45, pour le mouvement 90, pour la sortie 270 *(9 mois)*; d'autres pour la forme 50, pour le premier saut 100, pour l'achèvement 300 *(10 mois)*; [d'autres] pour la distinction des membres 40, pour le déplacement 80, pour la sortie 240 *(8 mois)*". (Hippocr. De alimento lib.; ed. Littré T. IX p. 112 § 42; ed. Kühn T. II p. 23).

4) „Il est arrivé bien des fois que des femmes ont avorté d'un garçon peu avant trente jours, et le produit était inarticulé; mais les garçons qui ont été expulsés plus tard ou à l'expiration même des trente jours, étaient articulés. Pour une fille, quand il y a avortement, l'articulation des parties se montre réglée par les quarante-deux jours........; l'articulation apparaît ainsi........, pour la fille, en quarante-deux jours, pour le garçon, en trente, car les fausses couches........ en fournissent la preuve". (Hippocr. De natura pueri; ed. Littré T. VII p. 504; ed. Kühn T. I p. 396).

5) مقالة.

6) النفاس *(al-nifās)*.

7) Ms. فسفص [فينتفص]. Texte impr. فينتقص.

8) مشيمة *(mashīma)*.

9) Ms. يسمّى بلاس. Texte impr. فلاس *(falās)*. Serait-ce une corruption de ἀλλᾶς, la première syllabe ayant été prise pour l'article arabe *al*: اللاس *(al-lās)*, comme *Iskander de (Al)exandros*, en sorte qu'il faudrait lire: elle s'appelle *lās*?

10) اللفائفى *(al-lafā'ifī)*; نفائف *(lafā'if)* est tout ce qui sert à envelopper. Avicenne donne aussi le nom de *lafā'if (circonvolutions)* à l'intestin iléon. (V. page 724). Chez les ruminants cette enveloppe du fœtus représente une cavité très allongée, d'où lui vient le nom de ἀλλαντοειδής *(en forme de saucisse)* de ἀλλᾶς *(saucisse)*.

11) انفس. La traduction latine a: *abgas* (ابغس). Ces mots sont peut-être des corruptions de امنيس *(amniyus, ἄμνιος ou ἄμνειος)*. V. Hyrtl. Arab. u. Hebr. i. d. Anat. p. 269.

12) „En effet, le fœtus tout entier est de toutes parts enveloppé d'une membrane mince qu'on appelle *amnios*, laquelle reçoit ce qui peut passer pour la sueur du fœtus. A l'extérieur de cette membrane est placée une autre membrane plus mince, appelée *allantoïde*, qui s'ouvre dans la vessie du fœtus et laisse s'accumuler en elle jusqu'à la naissance ce qu'on peut appeler l'urine du fœtus. A l'extérieur cette membrane est revêtue circulairement par le *chorion*, lequel tapisse intérieurement toute la matrice, afin qu'elle ne soit pas en contact immédiat avec son contenu, et c'est par cet intermédiaire que le fœtus est rattaché à la matrice". (Gal. De usu part. Lib. XV c. 4; o. c. T. IV p. 224; Daremb. II 137).

membranes. Elle sert de réservoir au liquide transpiré [1]) par le fœtus, et l'utilité de l'accumulation de ce liquide est qu'il soulève le fœtus, afin qu'il ne pèse pas sur lui-même, ni sur la matrice; ce liquide est de même utile à éloigner la peau du fœtus de la matrice, car la membrane dure lui causerait de la douleur par son contact [2]), de la même manière que l'attouchement cause de la douleur à la peau qui est nouvellement formée sur les ulcères et qui n'est pas encore consolidée. Quant à la membrane qui touche extérieurement cette membrane, c'est la membrane en forme d'enveloppe, parce qu'elle ressemble à des enveloppes [3]), et il lui arrive à travers l'ombilic un canal par lequel se verse l'urine (*ouraque*) [4]). L'urine n'est pas évacuée par l'urèthre parce que le canal de l'urèthre est étroit, qu'il est entouré par un muscle chargé d'une fonction spéciale (*c'est-à-dire de fermer le canal de l'urèthre*) et qui est relâché par la volonté [5]), et parce que ce canal présente des courbures jusqu'à son extrémité. L'époque pour l'emploi d'un pareil organe est l'époque de (après) la naissance, quand on peut s'en servir (?) [6]) Quant à l'autre canal (*l'ouraque*), il est large et présente une direction droite [7]). Il a été créé pour l'urine un réservoir spécial dans lequel elle se verse, parce que si elle prenait contact avec le corps, le corps ne saurait la supporter à cause de la qualité mordante et de l'âcreté qu'elle possède manifestement. La différence d'odeur et de rougeur entre l'urine et le liquide de la sueur est évidente. De même si l'urine prenait contact avec le chorion, elle nuirait certainement parfois à ce qui est entouré par les vaisseaux du chorion [8]).

Le chorion est composé de deux membranes minces entre lesquelles sont tissés les vaisseaux, et chaque espèce de ces vaisseaux, je veux dire les artères et les veines, parvient à deux vaisseaux [9]). Quant aux

1) الراشكة. Le ms. et le texte impr. ont الراسخة.

2) „Le liquide qui s'accumule en guise de sueur dans l'amnios est répandu circulairement autour du fœtus, parce qu'il ne peut aucunement blesser son derme....... C'est encore une utilité assez grande du liquide contenu dans l'amnios, que la suivante; en effet, il supporte et soulève le fœtus surnageant, pour ainsi dire, dans ce liquide, afin qu'il pèse moins sur les liens qui le rattachent à la matrice". (Gal. De usu part. Lib. XV c. 5; o. c, T. IV p. 233; Daremb. II 142; Oribase, De la formation du fœtus; o. c. T. III p. 76).

3) فهو اللفائفى لانّه يشبه اللفائف.

4) مصبّ للبول.

5) عضلة موكّلة تطلق بالارادة.

6) هو وقت الولادة والتنصرّف.

7) „Des deux autres membranes, celle qu'on nomme *allantoïde* et qui s'ouvre par l'ouraque dans la vessie....... est disposée comme réceptacle de l'urine".

„Comme la vessie se contracte sur le liquide qu'elle renferme, il serait naturel qu'il s'en échappât quelque chose par les deux canaux *(ouraque et urèthre)* et non par celui-là seulement qui aboutit à l'ombilic *(ouraque)*...... Enlevez la partie du péritoine qui repose sur la vessie, et faites deux choses: relevez l'ombilic et comprimez le liquide contenu dans la vessie en l'entourant de votre main; vous verrez l'urine couler dans l'allantoïde par le canal de l'ombilic *(ouraque)*....... La vue des choses elles-mêmes vous montrera que le conduit de l'ombilic étant droit et grand, l'urine se dirige tout d'abord dans ce canal. En effet, la largeur de l'ouraque est bien plus considérable que celle du col de la vessie *(urèthre)*. Quant à la rectitude de direction, comparer ces deux canaux serait injuste: le col de la vessie est très recourbé, l'ouraque est parfaitement droit;........ aucun muscle n'enveloppe extérieurement l'ouraque pour empêcher un écoulement intempestif des superfluités, comme le fait chez les animaux venus au monde le muscle du col de la vessie........ Chez les êtres déjà achevés il existe, avec raison, un muscle qui ne laisse rien passer sans le concours de la volonté; ce muscle chez les fœtus serait superflu et inutile". (Gal. De usu part. Lib. XV c. 5; o. c. T. IV p. 232, 239; Daremb. II 142, 145).

8) لكان ربّما افسد ما تحتوى عليه العروق المشيميّة.

„[Le fœtus tout entier étant enveloppé par la membrane nommée *amnios*, laquelle reçoit une autre sorte d'humeur, il n'était pas convenable que cette humeur se mêlât à l'urine, car le liquide contenu dans l'allantoïde, outre qu'il est plus ténu et plus jaune que le liquide de l'amnios, est évidemment encore plus âcre, puisqu'il frappe et offense l'odorat de ceux qui dissèquent la membrane (Gal.)]........ L'urine est spécialement tenue éloignée et séparée du fœtus; elle ne touche ni le derme ni les veines du chorion, afin de ne pas nuire par son âcreté aux parties voisines". (Gal. De usu part. Lib. XV c. 5; o. c. T. IV p. 232; Daremb. II 142; Oribase, De la formation du fœtus; o. c. T. III p. 76).

9) „A chaque orifice des vaisseaux qui pénètrent dans la matrice, et par lesquels y était porté le sang menstruel, naît à l'époque de la gestation un autre vaisseau, une artère à l'orifice de l'artère, une veine à celui de la veine........ [Les vaisseaux sont rattachés les uns aux autres par une membrane mince, mais forte........ Cette membrane *(chorion)* s'étend en double sur toutes les parties de la matrice situées entre les orifices des vaisseaux; elle se prolonge et s'avance avec tous les vaisseaux mentionnés...... en sorte que cette double membrane est pour eux un abri, une protection et un lien....... Chacun des vaisseaux est petit au moment où il sort de la matrice....... Peu à peu en avançant ils s'unissent, et de deux vaisseaux n'en forment plus qu'un seul; puis il y a une nouvelle jonction entre deux vaisseaux semblables. Cette union progressive ne cesse que quand tous les petits vaisseaux sont confondus en deux grands qui...... pénètrent

deux vaisseaux veineux [1]) (*v. ombilicales*), quand ils sont entrés [dans le fœtus], ils prennent le chemin le plus court vers le foie [2]) et deviennent un seul vaisseau, afin qu'il soit mieux gardé; ce vaisseau parvient [3]) à la face convexe du foie, afin qu'il ne serre pas l'organe qui évacue la bile [4]) de la face concave du foie [5]). Mais en réalité cette veine prend son origine du foie et descend du foie à l'ombilic; là elle se divise et devient deux veines qui sortent [du fœtus] et s'avancent [6]) dans le chorion vers les orifices des veines de la matrice. Ces veines présentent deux choses: la première est qu'elles sont plus minces aux orifices où ces veines et celles de la matrice se rencontrent [7]), de sorte qu'elles sont comme les extrémités des branches; la deuxième est qu'elles deviennent d'abord rouges à cet endroit, parce qu'elles y reçoivent le sang, de sorte qu'elles semblent prendre leur origine à cet endroit. Si vous considérez la largeur des orifices, vous croiriez que l'origine est le foie, et si vous considérez la transformation en vaisseaux sanguins [8]) [dans le chorion où elles reçoivent le sang], vous croiriez que l'origine est au chorion; mais la considération principale est celle [de la largeur] des orifices et des conduits; quant aux transformations [en vaisseaux sanguins], ce sont des perfectionnements des surfaces qui entourent les orifices [9]).

. Les artères [du chorion] se réunissent de même en deux artères *(art. ombilicales)*. Si l'on admet que leur origine soit au chorion, on trouvera qu'elles passent à travers l'ombilic vers la grande artère située sur la colonne vertébrale, placées sur la vessie, car c'est l'organe le plus proche sur lequel elles peuvent s'appuyer; elles y sont attachées par des membranes en vue de leur sûreté [10]). Ensuite elles entrent dans l'artère persistante qui n'est pas supprimée [11]) (oblitérée) dans l'animal jusqu'à la fin de la vie [12]). Voilà l'opinion évidente des médecins. Mais en réalité ce sont deux branches dont l'origine véritable est l'artère [iliaque] d'après la règle mentionnée [13]). Les médecins disent qu'il ne convient pas à ces artères de devenir une seule artère ni de s'étendre jusqu'au cœur, à cause de la longueur de la distance et à cause des obstacles qu'elles rencontreraient. Puisqu'elles se trouvent à une petite distance de l'organe auquel elles s'attachent, il n'est pas nécessaire qu'elles forment une seule artère [14]). Les médecins disent aussi que l'utilité de l'artère et de la veine qui se rendent dans le fœtus par la région ombilicale (Gal.)]. Il y a donc en tout quatre vaisseaux, deux artères et deux veines (*cordon ombilical*)". (Gal. Ibid. Lib. XV c. 4; o. c. T. IV p. 224; Daremb. II 138; Oribase Ibid. p. 74).

Chez l'homme il n'y a qu'une veine dans le cordon ombilical, mais dans les ruminants il y en a deux qui se réunissent en un seul tronc à leur entrée dans l'abdomen. (Chauveau o. c. p. 992).

1) فامّا عرقا الاوردة .

2) استنقصوا المساغة الى الكبد (ils raccourcissent la distance jusqu'au foie).

3) Ms. ونفذ . Texte impr. وبعدا .

4) مفرغة المرار .

5) „...... les veines [ombilicales] vont aux parties concaves du foie...... On peut voir...... les veines, sitôt qu'elles ont franchi l'ombilic se réunir l'une à l'autre et ne former plus qu'une seule, puis cette veine unique...... continue sa route jusqu'au viscère........ Mais pourquoi la veine s'insère-t-elle sur les parties concaves du foie, et non sur les parties convexes? Parce qu'en cet endroit était situé le vaisseau de la bile, et qu'il était préférable que le sang fût purifié avant de se distribuer dans l'animal entier. Pourquoi à partir de l'ombilic, la veine devient-elle unique......? N'est-ce pas parce qu'il était plus sûr pour les veines de ne former en se réunissant qu'un seul grand vaisseau? En effet, ce qui est plus volumineux est toujours moins exposé aux lésions......" (Gal. Ibid. Lib. XV c. 4; o. c. T. IV p. 227, 230; Daremb. II 139, 140).

6) Le texte porte: (ms. وينتاجه من المشيمة) وينحدر الى السرّة من المشيمة ويقنرف هناك فيصير عرقين ويخرج ويتحرّك (et descend du chorion à l'ombilic; là elle se divise et devient deux veines et elle sort et s'avance).

7) عند فوهات التلاقى .

8) الاستحالة الى دموبّة .

9) Je ne sais pas ce que l'auteur veut dire. Le texte porte: وامّا الاستحالات فهى كمالات (ms. كالات) للمسطوح المحيطة بالثقب .

10) „........ les artères [ombilicales] vont à la partie de la grande artère (*aorte*) située aux lombes........ Pourquoi donc la nature ne les a-t-elle pas menées à la grande artère par le plus court chemin?....... S'il se trouve que la longueur du trajet offre plus de sécurité que sa brièveté, elle n'hésite pas à suivre le plus long...... En effet, elle a évité avec raison de conduire directement de l'ombilic au rachis les artères, qu'il y en ait deux ou une, parce qu'elles ne peuvent s'appuyer sur aucun organe en aucune partie de leur trajet........ La vessie étant proche, surtout dans les fœtus, — car chez eux le fond de la vessie adhère à la région ombilicale, — il était aisé aux artères de monter sur cet organe et de faire la route à la grande artère le long de la vessie entière comme sur un support...... La nature les a rattachées par de forts ligaments, chacune à la partie de la vessie qu'elle touche. C'est ainsi qu'elles sont conduites à la grande artère, comme si elles faisaient partie de la vessie elle-même". (Gal. De usu part. Lib. XV c. 4; o. c. T. IV p. 227 et suiv.; Daremb. II 139, 140).

11) لا ينفسخ .

12) Conf. le chap. *De l'artère (aorte) descendante* (p. 616).

13) وعلى القياس المذكور .

14) „Pour les artères [ombilicales], elles devaient s'insérer sur le principe des artères, savoir la cavité gauche du cœur; mais celui-ci étant fort éloigné de la région ombilicale, il y avait danger pour elles à accomplir, pour ainsi dire suspendues, un si long trajet".

„Pourquoi........ les artères demeurent-elles pendant un long trajet au nombre de

du cœur au poumon [1]) se porte à la nutrition, puisqu'elles ne sont pas d'une grande utilité pour la respiration pendant ce temps *(pendant la vie intra-utérine)*, de sorte qu'il a été fait [en vue de cela] un passage de l'une à l'autre (!) qui est bouché à la naissance (*V. la description de Galien dans note 2*). Ils disent que le poumon est rouge chez les fœtus, parce qu'il ne respire pas chez eux, mais qu'il est nourri du sang rouge subtil, et qu'il ne devient blanc que parce que le fluide aérien se mêle au sang [après la naissance] [2]).

Les médecins disent que la membrane allantoïde est créée du sperme de la femme, qui est peu abondant et en plus petite quantité que le sperme de l'homme, de sorte qu'il était impossible que cette membrane fût large. Elle a donc été faite longue, afin qu'elle réunît le fœtus aux parties inférieures de la matrice [3]); elle est trop étroite pour recevoir toutes les humeurs, en sorte qu'il était absolument nécessaire qu'il existât un endroit plus large, dans lequel la sueur seule pût se verser; mais c'est une de leurs explications trop recherchées [4]).

S'il arrive d'abord dans le cœur du fœtus une constitution masculine, elle se répand ensuite dans toutes les parties et le fœtus ressemble à son père quant au sexe masculin. Parfois la cause du sexe masculin n'est pas la constitution du père, mais une certaine disposition de la matrice ou une constitution [5]) accidentelle propre au sperme. De même [6]) il n'est pas nécessaire que le fœtus, quand il ressemble au père en tant qu'il est mâle, lui ressemble [aussi] dans les autres parties; au contraire il ressemble parfois à la mère. La ressemblance personelle se règle d'après l'extérieur, tandis que le sexe masculin ne suit pas l'extérieur, mais la constitution. Parfois c'est le cœur seul qui reçoit une constitution pareille à celle du père et qui se répand dans les autres parties. Quant à la disposition de l'extérieur, la matière est reçue dans les parties extrêmes avec une tendance vers l'extérieur de la mère [7]). Parfois la faculté formatrice est capable de prédominer le sperme et de former le fœtus, quant aux contours, selon l'extérieur du père, mais quant à la constitution, elle est incapable de faire le fœtus pareil au père en constitution. Quelques-uns des savants disent, — et il n'est pas invraisemblable qui cela soit possible [8]), — qu'une des causes de la ressemblance est une forme humaine que l'homme ou la femme a dans l'imagination d'une manière vive au moment de la conception.

Quant à la cause des statures différentes, le fœtus est parfois petit à cause de la petite quantité de matière au commencement, ou à

deux?...... Pour les artères qui devaient cheminer en toute sûreté sur la vessie et qui ne se rendent pas immédiatement au ventricule gauche du cœur, il n'était pas nécessaire de devenir un seul vaisseau". (Gal. Ibid. Lib. XV c. 4; o. c. T. IV p. 228, 230; Daremb. 139, 140, 141).

1) Le texte a: du cœur et du poumon (النافذين من القلب والرئة). La traduction latine a en marge: ad pulmonem. Ibn al-Habal (Ms. Or. de Leyde n° 108) a: اللذان يتّصلان بالرئة من القلب (qui parviennent du cœur au poumon).

2) „Mais pourquoi le poumon, chez les fœtus, est-il rouge et non pas blanchâtre comme chez les animaux parfaits? C'est qu'il est nourri alors, comme les autres viscères, par des vaisseaux qui ont une seule tunique mince (v. pulmonaires); car, pendant la gestation, le sang arrive de la veine cave à ces vaisseaux. Lorsque les animaux sont nés, la communication entre ces vaisseaux se ferme (τυφλοῦται), il pénètre dans le poumon beaucoup de pneuma, très peu de sang, et un sang parfaitement ténu....... Le sang agité par le pneuma...... devient encore plus ténu, plus subtil qu'il n'était, et comme écumeux. En conséquence, la chair du poumon, changeant de nature, de rouge, de lourde, de dense qu'elle était, devient blanche, légère et rare...... Il est donc juste...... d'admirer la nature qui, au temps où le poumon avait besoin seulement de se développer, lui fournit un sang pur...... C'est pour cela que chez les fœtus il existe une ouverture servant de communication (*trou de Botal* [*foramen ovale*]) entre la veine cave et l'artère veineuse (v. pulmonaire). [*Pour Galien les oreillettes du cœur font partie des veines cave et pulmonaire (v. Note H); d'après cette manière de voir le trou de Botal (for. ovale) forme la communication entre ces veines.*] De sorte que, ce vaisseau (v. pulm.) servant de veine au viscère, il était nécessaire, je pense, que l'autre (art. pulmonaire) fît office d'artère; c'est pour cela que la nature a fait communiquer celui-ci avec la grande artère (aorte). Mais en cet endroit, comme il existait un intervalle entre les vaisseaux, la nature a créé un troisième petit vaisseau qui réunit ces deux vaisseaux (*canal artériel* [*ductus arteriosus Botalli*]). Pour les deux autres vaisseaux (v. cave et pulmonaire), attendu qu'ils se touchent l'un l'autre, la nature leur a donné comme une ouverture commune à tous deux, et a disposé sur cette ouverture une membrane en guise d'opercule, membrane qui cède sans peine vers le vaisseau du poumon...... Soit aussitôt que l'animal est né, soit un jour ou deux avant sa naissance...... on peut voir la membrane en train de se souder à l'orifice...... Cette membrane parvient, avec le temps, à se souder parfaitement...... De même le vaisseau (*canal artériel*) qui réunit la grande artère à la veine du poumon (art. pulm.)...... devient de jour en jour plus ténu, au point qu'avec le temps il s'atrophie et se dessèche entièrement". (Gal. De usu part. Lib. XV c. 6; o. c. T. IV p. 242 et suiv.; Daremb. II 147 et suiv.).

3) „Pourquoi la nature n'a-t-elle pas fait l'allantoïde plus large?...... C'est parce que le sperme féminin se trouve en beaucoup plus petite quantité que le sperme masculin....... Il était donc impossible de la faire à la fois large et longue, mais elle est nécessairement longue, étant suspendue aux deux cornes de la matrice. Pour cette raison elle est faite, avec raison et nécessairement, étroite". (Gal. De semine Lib. I c. 10; o. c. T. IV p. 548).

„C'est du sperme féminin que se forme la membrane allantoïde......" (Gal. De usu part. Lib. XIV c. 11; o. c. T. IV p. 189; Daremb. II 118).

4) وهذا من متكلّفاتهم.

5) Ms. أو مزاج. Le texte impr. a او من مزاج.

6) Texte impr. كذلك. Ms. لذلك (pour cette raison).

7) وامّا من جهة الاستعداد الشكلىّ فيكون القبول من المادّة فى الاطراف مائلا الى شكل الامّ.

8) ولم يبعدوا عن حكم الجواز (et ils ne sont pas éloignés du jugement de la possibilité).

cause du peu de nourriture pendant la formation, ou bien à cause de la petitesse de la matrice, en sorte que le fœtus n'y trouve pas assez d'espace, comme cela arrive aux fruits qui sont mis dans des moules quand ils ne sont pas encore mûrs, de sorte qu'ils ne peuvent pas grandir [1]).

La cause de jumeaux est une grande quantité de sperme, en sorte qu'il se répand dans les deux cavités de la matrice, de manière à remplir chacune d'elles séparément [2]). Parfois cela a lieu à cause de l'expulsion variée des deux éjections *(semences)*, quand il s'y ajoute un mouvement varié de la matrice [3]) pendant qu'elle attire [le sperme], car la matrice, en attirant le sperme, présente des mouvements successifs, — comme celui qui avale l'une bouchée après l'autre et comme le poisson respire par des respirations successives, — parce qu'elle pousse aussi le sperme vers le fond de la matrice par secousses. Par chaque secousse le sperme est attiré de dehors, la matrice désirant réunir les deux semences; c'est une chose que sent celui des co-habitants qui y fait attention et les femmes le savent aussi elles-mêmes [4]). Ces secousses et ces attractions ne sont pas simples [5]), elles sont plutôt spasmodiques [6]), chacune étant composée de plusieurs mouvements, mais elles ne deviennent complètes que par un certain nombre de secousses; on sent même une certaine pause après chaque groupe de secousses. Ensuite le mouvement retourne au repos semblable à celui qui existe entre deux éjaculations du sperme par la verge. Chaque mouvement subséquent est plus faible et composé d'un plus petit nombre de secousses, et parfois ce mouvement a lieu plus de trois ou de quatre fois. A cause de ces mouvements la jouissance des femmes est doublée, car elles éprouvent de la jouissance par le mouvement de leur propre sperme et par le mouvement du sperme masculin qui se rend par l'orifice de la matrice à l'intérieur de cet organe [7]), ou plutôt elles éprouvent de la jouissance par le mouvement même qui a lieu dans la matrice. Erronée est l'opinion de celui qui dit que leur jouissance parfaite dépend de [8]) l'éjaculation du sperme de l'homme, — comme si, quand l'homme n'éjacule pas, elles n'éprouvent pas de jouissance par l'émission de leur propre sperme, — et que, quand l'homme éjacule le sperme sans que ces mouvements et ces moments de repos aient lieu, elles n'éprouvent qu'une jouissance faible, comme celle qu'éprouve aussi l'homme avant le mouvement de son sperme et qui ressemble à la démangeaison et au chatouillement du *wadī (humeur prostatique?).* Erronée aussi est l'opinion de celui qui

771

1) „Il arrive encore ceci: parfois les enfants naissent minces et faibles de parents vigoureux et en bon point...... Si tous les enfants qui naissent sont faibles, les matrices
en sont cause, étant plus étroites qu'il ne convient; car, si le fœtus n'a pas l'espace où
se développer, nécessairement il sera mince, manquant d'une place proportionnée à sa
croissance......... C'est comme si on mettait dans un vase étroit (ἐς ἀρυστῆρα) une
courge déjà défleurie, mais formée et tenant à la couche où elle a été produite; elle
sera égale et semblable à la cavité du vase". (Hippocr. De genitura lib.; ed. Littré T.
VII p. 482; ed. Kühn T. I p. 380).

2) „Voici l'explication de la formation des jumeaux: En général ce qui en est la cause,
c'est la disposition des matrices *(sinus que l'auteur suppose dans la matrice humaine)*; si
elles sont configurées, par rapport à l'orifice, semblables des deux côtés, si elles s'ouvrent
semblablement........ elles peuvent nourrir, pourvu qu'elles reçoivent la semence de
l'homme de manière à ce qu'elle se divise aussitôt; car, en ce cas, la semence se partage
également entre les deux matrices. Donc, une semence abondante et vigoureuse......
peut croître dans l'une et l'autre matrice......." (Hippocr. De victus ratione Lib. I;
ed. Littré T. VI p. 504; ed. Kühn T. I p. 652).

3) وربّما اتّفق لاختلاف مدفع الزرقبين اذا وافى ذلك اختلاف حركة من الرحم.

4) وذلك شىء يحسّه المنعقد (المتفقّه .texte impr) من المجامعين ويعرفن ايضا
انفسهن.

5) صرفة.

6) اختلاجيّة.

7) من حركة منىّ الرجل فى [فم .ms] رحمهن الىى باطن الرحم.

8) ان لذنهن وتمامها موقوفان على.

dit que le sperme de l'homme, quand il se répand dans la matrice, éteint leur chaleur et apaise leur ardeur, comme de l'eau froide qui est versée sur de l'eau chaude bouillante [1]), car la chose ne se fait que de la manière que nous avons mentionnée, quand elles éjaculent [leur propre sperme] et absorbent le sperme de l'homme dès qu'il est éjaculé; en tout autre temps il n'y pas de force [2]) (jouissance?) de quelque importance. Parfois une éjaculation du sperme masculin coïncide avec une émission du sperme féminin [3]) et les deux spermes se mêlent; ces éjaculations sont suivies d'autres semblables, l'une après l'autre, en sorte que la femme devient enceinte de plusieurs fœtus, puisque chaque mixtion subsiste séparément [4]). Parfois la mixtion des deux semences a lieu à la fois, mais ensuite les deux semences se séparent, ou bien l'une qui était la première se sépare [5]) à cause du pneuma ou des secousses ou bien par une autre cause de séparation, en sorte que chacune d'elles reste séparée. Parfois cela a lieu après que la membrane a été tissée, de sorte qu'il y a plusieurs [embryons] dans une seule chose; dans ce cas ils ne seront pas complètement formés et ils ne parviendront pas à la vie [6]). Parfois cela a lieu avant la formation de la membrane, et tout ce qui a eu une pareille origine, aura probablement peu de chance de réussir; il n'y aura de la chance de réussir que pour ce qui s'est séparé dès le commencement, lorsque le sperme masculin seul n'était pas encore abondant, qu'il ne remplissait pas la matrice et qu'il n'était pas parvenu aux quatre côtés, jusqu'à ce que lui arrivât le sperme de la femelle [venant] des deux éminences en forme de corne qui ressemblent à un noyau de datte (!) [7]). Dès que les deux semences se sont mêlées, a lieu l'ébullition dont nous avons parlé et sont créées la partie gonflée [8]) et la première membrane; alors tout le sperme est suspendu aux éminences en forme de corne, et trouve là sa nourriture [9]) tant qu'il est du sperme, jusqu'à ce qu'il prenne sa nourriture du sang menstruel et des cavités *(orifices des veines)* auxquelles est attachée la membrane qui s'est formée. D'après Galien cette membrane est comme un enduit laissé derrière par le sperme de la femelle quand il coule vers l'endroit où coule le sperme du mâle, et s'il ne se réunit pas avec le sperme du mâle au moment même qu'il est versé, il s'y mêle [pourtant] pendant la réunion [10]). Parfois la femme et la jument reçoivent du sperme sur le sperme *(par des copulations différentes)* [11]), et elles mettent au monde tous les deux [produits] à la fois.

Quant à la parturition, elle a lieu quand le sang que le chorion

1) ‫ماء حارّ يغلى‬.

"C'est comme si on jetait de l'eau froide sur de l'eau bouillante, l'ébullition cesse aussitôt; de même le sperme de l'homme, tombant dans les matrices, éteint la chaleur et le plaisir de la femme". (Hippocr. De genitura liber. ed. Littré T. VII p. 474, 4; ed. Kühn T. I p. 375).

2) ‫قوّة‬. La traduction latine a en marge: vehementia delectationis.

3) ‫وربّما وافق (ms. اوفق) زرقة ذكوريّة صبّة انثويّة‬.

4) ‫فتحملت المرأة ببطون عدّة اذ [ms. كان] كلّ اختلاط يناحاز بنفسه‬.

5) ‫وربّما كان اختلاط المنيّين معا ثمّ تقطّعا او انقطعت الواحدة السابقة‬.

6) ‫وربّما كان ذلك بعد انتساج (texte impr. انّساع) الغشاء فتكون كثيرة (texte impr. كبيرة) فى شىء واحد فهذا ممّا لا ينتمّ تكوّنه ولا يبلغ الحياة‬.

7) ‫وربّما كان قبل ذلك وما يجرى هذا المجرى فيشبه ان يكون قليل الافلاح وانّما المفلح هو الّذى وقع فى الاصل متميّزا والمنى الذكورى وحده يكون بعد غير غزير ولا مالئً للرحم ولا واصل الى لّجهات الاربع حتّى يتّصل به منى الانثى من الزائدتين القرنيّتين الشبيهتين بالنواة‬.

8) Ms. ‫يتخلّق النفخ‬. Texte impr. ‫يتخلّق بالنفخ‬.

9) ‫بما يمدّه‬.

10) ‫وان لم يخالطه معه فيمازجه (ms. فيمر كثيرا) عند المخالطة‬.

"En effet, quand le mâle et la femelle éjaculent du sperme vers le même temps, celui qui est lancé à travers les deux cornes et se rend au milieu de la cavité de la matrice, forme à la fois un enduit pour la route et parvient jusqu'au sperme du mâle, et se mêle avec lui ......" (Gal. De semine Lib. I c. 7; o. c. T. IV p. 536; Oribase, De la formation du fœtus; o. c. III 72).

11) "Parmi tous les animaux ce ne sont que la femme et la jument qui permettent l'accouplement pendant la grossesse". (Aristot. De generat. animal. Lib. IV c. 5; ed. Aubert u. Wimmer p. 332 § 89).

La superfétation est la conception pendant la grossesse (fécondation de deux ou plusieurs œufs provenants de différentes périodes d'ovulation). On n'en admet pas la possibilité chez la femme; suivant quelques observateurs elle a lieu chez la jument, la vache, la brebis et la chatte.

La superfécondation (fécondation de plus d'un œuf de la même période d'ovulation par des copulations différentes) est démontrée chez les animaux (jument, chienne, chatte); on en admet la possibilité chez la femme. (Real-encyclopædie d. gesammt. Heilk. herausgeg. v. Eulenberg. T. XIX 1889 p. 260).

amène au fœtus et l'air qui lui parvient ne lui suffisent plus et que ses parties sont formées. Il se remue alors au septième mois jusqu'à la sortie au moment que sa force est devenue complète; mais s'il n'a pas assez de force pour sortir, il est atteint d'une certaine faiblesse, et la force [nécessaire pour la sortie] ne lui revient pas avant le neuvième mois. S'il sort au huitième mois, il sort dans un état de faiblesse et il n'est pas expulsé par une force d'enfantement, mais par une autre cause expulsante, nuisible et faible [1]). La sortie du fœtus n'a lieu complètement que par la rupture des membranes tendres et l'effusion du liquide qu'elles contiennent et qui fait glisser le fœtus [2]). Dans l'accouchement naturel le fœtus se tourne, la tête en bas *(culbute)*, afin qu'il quitte plus facilement la matrice. Quant à l'accouchement où l'enfant se présente par les pieds, il a lieu à cause de la faiblesse de l'enfant, de sorte qu'il n'est pas en état de faire la culbute, mais cela est dangereux et se termine le plus souvent malheureusement [3]). Avant de faire des mouvements pour sortir, le fœtus a la face appuyée sur les jambes, les paumes appuyées sur les genoux, le nez entre les genoux et les yeux sur les genoux; il a les genoux attirés contre le devant de son corps, et le cou et la face tournés vers le dos de la mère en vue de la protection du cœur. Cette position se prête plus à la culbute, bien que quelques-uns disent que la face du fœtus femelle a une position contraire et que la position mentionnée ne se trouve que chez le fœtus mâle. La culbute est secondée par le poids des parties supérieures du fœtus et surtout par la grandeur de la tête [4]). Quand le fœtus va quitter [la matrice], la matrice s'ouvre avec une ouverture dont la pareille ne peut pas avoir lieu dans un organe pareil (à tout autre temps?) [5]). Nécessairement il y a lieu un écartement [6]) qui se passe dans les articulations [7]), mais la sollicitude secourable de Dieu, qui est élevé, à laquelle est dûe cet arrangement, fait retourner bientôt ces articulations à leur réunion naturelle. C'est une des actions de la force naturelle et de la force formatrice dûe à une ordonnance spéciale continuelle du Créateur en vue d'un arrangement qui se fait sans cesse pendant la croissance du fœtus et qui se fait insensiblement [8]), et c'est un des secrets de Dieu. Qu'il soit donc exalté, Dieu, le roi, la vérité pure. Béni soit Dieu, le meilleur des Créateurs. Le résumé de tout cela [9]), c'est que la cause de la naissance naturelle du fœtus est qu'il a besoin de plus d'air et de plus de nourriture. Quand les facultés de son âme se réveillent pour chercher de l'espace pour les mouvements, de l'air et de la nourri-

1) لم ينزعج عن قوّة مولّدة (ms. مستولدة) بل عن سبب آخر مزعج موّذ ضعيف.

2) „Il s'y ajoute encore une autre utilité commune à ces liquides et qui se manifeste à l'époque de la naissance de l'animal: c'est celle de faciliter la sortie du fœtus à travers le côl de la matrice *(vagin)*, humecté qu'il est par un liquide abondant, attendu que les membranes se rompent nécessairement à ce moment. En effet, le liquide contribue non seulement à faire glisser le fœtus, mais encore il dispose le col de la matrice à se dilater considérablement; lubrifié par les liquides dont nous venons de parler, il devient plus mou et se dilate plus aisément". (Gal. De usu part. Lib. XV c. 5; o. c. T. IV p. 234; Daremb. II 143; Oribase, De la formation du fœtus; o. c. T. III p. 76).

3) „En effet, la nature a veillé avec soin à ce que le fœtus arrive au col de la matrice dans la position convenable............ en engageant d'abord la tête du fœtus dans le col de la matrice et en ouvrant ainsi la route aux autres parties. Si le fœtus pour sortir se présentait obliquement ou en travers....... ou si la jambe ou la main se présente avant la tête, alors la sortie devient difficile pour les autres membres". (Gal. De usu part. Lib. XV c. 7; o. c. T. IV p. 247; Daremb. II 150).

„Quant à l'enfant....... si le mouvement par la tête l'emporte, la femme accouche facilement; mais s'il se présente de côté ou par les pieds, — cela arrive en effet, — ...... la femme accouche difficilement; et maintes fois les mères ont succombé, ou les enfants, ou à la fois les mères et les enfants". (Hippocr. De natura pueri lib.; ed. Littré T. VII p. 538; ed. Kühn T. 1 p. 421).

4) „L'enfant chemine la tête en avant, si les choses se passent naturellement; car, chez lui, les parties supérieures sont les plus lourdes, pesées à partir de l'ombilic". (Hippocr. De natura pueri lib.; ed. Littré T. VII p. 532; ed. Kühn T. I p. 416).

„Chez tous les animaux l'accouchement naturel a lieu avec la tête en avant, parce que la partie du corps au-dessus de l'ombilic est plus grande que la partie inférieure. Ces parties étant suspendues à l'ombilic, la partie la plus lourde abaisse comme dans la balance; la partie la plus grande a plus de poids". (Aristot. De generat. animal. Lib. IV c. 9; ed. Aubert u. Wimmer p. 350 § 121).

5) Ce n'est pas clair. La traduction latine a en marge: in alia hora. Le texte porte:

اذا انفصل انفتح الرحم الانفتاح الّذى لا يقدر فى مثله مثله.

6) انفصال.

7) „Les femmes qui accouchent souffrent dans tout le corps, mais surtout aux lombes et aux ischions; car leurs ischions se disjoignent". (Hippocr. De natura pueri lib.; ed. Littré T. VII p. 538; ed. Kühn T. 1 p. 421).

8) ويكون ذلك فعلا من افعال القوّة (الافعال القويّة .texte impr) الطبيعيّة والمصوّرة و] manque dans le ms.] بخاصّ امر (اثر .ms) متّصل من الاختلاف لاستعداد لا يزال يحصل مع نموّ الجنين لا يشعر به.

9) فتحاصل هذا.

ture abondants, il échappe de l'endroit étroit et du manque d'air [abondant *ms.*] et du peu de nourriture.

Quand l'enfant est né, il n'a pas eu de sommeil et de réveil, mais quand cela a eu lieu, il rit après quarante jours [1]).

De la disposition de l'épiploon[2]) et des deux membranes [de l'abdomen][3]).

Il faut que vous sachiez qu'il y a deux membranes à l'abdomen, derrière la peau. La première s'appelle la membrane superficielle[4]); *(fascia superficiel?)*; elle comprend les intestins, les chauffe par son épaisseur et sa graisse et elle comprend les muscles. La seconde est la membrane interne et s'appelle péritoine[5]); elle s'appelle [aussi] la membrane circulaire[6]), parce que, quand elle est séparée des parties qu'elle revêt, elle est comme une sphère munie de franges[7]), d'appendices mous et d'ouvertures. Elle se réunit en haut avec le diaphragme et s'en sépare en bas[8]). Sous la peau et la membrane de l'abdomen elle est mince et deux des muscles abdominaux s'y attachent, à droite et à gauche, d'une manière solide. Après [s'être réunie à] ces deux muscles, elle se réunit ensuite au diaphragme de manière à former avec lui une seule chose[9]). Sa réunion avec l'estomac a lieu après que sa substance est devenue ferme et solide et cette réunion est une réunion d'une grande étendue(?)[10]), mais quand elle se réunit au foie elle est très mince. Pendant qu'elle monte vers l'estomac et qu'elle revient sur ses pas en descendant de cet organe, elle offre une occasion pour le passage d'une veine et d'une grande artère[11]) *(a. et v. gastro-épiploïques? V. le chapitre de l'estomac p. 702)* qui y sont suspendues, et elle descend en bas et devient l'épiploon. Sur la plus grande partie du péritoine s'étend une membrane prenant son origine de la partie mince des muscles situés transversalement sur l'abdomen[12]) *(aponévrose des muscles abdominaux transverses et fascia transversa?)*; on croirait presque que c'est une partie du péritoine, parce qu'elle y est réunie et lui ressemble quant à sa nature nerveuse, mais quand le péritoine en est séparé, il présente une texture très mince et c'est le vrai péritoine[13]). La partie là plus mince et la plus fine se trouve aux flancs. La membrane qui revêt intérieurement les côtes prend son origine de cette membrane. L'utilité de cette membrane *(péritoine)* est qu'elle remplit l'espace entre les muscles abdominaux et les intestins, qu'elle

1) ‫وإذا ولد لم يكن يحصل النوم والانتباه فاذا تحصلا منه ضحك بعد الاربعين يوما.‬

„Aussitôt après la naissance, on voit les enfants rire et crier dans le sommeil; éveillés, ils rient et crient spontanément avant les quarante jours; mais ils ne rient pas, touchés et excités, avant que ce terme soit passé". (Hippocr. De septimestri partu lib.; ed. Littré T. VII p. 450; ed. Kühn T. I p. 454).

2) ‫ثرب‬ (tharb).

3) ‫صفاقين‬ (sifāqayn). L'auteur a déjà décrit ces parties dans le chapitre de l'estomac. V. page 700 et suivantes.

4) ‫الطافى‬ (al-ṭāfī).

5) ‫باريطون‬ (bārīṭawun).

6) ‫المدوّر‬ (al-mudawwar).

7) ‫خمل‬ (khaml).

8) V. p. 700 l. 9. Le texte a: ‫ويباينه من علو‬. La traduction latine a en marge: et tangit ipsum velamen ex supremo et continuatur inferius cum vesica et matrice et tangit ea ambo desubtus.

9) ‫اتّصال اتّحاد.‬

„...... une membrane mince qui (Cette membrane mince [Oribase]) n'est pas facile à disséquer sans la déchirer, surtout au niveau du diaphragme (Galien a: sans déchirer, surtout le diaphragme: ἄνευ τοῦ [διασπάσαι (Oribase), διεσπᾶσθαι (Gal.)] καὶ μάλιστα [κατὰ (Oribase), τε (Gal.)] τὰς φρένας) et des (les [Gal.]) deux muscles [transverses (Oribase)] de l'abdomen, qui lui sont contigus, un de chaque côté, à gauche et à droite. En effet, à l'endroit où ces muscles présentent un tendon large et mince, — leur (τὴν ἑαυτῶν [Oribase], τὴν ἐξ αὐτῶν [Gal.]) aponévrose, — le péritoine (ὁ περιτόναιος ὑμήν) leur adhère de façon à s'en détacher difficilement......" (Gal. De anat. administr. Lib. VII c. 4; o. c. T. II p. 551; Oribase, Du péritoine; o. c. T. III p. 350).

10) ‫اتّصال منبسط.‬

11) ‫وله .... تمكين للمجاز عرق وشريان كبير (‬ms. ‫كثيرة).‬

12) ‫وقد يجرى على اكثر الباريطون من رقيق العضل المستعرض على‬ ‫البطن صفاق.‬

13) „Toutes ces parties...... adhèrent les unes aux autres, et ceux qui ont décrit comment il faut faire l'opération nommée *sutures du ventre* (τὰς καλουμένας γαστρορραφίας) appellent *paroi du ventre* (ἐπιγάστριον) l'ensemble de ces parties. Ce qui fait suite est nommé par eux *péritoine*, parce qu'ils pensent que c'est un corps simple, non composé; il n'en est pas ainsi, car cette couche est composée de deux corps, tous les deux exsangues et nerveux, mais l'un d'eux est l'aponévrose des muscles transverses, tandis que l'autre est une membrane très mince comme une toile d'araignée et qui est le vrai péritoine". (Gal. De methodo medendi Lib. VI c. 4; o. c. T. X p. 411).

renforce l'endroit [1]) et qu'elle empêche les muscles de s'engager dans les endroits vides [2]). Elle est aidée par derrière par le diaphragme [3]), et elle comprime par derrière les intestins et les viscères qui évacuent les superfluités, d'une manière suffisante pour expulser [4]) les matières fécales, l'urine et le fœtus qui s'y trouvent; elle empêche le gonflement considérable, et elle rattache par des ligaments solides les viscères [les uns aux autres et à la colonne vertébrale] en sorte qu'ils forment avec la colonne vertébrale comme une seule chose [5]). Toutes ces parties sont réunies par derrière à [6]) une chair glanduleuse (*pancréas*) qui forme comme une couche pour elles, pour les grands vaisseaux et pour les *djadāwil* qui réunissent les intestins à l'estomac [7]). Quelques-uns disent qu'on ne peut pas dire que le péritoine possède différentes espèces de fibres tissées selon les manières connues des fibres (*fibres longitudinales, transversales* [*circulaires*] *et obliques*) qui sont les instruments des trois facultés naturelles (*faculté attractive, expulsive et rétentive*). Ces personnes ne peuvent pas dire cela des tuniques des veines, de la vessie et de la matrice, excepté d'une seule membrane qui est au contraire un corps simple (*péritoine*) [8]). Ces deux membranes (*la membrane superficielle* [*fascia superficiel?*] *et la membrane interne* [*péritoine*]) protègent les viscères de la cavité inférieure (*abdomen*) et quand elles sont arrivées au pubis, il se forme dans elles deux ouvertures étroites, comme deux trous (conduits?), à droite et à gauche; elles descendent de cet endroit, jusqu'à ce qu'elles deviennent comme deux bourses pour les deux testicules (*gaîne vaginale*) [9]).

Au-dessous des deux membranes se trouve l'épiploon. L'épiploon est composé de deux membranes, l'une placée sur l'autre; entre ces deux se trouvent des artères en grand nombre et des veines au-dessous des artères(?) [10]). La forme de l'épiploon est comme une bourse, et il est réuni à l'estomac, au mésentère [11]) et au colon. Il prend son origine de ce qui descend d'un reste (*d'une portion*) du péritoine (*c'est-à-dire: il prend son origine d'une portion du péritoine qui descend?*) près de l'estomac et du duodénum, et de ce qui remonte d'une portion du

1) ويشذ الموضع . Le texte impr. a encore: et les intestins.

2) Ibn al-ʿAbbās (v. page 215 l. 1) dit qu'elle empêche les muscles de l'abdomen de tomber sur les viscères. Galien dit qu'elle empêche les intestins de s'engager dans les endroits vides *(intervalles qui séparent les muscles abdominaux)*. Πολλῶν καὶ μεγάλων μυῶν κατὰ τὸ ἐπιγάστριον τεταγμένων...... παρενέπιπτεν ἂν εἰς τὰς μεταξὺ χώρας αὐτῶν ἐνίοτε τῶν λεπτῶν ἐντέρων ἔνια....... (Gal. De usu part. Lib. IV c. 9; o. c. T. III p. 289). V. le chapitre de l'estomac p. 703 note 1.

3) دبافر عمّا ; le texte impr. دبافر عمّا . مع معونة من ديافرغما من خلف . Le ms. a

„En effet, le péritoine et le diaphragme, comme deux mains, unis en haut et séparés en bas, serrent les parties intermédiaires lesquelles compriment et poussent [à leur tour] vers le bas les résidus des aliments......" (Gal. De usu part. Lib. IV c. 9; o. c. T. III p. 290; Daremb. I 299; Oribase, Du péritoine; o. c. III 351).

4) الى دفع (ms. مستوبيا) عصرا مستوفى .

5) ويربط الاحشاء برباطات قويّة وهو ثى الصلب كشىء واحد : Le texte porte. Je lis par conjecture: فتكون هى مع الصلب كشىء واحد . Dans le chapitre de l'estomac (p. 700/02) l'auteur dit: Le péritoine rattache tous les viscères les uns aux autres et à la colonne vertébrale, en sorte que leur union est solide et qu'ils forment avec la colonne vertébrale comme une seule chose (والصفاق يربط جملة الاحشاء بعضهم ببعض وبالصلب فيكون اجتماعها وثيقا وتكون هى مع الصلب كشىء واحد) .

6) وتتّصل كلّها من خلف على .

7) وللجداول المتّصلة ما بين الامعاء والمعدة . Ailleurs les *djadāwil* sont les mésentères (V. page 615 note 3). *Djadāwil* signifiant primitivement *canaux*, il s'agit ici probablement des vaisseaux mésaraïques.

„Quand la veine qui descend du foie *(v. porte)* est amenée entre l'estomac et les intestins, elle s'appuie sur les vertèbres sous-jacentes; mais l'artère qui doit se distribuer avec elle dans tout le mésentère *(a. mésentérique sup.)* arrive aussi au même endroit, et le nerf...... est amené également à cet endroit, ainsi que les canaux destinés à évacuer le résidu bilieux......; puisque la nature a conduit à cet endroit une veine, une artère, un nerf et...... le vaisseau cholédoque, et que le commencement de leur division devait nécessairement se trouver à cet endroit, ce lieu avait besoin d'une grande protection pour la sûreté des vaisseaux...... Pour cette raison la nature a créé un corps glanduleux, appelé *pancréas*, l'a étendu au-dessous de tous ces vaisseaux et les en a entourés à la fois circulairement...... de sorte que tous reposent sur un corps mou qui cède dans une juste mesure......" (Oribase, Du pancréas, o. c. T. III p. 354 tiré de Galien, De usu part. Lib. V c. 2).

8) الّا لشىء من الاغشية بل هو جسم مفرد .

„....... tandis que le péritoine n'a des fibres d'aucune espèce, comme aucune autre membrane, attendu qu'il est un corps tout à fait simple......" (Gal. De anat. administr. Lib. VI c. 7; o. c. T. II p. 569).

9) وهذان الحجابان يقيان احشاء الجوف الاسفل واذا انتهيا الى العانة حصل فيهما ثقبان ضيّقان كانّهما حاجران (؟ جاحران 1.) يمنة ويسرة فينزلان منه حتى يصيرا كالكيسبين للبيضتين . Conf. p. 85 l. 13, p. 215 l. 30 et p. 700 l. 20.

10) بينهما شريانات كثيرة وعروق دونها .

11) ماساريقا (*māsārayqā*).

péritoine (*c.-à-d. d'une portion du péritoine qui remonte?*) et près du pubis (!) [1].

La première chose donc qu'on rencontre à l'abdomen est la peau, ensuite au-dessous d'elle la première membrane (*fascia superficiel?*), et ces deux ensemble s'appellent *marāqq* [2]), puis les muscles, ensuite le péritoine, ensuite l'épiploon, enfin les intestins.

١) ومنشوُّه مِمّا ينزِل من فضلة باريطون عند المعدة والاثنا عشرى ومِمّا يصعد
من فضلته وعند العانة.

„Les parties du péritoine qui remontent de chaque côté à partir de la colonne vertébrale, se rencontrant à la partie la plus recourbée et la plus élevée de l'estomac, et y
trouvant une grande artère et une veine qui s'étend dans sa longueur, toute cette région
donne naissance à l'épiploon ......" (Gal. De usu part. Lib. IV c. 11; o. c. T. III p.
294; Daremb. I 302).

٢) مراقّ.

NOTE A.

Description des sutures de la mâchoire supérieure par Galien.

„La première [des sutures] est celle au-dessous de l'excroissance du zygoma (*suture entre le maxill. supér. et l'os malaire*). La partie qui se dirige en arrière finit dans la cavité au-dessous de l'arcade zygomatique, s'y réunissant avec la suture commune à l'os sphénoïde [et à la mâchoire supérieure] (*suture entre l'os malaire et la grande aile du sphénoïde*). L'autre partie, s'élevant en ligne droite et à la fois oblique vers l'orbite, atteint le milieu de son bord inférieur et s'y divise en trois branches. L'une des branches (*suture entre l'apophyse nasale et l'os lacrymal?*) monte à l'extérieur du grand angle (*angle interne*) de l'œil à la région intersourcilière (μεσόφρυον). La seconde branche (*suture entre l'os planum et l'os lacrymal*), située auprès de la première, traversant la cavité de l'œil sous cet angle, se rend à la suture commune de la tête (*suture entre l'os frontal, la face orbitaire de la petite et de la grande aile du sphénoïde d'un côté, et l'os propre du nez, l'apophyse nasale, l'os lacrymal, l'os planum, la face orbitaire du maxill. supér. et l'os malaire de l'autre*), de sorte qu'elle comprend l'angle même et le trou naturel situé tout près de cet angle, le plus grand de tous les trous qui se trouvent là près des deux sutures mentionnées. La troisième branche de la susdite suture (*suture qui limite l'os malaire dans l'orbite*) dépassant le bord inférieur de l'orbite, se porte dans l'intérieur de l'orbite et s'y unit à la suture commune de la tête. De cette manière il y a des deux côtés, à gauche et à droite, trois os de la mâchoire supérieure par lesquels elle est réunie à la tête. Le plus grand de ces os est l'os situé près de l'arcade zygomatique (*os malaire*), car il envahit une partie des tempes, une partie du sourcil et une partie de l'orbite, et il comprend le petit angle (*angle externe*) de l'œil tout entier, s'étendant jusqu'à la partie qu'on appelle pommette (μῆλον). Après cet os vient, aussi bien par rapport à sa position que par rapport à son volume, celui qui correspond à l'œil et qui contient les nerfs qui se rendent à la mâchoire supérieure (*face orbitaire du maxill. supér. et l'os planum*). Le plus petit de tous est l'os situé dans la région du grand angle de l'œil (*os lacrymal*). Il y a des anatomistes qui décrivent ces trois os comme un seul os, soit parce qu'ils n'ont pas vu les deux sutures qui se séparent vers la racine des yeux, soit qu'ils négligent ces os à dessein parce qu'ils sont petits. Sous toutes ces parties se trouve, de chaque côté, un os placé au-dessous des trois que nous venons de décrire, qui présente un volume considérable (*maxill. supér. proprement dit*): car ce qu'on appelle pommette (μῆλον) forme une partie de cet os, ainsi que les alvéoles des dents, à l'exception de celles des dents incisives. Quatre sutures le limitent: en haut celle dont nous venons de dire qu'elle monte de l'arcade zygomatique à la région intersourcilière; en bas la suture droite au milieu du palais; les deux autres les unissent, savoir une suture qui commence à la région intersourcilière, longe le nez et passe entre la dent nommée canine et les incisives, (*suture qui sépare le maxill. supér. d'avec l'os propre du nez et l'os intermaxillaire*) et une autre dont une partie, entourant la dernière dent, fait partie de la suture commune du sphénoïde, tandis que le reste (*suture entre l'os palatin et l'apophyse palatine du maxill. supér.*) lui est propre, jusqu'à ce qu'elle s'unisse à la suture droite du palais.

A côté de ces os, qui sont très grands comme nous venons de le dire, se trouvent deux autres petits qui contiennent le trou servant de communication entre le palais et le nez (*os palatins*). Les limites en sont: la partie propre à la suture susdite et la suture transversale du sphénoïde qui se trouve entre les dernières dents. Ces sutures séparent ces os des os environnants; ils sont séparés l'un de l'autre par la suture droite du palais.

De plus, il y a les deux os du nez, limités par les sutures qui descendent de la région intersourcilière........ Il reste encore un os situé à l'extrémité de la mâchoire (*os intermaxillaire*) et qui contient les racines et les alvéoles des dents incisives; le plus souvent cet os paraît simple, à cause de la netteté de la réunion des parties qui le composent; quelquefois cependant, dans les squelettes préparés avec beaucoup de soin, on voit manifestement la suture s'étendant dans la même ligne droite que celle qui traverse tout le palais. Il est donc clair qu'il n'y a pas d'accord à l'égard du nombre des os de la mâchoire supérieure. Il y en a qui comptent les premiers de tous qui se trouvent dans l'orbite, non pour six, mais pour deux, en négligeant les petits os. Il y en a qui comptent ceux qui se trouvent près des conduits du nez (*os palatins*) comme faisant partie des grands os (*apophyses palatines du maxill. sup.*); il y en a d'autres qui les distinguent de ces os, mais les considèrent comme un seul os. Comme nous venons de le dire, il y en a qui disent que l'os situé à l'extrémité de la mâchoire supérieure (*os intermaxillaire*) est simple, suivant d'autres il est composé de deux os. Avant tous ces os, la plupart comptent le sphenoïde parmi les os de la mâchoire supérieure. Ainsi, si l'on veut admettre le plus grand nombre, il y a quinze os de la mâchoire supérieure entière; si l'on se borne au plus petit nombre, il n'y en a que huit. Je les énumérerai successivement en commençant par la division première en quinze os: Six dont nous avons parlé en premier lieu, limités par la suture commune à la tête [et à la mâchoire supérieure] et la suture qui se dirige des tempes, en passant au-dessous de l'arcade zygomatique et les paupières inférieures, vers la région intersourcilière (*os malaires, faces orbitaires du maxill. super. et l'os planum, os lacrymaux*). Près d'eux les deux grands os qui comprennent, comme nous avons dit, les joues et presque toutes les dents (*maxillaires supérieurs proprement dits*), et deux autres près des conduits du nez (*os palatins*), puis près d'eux les deux *os propres du nez*. Ensuite deux autres à l'extrémité de la mâchoire dans lesquels se trouvent les dents incisives (*os intermaxillaires*). De plus, le *sphénoïde*, le seul parmi tous qui soit impair.

La division de la mâchoire supérieure en huit os se fait de la manière suivante: Les six premiers sont comptés pour deux os et celui à l'extrémité de la mâchoire pour un os (*os intermaxillaire*), de même que les os près des conduits du nez (*os palatin, deux os propres du nez*), les deux os les plus grands de tous de la mâchoire supérieure, qui comprennent, comme il a été dit, les joues et presque toutes les dents (*maxill. supérieurs proprement dits*) et [comme neuvième] le sphénoïde, le seul parmi tous qui soit impair". (Gal. De ossibus ad tirones, c. 3, 4; ed. Kühn T. II p. 747 et suiv.).

NOTE B.

ᶜAbd al-Latīf sur la mâchoire inférieure.

Le troisième chapitre du livre second de la Relation de l'Egypte par ᶜAbd al-Latīf (traduit par M. Silvestre de Sacy, Paris 1810) contient le passage suivant (p. 418).

„Le fait suivant est un des plus remarquables entre ceux dont nous avons été témoins. Plusieurs personnes du nombre de celles qui me fréquentoient assidûment pour conférer avec moi de médecine, étant parvenues au Traité d'anatomie (de Galien), avoient peine à me comprendre, et moi à me faire entendre d'elles, parce qu'il y a une grande différence entre une description verbale et l'inspection même des choses. Ayant donc appris qu'il y avait à Maks une colline sur laquelle étoient accumulés des ossemens humains en grande quantité, nous nous y rendîmes, et nous vîmes un monticule d'une étendue considérable composé de débris de cadavres humains: il y en avait plus que de terre, et l'on pouvait estimer à vingt mille cadavres et plus la quantité que les yeux apercevoient. Ils se distinguoient en diverses classes, à raison de leur plus ou moins de vétusté.

En considérant ces cadavres, nous y avons recueilli sur la figure des os, leurs jointures, leurs emboîtures, leurs proportions respectives et leurs positions, des lumières que les livres ne nous auroient jamais procurées; soit parce qu'on a omis d'en parler, soit parce que les expressions dans lesquelles on en a parlé ne présentent pas la chose d'une manière assez précise pour que l'on s'en forme une juste idée, soit enfin parce que l'idée qu'ils en donnent est contraire à ce que nous avons reconnu par l'inspection: car les preuves qui tombent sous les sens, sont bien supérieures à celles qui ne sont fondées que sur l'autorité. En effet, quoique Galien ait apporté la plus scrupuleuse exactitude et le soin le plus attentif à tout ce qu'il a fait et à tout ce qu'il a rapporté, cependant le témoignage des sens mérite d'être cru préférablement au sien; ce qui n'empêche pas qu'on ne puisse ensuite chercher, s'il est possible, un moyen d'expliquer ses paroles de manière à y trouver un sens qui le justifie.

Une des remarques que nous avons faites a pour objet l'os de la mâchoire inférieure. Tous les anatomistes s'accordent à dire que cette mâchoire est composée de deux os qui sont fermement réunis vers le menton: quand je dis ici *tous les anatomistes*, c'est comme si je disois *Galien tout seul*; car c'est lui seul qui a pratiqué personnellement les opérations anatomiques, qui en a fait l'objet particulier de son étude et de ses recherches, et qui a composé sur cette matière plusieurs ouvrages, dont nous possédons les principaux; les autres n'ont point été traduits en arabe.

Or l'inspection de cette partie des cadavres nous a convaincus que l'os de la mâchoire inférieure est unique; qu'il n'y a ni jointure ni suture. Nous en avons réitéré l'observation un grand nombre de fois, sur plus de deux cents têtes; nous avons employé toute sorte de moyens pour nous assurer de la vérité, et nous n'y avons jamais reconnu qu'un seul os. Nous nous sommes aidés de différentes personnes, qui ont répété en leur particulier le même examen, tant en notre absence que sous nos yeux; et elles n'y ont jamais vu, comme nous, qu'un seul os, ainsi que nous l'avons dit. Nous avons fait de pareilles observations sur divers autres articles; et si la providence favorise notre projet, nous composerons, sur cette matière, un traité dans lequel nous rapporterons ce que nous avons vu, en le comparant avec ce que nous avons appris dans les livres de Galien. J'ai encore examiné ce même os dans les anciens sépulcres de Bousir, dont j'ai parlé plus haut; et j'ai toujours trouvé qu'il n'y avoit ni jointure ni suture. On sait que, par un grand laps de temps, les sutures les plus imperceptibles et les jointures les plus solides deviennent sensibles et se séparent; mais pour l'os de la mâchoire inférieure dont il s'agit, dans tous les cas on le trouve d'une seule pièce.

Suivant Galien, l'os sacrum et le coccyx réunis sont composés de six os: pour moi j'ai trouvé que le tout ne faisoit qu'un seul os, et, après avoir examiné la chose de toutes les manières, j'ai toujours obtenu le même résultat. Ayant ensuite fait le même examen sur un autre cadavre, j'ai reconnu que cette pièce osseuse y était composée de six os, comme l'a dit Galien; et la totalité des cadavres que j'ai observés depuis, m'a présenté constamment le même phénomène, à l'exception de deux seulement, où ces parties ne formoient qu'un seul et même os; mais, dans tous, j'ai trouvé ces os joints très solidement. Au surplus, je ne suis pas aussi certain de ceci que de ce que j'ai dit en avançant, relativement à l'os de la mâchoire inférieure, qu'il ne forme qu'un seul os".

NOTE **C**.

L'anatomie de Galien.

Avant Vésale, vrai fondateur de l'anatomie humaine moderne, on croyait que l'anatomie de Galien était celle de l'homme, comme il le dit en plusieurs endroits. On trouve e. a chez lui les passages suivants:

50

„Pour l'homme (car c'est de lui que ce livre s'est proposé, dès le principe, d'expliquer la structure)....." (De usu part. Lib. XIV c. 3; ed. Kühn T. IV p. 145; Daremberg, Œuvres de Galien II 90).

„Quant à l'homme (car c'est sur lui qu'a roulé, dès le principe, notre discours)....." (Ibid. Lib. XIV c. 4; o. c. T. IV p. 153; Daremb. II 95).

„Un jour, peut-être, nous parlerons des autres animaux. Chez l'homme (car c'est lui que concerne le présent ouvrage)...." (Ibid. Lib. XIV c. 12; o. c. T. IV p. 197; Daremb. II 122).

„Mais je n'ai pas l'intention d'exposer le nombre des lobes [du poumon] qui se trouvent dans chacun des autres animaux. En effet, je n'ai jamais mentionné la structure d'aucun de leurs organes que par nécessité, comme point de départ pour l'explication de celle de l'homme. Mais si la mort ne nous en empêche pas, nous exposerons un jour la structure des animaux, disséquant minutieusement chacune de leurs parties, comme nous exposons la structure des hommes". (Ibid. Lib. VI c. 4; o. c. T. III p. 423; Daremb. I 391).

„Un petit os cartilagineux, que vous chercheriez vainement sur les singes, unit la clavicule à l'épine de l'omoplate (*épiphyse de l'épine formant un os distinct?*). Car ici, comme à d'autres égards, les singes ont une organisation inférieure à celle de l'homme". (Ibid. Lib. XIII c. 11; o. c. T. IV p. 128; Daremberg II 80),

Bien que Galien ait examiné, très souvent comme il dit (ἐθεασάμην πάνυ πολλάκις), des os humains, les descriptions qu'il en donne ont rapport aux os des animaux, surtout des singes.

„Il faut vous appliquer à apprendre la forme de chaque os, non seulement dans le livre, mais aussi en examinant assidûment par les yeux les os humains. Cela est très facile à Alexandrie, parce que les médecins de ce pays enseignent aux élèves les os de l'homme, en les leur faisant examiner (μετὰ τῆς αὐτοψίας). Il faut tacher de faire un séjour à Alexandrie, ne fût-ce que pour cette raison seule. Si cela ne vous est pas possible, vous pourrez du moins examiner des os humains, comme je l'ai fait très souvent, lorsqu'il y avait des sépulcres ou des monuments ruinés".

Un jour il a vu un cadavre emporté d'un sépulcre par le courant d'une rivière débordée. Les chairs en étaient déjà pourries, mais les os tenaient encore les uns aux autres „comme si un médecin l'avait préparé pour l'instruction d'un jeune élève".

Une autre fois il a vu le squelette d'un brigand tué. Personne n'ayant voulu enterrer le corps, les oiseaux de proie l'avaient décharné et laissé le squelette „comme pour instruire celui qui voulait l'examiner".

„S'il ne vous arrive point de voir pareille chose, vous disséquerez un singe et après avoir enlevé minutieusement les chairs, vous examinerez chacun des os". (Gal. De anatom. administr. Lib. I c. 2; o. c. T. II p. 220 et suiv.).

Il y a d'autres passages qui démontrent que Galien conclut du singe à l'homme. Après avoir dit que les veines du bras „sont distinctement visibles, même avant la dissection chez beaucoup d'hommes qui sont à la fois maigres, qui ont beaucoup de sang et des veines larges", il conseille aux élèves d'examiner souvent ces veines, d'abord pour en acquérir la connaissance, en second lieu „pour se convaincre de la similitude exacte des parties des hommes et de celles des singes (ἕνεκα τοῦ πεισθῆναι περὶ τῆς ἀκριβοῦς ὁμοιότητος τῶν μορίων ἀνθρώπων τε καὶ πιθήκων): en effet, vous verrez dans le singe disséqué toutes ces veines que vous voyez chez les hommes avant la dissection; il est donc clair que chez ces animaux celles aussi qui sont situées dans la profondeur (τὰς διὰ τοῦ βάθους [φλέβας]) ne différent pas de celles des hommes. C'est pourquoi je désire que vous vous exerciez d'abord sur des singes, afin que, s'il vous arrive un jour de disséquer un corps humain, vous soyez en état de découvrir promptement chaque partie. Ce n'est pas l'affaire du premier venu (ὅπερ οὐ τὸ τυχόν ἐστιν) et une personne qui n'est pas exercée à cette besogne n'y peut pas réussir à l'improviste. Les médecins les plus versés dans l'anatomie examinant tout à loisir les parties du corps, semblent du moins s'être trompés à plusieurs égards. Faute de s'être exercés de cette manière, ceux qui voulaient disséquer le corps d'un Germain ennemi, tué dans la guerre contre Marc Antonin, ne pouvaient rien apprendre que la situation des viscères. Mais celui qui s'est exercé d'abord sur d'autres animaux et surtout sur le singe, découvre promptement chacune des parties qu'il dissèque. Il est plus aisé pour un homme attaché au travail et exercé dans l'anatomie de s'instruire promptement sur un cadavre humain touchant quelque chose [vu ailleurs] que pour un autre qui n'est pas exercé, de trouver tout à loisir, d'une manière exacte, même les choses évidentes. Plusieurs de ces premiers, en effet, ont souvent vu promptement ce qu'ils ont voulu voir, sur les corps de ceux qui avaient été condamnés à mort ou jetés devant les bêtes féroces, ou de brigands laissés sans sépulture dans la montagne. D'ailleurs de grandes plaies et des ulcères putrides qui s'étendent dans la profondeur ont découvert plusieurs parties du corps, que ceux qui s'étaient exercés auparavant ont trouvées d'une même structure que celles des corps des singes; mais ceux qui ne s'étaient pas exercés n'ont pas tiré profit de ces occasions. Ceux qui dissèquent souvent les corps des enfants exposés sont convaincus que la structure du corps de l'homme est la même que celle du corps du singe (ὡσαύτως ἔχειν κατασκευῆς ἄνθρωπον πιθήκῳ)". (Gal. De anat. administr. Lib. III c. 5; o. c. T. II p. 383 et suiv.).

„Man sieht Galen bewegt sich in dunklen Reden. Kein Wunder, dass Niemand vor Vesal eine Ahnung von dem wahren Verhältnisse besass. Die Wahrheit konnte nur durch angestrengteste Arbeit, reiches anatomisches Wissen und sorgfältigste Lektüre Galens ermittelt werden".

„Niemand vor Vesal, weder Berengar noch ein Andrer, hat Anatomie wirklich studirt, Niemand aus einer reinlichen Beobachtung die Unzulänglichkeit der Galenischen Anatomie gefolgert. Keiner hat geahnt, noch viel weniger gewusst dass Galen nicht menschliche Anatomie trieb. Seine Anatomie galt stets als das Höchste". (Roth, Andreas Vesalius Bruxellensis. Berlin 1892 p 113, 55).

„Dan, eer wy daartoe overgaan, zal het ten uitersten noodzaakelyk zyn, met ontegenzeggelyke proeven te bewyzen; *dat Galenus nimmer doode menschen-ligchaamen ontleed heeft;* maar altoos Aapen, en wel liefst zonder staarten, als hy die verkrygen konde; vervolgens alle andere in zijn tyd bekende soorten; en by gebrek van deeze, Beeren, Honden, Katten enz. Zonder dit geschil eerst te vereffenen en uit den weg te ruimen, is het niet mogelyk de redenen open te leggen, waarom ik my zoo buitengemeen veel moeite gegeven hebbe om Aapen en andere viervoetige Dieren te ontleden. Uit myne waarneemingen over de Aapen zal teffens gezien worden, met hoe groot eene naauwkeurigheid *Galenus* alles nagespoord heeft, onder voorwaarde dat zyne beschryvingen niet op menschen, maar alleenlyk op Aapen, en derzelver verschillende soorten toegepast worden.......... Zedert 1754 heb ik reets werk gemaakt om *Galenus* door de ontleding van Aapen te verstaan, ten einde nuttiger te zyn aan myne toehoorers, als ik de ontleedkunde te *Franeker*, te *Amsterdam*, en daarna te *Groningen* openlyk onderwees........ Vyf *Orangs-Outangs* heb ik ontleed, één *Pithecus*, twee *Cynocephali*, verscheidene Staartaapen". (P. Camper, Natuurkundige Verhandelingen over den Orang-Outang en eenige andere Aapsoorten enz. Amst. 1782 p. 11).

„Wanneer wy hierby voegen, dat *Galenus* de Lever verscheidene kwabben toegeschreven heeft, even als zy in de meeste Aapen gevonden wordt. Dat hy ten *anderen* het wormwyze aanhangzel van den dikken darm niet kende, omdat het in den Pithecus, en Staartaapen nimmer plaats heeft. En eindelyk, aangezien hy de spieren der ballen uit de Aapen (*deux muscles crémasters. V. page 565 note 3*), en de beenderen van de hand (*os sésamoïde dans le tendon du muscle long abducteur du pouce*), gelijk ook het heilige been (*trois vertèbres. V. page 487 note 3*) uit die zelfde dieren beschreeven heeft, behalven honderde andere voorbeelden, die wy niet noodig geoordeeld hebben om op te tellen, is het meer dan beweezen: *Dat Galenus nimmer menschen ontleed, althans niet tot het opstellen zyner werken gebruikt zal hebben*". (P. Camper Ibid. p. 24).

„Un long, fastidieux et stérile débat s'est engagé au XVIe siècle sur la question de savoir si Galien avait décrit des animaux ou des hommes; certains anatomistes ont essayé de prouver, mais sans faire valoir d'arguments décisifs, qu'il n'avait jamais fait d'anatomie humaine; d'autres plus jaloux de la gloire du médecin de Pergame, ont soutenu, envers et contre tous, qu'il avait disséqué des hommes, qu'il était infaillible, et que si ses descriptions ne concordaient pas avec celles des anatomistes modernes, c'est que la nature avait changé depuis lui! Aberration d'esprit d'autant plus étrange, que Galien répète sans cesse qu'il décrit particulièrement le singe comme étant l'animal le plus voisin de l'homme; son seul tort, c'est d'avoir presque toujours conclu du singe à l'homme.

Le meilleur, ou pour mieux dire, le seul moyen de résoudre le problème était, non de raisonner sur les textes, mais de vérifier scrupuleusement sur l'homme et sur les animaux, les descriptions de Galien. Mais, au XVe siècle, l'empire de l'autorité était encore si grand, la critique si peu avancée, la crainte de trouver le maître en défaut si universelle, qu'on perdait son temps et qu'on usait ses forces dans des discussions oiseuses qui perpétuaient le débat et entravaient la marche de la science. Les historiens modernes de la médecine ne sont pas même d'accord sur ce point, et nul n'a tenté un examen *ex professo* de cette intéressante question. Cuvier et de Blainville sont d'avis que Galien a disséqué des singes, et plus spécialement le magot; mais ils ne paraissent pas s'être prononcés avec connaissance de cause sur la question de savoir s'il a aussi ou non disséqué des hommes. Je me suis donc mis courageusement à l'œuvre, j'ai répété toutes les dissections de Galien, et j'ai consigné le résultat de ces recherches dans l'*Introduction générale* [1]); j'y indique en même temps les procédés, souvent très longs et toujours difficiles, auxquels il m'a fallu recourir pour mettre le texte de Galien d'accord avec la nature, et, pour juger en dernier ressort, si je ne m'abuse, ce procès qui a tant agité l'École. Il n'est pas une des séances, passées au Jardin des Plantes, qui n'ait à la fois fortifié ma conviction que Galien n'a jamais disséqué que des animaux, et augmenté mon admiration pour son exactitude et sa sagacité comme anatomiste". (Daremberg, Œuvres anatomiques, physiologiques et médicales de Galien. Paris 1854—1856. 2 vol. Préface p. XIV).

NOTE D.

Description du muscle trapèze par Galien.

Galien décrit les muscles *trapèze* et *rhomboïde* dans le chapitre traitant des muscles qui, venant de la tête, s'implantent sur les omoplates, et dans celui traitant des muscles qui meuvent l'omoplate. La portion cervicale du *trapèze* est décrite dans le premier chapitre:

„Après qu'on a enlevé l'épanouissement musculaire *(peaussier)*, les premiers muscles qui s'offrent à la vue sont des muscles qui se touchent, prenant leur origine sur l'os occipital; il y en a un de chaque côté, l'un appartient aux parties droites de l'animal, l'autre aux parties gauches. A leur origine ces muscles sont minces et aplatis; ils s'avancent suivant une ligne transverse vers les oreilles; cependant ils n'atteignent pas ces organes, ils sont beaucoup trop petits pour cela. A partir de ce point ils s'élargissent de plus en plus et finissent par s'insérer sur les épines des omoplates jusqu'à l'acromion de chaque côté, en s'étendant même sur une partie des clavicules. On peut voir clairement ces muscles chez les athlètes, même avant la dissection: car [chez eux] ils deviennent très bien nourris et ils occupent toute la partie postérieure du cou. Leur fonction consiste .... à élever les omoplates vers la tête".

La portion dorsale est décrite dans l'autre chapitre:

„Des deux autres muscles *(portion dorsale du trapèze et le rhomboïde)* .... celui qui est placé superficiellement prend son origine sur toutes les vertèbres dorsales et s'insère sur la partie inférieure de l'épine de l'omoplate *(portion dors. du trapèze)*, tandis que

---

1) Cette *Introduction générale* n'a pas paru.

le muscle placé au-dessous du précédent prend son origine aux sept vertèbres dorsales (*rhomboïde*) et, de plus, aux cinq vertèbres du cou (*rhomboïde du cou*. Broca, Mémoires d'anthropol. p. 70; Kohlbrügge, Musklen der Primaten p. 55, 56); il s'insère sur toute la partie cartilagineuse de la base [de l'omoplate]. Chacun de ces deux muscles porte l'omoplate en arrière, mais celui nommé en premier lieu (*portion dors. du trapèze*) l'abaisse en même temps, tandis que l'autre (*rhomboïde*) l'élève vers le cou. Si les deux muscles se contractent, ils portent toute l'omoplate en arrière, dans la direction de l'épine du dos, vers les sept premières vertèbres dorsales, le long desquelles ils s'étendent". (Gal. De musc. dissect.; o. c. T. XVIII B p. 936, 940; Oribase o. c. III 431, 435).

Galien donne ailleurs (De anat. administr.) la description suivante de la portion cervicale du trapèze: „Le premier de tous apparaît un muscle superficiel, large, à peu près triangulaire, ayant la forme des figures que les géomètres appellent *trapèzes* (οἷά περ οἱ γεωμέτραι καλοῦσι τὰ τραπέζια σχήματα). Vous comprendrez plus clairement ce que je dis, si vous coupez un triangle rectangulaire par une ligne droite (*a b*) parallèle à la base. L'une des lignes qui relient ces deux lignes parallèles est droite (*b d*), l'autre oblique (*a c*). La ligne droite tire son origine de l'épine du cou; la base de toute la figure (*c d*) est l'épine entière de l'omoplate, et parallèle à cette base il y a une petite ligne (*a b*) qui se trouve à l'occiput près de la première vertèbre. La ligne qui relie cette petite ligne à l'extrémité de la base, c'est-à-dire le quatrième côté du muscle, lequel est oblique (*a c*), parvient à la partie nommée acromion, en s'étendant sur une partie de la clavicule .... Il est clair qu'il y a un muscle de chaque côté de l'épine, mais aucun d'eux n'atteint les oreilles ...." (Gal. De anat. administr. Lib. IV c. 6; o. c. T. II p. 445). Conf. Hyrtl, Onomat. anat. p. 560 note 4.

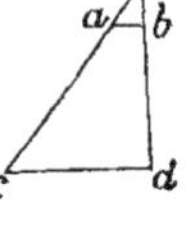

Plus bas Galien décrit la portion dorsale:

„Si, en examinant [l'épine du dos] ...... vous avez achevé l'examen des cinq [dernières] vertèbres du cou, vous rencontrerez au commencement du thorax un muscle situé sous la peau (*portion dors. du trapèze*). Ce muscle cache la partie du muscle qui s'étend le long des cinq vertèbres du cou (*rhomboïde du cou*), laquelle naît de sept autres vertèbres du thorax (*rhomboïde*), en sorte qu'il vous faudra d'abord enlever le muscle superficiel qui est situé plus bas (*trapèze*), si vous voulez voir le muscle qui vient du cou (*rhomboïde*). Vous couperez d'abord les attaches du muscle inférieur qui se trouvent aux douze vertèbres du thorax et, en partant de là, vous le séparerez jusqu'à son insertion à l'omoplate; ensuite vous agirez de même avec l'autre muscle. Quand vous aurez vu que le muscle superficiel et inférieur s'insère sur la racine de l'épine de l'omoplate (*portion dors. du trapèze*), et l'autre sur la base entière (*rhomboïde*), vous tirerez sur le commencement de chacun des muscles dans la direction de ses fibres pour apprendre leur action. Vous verrez alors que l'omoplate est tirée par tous les deux vers l'épine du dos, mais le muscle situé plus haut (*rhomboïde*) la porte quelque peu vers le cou, tandis que l'autre muscle (*portion dors. du trapèze*) la porte vers les parties inférieures de l'épine. S'ils sont tendus tous les deux à la fois, vous verrez que l'omoplate est portée directement en arrière vers les sept vertèbres du thorax le long desquelles elle s'étend". (Gal. De anat. administr. Lib. IV c. 10; o. c. II p. 467).

„At Galenum miror qui hunc musculum (*m. trapèze*) disjungens, ad medium fere libri quarti de Administrandis sectionibus, superioris musculi partis prolixius, quam de aliquo totius corporis ...... meminit: ad calcem ejus libri, inferiorem musculi partem, vix obiter nominat". (Vesalii Corp. hum. fabrica. Lib. II c. 26; Opera Lugd. Bat. 1725 T. I p. 224).

„Il (*le m. trapèze*) est aponévrotique à son bord supérieur; comme il l'est aussi au centre, cela permet de distinguer dans ce muscle, surtout chez les sujets peu vigoureux, deux portions: une portion cervicale et une portion dorsale". (Chauveau, Traité d'anat. comparée des animaux domestiques. Paris 1879 p. 253).

„Während die Ursprungsfasern des Muskels *(m. trapèze)* proximal und distal fleischig sind, sind die Anheftungen an den untern Hals- und oberen Brustwirbel sehnig; die beiderseitigen Sehnen bilden dort eine weissglänzende elliptische Figur (Semnopitheci, Hylobatiden, Chimpanse nach Gratiolet). Diese Verhältnisse erinnern uns an die beim Menschen zuweilen beobachtete Zweitheilung des Muskels, welche durch eine sehnige Umbildung des Muskels in der Mitte eingeleitet zu werden scheint; im Uebrigen kennen wir eine constante Spaltung des Muskels bei vielen Säugethieren". (Kohlbrügge, Muskeln und periphere Nerven der Primaten. Verhandel. der K. Akad. v. Wetensch. te Amsterdam. Tweede Sectie Dl. V n°. 6. Amst. 1897 p. 46).

NOTE E.

La signification des mots حلق *(ḥalq)* et حلقوم *(ḥulqūm)* chez Abulcasis.

Chez Abulcasis (Chirurgie Lib. II c. 43; ed. Channing p. 226) حلق *(ḥalq)* signifie la partie inférieure du cou: „...... il faut faire une petite incision transversale entre deux anneaux [de la trachée-artère], de manière que l'incision se fasse dans la membrane, et non dans le cartilage...... Si l'opérateur est timide (فان كان المعالج جبانا), il faut que la peau du cou (جلد الحلق, *djild al-ḥalq*) soit soulevée avec un crochet (صبّارة); ensuite on incisera la peau, jusqu'à ce qu'on ait atteint la trachée-artère......; puis on incisera la membrane dont nous avons parlé". Au lieu d'*opérateur*, Channing a *medicandus* et Leclerc (Chirurgie d'Abulcasis. Paris 1861 p. 120) a *sujet*. Le texte arabe porte المعالج. Lu *muʿālidj*, ce mot signifie *celui qui traite, opérateur ;* lu *muʿāladj*, il signifie *celui qui est traité, sujet*. Antyllus, cité par Paul d'Égine dit: εἰ δέ τις δειλότερος εἴη περὶ τὸ ἐνεργεῖν, ἀγκίστρῳ προανατείνας τὸ δέρμα διαιρείτω etc. „Si un opérateur n'est pas sûr de lui pour cette opération, qu'il divise [d'abord] la peau en la soulevant avec un crochet......" (Chirurgie de Paul d'Égine. Texte grec avec traduction française par R. Briau. Paris 1855 p. 166). Francis Adams (The seven books of Paulus Aegineta translated from the Greek. Lond. 1844—47. Vol. II p. 302) traduit de même: If one be more timid in operating, one may first stretch the skin with a hook and divide it, etc.

Chez Abulcasis حلقوم *(ḥulqūm)* signifie cou et trachée-artère: „...... cautérisez ensuite dans la fossette jugulaire (في ثغرة النحر) à la base du cou (al-ḥulqūm: عند أصل الحلقوم) dans l'endroit déprimé; évitez de pénétrer dans la gorge *(trachée-artère: ḥulqūm)*". (Chirurgie Lib. I c. 23; o. c. p. 52).

„Si la plaie [du cou] est compliquée de solution de continuité (فان كان الجرح قد قطع) de quelques vertèbres de la gorge (خرازات الحلقوم [*kharāzāt al-ḥulqūm*]: *cerceaux cartilagineux de la trachée-artère*), ou de la trachée-artère entière, les jugulaires ayant été respectées, il faut réunir par la suture les deux lèvres de la plaie par-dessus le tuyau de la gorge (قصبة الحلقوم [*qaṣbat al-ḥulqūm*]: *trachée-artère*) sans toucher la trachée-artère *(ḥulqūm)* que pour l'ajuster (بل سوّاه) et lui rendre sa forme naturelle". (Ibid. Lib. II c. 85; o. c. p. 376).

Il s'ensuit de ces passages qu'il ne s'agit pas des vertèbres cervicales, mais des cerceaux cartilagineux de la trachée-artère, et qu'Abulcasis n'emploie pas le mot *ḥulqūm (guttur)* seulement pour le cou entier, comme le dit M. Hyrtl: „Abulcasis gebraucht aber *Guttur* [*ḥulqūm*] nur für den ganzen Hals. Er.... nennt.... die Halswirbel *Vertebrae gutturis*, خرازات الحلقوم, *charāzāt al-ḥulqūm*". (Hyrtl, Arab. u. Hebr. i. d. Anat. p. 294).

NOTE F.

Description des tendons des muscles fléchisseurs des doigts par Galien.

„L'une des têtes de ces muscles produit quatre tendons qui s'insèrent sur tous les doigts, à l'exception du pouce, au commencement de la deuxième phalange; par ces tendons la deuxième articulation est fléchie *(fléch. superficiel)*. L'autre tête des tendons *(fléch. profond)* située au-dessous de la précédente, se divise en cinq portions dont chacune, munie d'un abri solide *(gaîne)*, parvient à la phalange extrême des doigts sur laquelle il s'insère. Un abri solide, plus dur que le tendon lui-même et ressemblant à une membrane épaisse, entoure tous les tendons, chacun séparément; vous pouvez nommer ce corps comme vous voulez, ligament, membrane et, d'un nom composé, ligament membraneux, ou membrane dure. Vous pouvez aussi le nommer enveloppe (περίβλημα) des tendons, revêtement (ἀμφίεσμα), couverture (σκέπασμα) et tunique (χιτών). Quand, au-dessous de l'endroit où la tête du muscle se divise, vous tirez sur chacun des tendons avec l'enveloppe dont nous avons parlé, vous verrez que la première et la troisième articulation de chaque doigt seront fléchies par les tendons sous-jacents *(profonds)*, situés sur les os des doigts, [la troisième phalange] parce que le tendon [même] y est attaché, tandis que la première est fléchie au moyen du ligament qui enveloppe [le tendon] et qui adhère aux os (τὴν πρώτην δὲ διὰ τοῦ περικειμένου συνδέσμου προσηρτημένου [Le texte de Kühn a προσηρτημένην] τοῖς ὀστοῖς). Les quatre tendons sus-jacents *(fléchis. superficiel)* fléchissent seulement l'articulation moyenne des quatre doigts, parce qu'ils s'insèrent sur la tête de la deuxième phalange....... Vous verrez les insertions des tendons en enlevant le ligament *(gaîne)* qui entoure les tendons. Les tendons sous-jacents *(fléch. profond)*, situés sur les os des doigts, s'insèrent, sans se diviser, sur le troisième os de chaque doigt Les quatre tendons sus-jacents *(fléch. superficiel)* s'insèrent sur le deuxième os, comme nous avons dit, mais, avant de se placer sous le grand tendon profond, chaque tendon se bifurque, contourne le tendon profond et s'insère sur les côtés des deuxièmes os". (Gal. De anatom. administr. Lib. I c. 5; o. c. T. II p. 249).

„...... tous les tendons [des fléchisseurs des doigts] se portant en ligne droite aux doigts, les plus petits *(fléch. superficiel)* sont placés sur les plus grands *(fl. profond)*, et chacune des quatre paires est protégée dans tout son trajet par de fortes membranes. Lorsqu'ils sont arrivés aux premières articulations, chacun des tendons sous-jacents *(profonds)* s'aplatit et fléchit la tête de la première phalange au moyen du ligament membraneux qui l'environne, et tout le reste de chaque paire continue sa route primitive vers l'extrémité des doigts, également sous-jacent aux autres tendons comme à leur origine, et également protégé par des membranes *(gaînes)*. Lorsqu'ils sont arrivés à la seconde articulation, le tendon supérieur *(fl. superficiel)* s'étant à son tour bifurqué, contourne le tendon sous-jacent par sa partie élargie des deux côtés et s'insère sur les parties [latérales] internes de la tête de la deuxième phalange. De là le tendon sous-jacent *(fl. profond)* s'avance seul vers la troisième articulation et s'insère sur la tête du troisième et dernier os du doigt........ Ainsi parmi les tendons internes qui fléchissent les doigts, ceux qui marchent profondément *(fl. prof.)*, mettent en mouvement la première et la troisième articulation de chaque doigt.........; .... les petits tendons *(fl. superf.)* s'insèrent sur une seule articulation, celle du milieu....." (Gal. De usu part. Lib. I c. 17; o. c. T. III p. 58; Daremb. I 149).

NOTE G.

Le ligne blanche.

D'après Sprengel (Geschichte der Arzneykunde III 77) la ligne blanche reçut son nom de Piccolhuomini [1526—1605]. Dans son dernier ouvrage (Die alten deutschen Kunstworte der Anatomie. Wien 1884 p. 147) M. Hyrtl dit: „Le premier anatomiste qui fit mention de la ligne blanche, comme *linea, quae est in medio ventris* fut Berengario [c. 1470—1530], c'est de Paré [1510—1590] qu'elle reçut le nom de *ligne blanche*, nom qui fut adopté par Spigelius [1578—1625] comme *Linea candida*, et par Haller [1708—1777] comme *Linea alba*".

Le nom de ligne blanche se trouve déjà chez Galien:

„Les muscles charnus, que j'ai nommé un peu plus haut les muscles droits, sont séparés par la ligne précitée qui est naturellement plus blanche qui les parties avoisinantes, puisqu'il ne se trouve point de chair au-dessous d'elle. En effet les tendons membraneux qui enveloppent les muscles droits et qui sont produits, comme je l'ai dit, par les muscles obliques, se rencontrent dans cette *ligne blanche* [κατὰ τήνδε τὴν λευκὴν γραμμήν]". (Gal. De anat. administr. Lib. V c. 7; o. c. T. II p. 514).

M. Hyrtl (Onomatol. anat. p. 274) se trompe quand il dit qu'Oribase désigne les intersections aponévrotiques (*inscriptiones tendineae*) des muscles droits abdominaux comme γαστροῤῥαφίαι (*sutures du ventre*). Comme Galien, Oribase désigne par ce mot une opération chirurgicale. Il dit:

„...... en quatrième lieu des muscles adhérents au péritoine, qui ont une position transversale (*transverses de l'abdomen*). La nature de la couche (σῶμα) composée de ces muscles et du péritoine reste cachée à la plupart des médecins, qui pensent que c'est le péritoine [seul]. Du reste dans l'opération nommée *sutures du ventre* ils passent des points de suture à travers cette couche, comme si c'était une membrane. (᾿Αμέλει κἂν ταῖς καλουμέναις γαστροῤῥαφίαις ὡς ὑμένα διαῤῥάπτουσιν αὐτό)". (Oribase, Des muscles de l'abdomen; o. c. III 466).

Galien après avoir décrit les muscles transverses dit: „Du reste dans l'opération nommée *sutures du ventre*, les médecins, comme si c'était le péritoine [seul], soulèvent et passent des points de suture à travers la couche composée des deux parties nommées, c'est-à-dire du péritoine propre et de l'extrémité membraneuse du muscle. (᾿Αμέλει κἂν ταῖς καλουμέναις γαστρομαφίαις ὡς περιτόναιον ἀνατείνουσι καὶ διαῤῥάπτουσι τὸ συγκείμενον ἐξ ἀμφοῖν τῶν εἰρημένων, λέγω δ᾿ἐκ τοῦ κατ᾿ ἀλήθειαν περιτοναίου καὶ τῆς τοῦ μυὸς ὑμενώδους τελευτῆς)". (Gal. De anat. administr. Lib. V c. 6; o. c. T. II p. 510).

„En effet, à l'endroit où ces muscles (*transverses de l'abdomen*) présentent un tendon large et mince, — leur aponévrose, — le péritoine (ὁ περιτόναιος ὑμήν) leur adhère de façon à s'en détacher difficilement; sachez que, pour cette raison, l'opération appelée *suture du ventre* (τὴν καλουμένην γαστροῤῥαφίαν), qu'on croit (οἴονται [Oribase]; οἷον τε [Gal. ed. Kühn]) faire sur le péritoine seul, se fait de plus sur l'aponévrose dont je parle". (Gal. De anat. administr. Lib. VI c. 4; o. c. T. II p. 551; Oribase, Du péritoine; o. c. T. III p. 350).

<h2 style="text-align:center">NOTE H.</h2>

Description des valvules du cœur par Galien.

„Les orifices du cœur étant au nombre de quatre, pour trois d'entre eux il existe trois membranes, et deux seulement pour l'artère veineuse (*veine pulmonaire*). Toutes naissent des orifices mêmes; mais issues de ce point, les unes pénètrent dans les cavités du cœur, de manière à s'y attacher par de forts ligaments (*cordages tendineux des valvules auriculo-ventriculaires*); les autres sont tournées en dehors (*valvules sigmoïdes*).

Il existe à la veine artérieuse (*artère pulmonaire*), qui, disions-nous, alimente le poumon, trois membranes inclinées de dedans en dehors, appelées, à cause de leur forme [C], *sigmoïdes*, par ceux qui ont pratiqué les dissections avec soin. A la veine qui amène le sang (*veine cave*), se trouvent aussi trois membranes tournées de dehors en dedans (*valvule tricuspide de l'orifice auriculo-ventriculaire droit que Galien considère comme celui de la veine cave*), mais dépassant beaucoup les précédentes par l'épaisseur, la force et la grandeur. Il n'existe pas dans la cavité droite un troisième orifice. En effet, la veine qui nourrit les parties inférieures du thorax (*grande veine azygos*) et celle qui entoure le cœur comme une couronne (περιστεφανοῦσα), — car c'est ainsi qu'on la nomme (*veine coronaire*), — ont leur origine en dehors de la naissance des membranes.

Dans l'autre cavité existe un orifice, le plus grand de tous, de la grande artère (*aorte*) dont naissent toutes les artères de l'animal; il s'y trouve aussi trois épiphyses de membranes *sigmoïdes* tournées de dedans en dehors. L'autre orifice, celui de l'artère veineuse (*veine pulmonaire*), laquelle se distribue dans le poumon, offre deux épiphyses membraneuses tournées de dehors en dedans (*valvule bicuspide ou mitrale de l'orifice auriculo-ventriculaire gauche que Galien considère comme celui de la veine pulmonaire*), et dont aucun des anatomistes n'a tenté de comparer la forme à un corps connu, comme pour les valvules sigmoïdes, car ceux qui les ont appelé *tricuspides* (τριγλώχινας), les ont nommé ainsi, non à cause de la forme de chacune d'elles, mais à cause de l'arrangement qu'elles offrent entre elles. En effet, quand elles sont réunies, elles ressemblent exactement à des pointes de dards (ἀκίδων [βελῶν. Oribase III 333] γλωχῖσιν). Mais il est permis d'appeler ainsi les membranes qui existent à l'orifice de la veine cave (*valvule tricuspide*), qui sont au nombre de trois. Quant à celles de l'orifice de l'artère veineuse (*valvule bicuspide ou mitrale*) qui sont au nombre de deux, on ne saurait les nommer ainsi de bon droit.......... Les membranes disposées de dehors en dedans, lesquelles, disions-nous, sont fortes et grandes (*valvules auriculo-ventriculaires*), ont, toutes, leurs extrémités attachées dans le cœur même, et retenues par des ligaments solides (*cordages tendineux des colonnes charnues*). Quand le cœur se dilate (διαστελλομένης αὐτῆς), chacun de ces ligaments, tendu par l'écartement du cœur, tire à lui et renverse, pour ainsi dire, la membrane sur le corps même de ce viscère. Les membranes étant donc renversées toutes trois circulairement sur le cœur, les orifices des vaisseaux s'ouvrent, et le cœur attire facilement par une large voie les matières contenues dans ces vaisseaux...... Ainsi par une seule action que fait le cœur en se dilatant, les membranes (*valvules*) tirées par le ligament se rabattent dans la cavité même du cœur......; les matières.... coulent sans empêchement dans les cavités de ce viscère, puisque rien n'y fait obstacle...... L'unique principe du mouvement de toutes ces parties est la dilatation (διαστολή) du cœur même". (Gal. De usu part. Lib. VI c. 14; o. c. T. III p. 476; Daremb. I 429).

Pour Galien le cœur est constitué essentiellement par les deux ventricules, l'oreillette (*atrium*) gauche faisant partie de la veine pulmonaire et l'oreillette droite faisant partie de la veine cave. Du ventricule gauche sortent l'artère aorte munie de valvules sigmoïdes, et l'artère veineuse (*veine pulmonaire*) munie de la valvule bicuspide ou mitrale. Le ventricule droit reçoit la veine cave ascendante (*partie thoracique de la veine cave inf. chez les animaux + v. cave sup.*) munie de la valvule tricuspide, et il envoie au poumon la veine artérieuse (*artère pulmonaire*) munie de valvules sigmoïdes. (Conf. Note I).

Du passage suivant s'ensuit encore que Galien considère l'oreillette (*atrium*) droite comme une partie de la veine cave: „Comme la substance du cœur était épaisse...... et réclamait un aliment épais, elle est alimentée par le sang de la veine cave, avant qu'il ne pénètre dans le cœur.....; avant que la veine cave pénètre dans la cavité (*ventricule*) droite, un rameau assez fort pour nourrir le cœur, s'en détache, et s'enroulant extérieurement autour de la tête (*base*) de ce viscère, se distribue dans toutes ses parties (*v. coronaire*)". (De usu part. Lib. VI c. 17; o. c. T. III p. 498, 499). Puisque la veine coronaire s'ouvre dans l'oreillette (*atrium*) droite, cette oreillette est donc pour Galien une partie de la veine cave.

Galien dit encore:

„Si quelqu'un, considérant les oreillettes comme faisant partie du cœur même, [comme Hérophile (Gal.)], augmente ainsi le nombre des orifices, il paraîtra être en désaccord avec [Érasistrate et (Gal.)] nous, car nous avons dit qu'il y a en tout quatre orifices des [quatre (Oribase)] vaisseaux du cœur. [........ (Gal.)]. En effet il n'y a qu'un seul orifice de l'artère veineuse (*v. pulmonaire*) dans la cavité (*ventricule*) gauche, [orifice muni de membranes (*valvule bicuspide ou mitrale*) tournées de dehors en dedans (Gal.)]; cependant ce vaisseau ne reste pas longtemps un tronc unique, mais dans la cavité de l'oreillette (ἐν τῇ [κατὰ τὸ οὖς (Oribase); κάτω οὔσῃ (Gal.)] εὐρυχωρίᾳ) il se divise immédiatement en quatre branches dont chacune arrive à un des lobes du poumon". (Gal. De anat. administr. Lib. VII c. 11; o. c. T. II p. 624; Oribase, Du cœur; o. c. T. III p. 336).

„En effet, ce vaisseau (*v. pulmonaire*) chez les fœtus, reçoit le sang de la veine cave par une ouverture d'une grandeur considérable (*trou de Botal [foramen ovale]*)". (De usu part. Lib. VI c. 21; o. c. T. III p. 510; Daremb. I 453).

„........ chez les fœtus il existe une ouverture servant de communication (*trou de Botal [for. ovale]*)] entre la veine cave et l'artère veineuse (*v. pulmonaire*)". (Ibid. Lib. XV c. 6; o. c. T. IV p. 243, 244; Daremb. II 148). Ces passages démontrent de même que pour Galien les oreillettes (*atria*) du cœur font partie des veines cave et pulmonaire.

Pour Vésale aussi la valvule tricuspide est attachée à la veine cave, et la valvule bicuspide ou mitrale à l'artère veineuse (*veine pulmonaire*).

„Ea corpora cordis membranas nuncupamus, quae cordis vasorum radicibus, ipsorumve exortibus adnata, colore, substantia, crassitie prorsus membranae existunt, materierum regurgationibus (quantum conjectura assequimur) praefectae...... Vena cava suas membranas, ut modo subjungam, locatas obtinet...... Haec itaque membrana, propter tres membraneos ab ipsa eductos processus, trium venae cavae orificii membranularum loco enumeratur. Quia autem processus illi, quum clauduntur, et invicem connivent, spiculorum sulcis structura similes existant, Graeci τριγλώχινας, quasi trisulcas diceres, eos appellavere (*valvule tricuspide*)...... ita quoque venalis arteria (*v. pulmonaire*) membranae cum cavae orificii membranis pleraque ostendunt communia. Ad radicem enim exortus venalis artériae, membraneus circulus ex cordis substantia enascitur...... venae cavae orificii membraneo corpore huc usque quam simillimus. Verum...... in duos tantum membraneos processus partitur...... Caeterum quia membraneus venalis arteriae circulus in duos tantum processus dirimitur, dissectionum proceres duas tantum membranulas ipsius orificio praefici asserunt: quas mitrae episcopali non admodum inepte contuleris, si modo partem caput amplectentem ipsi membraneo circulo, et hujus processus anteriori posteriorique mitrae cacumini assimilaveris (*valvule bicuspide ou mitrale*)....." (Vesal. Corp. hum. fabrica, Lib. VI c. 13; ed. L. B. 1725 T. I p. 513, 514).

NOTE I.

L'artère pulmonaire et le mécanisme de ses valvules,
par Galien.

„Le poumon avait, en effet, besoin d'aliments. Or, il n'était pas avantageux que le sang lui arrivât directement de la veine cave, bien qu'elle passe près de lui et le touche; c'est pourquoi il était nécessaire qu'il fût créé, pour le nourrir, une autre espèce de vaisseau qui ne ressemble nullement à la veine cave, et que ce vaisseau possédât une épiphyse membraneuse (ἐπίφυσιν ὑμένων: *valvules sigmoïdes de l'artère pulmonaire*), telle qu'il la possède à présent. Et il ne pouvait obtenir cela d'aucun organe, si ce n'est du cœur". (Gal. De usu part. Lib. VI c. 10; o. c. T. III p. 444; Daremb. I 406).

„Après avoir démontré l'utilité considérable de ces membranes (*valvules sigmoïdes*) et l'utilité encore plus grande de cette veine [artérieuse] (*art. pulmonaire*) si épaisse et si dure qui nourrit le poumon même, il convient de montrer que ni un vaisseau artériel, ni de semblables membranes ne purent prendre naissance de la veine cave. Qu'un vaisseau artériel ne pût sortir d'un vaisseau veineux, cela est évident pour tout le monde. La tunique de la veine est unique et mince, celle de l'artère n'est ni unique ni mince. L'artère a deux tuniques: la tunique intérieure est très épaisse, serrée et dure et se divise en fibres transversales; la tunique extérieure est délicate, mince et lâche comme celle de la veine. Il n'était donc pas possible qu'une tunique double et épaisse fût engendrée d'une tunique simple et mince, comme celle de la veine cave. Le cœur lui-même, tout épais qu'il est, ne donne pas naissance par tous ses points à un vaisseau artériel ou veineux indifféremment. Les vaisseaux à tunique simple, molle et mince naissent des parties à la fois plus molles et plus minces; les vaisseaux à tunique double, épaisse et dure, des parties plus denses. Des membranes de la forme et de la grandeur comme on les trouve à l'orifice de la veine artérieuse *(art. pulmonaire)*, ne pouvaient pas non plus être produites sans le concours du cœur. Il leur fallait un lieu sûr comme point de départ et de naissance, pour demeurer droites et inébranlables dans leur résistance aux courants rétrogrades des matières, alors que le thorax, agissant violemment, ramène intérieurement et contracte le poumon tout entier par une compression circulaire, et qu'il presse et comprime les veines *(branches de l'artère pulmonaire)* .... Plus le thorax tend à refouler le sang avec violence, plus les membranes ferment exactement l'orifice. Insérées circulairement de dedans en dehors, et entourant tout l'orifice, elles offrent chacune une forme et une dimension si exacte, que toutes à la fois tendues et dressées, elles constituent une seule grande membrane qui obstrue l'orifice. Renversées par les courants qui se dirigent de dedans en dehors, et retombant en dehors sur la tunique de la veine, elles leur permettent un passage facile à travers l'orifice qui s'ouvre et se dilate au plus haut degré. Que le courant vienne au contraire de dehors en dedans, il rapproche les membranes, de sorte qu'elles se serrent l'une sur l'autre et forment ainsi comme une porte exactement fermée". (Gal. Ibid. c. 11; o. c. T. III p. 457; Daremberg I 415).

NOTE K.

Le nom des veines du bras et de la jambe.

D'après M. Hyrtl le nom de la *veine céphalique* (القيفال, *al-qîfâl*) n'est pas d'origine grecque. „Sollte *al-kifâl* für die Araber ein Fremdwort gewesen sein, so haben sie es sicher nicht von griechischen Anatomen übernommen, für welche es keine κεφαλική gab". (Das Arab. u. Hebr. in der Anatomie p. 97; Onomatol. p. 103).

En effet, le nom κεφαλική ne se rencontre ni chez Galien, ni chez Aristote, Rufus d'Éphèse et les autres auteurs classiques grecs, mais il a été trouvé par M. le docteur Greenhill (A treatise on the small-pox and measles by Abū Becr Mohammed ibn Zacarîyā ar-Razī. Lond. 1848 p. 152), dans le livre *De febribus* (graece et lat. ed. Bernard. Amst. et L. B. 1749 p. 278) attribué à Synesius, et dans le Σύνοψις τῆς ἰατρικῆς de Léon.

Le premier ouvrage ne peut pas être allégué comme preuve de l'origine grecque du nom *céphalique*, car on n'est pas d'accord sur l'origine, grecque ou arabe, de cet ouvrage. (V. Haeser, Lehrb. der Geschichte der Medicin. 3e Bearb. Jena 1875 I 485, 486)

Dans l'ouvrage de Léon se trouve, dans le chapitre περὶ κεφαλαλγίας (Lib. II c. 1) le passage suivant: τέμνοντας τὴν κεφαλικὴν καὶ ὠμιαίαν λεγομένην φλέβα (incisant la veine appelée veine céphalique et veine de l'épaule)". (Ermerins, Anecdota medica graeca. L. B. 1840 p. 109).

Léon était contemporain de l'empereur byzantin Théophilus (829—842) [Haeser, Ibid. p. 476]. Au neuvième siècle on ne traduit pas encore en grec des livres arabes de médecine, c'est au contraire l'âge d'or des traductions des livres scientifiques grecs en arabe et ce n'est que plus tard qu'on a commencé à traduire les livres scientifiques arabes en latin. Le nom *al-qîfâl* est donc évidemment d'origine grecque.

Il est de même très invraisemblable que le nom de la *veine basilique* (الباسليق, *al-bâsîlîq*) soit d'origine arabe (Hyrtl, Ibid. p. 74; Onomatol. anat. p. 68). Je le crois aussi d'origine grecque, mais la preuve manque, car le nom βασιλική ne se trouve pas chez les auteurs grecs. Peut-être le trouvera-t-on un jour chez quelque auteur byzantin.

Les noms الأكحل (*al-akhal: la veine noire* [*v. médiane*]) et الأسيلم (*al-usaylim: v.*

salvatelle), sont de vrais mots arabes. Le nom *salvatella* ne vient pas de *al-aseilim [al-usaylim]* par addition, retranchement et changement de lettres (Hyrtl, Ibid. p. 210; Onomatol. anat. p. 459), c'est un mot forgé pour rendre littéralement *al-usaylim* qui signifie *la petite [veine] salutaire* (Hyrtl, Ibid. p. 211 l. 13). Dans la traduction de Gérard de Crémone (Avicennae Canon Lib. I, fen 1, traité 5, chap. 4; o. c. I p. 69) ce mot est rendu par *sceilen* (en marge „quam salvatellam vocant"), ailleurs (Lib. I, fen 4, traité 5, chap. 20 de phlebotomia; o. c. I p. 221, 222) par *sceilem*. Il ne signifie pas „der Fliessende" (Hyrtl, Ibid. p. 216); ce serait السائل *(al-sā'il)*. Il est toutefois possible que les mots *akḥal* et *usaylim* soient des *traductions* de termes grecs employés par quelque auteur byzantin.

Quant au nom de la *veine saphène* (الصافن, *al-ṣāfin*), on le croit ordinairement d'origine grecque, de σαφής ou σαφηνής, mais le nom ne se trouve pas chez les auteurs grecs. M. Hyrtl le croit d'origins arabe (Ibid. p. 212) et dit que le mot *ṣāfin* (صافن) signifie probablement *caché.* Je n'ai pas trouvé cette signification; mais M. de Goeje m'informe que le verbe صفن en hébreu signifie *cacher*, le participe صافن serait alors *celui qui cache.* L'origine grecque est peut-être douteuse, seulement M. Hyrtl se trompe quand il dit que σαφής n'exprime pas „ce qui est clair aux yeux, aux sens" („das dem Auge, den Sinnen Deutliche"), mais „ce qui est clair à la raison" („das dem Verstande klare"); car on trouve, chez Galien du moins, σαφής dans la signification de clair aux yeux, entre autres dans le passage suivant: A l'extrémité du menton l'os de la mâchoire inférieure n'offre qu'une seule division qui n'est pas distincte chez tous les individus [οὐκέτι πάντως σαφῆ] (De usu part. Lib. XI c. 20; o. c. T. III p. 937).

NOTE L.

L'apophyse vermiculaire et les glutia (γλουτία).

D'après M. Hyrtl (Arab. u. Hebr. i. d. Anat. p. 113 note 3) l'apophyse vermiculaire (ἀπόφυσις [et ἐπίφυσις] σκωληκοειδής) de Galien est le lobe médian du cervelet, nommé aujourd'hui *éminence vermiculaire* et *vermis*, les sillons transversaux et les anneaux de cette partie rappelant les anneaux d'une chenille, tandis que d'après cet auteur l'épiphyse vermiculaire d'Oribase (Onomatol. anat. p. 607) et le ver (دودة, *dūda*) d'Avicenne (Arab. u. Hebr. p. 113) sont les plexus chorioïdes latéraux. Car, dit M. Hyrtl, tandis que Galien, connaissant parfaitement les plexus veineux du cerveau, leur donnait le nom de plexus chorioïdes (πλέγματα χοριοειδῆ), Oribase donnait ce nom seulement à la toile chorioïdienne et au plexus chorioïde *médian*, tandis qu'il donnait aux plexus chorioïdes *latéraux* le nom d'*apophyses vermiculaires* (Onomat. anat. p. 607). Le seul passage d'Oribase où se trouvent ces noms est le suivant: „...... la bifurcation de la grande veine *(veines de Galien)* par laquelle sont formés presque tous les plexus chorioïdes des ventricules antérieurs (V. p. 657 note 2) ...... „L'épiphyse vermiculaire qui s'étend sur tout le canal, surveille et régit le passage du pneuma *etc.*" (V. p. 659 note 1 ligne 5). Ce passage ne confirme pas, à ce qu'il me semble, l'assertion de M. Hyrtl, et les descriptions qu'Oribase et Galien donnent de cette apophyse sont d'ailleurs, à quelques variantes près, mot pour mot identiques (V. p. 659 note 1), de sorte qu'il est difficile d'admettre qu'Oribase avait en vue une autre partie que Galien. La description d'Avicenne me paraît être imitée de celle de Galien et d'Oribase (V. p. 656 l. 17).

M. Hyrtl dit qu'on s'imaginait que les vers „qui sont placés en forme d'arc sur les couches optiques *(glutia)* et y adhèrent, tantôt se raccourcissaient, tantôt s'allongeaient. En se raccourcissant ils produisaient un rapprochement des deux couches optiques jusqu'à leur jonction, tandis qu'en s'allongeant ils produisaient un écartement de ces couches" (Onomatol. anat. p. 608). Si Oribase et Avicenne disaient cela, on pourrait, en effet, croire qu'ils avaient en vue les plexus chorioïdes, comme c'est le cas chez Berengario Carpi (V. plus bas). Mais les *glutia* ne sont pas les couches optiques; ce sont les *tuber-*

cules quadrijumeaux (V. p. 798) et Avicenne dit que le ver en s'allongeant et en devenant moins large bouche le canal, tandis que le canal s'ouvre quand le ver se raccourcit et devient plus large. Oribase aussi dit, comme Galien, que l'apophyse vermiculaire en s'allongeant bouche le canal; quand elle se recourbe en arrière elle ouvre le canal: „En effet, comme elle s'arrondit en se recourbant, et se contracte sur elle-même, autant elle perd en longueur, autant elle gagne en largeur".

Il me semble donc que l'apophyse vermiculaire d'Oribase et le ver d'Avicenne ne sont pas les plexus choroïdes, mais la même partie que celle nommée par Galien apophyse vermiculaire, c'est-à-dire le lobe médian *(éminence vermiculaire)* du cervelet, bien que ces descriptions soient peu propres à permettre une détermination certaine de cette partie.

Plus tard cependant, Mondino (c. 1275—1326), Achillini (1463—1512), Carpi (c. 1470—1530) ont donné le nom de vermis au plexus chorioïde (Hyrtl, Arab. u. Hebr. i. d. Anat. p. 113). Chez Berengario Carpi, par exemple, le ver est évidemment le plexus chorioïde: „Substantia rubea, vermis dicta, ex venis et arteriis composita, ab uno extremo ad aliud cujuslibet ventriculi tendit, et motum habet, aperiens et claudens ventriculum voluntarie". (Isagogae breves in cap. de medulla cerebri, d'après la citation de M. Hyrtl, Arab. u. Hebr. i. d. Anat. p. 115). Ailleurs (Hyrtl, Onomat. anat. p. 608 note 5) la citation porte: „Substantia rubea, vermis dicta, motum habet, aperiens et claudens meatum (ventriculum) voluntarie".

Vésale (De hum. corp. fabrica Lib. VII c. 10; Vesalii opera cura Boerhaave et Albini T. I p. 549) dit a propos de cette apophyse vermiculaire:

„Dicebamus namque unam quodammodo cerebelli partem a prioribus in posteriora, veluti in orbem duci, eamque talibus implexam involutionibus, ut vermis in ligno nascentis effigiem appositissime commonstret [1]). Duo itaque hujus partis apices, processusve, quorum hic anteriorem ventriculi cerebello et dorsali medullae communis sedem respicit, ille vero posteriorem, a dicta nuper similitudine Graecis σκωλγκοειδεῖς nuncupabantur. At non satis scio, cur Galenus vermiformem processum inferiori meatus ex tertio ventriculo in quartum pertinentis orificio praefectum esse tradiderit, ac velut alterius tantum processus apicisve munus explicuerit. Quamvis etiam mihi haud constet, utrum ipsorum, anteriorem videlicet an posteriorem, indicaverit. Nam si priorem intelligit, is suo mucrone, si quando educeretur, ad meatus orificium nequaquam sese posset producere: quum tunc retrorsum magis dirigeretur, communem cerebelli et dorsalis medullae ventriculum potius quam illud meatus tertii ventriculi orificium occupaturus. Posterior autem processus seu apex, qui antrorsum ex posterioribus protenditur, praeterquam quod suo mucrone in cerebelli sinus substantiam magis quam prior confundi videatur, neque ut ille promineat, neutiquam ad posterius tertii ventriculi meatus orificium usque produci posset. Sed quorsum haec commemoro? quum neminem ambigere existimem, meatum illum numquam debere occludi, quandoquidem nullum obstructionis usum (quidquid nobis confinxerimus) indagare valeamus: quum interim, ut animalis spiritus continuo in dorsalem medullam confluat, illum meatum perpetuo patere conducat........ Sed unde, obsecro, huic (quisquis tandem ille est) processus iste ex voluntate sua pendens motus obtingeret?...... Unde etiam multo maxime Galenum miror, qui tenuis membranae partes cerebellum cerebri testibus colligantes, vincula et veluti tendines appellaverit, qui utrinque latera vermiformis processus complecterentur, ne forte dum is movetur, in obliquum declinet. Nihil enim aliud sunt illi Galeni tendines, quam nunc dictae tenuis membranae portiones".

J'hésite à admettre cette opinion; Galien décrit ces tendons dans son Manuel des dissections (V. un peu plus bas) comme des „corps (σώματα) minces qui relient l'épiphyse vermiculaire antérieure aux parties de l'encéphale situées des deux côtés près des fesses". Dans la description du cerveau, Galien se sert du mot corps (σῶμα) en parlant des parties du cerveau même: corps voûté, les corps qui environnent le conduit, le corps appelé conarium, les corps qui sont en rapport avec le conarium *(tuberc. quadrij. ant.)* et les corps situés en arrière de ceux-ci *(tuberc. quadrij. post.)*. J'avoue pourtant que je

---

1) ἐν σχήματι παραπλησίως τῷ κατὰ τὰ ξύλα γεννωμένῳ σκώλγκι (Gal. De anat. administr. Lib. IX c. 5; o. c. T. II p. 729).

ne sais pas quels „corps" Galien avait en vue. Ce sont peut-être les *pédoncules cérébel-leux sup.*; d'après M. Daremberg (o. c. T. I p. 568) ce sont peut-être les *racines des nerfs pathétiques.*

D'après M. Hyrtl (Onomat. anat. p. 438 note 3; Arab. u. Hebr. i. d. Anat. p. 116) les γλουτία de Galien sont les *couches optiques*, mais la description que Galien donne de ces parties dans son Manuel des dissections démontre que ce sont les *tubercules quadri-jumeaux ou bigéminés.*

„Après avoir bien mis à découvert toutes les parties dont nous nous occupons, vous verrez le troisième ventricule situé entre les deux ventricules antérieurs *(latéraux)* et le quatrième qui se trouve par derrière. Vous apercevrez que le canal sur lequel est placé le conarium *(glande pinéale)* mène au ventricule moyen, en sorte qu'il paraît qu'il y a dans la cavité deux orifices assez grands, dont l'un mène au cervelet, — car en intro-duisant une sonde à deux boutons (διπυρήνην) ou une sonde dont l'une des extrémités est en forme de spatule (σπαθομήλην), vous verrez qu'elle pénètre dans le ventricule postérieur *(4ᵉ ventricule)*, — tandis que l'autre orifice se trouve au fond du ventricule moyen et se dirige en bas *(aditus ad infundibulum)*. Lorsque vous aurez mis à découvert le co-narium en le détachant des parties qui l'entourent, mais en laissant intacte la partie placée sur le canal, le conarium se renversera ordinairement et ne restera pas debout comme lorsqu'il était encore entouré des membranes vasculaires *(toile chorioïdienne)*. En général il se renverse en s'inclinant *en arrière, mais il est reçu dans sa chute* par des corps légèrement arrondis qui, bien qu'ayant des contours propres, sont pourtant des parties du cerveau entier et qui ont la même substance que celui-ci. Quelques-uns les appellent, d'après leur forme, *fesses (γλουτά)*, d'autres *petits jumeaux (διδύμια, petits testicules)*, parce qu'ils donnent aussi le nom de *jumeaux (διδύμους)* aux testicules, comme s'il était plus noble *(ὡς σεμνότερον ὄν)* de les appeler ainsi".

Il s'ensuit de cette description que les γλουτία *(petites fesses)* ne sont pas les *couches optiques* qui, étant situées devant le conarium, ne peuvent pas le recevoir quand il se renverse en arrière, mais que ce sont les *tubercules quadrijumeaux.*

Galien poursuit en ces termes:

„Ce canal dont nous avons parlé et qui du ventricule moyen se rend au ventricule postérieur entre ces fesses, est couvert d'une tunique propre ayant la même nature que la méninge qui réunit tous les vaisseaux du cerveau...... Au-dessus de ce canal est située une partie de l'encéphale ayant des contours qui ressemblent à la forme d'un ver (σκώληξ, *larve ou chenille*) qui naît dans le bois. De là lui vient son nom, les anato-mistes appelant *épiphyse vermiculaire* ce corps qui couvre le canal entier. Vous verrez que ce corps a deux extrémités dont l'une se trouve en avant, s'étendant, comme il est dit, vers le conarium; l'autre se trouve par derrière, mais elle n'est pas encore visible, car elle est couverte par toute la partie supérieure de la substance postérieure de l'en-céphale *(cervelet)*. Après avoir saisi l'extrémité de cette substance située près du com-mencement de la moelle épinière, vous tâcherez de la porter en avant, tout en la ren-versant, jusqu'à ce que vous voyiez un autre corps pareil au ver. Quand vous l'aurez trouvé, vous enlèverez peu à peu la plupart des corps situés au-dessus, de sorte qu'il ne reste que ceux près du canal qui présentent deux extrémités ressemblant, quant à leur forme, aux vers dont nous avons parlé. Vous verrez alors aussi les corps minces qui relient l'épiphyse vermiculaire antérieure aux parties de l'encéphale situées des deux cotés près des fesses. Quelques-uns des anatomistes appellent ces corps *tendons*". (Gal. De anat. administr. Lib. IX c. 4, 5; o. c. T. II p. 728).

Le canal qui d'après Galien se rend du ventricule moyen au ventricule postérieur *entre* ces fesses (μεταξὺ τῶν γλουτῶν τούτων) n'est pas l'aqueduc de Sylvius, qui passe *au-dessous* des tubercules quadrijumeaux. En introduisant une sonde (V. plus haut) Galien a fait une communication artificielle causée par la rupture de la valvule de Vieussens *(velum medullare ant.)*, organe mince et délicat.

M. Daremberg dit à propos de ce canal: „Au niveau de la *grande fente cérébrale de Bichat*, au milieu de laquelle est située la glande pinéale *(conarium)*, on trouve l'espace designé par M. Magendie sous le nom de *confluent du liquide céphalo-rachidien*. Cet espace a pour parois, en bas et latéralement, les tubercules quadrijumeaux, en haut, l'arachnoïde qui se jette en manière de pont du cerveau sur le cervelet; c'est cet espace et non *l'aqueduc de Sylvius*, comme je l'avais cru d'abord, que Galien considère comme le canal de communication entre les ventricules du cerveau et celui du cervelet. Ce canal s'ouvre antérieurement dans le ventricule moyen par la partie moyenne de la *grande fente cérébrale*, et en arrière il communiquerait, d'après Galien, avec le ventricule du cervelet au niveau de la valvule de Vieussens. Si Galien paraît croire que cette communication existe, c'est que la *valvule de Vieussens* est si délicate, qu'elle se rompt au moindre contact, et qu'il se forme alors une communication artificielle ......" (Œuvres de Galien T. I p. 566 note 1).

NOTE M.

La forme de l'humeur glaciale (cristallin).

„Puisque les objets sont vus en lignes droites et qu'en avant de l'humeur glaciale (*cristallin*) se trouve l'ouverture de l'iris (*pupille*) par laquelle elle devait avoir de la communication avec les objets qu'elle doit percevoir, il est clair déjà, pour qui se rappelle ce que nous avons dit, que le corps exactement sphérique, communiquera par moins de ses parties et le corps plan par plus de ses parties avec les objets perçus. Si vous ne comprenez pas encore, je l'expliquerai aussi par des lignes.

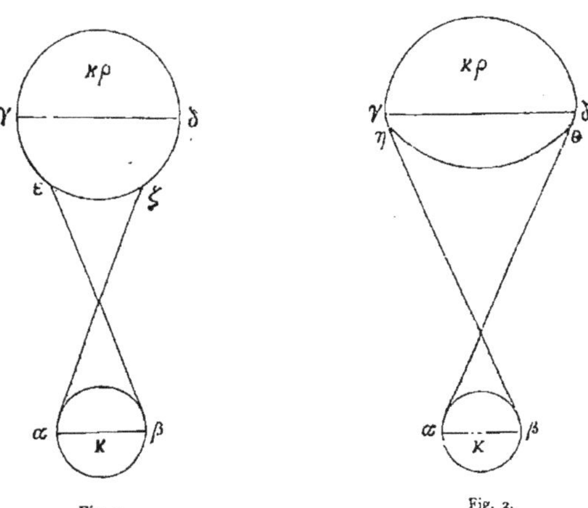

Fig. 1.   Fig. 2.

Soit (fig. 1) $\alpha\beta$ le diamètre de la pupille ($\varkappa$) qui est un cercle parfait et $\gamma\delta$ le diamètre du cristallin ($\varkappa\rho$) et soit $\gamma\varepsilon\zeta\delta$ la partie du cristallin tournée du côté de la pupille. Menez de la pupille au cristallin les lignes tangentes $\beta\varepsilon$, $\alpha\zeta$, il est clair que la portion $\varepsilon\zeta$ sera en communication avec les objets perçus, et que de chaque côté les parties $\gamma\varepsilon$, $\delta\zeta$, n'auront par aucun de leurs points communication avec les objets perçus.

Si le cristallin était moins convexe (fig. 2), il communiquerait par plus de ses parties, attendu que les lignes droites tangentes embrassent une moindre partie des corps convexes et une plus grande des corps plans. En effet, supposez dans le cristallin plus aplati,

la portion $\gamma \eta \theta \delta$ tournée du côté de la pupille et menez de nouveau des extrémités de
la pupille les tangentes $\beta \eta$, $\alpha \delta$, la portion $\eta \theta$ du cristallin sera en communication avec
les objets perçus, il n'y a de chaque côté des tangentes qu'une partie très petite ($\gamma \eta$, $\theta \delta$)
qui soit privée de cette communication. Car si le cristallin était exactement un plan, il
aurait tout entier participé à la communication. Mais il a été démontré que pour être à
l'abri des lésions il doit être arrondi. C'est encore là l'œuvre admirable de la nature
qui l'a créé arrondi et en même temps susceptible de communiquer avec les objets perçus
par le plus grand nombre de ses parties". (Gal. De usu part. Lib. X c. 15; o. c. T. III
p. 838; Daremberg 1 650).

NOTE N.

La couronne ou l'iris et la chorioïde.

Par *iris* ($\tilde{\iota}\rho\iota\varsigma$) ou *couronne* ($\sigma\tau\epsilon\varphi\acute{\alpha}\nu\eta$ [اكليل], *iklil* d'Avicenne]) Galien n'entend pas
l'iris des modernes, mais la région ciliaire; il décrit l'iris comme un cercle au niveau duquel
se réunissent toutes les tuniques et les humeurs de l'œil: „Comme l'insertion (*de la rétine*)
dont nous venons de parler se fait de toutes parts sur le milieu (*la circonférence*) du
cristallin, qui est rond, il en résulte nécessairement un cercle [parfait (Oribase)], et c'est
le plus grand cercle sur le cristallin, qu'il divise en deux parties....... Il était convenable d'empêcher, au niveau de ce cercle, l'humeur vitrée d'avancer; c'est pourquoi le
cristallin est placé au milieu sur l'humeur vitrée...... Ce cercle sert de borne commune
et de lien à ces deux corps (*cristallin et humeur vitrée*) aussi bien qu'au corps en forme de
filet ($\dot{\alpha}\mu\varphi\iota\beta\lambda\eta\sigma\tau\rho\sigma\epsilon\iota\delta\tilde{\eta}\varsigma$, *rétine*), et en quatrième lieu à la tunique chorioïde...... Ici comme
dans l'encéphale la chorioïde est entourée par une tunique (*sclérotique*) provenant de
l'épaisse membrane...... Cette tunique...... s'insère sur ce cercle du cristallin en
question et forme au même point une cinquième insertion...... Sur ce même cercle
arrive extérieurement et de près une sixième tunique (cercle [Oribase]), qui s'insère sur la
tunique dure (*sclérotique*), comme une aponévrose (ce sont les aponévroses [Oribase]) des
muscles moteurs des yeux (*épanouissement des tendons des muscles de l'œil*). Outre ces cercles,
il en existe un autre ($\ddot{\alpha}\lambda\lambda\sigma\varsigma$ [Oribase]; $\ddot{\sigma}\lambda\omega\varsigma$ [Gal.]), le septième: c'est l'insertion du
périoste qui rattache à la fois tout l'œil aux os et recouvre les muscles moteurs de l'œil.
Vous pouvez voir, même avant la dissection, cette membrane manifestement blanche (*conjonctive*), se terminant à l'endroit où chacun des autres cercles est placé au-dessous, là
où le blanc touche au noir. Cet endroit est appelé *iris* [par les gens instruits en telle
matière (Gal.)], mais quelques-uns le nomment *couronne*. Si vous parvenez à les séparer
habilement et que vous les examiniez sans les confondre, vous verrez dans cet endroit
sept ($\dot{\epsilon}\pi\tau\acute{\alpha}$ [Oribase]; $\ddot{\epsilon}\xi$ [Gal.]) cercles placés les uns sur les autres, différents d'épaisseur
et de couleur, en sorte que, même malgré vous, vous ne pouvez donner à cet endroit
d'autre nom que celui d'*iris*". (Gal. De usu part. Lib. X c. 2; o. c. T. III p. 766;
Daremberg I 611; Oribase III 296).

Les sept cercles de Galien et d'Oribase (Hyrtl, Onomat. anat. p. 589 dernière ligne)
sont donc les extrémités en forme de cercle des parties suivantes: 1. Cristallin. 2. Corps
vitré. 3. Rétine. 4. Chorioïde. 5. Sclérotique. 6. Épanouissement des tendons des muscles
de l'œil. 7. Conjonctive.

A l'iris des modernes Galien donne le nom de $\dot{\rho}\alpha\gamma\sigma\epsilon\iota\delta\dot{\eta}\varsigma$ $\chi\iota\tau\tilde{\omega}\nu$ (*tunique qui ressemble
à un grain de raisin*). Ce n'est que dans le livre intitulé Introductio s. medicus (c. 10;
o. c. T. XIV p. 702), attribué à tort à Galien que le nom *iris* signifie l'iris des modernes
„...... le blanc de l'œil, au milieu duquel se trouve l'iris, cercle qui présente des
couleurs variées; c'est pourquoi il est nommé iris, à cause de sa ressemblance à l'iris
céleste. La partie située justement au milieu est la pupille ...." Dans le Methodus
medendi (Lib. XIV c. 19; o. c. T. X p. 1020) l'iris ou la couronne n'est pas l'iris des
modernes (Hyrtl, Onomat. anat. p. 589), mais encore „l'endroit où se réunissent toutes
les tuniques".

Chez Rufus d'Éphèse Ἶρις est l'iris des modernes. „On appelle ..... iris ce qui s'étend de la pupille jusqu'au blanc". (Du nom des parties du corps; ed. Daremberg et Ruelle p. 136).

Galien croyait que la chorioïde était en communauté directe de vaisseaux avec la rétine. Il dit que l'insertion de ces vaisseaux sur la rétine était comparée aux cils *(corps ciliaire)*.

„On voit, en effet, que cette tunique chorioïde possède elle-même dans toutes ses parties un grand nombre de vaisseaux ...... Le principe de cette tunique aussi est la mince méninge *(pie-mère)* qui entoure l'encéphale et qui ...... accompagne tous les nerfs, amenant avec elle une artère et une veine. Il faut ici encore admirer la sagesse du Créateur: tandis qu'en aucune autre région il ne sépare d'aucun nerf les membranes qui l'accompagnent ...... ici seulement, aussitôt que le nerf s'est inseré dans l'œil, le Créateur écarte et sépare du nerf les deux membranes *(chorioïde et sclérotique)* ...... Il est déjà évident que les autres prolongements nerveux se comportent d'une manière tout opposée, puisque dans aucun d'eux la nature ne sépare jamais l'une de l'autre des méninges, tandis que dans les yeux elle les écarte l'une de l'autre et du prolongement supérieur *(nerf optique)*. D'un autre côté, la portion de ce prolongement, située dans l'œil *(rétine)*, est conforme à l'encéphale même, en ce qu'elle possède des artères et des veines qui l'enlacent tout entière ......; mais elle n'y ressemble plus en ce que la méninge mince et molle *(pie-mère; chorioïde)*, ou l'a quittée ou lui a transmis d'en haut des veines et des artères en s'en séparant ...... Seule en effet cette partie *(la chorioïde)* se sépare et manque complètement de vaisseaux. Peu après, elle reparaît avec une apparence chorioïdienne aussi prononcée que sur l'encéphale; elle a reçu de toutes les régions supérieures de nombreuses insertions de veines ...... Elle revient en effet amenant une foule considérable de vaisseaux déliés, voisins les uns des autres, et avec tous ces vaisseaux elle s'insère de nouveau sur le prolongement supérieur *(rétine)*; cette insertion des vaisseaux ressemble, dirait-on, aux poils des paupières *(corps ciliaire)*. C'est la comparaison faite, non à tort selon moi, par ceux qui s'occupent d'histoire naturelle". (Gal. De usu part. Lib. X c. 2; o. c. T. III p. 763; Daremberg 1 609).

NOTE O.

L'utilité de l'iris. (Galien).

„Mais le Créateur a pris soin, d'abord que la cornée reçût des aliments, deuxièmement qu'elle ne fût jamais en contact avec l'humeur glaciale *(cristallin)*, et troisièmement qu'elle ne laissât échapper la lumière, et c'est par un seul moyen qu'il a obtenu tous ces résultats .... Rappelez-vous ...... comment nos yeux sont incommodés par une lumière vive et brillante.

Peut-être ignorez-vous à quel point furent incommodés les soldats de Xénophon qui marchaient à travers la neige épaisse [1]); car je ne serais pas étonné que vous n'ayez pas souci des écrits de cet historien.

Vous ignorez également, je pense, que Denys, tyran de Sicile avait fait construire au-dessus de la prison et enduire de plâtre une pièce d'ailleurs très brillante et très éclatante qu'après un long séjour au fond de la prison, il y faisait monter les prisonniers; transportés de longues et épaisses ténèbres, dans la lumière brillante, ils devaient contempler la lumière avec joie, mais après l'avoir contemplée ils devenaient aveugles, ne pouvant supporter l'éclat soudain et intense d'une lumière brillante.

Laissant donc ces récits, je tâcherai de vous rappeler des faits journaliers. Voyez d'abord

---

1) Anabasis IV 5; particul. § 12, 13: „ἐλείποντο δὲ τῶν στρατιωτῶν οἵ τε διεφθαρμένοι ὑπὸ τῆς χίονος τοὺς ὀφθαλμοὺς ...... ἦν δὲ τοῖς μὲν ὀφθαλμοῖς ἐπικούρημα τῆς χίονος εἴ τις μέλαν τι ἔχων πρὸ τῶν ὀφθαλμῶν ἐπορεύετο ...."

les peintres, surtout lorsqu'ils peignent sur du parchemin (διφθέραις) blanc [1]), comme leur
vue se fatigue aisément, si elle est dépourvue de tout préservatif. Dans cette prévision,
ils disposent des couleurs bleu foncé et grises (κυανά τε καὶ φαιά), et en y jetant souvent
les yeux, ils reposent leur vue. Voyez encore les gens atteints d'ophthalmie: la lumière
accuse leur mal et les gêne, mais les objets de couleur grise et bleu foncé ne les in-
commodent pas. Ceux qui veulent voir de loin par un jour brillant placent les mains
au-dessus des yeux, sur les sourcils mêmes, ou ils se servent d'un autre objet plus large
que les mains et qui abrite mieux...... Mais si l'on voulait contempler le soleil même
sans cligner des yeux, on perdrait bientôt la vue, et dans les éclipses beaucoup de gens
qui voulaient prendre une connaissance plus exacte du phénomène, en tenant les yeux
fixés sur le soleil, sont devenus complètement aveugles sans s'en apercevoir. Si vous n'en
croyez pas Xénophon, vous pouvez apprendre par expérience [la vérité de ce qu'il ra-
conte]....... La nature ne devait donc pas dissiper dans les yeux mêmes la lueur de
l'humeur glaciale (cristallin). Mais pour que cette lueur, et avec elle celle de l'humeur
vitrée se conservât soigneusement, concentrée et pressée de toutes parts, la nature a
disposé la tunique chorioïde...... Elle l'a faite noire en plusieurs endroits, grise et
bleu foncé en plusieurs autres. Elle a prolongé à partir de la couronne (V. Note N), en
même temps que la cornée, cette tunique *(iris)* qui remplit les trois fonctions utiles dont
nous parlions, nourissant la cornée qui l'avoisine, l'empêchant de tomber sur le cristallin
(κωλύσοντα δὲ προσπίπτειν τὸν κερατοειδῆ σκληρὸν ὄντα τῷ κρυσταλλοειδεῖ [Oribase]; κωλύσοντα προσπίπτειν τῷ κρυσταλλοειδεῖ τι βλαβερόν [Galien]), servant enfin à soulager la
vue fatiguée. C'est donc involontairement, je pense, que nous fermons tous à l'instant
les paupières, quand nous souffrons de l'éclat de la lumière, recourant en hâte au soulagement naturel. J'admire encore la couleur bleu foncé dont cette tunique est enduite.
En effet, cette couleur ne se trouve dans aucune autre partie du corps que dans celle-là
seule, et aucune autre ne paraît en avoir besoin que celle-là; il est clair, et c'est ce
qui a été démontré dans tout le discours, que la nature n'a rien créé imparfaitement
ni inutilement". (Gal. De usu part. Lib. X c. 3; o. c. T. III p. 774; Daremberg I 617).

NOTE P.

Le lobe azygos du poumon droit.

„Que le nombre des lobes du poumon n'est pas inégal, comme dans le foie, mais que
chez tous les animaux qui font l'objet de notre traité, il y a deux lobes au côté droit
du poumon et deux au côté gauche, c'est admis par tous [les anatomistes]; il est admis
également, sinon par tous [les anatomistes], du moins par ceux qui dissèquent avec soin,
qu'il existe, en plus, dans le côté droit du thorax un cinquième petit lobe *(lobe azygos
des mammifères)* qui forme comme un prolongement de l'un des deux autres. Vous trouverez
très facilement ce lobe en faisant attention à la veine cave, car il est placé sous cette
veine, exactement à l'endroit où, quittant le diaphragme, elle arrive dans le thorax. Quelquefois on peut même voir clairement à la surface de ce lobe une excavation sur laquelle
s'appuie la veine quand l'animal est encore en vie: car, après la mort, le poumon paraît
toujours affaissé et petit, l'espace entre le poumon et le thorax étant devenue considérable,
contrairement à la disposition chez l'animal vivant". (Gal. De anatom. administr. Lib. VII

---

1) „..... und vermuthlich ist bei den Augenkrankheiten, welche (nach Galen) Maler
sich durch Malen auf weiszem Pergament zuzogen, an diese Titel- und andere illustrirende
Bilder der Bücher zu denken". (Friendlaender, Darstellungen aus der Sittengeschichte
Roms. 5ᵉ Aufl. III 207).

c. 11; o. c. T. II p. 625; Oribase, Du poumon; ed. Bussemaker et Daremberg T. III p. 329).

„Vous ne trouverez pas d'animal où le nombre des lobes de la partie droite du poumon ne surpasse d'un celui des lobes de la partie gauche. Toutefois, les animaux n'ont pas tous deux lobes de chaque côté comme l'homme *(c'est-à-dire le singe)*. Certains d'entre eux en présentent aussi davantage. Chez tous, en effet (*οὖν*), un lobe particulier est établi sous la veine cave". (Gal. De usu part. Lib. VI c. 4; o. c. T. III p. 423; Daremberg, o. c. T. I p. 391).

Galien n'admet que deux lobes pour le poumon droit, tandis que chez la plupart des singes, des ruminants, des carnassiers, des rongeurs il y en a trois, comme chez l'homme, ou quatre, indépendamment du lobe azygos.

„Le poumon droit des quadrupèdes diffère de celui de l'homme par la présence d'un *lobe accessoire* appelé aussi *lobe azygos, lobus impar* ...... Ce lobe accessoire est situé entre le troisième lobe et le diaphragme; il remplit l'espace qui sépare chez eux le rachis de la veine cave inférieure *(postérieure)*. On ne le rencontre que très exceptionnellement chez l'homme". (Sappey, Traité d'anatomie descriptive T. IV p. 460).

„Dans le poumon droit cette face médiastine [du poumon] présente un petit lobule particulier qui manque du côté gauche. La *base* ou la *face diaphragmatique* du poumon ...... est concave ...... On y voit, sur le poumon droit, la face postérieure du petit lobule signalé du côté interne, et une sorte d'échancrure profonde creusée entre ce lobule et le lobe principal pour le passage de la veine cave postérieure". (Chauveau, Traité d'anatomie comparée des animaux domestiques p. 527).

A cause de sa ressemblance à une feuille de rose, ce lobe azygos est appelé dans le Talmud *partie d'une rose* [*Rosentheilchen*]. (Kazenelson, Die normale und patholog. Anatomie des Talmud. Histor. Stud. aus dem pharmakol. Institute zu Dorpat herausgeg. v. R. Kobert Bd. V Halle 1896 p. 251).

NOTE Q.

L'os du cœur (Galien).

„L'os du cœur qu'on croit exister chez les grands animaux, mais non dans tous, existe aussi dans tous les autres; ce n'est pourtant pas chez tous un os parfait, mais un cartilage. Les choses se passent ainsi en général chez tous les animaux: Les membranes appelées, disions-nous, *triglochines (valvules des orifices auriculo-ventriculaires)* et la racine des vaisseaux artériels *(aorte et artère pulmonaire)* sont appendues à une substance toujours dure, mais non pas également dure chez tous les animaux: chez les petits animaux elle est un peu cartilagineuse, chez les plus gros c'est un cartilage parfait, chez les animaux très grands c'est un cartilage osseux; plus l'espèce de l'animal est grande, plus ce cartilage participe à la nature de l'os. Chez les plus grands animaux, où la plus grande partie en est de substance osseuse, il convient de l'appeler os cartilagineux et non cartilage osseux; en effet, ce qui naît autour de cette substance (*ὃ περιφύεται γὰρ*) dans ces animaux n'est pas encore exactement cartilage, mais un corps neuro(fibro)-cartilagineux. Il n'y a rien d'étonnant que les gens inexpérimentés dans les dissections ignorent entièrement ce corps dans les petits animaux, puisqu'ils ne le reconnaissent souvent même pas dans les plus grands. Que dis-je sur les plus grands? Un très grand éléphant étant égorgé à Rome, il n'y a pas longtemps, un grand nombre de médecins se rassemblèrent pour la dissection de cet animal, dans l'intention d'apprendre si le cœur avait deux sommets ou un seul, et deux cavités ou trois. Déjà avant la dissection j'affirmai qu'on trouverait la même disposition du cœur que celle de tous les autres animaux qui respirent de l'air, ce que la dissection prouva. Je trouvai aussi facilement l'os du cœur, mettant la main à l'œuvre avec mes compagnons (élèves?) [*ἑταίροις*], mais les médecins inexpérimentés, espérant de trouver dans un grand animal ce qui n'est pas clair dans les autres, admirent que le cœur de l'éléphant même n'avait pas d'os. J'allai le leur montrer, mais mes compagnons, qui riaient en regardant ces gens qui ne voyaient pas l'os à cause de leur ignorance de l'endroit, m'engageant à ne pas le montrer, je m'abstins de le faire. Les cuisiniers de l'empereur ayant enlevé le cœur, j'envoyai un de mes compagnons expérimentés dans ces choses, demander aux cuisiniers qu'on lui permit d'ôter l'os, ce qui eût lieu. Il se trouve à présent dans notre possession et il est d'une telle grandeur, que ceux qui le voient peuvent à peine comprendre, comment un si grand os avait pu échapper aux médecins.

Ainsi les plus grandes parties même des animaux ont échappé aux gens inexpérimentés. Il n'y a rien d'étonnant qu'Aristote s'est trompé dans beaucoup d'autres choses qui regardent l'anatomie, et qu'il croit que dans les grands animaux le cœur a trois cavités. Qu'il s'est trompé dans la recherche des parties, étant inexpérimenté dans les dissections, n'est pas étonnant et doit lui être pardonné. En effet, si ceux qui ont consacré toute leur vie à cette science, comme Marinus, se sont trompés souvent, que faut-il attendre de ceux qui s'y mettent à l'improviste....? Je jure par tous les dieux que je n'ai vu que plus tard beaucoup de choses qui m'avaient échappé d'abord, entre autres l'os du cœur. N'ayant pas appris de mes précepteurs sous quelle partie il se trouvait, ni s'il existait dans tous les animaux, j'ai tâché de le trouver en coupant le viscère en petits morceaux, car il me semblait que c'était la manière la plus sûre de le chercher......" (Gal. De anat. administr. Lib. VII c. 10; o. c. T. II p. 618; Conf. Daremberg o. c. T. I p. 447 note 3).

Cuvier dit à propos de cet os: „L'existence d'un os ou de deux au plus, dans la cloison qui sépare les deux ventricules près de l'origine de l'aorte est une circonstance accidentelle...... Elle paraît plus fréquente chez les mâles que chez les femelles; dans les herbivores, et particulièrement dans les *pachydermes*, les *solipèdes* et les *ruminants* que dans les carnassiers. Mais ces os, ou cet os, ne se rencontrent pas dans tous les individus du même sexe et d'une seule espèce. Ce n'est donc qu'un accident organique qui devient une règle, une organisation normale dans d'autres classes, ainsi que nous le verrons pour le cœur des chéloniens. (Cuvier, Leçons d'anat. comp. 2e édition revue par G. L. Duvernay. T. VI p. 292).

NOTE R.

L'érysipèle et la fourmi (herpès).

Avicenne dit à propos de ces affections: „Nous disons que chaque tumeur inflammatoire (ورم, *waram*) et chaque pustule (بَثْر, *bathr*) est chaude ou non chaude. La tumeur inflammatoire chaude est produite par le sang...... ou par la bile jaune...... Celle produite par le sang résulte d'un sang louable ou d'un sang mauvais...... Quant au sang épais et mauvais, il produit différentes espèces d'éruptions. S'il est d'une qualité très mauvaise et très brûlante il produit *l'érysipèle* (حمرة, *humra*); il produit de la combustion et des eschares, et la forme la plus grave est le *feu persan (anthrax)*. Le sang subtil et mauvais produit l'inflammation (فلغموني, *falaghmūni*, φλεγμονή) qui incline vers l'érysipèle (*inflammation érysipélateuse* chez Galien)...... Si le sang est plus subtil, il produit *l'érysipèle inflammatoire*...... Quant à l'humeur bilieuse, si elle est très subtile....... elle produit la *fourmi* (نملة, *namla*), soit la *fourmi ambulante* (ساعية) simple........ soit la *fourmi ambulante et rongeante*......., tandis que, si elle est plus épaisse et moins chaude......., elle produit la *fourmi miliaire* (جاورسيّة)...... et si la matière est plus épaisse et plus mauvaise, elle produit la *fourmi rongeante* (آكلة)". (Avic. Canon Livre IV, Fen 3, Traité 1, Chap. 1).

Galien parle de ces affections en ces termes: „Maintenant, Glaucon, nous parlerons successivement des affections de chaque partie du corps en commençant par l'inflammation (φλεγμονή). C'est, en effet, l'affection la plus fréquente et qui présente le plus grand nombre de variétés...... Une chaleur excessive et comme une ardeur brûlante (φλόγωσις) est chose commune à toutes, d'où l'habitude des anciens de leur donner le nom d'inflammation (φλεγμονή)...... La première division de l'inflammation, c'est qu'il y en a une humide et une sèche. L'humide est celle qui provient d'un flux chaud envahissant la partie....... L'inflammation humide offre plusieurs formes. L'une présente un flux de sang, l'autre un flux de bile jaune, une troisième les deux flux réunis...... Lorsque la bile jaune, conservant sa nature, se répand avec le sang dans toutes les parties du corps, l'affection se nomme *ictère*. Lorsqu'elle est excrétée seule et se fixe dans une partie, l'affection s'appelle *herpès*. Si elle est d'une consistance épaisse, elle ulcère toute la peau jusqu'à la chair sous-jacente, et Hippocrite appelle ces herpes, *herpès rongeants* (ἔρπητες ἐσθιόμενοι; *lupus?*). Si la bile est plus ténue, elle ne brûle pour ainsi dire que la surface de la peau, et cette espèce...... est appelée simplement...... *herpès*. En effet, des deux autres espèces, l'une, nommée plus haut, est appelée *herpès rongeant*, la seconde, *herpès miliaire* (κεγχρίας)...... Si le flux est composé de sang et de bile plus chauds qu'il ne faut, ou d'un sang bouillonnant et d'une consistance plus ténue, l'affection se nomme *érysipèle*...... Parfois il incommode très légèrement, surtout quand il s'étend sur la peau seule...... Le plus souvent c'est ainsi qu'il se manifeste, et c'est là l'érysipèle pur. Quand il pénètre dans la chair sous-jacente et n'est pas produit par un flux purement ténu, ce n'est plus seulement un érysipèle, mais une diathèse composée d'érysipèle et d'inflammation. Dans cette diathèse dominent tantôt les symptômes propres à l'érysipèle, et une telle affection est appelée par les médecins modernes *érysipèle inflammatoire*, et tantôt les symptômes propres à une inflammation et ils l'appellent alors *inflammation érysipélateuse*........ Quand le flux de sang est très chaud et très épais, dans quelque partie qu'il afflue brusquement, il la brûle et y produit un ulcère avec eschare. Il soulève toutes les parties qui l'entourent par une inflammation bouillonnante et excessivement douloureuse. Une telle affection est appelée *anthrax*...... C'est en de telles espèces que se subdivise l'inflammation d'après la nature même de l'affection". (Gal. Ad Glauconem de medendi methodo Lib. II c. 1; o. c. T. XI p. 71 et suiv.; Daremb. II 745 et suiv.).

Chez Abulcasis (Chirurgie Lib. II c. 82; ed. Channing p. 362) la *fourmi* (نملة, *namla*) est une espèce de verrue, la *myrmecia* (μυρμηκία) de Celse (Lib. V c. 2, sect. 14), de Galien (De methodo medendi Lib. XIV c. 16; ed. Kühn. T. X p. 1011) et de Paul d'Égine (Lib. IV sect. 15. Lib. VI sect. 87; Chirurgie de Paul d'Égine; ed. Briau p. 844).

NOTE S.

Le *bahaq* (بهق), le *baraṣ* (برص), la lèpre (جذأم, *djudhām*)
et la lèpre des Grecs.

„La différence entre les deux espèces de *bahaq* (*b. noir et blanc; morphea nigra et alba; vitiliginis spec.* μέλας *et* λευκή [Celse]; *lepra maculosa nigra et alba?*) et le vrai *baraṣ* blanc (*lèpre blanche primaire;* λευκή), c'est que les deux espèces de *bahaq* affectent la peau; si elles s'étendent dans la profondeur, ce n'est que dans un faible degré, tandis que le *baraṣ* pénètre dans la peau et la chair jusqu'à l'os......... Le rapport entre le *baraṣ* noir et le *baraṣ* blanc n'est pas le même que celui entre le *bahaq* noir et le *bahaq* blanc, c'est plutôt une espèce différente, parce que le *baraṣ* noir est l'affection nommée la *dartre écailleuse* (القوباء المتقشّر), c'est-à-dire une formation d'écailles (تَنْخَزّف) qui affecte la peau, accompagnée d'une grande aspérité, d'écailles comme celles des poissons, et de prurit........; c'est une des affections qui précèdent la lèpre (جذأم, *djudhām, lepra tuberculosa s. nodosa*)...... Sachez que le *baraṣ* suit parfois l'application des ventouses...................... La différence entre le *bahaq* noir et le *baraṣ* noir, c'est la formation de croûtes et d'écailles (التقشّر والتَّفلّس وانتَخَزّف), car cela ne se trouve pas dans le *bahaq* noir". (Avic. Canon Livre IV, Fen 7, Traité 2, Chap. 9 et

10 [9 de la traduction latine] du *bahaq*, du *waḍaḥ* [وضح = *bahaq blanc*], du *baraṣ* blanc
et noir et leurs signes).

D'après cette description le *baraṣ* noir est une éruption écailleuse de la peau, répondant suivant M. E. Schwimmer à la lèpre des Grecs (λέπρα; *lepra Graecorum; Schuppenflechte; Psoriasis vulgaris, Albarras*. Real-encyclopaedie der gesammten Heilkunde, herausgeg. von Prof. Eulenburg. 2e Aufl. 1885—90. Bd. XII. Article Lepra p. 8).

„Graecorum vero lepram nominant Arabes *al-baram nigram*". (Steph. Blancardi Lexicon
medicum; ed. novissima a C. G. Kühn. Lips. 1832. Vol. 1 p. 849).

„La psora (ψώρα) et la lèpre (λέπρα; *Lepra Graecorum; Schuppenflechte* [Kaposi]. Real-
encyclop. Bd VI. Article Elephantiasis p. 135) sont des affections de la peau seule, causées
par la bile noire". (Gal. De tumorib. praeter naturam liber c. 13; o. c. T. VII p. 727).

D'après Paul d'Égine (Livre IV, chap. 2) ces deux affections (ψώρα et λέπρα) consistent
en une aspérité de la peau avec du prurit. La lèpre s'étend plus profondément dans une
forme circulaire et produit des écailles semblables à celles des poissons. La psora est
plus superficielle, montre des formes diverses et produit des corps furfuracés.

Avicenne donne la description suivante de la lèpre (جذام, *djudhām, lepra Arabum,
lepra tuberculosa s. nodosa*): „La lèpre est une maladie maligne causée par la bile noire
qui se répand dans le corps entier; elle pervertit la constitution, la forme et la figure
des parties du corps, et parfois elle détruit à la fin la connexion des membres, de sorte
qu'ils sont corrodés et se détachent à cause d'une ulcération *(lepra mutilans)*. Elle est
comme un cancer général du corps entier; parfois il y a des ulcérations, parfois il n'y
en a pas....... La bile noire est parfois poussée vers une seule partie du corps et
produit une induration, un squirre [1]) ou un cancer, selon sa disposition...... et si elle
est poussée vers la superficie de la peau elle produit les affections connues, comme les
taches (البرش), le *bahaq* noir, la dartre (قوبا) et autres semblables. Parfois elle se répand
dans le corps entier et alors, si elle devient putride, elle engendre la fièvre atrabilaire, si
elle s'entasse et ne devient pas putride, elle engendre la lèpre. La cause efficiente primaire de cette maladie est la mauvaise constitution du foie.......... Les causes auxiliaires sont l'opilation des pores...... surtout quand la rate est opilée et trop faible
pour attirer [la bile noire]....... ou que la faculté propulsive des viscères est trop
faible pour la pousser dans les veines de l'anus et de la matrice...... Tout cela est
secondé par la corruption de l'air par une cause qui se trouve dans l'air même ou par
le voisinage de lépreux, car la maladie est contagieuse, et parfois elle se produit par
voie d'héridité et par la constitution du sperme........ Quand la chaleur de l'air se
joint à une nourriture de mauvaise qualité, comme certains poissons, la viande séchée et
salée, les viandes grossières, la chair d'âne, les lentilles, la lèpre se produira sans doute,
comme cela arrive fréquemment à Alexandrie........ Cette maladie est appelée la maladie
du lion. Il y en a qui disent qu'elle est appelée ainsi, parce qu'elle affecte souvent le lion;
d'autres disent parce qu'elle donne un air rébarbatif au malade et lui donne l'aspect
d'un lion; d'autres encore disent, parce qu'elle dévore celui dont elle s'est emparé, comme
le lion dévore sa proie......" (Avic. Canon. Livre IV, Fen 3, Traité 3, Chap. 1).

„A Alexandrie beaucoup de gens sont atteints d'éléphantiasis *(E. Graecorum; lepra
Arabum, lèpre)* à cause du régime et de la chaleur du pays. Au contraire, dans la Germanie et dans la Mysie cette affection se voit très rarement. Elle n'apparaît presque
jamais chez les Scythes qui boivent du lait; mais à Alexandrie elle se produit fréquemment à cause du régime. On y mange, en effet, de la bouillie de gruau, des lentilles, des
escargots et beaucoup de poissons salés. Il en est même qui se nourrissent de chair d'âne
et autres semblables, lesquelles engendrent une humeur épaisse et mélancholique. L'air
ambiant étant chaud, cette humeur tend à se porter à la peau". (Gal. Ad Glauc. de
medendi methodo. Lib. II c. 12; o. c. T. XI p. 142; Daremb. II 782).

---

1) سقيروس (*seqīrūs*, σκιρρος). La traduction de Gérard de Cremone a *sephiros* (سفيروس,
sefīrūs).

„Les médecins qui vécurent peu de temps avant nous établirent aussi des espèces dans cette maladie *(Elephantiasis Graecorum, lèpre)*; ils l'appelèrent, à son début, *léontiasis*, parce que le corps des malades prend une mauvaise odeur, que leurs joues se relâchent, et que leurs lèvres s'épaississent". (Rufus d'Éphèse, De l'éléphantiasis; Œuvres d'Oribase ed. Bussemaker et Daremberg T. IV p. 63).

„Les [endroits des] sourcils sont proéminents, épaissis, glabres et pendants; les parties qui les séparent (μεσόφρυα) sont contractées et tuméfiées; leur couleur est livide ou noire. La partie inférieure de la peau du front (ἐπισκύνιον) [1] est fortement (μέγα; le texte de Kühn a οὐ μέγα) tirée [en bas] et couvre les yeux (Conf. Hom. Ilias XVII 136), comme chez ceux qui sont en colère ou chez les lions (θυμουμένοις ἢ λέουσι. Wigan veut lire θυμου-μένοισι λέουσι: comme chez les lions en colère). Pour cette raison cette maladie est appelée *maladie léonine* (λεόντιον)". (Aretaei de causis et signis diurturn. morb. Lib. II c. 13; Medic. graec. opera ed. Kühn T. XXIV p. 181).

NOTE T.

Le col de la matrice.

Chez les auteurs grecs le nom col de la matrice désigne tantôt le *col de la matrice*, tantôt le *vagin*. Comme le dit M. Hyrtl (Arab. u. Hebr. i. d. Anat. p. 264) les textes ne permettent pas toujours une détermination certaine.

„En effet, le col des matrices (ὁ τῶν ὑστερῶν αὐχήν) que la nature a disposé comme un passage pour l'entrée du sperme et pour la sortie du fœtus . . . . aboutit aux parties honteuses de la femme (εἰς τὸ γυναικεῖον αἰδοῖον τελευτᾷ). Quand l'animal a conçu, le col se ferme si exactement, qu'il ne laisse plus ni échapper ni pénétrer la moindre chose *(col de la matrice)*; dans le coït il se dilate et se tend de telle façon que le sperme . . . . pénètre aisément dans la cavité de la matrice". (Gal. De usu part. Lib. XIV c. 3; ed. Kühn. T. IV p. 146; Daremb. II 91).

„[Au commencement de la génération] la matrice même se contracte rapidement sur le sperme; tout le col (αὐχήν), et surtout l'orifice interne, se ferme *(col de la matrice)*". (Ibid. p. 147; Daremb. 92).

„. . . . . .; quand le col (αὐχήν) perd sa tension pour s'affaisser sur lui-même, il forme nécessairement quelques rides, des plis et des sinuosités". (Ibid. p. 150; Daremb. 93).

„La nature a donc créé un col unique *(vagin)* mais non pas une seule cavité pour la matrice". (Ibid. c. 4; p. 150; Daremb. 93).

„Toutes les parties [génitales] des hommes se trouvent aussi chez les femmes . . . . . . Supposez . . . . . . que la matrice se retourne et tombe en dehors . . . . . .; le col (αὐχήν) jusque-là caché en dedans du périnée . . . . . . ne deviendrait-il pas le membre viril, et les parties honteuses de la femme qui sont un appendice cutané de ce col *(vagin)* ne se changeraient-elles pas en ce qu'on appelle le prépuce?" (Ibid. c. 6; p. 159; Daremb. 100).

„Le sperme étant de deux espèces, il existe également deux espèces de canaux (στομάχων): l'un, destiné à attirer le sperme du mâle, a reçu des anatomistes le nom de col (αὐχήν, *vagin*); il parvient, disions-nous (καθήκειν ἔφην εἰς), aux parties honteuses de la femme. Les cornes sont destinées à amener le sperme des testicules propres à la femme *(ovaires)*". (Ibid. c. 11; p. 192; Daremb. 120).

„Le col (αὐχήν) de la matrice, étant musculeux, est formé d'une chair dure et carti-

---

1) Ἐπισκύνιον. „Les rides les plus inférieures du front, celles que nous amenons sur les yeux quand nous méditons profondément sur quelque chose ou que nous sommes confus, sont désignées par le mot *épiscynion*. D'autres nomment ainsi la partie charnue qui se trouve au-dessous des sourcils". (Rufus d'Éphèse, Du nom des parties du corps; ed. Daremberg et Ruelle p. 135).

lagineuse et il devient plus dur et [plus] cartilagineux avec le temps, en sorte que chez les femmes qui ont eu beaucoup d'enfants ou qui sont vieilles, le col est très dur et très cartilagineux. Hérophile le compare quant à sa nature au sommet de la trachée-artère *(larynx)*. Ce col *(col de la matrice)* a un orifice par lequel la femme evacue le sang menstruel, reçoit le sperme de l'homme et par lequel le fœtus sort de la matrice. Il est incroyable combien la largeur de ce passage (πόρος) varie selon les circonstances; en tout temps, excepté pendant la grossesse, il admet l'introduction d'un bout de sonde ou de quelque chose un peu plus épais; quand la femme est enceinte, il se ferme, en sorte qu'il ne laisse rien passer; quand le fœtus se dégagera de la matrice, les douleurs d'accouchement le dilatent tellement . . . . . . que l'animal entier passe par là. Ce col ne parvient pas chez toutes les femmes au sinus féminin (εἰς τὸν γυναικεῖον κόλπον, *vagin*) dans une direction droite, ni directement, mais [parfois] il s'incline et se dirige à gauche ou à droite, en haut et en bas". (Gal. De uteri dissect. lib. c. 7; o. c. T. II p. 897).

„En effet le col de la vessie *(urèthre)* est situé . . . . chez les femmes sur le col de la matrice *(vagin)* . . . . . ." (Gal. De usu part. Lib. V c. 16; o. c. T. III p. 407; Daremb. I 378).

Rufus d'Éphèse dit: „ . . . . . . l'extrémité [de la matrice] est la *nuque* et le *col* (αὐχὴν καὶ τράχηλος); l'ouverture du col est l'*orifice antérieur* (ὁ πρῶτος πόρος) . . . . . . La cavité qui lui fait suite est le *sinus féminin* (ὁ γυναικεῖος κόλπος, *vagin*); on appelle *parties honteuses* (αἰδοῖον) toute cette cavité, y compris les parties génitales apparentes". (Du nom des parties du corps; ed. Daremb. et Ruelle p. 160).

Chez Soranus se trouvent les passages suivants:

„On appelle *orifice* la première partie de la matrice, laquelle est placée en devant; *col* (τράχηλος) la partie qui vient après; *nuque* (αὐχήν) celle qui vient ensuite . . . . L'orifice de la matrice est situé au milieu des parties honteuses; car le col (τράχηλος) est serré de tous côtés par les ailes (πτερυγώματα; v. p. 809), et la distance de ces dernières parties à l'orifice est plus ou moins grande suivant l'âge; elle est ordinairement de cinq ou six doigts *(9 ou 11 centimètres; longueur du vagin)* chez les femmes adultes. L'orifice devient plus facile à atteindre pendant l'accouchement, parce que le col [de la matrice] s'allonge". (Soranus, De muliebr. affect. c. 3; ed. Ermerins. Traj. ad Rhen. 1868 p. 11; Oribase, De la matrice et des parties honteuses de la femme; ed. Bussemaker et Daremberg T. III p. 372).

„Les parties honteuses de la femme s'appellent aussi *sinus féminin* (γυναικεῖος κόλπος, *vagin*); c'est une membrane nerveuse, en quelque sorte arrondie comme un intestin, dont la partie interne est plus spacieuse et l'externe plus étroite; c'est aussi le siège des rapprochements sexuels. La partie interne entoure le col de la matrice . . . . On voit donc que le sinus féminin *(vagin)* est placé sous le col de la vessie *(urèthre)* et sur l'anus (δακτύλιος), le sphincter et l'extrémité du rectum. Sa longueur est inégale, comme nous l'avons montré plus haut, non seulement suivant l'âge et suivant l'usage qu'on fait du coït, acte dans lequel le col de la matrice en s'allongeant comme le membre viril, vient occuper une partie du sinus *(vagin)*, mais aussi parce que certaines femmes ont naturellement le col plus saillant, tandis que chez d'autres il est extrêmement tronqué; chez la plupart des femmes adultes il *(le vagin)* a une longueur de six doigts". (Soranus, Ibid.; ed. Ermerins p. 17; Oribase, Ibid. p. 378).

Lycus donne la description suivante:

„Au devant de la cavité de la matrice se trouvent le col (τράχηλος) et l'orifice [de la matrice]. Devant l'orifice de la matrice s'étend le sinus féminin (γυναικεῖος κόλπος, *vagin*) dont l'étendue est telle, que la longueur de la verge, à moins qu'elle ne soit très grande, (τῷ μὴ μεγίστῳ) ne suffit pas pour verser le sperme dans l'orifice de la matrice, mais qu'il est encore besoin d'une certaine projection". (Oribase, Que la verge de moyenne grandeur n'atteint pas l'orifice de la matrice. Tiré de Lycus; o. c. T. III p. 382).

D'après M. Hyrtl (Arab. u. Hebr. i. d. Anat. p. 265) le nom κόλπος pour vagin ne se trouve que dans Moschion; comme on voit il se trouve dans Soranus, source dans laquelle Moschion a probablement puisé, dans Lycus et dans Rufus d'Éphèse. Chez Galien aussi κόλπος ne désigne pas seulement les sinus de la matrice (V. page 751 note 9), mais aussi le vagin (V. page 755 note 10).

Rufus d'Éphèse dit à propos des *pterygomata (ailes)* qui selon Soranus serrent de tous côtés le col de la matrice (*vagin*): „La *nymphe* ou la *baie de myrte* (μύρτον) est le petit morceau de chair musculeuse qui se trouve au milieu; ...... d'autres l'appellent *clitoris* .... Les *lèvres de la baie de myrte* (μυρτόχειλα) sont les parties charnues situées des deux côtés *(petites lèvres)*; ....; aujourd'hui on donne le nom d'*ailes* (πτερυγώματα) aux lèvres de la baie de myrte et celui de *nymphe* à la baie de myrte *(clitoris)*". (Rufus, Du nom des parties du corps; o. c. p. 147).

Chez ᶜAli ibn al-ᶜAbbās le col de la matrice est le vagin; de même chez Avicenne, car il attribue à ce col une longueur de six à onze doigts; mais il dit aussi qu'il se trouve dans ce col un canal „extrêmement étroit pendant la grossesse, de sorte que le bout d'une sonde peut à peine y entrer *(cavité du col des modernes)*". V. le chapitre de la matrice p. 750 et p. 754.

Chez Celse *vulvae cervix* est le vagin: „...... iter urinae *(urèthre)*:..... in feminis...... super vulvae cervicem se ostendit". (De re medica Lib. IV praefatio).

„In uteri cervice mihi videtur, quod anatomici nostrorum temporum fere omnes, qui de hac re locuti sunt, aliquantisper lapsi sunt. Quoniam partem illam, quae vere cervix non est *(vagin)*, cervicem appellant, veram autem cervicem *(col de la matrice)* ignorant. Nam totus ille meatus, in quem virilis penis inditur, ab istis vocatur cervix: cum tamen ab antiquis anatomicis, Galen. scilicet, atque praecipue a Sorano in tract. de utero vocetur αἰδοῖον γυναικεῖον, nec non etiam κόλπος γυναικεῖος, nunquam autem cervix, nisi improprie loquantur. Scito igitur........ veram autem cervicem uteri eam esse partem, in qua est ostiolum illud angustum, in quod penis non ingreditur......, semen vero per ipsum in fundum uteri procedit". (Gabr. Falloppii Observationes anatom.; Vesalii opera cura Boerhaave et Albini. L. B. 1725. T. II p. 749).

NOTE U.

La table (المائدة, *al-mā'ida*).

D'après M. Hyrtl les Arabes nommaient *table (mā'ida)* la surface large du dos sur laquelle sont situées les omoplates (Arab. u. Hebr. i. d. Anatomie p. 297). Je crois plutôt avec M. Leclerc (La chirurgie d'Abulcasis. Paris 1861 p. 37 note 1) que la *table* est la région lombaire.

Le nom se trouve e. a. dans le passage suivant d'Abulcasis:

„S'il y a des hémorrhoïdes anciennes à l'anus...... et qu'elles ont été traitées sans succès avec les moyens que nous avons indiqués dans la Division [des maladies] 1), il faut appliquer trois cautérisations sur les vertèbres du dos du malade, un peu au-dessous de la *table (al-mā'ida)*, en forme de triangle, et une cautérisation au-dessous du nombril......" (De chirurgia; ed. Channing Oxon. 1778. T. I p. 68; chap. 34 de la cautérisation des hémorrhoïdes de l'anus).

Il me semble plus probable que l'auteur ordonne de faire contre les hémorrhoïdes des cautérisations à la région lombaire, qu'à la partie supérieure du dos.

Abulcasis dit encore:

„....... il faut appliquer sur le rein même deux cautérisations, une sur chaque rein........ On peut appliquer encore une troisième cautérisation sur la *table* même, de sorte qu'on

---

1) Livre de la Théorie et de la Pratique; ce sont les deux premiers livres de l'ensemble des Œuvres d'Abulcasis intitulé al-Taṣrīf (التصريف) dont la Chirurgie forme le trentième livre (Leclerc, Hist. de la médecine arabe. T. I p. 440 et suiv.).

applique trois cautérisations disposées *sur une ligne* (مصطفّة)......" (Chirurgie T. I p. 72; chap. 37: de la cautérisation des reins).

„...... il faut cautériser sur le dos, là où est la douleur, suivant trois lignes dirigées sur la largeur de la *table* même (على عوض المائدة نفسها)". (Ibid. p. 84; chap. 42: de la cautérisation dans les douleurs du dos).

„...... il faut appliquer...... deux cautérisations sur les vertèbres du cou, six sur les vertèbres du dos, et une grande cautérisation sur le coccyx...... et une autre au-dessus de celle-ci sur la *table* même......" (Ibid. p. 94; chap. 47: de la cautérisation dans la lèpre).

Dans son dictionnaire M. Dozy dit à l'article مائدة (*mā'ida*): „....... T. d'anatomie, chez Alc. [Pedro de Alcala, Vocabulista aravigo en letre castellana, Grenade 1505] *hanche* (anca do jaega el gueso, mêide......). Beaussier [Dict. pratique arabe-français, Alger 1871] donne ميدة الظهر [*maydat al-ẓahr, table du dos*] *reins, lombes, bas du dos*; chez Ibn Wâfid 8 r° أمراض المائدة [*les maladies de la table*] sont énumérés entre الامراض أمراض الركبتين والساقين [*les maladies des genoux et des jambes*] et انوائدة من الرحم [*les maladies provenant de la matrice*] et on y lit: يعرض للمائدة النقل من قبل البلغم الغليظ اللزج ويعرض منه ثقل فى اساقين يمنع المشى [*la table est affectée par la pesanteur causée par la pituite épaisse et visqueuse, et il en résulte une pesanteur dans les jambes qui empêche de marcher*].......... Bait. I 50 a: ينفع من وجع الظهر والمائدة [*elle (la gomme ammoniaque) est salutaire contre la douleur du dos et de la table*]....." (Dozy, Supplément aux dictionn. arabes T. II p. 627, 628).

Si, comme je le crois, la *table* des Arabes est la région lombaire, les noms „musculus mensalis" et „Tischmuskel" pour le muscle trapèze, qui n'occupe pas la région lombaire mais la partie supérieure du dos, ne viennent pas de l'arabe (Hyrtl, Arab. u. Hebr. i. d. Anat.; Onomatol. anat. p. 561); ce sont plutôt, je pense, des traductions inexactes de *trapezius*. Ce nom *trapezius* est probablement emprunté de Galien. Galien décrit à chaque côté de la colonne vertébrale deux muscles qui, réunis, forment le muscle trapèze des modernes. Il compare le muscle qui constitue la partie supérieure (*cervicale*) du trapèze des modernes, à la forme des figures que les géomètres appellent *trapèzes* (τὰ τραπέζια σχήματα. V. Note D).

Chez Rufus d'Éphèse (Du nom des parties du corps; ed. Daremberg et Ruelle p. 140) les *tables* (τράπεζαι) sont les parties plates (*couronnes*) des molaires: „Τράπεζαι δὲ τὰ πλατέα τῶν γομφίων", et d'après Julius Pollux (Onomasticon Lib. II 177) ce sont les parties larges et plates des omoplates: „........ τῶν ὠμοπλατῶν. ὧν τὰ περὶ νῶτα πλατυνόμενα τράπεζαι καλοῦνται".

GLOSSAIRE.

Pour la transcription des mots arabes j'ai suivi le système adopté
au dixième Congrès international de Orientalistes à Genève en 1894.
Pour les non-orientalistes j'indiquerai ici la prononciation approxima-
tive de la transcription de quelques lettres arabes:

u   se prononce entre *o* et *ou*.

$\bar{u}$ „   „   *ou*.

th   „   „   *ts* (proprement comme le *th* anglais dans *thing*,
          with).

dj   „   „   comme le *g* italien dans *giorno*, ou le *j* anglais.

kh   „   „   comme le *ch* suisse.

dh   „   „   *dz* (proprement comme le *th* anglais dans *this, that*).

sh   „   „   *ch*, ou comme le *sh* anglais et le *sch* allemand.

gh R guttural (entre *g* et *r*).

w   se prononce comme le *w* anglais.

y   „   „   „   „ *j* allemand ou *y* anglais.

ابزن (*abzan;* πύελος) [ᶜAli ibn al-ᶜAbbās]. P. 94, 294.

Tige pituitaire (partie du cerveau).

ابط (*ibṭ*). 38, 180.

Aisselle.

الابطى (*al-ibṭī;* ἡ διὰ μασχάλης ἐπὶ τὴν κατ᾽ ἀγκῶνα διάρθρωσιν ἀφικνουμένη φλέψ). 182, 629, 634.

La veine de l'aisselle. Veine basilique. „La veine de l'aisselle, c'est-à-dire la veine basilique". (ᶜAli ibn al-ᶜAbbās, Livre royal; chap. des veines). „La veine basilique...... appelée aussi veine de l'aisselle". (Abulcasis, Chirurg. Lib. II c. 95; ed. Channing p. 460). „...... la veine de l'aisselle, et c'est une branche de la veine basilique". „..... la branche appelée *ibṭiyya* (الشعبة المسمّاة بالابطيّة); c'est celle qui est située au côté interne de l'avant-bras et se porte en bas [*v. basilica antibrachii*]". (Can. Avic. Lib. I. Fen 4, c. 20: de la saignée).

ابهام (*ibhām*). 505.

Pouce.

احليل (*iḥlīl*). 443, 743.

1. *Portion de l'urèthre qui traverse la verge.*
2. *Verge* [Abulcasis Lib. II c. 57].

الاخدعان (*al-akhdaᶜān*). — وهما صفحتنا العنق [Abulcasis, Chir. Lib. II c. 98].

Les parties latérales du cou.

اخرم (*akhram*). 493.

Apophyse coracoïde de l'omoplate.

اخمص (*akhmaṣ*). 513.

Creux du pied. Cavité plantaire.

اذن (*udhn*). 64, 348.

1. *Oreille.* 2. *Oreillette du cœur.*

اربية (*urbiyya*). 202, 733.

Aine.

ارنبة (*arnaba*). 525.

Aile du nez.

اوار (*awārin;* φάτναι). — ارى. [ᶜAli ibn al-ᶜAbbās]. 120.

Crêches. Alvéoles dentaires.

ازج (*azadj;* καμάρα, ψαλίς). 282, 653.

Voûte à quatre piliers. Partie du cerveau qui couvre le ventricule moyen.

الاستسقاء الزقى (*al-istisqā' al-ziqqī;* ἀσκίτης). 78.

Ascite. Hydropisie abdominale.

الاستسقاء الطبلى (*al-istisqā' al-ṭablī;* τυμπανίας). 78.

Tympanite. Météorisme. Ballonnement. Gonflement du ventre

الاستسقاء اللحمي (al-istisqā' al-laḥmī; ἀνασάρκα). 78. — *Anasarque. Hydropisie sous-cutanée générale*

الأُسَيْلِم (al-usaylim; ἡ κατὰ τὸν παράμεσον δάκτυλον φλέψ). 40, 184, 637. — *Petite veine salutaire. Veine salvatelle. Partie de la veine basilique, située à la face dorsale de la main et correspondant au quatrième espace intermétacarpien.*

افيديذومس (afīdīdhūmis; ἐπιδιδυμίς). — *Épididyme.* 749.

الاكحل (al-akḥal; ἡ μέση φλέψ). 38, 184, 635. — *La veine noire. Veine médiane située à l'avant-bras. „La veine noire, et c'est la veine médiane (الاوسط), formée d'une branche de la v. basilique; on l'appelle vulgairement la veine du corps". (Abulcasis, Chir. Lib. II c. 95; ed. Channing p. 460).*

اكليل (iklīl; στεφάνη). 663. — *Couronne. Région ciliaire. Cercle au niveau duquel se réunissent, selon Galien, toutes les tuniques et les humeurs de l'œil. V. Note N.*

اليتان (alyatān; γλουτία). 284. — *1. Les deux fesses. 2. Tubercules quadrijumeaux (partie du cerveau). Note L.*

الأم الجافية (al-umm al-djāfiya). [ʿAli ibn al-ʿAbbās]. 286. — *La dure-mère. Enveloppe externe de l'encéphale.*

الأم الرقيقة (al-umm al-raqīqa). [ʿAli ibn al-ʿAbbās]. 286. — *La tendre mère (pie-mère). Enveloppe interne de l'encéphale.*

امّا الدماغ (ummā al-dimāgh). [ʿAli ibn al-ʿAbbās]. 286. — *Les deux mères (enveloppes, méninges) de l'encéphale.*

انثيان (unthayān). 386, 390. — *Testicules. Ovaires.*

انسان العين (insān al-ʿayn) [Ibn al-Habal, Choix de la médecine]. — *L'homme de l'œil. Pupille.*

انسى (insī). 134, 142, 252, 579. — *Intérieur. Médian.*

اذف (anf). 52, 310, 669. — *Nez.*

انفس (anfas). 763. — *Amnios (ἄμνειος, ἄμνιος). Enveloppe interne du fœtus.*

اذامل, انملذ (anmula, pl. anāmil). 503. — *Troisième phalange du doigt. Phalangette.*

اورطى (awurṭi; ἀορτή). 192, 605. — *Artère aorte.*

باريطاوون ;باريطارون (bāriṭāwun, bāriṭārūn; περιτόναιον). 701. — *Péritoine.*

الباسليق (al-bāsilīq; ἡ ἐν ἀγκῶνι φλὲψ ἡ ἔνδον). 182, 635. — *Veine basilique. Veine située au côté interne (médian) du membre supérieur.*

بانقراس (bānqarās; πάγκρεας). 176, 621. — *Pancréas.*

بربخ (barbakh). 745. — *Canal.*

بربخ الاربيّة (barbakh al-urbiyya). 745. — *Canal inguinal.*

البرص الابيض (al-baraṣ al-abyaḍ). — *Lèpre blanche primaire. Note S.*

البرص الاسود (al-baraṣ al-aswad). — *Psoriasis. Λέπρα. Lepra Graecorum. Note S.*

بطح (baṭaha). — *Imprimer un mouvement de supination.*

بطن (*baṭn*). 260. — Abdomen.

البطنان المقدّمان من الدماغ (*al-baṭnān al-muqaddamān min al-dimāgh*). 280. — Ventricules antérieurs (latéraux) du cerveau.

باطن الساق (*bāṭin al-sāq*). — Mollet.

بظر (*baẓr*). 388, 747. — Clitoris.

بنصر (*binṣir*). 140, 505. — Doigt annulaire.

البهق الابيض (*al-bahaq al-abyaḍ*) = الوضح (*al-waḍaḥ*). — Morphée blanche, ἀλφὸς λευκός [Gal.]. Vitiliginis spec. λευκή [Celse]. Lepra maculosa alba? Note S.

البهق الاسود (*al-bahaq al-aswad*). — Morphée noire, ἀλφὸς μέλας [Gal.]. Vitiliginis spec. μέλας [Celse]. Lepra maculosa nigra?

باب (*bāb*; πύλη [πύλαι] ἥπατος; ἡ φλὲψ ἐπὶ πύλαις). 68, 174, 619. — Veine porte.

بوّاب (*bawwāb*; πυλωρός). 66, 360, 705. — Pylore. Orifice inférieur de l'estomac.

بيضة (*bayḍa*). 84, 86, 390. — Testicule. Ovaire.

[الرطوبة] البيضيّة ([*al-ruṭūbat*] *al-bayḍiyya*; ὑγρὸν, οἷον περ τὸ ἐν τοῖς ὠοῖς ἐστιν [Gal.]; ὠῶδες [Leo. Σύνοψις τῆς ἰατρικῆς]). — Humeur qui ressemble au blanc d'œuf. Humeur aqueuse de l'œil. 50, 302, 663.

ترقوة (*tarquwa*). 18, 132, 493. — Clavicule.

توثة (*tūtha*). 36, 200, 613. — Thymus.

ثدى (*thadyun, thidyun*). 86, 418, 693. — Mamelle.

ثرب (*tharb*). 84, 372, 777. — Épiploon.

ثغرة النحر (*thughrat al-naḥr*) [Abulc. I 23]. — Fossette sus-sternale ou jugulaire.

الثقب الاعمى (*al-thaqb al-aʿmā*, τρῆμα τυφλόν). 60. — Le trou aveugle. Aqueduc de Fallope (canal dans l'os pétreux). 588.

الثقب الاعور (*al-thaqb al-aʿwar*). — Le trou borgne. Aqueduc de Fallope (canal dans l'os pétreux). 588.

ثقب العين (*thaqb al-ʿayn*). 308. — Ouverture de l'iris. Pupille.

ثنية (*thaniyya*). 16, 118, 469. — Dent incisive interne.

جبهة (*djabha*). 519. — Front.

جداول (*djadāwil*), 202, 216, 615. — Mesentères.

جداول العروق (*djadāwil al-ʿurūq*). 615. — Mesentères.

جذام (*djudhām*). — Lèpre. Lepra Arabum. Lepra tuberculosa s. nodosa. Ἐλέφας. Elephantiasis Graecorum.

جفن (*djafn*). 242, 521. — Paupière.

جلد (*djild*). 206, 218. — Peau.

[الرطوبة] الجليدية ([*al-ruṭūbat*] *al-djalīdiyya*, ὑγρὸν κρυσταλλοειδές). 50, 300. — Humeur glaciale de l'œil. Cristallin. 661.

جمجمة (*djumdjuma*) [Abulcasis II 76]. — Crâne.

جمجمتا القحف (*djumdjumatā al-qiḥf*). 631. — Les deux os du crâne. Os pariétaux?

جنين (*djanīn*). 88, 392, 755. — *Fœtus.*

جناح. — اجنحة (*adjniḥa*). 473. — *Apophyses transverses des vertèbres.*

التجهاررك (*al-djahārrak*; pers.) وهى عروق — *Les quatre veines [des lèvres]. (Avic. Can. Lib. I, Fen 4, ch. 21 : de la saignée).*

اربعة على كلّ شفة منها زوج.

حبل الذراع (*ḥabl al-dhirāʿ*). 38, 182, 635. — *Corde de l'avant-bras. Partie de la veine céphalique située à l'avant-bras, s'étendant du premier espace intermétacarpien jusqu'au pli du coude (v. cephalica pollicis et v. cephalica antibrachii).*

حجاج (*ḥadjādj*). 661. — *Os qui entoure l'œil et en forme l'orbite.*

حاجب (*ḥādjib*). 114, 224, 461. — *1. Sourcil. 2. Arcade orbitaire.*

حجاب (*ḥidjāb*). 30, 350. — *Diaphragme.*

الحجاب الحاجز (*al-ḥidjāb al-ḥādjiz*). 597. — *La membrane séparante. Diaphragme.*

حاجز (*ḥādjiz*). 549. — *Épine de l'omoplate.*

حدقة (*ḥadaqa*). 52, 661, 667. — *1. Pupille. 2. Œil.*

حرقفة (*ḥarqafa*). 507. — *Os des îles. Ilion.*

العرقان النابضان: (*al-ḥasīsān*) الحسيسان
اللذان خلف الاذنين المعروفيين
بالحسيسين [المعروفان .]. (Abulcasis, Chirurgia Lib. II c. 95; ed. Channing 460). — *„Les deux veines battantes (artères) qui se trouvent derrière les oreilles et qui sont appelées les deux ḥasīs". Artères occipitales.*

حقّ الفخذ (*ḥuqq al-fakhidh*). 507. — *Boîte du fémur. Partie de l'os de la hanche qui contient la cavité cotyloïde.*

حقّ الورك (*ḥuqq al-wark*). 18, 140, 509. — *Boîte de la hanche. Cavité cotyloïde.*

حالب (*ḥālib*). 70, 214, 641, 737. — *1. Uretère. 2. Aine.*

حلق (*ḥalq*). 54, 246, 541, 673. — *Gorge. 1. Pharynx. 2. Partie antérieure inférieure du cou (Abulcasis. V Note E).*

حلقوم (*ḥulqūm*). 54, 246, 539. — *Gorge. 1. Partie antérieure inférieure du cou. 2. Larynx. Trachée-artère (Abulcasis. V. Note E).*

حلمة (*ḥalama*). — *Mamelon.*

حلم الاثداء (*ḥalam al-athdāʾ*). 751. — *Mamelons.*

حمرة (*ḥumra*). 78. — *Rougeur. Érysipèle.*

حنجرة (*ḥandjara*). 26, 320, 677. — *Larynx.*

حنك (*ḥanak*). 48, 463. — *Palais.*

خدّ (*khadd*). 116, 240, 523. — *Joue.*

خرزة (*kharaza*). 16, 473. — *Vertèbre.*

خرزات الحلقوم (*kharazāt al-ḥulqūm*) [Abulcasis Lib. II c. 85]. — *Cerceaux cartilagineux de la trachée-artère. V. Note E.*

الخششا (*al-khushashā*). [Avic. Can. Lib. I, Fen 4, ch. 20: de la saignée]. — *Os saillant derrière l'oreille. Apophyse mastoïdienne de l'os temporal. „Alasusa secundum Sirasin est os post aurem eminens a capillis denudatum". (Andr. Bellunensis, Arab. nom. interpretatio. Canon Avic.; Venet. 1595. T II p. 407).*

في قطع الـخـشـيـشـان (al-khashīshān). "De la section des deux artères qui se trouvent derrière les oreilles et qui sont appelées les deux *khashīsh* ...... Elles occupent les endroits déprimés derrière les oreilles, et rarement, chez quelques personnes seulement, elles sont cachées .... Si l'artère ne se découvre pas au toucher, il faut mesurer la distance de trois doigts de l'oreille ...... C'est là qu'on incisera jusqu'à l'os". *Artères occipitales.*

الشريانين الـلـذيـن خـلـف الاذنين المعروفين لخشيشا (بالخشيشين ٪) ...... وموضعهما انـموضعان المنخفضان الـلـذان خلف الاذنين وقلّما يخفى الّا في بعض الناس .... فان لم تظهر الشريان للحسّ فينبغى ان تقدر من الاذن قدر بعد ثلث اصابع .... وتشقّ الى العظم (Abulcasis, Chirurgia Lib. II c. 2; ed. Channing p. 114).

خاصرتان (khāṣiratān). 18. — *Flancs. Iles.*

خصية pl. خصى (khuṣya, pl. khuṣan). 564. — *Testicule. Ovaire.*

خنصر (khinṣir). 285, 505. — *Petit doigt.*

درز (darz). 14, 108, 455. — *Suture du crâne.*

الدرز الاكليلى (al-darz al-iklīlī; στεφανιαία). 110, 459. — *Suture coronale.*

الدرز السفّودى (al-darz al-saffūdī; ὀβελιαία). 459. — *Suture en forme de broche. Suture sagittale.*

الدرز السهمى (al-darz al-sahmī). 459. — *Suture sagittale.*

الدرز اللامى (al-darz al-lāmī; λαμβδοειδής). 459. — *Suture lambdoïde.*

الدرزان القشريّان (al-darzān al-qishriyyān; λεπιδοειδής). 110, 459. — *Les deux sutures en forme d'écaille. Sutures temporo-pariétales.*

دروز حقيقيّة (durūz ḥaqīqiyya). 459. — *Sutures vraies. Sut. profondes ou dentées.*

دروز كاذبة (durūz kādhiba). 459. — *Sutures fausses. Sut. superficielles ou harmoniques et sut. squameuses ou écailleuses.*

دوالى — .دالية (dawālī). 719. — *Varices.*

دفّة (daffa) [Ibn al-Habal, Choix de la médecine]. — *Omoplate.*

دماغ (dimāgh). 46, 278, 647. — *Encéphale.*

دء الفيل (dā' al-fīl). 511, 719. — *Maladie de l'éléphant. Elephantiasis Arabum. Pachydermie.*

دودة (dūda; ἀπόφυσις σκωληκοειδής). 282, 657. — *Éminence vermiculaire (lobe médian) du cervelet. V. Note L.*

دوائر القصبة (dawā'ir al-qaṣaba) [Abulcasis, Chirurgie Lib. II c. 43]. — *Cerceaux cartilagineux de la trachée-artère.*

ذراع (dhirāᶜ). 26, 134, 136, 254. — *Avant-bras.*

ذقن (dhaqan). 16, 118. — *Menton.*

ذكر (dhakar). 12, 98, 264. — *Verge.*

ذنب العين (*dhanab al-ʿayn*) [Abulcasis, Chirurgie Lib. I c. 13].
La queue de l'œil. Angle extérieur de l'œil.

رئة (*ri'a*). 56, 336, 677.
Poumon.

رأس (*ra's*). 16, 108.
Tête.

رأس السن (*ra's al-sinn*). 118, 120, 469.
Tête de la dent. Racine (Avicenne). *Couronne* (ʿAli ibn al-ʿAbbās).

رأس الكتف (*ra's al-katif*). 132, 250, 258, 493.
Acromion. Épiphyse de l'épine de l'omoplate. V. p. 495 note 3.

رأس المنكب (*ra's al-mankib*).
1. *Sommet de l'épaule.* 2. *Tête de l'humérus* [Abulcasis Lib. III c. 26].

رباط (*ribāt*). 4, 168, 435, 517.
Ligament.

رباعية (*rabāʿiya*). 16, 118, 469.
Dent incisive externe.

رجل (*ridjl*). 20, 140, 509, 577.
1. *Membre inférieur.* 2. *Pied.*

رحا (*rahan*). 22.
Rotule.

رحم (*rahim*). 86, 386, 747.
Matrice.

رسغ (*rusgh*). 20, 22, 136, 144, 501, 513.
1. *Carpe.* 2. *Tarse.*

رصفة (*rasfa*). 144, 511.
Rotule.

رقبة (*raqaba*). 122, 543.
Cou.

رقبة الرحم (*raqabat al-rahim*; ὁ τῆς μήτρας αὐχήν s. τράχηλος). 86, 388.
1. *Col de la matrice.* 2. *Vagin.* Note T.

ركبة (*rukba*). 150, 511.
Genou.

ركز (*rakaz*). 106.
Implantation. Gomphose.

رمّانة الفخذ (*rummānat al-fakhidh*) [Razès]. 18, 22.
La grenade du fémur. Tête du fémur.

رمّانتا الزند الاسفل (*rummānatā al-zand al-asfal*) [ʿAli ibn al-Abbās]. 136.
Les deux grenades du cubitus. Apoph. coronoïde et olécrâne.

راحة (*rāha*). 256.
Paume.

[الرطوبة] الزجاجية (*[al-rutūbat] al-zadjādjiyya*; ὑγρὸν ὑαλοειδές). 50, 302, 663.
Humeur vitrée. Corps vitré.

ويسمّى موضع اتصاله به (*zirfīn*). (scil. اتصال اللحى الاسفل بالقحف) الزرفين [Razès]. 16.
Endroit où la mâchoire inférieure se joint au crâne. Cavité glénoïde de l'os temporal ou bien l'articulation même?

زورقى (*zawraqī*; σκαφοειδές). 22, 144, 513.
Os scaphoïde du pied.

الزند الاسفل (*al-zand al-asfal*). 20, 22, 136, 497.
Cubitus. Tibia.

الزند الاعلى (*al-zand al-aʿlā*). 20, 22, 134, 497.
Radius. Péroné.

زندان (*zandān*). 20, 22, 134, 497.
Les deux zand. Os de l'avant-bras et de la jambe.

الزائدة الابرية (*al-zā'idat al-ibriyya*, βελονοειδής). 529.
Apophyse en forme d'aiguille. Apophyse styloïde de l'os temporal.

الزائدة السهميّة (al-zā'idat al-sahmiyya, βελονοειδής). 541.

Apophyse en forme de flèche. Apoph. styloïde de l'os temporal.

الزائدة المنقاريّة (al-zā'idat al-minqāriyya). 495.

Apophyse coracoïde de l'omoplate.

الزائدتان الحلميّتان (al-zā'idatān al-ḥalamiyyatān; αἱ μαστοειδεῖς ἀποφύσεις. [Léo Σύνοψις τῆς Ιατρικής]). 651.

Les prolongements [du cerveau] qui ressemblent à des mamelons. Lobules olfactifs ou ethmoïdaux des animaux.

زوائد مفصليّة شاخصة الى اسفل (zawā'id mafṣiliyya shākhiṣa ila asfal). 473.

Apophyses articulaires inférieures des vertèbres.

زوائد مفصليّة شاخصة الى فوق (zawā'id mafṣiliyya shākhiṣa ila fawq). 473.

Apophyses articulaires supérieures des vertèbres.

زوائد منتكسة (zawā'id muntakisa). 473.

Apophyses articulaires inf. des vertèbres.

سبّابة (sabbāba). 140, 505.

Doigt index.

سرّة (surra). 404, 617, 757.

1. Ombilic. 2. Cordon ombilical.

سرسام (sirsām). 527.

Méningite. Léthargie.

سرطان (saraṭān). 719.

Cancer.

سرم (surm). 725 [صرم, ṣurm 368].

Rectum.

ساعد (sā'id). 134, 496.

Avant-bras.

سقّى (siqyun) [ʿAli ibn al-ʿAbbās]. 402.

Allantoïde. Enveloppe moyenne du fœtus (chez les ruminants).

ساكبا اللعاب (sākibā al-luʿāb). 55, 673.

Les deux déversoirs de la salive. Les orifices des conduits de Wharton (conduits excréteurs de la glande salivaire sous-maxillaire).

سكرجة (sukurdja) [Ibn al-Habal, Choix de la médecine].

Cavité cotyloïde de l'os de la hanche.

سكرجة العين (sukurdjat al-ʿayn) [Ibn al-Habal, Choix de la médecine].

Orbite.

سلا (salan). 402, 761.

Amnios. Enveloppe interne du fœtus. Al-Qazwīnī (Kosmographie, ed. Wustenfeld I p. 324) et ʿAli ibn al-ʿAbbās donnent ce nom à la membrane appelée par Avicenne انفس (anfas; amnios).

سلاميات, سلامى (sulāmā, pl. sulāmayāt). 20, 138, 505.

Phalange.

سمحاق (simḥāq) [ʿAli ibn al-ʿAbbās]. 288.

Péricrâne.

سمين (samīn) [ʿAli ibn al-ʿAbbās]. 206.

La graisse qui couvre les muscles (lard).

سن (sinn). 16, 118, 469.

1. Dent. 2. Apophyse odontoïde de la seconde vertèbre cervicale. 478.

سن — اسنان الحلم (asnān al-ḥilm). 469.

Dents de sagesse.

سناسن (sanāsin; ἄκανθα). 126, 250, 453, 473.

Apophyses épineuses des vertèbres.

ساق (sāq). 22, 142, 509.

1. Jambe (depuis le genou jusqu'au pied). 2. Tibia. 142.

شأن، شُؤُون (sha'n, pl. shu'ūn). 14, 108, 457. — Suture du crâne.

شبكة (shabaka; δικτυοειδὲς πλέγμα). (51, 194, 290) 611. — Réseau [admirable]. Réseau composé d'une multitude de fines divisions artérielles et situé dans le crâne, entre l'os sphénoïde et la dure-mère, chez certains animaux e. a. le porc, le mouton, le bœuf.

[الطبقة] الشبكية ([al-ṭabaqaṭ] al-shabakiyya; ἀμφιβληστροειδής [χιτών]). 50, 304, 663. — Tunique rétiforme de l'œil. Rétine. D'après Avicenne elle est appelée ainsi, parce qu'elle embrasse l'humeur vitrée „comme le filet embrasse la prise".

شرج (shardj). 735. — Fente. Anus.

شراسيف، شرسوف (shursūf, pl. sharāsīf). 374, 563. — Cartilage des côtes asternales.

شرايين، شريان (shiryān, pl. sharāyīn). 42, 190, 603. — Artère.

الشريان السباتى (al-shiryān al-subatī; καρωτίς). 44, 609. — L'artère soporifère. Art. carotide.

الشريان العرقى (al-shiryān al-ʿirqī) [ʿAli ibn al-ʿAbbās]. 192. — L'artère veineuse. Veine pulmonaire.

الشريان الوريدى (al-shiryān al-warīdī; ἀρτηρία φλεβώδης). 605. — L'artère veineuse. Veine pulmonaire.

شعبة السن (shaʿbat al-sinn) [ʿAli ibn al-ʿAbbās]. 120. — Branche (racine) de la dent.

شعر (shaʿr). 222. — Cheveux. Poil.

شفران (shafrān [Abulcasis, Lib. II c. 72]. — Petites lèvres.

شفة (shafa) 26, 240, 523. — Lèvre.

صبع. — اصبع، اصابع (aṣbaʿ, pl. aṣābiʿ). 20, 138, 502. — Doigt.

صدر (ṣadr). 18, 128. — 1. Poitrine. Thorax. 2. Os de la poitrine. Sternum [Abulcasis Lib. III c. 7].

صدغ (ṣudgh). 112, 463. — Tempe. Portion écailleuse de l'os temporal.

الصردان (al-ṣuradān). 673. — Veines linguales inférieures ou ranines.

صفاق (sifāq). 84, 212, 701, 777. — 1. Membrane. Tunique. 2. Péritoine. 3. Dure-mère [Abulcasis Lib. III c. 3].

الصفاق الابيض (al-ṣifāq al-abyaḍ). [Abulcasis, Chirurgie. Lib. II c. 62]. — La membrane blanche. 1. Péritoine. 2. Tunique vaginale (enveloppe du testicule).

الصفاق الطافى (al-ṣifāq al-ṭāfī) 777. — La membrane superficielle. Fascia superficiel de l'abdomen?

الصفاق المدور (al-ṣifāq al-mudawwar). 777. — La membrane circulaire. Péritoine.

صفن (ṣafn). 747. — Scrotum.

وهو على الجانب — الصافن (al-ṣāfin). — Veine saphène interne (v. de la jambe). Les الانسى من الكعب وهو اظهر من عرق النسا. 40, 188, 643. veines saphène int. et ext. (عرق النسا ʿirq al-nasā) sont appelées par Galien les veines situées aux malléoles [αἱ κατὰ σφυρὰ φλέβες], et la partie supérieure de la v. saphène ext. (عرق مابض الركبة) *la veine située au jarret* [ἡ κατ' ἰγνύαν φλέψ]. (De curandi ratione per venae sectionem c. 18).

صلب (*ṣulb*). 120, 470. — *Colonne vertébrale.*

صماخ (*ṣimākh*). 52, 589, 669. — 1. *Cavité intérieure de l'oreille.* 2. *Conduit auditif externe.*

ضرس , أضراس (*ḍirs, pl. aḍrās*). 16, 120, 469. — *Dent molaire.*

ضلع , أضلاع (*ḍilaʿ, pl. aḍlāʿ*). 18, 130, 250, 326, 489, 540. — 1. *Côte.* 2. *Bord (de l'omoplate).* 3. *Corne (de l'os hyoïde).*

الضلع المنخفض من اضلاع العظم اللامى (*al-ḍilaʿ al-munkhafiḍ min aḍlāʿ al-ʿaẓm al-lāmī*). — *Côte inférieure (grande corne) de l'os hyoïde.* P. 540. *Des muscles de la langue l. 7.*

ضلع . — الاضلاع الخلّص (*al-aḍlāʿ al-khullaṣ*). 601. — *Les vraies côtes. Côtes sternales.*

ضلع . — أضلاع الخلف (*aḍlāʿ al-khilf*). 20, 130. — *Fausses côtes. Côtes asternales.*

ضلع . — أضلاع الزور (*aḍlāʿ al-zūr ; πλευραὶ νόθαι*). 491. — *Fausses côtes. Côtes asternales.*

ضلع . — أضلاع الصدر (*aḍlāʿ al-ṣadr*). 130. — *Côtes de la poitrine. Côtes sternales.*

ضلع . — الاضلاع الصادقة (*al-aḍlāʿ al-ṣādiqa*). 491. — *Les vraies côtes. Côtes sternales.*

ضلع . — الاضلاع الكاذبة (*al-aḍlāʿ al-kādhiba*). 491. — *Les fausses côtes. Côtes asternales.*

الطبقة الصلبة الصفيقة (*al-ṭabaqat al-sulbat al-ṣafīqa ; ὁ σκληρὸς χιτών*). (50), 665. — *Sclérotique. Tunique de l'œil.*

طحال (*ṭiḥāl*). 70, 378, 719. — *Rate.*

طحن . — طواحين (*tawāḥin, μύλαι*) [ʿAli ibn al-ʿAbbās]. 120. — *Meules. Dents molaires.*

طرف . — اطراف الكبد (*aṭrāf al-kabid*). [ʿAli ibn al-ʿAbbās]. 374. — *Lobes du foie.*

طروخانطير (*ṭarūkhānṭir ; τροχαντήρ*). 569. — *Trochanter. Tubérosité située à la base du col du fémur.*

الطالع (*al-ṭāliʿu*). (639), 737 où il faut lire : الطانع (8. — *La [veine] montante? Veine rénale.*

ظهر (*ẓahr*). 16, 122. — *Dos.*

ظفر (*ẓifr*). 222, 507. — *Ongle.*

عتبتان (*ʿatabatān ; βαθμίδες*). 497. — *Les deux seuils. Cavités olécrânienne et coronoïdienne de l'humérus.*

عجز (*ʿadjuz, ʿadjiz*). 16, 128, 487. — *Sacrum.*

عرق , عروق (*ʿirq, pl. ʿurūq*). — *Veine. Artère.*

العرق الذى خلف العرقوب وكأنه شعبة من الصافن (*al-ʿirq alladhī khalf al-ʿurqūb*) (Can. Lib. 1, Fen 4, ch. 20: de la saignée). — *La veine située derrière le tendon d'Achille.* „Elle est comme une branche de la veine *al-ṣāfin*". *V. saphène int.*

انعرق الّذى على الهامة (al-ʿirq alladhi ʿala'l-ḥāma). (Avic. Can. Lib. I, Fen 4, ch. 20: de la saignée).

La veine qui se trouve à la partie antérieure, supérieure de la tête (sinciput; βρέγμα) .... V. frontale. „Vena alheame secundum Arabes est situata in summitate frontis". (Andr. Bellunensis arab. nom. interpret. Can. Avic. Venet. 1595 p. 407). „Si nous faisons la saignée au front, nous incisons la veine droite de cette région, le plus souvent vers la partie supérieure du front près du bregma, là ou la veine se bifurque". (Oribase, Livre II ch. 7 [tiré d'Antyllus]; ed. Bussemaker et Daremberg. T. II p. 38).

العرق الابهر (al-ʿirq al-abhar) [ʿAli ibn al-ʿAbbās]. 192.

Aorte.

انعرق الاجوف (al-ʿirq al-adjwaf, κοίλη) 176.

Veine cave.

عرق البدن (ʿirq al-badan) [Abulcasis, Chirurgie].

La veine du corps. Veine médiane du bras. „La veine noire (al-akḥal) ou veine médiane ...... qu'on appelle vulgairement la veine du corps". (Abulcasis, Chirurgie Lib. II c. 95; ed. Channing p. 460).

عرق البطن (ʿirq al-baṭn) [Abulcasis, Chirurgie].

La veine du ventre. Veine basilique (v. du bras). „La veine basilique (al-bāsiliq) .... appelée aussi la veine de l'aisselle (al-ibṭī), et qu'on appelle vulgairement la veine du ventre". (Abulcasis, Chirurgie Lib. II c. 95; ed. Channing p. 460).

وهو المنتصب عرق الجبهة (ʿirq al-djabha). ما بين الحاجبين . (Can. Lib. I, Fen 4, ch. 20: de la saignée).

Veine du front. „C'est la veine placée entre les deux sourcils". Veine frontale.

عرق الرأس (ʿirq al-ra's). [Abulcasis, Chirurgie].

La veine de la tête. Veine céphalique (v. du bras). „.... la veine céphalique (al-qifāl) .... qu'on appelle vulgairement la veine de la tête". (Abulcasis, Chirurgie Lib. II c. 95; ed. Channing p. 460).

العرق السباتى (al-ʿirq al-subāti; καρωτίς). 585.

Artère carotide.

عرق ساكن (ʿirq sākin). 601.

Veine tranquille. Veine.

العرق الشريانى (al-ʿirq al-shiryāni) 62.

Veine artérieuse. Artère pulmonaire.

عرق ضارب (ʿirq ḍārib). 92, 190, 601.

Veine battante. Artère.

عرق مأبض الركبة (ʿirq ma'bidh al-rukba; ἡ κατ' ἰγνύαν φλέψ). (Can. I Fen 4, c. 20).

Veine du pli du genou. Partie supérieure de la veine saphène externe, située au jarret.

عرق النسا (ʿirq al-nasā). 40, 188.

Veine sciatique. V. saphène externe (v. de la jambe).

عصب. — اعصاب ,عصبة (ʿaṣaba, pl. aʿṣāb). 28, 150. 517.

Nerf.

العصب الراجع (al-ʿaṣab al-rādjiʿ; παλινδρο-μοῦντα). 160, 591.

Nerfs récurrents ou laryngés inf. du pneumogastrique.

العصبة المجوّفة (al-ʿaṣabat al-mudjawwa-fa; πόρος). 50.　Le nerf creux. Nerf optique.

عصعص (ʿuṣʿuṣ). 16, 128, 487.　Coccyx.

عضد (ʿaḍud). 20, 132, 495.　1. Humérus. 2. Bras (depuis l'épaule jusqu'au coude).

عضل, عضلة (ʿaḍala, pl. ʿaḍal). 22, 234, 517.　Muscle.

عضلتا الصدغ (ʿaḍalatā al-ṣudgh). 527.　Muscles temporaux.

عضل المضغ (ʿaḍal al-maḍgh). (244), 531.　Masséters.

عضلة مكرّرة (ʿaḍala mukarrara) 531.　Muscle géminé. M. digastrique.

عظم الجبهة (ʿaẓm al-djabha). 112, 114, 460.　Os frontal.

عظم الجبين (ʿaẓm al-djabīn). 112, 118.　Os temporal.

العظم الحجرى (al-ʿaẓm al-ḥadjarī; λιθο-ειδής). 112, 158/160, 314, 461.　Os pétreux. Os temporal.

عظم الخاصرة (ʿaẓm al-khāṣira). 140, 507.　Os des îles. Ilion.

عظم الزوج (ʿaẓm al-zawdj; ζύγωμα). 114, 461.　Os du joug. Arcade zygomatique.

العظم الشبيه بالمصفى (al-ʿazm al-shabīh bi'l-miṣfā) 48, 52, 310.　Os qui ressemble à un filtre. Os ethmoïde.

عظم العانة (ʿaẓm al-ʿāna; ἥβης ὀστᾶ). 18, 20, 140, 507.　1. Os de la hanche. Os innominé. 2. Os pubis (partie de l'os de la hanche).

عظم الكاهل أسفل القطن (ʿaẓm al-kāhil asfala 'l-qaṭan). V. كاهل 2.　Os du kāhil au-dessous des lombes. Os sacrum.

العظم اللامى (al-ʿaẓm al-lāmī; λαμβδο-ειδής). (246, 453), 541.　Os qui ressemble à la lettre L [grecque]. Os hyoïde.

عظم المصفاة (ʿaẓm al-miṣfāt). 455.　Os du filtre. Os ethmoïde.

عظم نردى (ʿaẓm nardī; κυβοειδές). 146, 513.　Os qui ressemble à un dé à jouer. Os cuboïde.

العظم الوتدى (al-ʿaẓm al-watadī; σφηνο-ειδές). 461.　Os sphénoïde.

عظم الورك (ʿaẓm al-wark). 140, 507.　1. Partie de l'os de la hanche qui se joint au sacrum. 2. Partie de l'os de la hanche qui contient la cavité cotyloïde.

عظم اليافوخ (ʿaẓm al-yāfūkh). 110, 453.　Os du sinciput. Os pariétal.

عظام الخلف (ʿiẓām al-khilf). 491.　Fausses côtes. Côtes asternales.

العظام السمسمانيّة (al-ʿiẓām al-simsimā-niyya; σησαμοειδῆ). 22, (140), 453.　Os sésamoïdes.

العظام المتخلخلة (al-ʿiẓām al-mutakhal-khila). [Abulcasis, Chirurgie Lib. II c. 24].　Les os spongieux. Os ethmoïdes.

عظام مشاشيّة (ʿiẓām mushāshiyya). 453.　Os spongieux.

عقب (ʿaqab). 435.　Ligament, spécialement ligament articulaire.

عقب (ʿaqib). 22, 144, 272, 513.　Calcanéum. Talon.

عمور, عمر (ʿamr, pl. ʿumūr). 587 n. 7.　Partie de la gencive qui entoure les dents.

العنبتان؟ (al-ʿinabatān). 657 n. 9.　Les deux raisins. Tubercules quadrijumeaux (partie du cerveau).

[الطبقة] العنبية (al-ṭabaqat] al-ʿinabiyya; ῥαγοειδής [χιτών]). 52, 302, 665.　Iris. Tunique de l'œil. P. 664 l. 18 où il faut lire (iris + chorioïde).

العنكبوتيّة [الطبقة] ([al-ṭabaqat] al-ʿanka- Tunique arachnoïde. Moitié antérieure de la
būtiyya). 52, 308. capsule du cristallin.

عنق (ʿunq). 16, 122, 475. Cou.

عنق الرحم (ʿunq al-raḥim; ὁ τῆς μήτρας 1. Col de la matrice. 2. Vagin. Note T.
αὐχήν s. τράχηλος). 390, 747.

عنق المثانة (ʿunq al-mathāna; ὁ τῆς κύσ- Col de la vessie. Portion de l'urèthre située
τεως τράχηλος). 82, 264, 428, 565 n. 7. entre la vessie et la verge. P. 740 l. 18.

عين (ʿayn). 50, 300, 661. Œil.

عين الركبة (ʿayn al-rukba). 22. Œil du genou. Rotule.

عين الكتف (ʿayn al-katif). 132, 250, 495. Œil de l'omoplate. Épine de l'omoplate.

الغدّة الشبيهيّة بالصنوبرة (al-ghuddat al- Glande pinéale (partie du cerveau).
shabīha bi'l-ṣanawbara). 204, (282).

الغشاء الثخين (al-ghishā' al-thakhīn; ἡ La membrane épaisse. Dure-mère.
παχεῖα μῆνιγξ). 653.

الغشاء الرقيق (al-ghishā' al-raqīq; ἡ μῆνιγξ La membrane mince. Pie-mère.
ἡ λεπτή). 651.

الغشاء الصفيق (al-ghishā' al-ṣafīq; ἡ παχεῖα La membrane épaisse. Dure-mère.
μῆνιγξ). 651.

الغشاء الغليظ الصلب (al-ghishā' al-ghalīẓ Sclérotique. Tunique de l'œil.
al-ṣulb). [ʿAli ibn al-ʿAbbās]. 304.

غضروف (ghuḍrūf). 115. Cartilage.

الغضروف الّذى لا اسم له (al-ghuḍrūf Cartilage qui n'a pas de nom. Cart. cricoïde.
alladhī lā isma lahu). P. 534 dern. l.

الغضروف الترسىّ (al-ghuḍrūf al-tursī; Cartilage thyréoïde.
θυρεοειδής). (246, 322), 535.

الغضروف الخنجرىّ (al-ghuḍrūf al-khan- Cartilage en forme d'épée. Appendice xiphoïde
djarī; ξιφοειδής). 433, 491. du sternum.

الغضروف الدرقى (al-ghuḍrūf al-daraqī; Cartilage thyréoïde.
θυρεοειδής). 535.

الغضروف الشبيه بالسيف (al-ghuḍrūf al- Cartilage qui ressemble à une épée. Appendice
shabīh bi'l-sayf). [ʿAli ibn al-ʿAbbās]. 210. xiphoïde du sternum.

الغضروف الطرجهارى (طرجهالى) (al-ghu- Les deux cartilages aryténoïdes réunis.
ḍrūf al-ṭardjahārī ou ṭardjahālī [ἀρυ-
ταινοειδής]). (246, 324), 537.

الغضروف المكبّى (al-ghuḍrūf al-mikabbī). Les deux cartilages aryténoïdes réunis.
537, 679.

غلصمة (ghalṣama). 673. Épiglotte.

غلاف القلب (ghilāf al-qalb). 62, 210, 348. Péricarde.

فأس (fa's). [Abulcasis Lib. I c. 2]. Protubérance occipitale.

فخذ (fakhidh). 20, 140, 509. Fémur. Cuisse.

فرج (fardj) 86, 388, 392. Fente. Vulve.

فضاء (faḍā'). [Abulcasis Lib. II c. 80]. Périnée.

فقرة (fiqra). 471. Vertèbre.

الفكّ الاسفل (al-fakk al-asfal). 16. Mâchoire inférieure.

الفكّ الاعلى (*al-fakk al-a'lā*). 16. — Mâchoire supérieure.

فلاس (*falās*) Ms. بلاس (*balās*). 763. — Allantoïde. V. لفائفى.

فلكة الركبة (*falkat al-rukba*). (144), 268. — Rotule.

فم (*fam*). 352; 671. — Bouche.

فائق (*fā'iq*). 675. — Os hyoïde.

قحف (*qihf*). 14, 108, 456. — Crâne, spéc. la voûte du crâne.

قدم (*qadam*). 28, 144, 513. — Pied.

قرن الرأس (*qarn al-ra's*). [Abulcasis, Chirurgie Lib. I c. 6, 7, 8, 9, 10]. — Corne de la tête. Bosse frontale.

[الطبقة] القرنيّة ([*al-tabaqat*] *al-qarniyya*; κερατοειδής χιτών). 52, 304, 664. — Cornée. Tunique de l'œil.

قصّ, قسّ (*qass, qass*). 18, 130. 491. — Sternum.

القصبة الانسيّة (*al-qasabat al-insiyya*). 272. — La canne interne. Tibia.

قصبة الرئة (*qasabat al-ri'a*). 58, 332, 677. — Tuyau du poumon. Trachée-artère.

القصبة الصغرى (*al-qasabat al-sughrā*). 509. — La petite canne. Péroné.

القصبة الكبرى (*al-qasabat al-kubrā*). 509. — La grande canne. Tibia.

القصبة الوحشيّة (*al-qasabat al-wahshiyya*). 272. — La canne externe. Péroné.

قضيب (*qadīb*). 84, 426, 714. — Verge.

القطّاعة (*al-qattā'a*; τομεῖς). ['Ali ibn al-'Abbās]. 118. — Les dents incisives.

قطن (*qatan*). 16, 122, 485. — Lombes.

قلب (*qalb*). 62, 344. 687. — Cœur.

قلفة (*qulfa, qalafa*). 388, 430. — Prépuce.

قمحدوة (*qamahduwa*). — الحجامة على القمحدوة وانهامة. 655. — Partie la plus saillante de l'occiput.

قمع (*qima'*; χοάνη). 294, 659. — Entonnoir. Tige pituitaire (partie du cerveau).

قوباء (*qūbā'*). 78, 719. — Dartre. Eczéma. Impetigo [Celse].

قولون (*qūlūn*; κῶλον). 68, 368, 725. — Côlon (partie des gros intestins).

قولى (*qawlī*; κοίλη). [Ibn al-Habal, Choix de la médecine]. — Veine cave.

القيفال (*al-qīfāl*; κεφαλική. V. Note K). 182, 631. — Veine céphalique. Veine située au côté externe (latéral) du membre supérieur. „..... al-qīfāl..... qu'on appelle vulgairement la veine de la tête [عرق الرأس; *'irq al-ra's*]". (Abulcasis, Chirurgia Lib. II c. 95; ed. Channing p. 460).

كبّ (*kabba*). 256. — Imprimer un mouvement de pronation.

كبد (*kabid*). 68, 374, 707. — Foie.

كتف (*katif*). 18, 130, 493. — Omoplate.

الكتفى (al-katifī; ὠμιαία). 38, 182, 631, 635.

Veine de l'épaule. Veine céphalique (v. du bras) „La veine de l'épaule, c'est-à-dire la veine céphalique [الكتفى وهو انقيفال]". (Can. Lib. I, Fen 1, Summa 5, c. 4).

كرسوع (kursū'). [ᶜAli ibn al-ᶜAbbās]. 138.

Extrémité inférieure du cubitus.

كزاز (kuzāz). 503.

Tétanos.

كشتمازج (kushtamāzadj; pers.). [ᶜAli ibn al-ᶜAbbās]. 200.

Chair de la colonne vertébrale.

كعب (kaᶜb). 22, 144, 513.

Astragale.

كف (kaff). 24, 138.

Main.

كف الرجل (kaff al-ridjl). 577.

Plante du pied.

كلية (kulya). 70, 382, 735.

Rein.

كمرة (kamara). [Abulcasis Lib. II c. 55].

Gland de la verge.

كاهل (kāhil). 1. [والمجامة] على الكاهل ...... تنفع من وجع المنكب. 2. فان انكسر عظم الكاهل اسفل القطن والعصعص فليدخل الاصبع السبابة من اليد اليسرى فى المقعدة ويسوّ العظم المكسور باليد الاخرى على ما يمكن.

1. *La partie du dos entre les omoplates. Région interscapulaire.* „L'application de ventouses à la région interscapulaire est utile contre les douleurs de l'épaule". (Can. Livre I, Fen 4, Doctr. 5, c. 21: de l'application de ventouses).

2. *L'os du kāhil au-dessous des lombes (os sacrum).* „Si l'os du kāhil au-dessous des lombes (sacrum) et le coccyx sont fracturés, il faut introduire dans l'anus le doigt indicateur de la main gauche, et avec l'autre main remettre en place autant que possible l'os fracturé". (Can. Livre IV, Fen 5. Traité 3, ch. 8: des fractures des vertèbres). C'est la traduction du passage suivant de Paul d'Égine: τοῦ δὲ ἱεροῦ κατεαγότος ὀστοῦ (os sacrum), τὸν λιχανὸν τῆς ἀριστερᾶς χειρὸς δάκτυλον εἰς τὴν ἕδραν δεῖ παραπέμψαντα, τῇ ἑτέρᾳ τὸ κατεαγὸς ὡς οἷόν τε διαπλάττειν. (Lib. VI c. 98. Chirurgie de Paul d'Égine par R. Briau. Paris 1855 p. 410).

كوع (kū'). [ᶜAli ibn al-ᶜAbbās]. 138.

Extrémité inférieure du radius.

لبّة (labba). 38, 44, 192, 609.

Fossette sus-sternale ou jugulaire (σφαγή; jugulum).

لثة (litha). 154, 587 n. 7.

Partie inférieure des gencives.

لحاظ (laḥāẓ). 587.

Angle externe de l'œil.

لحق — لواحق غضروفيّة (lawaḥiq ghudrūfiyya). 455.

Cartilages articulaires.

لحم (laḥm). 198.

1. *Chair.* 2. *Substance des glandes.*

اللحم الرخو التوثى (al-laḥm al-rakhw al-tūthī). 609.

La chair molle qui ressemble à une mûre. Thymus.

اللحى الاعلى (al-laḥā al-aᶜlā). 114.

Mâchoire supérieure.

اللحَى الاسفل (al-laḥā al-asfal). 118, 244. — Mâchoire inférieure.

لسان (lisān). 54, 316, 671. — Langue.

لسان المزمار (lisān al-mizmār; σῶμα τῷ σχήματι μὲν αὐλοῦ γλώττῃ παραπλήσιον). (56, 326), 679. — Les cordes vocales supérieures et infér. et les ventricules qui se trouvent entre les cordes du même côté (γλωττίς ou γλῶσσα de Galien).

لغائف (lafā'if). 725. — Circonvolutions. Iléon. Partie de l'intestin grêle.

لغائفى (lafā'ifî). 402, 763. — [Membrane] qui ressemble à un bandage. Allantoïde (ἀλλαντοειδής, en forme de saucisse, de ἀλλᾶς, saucisse). Enveloppe moyenne du fœtus chez les ruminants.

لقم (luqam). (473), 483, 489. — Surfaces articulaires convexes des vertèbres.

لهاة (lahāt). 318, 673. — Luette et voile du palais.

لوزتان (lawzatān). 673. — Amygdales ou tonsilles.

ماساريقا (māsārayqā; μεσάραιον). 705, 779. — Mésentère.

مأق (ma'q). 242, 587. — Angle interne de l'œil.

المأق الاصغر (al-ma'q al-aṣghar). [Abulcasis, Chirurgie Lib. II c. 11]. 114, 158. — Le petit angle. Angle externe de l'œil.

المأق الاكبر (al-ma'q al-akbar) [Abulcasis, Chirurgie Lib. II c. 11]. 158. — Le grand angle. Angle interne de l'œil.

مالنخوليا (mālankhūliya). 721. — Mélancolie.

وأمّا العضل الحانية (matnān) متنان [للصلب] فهى زوجان .... وزوج موضوع تحت هذا ويسمّى المتنين (texte impr. ويسمّيان). (Can. Avic. Lib. I, Fen 1. Doctr. 5, Summa 2, Cap. 21). 563. — 1. Les deux [muscles des] lombes (ψόαι). Muscles grands psoas.

مثانة (mathāna). 72, 384, 739. — Vessie.

مثنى الركبة (mathnā al-rukba). 40. — Pli du genou. Jarret.

مدروز (madrūz). 455. — Suture.

مرّة (mirra). 76, 78. — Bile.

مرار (marār). 12, 380, 717. — Bile.

مرارة (marāra). 70, 380, 715. — Vésicule biliaire.

مرىء (marī'). 64, 354, 693. — Œsophage.

مرابض (marābiḍ). [ʿAli ibn al-ʿAbbās]. 175 n. 2, 176, 202, 368. — Mésentères.

مراقّ (marāqq). 701, 781. — 1. Paroi du ventre. 2. Partie de la paroi du ventre composée de la peau et de la membrane extérieure (fascia superficiel?).

مراقّ البطن (marāqq al-baṭn). 84, 260. — Paroi du ventre.

مركوز (markūz). 455. — Gomphose.

مستنقع (mustanqaʿ; πύελος). 659. — Tige pituitaire (partie du cerveau).

مشط (musht). 20. — Peigne. Métacarpe.

مشط القدم (musht al-qadam). 22, 148.   *Peigne du pied. Métatarse.*

مشط الكف (musht al-kaff). 138, 501.   *Peigne de la main. Métacarpe.*

مشيمة (mashīma). 50, 216, 400, 617, 657, 763.   *1. Chorion (χορίον). Enveloppe externe du fœtus. 2. Plexus chorioïdes (prolongements de la pie-mère dans les ventricules du cerveau). 3. Arrière-faix (placenta, cordon ombilical, membranes du fœtus) [Abulcasis, Chirurgie Lib. II c. 78].*

مشيمى (mashīmī, χοριοειδής). 290, 647, 665.   *1. Chorioïde. Tunique de l'œil. 2. Pie-mère.*

[الشبكة] المشيمية ([al-shabakat] al-mashīmiyya). 633, 657.   *Plexus chorioïde (prolongements de la pie-mère dans les ventricules du cerveau).*

[الطبقة] المشيمية ([al-ṭabaqat] al-mashīmiyya; χοριοειδής). 50, 52, 304.   *1. Tunique chorioïde. Tunique de l'œil. 2. Pie-mère (enveloppe interne de l'encéphale).*

مصفاة (misfāt; ἠθμοειδὲς [ὀστοῦν]). 669.   *Filtre. Os ethmoïde.*

معدة (maʿida). 64, 358, 693.   *Estomac.*

معصرة (maʿṣara; ληνός). 286, 633, 649.   *Pressoir [d'Hérophile]. Confluent des sinus longitudinal sup., latéraux et perpendiculaire de la dure-mère.*

معصم (miʿṣam). [Abulcasis Lib. III c. 28].   *Articulation du poignet.*

معطف الركبة (maʿṭif al-rukba). 573.   *Pli du genou. Fosse poplitée. Jarret.*

معلاق (miʿlāq) معالق (maʿāliq) [Abulcasis, Chirurgie Lib. II c. 64, 69].   *Suspenseur. Canal déférent.* Κρεμαστήρ *dans la signification de canal déférent se trouve dans le livre intitulé: Introductio s. Medicus, attribué à tort à Galien (c. 11; ed. Kühn T. XIV p. 719), dans Paul d'Égine (Chirurgie, chap. du cirsocèle; ed. Briau p. 272) et dans Rufus d'Éphèse (Du nom des parties du corps; ed. Daremberg et Ruelle p. 161), mais ailleurs (Du satyriasis etc.; o. c. p. 68) Rufus dit: „il ne convient pas de l'appeler crémaster". (Conf. Hyrtl, Onomatol. anat. p. 157).*

معى, أمعاء (maʿyun ou miʿan, pl. amʿāʾ). 66, 366, 723.   *Intestin.*

المعى الاثنى عشرى (al-miʿā al-ithnay ʿasharī; ἡ δωδεκαδάκτυλος ἔκφυσις). 66, 366, 725.   *L'intestin long de douze [doigts]. Duodénum.*

المعى الأعور (al-miʿā al-aʿwar; τυφλόν). 66, 368, 725.   *L'intestin borgne. Cæcum (partie des gros intestins).*

المعى الدقاق (al-miʿā al-duqāq; τὸ λεπτὸν ἔντερον). 66, 366, 725.   *Intestin grêle.*

المعى الرقيق (al-miʿā al-raqīq). 66.   *Intestin grêle, sp. iléon.*

المعى الصائم (al-miʿā al-ṣāʾim, νῆστις). 66, 366, 725.   *Jéjunum (partie de l'intestin grêle).*

المعى المستقيم (al-miʿā al-mustaqīm; ἀπευθυσμένον). 68, 368, 725.   *L'intestin droit. Rectum.*

مغبن, مغابن (maghbin, pl. maghābin).   *Aisselle. 673 note 10.*

مفصل (*mofṣil*). 14, 104, 256, 504. — 1. *Articulation, nœud.* 2. *Phalange du doigt (internodium).*

مفصل الرسغ (*mafṣil al-rusgh*). — *Articulation du poignet.*

مفصل سلس (*mafṣil salis*). 104, 455. — *Articulation mobile. Diarthrose.*

مفصل عسر غير موثّق (*mafṣil ʿasir ghayr muwaththaq*). 455. — *Artic. semi-mobile. Arthrodie* (Cruveilhier). *Amphiarthrose* (Henle).

مفصل الفخذ (*mafṣil al-fakhidh*). — *Artic. du fémur. Articul. coxo-fémorale.*

مفصل المرفق (*mafṣil al-marfiq ou mirfaq*). 184, 499. — *Articulation du coude.*

مفصل موثّق (*mafṣil muwaththaq*). 104, 455. — *Artic. immobile. Synarthrose.*

مفصل الورك (*mafṣil al-wark*). 487. — *Articulation de la hanche.*

مقعدة (*maqʿada*). 28, 264, 368. — *Siège. Anus.*

مقلة (*muqla*). 519. — *Globe de l'œil.*

الملتحم (*al-multaḥim*). 52, 304, 667. — *Conjonctive. Tunique de l'œil et des paupières.*

مازق (*mulzaq*). 455. — *Symphyse.*

ملعقة الصدر (*milʿaqat al-ṣadr*). [Abulcasis, Chirurgie Lib. I c. 26]. — *La cuiller de la poitrine. Creux de l'estomac.*

منخر (*mankhir*). 116, 308, 525. — *Nez. Narine.*

منقار الغراب (*minqār al-ghurāb*; ἀπόφυσις κορακοειδής). 493. — *Apophyse coracoïde de l'omoplate.*

منكب (*mankib*). 18. — *Épaule.*

منى (*maniⁱ*). 86, 88, 394. — *Sperme.*

مائدة (*māʾida*). [Abulcasis, Chirurgie Lib. I c. 34, 37, 42, 47]. — *Table. Région lombaire. V. Note U.*

ميننجس (*maynandjas*; μῆνιγξ) [Ibn al-Habal, Choix de la médecine]. — *Membrane (méninge) qui enveloppe le cerveau.*

مينناجسان (*maynandjasān*) [Ibn al-Habal, Choix de la médecine]. — *Les deux membranes (méninges) qui enveloppent le cerveau.*

نواجذ ,ناجذ (*nādjidh, pl. nawādjïdh*). 469. — *Troisième grosse molaire.*

نحر (*naḥr*; σφαγή). 493. — *Fossette sus-sternale ou jugulaire. Partie antérieure inférieure du cou.*

نخاع (*nukhāʿ*). 28, 162, 298, 471. — *Moelle épinière.*

نطع (*niṭʿ*). 671. — *Palais.*

ناظر (*nāẓir*). [Abulcasis Lib. II c. 23]. — *Pupille.*

نغنغ (*nughnugh*). 541. — *Cavité du gosier.*

نغنغتان ,نغانغ (*nughnughtān, naghānigh*). 248, 541. — *Les deux muscles de la cavité du gosier (stylo-pharyngiens? hyo-pharyngiens?).*

نفض (*nafaḍa*). — *Évacuer.*

نفاس (*nifās*). 416, 445, 763. — 1. *Purification lochiale.* 2. *Lochies.*

نقر (*nuqar*). 124, 396, 473, 483, 489, 753, 757. — *Cavités. Creux.* 1. *Surfaces articulaires convexes des vertèbres.* 2. *Orifices des veines qui selon les anciens s'ouvrent dans la cavité de la matrice* (κοτυληδόνες).

نقرة (*nuqra*). 465. — *Orbite.*

نقرة القفا (*nuqrat al-ʿqafā*). 14. — *Creux de la nuque.*

نملة (*namla*). 78, 719. — *Fourmi* (Avicenne). Ἕρπης de Galien. Par *herpes* Galien entend des affections chroniques de la peau, soit superficielles, soit pénétrant dans la profondeur des tissus et les détruisant. (V. Note R). Chez Abulcasis (Lib. II c. 82) c'est une espèce de verrue, la *myrmecia* (μυρμηκία) de Celse, Galien, Paul d'Égine.

ناب (*nāb*). 16, 120, 469. — *Dent canine.*

هدب (*hudb, hudub*). 667. — *Cils.*

هامة (*hāma*). (Avic. Canon, Lib. I, Fen 4, c. 20 : de la saignée). — *Sinciput. Partie antérieure supérieure de la tête* (βρέγμα). „Alheame est pars antérior capitis circa verticem eius". (Andr. Bellunensis arab. nom. interpretatio. Can. Avic. Venet. 1595 T. II p. 407).

وتد (*watad*). 16. — *Cheville. Os sphénoïde.*

وتر (*watar*). 4, 24, 168, 236, 517. — *Tendon.*

وتر العقب (*watar al-ʿaqib*). — *Tendon d'Achille.* 574 l. 22.

وجنة (*wadjna*). 465, 523, 525. — *Partie supérieure de la joue. Pommette.*

وحشى (*waḥshī*). 134, 142, 252, 254. — *Extérieur, latéral.*

الوداج الظاهر (*al-widādj al-ẓāhir*). 38, 180, 629. — *Veine jugulaire externe.*

الوداج الغائر (*al-widādj al-ghāʾir*). 38, 182, 629. — *Veine jugulaire profonde (interne).*

وريد (*warīd*). 619. — *Veine.*

الوريد الأبهر (*al-warīd al-abhar*). 685. — *La veine cave.*

[الوريد] الاجوف ([*al-warīd*] *al-adjwaf*; κοίλη). 621. — *La veine cave.*

الوريد الشريانى (*al-warīd al-shiryānī*; φλὲψ ἀρτηριώδης). 178, 605. — *La veine artérieuse. Artère pulmonaire.*

وسطى (*wusṭā*). 140, 505. — *Doigt du milieu.*

وعاء . — أوعية المنى (*awʿiyat al-manī*). 98, 386, 743. — *Vaisseaux spermatiques (canaux déférents). Oviductes.*

يد (*yad*). 20, 132, 499. — 1. *Membre supérieur.* 2. *Main.*

يرقان (*yaraqān*). 78. — *Ictère. Jaunisse.*

يافوخ (*yafūkh*). 110, 280, 453. — *Sinciput. Partie antérieure supérieure de la tête. Endroit où se trouve chez l'enfant nouveau-né la fontanelle antérieure* (βρέγμα).

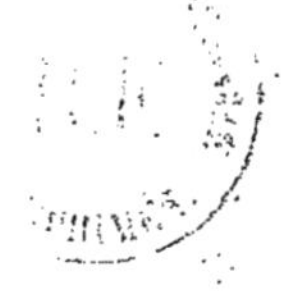

www.ingramcontent.com/pod-product-compliance
Ingram Content Group UK Ltd.
Pitfield, Milton Keynes, MK11 3LW, UK
UKHW021844070726
13613UKWH00001B/7